U0246013

地方病学

第 2 版

主　编　孙殿军

副主编　申红梅　高彦辉

人民卫生出版社

·北京·

图书在版编目（CIP）数据

地方病学/孙殿军主编. —2版. —北京：人民
卫生出版社，2023.6（2025.3重印）
ISBN 978-7-117-34885-0

Ⅰ.①地…　Ⅱ.①孙…　Ⅲ.①地方病学　Ⅳ.
①R599

中国国家版本馆 CIP 数据核字（2023）第 103014 号

| 人卫智网 | www. ipmph. com | 医学教育、学术、考试、健康，购书智慧智能综合服务平台 |
| 人卫官网 | www. pmph. com | 人卫官方资讯发布平台 |

本书所有地图审图号：GS（2022）1804 号

地　方　病　学
Difangbingxue
第 2 版

主　　编：孙殿军
出版发行：人民卫生出版社（中继线 010-59780011）
地　　址：北京市朝阳区潘家园南里 19 号
邮　　编：100021
E - mail：pmph @ pmph. com
购书热线：010-59787592　010-59787584　010-65264830
印　　刷：北京盛通数码印刷有限公司
经　　销：新华书店
开　　本：889×1194　1/16　印张：28
字　　数：887 千字
版　　次：2011 年 5 月第 1 版　　2023 年 6 月第 2 版
印　　次：2025 年 3 月第 4 次印刷
标准书号：ISBN 978-7-117-34885-0
定　　价：158.00 元

打击盗版举报电话：010-59787491　E-mail：WQ @ pmph. com
质量问题联系电话：010-59787234　E-mail：zhiliang @ pmph. com
数字融合服务电话：4001118166　E-mail：zengzhi @ pmph. com

《地方病学（第2版）》编写委员会

主　编

孙殿军（哈尔滨医科大学，中国疾病预防控制中心地方病控制中心）

副主编

申红梅（哈尔滨医科大学，中国疾病预防控制中心地方病控制中心）

高彦辉（哈尔滨医科大学，中国疾病预防控制中心地方病控制中心）

编　委（按姓氏笔画排序）

于　波（哈尔滨医科大学附属第二医院）

于　钧（哈尔滨医科大学，中国疾病预防控制中心地方病控制中心）

于光前（哈尔滨医科大学，中国疾病预防控制中心地方病控制中心）

王　鹏（云南省地方病防治所）

王　赢（中国疾病预防控制中心鼠疫布氏菌病预防控制基地）

王三祥（山西省地方病防治研究所）

王大力（中国疾病预防控制中心鼠疫布氏菌病预防控制基地）

王五一（中国科学院地理科学与资源研究所）

王正辉（山西省地方病防治研究所）

王丽华（哈尔滨医科大学，中国疾病预防控制中心地方病控制中心）

王秀红（山东省地方病防治研究所）

王健辉（辽宁省疾病预防控制中心）

申红梅（哈尔滨医科大学，中国疾病预防控制中心地方病控制中心）

江森林（吉林省卫生监督所）

伍卫平（中国疾病预防控制中心寄生虫病预防控制所）

刘　宁（哈尔滨医科大学，中国疾病预防控制中心地方病控制中心）

刘　艳（哈尔滨医科大学公共卫生学院）

刘　辉（哈尔滨医科大学，中国疾病预防控制中心地方病控制中心）

刘　鹏（哈尔滨医科大学，中国疾病预防控制中心地方病控制中心）

安　冬（贵州省疾病预防控制中心）

孙树秋（哈尔滨医科大学，中国疾病预防控制中心地方病控制中心）

孙贵范（中国医科大学公共卫生学院）

孙洪娜（哈尔滨医科大学，中国疾病预防控制中心地方病控制中心）

孙殿军（哈尔滨医科大学，中国疾病预防控制中心地方病控制中心）

纪晓红（哈尔滨医科大学，中国疾病预防控制中心地方病控制中心）

苏晓辉（哈尔滨医科大学，中国疾病预防控制中心地方病控制中心）

李　明（哈尔滨医科大学，中国疾病预防控制中心地方病控制中心）

前　言

2011 年 6 月，受原卫生部疾控局的委托，我们组织全国地方病领域的专家，联合编撰了《地方病学》，并由人民卫生出版社正式出版。十年间，《地方病学》在全国地方病防治技术培训、公共卫生医师专业化培训、高级职称考核等方面，发挥了不可替代的作用，成为本领域最为权威的工具书之一。2016 年，人民卫生出版社又以《地方病学》为蓝本，出版了英文版中国公共卫生系列丛书（*Endemic Disease in China*），其同期也被 Springer 出版集团联合在海外出版。至此，我国将地方病学的防治研究成果完整地展示在国际舞台上，在推动"一带一路"建设方面发挥了特殊的作用。随着我国地方病防治工作的不断推进，全国地方病防控形势发生了根本性的转变，尤其在"十三五"期间，党和国家主要领导人对地方病防治工作高度重视，国家卫生健康委等十部委联合下发了《地方病防治专项三年攻坚行动方案（2018—2020 年）》（国卫疾控发〔2018〕47 号），进一步科学地落实了防治措施，使我国地方病实现了全面控制和消除，同时也对全国地方病监测、考核评价、标准规范等进行了一系列的调整。在地方病基础研究领域，近十年我国也进一步加大了科技投入，支持了众多国家重点、重大专项和国家自然科学基金项目，地方病领域的研究成果大幅度增加，在地方病病因探索、危险因素确认、发病机制研究和干预措施研发等领域，都取得了系列研究进展，在国际上的影响力也越来越大。鉴于此，2020 年 7 月，我们组织专家启动了《地方病学》的修订工作。

在申红梅、高彦辉两位副主编协助下，在全体编委共同努力下，《地方病学》修订任务按时圆满完成。《地方病学（第 2 版）》依然坚持第 1 版的编写初衷，力求将《地方病学（第 2 版）》编撰成为地方病领域的权威培训教材，成为广大地方性防治工作者案头不可或缺的工具书，既要保证知识点的准确性，将最新的防控进展和防治成就完整地介绍给读者，讲解最新的地方病防治有关的政策、措施、方案、标准和规范；又充分展示地方病领域最新的研究成果和进展，从基础理论上提高读者对地方病发生发展过程的认识。《地方病学（第 2 版）》将全部内容按照上篇和下篇两部分进行了重新编排和布局。上篇由地方病学概论、地方病常用流行病学调查方法、地方病常用统计指标及统计学方法、地方病常用实验室研究方法、实验室质量控制、地方病健康教育与健康促进、地方病医学地理学研究、地理信息系统在地方病学中的应用等八章构成，其中地方病常用实验室研究方法为新增加章节；下篇由碘缺乏病、地方性氟中毒、地方性砷中毒、大骨节病、克山病、血吸虫病、棘球蚴病、鼠疫和布鲁氏菌病等九章组成，相较第 1 版增加了"棘球蚴病"一章。每章撰写的主要负责人，均聘请的全国相应地方病领域的知名专家；第一章孙殿军，第二章王丽华、赵丽军等，第三章刘艳，第四章邹宁，第五章于光前，第六章苏晓辉，第七章王五一，第八章李海蓉、高彦辉，第九章刘鹏、申红梅，第十章高彦辉、王丽华，第十一章孙殿军、赵丽军，第十二章于钧、郭雄，第十三章于波、侯杰，第十四章汪天平、操治国，第十五章伍卫平，第十六章董兴齐，第十七章王大力、江森林。

本书的编委也做了大幅度的调整，以年富力强的一线地方病防治工作者为主，他们热爱地方病防治事业，将全部的热情投入到地方病防控工作中，既有扎实的地方病学基础研究功底，又有丰富的地方病防治工作经验，对于地方病防治工作的理解更加深刻，同时他们也是《地方病学》内容的实践者，能够深刻体会本书在基层发挥的实际作用和价值,以及读者的现实需求。同时,第 1 版的部分编委也纳入在第 2 版的编委会委员名单中,有的直接参与有关章节的修订,有的在政策解析、内容审读方面发挥着重要作用,他们不计个人名利、甘于奉献、甘为人梯的精神令我无比感动,在此对这些老专家、老同志表示衷心的感谢!还要衷心感谢工作秘书李梦涤、孙洪娜为本书所付出的辛勤劳动和汗水。

由于本人能力和水平有限,本书难免有不尽如人意之处,敬请全国同行和读者谅解,并提出宝贵意见。

孙殿军
2023 年 3 月于哈尔滨

目　　录

上　篇

第一章　地方病学概论

　　中国是地方病(endemic disease)病情严重的国家,全国各省份至少有1种以上的地方病,迄今,地方病仍是威胁我国人民身体健康和生命的疾病,构成了我国广大农村主要的公共卫生问题之一。国外亦有地方病的发生和流行,主要分布在经济欠发达的国家和地区,但无统一集中的地方病防治研究机构,他们则按照国际疾病分类的惯例归类,未单设地方病分类,这正是我国疾病控制方面有别于世界上其他国家的一个显著特点,一是重视广大农村贫困地区居民的疾病预防与控制工作,二是坚持科学组织力量,开展多学科交叉的联合攻关,使我国地方病防治研究工作走到世界前列。本章将分别介绍地方病定义、分类、流行病学特征、重要概念、我国地方病的防治历史、经验与策略。

第一节　地方病学定义

　　地方病的概念有多种描述,我国著名地方病学专家杨建伯教授认为:地方病指局限在某些地方发生的疾病;流行病学专家何尚浦教授描述为:一种疾病在某一地区经常发生而不需自外输入新病例,这种疾病称为地方病;中国第一套医学百科全书地方病学卷定义为:在某些特定地区内相对稳定并经常发生的疾病,通称地方病。国际上,针对地方病概念也有多种描述,诸如,国际流行病学协会主编的《流行病学词典》定义为:在某一个特定地区或人群恒定或不断发生的疾病或传染性疾病;卫生专业和护理专业医学词典描述为:在某一特定人群或地区持续发生的疾病。这些概念共同之处,都强调疾病发生的地方性。

　　上述地方病概念打破了过去对地方病不全面的、狭隘的认识,即地方病就是水土病,其发生与当地水土因素有密切关系,就是说其病因存在于病区的水和土壤中,某些元素或化合物过多或不足,通过食物和饮水作用于人体而致病。随着地方病研究工作的深入,地方病就是水土病的说法被发现愈来愈局限,诸如与生活习惯有关的地方病和自然疫源性地方病,都无法归类到地方病的范畴。所以,从我国地方病研究内容、防治现状看,各种原因所致具有地方性发病特点的疾病,都应属于地方病范畴。

　　目前,适合我国的地方病定义是:由于自然因素或社会因素的影响,在某一地区的人群中发生,不需自外地输入,并呈地方性流行特点的某种疾病。

　　多年来,从单纯的临床医学考虑,地方病作为一项独立学科体系似乎不该被承认,血吸虫病该归属于寄生虫病,克山病该归属于心血管内科,大骨节病该归属于骨科等,这只是从治疗角度出发,没有抓住地方病的核心本质。地方病最突出的特点,就是地方性发生,而地方性取决于当地复杂的自然环境和社会环境,从这个意义上讲,地方病是非常典型的环境病,其核心内容是"必须在病区环境中寻找病因(致病物质)""必须使用改造环境的综合手段阻断致病物质进入人体的途径""地方病防治工作应主要体现政府行为"。综上,地方病应是医学一个独立学科,它有自己独特的研究内容和研究目的。

　　地方病学(endemiology)的定义为:地方病学是研究呈地方性发病特点疾病的病因及影响因素、发病机制和流行规律以及探索有效防治措施的一门科学。它的最终任务就是控制地方病。

第二节　地方病分类

　　地方病按其致病原因可分为4类,地球化学性疾病、自然疫源性疾病、与特定生产生活方式有关的疾病和原因未明的地方病(表 1-1)。其中原因未明的地方病,一旦查清病因,也将归入上述三类中。

表 1-1 地方病分类及其主要病种

分类	主要病种
地球化学性疾病	碘缺乏病、饮水型地方性氟中毒、饮水型地方性砷中毒、地方性硒中毒、地方性急性钡中毒(瘴病)等
自然疫源性疾病	血吸虫病、鼠疫、布鲁氏菌病、疟疾、丝虫病、包虫病、森林脑炎等
与特定生产生活方式有关的疾病	燃煤污染型地方性氟中毒、饮茶型地方性氟中毒、燃煤污染型地方性砷中毒、库鲁病(食死人脑所致)、烧热病(食用棉籽油致棉酚中毒)、肉毒中毒(主要食用自制豆制品和其他发酵食物中毒)等
原因未明的地方病	克山病、大骨节病、趴子病、乌脚病等

其中燃煤污染型地方性氟中毒及砷中毒、饮茶型地方性氟中毒、趴子病是中国特有的地方病;世界上,克山病、大骨节病的病区主要分布在中国,仅在我国东北周边国家的接壤地区,历史上曾有这两种地方病发生。

在上述各类地方病中,我们国家曾纳入重点地方病防治管理的有 8 种,分别是血吸虫病(schistosomiasis)、克山病(Keshan disease,KD)、大骨节病(Kashin-Beck disease,KBD)、碘缺乏病(iodine deficiency disorder,IDD)、地方性氟中毒(endemic fluorosis,简称"地氟病")、地方性砷中毒(endemic arsenicosis,简称"地砷病")、鼠疫(plague)和布鲁氏菌病(brucellosis)。目前,血吸虫病、鼠疫和布鲁氏菌病已经不被纳入重点地方病防治管理范围。上述重点地方病是我国主要的地方病,在历史上曾给病区居民身体健康带来极大危害,在我国 31 个省(自治区、直辖市)都存在不同程度的流行。最新统计数据显示,除碘缺乏病外,其他地方病受威胁人口超过 2.4 亿,各类患者 60 余万人,不仅给社会带来巨大经济负担,还成为当地居民因病致贫、因病返贫的主要原因之一。由于目前我国地方病重病区主要分布在西部地区,地方病亦成为拉大东西部地区差距,阻碍西部地区经济发展的主要原因之一。

第三节 地方病流行病学特征

一、地方性[地域分布(endemic distribution)]

地方病最显著的特征就是表现相对稳定地方性发生,这是因为任何地方病发生,皆与病区中致病因子有密切关系,而地方病致病因子的分布确有严格的地方性,或是这一地区土壤或水中有过量的化学元素或化合物,或是某些化学元素或化合物在这一地区环境中缺失,或是这一地区的环境适合病原体和媒介生物的繁殖和生长,或是这一地区气候适宜某些真菌生长和产生毒素,或是这一地区有根深蒂固落后的生活方式和生产方式等。在大多数种类地方病诊断标准中,都有患者"居住病区"这一条。但大骨节病例外,无论生活在何地,只要接触到大骨节病致病因子就会患病。所以,对于大骨节病来说,居住在病区并非患病的严格的必要条件。鼠疫、布鲁氏菌病等均有类似情况。

地方病病区往往呈"灶状"分布,也有连成"片状"或"带状"的区域,诸如克山病、大骨节病、地方性氟中毒、地方性砷中毒等,其中克山病、大骨节病病区有重叠的现象。在片状的病区内,也可存在轻病区或非病区,像地方性砷中毒,在同一病村内的井水含砷量差异很大,甚至邻居间一墙之隔,一户井水砷含量高,另一户井水含砷量正常,所以,地方性砷中毒病区呈小灶块状和点状分布。地方病发生及流行与病区自然地理环境关系极为密切。克山病、大骨节病病区均分布在中、低山区、丘陵地带及相邻的部分平原地带,皆属大陆性气候,气候相对湿润,一般昼夜温差较大;碘缺乏病较为严重的病区是那些地形倾斜、雨水较多而致水土流失的地带,表现为山区重于丘陵,丘陵重于平原,内陆重于沿海;饮水型地方性氟中毒重病区都分布在低洼易涝、地下水径流条件较差地区或高氟岩矿地区;饮水型地方性砷中毒病区都分布在山前洪积-冲积平原的地势低处或富砷矿床地区。

自然疫源性地方病亦有类似的"灶状"分布现象,与其他种类地方病不同的是,他们还具有地域迁移特点:一是受温度、光线、雨量、湿度等生态环境自然因素变化的影响较大,诸如气候变化对血吸虫中间宿主—钉螺的繁殖、毛蚴的孵化及血吸虫在螺体内发育产生影响,气候变暖、雨量过大,血吸虫疫区扩大,否则缩小;二是受人为活动的影响,如人为大型土建工程破坏了原有的生态环境,使动物传染源迁移他地,产生了新的病区;三是受动物贸易的影响较大,如动物远距离交易规模越来越大,不仅包括家畜,还包括野生动物,使鼠疫、布鲁氏菌病传播及扩散的危险性增加。

二、人群多发[人群分布(population prevalence)]

农(牧)业人口多发,病区主要是农村地区,克山病、大骨节病尤其明显,患者绝大多数为自产自给的农业人口,同一地区的非农业人口极少发病。其他种类地方病,亦是农村人口易接触到致病因子,诸如血吸虫病、鼠疫、布鲁氏菌病、碘缺乏病、地方性氟中毒、地方性砷中毒,无一例外。为什么城市不是地方病重病区呢?一是城市经济、文化发达,卫生条件优良,几乎不可能形成自然疫源性疾病的疫源地;二是城市饮用水必须符合国家卫生标准,氟、砷绝对不能超标;三是城市生活水平较高,能从多种途径摄入碘等营养物质。就是说,生活在城市的居民很少接触到地方病致病因子的缘故。

不同种类地方病,其好发年龄亦是有所不同的。克山病发病多为生育期妇女和断奶以后学龄前的儿童;大骨节病主要发生于儿童和少年;碘缺乏病的高危人群是0~2岁婴幼儿、儿童和孕妇及哺乳期妇女;地方性氟中毒和地方性砷中毒均为累积性疾病,往往年龄越大,其病情越重,但氟斑牙仅发生在儿童恒牙萌生时期,恒牙发育完全后再迁入病区的儿童不会再发生氟斑牙。其他种类地方病的好发人群年龄,仅与接触致病因子的年龄有关。

除克山病、碘缺乏病和氟骨症的发生多呈女性多于男性和女性重于男性现象以外,其他种类地方病基本上无明显的性别差异。在民族混居地区,若生产、生活方式相同,民族间地方病发病差异不明显。

地方病亦多发生于贫困地区,往往越贫困,病情越重。据统计,在1996年确定的全国592个国家级贫困县中,曾有576个县是地方病重病区,占总数的97.3%。

此外,有的地方病呈"家庭多发(clustering of disease in family)"的现象,即在同一家庭先后发生两例以上的患者,北方病区群众称之为"窝子病"。该现象大多发生在生活条件较差的贫困户中,克山病、大骨节病和地方性砷中毒都有明显的家庭聚集性。有的地方病还有"欺侮外来户"现象,外地非病区迁入病区居住的"外来户"如同当地农民在同样条件下生产、生活,则患病的概率明显高于当地人,克山病、大骨节病和地方性氟中毒都有明显的"欺侮外来户"现象。其他种类地方病,特别是自然疫源性疾病,均无这两种现象或不明显,其发病主要与接触致病因子(病原体或寄生虫)次数或密切程度有关,接触越多越密切,感染的可能性也越大。

三、季节多发[时间分布(seasonal variation)]

地方病往往表现为某一季节多发的特点,这与这种地方病致病因子在不同季节的分布和具体的流行机制有关,就是说这个季节人们容易接触到致病因子,或者说前段时间受到致病因子打击或感染,经过一段时间的潜隐期或潜伏期及病变发展过程,最终集中到某一季节发病。诸如克山病,在北方病区,急型克山病多发生在冬季,从11月至翌年2月,在南方病区,亚急型克山病多发于夏季,集中在6~8月;大骨节病则多发于冬春季;地球化学性地方病发病一般与季节关系不明显,但其病情与气候关系明显;一年四季都能感染血吸虫,但以春夏感染的机会较多,冬季感染的机会较少;人间鼠疫好发季节主要取决于各类疫源地内啮齿动物鼠疫流行季节的变动,冬眠鼠类黄鼠、旱獭鼠疫疫源地人间鼠疫流行高峰7~9月,长爪沙鼠疫源地人间鼠疫一年四季都可发生,但以4月、5月为第一高峰,10月、11月为第二高峰;布鲁氏菌病可发生于全年各月份,但以春夏季多发等。

有的地方病还存在"年度多发"的现象,这种现象的发生,往往是由于病区自然环境、生产生活条件的改变所造成的,如果完全除掉致病因子产生的条件,那么这种地方病就会被控制到较低水平或完全消除。如过去克山病年别发病波动较大,有高发年、平年和低发年之分,但自 20 世纪 90 年代以来,我国克山病病情已降到历史最低水平,已看不到年度多发的现象;血吸虫病虽无固定规律的"年度多发"现象,但受降雨量、洪水发生的影响极大,20 世纪 90 年代以后,长江流域内洪涝频发,高水位时间长,水淹面积大,江滩钉螺孳生面积增加,导致疫源地扩大,所以,降雨量多的年份,或洪水过后的几年,有可能是血吸虫病的高发年。

有的地方病还有一种不同于"年度多发"的"死火山"现象,即"静息期",发病年份无法准确预测。如鼠疫自然疫源地长期存在,一般可表现为流行期短而间歇期长的特点,原苏联、美国、伊朗、中国等均发现相隔数十年又暴发动物或人间鼠疫的案例,但有关鼠疫菌在疫源地内保存机制,迄今仍未清楚。

第四节　与地方病防治研究有关的重要概念

我国在半个多世纪的地方病防治研究中,我国的科学家在地方病防治工作中充分利用流行病学这个工具,对地方病病因、发病机制和防治措施进行了深入、系统的探讨,同时亦补充和丰富了流行病学的内容,其中从地方病防治角度,给予了流行病学概念新的内涵,诸如病因、亚临床病例、活跃病区、疾病链等,现将这些在地方病防治研究中常用的概念介绍如下。

一、病因、条件、因素

病因(cause of disease),又称致病因子,是指能引起疾病发生并决定疾病特异性的体内外因素。病因分为化学的、物理的、生物的、精神心理的以及遗传因素等几个方面。没有病因不能发生疾病。对于已知原因的地方病,不论是自然疫源性疾病、地球化学性疾病,还是与特定生产生活方式有关的疾病,病因总是单一的,作用于人体的途径也是简单的,多数也是单一的。

条件(condition)是指在现实生活中构成疾病链,即从病因到发病的整个过程的有效环节,一般具有必要条件的性质。钉螺不是血吸虫病的病因,然而是日本血吸虫病发生的一个环节,是必要条件,没有钉螺不会有日本血吸虫病。在房内敞灶烧煤做饭取暖不是燃煤污染型地方性氟(砷)中毒的病因,煤只是氟、砷的载体,也是氟(砷)中毒发生的一个环节,是必要条件,没有这种生活习惯不会有氟(砷)中毒。

因素(factor)不是病因,不是条件,然而与原因、条件之间有联系,对其有"修饰"性作用,影响疾病发生的强度。大多数地方病的病情均受贫困的影响,越贫困地区,病情越重,那么贫困就是地方病发生强度的影响因素。

在疾病发生过程中,原因、条件、因素有其各自的特定地位,不可笼统地混用。

二、亚临床病例

亚临床病例(subclinical case)无临床表现,甚至于并无不适的感觉,他们是临床的甚至是病理形态意义上的"健康人"。这种病例意味着接触病因后的最早期反应,是先于病理形态改变的机体反应,可能是免疫学的,亦可能是生物化学的,但最终都是病理化学反应。把疾病在人群中的分布比作雪山,典型严重病例是雪山顶,其下的山腰可理解为早期临床病例,有轻度或非典型的症状,它的山麓和向平原的广阔过渡带,可象征那些通常被忽略的尚未被完全认识的亚临床病例。这些人群为数众多,"向坏"可能变成早期的或者典型的病例,"向好"可能恢复为健康人。克山病、大骨节病、地方性氟中毒、地方性砷中毒、碘缺乏病,以及自然疫源性地方病都存在着不同水平的亚临床病例,或在免疫水平,或在酶学水平,或在分子水平等。

认识亚临床病例,并把它从临床水平的正常人群中分离出来,不仅是研究病因及致病机制的需要,更是早期预防地方病的需要,这是地方病流行病学的主要任务之一。

三、活跃病区

地方病病区的划分,一般单纯根据病区中患病人数的多少、居民患病率高低分为重病区、中等病区、轻病区和非病区,但这种方式并不能完全反映病区致病因子的消长及年度波动情况。大骨节病首先引入活跃病区概念,对应有相对静止病区、静止病区的概念。

活跃病区(active endemic area)是指致病因子多、作用强烈且有许多新发患者的地区。

相对静止病区(relatively silent endemic area)是指由原来活跃病区变成致病因子明显减少或消失,且新发患者相对较少的地区。

静止病区(silent endemic area)是指致病因子长期基本消失,基本没有新发病例的地区,但有相当数量早年患病的老病例。

克山病、鼠疫、血吸虫病等都有"活跃病区"现象。所以,根据致病因子的强度预测病情发生的严重程度,或根据病情严重程度判断致病因子的强度,这是地方病流行病学另一主要任务。

四、自然疫源性疾病

认识自然疫源性疾病(natural focus disease)必须先理解什么是自然疫源地。自然疫源地(natural focus)是指某种疾病的病原体(细菌、病毒、立克次体、衣原体、螺旋体、原虫、蠕虫等),在自然界野生动物中长期保存并造成动物疾病流行的地区,由病原体、易感动物和媒介构成。在一定条件下,人进入自然疫源地可受到感染,这种由野生动物传给人的疾病称之为自然疫源性疾病。由于自然疫源地有一定的生态环境,这就决定了自然疫源性疾病的地方性,诸如血吸虫病、鼠疫、布鲁氏菌病等均呈典型的地方性流行特征。

五、疾病链

疾病链(the disease chain)指一系列引起某种疾病发生发展的因素,由致病因子、传播途径和人的机体三个部分组成。致病因子(agent of causing disease)可能具有化学的、生物的性质,可能存在于土壤、水、空气、生物体的一种或多种生活环境载体或媒介之中,如饮水型地方性氟中毒的氟源来自水,而燃煤污染型地方性氟中毒的氟源来自空气和被烘烤的玉米等食物。传播途径(path of transmission)是指病原体或致病因子在媒介(昆虫叮咬、空气飞沫和其他方式)、载体介导下侵入人体的过程,这个过程不仅包括致病因子、载体或媒介,还包括人的生产、生活的行为,诸如血吸虫病是人们在生产中接触疫水后发生的,肉毒中毒是人们习惯食用自制豆制品后造成的等。人的机体(human body)对致病因子易感程度受年龄、性别和营养状况的影响非常明显,直接表现为靶器官不同程度的特征性改变。

疾病链中容易用人为方法阻断的部分称之薄弱环节,是否容易乃相对于当地、当时的实际情况。搬迁对任何地方病防治似乎都有效,但操作困难,所需经费庞大,除非没有任何其他防治方法,否则,它不能是"薄弱环节"。研究疾病链组成,挑选薄弱环节,加以阻断,这是地方病防治中最核心的工作。

第五节　常用的地方病防治研究方法

地方病学是一门交叉学科,我们国家曾组织包括医学、地学、生物学和农学等多门学科进行地方病防治研究的大协作,现在看来,地方病学主要是流行病学、基础医学和临床医学等医学内部的交叉学科。但在地方病病区成因方面,医学需与地学合作。地方病学常用的研究方法基本包括两个方面,一是流行病学方法,二是实验室的方法,二者紧密结合,形成了地方病研究的主要手段。

一、流行病学方法

无论研究病因和影响因素,还是评估防治措施的效果,对地方病来说,流行病学是最常用、最基础的方法。流行病学方法一般分为三大类:一类是描述性研究,其中生态学研究和现况调查是地方病学最常用的方法,诸如克山病、大骨节病宏观的地理分布描述,就是利用生态学研究方法取得的结果;克山病、大骨节病、地方性氟中毒、血吸虫病等每年病情及防治措施的监测,就是典型的现况调查。另一类是分析性研究,主要包括队列研究和病例对照研究,这两种方法在地方研究工作中都有应用,但不如描述性研究方法应用得多,多用于某些影响因素或可疑致病因子及其载体或媒介的探索性分析。还有一类是实验性研究,包括临床实验和现场或社区实验,现场实验是地方病防治研究中的常用方法,诸如大骨节病病区的换粮实验、克山病病区的投硒实验、燃煤污染型地方性氟中毒的改良炉灶实验等,这些现场实验不仅反证病因成立与否,还可验证疾病链的具体环节及传播途径。应用实验研究的方法须注意"伦理"问题,研究必须具有科学依据和获得社区的知情同意,像换粮不会造成"伦理"问题,但投硒就一定要有科学依据,获得社区的知情同意。

在现场流行病学研究中,除询问调查外,还会用到物理、化学、生化等多种临床医学和基础医学的检测技术和方法,如 X 线技术、心电技术、B 超技术、元素检测技术等。

二、实验室的方法

实验室研究往往是现场流行病学研究的延续,从现场观察获得科学的假设,利用实验室方法进行验证。在地方病研究中常用的实验室方法涉及诸多基础学科,总括三大类:第一类是致病因子的分离、培养和检测的技术方法,包括细菌、病毒、真菌、寄生虫的分离培养技术及检测手段和元素检测分析方法,其中仪器分析中的色谱技术、免疫化学中的酶联免疫技术、分子生物学中的 PCR 和电泳技术是常用的实验方法。第二类是动物病理技术,就是用动物复制某种地方病动物病理模型,便于进一步探讨其病因及发病机制,包括光镜、电镜、组织化学技术。如克山病、大骨节病利用动物病理技术做了多方面的病因研究工作。第三类是生物化学、细胞生物学和分子生物学技术,即在细胞水平、酶学水平、蛋白质水平和基因水平探讨地方病的发病机制,近些年这方面研究工作越来越多,尤其基因组学、蛋白质组学、代谢组学等技术引入,促进了地方病发病机制研究。

第六节 地方病信息系统建设

近年来,随着地方病防治监测体系的不断健全和完善,地方病防治工作逐步向信息化方向发展。2016年,建立了全国碘缺乏病监测信息管理系统。2018 年,建立了包括地方性氟中毒、地方性砷中毒、大骨节病、克山病和地方病三年攻坚在内的全国地方病综合管理系统。至此,纳入重点管理的地方病病种全部实现了信息化。

2017 年,国家卫生计生委和国家发展改革委联合启动了全民健康保障信息化一期工程,以全民健康保障为核心,新建和重构全国业务应用信息系统,加强公共卫生信息体系建设,实现分级管理,数据同步,协同应用。全民健康保障信息化一期工程疾病预防控制项目包括传染病监测、慢性病监测、精神卫生、免疫规划、健康危害因素监测和综合管理 6 个部分,地方病监测信息涉及疾病的内容纳入了慢性病监测管理子系统,涉及危害因素的内容纳入了健康危害因素监测管理子系统。

地方病信息系统主要包括监测报告管理和健康危害因素监测两部分内容。监测报告管理包括病例报告和患者管理两个部分,病例报告是医疗机构将日常诊疗中发现的地方病患者信息按要求进行报告,患者管理是医疗机构填报患者的治疗和随访管理情况,这些内容由医院和基层医疗卫生机构负责填报,由疾病预防控制机构负责逐级审核。健康危害因素监测包括个案调查、人群调查、环境监测和统计分析 4 个部分,个案调查是以人为单位的调查,人群调查是以户为单位的调查,环境监测是以病区村为单位的调查,这些内容由县级疾病预防控制机构负责填报,再层层逐级审核。

2020 年 12 月至 2021 年 3 月,全民健康保障信息化一期工程地方病信息系统试运行,试运行结束后正式运行使用。为此,国家卫生健康委原疾控局印发了《地方病信息系统管理要求》,从组织机构职责、报告内容流程、信息质量控制、统计分析交流、数据归档共享、信息系统安全管理和考核评估等方面对地方病信息系统的管理、使用、安全、评价等方面规定了职责并提出要求,规范各级卫生健康行政部门和各级各类医疗卫生机构的地方病及其危害因素监测的信息管理工作。全民健康保障信息化一期工程地方病信息系统将进一步提高地方病信息报告、数据交换、信息共享及指挥决策能力,逐步实现以人为核心的全生命周期地方病及其危害因素监测的信息管理,促进临床诊疗、社区管理、疾病监测三位一体的业务协同,指导各地进一步推进医防融合,有效提高地方病信息质量。

第七节 中国地方病防治历史

在《黄帝内经·素问》中就提到了疾病与水土、气候条件的关系。《山海经》提出瘿瘤（甲状腺肿）是水土病，晋代名医葛洪曾提出用海藻和昆布治疗本病。嵇康在《养生论》中有"齿居晋而黄"的记载。血吸虫病在我国流行久远，约有两千多年历史，20世纪70年代在湖南长沙和湖北荆州出土的西汉古尸的肝脏和肠壁均发现了血吸虫卵。我国人间鼠疫，早在隋朝医家巢元方的《诸病源候论》及唐朝孙思邈的《千金要方》中均提到"恶核"一症，即指腺鼠疫。克山病、大骨节病发现得较晚，克山病最早见于清朝咸丰年间陕西省黄龙金灵寺碑文类似本病在当地流行的记载，大骨节病最早见于明朝末年山西省安泽县志类似本病的记载。

对地方病的科学认识和防治是近代的事情。1949年前，仅有伍连德博士针对鼠疫进行了比较系统深入的流行与发病机制及干预措施研究，以及少数人对某些地方病做过少量人群调查或个案病例描述，对大多数地方病基本上未开展科学研究。除针对鼠疫采取隔离防护措施、针对碘缺乏病在云南局部地区进行食盐加碘外，绝大部分地方病处于无控制状态，很少采取防治措施，使地方病成为危害旧中国人民身体健康最主要的疾病。据记载，仅在20世纪前半叶就有6次鼠疫大流行，波及20多个省份，发病115万多人，死亡102万人；血吸虫病、克山病亦猖獗流行于我国数百个县，使众多村庄毁灭、人亡户绝；大骨节病、碘缺乏病、地方性氟中毒造成的危害，惨不忍睹，均加重了旧中国人民的苦难。但上述地方病，在旧中国均无可靠的统计数据。

1949年新中国成立后，党和政府非常重视地方病防治工作，多次组织医务人员对鼠疫、克山病、大骨节病、血吸虫病进行调查和防治。1955年，中共中央设立了南方血吸虫病防治领导小组。1956年，毛泽东主席主持制定的《全国农业发展纲要》，即明确提出要积极防治甲状腺肿、大骨节病和克山病。1957年，国务院发出《关于消灭血吸虫病的指示》。1960年，中共中央设立北方地方病防治领导小组。各有关省（自治区、直辖市）也相继建立了血吸虫病或地方病专业防治机构。1986年，中共中央撤销地方病防治领导小组，在原卫生部建立地方病防治局。1998年，全国地方病防治管理工作与寄生虫病一起纳入原卫生部疾病控制司地方病与寄生虫病控制处。2004年，全国地方病防治管理工作又与寄生虫病分开，纳入全国爱卫会办公室农村改水改厕处管理。2006年，原卫生部疾病控制司更名为卫生部疾病预防控制局，地方病防治工作与农村改水和环境卫生工作分开管理，由新成立的地方病防治管理处负责全国地方病防治管理工作。2013年，原卫生部与原国家计划生育委员会合并成立国家卫生和计划生育委员会，疾病预防控制局将地方病防治管理处和血吸虫病防治管理处合并为血吸虫病与地方病预防控制处。2018年，国家卫生和计划生育委员会更名为国家卫生健康委员会，疾病预防控制局将血吸虫病与地方病预防控制处更名为寄生虫病与地方病预防控制处。2021年，国家疾病预防控制局成立，地方病防治工作被纳入卫生与免疫司环境卫生与地方病防控处管理。在近半个世纪防治地方病的斗争中，我们国家投入了大量的人力、物力，建立了从国家到地方防治地方病的完整组织机构和防治科研队伍，连续设置了国家的科研攻关课题，进行了大规模的防治，取得了重大的成就。一是在一些主要地方病病因研究、流行病学调查与监测以及防治方法改进等方面，达到了世界领先水平。二是全国各种地方病发病率大幅度下降，目前，克山病、大骨节病病情在全国范围内达到消除水平；碘缺乏病实现持续消除状态；重度氟骨症鲜有新发；全国450个血吸虫病流行县中已有301个（66.89%）达到消除标准、128个（28.44%）达到传播阻断标准、21个（4.67%）达到传播控制标准，患者从中华人民共和国成立初期的1160万降至现在的3万多；控制了人间鼠疫的流行；其他地方病防治措施得到全面落实，病情也有效地得到了控制乃至消除。这些成绩的取得，得益于党和政府的领导、病区群众的支持，以及广大地方病防治工作者的不懈努力，离不开我国经济社会发展对地方病防治工作的支撑，充分体现了党和政府以人民为中心的执政理念和集中力量办大事、全国一盘棋的社会主义制度优越性。另一方面，地方病的控制和消除，也为病区经济发展和国家脱贫攻坚提供了有力的支持。

第八节 中国地方病防治经验

回顾我国地方病防治历史，我国地方病防治工作取得了辉煌的成就，也积累了丰富的防治经验。

一、不断加强党和政府领导,紧密依靠各部门配合

历届党和国家领导人非常重视地方病防治工作,并作出重要批示。毛泽东主席亲自调研、部署血吸虫病防治工作,并欣然写出《七律二首·送瘟神》诗二首;周恩来总理多次批示指示克山病、大骨节病防治工作,要求专业人员一定深入病区搞清楚病因;第二代领导人邓小平同志为地方病题词,将地方病防治工作上升到人民幸福的高度;第三代及以后历任中央领导心系病区居民健康,将地方病防治与脱贫工作相结合,要求采取有效措施消除地方病危害。

在地方病防治工作中,政府行为的最直接体现,就是在政府领导下,各相关部门依据国家地方病防治规划的防治目标和工作职责,落实防治任务,并投入大量防治经费。1995 年,国务院批准建立加碘盐工程,投资 9.8 亿元,对全国食盐生产企业的加碘设备进行技术改造,到 2002 年,形成了 818 万吨碘盐生产加工能力,完全满足了全国居民食用碘盐的需求。"十一五"期间,国家农村饮用水安全工程投资 1 053 亿元,解决 2.1 亿人口饮水安全问题。"十二五"期间,投资 1 500 多亿元,解决 2.9 亿农村人口饮水安全问题,包括所有地方性氟中毒和砷中毒病区人口。

政府行为另一个最直接体现,就是设立重大科研项目和组织科研攻关,包括陕西省永寿县大骨节病综合科学考察、云南省楚雄克山病综合科学考察、长江三峡燃煤污染型地方性氟中毒防治措施的研究。国家科技部从"七五"到"十二五"期间,以及"十四五"均设立了地方病领域的攻关课题和科技支撑计划,有些病区省份和部门亦设立了地方病的研究课题。

二、坚持"预防为主",保持一支全国地方病专业队伍

在地方病预防过程中,需要有地方病防治科研队伍(或称网),特别要有坚持在第一线工作的人。这个队伍为我国地方病防治科研事业做出了不可磨灭的贡献,可谓"利在当代,功在千秋"。有坚持 28 个新年、春节在病区第一线抢救治疗克山病患者、开展克山病防治研究的于维汉院士;50 多年始终坚守大骨节病病因研究,并最终揭示流行机制、提出科学防治措施的杨建伯教授;在实践中总结出大剂量维生素 C 静脉注射疗法治疗急型克山病取得显著疗效的王世臣教授;防治研究碘缺乏病取得显著成绩的朱宪彝、李健群教授;从地理环境方面阐述克山病和大骨节病病区成因,并编制我国第一本地方病地图集的谭见安教授等。

三、紧密联系病区实际,开展科学研究

围绕地方病科学研究,均是要解决地方病的防治问题。1959 年秋冬之交,东北病区再度暴发克山病,卫生部组织多单位多学科专家,边防治边开展调查研究,筛选出以"三防四改"为主要内容的综合性预防措施,提出要坚持"三早一就地"的救治方针,并收到了明显的效果。杨建伯教授课题组用了 10 年时间,开展系统的大骨节病流行病学调查,发现:①致病因子是通过病区产的谷物进入人体的,与饮水无关;②不同种类谷物传病作用不同,小麦、玉米传病,大米不传;③谷物的含水量及贮存条件,对于真菌产毒有重要影响。这些发现不仅对大骨节病病因揭示有重要意义,对大骨节病的防治亦有重大作用。中科院地理所、地化所和恩施防疫站深入食物高氟病区证实了食品中氟来源于煤烟污染,为防治燃煤污染型地方性氟中毒提出了正确途径。

四、重视病情监测,提出防治策略和防治规划

1990 年开始全国大骨节病、克山病、地方性氟中毒等监测。结果表明:截止 2020 年底,全国大骨节病病情与 20 世纪 70~80 年代相比已经发生根本性转变,全国大部分病区病情得到了控制,但青藏高原的病情仍未完全控制;急型克山病在全国病区已 20 余年零发病,亚急型克山病近 10 年几乎未检出,全国病情稳定,绝大部分病区的病情达到消除水平;燃煤污染型地方性氟中毒病区防治措施落实情况稳定,改良炉灶合格率为 96.99%,合格改良炉灶正确使用率为 98.31%,8~12 岁儿童氟斑牙检出率为 4.49%,171 个燃煤污染型地方性氟中毒病区县达到控制或消除水平,控制消除率为 100.00%;1 055 个饮水型地方性氟

中毒病区县的全部 73 777 个监测村中,改水率为 95.0%,改水工程正常运转率为 96.2%,水氟含量合格率为 75.1%,8~12 岁儿童氟斑牙检出率为 15.5%,氟斑牙指数为 0.3,呈阴性流行强度,1 042 个病区县防治措施达标,达标率为 98.8%。从 2005 年,我国开展了地方性砷中毒监测,目前,全国燃煤污染型地方性砷中毒病区改良炉灶的合格率为 99.54%,正确使用率达到 100.00%,砷中毒患者检出率为 0.18%,无新发砷中毒病例,12 个燃煤污染型地方性砷中毒病区县均达到了消除标准,消除率为 100.00%;饮水型砷中毒病区改水率为 98.14%,改水工程正常运转率为 97.86%,水砷含量合格率为 90.55%,砷中毒患者检出率为 0.36%,未发现新发砷中毒病例,122 个饮水型砷中毒病区县或高砷区县均达到了消除标准,消除率为 100.00%。我国碘缺乏病监测是从 1995 年正式开始的,利用国际组织推荐的 PPS 抽样方法,覆盖全国所有省份,截至 2020 年底,在国家水平上,碘盐覆盖率达到 95% 以上,合格碘盐食用率达到 90% 以上,8~10 岁儿童尿碘中位数为 207.1μg/L,孕妇尿碘中位数为 169.4μg/L,儿童、孕妇碘营养处于适宜水平,8~10 岁儿童甲肿率为 1.5%,上述数据表明,我国碘缺乏病达到了消除水平,全国有 2 799 个碘缺乏病病区县全部达到了消除标准。

五、广泛进行健康教育和健康促进,动员群众自觉参与地方病防治

70 多年来,从中央到地方,通过各种宣传形式和载体,不断地向病区干部、群众进行宣传。近些年,卫生部门利用国家中转地方病防治项目,在当地政府、教育部门支持下,针对碘缺乏病、地方性氟中毒和地方性砷中毒在病区开展防病知识的健康教育,使小学生和家庭主妇各种地方病防治知识知晓率明显提高,尤其小学生提高更为明显,达到 90% 以上。各地十分注重防治地方病工作从小学生抓起,把地方病危害及防治常识编入小学生卫生教材,对青少年进行地方病基础知识教育,又通过学生向家长及社会广为宣传,收到很好的效果。

六、坚持防病治病与脱贫致富相结合,彻底消除地方病危害

实践证明,地方病完全控制除采取针对性的措施外,一定与脱贫致富相结合,才能做到一劳永逸。自从我国改革开放以后,农村实行包产到户政策,激发起农民的生产积极性,种田有了自主权,什么挣钱就种什么,不仅提高了收入,改善了生活,还改变了主食单一的情况,从 20 世纪 80 年代始,我国大部分省份的克山病和大骨节病的病情呈稳定下降态势,尤其到了 20 世纪 90 年代后期,这两种地方病病情急剧下降,特别是东北和华北病区达到控制甚至消除水平。20 世纪 90 年代以来,有些燃煤污染型地方性氟中毒病区居民,由于收入多了,盖起新房,装上了密封炉灶,用电炊事,改变了敞灶取暖做饭的习惯,彻底告别了氟中毒的危害。

第九节　中国地方病防治策略

70 多年的地方病防治,取得了令国内外瞩目成就,也积累了丰富的防治经验,其中根据地方病流行病学特征和防治工作的特点,总结出"政府领导,部门配合,群众参与"的有效工作机制,以及"预防为主,因时因地制宜"的防治策略,这是一笔非常宝贵的财富,对过去、现在和将来的地方病防治工作都有指导意义。另外,从技术角度,要想制定某种地方病防治策略,必须按照预防为主的思想,依据正确的理论和防治经验,针对疾病链的薄弱环节,兼顾科学性与可操作性,事半功倍,因地制宜地实现对目标地方病疾病链的有效阻断,诸如大骨节病防治,需采取换粮、主食大米、搬迁等措施;燃煤污染型地方性氟、砷中毒防治,需改炉改灶,改变主要食物干燥方式等措施;饮水型地方性氟、砷中毒防治,需采取改换低氟、低砷水源或利用理化方法除氟、除砷;碘缺乏病防治,应坚持合理的科学食盐加碘,重点人群和重点地区要重点防治。地方病防治策略的制定,无论何种地方病,都要重视健康教育,普及地方病的防治知识,引导病区居民主动参与地方病防治工作,配合国家实现地方病早日控制的目标。

由于地方病形成的特点,疾病发生与自然生态环境有关,与环境中的元素分布有关,其病因往往都是存在于我们赖以生存的这种自然地理环境,是难以从根本性改变的,人们很难消除这类致病因子,一旦放

松防治,病情就会回升,这就决定了地方病防治工作的长期性、艰巨性和复杂性。例如,有一些饮水型地方性氟中毒病区,水利部门反复改水,管理措施跟不上,水氟又回升,病情自然反弹;在一些碘缺乏地区,甚至是一些经济发达城市,一些居民对食用碘盐产生误解,造成孕妇碘营养水平偏低,儿童甲状腺肿大率升高,存在碘缺乏病隐匿流行的风险。目前,我国仍有部分防治措施未落实的病区,还有病情严重的地方,尤其在我国贫穷地区,不仅病情往往较重,还常常落实防治措施比较困难,已落实防治措施也不容易巩固,这是由于我国贫困地区大多数都是老少边穷地区,经济文化教育水平偏低,阻碍了当地的地方病防治措施落实与巩固。为此,地方病防治工作应继续得到重视,将其与我国所有贫困地区脱贫且保持脱贫成果相结合,更要与我国健康中国建设目标相结合,彻底消除地方病对我国人民身体健康的危害。今后一段时期,我们应按照精准防控、科学防控的策略,针对我国地方病防治的薄弱环节或防治工作中出现的主要问题,要采取专门举措予以解决:①对于合格碘盐食用率下滑的地区,要确保合格碘盐覆盖率保持在 90% 以上,同时要继续开展碘缺乏病防治宣传教育,避免碘缺乏病病情反弹,引起儿童智力隐性的损伤;②我国还有 5% 多的地方性氟中毒病区,虽已改水,但氟含量超标,所以,要因地制宜的采取置换水源、理化除氟等方式,解决生活饮用水氟含量超标问题;③继续巩固燃煤污染型地方性氟中毒防治成果,落实综合防治措施,推广清洁能源使用,彻底消除其危害,同时加强健康教育,让病区居民形成世代相传良好的健康生活习惯;④目前我国饮茶型地方性氟中毒病区低氟砖茶饮用率较低,必须从低氟砖茶供应和居民健康教育两个方面入手,迅速提高低氟砖茶饮用率,遏制住饮茶型地方性氟中毒的危害;⑤关心贫困病区地方病患者救治问题,对地方病患者不仅要关注他们的治疗问题,还要解决他们的生活困难,将地方病防治工作与脱贫工作相结合。

综上,我们国家应建立地方病可持续性消除机制,保留地方病防治组织机构,稳定地方病防治科研队伍,支持国家地方病防治控制中心和区域地方病控制中心建设,保证充裕的地方病防治科研经费,加强国际合作,不断创新推广先进、适宜的防治技术,持续消除地方病危害,为健康中国建设服务。

(孙殿军)

思考题

1. 地方病的定义是什么?
2. 地方病的分类有哪些?
3. 地方病最显著的流行病学特征是什么?
4. 如何理解活跃病区的意义?
5. 请阐述中国地方病防治经验。

第二章　地方病常用流行病学调查方法

流行病学作为一门方法学和实用性极强的应用学科,其一些基本原理和方法在地方病的病情分布调查、病因推断以及防治措施效果评价等方面具有广泛的应用价值。流行病学最基本的一些研究方法包括描述性研究(现况调查、生态学研究)、分析性研究(病例对照研究、队列研究)和实验性研究。描述性研究主要描述疾病或健康状态的分布,起到揭示现象、为病因研究提供线索的作用,即提出假设,而分析性研究主要是检验或验证科研假设;实验性研究则用于进一步证实或确证假设。本章主要介绍上述流行病学研究方法在地方病防治领域的应用原则、应用实例及注意事项。

第一节　描述性研究

描述性研究,又称描述流行病学,是利用已有的资料或专门调查的资料,包括实验室检查(检测)结果,描述疾病或健康状况在不同人群、不同时间、不同地区的分布特点(三间分布),进而提出病因假设和线索。描述性研究在因果关系的探索过程中是最基础的步骤,对任何因果关系的确定无不始于描述性研究。描述性研究包括现况调查、生态学研究、个例调查与病例报告和筛检等方法,其中比较常用的是现况调查。

一、现况调查

(一) 概念

现况调查(prevalence survey)是研究特定时点或时期与特定范围内人群中的有关变量(因素)与疾病或健康状况的关系,从而探索具有不同特征的暴露与非暴露组的患病情况。由于所收集的有关因素与疾病或健康状况之间关系的资料是调查当时所获得的,故称之为现况调查。从时间上说现况调查是在特定时间内进行的,即在某时点或在短时间内完成,犹如时间维度的一个断面,故又称为横断面研究(cross-sectional study)。由于现况调查主要使用患病率指标,所以又称为患病率研究或现患研究。

现况调查并非只对现象做静态分析,也可以通过对多个断面的现况调查来做动态分析,了解疾病或健康状况的地区分布和人群分布等在多次调查期间的变化趋势,发现疾病或健康状况的发生、发展规律,并有可能对将来的变化趋势做出预测。

(二) 特点

1. **现况调查在时序上属于横断面研究,一般不设立对照组**　现况研究在设计实施阶段,往往根据研究目的确定研究对象,然后查明该研究对象中每一个个体在某一时点上的暴露和疾病状态,最后在资料分析阶段,根据暴露的状态或是否患病进行比较或者探讨这一时点上不同变量之间的关系。

2. **不能得出有关因果关系的结论**　由于所调查的疾病或健康状况与某些特征或因素是同时存在的,即在调查时因与果并存,不能确定疾病或健康状况与某些特征或因素的时间顺序,故在现况调查中常进行相关性分析,只能为病因研究提供线索。

3. **一般不用于病程比较短的疾病**　因为现况调查是在短时间内完成的,如果所调查疾病的病程过短,在调查期间许多人可痊愈或死亡,而纳入的对象往往是存活期长的患者,这种情况下,经研究发现与疾病有统计学关联的因素可能是影响存活的因素,而不是影响发病的因素。

（三）分类

现况调查分为普查和抽样调查。普查要求对特定范围内的全部人群均进行调查,目的主要是为了疾病的早期发现和诊断以及寻找某病的全部病例。普查的工作量大、费用高,在实际中应用的比较少,一般在小范围内的调查可以采用普查的方式,如在 2004—2006 年,中央补助地方公共卫生专项资金饮水型地方性砷中毒防治项目中,对新发现的水砷浓度超过 0.15mg/L 的村屯,要求对全村的人口进行病情普查。抽样调查是按照一定的抽样方法对特定时点、特定范围内人群的一个代表性样本进行调查研究,来推论其所在总体的情况。与普查相比,抽样调查具有省时间、省人力、省物力和工作易于做细等优点。抽样方法分为非随机抽样和随机抽样,典型调查即属于非随机抽样,随机抽样方法又可分为单纯随机抽样、系统抽样、分层抽样、整群抽样、多阶抽样等。随机抽样必须遵循随机化原则,即保证总体中的每一个对象都有同等的机会被选入作为研究对象,以保证样本的代表性。

（四）应用

现况调查可以在短时间内获得暴露因素与疾病或健康状况关系的资料,是一种快速、简便的流行病学方法,故在流行病学中以及地方病领域中应用非常广泛,多用于掌握目标群体中疾病的患病率及其分布状态、提供疾病致病因素的线索、确定高危人群和对疾病监测、预防接种效果及其他资料质量的评价等。例如,全国地方病(地方性氟中毒、地方性砷中毒、大骨节病、克山病、碘缺乏病)的监测,每隔一年或几年进行一次,是反复进行的现况调查;再比如全国饮水型地方性氟中毒流行现状调查、大骨节病和克山病病区环境硒水平分析、口服碘油胶丸防治地方性甲状腺肿(简称"地甲肿")的效果观察等,都应用了现况调查的方法。

（五）实例:四川省壤塘县饮砖茶导致氟中毒的流行病学调查(1983 年)

四川省卫生防疫站在 1983 年对阿坝藏族自治州壤塘县进行地方性氟中毒流行病学调查时,注意到病区藏族居民有大量饮用砖茶的生活习惯。为了证实壤塘县氟中毒病区是否由饮用含氟量较高的砖茶水引起,四川省卫生防疫站协同阿坝州和壤塘县卫生防疫站于 1984 年 3~4 月对病区进行了现况调查。调查对象为当地生长的藏族农牧民,以牧区和半农半牧区分层,每层随机选择 10 个调查点,每个调查点调查 100人以上;选择部分疑似氟骨症患者拍 X 线片;各点检测尿氟 30 份以上。以在壤塘县工作多年的森工局汉族工人和当地生长的 8~15 岁汉族儿童为对照组。对病区的水、土壤、粮食、牛奶、茶叶及茶水进行含氟量测定。结果发现,藏族农牧民氟斑牙检出率为 72.64% ,儿童氟斑牙检出率为 93.85% ,对照点 8~15 岁儿童氟斑牙检出率为 13.68% ,调查点与对照点儿童氟斑牙检出率之间有极显著差异;调查点疑似氟骨症患者 X 线检出率为 97.14% ;调查点儿童尿氟平均水平为 3.49mg/L ± 1.65mg/L, 对照点为 0.57mg/L ± 0.25mg/L,两组有极显著差异;藏族饮用的茶叶平均含氟量为 622.5mg/kg ± 155.57mg/kg,茶水平均含氟量为 2.76mg/L ± 0.36mg/L,高于对照点茶叶和茶水含氟量;调查点和对照点饮用水、土壤含氟量均不高;除茶叶外,其他食品含氟量也不高;调查地区周围无工矿和燃煤氟污染。结论认为,壤塘县居民氟中毒是由长期饮用砖茶引起,该地区饮茶型地方性氟中毒是地方性氟中毒流行的一个新类型。

由于现况调查的规模一般都比较大,涉及的工作人员和调查对象也很多,因此,有一个良好的设计方案是保证调查成功实施的前提。结合四川省壤塘县饮茶型地方性氟中毒调查实例,说明现况调查设计时应考虑的主要内容:

1. **明确调查目的和类型**　调查的目的是了解病情、提供病因线索、确定高危人群以及评价防治措施效果等,可以根据自己工作实践中遇到或发现的问题而定,也可以根据他人的调查,欲了解本地区的实际情况而提出,然后根据调查目的确定用普查还是抽样调查的方法。案例中,就是根据在现场调查中观察到的一个现象,即壤塘县氟中毒病区居民有大量饮用砖茶的习惯,而提出壤塘县氟中毒流行是否是由饮用含氟量较高的砖茶所引起,属于病因研究,并具有创新性。因为调查的区域是一个县,范围较大,故采取了抽样调查的方法。

2. **确定研究对象**　现况调查中对调查对象要有明确的规定,如调查对象所在地区、调查对象的性别、年龄、职业、居住年限等。如果单纯为了掌握一个地区某种疾病的流行情况,可以不设对照组,否则要设立对照组。设置对照组应遵循同质对比的原则,即除了研究因素不同外,其余条件要尽可能的相同。案例中,研究对象为当地生长的有饮砖茶习惯的农牧民,以无饮砖茶习惯、在当地居住多年的森工局汉族工人为对照,保证了调查组和对照组在生活外环境上的一致,具有可比性。

3. 样本含量和抽样方法　要确定合适的样本量。调查的样本量太少,难以判定所得的结果;样本量太多,工作量太大,难以执行。合适的样本量由具体的抽样方法决定。一项调查中可以综合使用多种抽样方法,案例中就同时使用了分层抽样(以牧区和半农半牧区分层)和单纯随机抽样(每个点随机调查100人以上)相结合的方法。

4. 其他需要考虑的内容　确定收集资料的方法、调查表与调查员、资料分析、质量控制、组织保障等请具体参考第四节"调查中应注意的问题"。

二、生态学研究

(一) 概念

生态学研究(ecological study)是在群体水平上研究某种因素与疾病之间的关系,以群体为观察和分析的单位,通过描述不同人群中某因素的暴露状况与疾病的频率,分析该暴露因素与疾病之间的关系。生态学研究观察单位是群体而不是个体,无法得知个体暴露与效应之间的关系。生态学研究中的信息(某种因素)可以是社会经济状况、地质地理条件、气象情况、营养条件以及人为干预的某些措施等,这些资料均可以从相关部门获得,是常规性或现成的资料。

(二) 分类

生态学研究可分为生态比较研究和生态趋势研究。生态比较研究是观察不同人群或地区某种疾病分布的差异,从而提出病因假设。生态趋势研究是连续观察不同人群中某因素平均暴露水平的改变和/或某种疾病频率变化的关系,判断某因素与某疾病的联系。在实际应用中,常常将比较研究和趋势研究两种类型的研究混合使用。以换粮预防大骨节病为例,20世纪70年代,黑龙江双鸭山市为大骨节病的活跃病区,1972年,双鸭山市的一个新村开始改自产粮为粮店统一供粮,而其他村则一直使用自产粮。资料显示,从1971年到1978年,新村社员大骨节病病情逐年下降,到1978年病情得到控制,而其他村截止到1978年社员大骨节病病情依然严重。通过新村与其他村大骨节病病情的比较以及新村换粮多年以来大骨节病病情的变化动态,说明换粮措施对防治大骨节病是有效的,也说明自产粮食携带有大骨节病的致病因素,为寻找大骨节病病因提供了线索。

(三) 应用

虽然生态学研究提供的信息是不完全的,但因节省时间、人力和物力,在流行病学研究中经常应用。生态学研究对病因未明疾病可提供病因线索,这是其显著的优点,此外尚可用于评价社会设施、人群干预以及政策、法令实施等方面的效果。在地方病领域中,如引发克山病和大骨节病的地理环境因素分析、评价健康教育和健康促进预防燃煤污染型地方性氟中毒的效果等均属于生态学研究。

(四) 生态学研究的注意事项

生态学研究重点在于发现和证明环境与病情之间有联系存在,至于联系的性质,如因果关系、修饰性关系和统计联系等,并不急于认定。由于生态学研究是以由各个不同情况的个体"集合"而成的群体(组)为观察和分析的单位,混杂因素往往难以控制,应用时应注意尽可能集中研究目的,研究问题不要设置太多。选择研究人群时,应尽可能使组间可比。资料分析时尽可能用生态学回归分析(不只用相关分析),分析模型中尽可能多纳入一些变量;在对研究结果进行推测时,应尽量与其他非生态学研究结果相比较,并结合所研究问题的专业知识等来综合分析和判断。

(赵丽军)

第二节　分析性研究

分析性研究是检验假设的一类流行病学研究方法,主要有病例对照研究和队列研究。病因假设是对某因素与某疾病因果关系的一种推测性的可检验的解释,检验结果可以支持或不支持原来的假设,也可产生新的假设。分析性研究自始至终是以有关健康与疾病现象的原因以及因素的科学假设作为工作导引来进行有计划的探索,检验假设是分析性研究的最主要目的。分析性研究结果的推理方式基本上是归纳而不是演绎,结论只能来自调查或实验的第一手资料(原始资料)。分析性研究的基本目标是探索科学上未知的或者仍未定论的一些有关健康与疾病的问题。

一、病例对照研究

(一)概念

病例对照研究(case control study)是主要用于探索疾病的病因或危险因素,以及检验病因假设的一种分析性流行病学方法。它是以某人群内一组患有某种疾病或具有某种特征的人为病例组,以同一人群内未患该疾病或不具有该特征但与病例组具有可比性的人为对照组,调查他们过去对某个或某些可疑病因(即研究因子)的暴露与否和/或暴露程度(剂量);通过对两组暴露史的比较,推断研究因子作为病因(原因)的可能性。病例对照研究是从现在是否患有某种疾病出发,追溯过去可能的原因(暴露),在时间顺序上是逆向的,即从"果"求"因",所以又称回顾性调查研究。病例对照研究分为非匹配病例对照研究和匹配病例对照研究两种基本类型,另外还有4种衍生类型,具体见流行病学相关书籍。

(二)特点

1. 属于观察法　研究对象的暴露情况是客观存在的,而非人为控制的。

2. 研究对象分为病例组和对照组　病例对照研究的研究对象必须按照是否具有研究的结局分成病例组和对照组。

3. 研究的时序是由"果"溯"因"　病例对照研究是在结局(疾病或事件)发生之后追溯可能原因的方法。

4. 因果联系的论证强度相对较弱　病例对照研究不能观察到由因到果的全过程,因此因果关联的论证强度不及队列研究。

(三)应用

病例对照研究作为一种分析性研究方法,主要用于探讨病因、相关因素对于疾病发生的影响,也可用于公共卫生研究,如分析环境因素对于健康的作用,评价预防措施效果等。在地方病领域中主要用于以下几方面:

1. 探索疾病的病因和可疑危险因素　在疾病病因不明时,可以广泛地筛选机体内外环境因素中的可疑危险因素。如大骨节病儿童切身生活条件的病例对照调查(1992年),即对病区儿童饮食来源、种类、饮水种类、卫生条件等进行调查,从中探索与大骨节病发病密切相关的可疑危险因素,寻找病因线索。

2. 检验病因假说　经过描述性研究或探索性病例对照研究,初步形成病因假说后,可以应用设计精良的病例对照研究加以检验。如经过初步探索,发现大骨节病发病与食用病区产谷物有关,可形成"大骨节病的致病因子是由病区产谷物进入人体的"这一病因假设,接下来就可通过病例对照研究对这一假设进行检验。

3. 提供进一步研究的线索　探索原因未明疾病的病因是一个复杂的过程,每一次具体的研究,即可对已提出的病因假设进行验证,又可以提出新的假设,如此循环往复,直至病因被揭示。

(四)研究设计

1. 明确研究的目的和任务　首先,明确目的、任务所规定的,到底是为了说明一个已知流行病学现象的水平与特征,还是为了解决一个新的尚未被认识的问题。如观察饮茶型地方性氟中毒的流行病学特征,用病例对照研究结果最终表现是描述病例组和对照组对于饮砖茶这一暴露因素的差异;如为研究大骨节病、克山病等原因未明疾病的病因,研究的基本内容是提出病因假设,针对病因假设进行检验和论证。其次,确定目的和任务是行政性的还是学术性的,二者有联系又有区别。对于学术问题,重点在于深入地进行探索,可能的结果是继续更深入、更正确的探索;对于行政问题,重点在于决策和行动,可能的结果是实践。最后,弄清目的、任务是一时性的还是连续性的,以便采取不同的对待方式。

2. **确定研究因素**　根据研究目的,确定研究因素,病例对照研究在确定研究因素时应遵循以下几个原则:①尽可能采取国际或国内统一的标准对研究因素的暴露与否或暴露水平做出明确而具体的规定;②暴露水平可以从暴露数量和暴露持续时间两方面来评价,最好设计适宜的变量来评价累计的总暴露情况;③除了确定与病因假设有关的暴露外,还应确定可能的混杂因素,以便在结果分析时加以控制和排除;④因素的测量指标应明确具体,尽量选用定量或半定量指标,也可选用标准的定性指标;⑤研究因素的数量应适当,以满足研究目的为原则,并不是越多越好,但与研究目的有关的因素变量不可缺少,且应当尽量细致和深入地进行规定。

3. **确定研究对象**　病例与对照的选择,尤其是对照的选择是病例对照研究成败的关键之一。一般情况下,病例对照研究只选用一个病例组和一个对照组,特定情况下可选用两个以上病例组,有时可设阳性对照组和阴性对照组。当研究者对所研究的疾病不甚了解,无法选定一个理想的对照组或首选的对照组存在无法避免的缺陷时,可考虑选择两个对照组。

（1）病例组的选择:首先,病例应符合统一、明确的疾病诊断标准。尽量使用国际通用或国内统一的诊断标准,以便于进行横向比较。其次,研究者因研究需要,可以对研究对象的某些特征做出规定或限制,如育龄期妇女、学龄儿童等。病例主要分新发病例、现患病例和死亡病例,主要有两种来源:一是从医院选择病例,二是从人群中选病例。地方病研究中常常利用疾病监测和现况调查资料选择病例。

1）在病区中选择病例。由于地方病病区有明显的地域特点,病区中肯定存在致病因子,且地方病多呈灶状分布,因此选择病例前应先选择合适的病区。如大骨节病病例对照调查的设计与实施(1989年)所述:先在大骨节病活跃重病区选择5~13岁儿童拍X线片检查,选大骨节病X线阳性率在50%左右、病情活跃程度指数在60以上的病区为实验病区,然后从大骨节病实验病区随机选200例X线拍片检查有干骺端病变的儿童为大骨节病病例组。

2）依据所研究疾病的诊断标准选择病因学意义上同质的病例。如在四川阿坝地区研究大骨节病病因,因阿坝地区大骨节病病区群众除患有大骨节病外,还有大量地方性氟骨症、风湿、类风湿患者,这种情况下,必须严格依据大骨节病X线诊断标准选择单纯大骨节病病例,以免造成混淆,使研究结果出现偏差。

3）依据所研究疾病的发病特点决定是否对观察对象进行分层。如大骨节病、氟斑牙多发生于儿童,而无性别差异,可依据年龄进行分层;克山病有性别差异,要依据性别进行分层。此外,某些地方病与职业、生活习惯有关,也要根据这些属性进行相应的分层,目的是减少偏性,正确评价暴露因素的致病作用。

（2）对照组的选择:对照组的选择应遵循以下原则。

1）在一般情况下,选择对照组必须用与选择病例组相同的诊断过程和标准,只有不患所研究疾病者才可成为对照组成员。如果病例组由亚临床病例组成,这一条就更重要。另外,对照的暴露分布应该与病例源人群的暴露分布一致,即从病例的源人群中选择对照。

2）地方病的致病因子一般都存在于患者的生活环境中,与人们的生产生活息息相关,为了避免“过度相似”掩盖有意义的危险因素的真实作用,常采取双对照,一个近距离,一个较远距离。如我国3省份同步大骨节病病例对照调查的对比研究中,对照组的选择即是如此,近距离为相对非病区,即选择与大骨节病病区直线距离不大于20km、与大骨节病病区自然条件相似、无典型临床大骨节病病例、5~13岁儿童X线检查大骨节病骨端阳性率低于5%的地区;远距离为绝对非病区,即远离大骨节病病区、与大骨节病病区自然条件相似、历史至今均无大骨节病病例的地区。从相对非病区和绝对非病区各随机选200例儿童,分别为第1、第2对照组,两组实验对象年龄、性别应大体一致,与病例组也应均衡。

3）选择对照的方法主要分为匹配与非匹配两种。在病例对照调查分析中,注意正确使用匹配的方法,可提高研究效率,同时减少混杂因素造成的偏倚。但是,匹配变量必须是已知的混杂因素,或有充分理由怀疑为混杂因素,一般除性别、年龄外,对于其他因素的匹配须持慎重态度,以防止匹配过度,以及徒增费用和延长时间。

4. **确定样本量**　病例对照研究的样本量与四个条件有关,即研究因素在对照组或人群中的暴露率

(P_0);研究因素与疾病关联强度的估计值(OR);统计学检验假设的显著性水平(α)和效能$(1-\beta)$。

非匹配和不同匹配方式的样本量计算方法不同,详见流行病学教材。

地方病是常见病、多发病,满足统计学要求的病例数量$(\geqslant 30)$一般不难获得,在实际操作当中可根据研究目的、时间和财力进行确定。然而,对于新发病例较少的疾病,选择合适的病例就较困难,比如研究大骨节病病因,必要的前提是要有典型的活跃病区和足够的儿童新发患者,但是,目前大骨节病在全国范围内逐渐被控制,仅青藏高原的部分地区有少数新发病例,这远远满足不了需要,相关实验设计时应注意。

病例对照研究的观察对象一般通过抽样调查获得,地方病研究中常用的抽样方法为随机分层抽样和随机整群抽样。如观察儿童氟斑牙与饮水中氟化物暴露的关系,我们可在某一饮水型地方性氟中毒病区选择一所小学校,可对这所学校的每一个孩子进行观察,也可就某一年龄组或某一班级的学生进行观察,这就是简单的整群抽样。地方病实际工作中,常常是以地理区划或行政区划作为原始的抽样单位,便于进行管理和操作。

5. **资料的收集、整理、分析** 根据研究的目的,选择合适的观察指标,采用一致的方法和标准尽可能详细地收集病例组和对照组的相关资料,按照统计学的方法进行整理和分析,比较病例与对照中暴露的比例,估计暴露与疾病间是否存在关联及关联的强度,最终得出研究的结论。可通过分层分析、多因素分析控制混杂偏倚。

（五）实例:大骨节病儿童切身生活条件的病例对照调查（1992 年）

1. **明确待检验的病因假设** 本次调查待检验的病因假设有三个:①生活水平低与一般意义上的营养不良与大骨节病患病有关;②水源类型不同,患病程度不同;③病例以病村地产谷物为主食,且谷物的卫生学质量欠佳。

2. **选择调查方法** 本次调查采用回顾性病例对照调查法。

3. **调查对象的选择** 本次调查范围涉及甘肃、陕西、山西、河北、内蒙古、黑龙江 6 个省份,选择各地病区以及对照点 7~12 岁儿童。设三个组:①病例组,由 X 线改变可确认为大骨节病的儿童组成;②病村内对照组,由病例同村儿童中无 X 线改变可排除本病现患者组成;③病村外对照组,由病村附近轻或非病村中无 X 线改变儿童组成。

4. **假设检验的方法** 大骨节病是典型的地方病,病区中存在特异性的致病因子是毋庸置疑的。通过对三组儿童切身生活环境因素的对比,可能发现和阐明病因链的组成和变化规律。按三个层次进行比较,第一是病村内对照组与病村外对照组,这种比较实际上相当于重病村儿童生活条件与轻病区或非病村之间的比较,得到的差异不应包含大骨节病病因链组成的内容,但与病因链组成成分可能会有某种关联。第二是病例组与病村外对照组,此种比较中所见的差异,应当关联到病因链的组成以及与组成相关联的一些内容,这些差异的性质将有助于解释病例切身生活环境中的一些特点。第三是病例组与病村内对照组,此为最关键的比较,因为病例与病村内对照处于相同的自然、社会环境中,对照未患病,只能因为病因链的组成中出现了明显的缺项,而缺项的具体内容很可能从这个层次的比较中显露出来。

5. **设计调查提纲** 针对检验的病因假设及切身生活环境因素,制定详细的调查提纲,由经过培训的调查员进行调查。

6. **资料汇总与分析** 对获得的资料进行汇总、分析,得出结论:①未发现一般生活水平对大骨节病发病有意义;②水源类型与大骨节病发病无关;③以当地谷物为主食及仓储条件不良与大骨节病发病相关联。

二、队列研究

（一）概念

队列研究（cohort studies）是将某特定人群按是否暴露于某可疑因素及其暴露程度分为不同的组,追踪观察一定时间,比较不同组之间结局发生率的差异,从而判定暴露因素与结局之间有无因果关联及关联大小的一种观察性研究方法。队列研究以记录、分析事件的发生、经过、变化、结局以及相关因素为其主要内容,能直接估计所观察因素与结局的关联强度。队列研究又称前瞻性研究(prospective study)、发生率研究(incidence study)、随访研究(follow-up study)及纵向研究(longitudinal study)。

队列是指具有共同经历、共同暴露某一因素或共同具有某一特征的一群人。通常,队列包括现实队列和逻辑队列两种。现实队列是实实在在存在的、具体的队列,如一个班级的学生、一个营的士兵等。现实队列又分为固定队列和动态队列,固定队列(fixed cohort)是研究对象都在某一固定的时间或一个短的时期内进入队列,在整个观察随访期间不再增加新的成员,队列的规模会逐渐减小;动态队列(dynamic cohort)指某队列确定后,原有的成员可以不断地退出,新的观察对象可以随时加入。逻辑队列是将并非同时发生的一些事件,按时间"诞生"的时点加以归拼,将其看作是同一时间发生的一批事件,即按一个现实的队列加以理解、操作,所以是概念上的、逻辑上的。

暴露是指研究对象接触过某种物质或具有某种特征或行为,此外,暴露一定是该研究将要探讨的因素,是与研究目的密切相关的。暴露可以是有害的,也可以是有益的。

队列研究分为前瞻性队列研究、历史性队列研究和双向性队列研究三种。

(二) 特点

1. 属于观察法　队列研究中的暴露不是人为给予的,是在研究之前就客观存在的,因此是不受研究者的意志决定的。

2. 需设立对照组　队列研究通常会在研究设计阶段就设立对照组,也可以在资料分析阶段根据需要设立对照组,对照组和暴露组可来自同一人群,也可来自不同人群。

3. 结局与暴露的因果顺序是由因到果　队列研究中,暴露因素是在研究之初就确定了的,然后观察其与结局的关系,也就是先知其因,后观其果。

4. 判断暴露与结局的因果关系能力较强　队列研究中,研究者能够掌握研究对象的暴露状况,并对结局事件进行随访,能够准确计算出结局的发生率,估计暴露人群发生某结局的危险程度。

(三) 应用

1. 检验病因假设　确定某个暴露与疾病的因果联系及其联系强度,检验病因假设,是队列研究的主要用途和目的。由于它是一种从"因"观"果"的研究方法,符合病因链的实际顺序,故在病因学研究上的价值高于现况研究和病例对照研究。一次队列研究可以只检验一种暴露因素和一种疾病的因果关联,有时也可以同时检验一种暴露因素与多种结局的关联。

2. 评价预防措施的效果　当某些可能的预防措施不是人为给予的,而是研究对象的自发行为时,可用队列研究来评价这种预防措施的效果。这种现象被称为人群自然实验(population natural experiment)。在地方病研究历史中,黑龙江五常的牤牛河流域种水田主食大米控制大骨节病的实验、辽宁省病区控制大骨节病的实验就是人群自然实验的典型例子。

3. 研究疾病的自然史及其长期变动　队列研究可以观察人群暴露于某因素后,疾病的发生、发展、结局的全过程,包括亚临床阶段的变化和表现,从人群角度研究疾病发生发展的自然规律。

(四) 研究设计

1. 明确研究目的和任务,确定研究因素和研究结局　研究因素(暴露因素)通常是在描述性研究和病例对照研究的基础上确定的,在研究中要考虑如何选择、定义和测量暴露因素。一般应对暴露因素进行定量,这里除了考虑暴露水平以外,还应考虑暴露的时间和暴露的方式(如直接暴露或间接暴露,连续暴露或间歇暴露,一次暴露或长期暴露等)。此外,应采用敏感、精确、简单、可靠的方法对暴露进行测量。

除了主要暴露因素外,在研究设计时还要确定可能的混杂因素、相关因素以及研究对象的相关人口学特征等。

地方病研究中使用队列研究主要是验证病因假设和评价预防措施效果,如大骨节病、克山病病因研究;换粮防治大骨节病,降氟改水、改炉改灶防治地方性氟中毒效果观察等。因此,首先明确研究目的和任务,根据研究的目的或病因假设选择相应的研究因素及其他相关因素和信息。

研究结局是指随访观察中将出现的预期结果事件,也是研究者希望追踪观察到的事件,称为结局变量

（outcome variable），简称"结局"。结局是队列研究观察的自然终点。结局的确定应全面、具体、客观。结局可以是终极的结果（发病、死亡），也可以是中间结局（某些指标的改变）；既可以是定性的，也可以是定量的；既可以是负面的，也可以是正面的。结局变量的测定，应确定明确统一的标准，并严格遵守。这里需要注意的是，鉴于疾病表现的复杂性和多样性，队列研究时既要按国际或国内统一的标准判断结局，也要有自定的标准，依此准确记录下其他可疑症状或现象以供后期分析时参考。

由于队列研究可进行"一因多果"相关关系的观察，因此，在队列研究中除确定主要结局外，还可以同时收集多种可能与暴露有关的结局变量，充分利用资源，提高研究效率。

2. 确定研究现场和研究人群　队列研究的现场应满足以下几点要求：①有足够数量的、符合条件的研究对象；②当地领导重视、群众理解和支持；③当地文化教育水平高、医疗卫生条件好；④交通便利。当然了，我们在选择研究现场时，也要考虑现场的代表性问题。

研究人群包括暴露组和对照组，根据暴露水平的不同，暴露组还可以有不同的亚组。

（1）暴露人群的选择：暴露人群是指暴露于待研究因素的人群，通常有四种选择，即职业暴露人群、特殊暴露人群、一般人群和有组织的人群。前两种都是高度暴露于某因素的人群，常用于研究职业暴露因素和特殊暴露因素与疾病或健康的关系，通常在历史性队列研究中使用。一般人群是指在一定区域内的全体人群，当我们要观察某疾病在一般人群中的发病情况或者所研究的因素与疾病是人群中常见的，不需要特殊人群或没有特殊人群可选，尤其是观察生活习惯和环境因素与疾病的关系时，就可以在一般人群中选择暴露于拟研究因素的人群作为暴露组。有组织的人群是一般人群的特殊形式，选择有组织的人群，如学校、军队、社会团体等成员，优点是便于组织，可以有效地收集随访资料，同时可提高研究对象的可比性。

由于地方病在我国发病率高，受危害人口多，选择的暴露人群通常是某一个范围明确病区的全体人群或有组织的人群，如大骨节病一般选择大骨节病病区 7~13 岁儿童，克山病通常选择育龄期妇女等。

（2）对照人群的选择：队列研究结果的真实性依赖于是否正确选择了对照人群。选择对照组的基本要求是与暴露人群具有尽可能高的可比性，也就是说，对照人群，除了未暴露于所研究的因素外，其他各种影响因素和人口学特征都应尽量与暴露组相同或相近。对照人群通常也有四种选择方式：

1）内对照（internal control）：先选择一组研究人群，将其中暴露于所研究因素的人群作为暴露组，其余为对照组，此种对照即为内对照，也就是在同一研究人群中的非暴露人群或具有最低暴露剂量的人群。暴露组与内对照处于相同的自然、社会环境中，但结局不同，内对照的不发病，说明其病因链组成中出现了某种明显的缺失，而缺失的具体内容，很大程度上可以从与暴露组的比较中显露出来。如大骨节病调查中发现，尚志县元宝屯大骨节病病区中汉族和朝鲜族居民东西屋，前后院混居，饮用同一水源水，但大骨节病发病率截然不同，汉族为 34%，朝鲜族仅为 1.1%。在这一大骨节病病区，汉族作为暴露组，朝鲜族为非暴露组，回顾调查两组的饮食暴露情况，结果表明，汉族种旱田主食玉米，朝鲜族种水田主食大米，此即为内对照典型例证。

2）外对照（external control）：选择人口学特征与暴露组相似的另一个非暴露人群作对照，称为外对照。在研究职业暴露和特殊暴露的疾病或健康效应时必须要选择外对照。地方病具有地方性，致病因子与病区的生产生活环境密切相关，因此用队列研究地方病的相关问题时，有时也必须要选择外对照，以避免随访观察时受暴露因素的影响。如降氟改水防治地方性氟中毒效果观察可选择与改水病区村自然环境和社会环境相似的邻近未改水病区小学中 8~12 岁学生作为外对照。

3）总人口对照（total population control）：也叫一般人群对照，就是将结果与一般人群的发病率或死亡率进行比较，是利用整个地区现成的发病或死亡统计资料作为对照，而不是设立一个与暴露组平行的对照组。这种对照统计资料容易得到，但比较粗糙，可比性差。另外，对照组中可能包含有暴露人群，有时暴露与疾病的联系会被低估。一般用于总人群中暴露者的比例很小的情况，如在用特殊暴露人群或职业人群作暴露组时，常采用总人口作对照。此外，在利用总人口作对照时，应尽量采用与暴露人群在时间、地区及人群构成上相近的总人群，以减少偏倚。

4）多重对照：即同时采用上述两种或两种以上的形式选择多种人群作对照，以减少只用一种对照所带来的偏倚。

3. **确定样本量** 所研究疾病在一般人群中的发病率、暴露组与对照组人群发病率之差、要求的显著性水平及效力这几个因素决定了样本量的大小。地方病是常见病、多发病,很少存在样本量不足的问题,确定样本量时除应符合常规统计学要求外,原则上对照组的样本量不应少于暴露组。此外,由于队列研究的随访时间比较长,研究对象失访在所难免,所以在确定样本量时要考虑到失访率而适当扩大样本量。一般按 10% 估计失访率,那么应在原估计样本量的基础上加 10% 作为实际样本量。具体计算方法可参照相关统计书籍。

4. **资料的收集和随访** 资料的收集包括基线资料和随访资料。研究对象确定之后,应详细收集研究对象的基线资料,包括暴露状况、疾病与健康状况、人口学信息等。获取资料的方式有查阅相关的记录或档案、问询、体检或实验室检查以及环境调查与检测。

随访是关系队列研究质量的关键因素之一,队列研究的所有研究对象,不管是对照组还是暴露组,在整个观察期间都应采用相同的方法进行随访。对于失访者,应尽量追踪,查明失访原因,以评估失访带来的偏倚。随访的方法有面对面访问、电话访问、自填问卷、定期体检、环境与疾病的检测等,研究者可根据研究目的、研究内容、研究的规模以及人力物力财力的投入情况综合进行考虑并加以选择。需要注意的是,随访方法一旦确定,必须在对照组和暴露组中同等地使用,并在整个随访过程中保持不变。随访资料一般与基线资料内容一致,但重点是结局变量。

在随访中,需要注意两个概念,即观察终点和观察终止时间。观察终点是指研究对象出现了预期的结局,可不再继续随访,如果研究对象出现了非预期的结局,应继续追踪随访。如果研究对象在观察期间死于非预期的结局,不能视其达到了观察终点,而应作为失访处理。观察终止时间是指整个研究工作截止的时间,也就是研究设计时预期能够得到结果的时间,此时,所有研究对象都不再随访。

5. **资料的整理与分析** 资料的审查、完善、清洁、整理和分析可详见流行病学和卫生统计学相关书籍,在此不再赘述。

(五) 实例:黑龙江五常的牤牛河流域—水田区大骨节病发病动态调查报告(1970 年)

1. **确定研究目的** 探讨大骨节病致病因子进入人体的途径。

依据:大量病区现场调查工作表明,大骨节病的致病因子存在于主食当中,食用病区产主食种类不同,大骨节病患病情况不同,病区中小麦、玉米传病,水稻不传病。

2. **选择研究方法** 本次研究选择历史性队列研究。

3. **选择研究现场和研究人群** 黑龙江省五常县胜利公社地处牤牛河流域,水力资源丰富,是玉米的丰产区,也是历史上有名的大骨节病重病区。1946 年"土地改革"后,特别是 1955 年"农业合作化"之后,当地政府大力开展旱田改水田运动,10 年左右基本实现水田化。1970 年,该公社多数生产队水田占半数,有的达到 90%,只有个别地势较高的生产队仍以旱田为主。

选择连片的 3 个生产队,其中胜远的 2 个生产队居民种水田主食大米平均占半数以上,为暴露人群,另 1 个生产队是双山队,居民主食中玉米占 70%,为对照人群。

4. **资料收集方法** 大骨节病患病资料获取途径有两种,其一是大队卫生所赤脚医生的调查资料,其二是调查组现场入户调查的资料。

5. **整理、分析资料** 水田队大骨节病流行现状调查结果显示,胜远六队 318 人,大骨节病患者 61 人,患病率为 19%,胜远七队抽查 50 人,大骨节病患者 18 人,患病率为 36%。两队大骨节病流行趋势相同,即以大米为主食的 20 岁以下青少年中基本无大骨节病新患发生,现患均为 20 年前发病的老患者。不同暴露人群年龄分层分析结果显示,胜远水田队 20 岁以下 188 人,无大骨节病患者,20 岁以上 180 人,大骨节病患者 83 人,患病率 46%;双山旱田队 20 岁以下 65 人,大骨节病患者 13 人,患病率 20%,20 岁以上 77 人,大骨节病患者 27 人,患病率 35%。本次调查得出如下结论:大骨节病致病因子是通过病区产粮食进入人体的,玉米传病,大米不传病,病区旱田改水田主食大米可防治大骨节病。

(王丽华)

第三节 实验性研究

一、概念

实验性研究(experimental study)又称流行病学实验,是指将研究人群随机分为实验组与对照组,向实验组施加研究者所能控制的某种干预措施,而对照组则否,然后随访观察一定时间,并比较两组人群之间效应的差别,从而判断该措施效果的一种方法。这里所谓的"干预措施",是指人为加入或去除某种因素。

二、基本特点

1. 它是前瞻性研究,需要随访观察。随访研究对象虽不一定从同一天开始,但必须从一个确定的起点开始。

2. 实验性研究人为施加一种或多种干预处理措施,作为处理因素可以是预防或治疗某种疾病的疫苗、药物或方法等。

3. 研究对象应该是来自一个总体的抽样人群,并在分组时采取严格的随机分配原则。

4. 必须有平行的实验组和对照组,要求在开始实验时,两组在有关各方面必须相近似或可比,这样实验结果的组间差别才能归之于干预处理的效应。

三、分类

(一) 临床实验

临床实验(clinical trial)是以患病人群为研究对象,并以患病个体为单位,研究考核药物或治疗方法在消除疾病症状、恢复健康或提高生存率等方面的效果。患者包括住院和未住院的患者。

许鹏等报道过关于透明质酸钠(sodium hyaluronate,SH)关节腔内注射改善中晚期大骨节病负重关节功能的临床实验研究。将 90 例膝关节症状明显的中晚期大骨节病患者随机分为两组,Ⅰ组口服维生素 C 治疗,Ⅱ组 SH 膝关节内注射治疗,对治疗前后膝关节整体情况参照 Lequesne 的骨关节炎严重性和活动性指数评估方法评分比较。结果治疗第 1、2 周和治疗后 3、6 个月的膝关节评分结果显示,Ⅰ组患者关节积分值较治疗前稍有降低,但差异无统计学意义($F=7.65$,$P>0.05$);Ⅱ组患者关节积分值较治疗前明显降低($F=18.21$,$P<0.05$),且随时间的延长积分值不断降低;同一观察时间内比较可见,Ⅱ组的关节积分值明显低于Ⅰ组($P<0.05$);治疗后 6 个月随访,Ⅰ组总有效率为 22.50%,Ⅱ组总有效率为 93.62%,Ⅱ组治疗疗效明显好于Ⅰ组。从而得出 SH 关节腔内注射是改善中晚期大骨节病负重关节功能和缓解其症状的一种安全有效的治疗方法的结论。

(二) 现场实验

现场实验(field trial)以现场中尚未患病的人作为研究对象,并随机化分组,接受处理或某种预防措施的基本单位是个人。如评价某种新型炉灶对燃煤污染型地方性氟中毒的防治效果,即可以应用现场实验的方法。

(三) 社区实验

社区实验(community trial)是以现场人群作为整体进行实验观察,常用于对某种预防措施或方法进行考核或评价。社区实验可以看作是现场实验的一种扩展,二者的主要区别在于,现场实验接受干预的基本单位是个人,而社区实验接受干预的基本单位是整个社区,或其中某一特定的人群。地方病防治过程中大部分对于防治措施的评价均可以用到社区实验。

2005 年,云南省地方病防治所为了探索亚硒酸钠对云南不明原因心源性猝死的预防作用,开展了一次社区实验。选择 2 个不明原因心源性猝死发病村为干预点,另外在干预点 3km 范围内选择了 2 个对照点,对照点和干预点的生活习惯和生产生活方式相似。干预实施前对 4 个调查点 3~60 岁居民进行心电图检查,在干预点给予健康高危人群投服亚硒酸钠片并进行环境大扫除,对照点除进行环境大扫除外未实施干预措施,2 年后再对 4 个调查点 3~60 岁居民进行心电图检查。结果干预点干预前、后心电图异常率分别为 22.25% 和 17.79%,而对照点干预前、后心电图异常率分别为 12.80% 和 20.13%,表明经过了口服亚硒酸钠的干预,干预点的心电图异常率有所下降,而对照点心电图异常率却增加明显,经统计分析后确认亚硒酸钠干预措施有效。上述研究即为典型的社区实验,是对社区的群体进行干预,并选择与干预对象相似的人群作为对照,评价干预措施的效果。

四、研究设计

(一) 确定研究目的

研究目的是指此次研究要解决的问题,是验证病因假设还是评价某种措施或药物的效果等。要注意,一次实验最好只解决一个问题,如果目的过多,则措施分散,研究力量难以集中,反而可能达不到预期目的。

(二) 确定研究对象

无论何种实验研究,原则上所选择的研究对象应该是可能从实验研究中受益的人。如果是现场实验,应该在预期发病率较高的人群中进行。在临床实验中,选择病例要有统一的、公认的诊断标准,且代表性好。

(三) 确定实验现场

进行现场实验时应确定合适的实验现场,以便于研究。如评价预防措施效果时,选择的实验现场应具备以下条件:①人口数量足够大,比较稳定且具有良好的代表性;②所预防的疾病具有较高而稳定的发病率,以期在实验结束后保证有足够的病例数,便于评价预防措施的流行病学效果;③当地近期未流行过所研究的疾病,也未进行过针对该病所进行的其他预防措施,便于保证效果是由研究因素所引起;④当地有较好的医疗卫生条件,便于疾病的诊断、治疗及保证登记报告资料的完整性等;⑤当地领导重视,群众乐于合作。

(四) 确定样本大小

合适的样本大小指的是在实验结束时实验组与对照组比较指标可能获得显著差异所需要的最少人数,合适的样本含量是保证统计推断有效性的基础。

(五) 设立对照组

通过设立对照组可以获得研究指标的数据差异,便于判定研究因素的效应。要求对照组在对疾病的易感程度、感染的机会及研究因素之外的其他影响因素等方面与实验组齐同。对照的形式主要有以下几种:①标准疗法对照(有效对照);②安慰剂对照;③自身对照;④交叉对照等。

(六) 随机化分组

在实验研究中,随机化是一项极为重要的原则。只有进行随机化分组,才能使每个研究对象都有同等的机会被分配到各组去,以平衡实验组和对照组已知和未知的混杂因素,从而提高两组的可比性,避免造成偏倚。

(七) 盲法观察

盲法分为以下三种:

1. **单盲** 只有研究者了解分组情况,研究对象不知道自己是实验组还是对照组。

2. **双盲** 研究对象和研究者都不了解实验分组情况,而是由研究设计者来安排和控制全部实验。

3. **三盲** 不但研究者和研究对象不了解分组情况,而且负责资料收集和分析的人员也不了解分组情况,从而较好地避免了偏倚。

五、实验效果的主要评价指标

评价治疗措施效果的主要指标包括有效率、治愈率、N 年生存率、病死率、病程长短、病情轻重及病后携带病原状态、后遗症发生率、复发率等;评价预防措施效果的主要指标常用保护率、效果指数等表示;考核病因预防可用疾病发病率、感染率等指标评价。

(高彦辉)

第四节　调查中应注意的问题

以上分别介绍了地方病常用的流行病学调查方法,很显然,这里所讲的方法并不十分具体,没有固定的格式,远不如卫生统计学方法、理化检验方法那样具体,没有一定要怎么做的技术要求。我国著名的流行病学专家杨建伯教授认为,流行病学调查方法是思考问题的方法,是概念性的东西,不同于技术方法。实际工作中,必须是针对课题的实际情况,参考调查方法的一般原则,规定具体的实施办法,即所谓的调查设计或课题设计。下面这些调查中应注意的问题就从最为重要的一个问题——调查设计讲起。

一、设计

流行病学调查往往需要多人参加,参加者可能来自不同单位,各自的水平、经验、对问题的理解都不一致,而且要经过收集资料、整理资料和分析资料三个紧密联系、互相影响的阶段,如果没有一个周密的调查设计,就将无章可循,难以统一标准、方法和步骤,也就难以科学而有效地完成调查任务。一个好的调查设计应包括调查目的、调查范围和对象、调查方法、调查例数、调查项目和调查表、调查资料的整理分析计划、统计处理方法、结果估计、制订调查的组织计划9个方面。

（一）调查目的

不同的调查目的可用不同的调查方法,所以一项调查首先要明确调查目的:

1. 了解地方病的分布及其基本特点,提供病因线索和合理安排防治的重点。

2. 调查自然因素或社会因素对地方病发生发展的影响、探索病因、危险因素或有利因素,为采取防治措施提供依据。

3. 采取防治措施,证明病因假设,改进防治策略,以便最终实现有效控制和预防地方病的目的。

（二）调查范围和对象

调查范围要依据调查目的来确定。调查的范围可大可小,原则上应在人力、物力和经费允许条件下,保证能获得足够的可靠流行病学资料。可按地理位置划定,也可按行政区划来划定。

确定调查对象首先要明确总体的同质范围,例如调查甲乙两地在校小学生大骨节病患病率,则总体的同质范围即甲乙两地在校小学生。而属于同质范围的每一个人就是一个调查单位。根据不同的目的,调查单位可以是一个人、一户、一个集体单位,也可以是一个采样点。确定调查总体同质范围后,不仅要说明哪些对象要查,还要说明哪些单位不查。

病例对照调查需要病例和非病例为调查对象,而队列调查则需要暴露于某因素和未暴露某因素的人为调查对象。

（三）调查方法

根据调查目的、范围和对象,确定采用何种调查方法,是普查,还是抽样,是病例对照研究,还是队列研究。

1. **普查**　应包括已确定调查范围内调查对象的全部,因此漏查的人数最好不要>10%。

2. **随机抽样**　近代调查方法给予随机选样以特别的重视,在流行病学领域中关于公共卫生"本底"数据的调查工作多半采用了这种方法,例如1995年全国碘缺乏病的病情本底调查就采用了一种随机抽样方法——按人口比例概率抽样方法。

按人口比例概率抽样方法广义上称为概率比例抽样法(probability proportional to size sampling,PPS),是一种比较现代的流行病与卫生统计学方法,最初在计划免疫接种率调查中应用并获得了成功,被WHO所推荐,它实质是一种两阶段的整群抽样方法。在1995年全国碘缺乏病的病情本底调查工作中,第一阶段先在每个省份按各县人口比例抽取30个抽样单位,第二阶段在每个抽样单位中随机抽取1所小学,然后在该所小学选取 40 名 8~10 岁儿童进行碘缺乏病的调查工作。

3. 典型调查　这是一种主观选样的方法。它虽是主观作用强烈的做法,但却对发挥经验作用具有非常突出的针对性。只要所选的调查对象确实是典型,而且在调查中客观地反映了典型对象本身的特征,那么这样的调查会用最少的代价获得最大的收益。例如 1990—1999 年开展的全国大骨节病病情监测工作就采用了典型调查方法。

设计中借助典型调查概念界定了两个问题:第一,财力有限,开始时监测范围限定在每省两个病村,全国 7 个病区省合计不超过 14 个病村的规模,显得是少之又少了。如何选点是个难题,然而借助于"大骨节病活跃病区的概念",应当说是非常巧妙地解决了这个问题。"活跃重病区"概念是恒定的也是相对的。在抽象上是恒定的,在具体时空环境下是相对的。因此形成了一项重要的推理,各省根据本省历史与现时情况选定两个重病村,它们的集合应该等于全国各地重病区的缩影。1990 年全国各省病情差异十分明显,有的已经控制或接近控制,有的仍然相当活跃;在此情况下,合理的可代表全国的做法只能是取各省重病村,形成集合,体现全国,而不是其中的某个省份。"活跃重病区"概念,经多年共同工作已经在同行中取得了共识,是可结合于时空条件又不被其限定的比较基础。不同年代,不同地区,有不同水平的活跃重病区,拿来加以比较,能够发现不同时空条件下"活跃重病区"病情程度的差异,从一个狭义的特定角度,对病情做出准确的评价。第二,以儿童为对象的典型调查,可以反映近期病因作用程度的特定角度。活跃重病区标志着致病因子的存在及其量的增加,病情已经控制或接近控制的地区,标志着病因已停止活动,或者已被根本消除。在病因存在的条件下,研究它的变动是可以看到结果的;相反在病因已不存在的条件下,看它的变动好像"守株待兔",可能看不到结果。

总之,典型调查的主要优点是:可以用较少的人力、物力、财力获得必要的数据,用以指导行动。可以根据选择典型的类别,获得一类事件最好的、最坏的或者最一般状况的有关数据,确实容易为有关人士所乐于接受。然而不可否认,典型调查是最容易产生偏倚的主观方法。把不典型的当成典型,或者把典型的当成不典型,其后果是相当严重的。

(四) 调查例数

调查例数取决于调查目的、方法、人力、物力和经费。

在抽样调查中,例数过多会增加工作量,例数太少又会降低样本的代表性。因此常要用统计的方法估计一个最小的足够样本。样本的大小和预期阳性率、调查结果的精确度或容许误差有关。预期阳性率较高,样本可相应减少,反之应增加。预期阳性率常需参考前人或别人的报告结果,或事先小规模调查结果。要求调查的准确度较高,样本就应大些;反之则可小些;要调查的各单位间变异较大时,样本要大些,反之,齐性较好时样本可小些。

1. 现况调查的例数　一般估计样本时可采用下列公式:

$$N = t^2 PQ/d^2 \qquad\qquad 式(2-1)$$

式中:

N——所求样本的例数;

P——总体估计阳性率;

Q——1-P;

d——容许误差;

t——1.96。

1.96 即样本阳性率的可信限在 95% 时的正态分布分位数。当 d 为 P 的 1/10,t 近似 2 时,即 P 变动 10% 可有显著差别,代入公式(2-1)得:

$$N = 2^2 PQ/(P/10)^2 = 4PQ \times 100/P^2 = 400 \times Q/P$$

例:某地甲状腺结节患病率有人报告为 30.0%,今要重新做抽样调查,问应抽多少例?

答:当允许误差为 10% 时,N = 400×Q/P = 400×0.7/0.3 = 933(例)

样本估计的上列公式只适于阳性率不低于 10.0% 的情况,否则此公式不再适用。

为了方便起见,统计学家已编制现成的表可查(表 2-1)。

表 2-1 样本估计表

估计阳性率/%	允许误差		
	0.1P	0.15P	0.2P
5.0	7 600	3 382	1 900
7.5	4 933	2 193	1 328
10.0	3 600	1 602	900
15.0	2 204	1 009	566
20.0	1 600	712	400
25.0	1 200	533	300
30.0	930	415	233
35.0	743	330	186
40.0	600	267	150
50.0	400	178	100

2. 病例对照调查的例数 病例对照调查样本可按下列公式计算:

$$N = \left(K_\alpha \sqrt{2\overline{P}\ \overline{Q}} + K_\beta \sqrt{P_1 Q_1 + P_2 Q_2} \right)^2 \Big/ (P_2 - P_1)^2 \qquad 式(2\text{-}2)$$

式中:K_α 与 K_β 分别为 α 与 β 时的正态分布分位数,见表 2-2。

P_1 和 P_2 分别为估计对照组与病例组有暴露史的比例。

$$Q_1 = 1 - P_1, Q_2 = 1 - P_2$$

$$\overline{P} = (P_1 + P_2)/2 \quad \overline{Q} = 1 - \overline{P}$$

病例组的暴露史可用下列公式估计:

$$P_2 = (OR \times P_1) / (1 - P_1 + OR \times P_1)$$

式中 P_1 为对照组的估计暴露史比例。

例如要对口粮中某毒物与大骨节病关系做一次病例对照调查,估计对照组有接触该毒物史者为 20.0%(0.2),OR 约为 2,要求 $\alpha = 0.05$,$\beta = 0.1$,用双侧检验,求调查所需最少例数?

先求病例组暴露史的估计值(P_2)

$$P_2 = (OR \times P_1) / (1 - P_1 + OR \times P_1) = (2 \times 0.2) / (1 - 0.2 + 2 \times 0.2) = 0.333\ 3$$

$$Q_1 = 1 - P_1 = 1 - 0.2 = 0.8$$

$$Q_2 = 1 - P_2 = 1 - 0.333 = 0.667$$

$$\overline{P} = (P_1 + P_2)/2 = (0.2 + 0.333)/2 = 0.266\ 7$$

$$\overline{Q} = 1 - \overline{P} = 1 - 0.266\ 7 = 0.733\ 3$$

查表 $K_\alpha = 1.96$ $K_\beta = 1.282$

$$N = \left(K_\alpha\sqrt{2\overline{P}\,\overline{Q}} + K_\beta\sqrt{P_1Q_1+P_2Q_2}\right)^2 \Big/ (P_2-P_1)^2$$
$$= \left(1.96\sqrt{2\times0.2667\times0.7333} + 1.282\sqrt{0.2\times0.8+0.333\times0.667}\right)^2 \Big/ (0.333-0.2)^2 = 230.3$$

则每组需调查例数约为 230 人。

表 2-2 正态分布的分位数表

α 或 β	K_α (单侧) K_β (单侧或双侧)	K_α (双侧)	α 或 β	K_α (单侧) K_β (单侧或双侧)	K_α (双侧)
0.001	3.090	3.290	0.025	1.960	2.242
0.002	2.878	3.090	0.050	1.645	1.960
0.005	2.576	2.807	0.100	1.282	1.645
0.010	2.326	2.576	0.200	0.842	1.282
0.020	2.058	2.326			

3. **队列调查的例数** 队列调查样本可按下列公式计算：

$$N = \left(K_\alpha\sqrt{2\overline{P}\,\overline{Q}} + K_\beta\sqrt{P_0Q_0+P_1Q_1}\right)^2 \Big/ (P_0-P_1)^2 \qquad 式(2-3)$$

式中：

P_1——暴露组发病率；

P_0——非暴露组发病率。

$$Q_1 = 1-P_1, Q_0 = 1-P_0, \overline{P} = (P_0+P_1)/2, \overline{Q} = 1-\overline{P}$$

如已知 P_0 和估计相对危险度 RR，则

$$P_1 = RR\times P_0$$

K_α 和 K_β 查表 2-2。

例如要对高碘与动脉粥样硬化关系做一次队列调查，估计非暴露组的发病率为 30%、暴露组的发病率为 40%，要求 α=0.05，β=0.15，用双侧检验，求调查所需最少例数？

$$P_0 = 0.3, P_1 = 0.4$$
$$Q_0 = 1-P_0 = 1-0.3 = 0.7, Q_1 = 1-P_1 = 1-0.4 = 0.6$$
$$\overline{P} = (P_0+P_1)/2 = (0.3+0.4)/2 = 0.35$$
$$\overline{Q} = (Q_0+Q_1)/2 = (0.7+0.6)/2 = 0.65$$
$$K_\alpha = 1.96, K_\beta = (1.282+0.842)/2 = 1.062$$

代入公式：

$$N = \left(1.96\sqrt{2\times0.35\times0.65} + 1.062\sqrt{0.3\times0.7+0.4\times0.6}\right)^2 \Big/ (0.3-0.4)^2 = 413.92$$

则两组各需调查例数约为 400 例。

（五）调查项目和调查表

1. **调查项目**

（1）分析项目：直接用于整理计算预期分析指标的项目，例如被调查者的年龄、性别、民族、职业、头发硒含量、尿中碘、氟、砷含量等，以及有关的人口资料都是分析项目。

（2）备考项目：通常不直接用于结果分析，只是为了保证分析项目填写完整、准确、便于核实、补填和

更正而设置的。例如被调查者的姓名、住址、调查日期、填表说明等都是备考项目。

不必要的项目坚决不要列入。备考项目不宜多。项目的提法要明确,不模棱两可,以保证调查结果的一致性和同等质量。大骨节病诊断Ⅰ度,必须有指间关节增粗或肘弯,诊断Ⅱ度时,必须是短指(趾)畸形,诊断Ⅲ度时必须是身材矮小,界限明确。而如果要调查储粮处所状况与大骨节病的关系,将储粮处所状况分为良、中、劣三级,若不明确规定出良、中、劣的界限,肯定不会填写准确,保证不了同质性。因此,调查项目应力求选择式、数字式,并附以规定说明。例如1988年的大骨节病病例对照调查表中储粮处所状况的填表说明规定:按防雨、谷物离开地面、通风3项分为3级。防雨、谷物离开地面、通风3项均具备为"良";防雨、谷物离开地面但通风不好为"中";不防雨或谷物没有离开地面或通风不好,为"劣"。

2. **调查表**　把调查项目有次序地列成表格,就是调查表。不同的调查目的和要求需用不同的调查表。病例对照调查、队列调查及一些现况调查需一人一表。有些共同内容或汇总内容可一户一表、一村一表或一乡(镇)一市(县)一表。调查表设计的好坏对于一个研究人员掌握的流行病学知识是一个严峻的考验。

现场调查时必须对选点的病户和非病户、患者和健康人都按调查表的项目进行同等调查。要防止重视病户、患者的调查,忽视对非病户、非患者调查的倾向。

现场调查时每问1项得到答案后,必须立即在调查表上做记号,或记载在调查专册上。关于调查表上某些项目,现场无该项情况,也需及时注明,不要主观地认为用不着画记号。因为对于1个不做记号的项目,看表者有两种猜想:一是调查者未检查或询问,一是调查了未做记号。流行病学调查者应当牢牢记住,遗漏个别重要项目,可以影响整个全局。

每天调查完毕后,各调查者或小组要开碰头会,交换情况和经验,并布置第二天的工作。每个调查点的工作完毕后,要用较充裕的时间讨论和检查工作情况,总结经验教训,以改进下一次的调查工作。特别要注意有无遗漏调查项目的情况,有则及时补查之。

调查资料管理者在每天调查完毕后,要抽查已填好的调查表格,如发现遗漏调查项目或调查质量不好时,立即提请负责的调查者补查或复查。

(六)调查资料的整理分析计划

资料的整理分析是将调查资料去粗取精、去伪存真的加工制作过程,以便使调查结果科学而有效地反应事件的本质和内部规律,实现调查目的。

1. **原始资料的复核**　为保证调查资料完整、正确,对缺项、填写错误或记载不清项目,应提出相应措施予以补齐和改正。此外还要从逻辑和计算两个方面对原始资料加以检查。逻辑检查是根据项目的性质及项目间的相互关系,检查填写内容有无矛盾。计算检查即检查计算项目和表格的行列合计是否相符。

2. **设计分组**　把性质相同的观察单位归在一起,把性质不同的观察单位分开,以便进行比较鉴别,这是调查资料整理分析的基本环节。

分组取决于调查目的、方法、资料的性质和数量。通常有按质量和数量两种分组类型,质量分组按项目的类别区分,例如按性别、职业、病型、病区类型的分组即质量分组;按年龄、肿大率、患病率、发硒水平来分组即数量分组。

分组不宜过多或过少。例如大骨节病调查结果按年龄分组时,分为0~、2~、4~、6~、8~、10~、…、60~、…,就没有必要,而分为0~、20~、40~、60~,又过少。前者固然好于后者,但前者工作量大,且使要研究的因素被分散;后者虽然简单,却有可能掩盖研究现象的特点。一般可分为0~、6~、14~、20~、40~、60~共6组;当按临床患病率分组时,一般可分为0.0~、5.0~、15.0~、30.0~、45.0~、60.0~共6级;按X线患病率分组时,一般可分为0.0~、15.0~、30.0~、60.0~共4组;按病情活跃指数分组,可分为0.0~、25.0~、60.0~、90.0~共4组。

资料分组通常应注意习惯分法,以便资料间相互可比。数量分组界限要清楚,不要相互包含,也不要留空当,例如 0~5、5~10 的分法,就会使 5 无法填写。

一个涉及调查单位众多的调查,通常可按公式 $K=1+3.3\log N$ 求得要分的组数,式中 K 为拟分的组数,N 为例数。

3. **设计资料整理表**　整理表是原始资料归组、汇总表格,是为最后分析资料设计的过渡性表格。设计整理表要按预期分析指标来设计。表 2-3 是大骨节病的 X 线患病率和病情活跃指数整理表。

表 2-3　大骨节病的 X 线患病率和病情活跃指数整理表

被调查单位:

地点	X 线检查人数	X 线患病人数	干骺端+人数	干骺端++人数	三联症人数	患病率/%	病情活跃指数

填表说明:患病率=X 线患病人数/X 线检查人数×100%

(七) 统计处理方法

资料的统计处理取决于资料的性质和调查目的,计量资料和计数资料的统计处理方法不同,这在调查前就应心中有数,并体现在调查设计中。

1. **计量资料**　通常要列频数分布表,计算均数,求标准差、标准误,做 t 检验、方差检验或相关分析等。

2. **计数资料**　通常要统计相对数(患病率、构成比、发病率)、抽样误差及相对数的可信限,做 χ^2 检验、R 检验等。

(八) 结果估计

调查结果未必一定与调查者所期望的相同,其可能如何,应有一种以上的估计,每种结果的可靠程度,可以通过良好的设计得到提高。

(九) 制订调查的组织计划

为使调查能够科学而顺利地进行,必须事先制订详细的组织计划。其内容应包括项目或课题负责人、参加单位和人员、任务和分工、参加人员的培训、进度安排、资料复核、汇总的程序和制度以及经费预算等。

二、对照

对照组的设定是调查设计的关键点之一。在实验医学研究中设立对照组,条件简单比较容易做到,而在流行病学研究中,特别是现场调查,情况复杂得多。因为对照选择不当,可能产生严重的偏性,甚至黑白颠倒。经常遇到的是下列两种情形:

(一) 对照与病例基础条件不相符

选择对照的标准,本质上应是"对照之所以未得病",是因为未曾暴露于致病因子或者说不具备病因链条。一旦实现了暴露或者说完成了病因链条,这个案例就要发病。意即,病例与对照之间的差别,应仅仅在于是否承受了"暴露"而不应在其他方面。例如北方克山病多发生在育龄期妇女,为女患设对照,定然必须是相同年龄的非病妇女,否则将产生严重偏倚。这个事例是显而易见的,但事情并不都是这样简单,一般隐蔽的事件,有些是很难判明的,这里面需要缜密的思考。

（二）群体对照的处理不当

文献中常见户间对照、病村间对照或地区对照的报告。这种以群体为对象的对照,在地方病研究中甚为多见。在病因研究中,群体对照有其固有弱点,主要是观察对象的非同质性。一个群体之中,不都是病例,不都是易患病的年龄、性别人口,每个案例的内外环境条件之间千差万别,这些都是非同质现象。将非同质单位构成的群体相互比较,增加了许多产生偏倚的机会。"病群"与对照群比较,暴露上的差异隐藏在群体中、无关事物之中很难被发现,而非本质性的差异则可能十分突出、"耀眼",将观察者引入歧途。例如,将一个病村与一个非病村相比,病村靠森林,对照村靠河流;河流没有意义乃至自明之理,森林其实也是没有意义的,但只因为有病村靠近,而容易被视为有意义的因素。这种判断上的偏倚,其实来源于不恰当的对照方法。比较正确的做法应是从邻近的轻病区选择对照。例如在大骨节病病例对照调查工作中,典型的有干骺端改变的病例,在一般情况下只能从活跃重病区选出。在邻近地区往往有较轻的病区存在,例如 X 线检出率甚至低于 10%,在此种地方从无 X 线改变儿童中检出亚临床病例的概率极低,甚至完全检不出。从这里选择对照,可以减少或完全避免偏差。大骨节病作为典型的地方病,肯定是病区特有致病因子作用的结果;地方性是促成大骨节病病例对照调查工作选择对照困难的来源。在肿瘤、心脑血管病、糖尿病等散发性疾病的病例对照研究中,都没有类似的麻烦。散发病与地方病研究方法的这种不同,不可忽略。

三、控制混杂因素

不在研究范围之内,但同样可以影响研究结果的因素,称为混杂因素,如性别、年龄、营养条件等。控制的方法之一是配对调查。

配对是观察差异的一种方法,但如病例与对照的内外环境过度相像,即所谓"过度配对",则有可能将本来能够观察到的差异淹没。例如已知吸烟有害于健康并且可能引起某些疾病,假定以不吸烟的配偶为对照,由于同处一室,接触过于密切,构成被动吸烟条件,结果的差异可能因此而明显缩小,此即过度配对。又例如,对肺癌及其相关因素的研究中,取同一医院的慢性呼吸系统病例为对照,由于这两种病在病因、因素方面有相似性的存在,同样可能在一定程度上表现出过度配对的影响。

四、控制偏倚的方法

（一）会诊和盲法

来源于诊断方法不确切的偏倚,首先可用会诊和盲法加以减少、消除。会诊集中多人的智慧按统一规定诊断,十分有助于弥补个人知识、经验和局限性,并防止个人在诊断过程中的某些倾向性。但是,即或如此,也还是要注意和排除一些潜在危险,主要是:

1. 个别权威人士对诊断组其他成员的诱导作用不容忽略,权威人士很容易在有意无意间将个人的意愿强加于他人。有鉴于此,诊断组内最好不包括这样的人物,身居非要职的第一线工作人员似更适于承担此类任务。

2. 课题的直接参加者不宜参加诊断组,甚至连诊断的过程也应回避。课题参加者有意无意地片言只语的影响,可能造成意料中的偏倚。

3. 诊断客观标准应深入人心。诊断组成员须经集体的学习、讨论,取得对诊断标准的统一认识,对于有经验的成员,学习、掌握标准亦不可省略。

在调查的设计与实施中采用盲法,也是减少偏倚的重要辅助手段。所谓盲法乃隐去案例的分组,令调查当事者失掉发挥"偏见"机会的一种措施。在适当的时机和适当的条件下,此法不妨使用,对于克服偏倚有一定的效果。

但是,一些有经验有成就的研究人员认为,会诊也好、盲法也好,都不能代替严格的定义、科学的观察和研究者洞察事物本质的能力,而且这些方法在校正可能呈现的偏倚同时,也势必减少了研究者发现线索、疑点、缺口的可贵机会。对于成熟的有自信的研究人员,宁愿利用全部机会观察和分析事物的一切有关方面,加以评估,而不愿意受"会诊""盲法"等维持"平均"倾向的主观愿望的约束。当然,这些看法并非毫无道理,而且可能是卓见、真知,但是在研究人员的学习、成熟的过程中,用"会诊""盲法"发现和纠正自己认识和判断能力上的弱点,也是必需的、有益的和值得的。

（二）询问、调查方法的规范化

方法的统一是防止偏倚的重要步骤,特别是口头询问的内容、顺序、语气皆不可忽略。不能允许调查者出自个人意愿违反调查提纲中的统一规定,在调查过程中删去或者补充某些问题。对于作用未明因素的最初调查阶段,此项要求具有突出的重要意义。此刻,研究者对于因素的作用强度,可能发生偏倚的来源,以及偏倚的性质也还没有明确的认识,极易被现象所迷惑。基础没打好,留下后患,将危及整个工作。方法的统一,应当落实在文字上,形成简单的文件,口头上的临时约定是不够的。不论对研究者本人或合作者、参与者须一视同仁,约束一致。提纲中须包括询问的内容,提问题的顺序,案例可能在哪些问题上答案不清,如需补充重复提问,该如何进行等,均应写明。调查中如有采样化验内容,也需有明白的统一规定。

进行检查和询问时要采取关怀的、谦虚的、平等待人的态度,不然,了解不到真实情况。对于调查对象所反映的情况,要考虑其真实性和可靠性,不要一概全信,但要记录下来。在调查过程中应尽可能和调查对象打成一片,并做些有利于他们的卫生保健工作和健康教育工作。

现场调查询问时必须使用调查对象易懂的通俗语言,不可使用他们不懂的科学术语。

现场调查时必须随时留心察看和听取与课题有关的情况,并及时记录。这些记录可能是探讨重点问题的线索和理论基础。

有经验的研究者,常常会在调查过程中有新的发现,可能比最初的假设更重要,甚至足以改变未来的路线,当然是不可忽略而必须及时记录的。但是,正在进行中的调查的任何部分,都不可因此而有所改变,针对新的启发的行动,只能在下轮的研究中纳入设计,那是另外性质的事情。调查和实验在这个方面有其共同的原则,不能在实验的进程中改变设计。

偏倚有种种,防止偏倚的办法也有种种,许多是事前不能预料的,靠教科书解决不了那么多问题,关键在于"对具体问题,做具体的分析",在实践中摸索。

五、其他

（一）准备

准备工作要周密,切勿遗忘必须携带的资料和器材。现场调查开始前调查人员对于调查项目的认识和填写方法,必须仔细认真地逐项讨论,统一标准、统一填写符号,便于日后整理统计。

（二）仪器

要求仪器的灵敏度,可以根据调查目的和指标来确定。例如检测甲状腺容积的 B 超仪器,其探头频率至少要求 7.5MHz。

（三）培训

要对调查人员进行培训,以便统一思想认识、统一要求、统一方法、统一步骤。例如对参加 1995 年、1997 年、1999 年、2005 年、2011 年、2014 年全国碘缺乏病监测的省级专业技术人员,地病中心都举办了专门的培训班,对实施方案,尤其是对按人口比例概率抽样方法的详细操作步骤进行了培训。

（四）行政保障

现场调查工作的进行必须得到当地政府的支持,如果能与当地的中心任务结合起来更好。事前要向当地的政府讲清楚调查工作的目的和意义,以便获得他们的理解、帮助;事后要向他们反馈工作情况,并提出切实可行的意见和建议。当地党政领导的支持是地方病调查工作的行政保障。

（刘守军）

思考题

1. 现况调查的特点有哪些?

2. 现况调查设计需要考虑哪些内容?

3. 生态学研究的注意事项是什么?

4. 病例对照研究和队列研究相比较有何异同点?

5. 病例对照研究中,病例与对照的选择应遵循哪些原则?

6. 队列研究随访中,观察终点和观察终止时间有什么不同?

第三章　地方病常用统计指标及统计学方法

地方病学研究中需采用统计指标及统计学方法进行统计描述和分析,本章主要介绍 5 种地方病的常用统计指标及 4 种常用的单变量统计分析方法。

第一节　地方病常用统计指标

一、碘缺乏病

描述碘缺乏病主要用频率指标,包括碘盐覆盖率、碘盐合格率、合格碘盐食用率、未加碘食盐率、甲状腺肿大率、甲状腺肿患病率等。

(一) 碘盐覆盖率

碘盐覆盖率是受检盐样中含碘盐样的频率,常用百分率表示,用于评价缺碘地区加碘食盐的普及情况或高碘地区停供碘盐措施的落实情况。

计算方法因检测方式不同分为两种,定量检测碘盐覆盖率是受检盐样份数中碘含量 ≥5mg/kg 盐样份数的频率;半定量检测碘盐覆盖率是受检盐样份数中显色盐样份数的频率。

$$碘盐覆盖率 = \frac{碘含量 \geq 5mg/kg\ 盐样份数(显色盐样份数)}{受检份数} \times 100\%$$

说明:当计算省级碘盐覆盖率时,须采用县级人口数加权。

(二) 碘盐合格率

碘盐合格率是受检加碘盐样中碘含量符合国家碘含量最新标准盐样的频率,常用百分率表示,用于评价碘盐生产企业的加碘盐质量情况。

$$碘盐合格率 = \frac{符合国家碘含量最新标准的盐样份数}{碘含量 \geq 5mg/kg\ 盐样份数} \times 100\%$$

(三) 合格碘盐食用率

合格碘盐食用率,又称合格碘盐覆盖率,是受检盐样中碘含量符合国家碘含量最新标准盐样的频率,常用百分率表示,用于评价非高碘地区合格碘盐的普及情况。

$$合格碘盐食用率 = \frac{符合国家碘含量最新标准的盐样份数}{受检份数} \times 100\%$$

说明:当计算省级合格碘盐食用率时,须采用县级人口数加权。

(四) 未加碘食盐率

未加碘食盐率是高碘地区受检盐样中特许供应的未加碘食用盐样的频率,常用百分率表示,用于评价高碘地区供应未加碘食用盐措施的落实情况。

计算方法因检测方式不同分为两种,定量检测未加碘食盐率是高碘地区受检盐样份数中碘含量

<5mg/kg 盐样份数的频率;半定量检测未加碘食盐率是高碘地区受检盐样份数中不显色盐份数的频率。

$$未加碘食盐率=\frac{碘含量<5mg/kg 盐样份数(不显色盐样份数)}{受检份数}\times100\%$$

(五)甲状腺肿大率

甲状腺肿大率是受检人数中检查出甲状腺肿大人数的频率,常用百分率表示,用于评价调查地区碘缺乏病的流行状况。

甲状腺肿大率因检测方法不同可分为两种,触诊法甲状腺肿大率为触诊法检查甲状腺时,受检人数中甲状腺 1 度肿大人数与 2 度肿大人数之和的频率;B 超法甲状腺肿大率为采用 B 超仪检测甲状腺时,受检人数中超过国家相应甲状腺容积标准人数的频率。

$$触诊法甲状腺肿大率=\frac{1 度人数+2 度人数}{受检人数}\times100\%$$

$$B 超法甲状腺肿大率=\frac{超过国家相应甲状腺容积标准人数}{受检人数}\times100\%$$

二、地方性氟中毒

描述地方性氟中毒对人群的危害主要用频率指标,包括氟斑牙检出率、氟骨症临床检出率、氟骨症 X 线检出率、氟斑牙指数等;评价防治措施也主要用频率指标,包括降氟改水率、降氟改水工程正常运转率、降氟改水工程超标率、降氟改水工程报废率、降氟改水工程实际受益人口数、降氟改炉改灶率、降氟炉灶正常使用率、降氟改炉改灶实际受益人口数等。

(一)氟斑牙检出率

某一特定人群中,受检人数中氟斑牙检出人数的频率,常用百分率表示。

$$氟斑牙检出率=\frac{氟斑牙检出人数}{受检人数}\times100\%$$

(二)氟骨症检出率

某一特定人群中,受检人数中氟骨症检出人数的频率,常用百分率表示。

$$氟骨症检出率=\frac{氟骨症检出人数}{受检人数}\times100\%$$

氟斑牙检出率、氟骨症检出率是反映某一地区人群摄氟水平及判定地方性氟中毒流行强度、环境污染状况、环境背景的重要指标;也是地方性氟中毒病区划分、预防措施效果评价、环境氟标准制订等重要的参考指标。

(三)各级(型)氟斑牙检出率

某一特定人群中,受检人数中各级(型)氟斑牙检出人数的频率,常用百分率表示。

$$各级(型)氟斑牙检出率=\frac{各级(型)氟斑牙检出人数}{受检人数}\times100\%$$

(四)各型(度)氟骨症检出率

某一特定人群中,受检人数中各型(度)氟骨症检出人数的频率,常用百分率表示。

$$各型(度)氟骨症检出率=\frac{各型(度)氟骨症检出人数}{受检人数}\times100\%$$

随着人们对氟中毒研究的深入,发现机体摄氟量使氟斑牙/氟骨症患病率接近或达到100%后,仍然具有随机体摄氟量增多而患病率增高的特性,且与摄氟量呈强正相关。所以,各级(型)氟斑牙检出率、各型(度)氟骨症检出率是最常用的氟斑牙和氟骨症病情指标,信息量大,意义广,应用范围宽。

(五) 氟斑牙指数

氟斑牙指数是定量反映一个地区氟斑牙流行强度的指标,<0.4 为阴性;0.4~0.6 为边缘,是许可范围;0.6~1.0 为轻微流行;1.0~2.0 为中等流行;2.0~3.0 为较显著流行;3.0 以上为显著流行。

$$氟斑牙指数 = \frac{(0 \times n_0 + 0.5 \times n_1 + 1 \times n_2 + 2 \times n_3 + 3 \times n_4 + 4 \times n_5)}{受检人数}$$

式中的 n_0~n_5 分别为正常、可疑、极轻、轻、中、重度氟斑牙的检出人数,0~4 分别为其加权系数。

氟斑牙指数应用较广泛,如对某一地方性氟中毒病区氟斑牙流行强度的评价;改水、改灶降氟效果的评价;某一新预防阻断措施的评价;环境氟卫生标准的制定;地方性氟中毒的监测等,但该指标只限于 Dean 分类法。

(六) 降氟改水率

在某一行政区域内,全部地方性氟中毒病区村数中修建了降氟改水工程改变原有高氟水的病区村数的频率,用于评价该地区改水降氟防治措施的落实情况。

$$降氟改水率 = \frac{某一行政区域内饮用集中式降氟改水工程的地氟病病区村数}{该行政区域内地氟病病区村总数} \times 100\%$$

说明:某一行政区域指病区所在乡、县(市、区)、市(地、州)、省等。

(七) 降氟改水工程正常运转率

在某一行政区域内,全部降氟改水工程总数中能够正常运转的降氟改水工程数的频率,用于评价该地区降氟改水工程的运行状况。

$$降氟改水工程正常运转率 = \frac{某一行政区域内正常运转的降氟改水工程数}{该行政区域内全部降氟改水工程总数} \times 100\%$$

说明:①某一行政区域指病区所在乡、县(市、区)、市(地、州)、省等;②正常运转是指除正常检修外一年内每天均能按时供水,包括分质供水。

(八) 降氟改水工程超标率

在某一行政区域内,全部降氟改水工程总数中水氟浓度超过国家生活饮用水卫生标准的降氟改水工程数的频率,用于评价该地区降氟改水工程水氟浓度的合格情况。

$$降氟改水工程超标率 = \frac{某一行政区域内水氟浓度超过标准的降氟改水工程数}{该行政区域内降氟改水工程总数} \times 100\%$$

说明:①某一行政区域指病区所在乡、县(市、区)、市(地、州)、省等;②用作分子的改水工程数指水氟浓度超过 GB 5749《生活饮用水卫生标准》中的相关规定。

(九) 降氟改水工程报废率

在某一行政区域内,全部降氟改水工程总数中报废的降氟改水工程数的频率,用于评价该地区降氟改水工程的运行状况。

$$降氟改水工程报废率 = \frac{某一行政区域内报废的降氟改水工程数}{该行政区域内全部降氟改水工程总数} \times 100\%$$

说明:①某一行政区域指病区所在乡、县(市、区)、市(地、州)、省等;②报废是指完全停止供水。

(十) 降氟改水工程实际受益人口数

在某一级行政区域内,采取了降氟改水的地方性氟中毒病区,能够长期饮用改水工程所提供的合格饮用水的人口总数,用于评价该地区防治措施的受益范围。

（十一）降氟改炉改灶率

某一特定时间一定燃煤污染型地方性氟中毒病区范围内,应改炉灶(户)数中已改炉灶(户)数的频率。

$$降氟改炉改灶率=\frac{某一特定时间一定病区范围内已改炉灶(户)数}{该时间该病区范围内所有应改炉灶(户)数}\times100\%$$

说明:①一定病区范围,可以村、县、省或全国为单位,得到不同行政范围的降氟改炉改灶率。②某一特定时间,可以是某一时点,也可以是某一时期。如果病区原始改炉改灶数据清楚,改炉改灶措施落实进度也清楚,则可以得知改炉改灶结束时以及下次采取措施前一段时期内的改炉改灶率,如果改炉改灶进度不清,所得改炉改灶率只能是某一时点的降氟改炉改灶率。③为了评价一次大规模改炉改灶项目取得的成就,该率可以进一步细分为原改炉改灶率、新改炉改灶率、累计改炉改灶率。计算累计改炉改灶率时应注意,如果原有降氟炉灶报废,则该户应从分子中去除;如果某一户重复改炉改灶,则只能计入一次,即降氟改炉改灶率应小于等于100%;累计改炉改灶率不能简单地等于原改炉改灶率与新改炉改灶率的加和。④如果病区范围扩大,分母随之变化,即应改炉灶户数也应随之增加。

（十二）降氟炉灶正常使用率

某一特定时间,一定行政区域内所有降氟炉灶中能够正常使用的降氟炉灶的频率。正常使用指炉灶常年使用完好并烟囱出屋。

$$降氟炉灶正常使用率=\frac{某一特定时间一定病区范围内正常使用的降氟炉灶数}{该时间该病区范围内降氟炉灶总数}\times100\%$$

（十三）降氟改炉改灶实际受益人口数

一定行政区域内,降氟炉灶能够正常使用的户数所对应的人口数,其数值小于等于(即不大于)降氟炉灶覆盖的总人口数。

三、地方性砷中毒

描述地方性砷中毒的病情严重程度主要用频率指标,包括患病率、检出率等;评价防治措施也主要用频率指标,包括降砷改水率、降砷改水工程正常运转率、降砷改水工程超标率、降砷改水工程报废率、降砷改水工程实际受益人口数、降砷改炉改灶率、降砷炉灶正常使用率、降砷改炉改灶实际受益人口数等。

（一）砷中毒发病率

一定期间内,砷中毒病区高砷暴露人群中砷中毒新发病例出现的频率,常用百分率表示。

$$砷中毒发病率=\frac{一定期间内某砷中毒病区高砷暴露人群中砷中毒新发病例数}{同期间内该病区高砷暴露人口总数}\times100\%$$

（二）砷中毒患病率

某一特定时间,某一高砷暴露人群中砷中毒病例数的频率,常用百分率表示。

$$砷中毒患病率=\frac{某一特定时间某一高砷暴露人群中砷中毒病例数}{该时间该高砷暴露人群总人口数}\times100\%$$

（三）砷中毒检出率

在对某一高砷暴露人群进行的一次砷中毒病情抽样调查或普查中,调查人数中砷中毒检出人数的频率,常用百分率表示。

$$砷中毒检出率=\frac{砷中毒检出人数}{受检人数}\times100\%$$

说明:①砷中毒诊断分为正常、可疑、轻度、中度、重度和鲍恩病、皮肤癌,在计算各率时,分子中一般只包括轻度、中度、重度和鲍恩病、皮肤癌病例,不包括可疑病例;②在某些横断面调查中,检出率可与患病率相代替;③相隔一定时间(如1年)的两次砷中毒患病率调查,可以得到该期间内的砷中毒发病率;④发病率、患病率以村为单位进行统计时,若一个村的高砷暴露人口数不易掌握,可用村人口总数代替高砷暴露人口总数。

(四) 降砷改水率

在某一行政区域内,全部病区村和/或高砷村数中修建了降砷改水工程改变原饮用高砷水的病区村和/或高砷村数的频率,用来评价该行政区域改水降砷防治措施的落实情况。

$$降砷改水率=\frac{某行政区域内饮用降砷改水工程的病区村和(或)高砷村数}{该行政区域内全部病区村和(或)高砷村总数}×100\%$$

说明:某一行政区域指病区所在乡、县(市、区)、市(地、州)、省等。

(五) 降砷改水工程正常运转率

在某一行政区域内,该地区全部降砷改水工程总数中能够正常运转的降砷改水工程数的频率,用于评价该地区降砷改水工程的运行状况。

$$降砷改水工程正常运转率=\frac{某行政区域内正常运转的降砷改水工程数}{该行政区域内全部降砷改水工程总数}×100\%$$

说明:①某一行政区域指病区所在乡、县(市、区)、市(地、州)、省等;②正常运转是指除正常检修外一年内每天均能按时供水,包括分质供水。

(六) 降砷改水工程超标率

在某一行政区域内,该地区全部降砷改水工程总数中水砷浓度超过国家生活饮用水卫生标准的降砷改水工程数的频率,用于评价该地区降砷改水工程的水砷浓度合格情况。

$$降砷改水工程超标率=\frac{某行政区域内水砷浓度超过标准的降砷改水工程数}{该行政区域内全部降砷改水工程总数}×100\%$$

说明:①某一行政区域指病区所在乡、县(市、区)、市(地、州)、省等;②用作分子的改水工程数指水砷浓度超过 GB 5749《生活饮用水卫生标准》中的相关规定。

(七) 降砷改水工程报废率

在某一级行政区域内,该地区全部降砷改水工程总数中报废的降砷改水工程数的频率,用于评价该地区降砷改水工程的运行状况。

$$降砷改水工程报废率=\frac{某行政区域内报废的降砷改水工程数}{该行政区域内全部降砷改水工程总数}×100\%$$

说明:①某一行政区域指病区所在乡、县(市、区)、市(地、州)、省等;②报废是指完全停止供水。

(八) 降砷改水工程实际受益人口数

在某一级行政区域内,采取了降砷改水的地方性砷中毒病区和/或高砷区,能够长期饮用改水工程所提供的合格饮用水的人口总数,用于评价该地区防治措施的受益范围。

说明:某一级行政区划所指病区所在乡、县(市、区)、市(地、州)、省等。

(九) 降砷改炉改灶率

某一特定时间一定燃煤污染型地方性砷中毒病区范围内,应改炉灶(户)数中已改炉灶(户)数的频率。

$$降砷改炉改灶率=\frac{某一特定时间一定病区范围内已改炉灶(户)数}{该时间该病区范围内所有应改炉灶(户)数}×100\%$$

说明:①一定病区范围,可以村、县、省或全国为单位,得到不同行政范围的降砷改炉改灶率。②某一特定时间,可以是某一时点,也可以是某一时期。如果病区原始改炉改灶数据清楚,改炉改灶措施落实进度也清楚,则可以得知改炉改灶结束时以及下次采取措施前一段时期内的改炉改灶率,如果改炉改灶进度不清,所得改炉改灶率只能是某一时点的降砷改炉改灶率。③为了评价一次大规模改炉改灶项目取得的成就,该率可以进一步细分为原改炉改灶率、新改炉改造率、累计改炉改灶率。计算累计改炉改灶率时应注意,如果原有降砷炉灶报废,则该户应从分子中去除;如果某一户重复改炉改灶,则只能计入一次,即降砷改炉改灶率应小于等于100%;累计改炉改灶率不能简单地等于原改炉改灶率与新改炉改灶率的加和。④如果病区范围扩大,分母随之变化,即应改炉灶户数也应随之增加。

(十) 降砷炉灶正常使用率

某一特定时间,一定行政区域内所有降砷炉灶中能够正常使用的降砷炉灶的频率。正常使用指炉灶常年使用完好并烟囱出屋。

$$降砷炉灶正常使用率=\frac{某一特定时间一定病区范围内正常使用的降砷炉灶数}{该时间该病区范围内降砷炉灶总数}\times100\%$$

(十一) 降砷改炉改灶实际受益人口数

一定行政区划内,降砷炉灶能够正常使用的户数所对应的人口数,其数值小于等于降砷炉灶覆盖的总人口数。

四、大骨节病

描述大骨节病的病情严重程度主要用频率指标,包括发病率、患病率、检出率、活跃程度指数、严重程度指数等。

(一) 大骨节病发病率

一定期间内,某一地区或某些地区的一定人群中大骨节病新发病例出现的频率,常用百分率表示。

$$大骨节病发病率=\frac{一定期间内大骨节病新发病例数}{该期间内有可能发生大骨节病的一定人群的平均人口数}\times100\%$$

说明:①一定期间指年度、季度、月份,最常用的是年;②一定人群指某一区域的全部人口或某一构成,如年龄或学校儿童;③平均人口数计算的是算术均数或期中人口数,年平均人口数=(上年年末人口数+本年年末人口数)/2,有时也用年中人口数。

大骨节病发病调查可反映大骨节病的流行情况和特点,并可作为前瞻性调查的基点,探索致病因素,应用于防治效果、病情动态评价。发病调查中,若无自然动态观察很难调查短时间内的发病例数,在有自然动态观察的地区有可能调查一年、二年、三年以上的发病率。如果是普查(调查人群是全部人口时),分母是调查地区、调查时间内年中人口数的平均数或暴露人年数;如果是抽样调查,分母可直接用调查人数或其年平均数,最好是统计暴露人年数。

(二) 大骨节病患病率

某一特定时间,某一地区或某些地区的一定人群中大骨节病现患病例数(包括新发病例和患病已多年的病例,但不包括死亡、迁出或痊愈的病例)的频率,常用百分率表示。

$$大骨节病患病率=\frac{某一特定时间大骨节病病例数}{该时间有可能发生大骨节病的一定人群总人口数}\times100\%$$

说明:患病率又称时点患病率或现患率,如果是普查(调查人群是全部人口时),分母用调查年的年中人口数;如果是抽样调查,分母可直接用调查人数。

大骨节病患病率应用于分析大骨节病的地区和人群分布,用X线、生化等特殊手段诊断病例时,可判定不同水平的病区类型、病情类型,为病因研究和防治措施提供信息。由于大骨节病发病缓慢,病程长,短时间内患者数量不会发生明显变化,故适合断面调查,但一次完成的时间也不应过长,最好不超过1个月。

(三) 大骨节病检出率

在对某一地区或某些地区人群进行的一次大骨节病抽样调查或普查中,调查人数中大骨节病检出人数的频率,常用百分率表示。

$$大骨节病检出率 = \frac{大骨节病检出人数}{受检人数} \times 100\%$$

一般来说,受检人数若达到应检查人数的 90% 以上,则大骨节病检出率常用于反映大骨节病的近似患病率,因此断面调查有时也常用检出率作为"患病率"的统计指标。

(四) 大骨节病活跃程度指数

大骨节病活跃程度指数由干骺端病变检出率与干骺端病变严重检出比例两部分组成,指数越大表明病区大骨节病活跃程度越强。

$$大骨节病活跃程度指数 = \left[\frac{干骺端病变检出人数}{受检人数} \times 100\right] + \left[\frac{干骺端病变(++)检出人数}{有干骺端病变者人数} \times 100\right]$$

(五) 大骨节病严重程度指数

大骨节病严重程度指数由有 X 线改变检出率与三联症检出比例两部分组成,指数越大表明病区大骨节病病情越严重。三联症是指手部 X 线片的骨端、干骺端、骨骺、腕骨中有三处出现病变。

$$大骨节病严重程度指数 = \left[\frac{有 X 线改变人数}{受检人数} \times 100\right] + \left[\frac{三联症检出人数}{有 X 线改变人数} \times 100\right]$$

抽样调查比普查节省时间、人力和物力,故调查做得更细,调查结果可靠,可估计出疾病的患病率或某些特征情况。大骨节病抽样调查的常用指标是检出率、活跃程度指数和严重程度指数,三者也是现况调查、病情监测的最常用指标。理论上,活跃程度指数和严重程度指数最小为 0,最大为 200;实际上,极端情况甚少,特别是超过 150 的几乎没有。

五、克山病

描述克山病对人群的危害主要用频率指标,包括发病率、患病率;死亡率、病死率;心电图异常率、心脏增大率等。在克山病的高发年代,常用发病率来反映疾病对人群健康的影响;在克山病的低发年和平年,常用患病率来表示疾病对人群健康的影响程度。在研究克山病的暴露或致病因子方面,通常选择定量指标,比如内、外环境硒水平等。

(一) 克山病发病率

在一定期间内,一定人群中克山病新发病例出现的频率。

$$克山病发病率 = \frac{一定期间内克山病新发病例数}{同期间内有可能发生克山病的一定人群的平均人口数} \times K$$

说明:①一定期间指年度、季度、月份,最常用的是年;②一定人群指某一区域的全部人口或某一构成,如年龄、性别、民族等;③平均人口数计算的是算术均数或期中人口数,年平均人口数 = (上年年末人口数 + 本年年末人口数)/2,有时也用年中人口数;④比例基数 K 根据发病率高低进行选择,为便于阅读应该使计算结果能保留 1~2 位整数。

发病率的变化可以用来反映病因因素的变化,其变化可能是自然发生的波动,也可能是某种有效措施的结果,因此可以用不同特征人群的发病率比较来进行病因学的探讨和防治效果的评价。

(二) 克山病患病率

某一特定时间,某一地区或某些地区的一定人群中克山病现患病例数的频率

$$克山病患病率 = \frac{某一特定时间克山病病例数}{该时间有可能发生克山病的一定人群总人口数} \times K$$

患病率常用于描述病程较长或发病时间不易明确的疾病的患病情况。克山病患病率通常指的是期间患病率,某观察期间在断面调查中是指调查期间。目前多数地区急型和亚急型很少发病,慢型和潜在型克山病发病缓慢,病程长,短时间内患者数量不会发生明显变化,适于调查患病率。

发病率和患病率的计算方法都不难,但在实际工作中由于种种因素的影响,不用说准确的克山病发病率和患病率,就是发病率和患病率的估计值也很难得到。以现行的克山病监测方法不宜强求克山病的发病率。如果在调查(监测)中确实发现克山病新患者,不妨使用具体数字作为发病或致病强度的指标。在实际工作中,还应避免将监测点检出的患者数代表整个病区县的患病人数计算发病率和患病率的错误。

(三) 克山病检诊率

在克山病病情调查中,一定地区常住人口数(应调查人数)中检诊人数(实际调查人数)的频率,常用百分率表示。

$$克山病检诊率 = \frac{克山病检诊人数}{常住人口数} \times 100\%$$

检诊率也称应答率,其值越高说明调查结果对该地区病情的代表性越高,反之亦然。无应答率 = 1-检诊率,一般认为 80% 以上检诊率的调查结果可信性较高;无应答率一旦超过 20%,应对至少 10% 的无应答人群进行补充调查。

(四) 克山病检出率

克山病检出率是检诊人数中克山病检出人数的频率,常用百分率表示。

$$克山病检出率 = \frac{克山病检出人数}{检诊人数} \times 100\%$$

较为理想的情况下,检诊人数等于常住人口即检诊率为 100% 时,各型克山病检出率等于各型克山病患病率。实际调查中,检诊率很难达到理想情况,因此检出率可以作为患病率的近似值,用于反映各型克山病的患病情况。

克山病调查的应答情况直接影响到结果的可靠性,若检诊率未达到要求,可能存在无应答偏倚。如果在无应答人群中克山病患者的比例大于检出率,用检出率代表患病率时,可能低估病情;反之,如果在无应答人群中克山病患者的比例小于检出率,用检出率代表患病率时,可能高估病情。

(五) 克山病死亡率

在一定期间内,一定人群中死于克山病病例数的频率。

$$克山病死亡率 = \frac{一定期间内一定人群中死于克山病的病例数}{同期间内一定人群的平均人口数(被观察人数)} \times K$$

克山病死亡率表示克山病在一定的时间、地点、人群中的死亡情况,可用于评价克山病防治措施的效果,并反映某地区经济、文化卫生水平。

(六) 克山病病区心电图异常率

在某次调查中,描记心电图的人数中心电图有异常改变人数的频率,可用于表示病区人群的心脏受损比例,反映病区人群心肌病理改变水平及特点。

$$克山病病区心电图异常率 = \frac{某次调查中心电图有异常改变的人数}{该次调查中描记心电图的人数} \times K$$

说明:由于心电图改变种类较多,计算心电图异常率时,属正常心电图范围的部分改变不应记入分子。

(七) 克山病病区心脏增大率

克山病心脏增大率是拍摄 X 线片的人数中有增大改变(心胸比例轻度、中度、重度增大)人数的频率,用于反映病区人群的心脏状态。

$$克山病病区心脏增大率 = \frac{X 线片中有增大改变(心胸比例轻度、中度、重度增大)的人数}{拍摄 X 线片的人数} \times K$$

(八) 克山病防治知识知晓率

克山病防治知识知晓率是克山病病区调查居民总人数中知晓克山病防治知识人数的频率,常用百分率表示。

$$克山病防治知识知晓率=\frac{知晓克山病防治知识的人数}{克山病病区调查居民总人数}\times100\%$$

（九）克山病治疗率

克山病治疗率是克山病病例总数中得到治疗的克山病病例数的频率,常用百分率表示。

$$克山病治疗率=\frac{得到治疗的克山病病例数}{克山病病例总数}\times100\%$$

（十）克山病控制率

克山病控制率是克山病病例总数中病情得到控制的克山病病例数的频率,常用百分率表示。

$$克山病控制率=\frac{病情得到控制的克山病病例数}{克山病病例总数}\times100\%$$

在克山病的病情调查中,要获取准确可靠的调查结果,不但需要有科学合理的调查方案、周密的调查计划和调查人员的技术培训、各个调查机构的密切配合,而且需要有相关经费的保障和全面的质量控制,以及完整的调查程序和健全的机制。

对于定量数据的统计描述,满足正态分布的用均数描述其集中趋势、标准差描述其离散趋势;不满足正态分布的用中位数描述其集中趋势、四分位数间距描述其离散趋势。如评价病区的硒水平时,一般用人群全血硒和发硒含量来表示内环境的硒水平,用粮食硒和土壤硒含量表示外环境的硒水平,数据通常是符合正态分布的,用均数±标准差$(\overline{X}\pm S)$描述;如氟骨症患者的血氟和尿氟含量,数据通常不符合正态分布,用中位数(四分位数间距)即$M(IQR)$描述。

第二节　地方病常用统计学方法

一、假设检验基础

假设检验(hypothesis test)是统计推断的一个重要内容,其主要作用是为新发现、做结论提供统计学依据。

（一）假设检验的基本原理

假设检验是利用小概率思想和反证法思想,从问题的对立面入手先对总体特征建立一个假设(H_0),然后通过抽样研究对该假设应该被拒绝或不拒绝做出统计推断,即判断观察到的"差异"是由抽样误差所引起的还是总体存在着不同。

（二）假设检验的基本步骤

1. 建立检验假设,确定检验水准　根据统计推断目的提出对总体特征的两种相互联系且彼此对立的假设:一种是检验假设(hypothesis to be tested),或称无效假设、零假设、原假设,记作H_0;一种是备择假设(alternative hypothesis)即对立假设,记作H_1,其内容反映了检验的单双侧。检验水准也称显著性水准(significant level),用α表示,是事先规定的小概率事件的界限,即拒绝实际上成立的H_0的最大允许概率,一般取$\alpha=0.05$。

2. 计算检验统计量　根据研究目的、设计方案、变量或资料类型,以及方法的应用条件,选择适当的检验方法计算检验统计量。

3. 确定P值,作出统计推断　根据计算得到的检验统计量确定P值,$P\leqslant\alpha$可以作出"差异有统计学意义"的结论,且P值越小越有理由拒绝H_0,认为总体有差别的统计学证据越充分。

（三）假设检验中的注意事项

1. 严谨的研究设计是结论正确的前提　假设检验是用样本信息推断总体特征,统计量的计算使用的是样本资料,严谨的研究设计可以保证样本的代表性、随机性、可靠性和可比性,才能作出有意义、有价值的统计结论。

2. 检验方法的选择应符合其应用条件 研究目的、设计方案、变量或资料类型,以及样本量大小的不同,所选用的检验方法也有所不同。例如:两个总体均数比较,小样本的配对资料要采用配对 t 检验而不能采用两独立样本的成组 t 检验;且配对 t 检验仅要求总体服从正态分布即可,而成组 t 检验还要求两个总体方差相等(正态性和方差齐性条件可采用正态性检验和方差齐性检验进行判断)。

3. 单侧检验与双侧检验的选择 单侧或双侧检验的选择,应事先根据研究目的和专业知识,在统计设计时即作出规定,而不能在统计分析计算出检验统计量后才确定。对同一份资料来说,单侧检验比双侧检验更易得到差异有统计学意义的结论。

4. 假设检验的结论不能绝对化 假设检验的结论具有概率性质,是依据 $P \leqslant \alpha$ 还是 $P > \alpha$ 作出的统计结论。检验水准 α 是事先人为规定的界限,是相对的,α 不同时所得到结论也不尽相同;即便规定 $\alpha = 0.05$,作出拒绝 H_0 的结论时也有 5% 的假阳性错误的风险,故不能将统计结论绝对化,不能使用"必定""肯定""一定"等说法。

5. 统计学意义并不代表实际差异的大小 $P \leqslant \alpha$ 时作出拒绝 H_0 的结论,说明总体之间的差异有统计学意义,但 P 值越小不应该被误解为差异越大,更不能理解为在医学上有重要的价值,当样本量足够大时因标准误趋于零,只要两样本均数不等都能得到拒绝 H_0 的结论;反之,不拒绝 H_0,差异无统计学意义也不表明总体之间就肯定没有差异,或许是因为样本量不够大导致检验效能不够高所造成的假阴性结果。

因此,在报告结论时,应说明检验方法、检验水准、单侧检验还是双侧检验,并给出检验统计量值和确切的 P 值,将统计结论与专业结论有机地结合作出符合客观实际的最终结论。

二、t 检验

t 检验(t-test)是定量数据参数检验的常用方法之一,有单样本 t 检验、配对 t 检验、两独立样本 t 检验三种形式,实际应用时要掌握各种检验方法的用途、适用条件和注意事项。

(一)单样本 t 检验

单样本 t 检验(one sample t-test)又称单样本均数 t 检验,适用于样本均数 $\overline{X}$ 与已知总体均数 μ_0 的比较。已知总体均数 μ_0,一般指理论值、标准值或经大量观测所得到的稳定值。

1. **适用条件** 随机样本来自于总体标准差 σ 未知的正态分布总体。

2. **比较目的** 推断样本均数 $\overline{X}$ 所代表的总体均数 μ 与已知总体均数 μ_0 的差异有无统计学意义。

3. **检验统计量 t 值的计算**

$$t = \frac{\overline{X} - \mu_0}{S / \sqrt{n}}, \quad \nu = n - 1 \qquad \text{式(3-1)}$$

式中:

n——样本含量;

S——样本标准差。

【案例1】我国 1997 年起在全国范围内开展了消除碘缺乏病健康教育,2005 年末为评价其健康教育效果,在某地一所小学随机抽取 20 名学生回答消除碘缺乏病健康教育问卷,学生问卷得分的平均分为 45.1,标准差为 7.9。问该小学碘缺乏病健康教育问卷得分是否低于《全国碘缺乏病防治监测方案》中规定的及格标准 60.0 分?

经正态性检验总体服从正态分布,可用单样本 t 检验。

具体步骤:

(1)建立检验假设,确定检验水准

$H_0: \mu = \mu_0$,即该小学碘缺乏病健康教育问卷得分等于及格标准 60.0 分

$H_1: \mu < \mu_0$,即该小学碘缺乏病健康教育效果得分低于及格标准 60.0 分

$\alpha = 0.05$(单侧)

（2）计算检验统计量

本例 $n=20$，$\overline{X}=45.1$，$S=7.9$，按公式（3-1）计算，得到

$$t=\frac{\overline{X}-\mu_0}{S/\sqrt{n}}=\frac{45.1-60.0}{7.9/\sqrt{20}}=-8.435，\nu=n-1=20-1=19$$

（3）确定 P 值，作出统计推断

查 t 界值表，$t_{0.0005,19}=3.883$，由于$|-8.435|>3.883$，故 $P<0.0005$，按 $\alpha=0.05$ 水准拒绝 H_0，接受 H_1，差异有统计学意义，可以认为该小学碘缺乏病健康教育效果得分低于《全国碘缺乏病防治监测方案》中规定的 60.0 分及格标准。

（二）配对 t 检验

配对 t 检验（paired t-test）又称配对样本均数 t 检验，也称非独立样本均数 t 检验，适用于配对设计定量数据均数的比较。配对设计有两种形式：将受试对象按一定条件配成对子（如按性别相同、年龄相近等），每一对的两个同质个体随机分配接受两种不同处理称异源配对；同一受试对象的两个部位或同一标本一分为二随机分配接受两种不同处理称同源配对。应用配对设计可以消除混杂因素的影响，由于一个对子的两个数值具有一一对应的特征，在进行两个均数比较时要先求出每一对数值的差值，再检验差值的总体均数 μ_d 是否为 0。

1. 适用条件　差值数据的总体服从正态分布。

2. 比较目的　推断两相关样本均数所代表的总体均数的差异有无统计学意义。

3. 检验统计量 t 值的计算

$$t=\frac{\overline{d}-0}{S_{\overline{d}}}=\frac{\overline{d}}{S_d/\sqrt{n}}，\nu=n-1 \qquad \text{式（3-2）}$$

式中：

n——对子数；

$\overline{d}$——差值的均数；

$S_{\overline{d}}$——差值均数的标准误；

S_d——差值的标准差，计算公式为：

$$S_d=\sqrt{\frac{\sum d^2-(\sum d)^2/n}{n-1}} \qquad \text{式（3-3）}$$

【案例 2】　某市疾病控制中心检验科对 20 份患者尿样，分别先用新修订的尿碘测定方法——过硫酸铵消化尿样（改进法）与原来的尿碘测定方法——氯酸消化尿样（原法）后再用砷铈催化分光光度法测定含碘量，结果见表 3-1。问两种尿碘测定方法的检测结果是否有统计学差异？

表 3-1　两种尿碘测定方法的检测结果

单位：μg/L

尿样（1）	改进法测定值（2）	原法测定值（3）	差值（4）
1	74.3	70.4	3.9
2	60.5	65.8	−5.3
3	55.3	51.9	3.4
4	112.1	102.3	9.8
5	142.2	143.5	−1.3
6	133.8	129.3	4.5

续表

尿样(1)	改进法测定值(2)	原法测定值(3)	差值(4)
7	169.2	157.4	11.8
8	63.9	70.8	-6.9
9	200.7	194.3	6.4
10	241.8	246.6	-4.8
11	243.5	235.6	7.9
12	267.5	256.7	10.8
13	276.3	280.6	-4.3
14	259.8	267.2	-7.4
15	149.3	140.4	8.9
16	148.2	143.7	4.5
17	122.2	120.0	2.2
18	134.4	135.5	-1.1
19	136.2	143.9	-7.7
20	215.4	206.5	8.9

先求出各对数据的差值,见表 3-1(4)栏,对差值进行正态性检验,总体服从正态分布(Shapiro-Wilk 统计量 $W=0.922$,$P=0.109$),可进行配对 t 检验。

具体步骤:

(1)建立检验假设,确定检验水准

H_0:$\mu_d=0$,即改进法与原法的检测结果平均差值为 0

H_1:$\mu_d\neq0$,即改进法与原法的检测结果平均差值不为 0

$\alpha=0.05$(双侧)

(2)计算检验统计量

本例 $n=20$,$\bar{d}=2.21$,$S_d=6.58$,按公式(3-2)计算,得到:

$$t=\frac{\bar{d}}{S_d/\sqrt{n}}=\frac{2.21}{6.58/\sqrt{20}}=1.502,\nu=n-1=20-1=19$$

(3)确定 P 值,作出统计推断

查 t 界值表,得到双侧概率 $0.10<P<0.20$,按 $\alpha=0.05$ 水准不拒绝 H_0,差异无统计学意义,尚不能认为改进法与原法测定尿碘的检测结果有差异。

（三）两独立样本 t 检验

两独立样本 t 检验(two sample t-test)又称两独立样本均数 t 检验,也称成组 t 检验,适用于完全随机设计数据均数的比较。完全随机设计是将受试对象随机分配到不同处理组的单因素设计方法,每组受试对象分别接受不同处理。

1. 适用条件 两总体方差相等;当两样本含量较小时(两个 n 均小于 50),要求两总体服从正态分布。

2. 比较目的 推断两独立样本均数所代表的总体均数的差异有无统计学意义。

3. 检验统计量 t 值的计算

$$t=\frac{\overline{X_1}-\overline{X_2}}{S_{\overline{X_1}-\overline{X_2}}},\nu=n_1+n_2-2 \qquad 式(3-4)$$

式中：

$S_{\overline{x}_1-\overline{x}_2}$ 为两样本均数差值的标准误，计算公式为：

$$S_{\overline{x}_1-\overline{x}_2} = \sqrt{S_c^2\left(\frac{1}{n_1}+\frac{1}{n_2}\right)} \qquad 式(3\text{-}5)$$

式中：

S_c^2 为合并方差，计算公式为：

$$S_c^2 = \frac{S_1^2(n_1-1)+S_2^2(n_2-1)}{n_1+n_2-2} \qquad 式(3\text{-}6)$$

【案例3】将 Wistar 雄性大鼠随机分为两组，采用灌胃的方法给予 T-2 毒素 0.6、0.0μg/kg，称为 T-2 毒素组和对照组，分别饲养以观察每只大鼠在实验第 28 天到 90 天之间所增加的体重（g），问 T-2 毒素对大鼠体重的增加量是否有影响？

T-2 毒素组和对照组大鼠体重增加量（g）如下：

对照组	134	146	104	119	124	161	107	113	129	97	123
T-2 毒素组	70	118	101	85	107	132	94	83			

分别对两组大鼠体重增加量进行正态性检验，T-2 毒素组 Shapiro-Wilk 统计量 $W=0.967$，$P=0.859$；对照组 Shapiro-Wilk 统计量 $W=0.984$，$P=0.981$，可认为两总体均服从正态分布。方差齐性检验的统计量 $F=1.14$，$P=0.818$，可认为两总体方差相等。因此，可进行两独立样本 t 检验。

具体步骤：

（1）建立检验假设，确定检验水准

$H_0: \mu_1=\mu_2$，即 T-2 毒素对大鼠体重的增加量无影响

$H_1: \mu_1 \neq \mu_2$，即 T-2 毒素对大鼠体重的增加量有影响

$\alpha=0.05$（双侧）

（2）计算检验统计量

本例 $n_1=11$，$\overline{X}_1=123.364$，$S_1=18.811$，$n_2=8$，$\overline{X}_2=98.750$，$S_2=20.126$

按公式（3-6）计算，$S_c^2=\dfrac{18.811^2\times(11-1)+20.126^2\times(8-1)}{11+8-2}=374.937$

按公式（3-5）计算，$S_{\overline{x}_1-\overline{x}_2}=\sqrt{374.937\times(1/11+1/8)}=8.997$

按公式（3-4）计算，$t=\dfrac{123.364-98.750}{8.997}=2.736$，$\nu=n_1+n_2-2=11+8-2=17$

（3）确定 P 值，作出统计推断

查 t 界值表，$t_{0.05/2,17}=2.110$，由于 $2.736>2.110$，故 $P<0.05$，按 $\alpha=0.05$ 水准拒绝 H_0，接受 H_1，差异有统计学意义，可以认为 T-2 毒素对大鼠体重的增加量有影响。

值得强调的是两独立样本均数的比较，应先作正态性检验，若总体不满足正态性，则考虑作数据变换，或采用非参数检验方法；当满足正态性时，需进一步作方差齐性检验，若总体方差相等采用 t 检验，否则采用 t' 检验。

正态性检验的方法有两大类：图示法与计算法。图示法主要有 P-P plot 和 Q-Q plot 散点图，可粗略了解数据是否服从正态分布；计算法是通过计算反映正态分布特征的指标来推断总体是否服从正态分布，常用方法（一般取 $\alpha=0.10$）包括矩法、W 检验和 D 检验，以及 χ^2 拟和优度检验，其中 W 检验和 D 检验是我国制定的正态性检验国家标准 GB/T 4882—2001 数据的统计处理和解释正态性检验推荐的专用方法。一般统计软件均提供 P-P plot、Q-Q plot、W 检验法和 D 检验，详细内容参见其他书籍。

方差齐性检验的 H_0 是两个总体方差相等，H_1 是两个总体方差不等；检验统计量 F 值是两个样本方差的比值，根据自由度和检验水准（一般取 $\alpha=0.10$）查方差齐性检验用 F 界值表得双侧 P 值。

F 值的计算公式为：

$$F=\frac{S_1^2}{S_2^2},\nu_1=n_1-1,\nu_2=n_2-1 \hspace{3cm} 式(3-7)$$

式中：

S_1^2——较大方差；

S_2^2——较小方差；

ν_1 和 ν_2——相应的自由度；

n_1 和 n_2——相应的样本含量。

当两总体方差不齐时两小样本均数的比较用 t' 检验，其计算公式为：

$$t'=\frac{\overline{X}_1-\overline{X}_2}{\sqrt{\dfrac{S_1^2}{n_1}+\dfrac{S_2^2}{n_2}}} \hspace{3cm} 式(3-8)$$

t' 检验的自由度需要按公式(3-9)即 Satterthwaite 公式进行校正，公式为：

$$\nu=\frac{(S_1^2/n_1+S_2^2/n_2)^2}{\dfrac{(S_1^2/n_1)^2}{n_1-1}+\dfrac{(S_2^2/n_2)^2}{n_2-1}} \hspace{3cm} 式(3-9)$$

三、方差分析

方差分析(analysis of variance，ANOVA)又称 F 检验，是定量数据参数检验的常用方法之一，用途很广，适用于两个或两个以上样本均数的比较，还可分析两个或多个研究因素的交互作用以及回归方程的线性假设检验等。本节主要介绍完全随机设计、随机区组设计的方差分析。

（一）方差分析的基本思想

其基本思想是将全部观察值的总变异，按影响因素的作用分解为两个或多个部分变异，用因素部分的变异与误差项的变异计算统计量 F 值，推断总体均数有无差异，即处理因素是否起作用。若 F 值接近1，可认为处理因素无作用；若 F 值远大于1，且大于或等于 F 界值表中的某界值时，可认为处理因素有作用。

（二）完全随机设计的方差分析

完全随机设计只有一个处理因素，故总变异与自由度都分解为两部分。

1. 适用条件 各样本相互独立，总体正态分布且总体方差相等。

2. 比较目的 通过对两个或多个样本均数的比较，推断样本均数所代表的总体均数的差异有无统计学意义，评价处理因素是否起作用。

3. 统计量 F 值的计算 F 值=处理组间(表3-2)方差/误差方差，即 F 值=组间均方/组内均方，根据自由度和检验水准查方差分析用 F 界值表得单侧 P 值。若组间差异总的说来有统计学意义，即 $P\leqslant\alpha$，需进一步对多个样本均数进行两两比较或称多重比较(multiple comparison)。当完全随机设计的组数为2时，同一份资料的方差分析结果和 t 检验结果完全等价，即两种检验的 P 值相等，且 F 值=t^2。

表 3-2 完全随机设计的方差分析表

变异来源	离均差平方和(SS)	自由度(ν)	均方(MS)	F 值
总变异	$\sum X^2-C$	$N-1$		
组间（处理组间）	$\sum\dfrac{(\sum X_i)^2}{n_i}-C$	$k-1$	$SS_{组间}/\nu_{组间}$	$MS_{组间}/MS_{组内}$
组内（误差）	$SS_{总}-SS_{组间}$	$N-k$	$SS_{组内}/\nu_{组内}$	

注：校正数 $C=\dfrac{(\sum X)^2}{N}$，总例数 $N=\sum n_i$，n_i 为各组例数，k 为处理组数，自由度 ν 可用 df 表示，方差通常称为均方。

【案例4】　将16只Wistar雄性大鼠随机等分为四组,即适碘组(NI)、5倍碘组(5NI)、10倍碘组(10NI)、50倍碘组(50NI),四组大鼠均喂养正常饲料,但每组大鼠饮水中的碘含量不同,3个月后测其血清甲状腺激素FT_3水平(表3-3)。试比较四组均数是否有统计学差异?

表3-3　四组血清甲状腺激素FT_3的测定结果

单位:pmol/L

	饮水				
	适碘组	5倍碘组	10倍碘组	50倍碘组	
	2.62	3.92	2.91	2.82	
	2.23	3.00	3.02	2.76	
	2.36	3.32	3.28	2.43	
	2.40	3.04	3.18	2.73	
$\sum X_i$	9.61	13.28	12.39	10.74	46.02($\sum X$)
n_i	4	4	4	4	16(N)
$\overline{X}_i$	2.4025	3.3200	3.0975	2.6850	2.8763($\overline{X}$)
$\sum X_i^2$	23.1669	44.6304	38.4593	28.9278	135.1844($\sum X^2$)

具体步骤:

(1) 建立检验假设,确定检验水准

H_0:$\mu_1 = \mu_2 = \mu_3 = \mu_4$,即饮水中的碘含量对大鼠血清$FT_3$水平无影响

H_1:μ_1、μ_2、μ_3、μ_4不全相等,即饮水中的碘含量对大鼠血清FT_3水平有影响

$\alpha = 0.05$

(2) 计算检验统计量(表3-4)

本例　$C = \dfrac{(\sum X)^2}{N} = \dfrac{(46.02)^2}{16} = 132.3650$

$SS_{总} = \sum X^2 - C = 135.1844 - 132.3650 = 2.8194$

$SS_{组间} = \sum \dfrac{(\sum X_i)^2}{n_i} - C = \dfrac{9.61^2 + 13.28^2 + 12.39^2 + 10.74^2}{4} - 132.3650 = 2.0276$

$SS_{组内} = SS_{总} - SS_{组间} = 2.8194 - 2.0276 = 0.7918$

$\nu_{总} = N - 1 = 16 - 1 = 15$,$\nu_{组间} = k - 1 = 4 - 1 = 3$,$\nu_{组内} = N - k = 16 - 4 = 12$

$MS_{组间} = SS_{组间}/\nu_{组间} = 2.0276/3 = 0.6759$

$MS_{组内} = SS_{组内}/\nu_{组内} = 0.7918/12 = 0.0660$

$F = MS_{组间}/MS_{组内} = 0.6759/0.0660 = 10.24$

表3-4　【案例4】的方差分析结果表

变异来源	SS	ν	MS	F	P
总变异	2.8194	15			
组间变异	2.0276	3	0.6759	10.24	<0.01
组内变异	0.7918	12	0.0660		

(3) 确定P值,作出统计推断

以$\nu_{组间}$为ν_1,$\nu_{组内}$为ν_2,查F界值表,得$F_{0.05(3,12)} = 3.49$,$F_{0.01(3,12)} = 5.95$。由于10.24>5.95,故$P < 0.01$。按$\alpha = 0.05$的水准拒绝H_0,接受H_1,差异有统计学意义,可以认为经四种不同碘含量的饮水加正常

饲料喂养 3 个月后大鼠血清甲状腺激素 FT_3 的总体均数不全相等。要了解哪些均数的组间差异有统计学意义、哪些均数的组间差异无统计学意义,需进一步作两两比较(见本节多个样本均数间的多重比较)。

(三) 随机区组设计的方差分析

随机区组设计又称配伍组设计,是配对设计的扩展,先将受试对象按条件相同或相近配成 b 个区组,再将每个区组的 k 个受试对象随机分配到 k 个处理组。由于随机区组设计中有两个因素(处理因素和区组因素),故总变异与自由度都分解为三部分。

1. 适用条件 各样本相互独立,总体正态分布且总体方差相等。

2. 比较目的 通过对各组样本均数的比较,推断样本均数所代表的总体均数的差异有无统计学意义,评价处理因素和区组因素是否起作用。

3. 统计量 F 值的计算 可得到 2 个统计量 F 值,F 值=因素均方/误差均方,根据自由度和检验水准查方差分析用 F 界值表得单侧 P 值(表 3-5)。若组间差异总的说来有统计学意义,即 $P \leqslant \alpha$,需进一步对多个样本均数进行两两比较或称多重比较。

表 3-5　随机区组设计的方差分析表

变异来源	离均差平方和(SS)	自由度(ν)	均方(MS)	F 值
总变异	$\sum\limits_{i=1}^{k}\sum\limits_{j=1}^{n}X_{ij}^2-C$	$N-1$		
处理组间	$\dfrac{1}{b}\sum\limits_{i=1}^{k}\left(\sum X_{ij}\right)^2-C$	$k-1$	$SS_{处理}/\nu_{处理}$	$MS_{处理}/MS_{误差}$
区组间	$\dfrac{1}{k}\sum\limits_{j=1}^{n}\left(\sum X_{ij}\right)^2-C$	$b-1$	$SS_{区组}/\nu_{区组}$	$MS_{区组}/MS_{误差}$
误差	$SS_{总}-SS_{处理}-SS_{区组}$	$(k-1)(b-1)$	$SS_{误差}/\nu_{误差}$	

注:校正数 $C=\dfrac{(\sum X)^2}{N}$,总例数 $N=kb$,k 为处理组数,b 为区组数。

【案例 5】 将 16 只 Wistar 雄性大鼠按体重相近分为 4 个区组,每个区组的 4 只大鼠再随机分配到四个处理组,即适碘组(NI)、5 倍碘组(5NI)、10 倍碘组(10NI)、50 倍碘组(50NI),四组大鼠均喂养正常饲料,但每组大鼠饮水中的碘含量不同,3 个月后测其血清甲状腺激素 FT_3 水平(表 3-6)。试比较四组均数是否有统计学差异?

表 3-6　四组血清甲状腺激素 FT_3 的测定结果

单位:pmol/L

区组	饮水				$\sum$
	适碘组	5 倍碘组	10 倍碘组	50 倍碘组	
1	2.62	3.92	3.28	2.82	12.64
2	2.23	3.00	3.02	2.76	11.01
3	2.36	3.32	2.91	2.43	11.02
4	2.40	3.04	3.18	2.73	11.35
$\sum X_i$	9.61	13.28	12.39	10.74	46.02($\sum X$)
n_i	4	4	4	4	16(N)
$\overline{X}_i$	2.4025	3.3200	3.0975	2.6850	2.8763($\overline{X}$)
$\sum X_i^2$	23.1669	44.6304	38.4593	28.9278	135.1844($\sum X^2$)

具体步骤:

(1) 建立检验假设,确定检验水准

处理组比较

$H_0: \mu_1 = \mu_2 = \mu_3 = \mu_4$，即饮水中的碘含量对大鼠血清 FT_3 水平无影响

$H_1: \mu_1 、 \mu_2 、 \mu_3 、 \mu_4$ 不全相等，即饮水中的碘含量对大鼠血清 FT_3 水平有影响

$\alpha = 0.05$

区组比较

$H_0: \mu_1 = \mu_2 = \mu_3 = \mu_4$，即大鼠初始体重对血清 FT_3 水平无影响

$H_1: \mu_1 、 \mu_2 、 \mu_3 、 \mu_4$ 不全相等，即大鼠初始体重对血清 FT_3 水平有影响

$\alpha = 0.05$

（2）计算检验统计量：本例计算过程略，统计软件分析结果见表 3-7。

表 3-7　【案例 5】的方差分析结果表

变异来源	SS	ν	MS	F	P
总变异	2.819 4	15			
处理组间	2.027 6	3	0.675 9	17.70	<0.01
区组间	0.448 1	3	0.149 4	3.91	<0.05
误差	0.343 7	9	0.038 2		

（3）确定 P 值，作出统计推断

处理因素：按 $\alpha = 0.05$ 水准拒绝 H_0，接受 H_1，差异有统计学意义，可以认为经四种不同碘含量的饮水加正常饲料喂养 3 个月后大鼠血清甲状腺激素 FT_3 的总体均数不全相同。

区组因素：按 $\alpha = 0.05$ 水准拒绝 H_0，接受 H_1，差异有统计学意义，可以认为大鼠初始体重对血清 FT_3 水平有影响。

（四）多个样本均数的多重比较

方差分析结果若拒绝 H_0，接受 H_1，可以推断 k 组均数不全相同，但是，究竟哪些组间均数不同，则需进一步进行多个样本均数的两两比较或称多重比较。

1. 适用条件　方差分析结果表明多个样本均数的组间差别有统计学意义后的进一步分析。

2. 比较目的　推断哪些均数的组间差异有统计学意义，哪些均数的组间差异无统计学意义。

3. 检验统计量的计算　常用的 3 种多重比较方法见表 3-8。

表 3-8　常用的 3 种多个样本均数的多重比较方法

项目	SNK-q 检验	Dunnett-t 检验	LSD-t 检验
统计量	q	t_D	t
计算公式	$\dfrac{\lvert \bar{X}_A - \bar{X}_B \rvert}{\sqrt{\dfrac{MS_{误差}}{2}\left(\dfrac{1}{n_A}+\dfrac{1}{n_B}\right)}}$	$\dfrac{\lvert \bar{X}_T - \bar{X}_C \rvert}{\sqrt{MS_{误差}\left(\dfrac{1}{n_T}+\dfrac{1}{n_C}\right)}}$	$\dfrac{\lvert \bar{X}_A - \bar{X}_B \rvert}{\sqrt{MS_{误差}\left(\dfrac{1}{n_A}+\dfrac{1}{n_B}\right)}}$
适用范围	任意两两组间均数的比较	多个实验组与同一个对照组均数的比较	某一对或某几对在专业上有特殊意义的两两组间均数的比较

【案例 6】对【案例 4】数据采用 SNK-q 检验进行多个样本均数的两两比较。

具体步骤：

（1）建立检验假设，确定检验水准

$H_0: \mu_A = \mu_B$

$H_1: \mu_A \neq \mu_B$

$\alpha = 0.05$

（2）计算检验统计量

先将四个均数按从大到小的顺序排列，并编上组次：

组次	1	2	3	4
均数	3.320 0	3.097 5	2.685 0	2.402 5
组别	5 倍碘组	10 倍碘组	50 倍碘组	适碘组

将 $MS_{组内}=0.066\ 0$，$n_i=4$，代入表 3-8 中 SNK-q 检验的公式计算 q 值，得：

$$S_{\overline{X}_A-\overline{X}_B}=\sqrt{\frac{0.066\ 0}{2}\times\left(\frac{1}{4}+\frac{1}{4}\right)}=0.128\ 5$$

当组 1 与组 4 进行比较时，$q=\dfrac{3.320\ 0-2.402\ 5}{0.128\ 5}=7.140$，余类推。

两两比较的比较次数为 $n(n-1)/2$，本例 $n=4$，$4(4-1)/2=6$，应共进行 6 次 q 值的计算，计算结果见表 3-9，表中组数 a 为两个对比组之间包含的组数，$\nu_{误差}=12$。

表 3-9　四个样本均数两两比较的 SNK-q 检验结果

对比组 A 与 B	两均数之差 $\overline{X}_A-\overline{X}_B$	标准误 $S_{\overline{X}_A-\overline{X}_B}$	q 值	组数 a	q 界值 0.05	q 界值 0.01	P 值
(1)	(2)	(3)	(2)/(3)=(4)	(5)	(6)	(7)	(8)
1 与 4	0.917 5	0.128 5	7.140	4	4.20	5.50	<0.01
1 与 3	0.635 0	0.128 5	4.942	3	3.77	5.05	<0.05
1 与 2	0.222 5	0.128 5	1.732	2	3.08	4.32	>0.05
2 与 4	0.695 0	0.128 5	5.409	3	3.77	5.05	<0.01
2 与 3	0.412 5	0.128 5	3.210	2	3.08	4.32	<0.05
3 与 4	0.282 5	0.128 5	2.198	2	3.08	4.32	>0.05

（3）确定 P 值，作出统计推断

按 $\alpha=0.05$ 水准，四组均数两两比较后的结论是：大鼠血清甲状腺激素 FT$_3$ 值的组间差异，除 5 倍碘组与 10 倍碘组、50 倍碘组与适碘组无统计学意义外，其余的任意两组间均有统计学意义，可以认为 5 倍碘组、10 倍碘组的大鼠血清甲状腺激素 FT$_3$ 值较适碘组、50 倍碘组的高。

四、χ^2 检验

χ^2 检验（chi-square test）是用途广泛的分析分类变量数据的假设检验方法，本节仅介绍其在独立样本两个或多个率的比较中的应用。

（一）χ^2 检验的基本思想

χ^2 值反映了实际频数与理论频数的吻合程度。若检验假设 H_0 成立，实际频数与理论频数的差值应该较小，即 χ^2 值也会较小；反之，若检验假设 H_0 不成立，则 χ^2 值会较大。χ^2 值的大小还取决于自由度 ν 的大小，如果 χ^2 值 $\geq\chi^2_{\alpha,\nu}$，按检验水准 α 拒绝 H_0；反之，如果 χ^2 值 $<\chi^2_{\alpha,\nu}$，则按检验水准 α 不拒绝 H_0。

（二）两独立样本比较的 χ^2 检验

观测的结局变量或反应变量是二项分类变量的两独立样本资料，其基本数据可表示为两行两列的实际频数，即四格表（four fold table）资料，又称 2×2 表资料。

1. **适用条件**　四格表的总例数 $n\geq40$ 且所有理论频数 $T\geq1$。

2. **比较目的**　主要推断样本所代表的两个总体率 π_1 与 π_2 的差异有无统计学意义，或两个总体构成的差异有无统计学意义。

3. 检验统计量的计算　四格表资料χ^2值的计算需依据数据条件选择是否进行校正计算。

（1）基本公式的计算

①当总例数$n \geqslant 40$且所有的理论频数$T \geqslant 5$时，χ^2值计算的基本公式为：

$$\chi^2 = \sum \frac{(A-T)^2}{T} \qquad\qquad 式(3\text{-}10)$$

②当总例数$n \geqslant 40$且最小理论频数为$1 \leqslant T < 5$时，χ^2值需进行校正计算，其基本公式为：

$$\chi^2 = \sum \frac{(\,|A-T|-0.5)^2}{T} \qquad\qquad 式(3\text{-}11)$$

式中：A为实际频数（actual frequency），即每个格子的实际发生数；T为理论频数（theoretical frequency），是根据无效假设$H_0: \pi_1 = \pi_2$推算出来的，$\sum$是加和运算。

某格子的理论频数T_{RC}是其对应的行合计与列合计的乘积除以总例数，计算公式为

$$T_{RC} = \frac{n_R n_C}{n} \qquad\qquad 式(3\text{-}12)$$

式中：

R——行（row）；

C——列（column）；

T_{RC}——第R行第C列格子的理论频数；

n_R——第R行的合计数；

n_C——第C列的合计数；

n——总例数。

自由度的计算公式为：

$$\nu = (R-1)(C-1) \qquad\qquad 式(3\text{-}13)$$

式中：

ν——自由度；

R——行数；

C——列数；

四格表自由度为1。

（2）专用公式的计算

①当总例数$n \geqslant 40$且所有的理论频数$T \geqslant 5$时，χ^2值计算的专用公式为：

$$\chi^2 = \frac{(ad-bc)^2 n}{(a+b)(c+d)(a+c)(b+d)} \qquad\qquad 式(3\text{-}14)$$

②当总例数$n \geqslant 40$且最小理论频数为$1 \leqslant T < 5$时，χ^2值需进行校正计算，其专用公式为：

$$\chi^2 = \frac{(\,|ad-bc|-n/2)^2 n}{(a+b)(c+d)(a+c)(b+d)} \qquad\qquad 式(3\text{-}15)$$

式中：

a、b、c、d分别为四格表中四个格子的实际频数；

n——总例数。

4. 检验中的注意事项

（1）若$n < 40$或$T < 1$，四格表资料率或构成比的比较应采用Fisher确切概率法进行分析（确切概率法的原理与计算参见其他书籍）。

（2）两独立样本率的比较,若率的分布近似正态分布,当 n_1p_1、$n_1(1-p_1)$、n_2p_2、$n_2(1-p_2)$ 均大于 5 时,也可用两样本率比较的 z 检验进行分析,同一份资料的检验结果为 $z^2=\chi^2$。

【案例 7】2005 年末,为评价消除碘缺乏病健康教育的效果,在某地甲、乙两所小学各随机抽取 30 名学生回答消除碘缺乏病健康教育问卷,甲校学生答题满分率为 23.3%,乙校学生答题满分率为 50.0%（表 3-10）。问甲、乙两所小学碘缺乏病健康教育答题满分率是否有统计学差异?

表 3-10　甲、乙两所小学碘缺乏病健康教育答题满分率的比较

学校	满分例数	非满分例数	合计	满分率/%
甲	7(11)	23(19)	30	23.3
乙	15(11)	15(19)	30	50.0
合计	22	38	60	36.7

本例是两独立样本率的比较,先考虑用四格表资料的 χ^2 检验进行分析。

具体步骤:

（1）建立检验假设,确定检验水准

H_0：$\pi_1=\pi_2$,即甲、乙两所小学碘缺乏病健康教育答题满分率相等

H_1：$\pi_1\neq\pi_2$,即甲、乙两所小学碘缺乏病健康教育答题满分率不等

$\alpha=0.05$

（2）计算检验统计量

本例 $n=60$ 即 $n>40$,按公式(3-12)计算行合计与列合计乘积值最小格子的理论频数,得 $T_{11}=22\times30/60=11$,因其大于 5,无须进行校正计算,故用公式(3-14)计算 χ^2 值。

$$\chi^2=\frac{(7\times15-23\times15)^2\times60}{30\times30\times22\times38}=4.493,\nu=(2-1)\times(2-1)=1$$

（3）确定 P 值,作出统计推断

查 χ^2 界值表,$\chi^2_{0.05,1}=3.84$,$4.493>3.84$,故 $P<0.05$,按 $\alpha=0.05$ 水准拒绝 H_0,接受 H_1,差异有统计学意义,可以认为甲、乙两所小学碘缺乏病健康教育答题满分率不同,甲小学的满分率低于乙小学。

（三）行×列表资料的 χ^2 检验

当分析的表格行数或列数>2 时,称为行×列表资料或 $R\times C$ 表资料(data of $R\times C$ table),包括 $R\times2$、$2\times C$、$R\times C$ 表等。

1. 适用条件　总例数 $n\geq40$ 且所有理论频数 $T\geq1$。

2. 比较目的　主要推断样本所代表的多个总体率的差异有无统计学意义,或多个总体构成的差异有无统计学意义。

3. 检验统计量的计算　行×列表资料的 χ^2 值没有校正计算,其基本公式依然是公式(3-14),专用公式为:

$$\chi^2=n\left(\sum\frac{A^2}{n_Rn_C}-1\right),\nu=(R-1)(C-1)\qquad\qquad 式(3-16)$$

式中:

n——总例数;

A——每个格子的实际频数;

n_R 和 n_C 分别为 A 值相应的行合计数和列合计数。

4. 检验中的注意事项

（1）如果有任意一个格子的理论频数小于 1,或有 1/5 以上格子的理论频数小于 5 时,不能直接进行行×列表资料的 χ^2 检验。为避免分析的偏性,采取的措施有:①增大样本含量以增大理论频数;②从专业上考虑,可将理论频数太小的行或列的实际频数与性质相近的邻行或邻列的实际频数合并;③采用 Fisher

确切概率法进行分析。

（2）行×列表资料的 χ^2 检验结果为 $P<0.05$，拒绝无效假设时，只能认为各总体率或构成比总的来说有差异，但并不是彼此之间的差异都有统计学意义。如果想进一步了解两两之间的差异，需进行多个样本率间的多重比较，可将行×列表分割成若干个四格表，再进行每个四格表的 χ^2 检验（多重分析方法参见其他统计学专著，注意要校正检验水准）。

（3）结果变量为多项有序分类的行×列表资料，在比较各处理组的效应有无差别时，应用秩和检验或 Ridit 分析，此时用 χ^2 检验只能分析各处理组的构成差异却不能检验效应差异（即等级强度的差异，表 3-12）。

【案例 8】β 地中海贫血是一种可以产生严重贫血的常染色体隐性遗传性疾病，其发病具有较明显的民族特征和地域差异。某课题组对贵州省少数民族该病的患病情况进行调查，所获资料见表 3-11，问贵州省侗族、苗族、瑶族 β 地中海贫血的携带者检出率是否有统计学差异？

表 3-11　贵州省侗族、苗族、瑶族 β-地中海贫血的携带者检出结果

民族	受检人数	检出人数	未检出人数	携带者检出率/%
侗族	497	39	458	7.85
苗族	890	42	848	4.72
瑶族	586	26	560	4.44
合计	1 973	107	1 866	5.42

本例是多个独立样本率的比较，先考虑用行×列表资料的 χ^2 检验进行分析。

具体步骤：

（1）建立检验假设，确定检验水准

H_0：$\pi_1=\pi_2=\pi_3$，即三个民族 β 地中海贫血的携带者检出率相等

H_0：π_1、π_2、π_3 不全相等，即三个民族 β 地中海贫血的携带者检出率不全相等

$\alpha=0.05$

（2）计算检验统计量

本例按公式（3-12）计算行合计与列合计乘积值最小格子的理论频数，得 $T_{11}=458\times107/1\,973=26.95$，因其大于 5，故可采用公式（3-16）计算 χ^2 值。

$$\chi^2=1\,973\times\left(\frac{39^2}{497\times107}+\frac{458^2}{497\times1\,866}+\cdots+\frac{560^2}{586\times1\,866}-1\right)=7.665$$

$$\nu=(3-1)\times(2-1)=2$$

（3）确定 P 值，作出统计推断

查 χ^2 界值表，$\chi^2_{0.05,2}=5.99$，$7.665>5.99$，$P<0.05$，按 $\alpha=0.05$ 水准拒绝 H_0，接受 H_1，差异有统计学意义，可以认为侗族、苗族、瑶族 β 地中海贫血的携带者检出率不全相等，3 个民族中侗族的携带者检出率最高。

若要分析 3 个民族 β 地中海贫血的携带者检出率两两之间的差异，要进行多个样本率间的多重比较。

表 3-12　χ^2 检验适用条件与统计方法小结

资料特点	适用条件与统计方法
完全随机设计的四格表	$n\geq40$ 且 $T\geq5$ 时，四格表 χ^2 检验，无须校正计算
	$n\geq40$ 且 $1\leq T<5$ 时，四格表 χ^2 检验，需计算校正 χ^2 值
	$n<40$ 或 $T<1$ 时，四格表的 Fisher 确切概率法
配对设计的四格表	$b+c\geq40$ 时，配对设计四格表 χ^2 检验
	$b+c<40$ 时，配对设计四格表 χ^2 检验，需计算校正 χ^2 值

资料特点	适用条件与统计方法
双向无序的行×列表	$1 \leq T < 5$ 格子数不超过总格子数的 1/5 时,行×列表 χ^2 检验
	$T < 1$ 或 $T < 5$ 格子数超过总格子数的 1/5 时,从专业考虑合理并组或用 Fisher 确切概率法
单向有序的行×列表	χ^2 检验同双向无序行×列表的适用条件;若结果变量是结果变量为多项有序分类时,用秩和检验或 Ridit 分析比较等级强度差异
双向有序且属性不同的行×列表	χ^2 检验同双向无序行×列表的适用条件;若关心组间的等级强度差异,按单向有序行×列表处理;若关心是否有关联性,用 Spearman 秩相关分析;若分析两有序分类变量间是否存在线性变化趋势,用有序分组资料的线性趋势检验
双向有序且属性相同的行×列表	χ^2 检验同双向无序行×列表的适用条件,若分析两种方法检测的一致性,可用 Kappa 检验

五、秩和检验

秩和检验(rank sum test)是非参数检验方法。当定量数据的总体分布类型未知或总体不服从正态分布,不能采用参数检验方法(如 t 检验、方差分析)进行组间比较时,可以采用秩和检验;开口数据(一端或两端无确切数值的数据)、有序数据(又称等级资料或半定量资料)的组间比较,也需要采用秩和检验。

(一) 符号秩和检验

符号秩和检验又称 Wilcoxon 符号秩和检验(Wilcoxon signed-rank test),属于配对设计的非参数检验,也适用于单样本数据。

1. **适用条件**　差值数据或单样本数据的总体分布类型未知或总体不服从正态分布。

2. **比较目的**　推断配对数据的差值是否来自中位数为 0 的总体,或单样本所代表的总体中位数与已知总体中位数的差异有无统计学意义。

3. **检验统计量的计算和 P 值的确定**　将差值按其绝对值由小到大编秩,并根据差值的正负冠以"正秩次"与"负秩次";若差值为 0 不参与编秩的同时总对子数中也要将其减去(将参与编秩的对子数记为 n);若差值的绝对值相等取其平均秩次,任取正、负秩次之和 T_+ 或 T_- 为检验统计量 T。

当 $n \leq 50$ 时,根据 n 和 T 可查配对设计用的 T 界值表,若检验统计量 T 值在上下界值范围内,则 P 值大于其对应的概率值;若 T 值等于界值或在上下界值外,则 P 值等于或小于其对应的概率值。

当 $n > 50$ 时无法查表,可利用秩和分布的近似正态法进行 z 检验,z 值近似服从标准正态分布,若 $z > 1.96$ 则 $P < 0.05$。

$$z = \frac{|T - n(n+1)/4| - 0.5}{\sqrt{n(n+1)(2n+1)/24}}$$ 式(3-17)

式中:

0.5 为连续性校正数。

当相同秩次较多时,应采用校正公式,即

$$z_c = \frac{|T - n(n+1)/4| - 0.5}{\sqrt{\frac{n(n+1)(2n+1)}{24} - \frac{\sum(t_j^3 - t_j)}{48}}}$$ 式(3-18)

式中:

t_j 为第 j 个相同秩次(即平均秩次)的个数。

【**案例 9**】采集正常人尿样 10 份,同时用砷铈催化分光光度法和电感耦合等离子体质谱法测定尿碘含量,结果见表 3-13。问两种尿碘测定方法的检测结果是否有统计学差异?

表 3-13　两种尿碘测定方法的检测结果

单位:μg/L

尿样	砷铈催化分光光度法	电感耦合等离子体质谱法	差值	正秩	负秩
1	202.8	205.6	-2.8		3
2	107.8	105.1	2.7	1	
3	156.2	160.7	-4.5		7
4	290.6	295.3	-4.7		8
5	400.6	408.4	-7.8		10
6	235.7	240.5	-4.8		9
7	431.8	427.6	4.2	6	
8	177.9	175.1	2.8	3	
9	171.6	168.5	3.1	5	
10	61.2	58.4	2.8	3	
合计	—	—	—	$T_+ = 18$	$T_- = 37$

本例是配对样本比较。先计算各对数据的差值,差值的正态性检验结果显示总体不服从正态分布(Shapiro-Wilk 统计量 $W=0.8459$,$P=0.0519$),故不能用配对 t 检验,应进行符号秩和检验。

具体步骤:

(1)建立检验假设,确定检验水准

H_0:$M_d=0$,即两种尿碘测定方法的检测结果差值的总体中位数为 0

H_1:$M_d \neq 0$,即两种尿碘测定方法的检测结果差值的总体中位数不为 0

$\alpha=0.05$(双侧)

(2)编秩次、求秩和统计量

将差值按其绝对值由小到大编秩并得到秩和,本例选取 $T=T_+=18$。

(3)确定 P 值,作出统计推断

本例 $n=10$,查 T 界值表 $T_{0.05/2,10}=8 \sim 47$,$T=18$ 在 $8 \sim 47$ 范围内,故 $P>0.05$,按 $\alpha=0.05$ 水准不拒绝 H_0,尚不能认为两种尿碘测定方法检测结果的差异有统计学意义。

【案例 10】已知某地正常居民尿氟含量的中位数为 0.86mg/L,在该地某电解铝厂随机抽取 12 名车间职工测得其尿氟含量见表 3-14 第(1)栏。问某电解铝厂车间职工的尿氟含量是否高于当地正常居民?

表 3-14　12 名车间职工的尿氟含量与 0.86mg/L 的比较

车间职工的尿氟含量 (1)	(1)-0.86 (2)	正秩 (3)	负秩 (4)
0.65	-0.21		2
2.24	1.38	4	
2.39	1.53	5	
1.29	0.43	3	
2.52	1.66	6	
0.86	0		
1.04	0.18	1	
2.74	1.88	7	

车间职工的尿氟含量 (1)	(1)-0.86 (2)	正秩 (3)	负秩 (4)
3.35	2.49	8	
3.76	2.90	9	
4.83	3.97	10	
14.62	13.76	11	
合计	—	$T_+ = 64$	$T_- = 2$

本例是单样本与已知总体的比较。正常居民的尿氟含量因不服从正态分布采用中位数描述平均水平,表 3-14 第(2)栏差值的正态性检验结果显示总体不服从正态分布(Shapiro-Wilk 统计量 $W = 0.640\,3$,$P = 0.000\,2$),应进行符号秩和检验。

具体步骤:

(1)建立检验假设,确定检验水准

H_0:$M_d = 0.86$,即某电解铝厂车间职工的尿氟含量与当地正常居民无差异

H_1:$M_d > 0.86$,即某电解铝厂车间职工的尿氟含量高于当地正常居民

$\alpha = 0.05$(单侧)

(2)编秩次、求秩和统计量

将差值按其绝对值由小到大编秩并得到秩和,有 1 个差值为 0 故 $n = 11$,本例选取 $T = T_+ = 64$。

(3)确定 P 值,作出统计推断

本例 $n = 11$,查 T 界值表 $T_{0.05,11} = 13 \sim 53$,$T = 64$ 在 $13 \sim 53$ 范围外,故 $P < 0.05$,按 $\alpha = 0.05$ 水准拒绝 H_0,接受 H_1,差异有统计学意义,可以认为某电解铝厂车间职工的尿氟含量高于当地正常居民。

(二) 两独立样本比较的秩和检验

两独立样本比较的秩和检验又称 Wilcoxon 秩和检验(Wilcoxon rank sum test),适用于完全随机设计的两样本比较。

1. **适用条件** 总体分布类型未知或总体不服从正态分布的定量数据,开口数据或等级资料。

2. **比较目的** 推断两独立样本所代表的总体分布位置的差异有无统计学意义。

3. **检验统计量的计算和 P 值的确定** 将全部数值统一由小到大编秩,若数值相等取其平均秩次,将两组数据的秩次分别求和得到秩和。若两组例数相等($n_1 = n_2$),可任取一组的秩和为统计量 T;若两组例数不同,则以例数较小者 n_1 对应的秩和为检验统计量 T。

当 $n_1 \leq 10$ 且 $n_2 - n_1 \leq 10$ 时,查两样本比较的 T 界值表,若检验统计量 T 值在上下界值范围内,则 P 值大于其对应的概率值;若 T 值等于界值或在上下界值外,则 P 值等于或小于其对应的概率值。

设定 $n_1 \leq n_2$,若无法查表时,可利用秩和分布的近似正态法进行 z 检验,z 值近似服从标准正态分布;若 $z > 1.96$ 则 $P < 0.05$。

$$z = \frac{|T - n_1(N+1)/2| - 0.5}{\sqrt{n_1 n_2(N+1)/12}} \qquad \text{式(3-19)}$$

式中:

0.5 为连续性校正数;

$N = n_1 + n_2$。

当相同秩次较多时,应采用校正公式计算:

$$z_C = \frac{|T - n_1(N+1)/2| - 0.5}{\sqrt{\dfrac{n_1 n_2}{12N(N-1)}\left(N^3 - N - \sum(t_j^3 - t_j)\right)}} \qquad \text{式(3-20)}$$

式中:

t_j 为第 j 个相同秩次(即平均秩次)的个数。

【案例 11】在某氟中毒病区随机检测 10 名氟骨症患者和 14 名非氟骨症居民的尿氟含量(表 3-15),问氟骨症患者的尿氟含量是否高于当地非氟骨症居民?

表 3-15　氟骨症患者与当地非氟骨症居民的尿氟含量比较

单位:mg/L

氟骨症患者		当地正常居民	
尿氟含量(1)	秩次(2)	尿氟含量(3)	秩次(4)
1.44	4	1.13	1
1.92	6	1.36	2
2.16	9	1.42	3
2.26	10	1.92	6
3.53	17	1.92	6
3.87	19	1.96	8
6.35	21	2.39	11.5
7.39	22	2.39	11.5
8.03	23	2.95	13
14.66	24	3.17	14
		3.22	15
		3.45	16
		3.83	18
		4.85	20
$n_1 = 10$	$T_1 = 155$	$n_2 = 14$	$T_2 = 145$

本例是两独立样本比较。对两组数据进行正态性检验,氟骨症组总体不服从正态分布(Shapiro-Wilk 统计量 $W = 0.835\,7$, $P = 0.039\,2$),不能用成组 t 检验,应进行 Wilcoxon 秩和检验。

具体步骤:

(1)建立检验假设,确定检验水准

H_0:氟骨症患者和当地非氟骨症居民尿氟含量的总体分布位置相同

H_1:氟骨症患者的尿氟含量高于当地非氟骨症居民

$\alpha = 0.05$(单侧)

(2)编秩次、求秩和统计量

将全部数值统一由小到大编秩并得到秩和,本例 $n_1 = 10$, $n_2 = 14$,故 $T = T_1 = 155$。

(3)确定 P 值,作出统计推断

本例 $n_1 = 10$, $n_2 - n_1 = 4$,查 T 界值表单侧界值范围为 96~154, $T = 155$ 在 96~154 范围外,故 $P < 0.05$,按 $\alpha = 0.05$ 水准拒绝 H_0,接受 H_1,差异有统计学意义,可以认为氟骨症患者的尿氟含量高于当地非氟骨症居民。

注意:两独立样本比较的秩和检验结果有统计学意义($P < 0.05$)时,判断孰优孰劣的根据是两样本平均秩的大小。本例氟骨症患者组的平均秩为 15.50 即 155/10,当地非氟骨症居民组的平均秩为 10.36 即 145/14,表明氟骨症患者的尿氟含量高于当地非氟骨症居民。

【案例 12】对甲、乙两个大骨节病区进行流行病学调查,得到两个病区受检人群大骨节病临床分度的数据(表 3-16)。问两个病区的大骨节病临床分度是否有统计学差异?

表 3-16　甲、乙两个病区受检人群大骨节病临床分度的比较

临床分度	病区		合计	秩范围	平均秩	秩和	
	甲	乙				甲	乙
Ⅰ度	73	76	149	1~149	75	5 475	5 700
Ⅱ度	27	24	51	150~200	175	4 725	4 200
Ⅲ度	8	9	17	201~217	209	1 672	1 881
合计	$n_1 = 108$	$n_2 = 109$	217	—	—	$R_1 = 11\ 872$	$R_2 = 11\ 781$

本例是两独立样本等级资料的比较,应进行 Wilcoxon 秩和检验。

具体步骤:

(1) 建立检验假设,确定检验水准

H_0:两个病区的大骨节病临床分度总体分布位置相同

H_1:两个病区的大骨节病临床分度总体分布位置不相同

$\alpha = 0.05$(双侧)

(2) 编秩次、求秩和统计量

将全部数值统一由小到大编秩并得到秩和,本例 $n_1 = 108$,$n_2 = 109$,故 $T = T_1 = 11\ 872$,$N = n_1 + n_2 = 217$,采用公式(3-19)计算 z 值:

$$z = \frac{\left| 11\ 872 - 108 \times (217+1)/2 \right| - 0.5}{\sqrt{108 \times 109 \times (217+1)/12}} = 0.215\ 2$$

由于等级资料相同秩次较多,故采用公式(3-20)计算 z_C 值:

$$z_C = \frac{\left| 11\ 872 - 108 \times (217+1)/2 \right| - 0.5}{\sqrt{\frac{108 \times 109}{12 \times 217 \times (217-1)} \times \left\{ 217^3 - 217 - \left[(149^3 - 149) + (51^3 - 51) + (17^3 - 17) \right] \right\}}} = 0.264\ 3$$

(3) 确定 P 值,作出统计推断

本例 $z_C = 0.264\ 3$,$0.264\ 3 < 1.96$,故 $P > 0.05$,按 $\alpha = 0.05$ 水准不拒绝 H_0,差异无统计学意义,尚不能认为甲、乙两个病区的大骨节病临床分度不同。

(三) 多个独立样本比较的秩和检验

多个独立样本(组数>2)比较的秩和检验又称 Kruskal-Wallis 秩和检验(Kruskal-Wallis test),也称为 K-W 检验或 H 检验,适用于完全随机设计的多个样本比较。

1. **适用条件**　总体分布类型未知或总体不服从正态分布的定量数据,开口数据或等级资料。

2. **比较目的**　推断多个独立样本所代表的总体分布位置的差异有无统计学意义。

3. **检验统计量的计算和 P 值的确定**　将全部数值统一由小到大编秩,若数值相等取其平均秩次,将各组数据的秩次分别求和得到秩和,再计算检验统计量 H 值。H 值近似服从自由度为 $\nu = k-1$ 的 χ^2 分布,查 χ^2 界值表可得到 P 值。

$$H = \frac{12}{N(N+1)} \sum \frac{R_i^2}{n_i} - 3(N+1) \qquad \text{式(3-21)}$$

式中:

0.5 为连续性校正数;

$N = n_1 + n_2 + \cdots + n_k$ 为各组例数之和。

当相同秩次较多时,应采用校正公式计算:

$$H_c = \frac{H}{1 - \frac{\sum (t_j^3 - t_j)}{N^3 - N}}$$

式(3-22)

式中:

t_j 为第 j 个相同秩次(即平均秩次)的个数。

【案例13】 对甲、乙两个大骨节病区进行流行病学调查,得到两个病区受检人群不同年龄段(岁)大骨节病临床分度的数据(表3-17)。问不同年龄段的大骨节病临床分度是否有统计学差异?

表3-17　甲、乙两个病区受检人群不同年龄段的大骨节病临床分度的比较

临床分度	人数				合计	秩范围	平均秩
	≤20 岁	21~40 岁	41~60 岁	>61 岁			
Ⅰ	4	35	78	32	149	1~149	75
Ⅱ	1	9	24	17	51	150~200	175
Ⅲ	1	5	8	3	17	201~217	209
合计	6	49	110	52	217	—	—
R_i	684	5 245	11 722	6 002	—	—	—

本例是多个独立样本等级资料的比较,应进行 Kruskal-Wallis 秩和检验。

具体步骤:

(1) 建立检验假设,确定检验水准

H_0:不同年龄段的大骨节病临床分度总体分布位置相同

H_1:不同年龄段的大骨节病临床分度总体分布位置不全相同

$\alpha = 0.05$(双侧)

(2) 编秩次、求秩和统计量

将全部数值统一由小到大编秩并得到秩和,本例 $N = 217$,$R_1 = 684$,$R_2 = 5\,245$,$R_3 = 11\,722$,$R_4 = 6\,002$,采用公式(3-21)计算 H 值:

$$H = \frac{12}{217 \times (217+1)} \times \left(\frac{684^2}{6} + \frac{5\,245^2}{49} + \frac{11\,722^2}{110} + \frac{6\,002^2}{52} \right) - 3 \times (217+1) = 0.795\,6$$

由于等级资料相同秩次较多,故采用公式(3-22)计算 z_c 值:

$$H_c = \frac{0.795\,6}{1 - \frac{(149^3 - 149) + (51^3 - 51) + (17^3 - 17)}{217^3 - 217}} = 1.200\,3$$

(3) 确定 P 值,作出统计推断

本例 $v = k-1 = 4-1 = 3$,$\chi^2_{0.05,3} = 7.81$,$1.200\,3 < 7.81$,故 $P > 0.05$,按 $\alpha = 0.05$ 水准不拒绝 H_0,差异无统计学意义,尚不能认为不同年龄段的大骨节病临床分度不同。

秩和检验是非参数检验方法,其优点是适用范围广,不依赖于总体的分布类型,但由于只是利用数据的秩次信息而不是原始数值本身,若数据满足参数检验的条件,应首选参数检验,否则可能会降低检验效能;若数据不满足参数检验的条件,则应选择秩和检验。

(刘艳　隋虹)

思考题

1. 描述碘缺乏病、地方性氟中毒、地方性砷中毒、大骨节病、克山病常用的统计指标有哪些？说出指标是如何计算的,其意义如何?

2. 假设检验的基本原理和基本步骤有哪些?

3. 假设检验中的注意事项有哪些?

4. 三种形式 t 检验的目的与适用条件有哪些?

5. 方差分析的基本思想和适用条件有哪些?

6. χ^2 检验的用途和基本思想是什么?

7. 秩和检验的优缺点与适用条件有哪些?

第四章 地方病常用实验室研究方法

地方病研究的目的在于研究地方病的病因及其影响因素、探索有效防控措施。这就要求在实验室中采用合适方法来探究地方病病因、发病机制和防控措施。因此,在地方病研究过程中常用的实验室研究方法既包括通用的实验室研究方法,也包括地方病研究所需要的特殊检测技术和合适的动物或细胞模型。

第一节 地方病常用实验室研究方法

一、动物实验

动物实验是指在实验室内,研究者为了获取有关于医学和生物学等方面的新知识或欲解决某些具体的问题而应用动物所进行的科学研究工作。

(一)关于实验动物定义

实验动物是指经过人工饲育的,对其携带的微生物和寄生虫实行控制的,遗传背景明确的或者来源清楚的,并应用于科学研究的动物。实验动物是生命科学研究四大支撑要素(实验动物、设备、试剂、信息)之一。

(二)关于实验动物分类

按照遗传学进行分类,可以分为远交系、近交系、杂交群三大类;按照生物学进行分类,可以分为小鼠、大鼠、地鼠、豚鼠、兔、犬、猴、鸡、猪等;按照品系进行分类,可以分为大鼠中的 Wistar、SD 等,小鼠中的 C57BL/6、DBA/2 等;按照微生物学控制等级进行分类,在我国分为四级,普通动物、清洁动物、无特定病原体动物和无菌动物,在国外一般将实验动物划分为普通级动物、无特定病原体级动物、无菌级动物三类,没有清洁级动物;按照实验动物环境设施进行分类,按照其净化等级分为普通环境、屏障环境、隔离环境。

(三)影响实验动物的因素

影响实验动物因素有内因和外因。内因如动物种属、品系、年龄、体重、性别、生理状态、健康状况等,是由遗传性的因素起着决定性作用。外因如温度、湿度、照度、噪声、饲料、垫料、笼具、人类的饲育管理和实验操作等。

环境对实验动物的影响不是仅限于上述各因素中单一因素的作用,而是多种因素的共同作用结果。因此,研究实验动物环境时,应按照复合环境状态予以考虑。

(四)动物实验基本常规操作技术

1. 实验动物的给药途径 可以分为经口给药法、注射给药法以及其他途径给药。其他途径如呼吸道给药、皮肤给药、脊髓腔内给药、小脑延髓池给药、脑内给药、直肠内给药、关节腔内给药等。

2. 实验动物的麻醉 实验室常用的是非挥发性麻醉剂水合氯醛,使用浓度为 10%,常用剂量为 300mg/(kg·bw),麻醉持续时间 2 小时左右。

3. 实验动物的处死 处死实验动物应遵循动物安乐死的基本原则,即尽可能缩短动物致死时间,尽量减少其疼痛、痛苦。

(五)实验动物的伦理基本原则

尊重生命原则、必要性原则、尊重人类道德标准原则、利益平衡原则、保证人员安全的原则。

二、体外细胞实验

细胞培养是指在体外模拟体内环境(无菌、适宜温度、酸碱度和一定营养条件等),使之生存、生长、繁殖并维持主要结构和功能的一种方法。细胞培养技术是细胞生物学研究方法中重要和常用技术,通过细胞培养既可以获得大量细胞,又可以借此研究细胞的信号转导、合成代谢、生长增殖等。

(一) 细胞培养的设施与器材

1. **常用的设施**　超净台、恒温培养箱、倒置显微镜、液氮储存罐、电热鼓风干燥箱、冰柜、电子天平、恒温水浴槽、离心机、压力蒸汽消毒器。

2. **常用的器材**　培养皿、培养瓶、离心管、烧杯、量筒、剪刀、镊子、注射器和针头、纱布等。

(二) 细胞培养的基本条件

1. **无菌环境**　无毒和无菌是体外培养细胞的首要条件。

2. **温度**　一般细胞在体外培养的适宜温度是 $37 \sim 38\text{℃}$,不适宜的环境温度会影响细胞的生长。

3. **渗透压**　在通常实验中,$260 \sim 320\text{mmol/L}$ 的渗透压适用于大多数细胞。

4. **气体与 pH**　大多数细胞适宜的 pH 范围通常为 $7.2 \sim 7.4$,以 5% 的 CO_2 气体比例为好。

5. **培养基**　细胞培养基包含细胞生长所需的各种营养物质,包括碳水化合物、氨基酸、无机盐、维生素等。

(三) 细胞原代培养与传代培养

把取得的组织细胞接入到培养瓶或培养皿中的过程称为培养。当细胞进入到培养器皿以后,应该立即将其放入到培养箱之中,让细胞尽快地进入到生长状态。正在培养中的细胞需要每隔一定时间进行观察,观察细胞是否生长良好,形态是否正常,是否污染,pH 是否适宜,培养温度和 CO_2 浓度也要定期进行检查。当细胞长满于培养皿或细胞瓶底之后,此时需要进行细胞的传代培养,将一个培养皿或细胞瓶中的细胞消化悬浮后分至两到三个培养皿或细胞瓶中继续培养,称之为传代一次。二倍体的细胞通常来讲只能传到第几十代,转化细胞系或细胞株却可以无限地进行传代。当细胞长到培养皿或培养瓶的 80% 时,是相对较为理想的传代阶段。

(四) 细胞冻存与复苏

为了保存细胞,特别是不易获得的突变型细胞或细胞株,要将细胞冻存。适度的保存一定量的细胞,可以防止因正在培养的细胞被污染或其他意外事件而使细胞丢种,也可以避免因反复传代导致的细胞遗传性状不稳定,起到保种的作用。细胞冻存与复苏通常采用"慢冻快融"的方法,在融化细胞时速度要快,避免细胞的活力受损害,使之能正常生长增殖。

(五) 细胞转运

用液氮或者干冰保存,效果相对较好,但是需要相对特制的容器如小液氮罐,且液氮和干冰挥发均较快,其适用于空运。充液法相对简单,对细胞活力无严重影响,可继续传代培养。

(六) 细胞污染

细胞若受到有害物的污染时间相对较短,污染的程度相对较轻,并且能够及时有效地排除污染物的情况之下,细胞是有可能恢复为正常的。如果污染物持续地存在于细胞培养环境之中,轻者细胞增殖和生长缓慢、分裂象变少,重者将出现细胞停止增殖、分裂象甚至消失,细胞变圆从培养皿或培养瓶壁上脱落下来。

三、理化分析技术

理化分析技术在实验研究中是常用的工具和手段。

(一) 色谱法

色谱法的基本原理是使混合物中各组分在固定相和流动相之间进行分配。色谱法有很多种类,如薄层层析法、气相色谱法和液相色谱法等。在实验室研究中,高效液相色谱法应用较为普遍。在分析中,常用的检测器有紫外线检测器、荧光检测器、电化学检测器 3 种,其中紫外线检测器应用最为广泛。

（二）生物化学方法

通常在实验室研究中,需要测定的生物化学指标种类有很多,如血脂、血糖、尿糖、激素、电解质、微量元素、肝功能、肾功能等。其常用的设备仪器有生化分析仪、化学发光免疫分析仪、血细胞分析仪、凝血分析仪、尿干化学分析仪、血糖仪、流式细胞仪等。

（三）病理技术

苏木精-伊红染色法,简称 HE 染色法,是石蜡切片技术里常用的染色方法之一。实验中,着色的情况与组织或细胞的种类密切相关,也随着其生活的周期和病理变化而改变。

（四）免疫组织化学法

免疫组织化学,是应用免疫学基本原理-抗原抗体反应,通过化学反应使标记抗体的显色剂显色进而确定组织细胞内的抗原,对其进行定位、定性及相对定量的一种研究。该法具有如下特点:

1. 特异性强,用抗原抗体反应特性可在抗原的识别上达到单个氨基酸水平。

2. 灵敏度高,最重要的是其定位相对准确可靠,通过抗原抗体反应和呈色反应,可以在组织和细胞当中进行抗原的准确定位,对病理学的深入研究和探索具有重要作用。

四、细胞生物学技术

细胞生物学是研究和揭示细胞基本生命活动规律的科学,它从显微、亚显微与分子水平上研究细胞结构与功能,细胞增殖、分化、代谢、运动、衰老、死亡以及细胞信号转导、基因表达与调控和细胞起源与进化等重大生命过程。随着细胞生物学的发展,目前主要研究的内容有:①细胞核、染色体以及基因表达的研究;②生物膜与细胞器的研究;③细胞骨架体系的研究;④细胞增殖及其调控;⑤细胞分化及其调控;⑥细胞的衰老与编程性死亡(凋亡);⑦细胞的起源与进化;⑧细胞工程。对于不同方向的研究内容也因此发展成多种细胞生物学技术,主要包括显微成像技术、细胞及其组分的分离和纯化技术、细胞体外培养技术、细胞化学和细胞内分子示踪技术、细胞功能基因组学技术等。以下简单介绍几种常用的实验室方法及其适用于解决的问题。

（一）细胞转染

随着分子生物学和细胞生物学研究的不断发展,转染已经成为研究和控制真核细胞基因功能的常规工具。其广泛应用于研究基因功能、调控基因表达、基因突变分析和蛋白质生产等生物学实验中。转染大致可分为物理介导、化学介导和生物介导三种方法。

（二）RNA 干扰技术

RNA 干扰技术(RNA interference,RNAi)是指小分子双链 RNA 可以特异性地降解或抑制同源 mRNA 表达,从而抑制或关闭特定基因表达的现象。通过了解某种疾病的致病基因,从而设计出针对该基因 mRNA 的小分子干扰 RNA(small interfering RNA,siRNA),抑制或封闭该致病基因的表达,从而达到治疗疾病的目的。

（三）细胞周期检测技术

细胞周期(cell cycle)是指细胞从一次分裂完成开始到下一次分裂结束所经历的全过程,分为间期与分裂期两个阶段。在细胞生物学领域使用流式细胞仪检测细胞周期,流式细胞仪是对细胞进行自动分析和分选的装置,它可以快速测量、存贮、显示悬浮在液体中的分散细胞的一系列重要的生物物理、生物化学方面的特征参量,并可以根据预选的参量范围把指定的细胞亚群从中分选出来。

（四）细胞增殖 MTT 实验技术

MTT 法又称 MTT 比色法,是一种检测细胞存活和生长的方法。其检测原理为活细胞线粒体中的琥珀酸脱氢酶能使外源性 MTT 还原为水不溶性的蓝紫色结晶甲瓒 MTT(Formazan),二甲基亚砜能溶解细胞中的甲瓒,用酶标仪在 540nm 或 720nm 波长处测定其光吸收值,在一定细胞数范围内,MTT 结晶形成的量与活细胞数成正比。该方法已广泛用于一些生物活性因子的活性检测、细胞毒性实验等。

（五）细胞凋亡检测技术

细胞凋亡又称程序性细胞死亡,指为维持内环境稳定,由基因控制的细胞自主的有序的死亡。在生物学研究过程中有多种检测细胞凋亡的方法,大致可分为基于细胞形态、生物学功能和生化标记三大类。每类方法都有其优缺点,需要根据实际情况选择适合的细胞凋亡检测方法。

五、分子生物学技术

分子生物学(molecular biology)是从分子水平研究生物大分子的结构与功能从而阐明生命现象本质的科学。在分子水平上,分子生物学着重研究的是大分子,主要是蛋白质、核酸、脂质体系以及部分多糖及其复合体系。分子生物学检验技术是以核酸或蛋白质为分析材料,通过分析基因的结构、表达变化和由此而导致的基因功能改变,为疾病的研究和诊断提供更准确、更科学的信息和依据的一门学科。以下简单介绍几种常用的实验室方法及其适用于解决的问题。

（一）核酸的提取技术

核酸是脱氧核糖核酸和核糖核酸(RNA)的总称,是由许多核苷酸单体聚合成的生物大分子化合物,为生命的最基本物质之一。DNA提取主要应用十六烷基三甲基溴化铵法。近年来,RNA提取的主要方法是采用 TRIzol 法。TRIzol 是一种新型总 RNA 抽提试剂,可以直接从细胞或组织中提取总 RNA,它在破碎和溶解细胞时能保持 RNA 的完整性,因此对纯化 RNA 及标准化 RNA 的生产十分有用。

（二）逆转录合成 cDNA 技术

逆转录(reverse transcription)是以 RNA 为模板进行 DNA 合成的过程。在应用方面,它有助于基因工程的实施,由于目的基因的转录产物易于提取,可将 mRNA 反向转录形成 DNA 用以获得目的基因。此外,逆转录荧光定量 PCR(RT-qPCR)技术已经广泛用于基因调控网络、RNA 病毒检测和疾病早期筛查等诸多方面。例如,新型冠状病毒(SARS-CoV-2)的核酸检测试剂盒便是基于 RT-qPCR 技术开发的,在快速确诊和疫情防控中起了关键性的作用。

（三）聚合酶链反应(PCR)技术

聚合酶链式反应(PCR)是一种用于放大扩增特定的 DNA 片段的分子生物学技术,它可看作是生物体外的特殊 DNA 复制,PCR 的最大特点是能将微量的 DNA 大幅增加。因此,无论是化石中的古生物、历史人物的残骸,还是几十年前凶杀案中凶手所遗留的毛发、皮肤或血液,只要能分离出微量的 DNA,就能通过 PCR 技术加以放大,进行比对。PCR 由变性-退火-延伸三个基本反应步骤构成。

（四）蛋白质免疫印迹技术

蛋白质印迹法(免疫印迹实验)即 Western Blot。它是将电泳分离后的细胞或组织中蛋白质从凝胶转移到固相支持物硝酸纤维素膜(NC 膜)或聚偏二氟乙烯膜(PVDF 膜)上,然后用特异性抗体检测某特定抗原的一种蛋白质检测技术,现已广泛应用于基因在蛋白水平的表达研究和疾病早期诊断等多个方面。

（五）免疫沉淀(Immunoprecipitation,IP)技术

免疫沉淀是利用抗体特异性反应纯化富集目的蛋白的一种方法。抗体与细胞裂解液或表达上清中相应的蛋白结合后,再与蛋白 A/G(ProteinA/G)和二抗偶联的 agarose 或 Sepharose 珠子孵育,通过离心得到珠子-蛋白 A/G 或二抗-抗体-目的蛋白复合物,沉淀经过洗涤后,重悬于电泳上样缓冲液,煮沸 5～10min,在高温及还原剂的作用下,抗原与抗体解离,离心收集上清,上清中包括抗体、目的蛋白和少量的杂蛋白。需要从细胞或组织裂解物中分离用于免疫印迹检测或其他检测技术的蛋白和其他生物分子时,免疫沉淀是最常用的方法之一。

（六）ELISA 技术

酶联免疫吸附试验(enzyme linked immunosorbent assay,ELISA)指将可溶性的抗原或抗体结合到聚苯乙烯等固相载体上,利用抗原抗体特异性结合进行免疫反应的定性和定量检测方法。酶是能够催化化学反应的特殊蛋白质,其催化效力超过所有人造催化剂,而 ELISA 是将酶催化的放大作用与特异性抗原抗体反应结合起来的一种微量分析技术。酶标记抗原或抗体以后,既不影响抗原抗体反应的特异性,也不改变酶本身的活性。因此,ELISA 具有准确性高、检测时间短、价格低廉、判断结果客观、数据便于记录和保存等优点。

（七）染色质免疫共沉淀(CHIP)技术

CHIP 是目前唯一研究体内 DNA 与蛋白质相互作用的方法。它的基本原理是在活细胞状态下固定蛋白质-DNA 复合物,并通过超声或酶处理将其随机切断为一定长度范围内的染色质小片段,然后通过抗原抗体的特异性识别反应沉淀此复合体,特异性地富集目的蛋白结合的 DNA 片段,通过对目的片断的纯化与检测,从而获得蛋白质与 DNA 相互作用的信息。

六、组学技术

组学是研究细胞、组织或整个生物体内某种分子的所有组成内容。组学(omics)主要包括基因组学(genomics)、转录组学(transcriptomics)、蛋白组学(proteinomics)、代谢组学(metabolomics)等。随着科学研究的进展,人们发现单纯研究某一方向(基因组、转录组、蛋白质组等)无法解释全部生物医学问题,科学家就提出从整体的角度出发去研究人类组织细胞结构、基因、蛋白及其分子间相互的作用,通过整体分析反映人体组织器官功能和代谢的状态,为探索人类疾病的发病机制提供新的思路。

(一) 基因组学

基因组学是研究生物基因组的组成,组内各基因的结构、相互关系及表达调控的科学。基因组学主要研究基因组的结构、功能、进化、定位和编辑等,以及它们对生物体的影响。基因组学的目的是对一个生物体所有基因进行集体表征和量化,并研究它们之间的相互关系及对生物体的影响。基因组学还包括基因组测序和分析,通过使用高通量 DNA 测序和生物信息学来组装和分析整个基因组的功能和结构。

(二) 转录组学

转录组学是指一门在整体水平上研究细胞中基因转录的情况及转录调控规律的学科。转录组即一个活细胞所能转录出来的所有 RNA 的总和,是研究细胞表型和功能的一个重要手段。以 DNA 为模板合成 RNA 的转录过程是基因表达的第一步,也是基因表达调控的关键环节。所谓基因表达,是指基因携带的遗传信息转变为可辨别的表型的整个过程。同一细胞在不同的生长时期及生长环境下,其基因表达情况是不完全相同的。通过测序技术揭示造成差异的情况,已是目前最常用的手段。

(三) 蛋白质组学

蛋白质组学是以蛋白质组为研究对象,研究细胞、组织或生物体蛋白质组成及其变化规律的科学。蛋白质组学的研究试图比较细胞在不同生理或病理条件下蛋白质表达的异同,对相关蛋白质进行分类和鉴定。更重要的是蛋白质组学的研究要分析蛋白质间相互作用和蛋白质的功能。

(四) 代谢组学

代谢组学是效仿基因组学和蛋白质组学的研究思想,对生物体内所有代谢物进行定量分析,并寻找代谢物与生理病理变化的相对关系的研究方式,是系统生物学的组成部分。代谢组学通常有两种研究方法:一种方法称作代谢物指纹分析(metabolomic fingerprinting),采用液相色谱-质谱联用(LC-MS)的方法,比较不同血样中各自的代谢产物以确定其中所有的代谢产物;另一种方法是代谢轮廓分析(metabolomic profiling),研究人员假定了一条特定的代谢途径,并对此进行更深入的研究。

(邵新华　佟思萌　邹宁)

第二节　地方病常用的检测方法

一、元素检测—电感耦合等离子质谱法(ICP-MS 法)

地方病常用的元素检测方法有原子发射光谱法(atomic emission spectroscopy)、原子吸收光谱法(atomic absorption spectroscopy)、原子荧光光谱法(atomic fluorescence spectrometry)、X 射线光谱法(X-ray absorption spectrometry)、原子质谱法(inorganicmass spectrometry)、紫外—可见吸收光谱法(UV-vis)、电位分析法(potentiometric analysis)、高效液相色谱法(high performance liquid chromatography)等。本节介绍的电感耦合等离子质谱法(inductively coupled plasma mass spectrometry,ICP-MS)属于原子质谱法。

(一) 检测原理

电感耦合等离子体质谱法是以电感耦合等离子体质谱仪(ICP)作为离子化源,样品在 ICP 高温下电离产生大量离子,通过接口引入到质谱仪中,应用离子按不同质荷比(m/e)分离的质谱分离检测技术来进行元素的定性与定量测定的分析方法。

(二) 优缺点

1. 优点

(1) 质量分析器简单:试样在常温下引入,气体的温度很高使试样完全蒸发和解离,试样原子离子化分数很高,产生的主要是一价离子,离子能量分散小,外部离子源即离子并不处在真空中离子源处于低电位可配用简单的质量分析器。

(2) 检出限低、精密度和准确度均高:采用 ICP 时,溶液试样经过气动或超声雾化器雾化后可以直接导入 ICP 焰炬,而固体试样可以采用火花源、激光或辉光放电等方法汽化后导入。对大多数元素,用 ICP-MS 分析试样能够得到很低的检出限、高选择性及相当好的精密度和准确度。

(3) 谱图简单:ICP-MS 谱图与常规的电感耦合等离子体发射光谱(inductively coupled plasma optical emission spectrometer)相比简单许多,仅由元素的同位素峰组成,可用于试样中存在元素的定性和定量分析。

2. 缺点

(1) 产生质谱干扰:当等离子体中离子种类与分析物离子具有相同的 m/z 时,产生质谱干扰。

(2) 产生基体负效应:与目标分析物共存的所有组分对目标分析物信号产生的影响。当共存物中含有低电离能元素如碱金属、碱土金属和镧系元素且超过限度,由于它们提供的等离子体的电子数目很多,进而抑制包括分析物元素在内的其他元素的电离,影响分析结果。

(三) 应用

1. 定性和半定量分析 ICP-MS 可以很容易地应用于多元素分析,非常适合于环境、生物试样的半定量分析,半定量分析混合物中的一个或更多的组分时,可以选已知某待测元素浓度的溶液,测定其峰离子电流或强度。而后假设离子电流正比于浓度,即可计算出来试样中分析物的浓度。

2. 定量分析 ICP-MS 中常用的定量方法包括工作曲线法、内标法和标准加入法。

(1) 工作曲线法:如果未知溶液中的溶解固体总含量小于 2 000mg/ml,使用稀酸配制的工作曲线进行定量即可。当基体元素浓度较高时,可采用与基体匹配的工作曲线进行定量分析。在 ICP-MS 常规定量分析中,试样溶液的消耗量在 0.1~1ml,不适合极小体积的试样分析。运用新型的微量进样装置,如微同心雾化器(试样消耗速率为几至几十微升每分钟,电热蒸发器等),可实现单个细胞中元素含量的定量分析。

(2) 内标法:可用于校正仪器的信号漂移、不稳定性和基体效应。

(3) 标准加入法:更为精确的分析方法,它是往试样中加入已知量的添加同位素稀释剂的标准溶液。通过测定此同位素与另一同位素(参比同位素)的信号强度比进行精密的定量分析。

3. 元素形态分析 ICP-MS 不具备识别不同元素存在形态的能力,只能给出目标元素的总量信息。将 ICP-MS 与高效液相色谱(HPLC)、气相色谱(gas chromatography)、毛细管电泳(capillary electrophoresis)或一些试样前处理手段相结合,可以实现生物、环境等试样中 As、I、Se 等元素的形态分析。其中,高校液相色谱(HPLC)与 ICP-MS 联用是目前最常见的痕量元素形态分析手段。

4. 元素在蛋白质中的标记 在分子流行病学领域,基于 ICP-MS 被用于生物标志物的高灵敏检测。ICP-MS 的蛋白质定量方法是通过测定目标蛋白质中的杂原子或者外源杂原子标签来间接实现目标蛋白质的定量。

(1) 含有的杂原子作为标签的蛋白质分析:利用在蛋白质中普遍存在的杂原子(如谷胱甘肽中的 S)和在某些蛋白质中特定存在的杂原子(如骨钙蛋白中的 Ca 等)进行 ICP-MS 的定量。

(2) 对能与某些物质发生专一性作用的蛋白质进行标记的分析:采用物理/化学手段对蛋白质进行标记的分析,如抗原蛋白对应的抗体、酶对应的酶切多肽等,通过 ICP-MS 测定外源性元素标签对蛋白质进行绝对定量。

(李卓文)

二、真菌和毒素的检测

(一) 真菌的检测-环介导等温扩增检测

对真菌的传统检测方法有形态学鉴定、酶联免疫吸附试验(enzyme linked immunosorbent assay, ELISA)、聚合酶链反应(polymerase chain reaction, PCR)、环介导等温扩增检测(loop mediated isothermal amplification, LAMP)等, ELISA 法和 PCR 法见其他章节。LAMP 是日本学者 Notomi 在传统 PCR 技术基础上发展起来的一种新型体外核酸扩增方法,随着 LAMP 的优点逐渐为研究者所熟知,将该技术应用于检测各种病原体的同时,研究者们也对该技术提出了很多改进建议,使得该技术逐步完善,现已广泛应用于细菌或病毒的定性定量检测、临床疾病诊断以及动植物中致病微生物(包括真菌)检测等相关领域。

1. **原理**　LAMP 法的特征是针对靶基因上的六个区域设计四条引物,利用链置换型 DNA 聚合酶在恒温条件下进行扩增反应,可在 15~60 分钟内实现 10^9~10^{10} 倍的扩增,反应能产生大量的扩增产物即焦磷酸镁白色沉淀,可以通过肉眼观察白色沉淀的有无来判断靶基因是否存在。LAMP 方法的优势除了高特异性和高灵敏度外,操作还十分简单,在应用阶段对仪器的要求低,一个简单的恒温装置就能实现反应,结果观察也非常简单,直接肉眼观察白色沉淀或者绿色荧光即可,不像普通 PCR 方法需要进行凝胶电泳观察结果,是一种适合现场和基层快速检测的方法。

2. **实验材料和仪器设备**

材料:真菌、Bst DNA 聚合酶、DNA marker DL 2000。

仪器设备:电泳仪、凝胶成像仪。

3. **操作步骤**

(1) DNA 模板的制备:取真菌培养物置于 EP 管中 12 000r/min,离心 5 分钟收集菌体,加入 TE-Trinton 200μl 混匀后,于沸水中 5 分钟后,12 000r/min,离心 5 分钟,取上面 50μl 作为 LAMP 扩增及 PCR 扩增反应的模板。另用试剂盒提取标准真菌 DNA 备用。

(2) 引物的设计与合成:根据真菌基因,应用软件设计特异引物,包括两条外引物 F3、B3,内引物 FIP、B IP。

(3) LAMP 反应体系:模板 DNA、引物、FIP、F3、BIP、B3、Bst DNA 聚合酶、dNTPs、反应缓冲液。

4. **结果评价**　检测结果可直接肉眼观察白色沉淀或者绿色荧光。

5. **注意事项**　一旦开盖容易形成气溶胶污染,故不要把反应后的反应管打开。

(二) 毒素的检测-高效液相色谱法

毒素的测定常采用薄层色谱法(thin layer chromatography, TLC)、ELISA 和气相色谱法(gas chromatography, GC)等分析方法。近年来,随着高效液相色谱法(HPLC)的广泛应用,国内外用 HPLC 结合免疫亲和柱分析和液质联仪定量检测真菌毒素的文献报道,以及利用 HPLC 紫外检测器分析真菌毒素的方法。本节介绍高效液相色谱法。

1. **原理**　高效液相色谱仪的储液器中的流动相被高压泵打入系统,样品溶液经进样器进入流动相,被流动相载入色谱柱内,由于样品溶液中的各组分在两相中具有不同的分配系数,因此在两相中作相对运动时,经过反复多次的吸附-解吸的分配过程,各组分在移动速度上产生较大的差别,被分离成单个组分依次从柱内流出,通过检测器时,样品浓度被转换成电信号传送到记录仪,数据以图谱形式打印出来。

2. **实验材料和仪器设备(以 T-2 毒素为例)**

材料:T-2 毒素标准品、甲醇(色谱纯)、乙腈(色谱纯)、正己烷、氯仿、0.45μm 滤膜。

仪器:SPC-10Avp 液相色谱仪、Uv-VIS 检测器(日本岛津)、色谱工作站、^{18}C 液相色谱柱(150mm×4.6mm,5μm)、^{18}C 固相萃取柱。

3. **操作步骤**

色谱操作条件:流动相为甲醇/水(7:3);检测波长 208nm;流速 0.5ml/min;柱箱温度为室温。流动相用 0.45μm 的滤膜过滤。

(1) 标准品溶液的配制:取 T-2 毒素标准品 5mg,乙腈溶解成浓度为 500μg/ml 的溶液,-20℃保存备用。

（2）固相萃取柱的处理：首先加入 3ml 正己烷,然后加入 3ml 甲醇,再加入 3ml 流动相。

（3）粮食中 T-2 毒素的提取：大米粉碎后过筛子,称取 5g,加入 T-2 毒素标准品 5μg,再加入乙腈/水溶液（21:4）25ml,浸泡过夜。次日振荡 30 分钟后沉淀 30 分钟,过滤后取滤液 5ml,在 60℃下 N₂ 吹干。残留物溶解于 10ml 正己烷中,用 5ml 乙腈/水（21:4）萃取,收集萃取液,在 60℃下 N₂ 吹干。残留物用 10ml 氯仿分溶解,通过 C18 固相萃取柱,收集滤液,在 60℃下 N₂ 吹干。用甲醇/水（7:3）,定容 1ml,经 0.45μm 滤膜过滤后待测。

（4）高效液相色谱测定：在上述操作条件下,待仪器基线稳定后,按照标准品溶液、流动相溶液、样品溶液、流动相溶液的顺序进行测定。T-2 毒素标准品色谱图如图 4-1 所示,污染后粮食中 T-2 毒素高效液相色谱图如图 4-2 所示。在选定的色谱条件下,标准品和样品的峰形尖峭,无杂峰。

（5）粮样中 T-2 毒素含量（ng/g）计算公式：（样品峰面积/标准峰面积）×1/400×T-2 标准品。

4. 结果评价　T-2 毒素的保留时间为 11.6 分钟（图 4-1、图 4-2）；在 50~800ng 范围内线性关系良好。

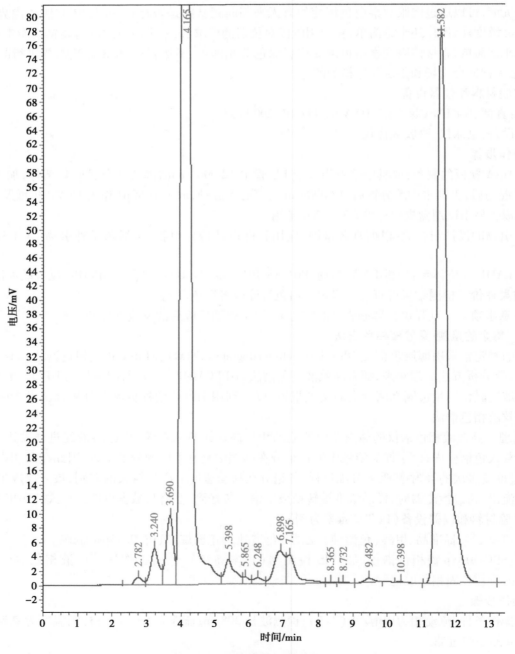

图 4-1　T-2 毒素的保留时间（1）

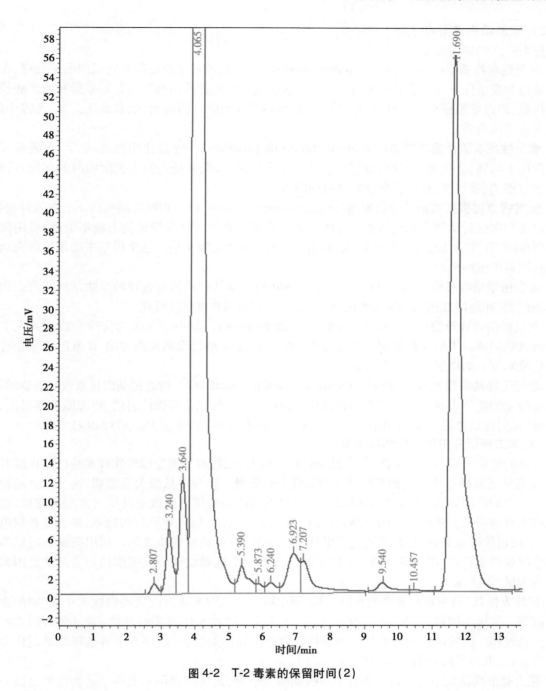

图 4-2　T-2 毒素的保留时间（2）

5. **注意事项**　HLPC 紫外检测器法，也可使用流速 0.7ml/min，此时 T-2 毒素的保留时间为 8.3 分钟。

（付晓艳）

第三节　地方病研究模型

一、动物模型

（一）实验动物模型的定义

实验动物模型即人类疾病动物模型（animal model of human diseases）是以动物为实验对象建立具有人类疾病模拟表现的动物疾病模型。实验动物模型是现代医学、现代生物学研究的重要实验方法和手段。

（二）实验动物模型的分类

按模型产生的原因分为：

1. **自发性动物模型**（spontaneous animal models）　是指动物未经任何有意识的人工处理，在自然条件下或基因突变条件下所产生的疾病模型。主要包括突变型的遗传病模型和近郊系的肿瘤疾病模型。如无胸腺裸鼠、肌肉萎缩症小鼠、糖尿病小鼠（ob/ob 和 db/db 小鼠）、癫痫大鼠、高血压大鼠、无脾小鼠、关节炎小鼠和青光眼兔等。

2. **诱发性或实验性动物模型**（experimental animal models）　通过使用物理、化学、生物或复合的致病因素作用于动物，造成动物组织、器官或全身一定的损害，出现某些类似人类疾病时的功能、代谢异常，如用化学致癌剂、放射线、致癌病毒诱发动物的肿瘤等。

3. **抗疾病动物模型或阴性动物模型**（negative animal models）　指特定的疾病不会在某种动物发生，不能复制某些疾病的动物品质或品系。有些动物品系对一些疾病具有抵抗能力或不敏感，可用做疾病动物模型制作时的阴性对照。如洞庭湖流域的东方田鼠不发生血吸虫病。这个模型主要用于研究动物生理上对致病因素抵抗的机制。

4. **生物医学动物模型**（biomedical animal models）　指某些动物所表现的生物学特征与人类疾病表现相似的模型，如鹿的红细胞是镰刀形的，可用于镰刀型细胞贫血症的研究。

5. **免疫缺陷动物模型**（immunodeficient animal models）　指由于先天遗传改变或后天人工方法造成免疫系统缺陷或缺失的动物模型。如先天免疫缺陷动物、T 淋巴细胞免疫缺陷、B 淋巴细胞免疫缺陷或联合免疫缺陷等。如裸鼠、SCID 小鼠等。

6. **遗传工程动物模型**（genetically engineered animal models）　指通过基因技术改变动物的基因组，使其获得稳定的遗传表现并与人类疾病表现相似的模型。主要包括显微注射法、体细胞核移植法、基因转移法、逆转录病毒载体法、胚胎干细胞技术、RNA 干扰技术、Talen 技术及 Crispr/Cas9 技术等。

（三）地方病研究中常用的动物模型

地方病的致病原因具有地区性、复杂性等特性。因此，动物模型多为诱发性或实验性动物模型。

1. **在碘缺乏及碘过量导致的甲状腺疾病研究中的应用**　碘与甲状腺关系密切，通过建立动物模型观察碘对甲状腺的作用是重要的研究手段之一。碘缺乏病的动物模型一般通过饮食改变来完成，也可通过对甲状腺本身的损伤来实现。利用低碘饲料（碘含量小于 50μg/kg）、甲状腺切除术、单侧甲状腺电凝毁损等手段，实现机体碘缺乏的目的，导致机体甲状腺功能异常，可模拟碘缺乏病。利用高碘饲料饲养动物导致机体甲状腺功能异常，可模拟高碘性甲状腺肿。碘剂量的选择是动物模型成功与否的关键因素。实验动物多为大鼠。

2. **在地方性氟/砷中毒研究中的应用**　氟/砷中毒动物模型多通过改变动物饮水中氟/砷的含量来模拟中毒模型。采用不同氟/砷剂量（一般分低、中、高剂量）的饮水饲养实验动物，通过自由摄水可以更好地模拟疾病过程。实验动物多为大鼠。由于利用大鼠实验周期较长，近年有学者选择斑马鱼作为模式生物进行研究，也取得了较好的实验效果。

3. **在大骨节病研究中的应用**　大骨节病致病因素较多，致病原因仍不明确。动物模型是研究大骨节病的重要手段。早期多用病区水、粮饲养实验动物模拟发病过程，通过自由饮水、摄食饲养观察动物关节损伤情况。随着研究的深入，低硒、真菌毒素（T-2 毒素等）作为致病的重要因素得到逐步认可，以此为基础的动物模型也越来越多。有单独给予 T-2 或低硒结合 T-2 毒素等模型。实验动物有大鼠、鸡和豚鼠等。在给药方式上主要为饲料染毒或灌胃。

4. **在克山病研究中的应用**　克山病是一种原因未明的地方性心肌病，病区的环境普遍处于低硒状态。于维汉教授将其发病机制概括为低硒+α 模式。因此，建立动物模型的方式也较多，对于 α 的选择学者们见仁见智，包括蛋白质（蛋氨酸）、微量元素（锰、锌）、维生素 E、柯萨奇 B 组病毒、真菌毒素（T-2 毒素等）等均有学者进行相关研究。实验动物选择大鼠和小鼠等。

二、体外细胞实验在地方病领域中的应用

实验室常用原代细胞培养技术，就是直接从生物体获取组织或器官的一部分进行培养，也称初代培

养。严格地说即从体内取出组织接种培养到第一次传代阶段,但实际上,通常把第一代至第十代以内培养的细胞统称为原代细胞培养。其原理就是把动物的各种组织从机体取出后,经机械法或各种酶类(常用胰蛋白酶)、螯合剂(常用 EDTA)处理,使之分散成单个细胞,加入适量培养基,置于合适的培养容器中,在无菌、适当温度和一定条件下,使之生存、生长和繁殖的过程。由于培养的细胞刚刚从活体组织分离出来,原代培养细胞与体内原组织在形态结构和功能活动上相似,更接近于生物体内的生活状态,这一方法可为研究生物体细胞的生长、代谢、繁殖提供有力的手段,是很好的地方病发病机制研究的体外模型。但是,原代细胞具有培养周期较长、细胞体系不稳定、传代少、难转染的缺点,地方病研究中也常用传代细胞代替原代细胞进行发病机制的研究。

（一）　在地方性砷中毒研究中的应用

地方性砷中毒是一种严重危害人体健康的地方病,除了皮肤的色素脱失或/和过度沉着、掌跖角化及癌变以外,长期过量摄入无机砷可导致神经、循环、消化、泌尿等系统损害。砷暴露诱发癌症中最常见的是皮肤癌,HaCaT 细胞是人永生化角质形成细胞,长期低剂量砷暴露可使其增殖能力明显增强甚至恶性转化,常用 HaCaT 细胞作为砷暴露皮肤癌发生机制的研究;高砷地区膀胱癌的发病率增加,SV-HUC-1 细胞是人正常膀胱上皮细胞,常用来作为砷暴露膀胱癌发生机制的研究;砷可以穿过血脑屏障在脑内蓄积导致中枢神经系统损伤,原代培养的海马神经元被用作砷对认知损伤的体外研究模型。一些传代神经细胞在地方病砷中毒研究中也有广泛的应用,HT22 细胞是小鼠海马神经元细胞系,但该细胞系树突轴突生长不明显,而且不表达谷氨酸受体,细胞分化处理后(添加 2mmol/L 谷氨酰胺、2% B-27 的 Neurobasal 培养液培养 24 小时)促进树突、轴突生长以及谷氨酸受体表达,使其更接近海马神经元的特性,也可用作砷致认知功能损伤机制的研究。N2a 细胞是小鼠神经母细胞瘤细胞系,该细胞贴壁良好,多数呈神经元样,具有轴突样结构,可作为砷对神经细胞损伤研究的体外模型。

（二）　在地方性氟中毒研究中的应用

过量摄入的氟使人体的钙、磷代谢平衡受到破坏,地方性氟中毒的基本临床表现是氟斑牙和氟骨症。其中,氟骨症的重要病理特征为骨转换加速,其成骨细胞活动性增强和破骨细胞吸收性增强。原代培养的成骨细胞、破骨细胞常用来作为氟致氟骨症机制研究的体外模型。传代培养的 Saos-2 细胞是人成骨肉瘤细胞,常被用作氟对成骨细胞增殖分化作用机制研究的体外模型。RAW264.7 细胞是单核巨噬细胞系,贴壁生长,1~2 个细胞核,RANKL 因子诱导 RAW264.7 细胞 3~4 天开始出现多核的、TRAP 阳性并可形成骨吸收陷窝的成熟破骨细胞,用作氟对破骨细胞作用机制研究的体外模型。地方性氟中毒除了对骨骼系统的作用外,还能对神经系统产生一定程度的损伤,海马神经元原代培养、HT22 细胞可作为氟对认知损伤研究的体外模型。另外,人脐静脉血管内皮细胞系(human umbilical vein endothelial cells,HUVEC)可用作研究氟对心血管系统的损伤机制。

（三）　在克山病研究中的应用

克山病的受累器官主要是心脏。调查发现克山病普遍发生于低硒地区,补硒对预防克山病有一定的效果,因而低硒作为克山病发病的条件因素被普遍认可。除了低硒外,可能与环境的其他因素有关,比如病毒感染、食物真菌毒素中毒,引起心肌细胞损伤、活性降低等病理变化。原代培养的心肌细胞及传代培养的大鼠胚胎心肌细胞系 H9C2 可作为克山病致病因素对心肌损伤研究的体外模型,检测心肌细胞的氧化应激、凋亡等损伤,检测肌酸激酶同工酶(CK-MB)、心肌肌钙蛋白 I(cTnI)等心肌损伤的标志物,检测心肌细胞 Na^+、Ca^{2+}、K^+、Cl^- 等离子通道电流的变化。

（四）　在大骨节病研究中的应用

大骨节病是以关节透明软骨变性坏死为主的地方性骨关节病,至今病因和发病机制均未明确。按照大骨节病病因学说,目前研究的致病因子经常是以 T-2 毒素、硒缺乏为重点的各类真菌毒素和微量元素,应用原代培养的人胚胎软骨细胞、原代培养的动物软骨细胞,以及人和动物的软骨细胞系等体外模型探讨其致病作用和发病机制。

（五）　在碘缺乏及碘过量导致的甲状腺疾病研究中的应用

碘是合成甲状腺激素的重要原料,碘的摄入量不足或过量都有可能导致甲状腺疾病,碘与甲状腺疾病之间的关系呈 U 形曲线,所以不同群体合适的碘营养水平的评价、高碘或低碘对甲状腺疾病影响的研究具有重要的实用价值。甲状腺细胞系和甲状腺癌细胞系常用作高碘或低碘对甲状腺疾病发生发展机制研究的体外模型。人正常甲状腺细胞系 Nthy-ori 3-1 细胞、大鼠甲状腺细胞系 FRTL-5 细胞可作为碘对甲状腺疾病发生机制研究的体外模型。人甲状腺癌细胞系 BCPAP/B-CPAP 细胞、TPC-1 细胞、FTC-133 细胞等可作为碘对甲状腺癌发展机制研究的体外模型。

(李福源　王静　邹宁)

思考题

1. 在地方病学研究中常用来辅助的实验技术有哪些?

2. 在地方病学研究中,经常需要用到培养细胞来进行课题的探索,请你谈谈细胞培养都需要哪些设施和环境条件?

3. 原代细胞培养的优缺点都有哪些?

4. 简述地方病研究中常用的动物模型及比较不同模型的异同。

5. 简述 ICP-MS 方法的原理及用途。

第五章　实验室质量控制

在地方病防治和科研工作中,测定环境样品和生物样品中碘、氟、砷、硒等一些化学物质含量是判断病情状况、探索发病机制、评价防治措施效果、制定防治策略的基础工作。持续控制和消除地方病,离不开准确可靠的化学物质含量数据。保证分析测试数据的质量达到要求对地方病防治工作质量具有重要支撑作用。分析测试数据是以概率取值的随机变量,不可避免地要受到随机误差的影响,有时又要受到系统误差的影响。开展分析测试要做好实验室质量控制,使实验室测定的数据准确、可靠、具有实际应用价值。

第一节　基 本 概 念

一、误差

被测量在规定条件下客观存在的量值称为被测量的真值。真值是量的定义的完整体现,是与给定的特定量的定义完全一致的值,本质上是不能确定的。一般不可能准确知道,但可用约定真值代替真值。

误差也称为测量误差,是指测量结果减去被测量的真值。以公式表示为:测量误差=测量结果−真值。真值是理想的概念,作为测量结果与真值之差的测量误差也是一个理想概念。理论上讲,误差不可能准确获知,无法准确得到。由于种种因素的限制,使得测量值和客观上存在的真值之间总会有一定的差异。可以说,任何测量都具有误差,误差存在于一切测量工作的全过程。

为了与相对误差相区别,测量误差有时称为绝对测量误差,但不应与误差的绝对值混淆。

相对测量误差是绝对测量误差除以被测量的(约定)真值。

以公式表示为:

$$相对误差(E\%) = [测定值(x) - 真值(T)] \div 真值(T) \times 100\% \qquad 式(5\text{-}1)$$

一个参考量值,用测得值的测量不确定度可忽略的测量标准进行校准,或约定量值给定时,测量误差是已知的。但是,由于真值定义不可能准确获知的本性,因此,在实际测量中,用测量数据的平均值计算测量结果的偏差。

偏差(d)是指单次测量值与平均值$\bar{x}$的差数,又叫离差或变差。

以公式表示为:

$$偏差(d) = 测定值(x) - 平均值(\bar{x}) \qquad 式(5\text{-}2)$$

相对偏差(d%)是指偏差在平均值中所占的百分率。

$$相对偏差(d\%) = [测定值(x) - 平均值(\bar{x})] \div 平均值(\bar{x}) \times 100\% \qquad 式(5\text{-}3)$$

平均偏差($\bar{d}$)是指单次测定值与平均值的偏差绝对值之和除以测定次数(n)。

$$\bar{d} = (|d_1| + |d_2| + \cdots + |d_n|)/n = \sum |d_i|/n \qquad 式(5\text{-}4)$$

相对平均偏差是指平均偏差在平均值中所占的百分率。

$$(\bar{d}\%) = \bar{d}/\bar{x} \times 100\%$$ 式(5-5)

二、误差的分类

按误差的性质可将误差分为系统误差、随机误差和过失误差。

系统误差是指测量值的总体均值与真值之间的差别,又称可测误差、恒定误差、定向误差或偏倚。系统误差是由测量过程中某些恒定因素造成的。系统误差的大小和方向在多次重复测量中几乎相同,在一定的测量条件下,系统误差会重复地表现出来。系统误差来源是多方面的,可来自仪器(如砝码不准)和试剂(如试剂不纯),可来自操作不当,可来自个人的主观因素,也可来自方法本身的不完善。

随机误差是指由于各种因素偶然变动而引起的单次测定值对平均值的偏离,又称为不可测误差。随机误差是由能够影响测量结果的许多不可控制或未加控制的因素的微小波动引起的,如测量过程中环境温度的波动、电源电压的小幅度起伏、仪器的噪声、分析人员判断能力和操作技术的微小差异和前后不一致等。随机误差的特点是,它的值或大或小,符号有正有负,以不可预定方式变化,当测定次数足够多时,出现各种大小偏差的概率遵循着统计分布规律。

过失误差是指超出在规定条件下预期的误差,是一种显然与事实不符的误差。主要由于分析人员的粗心或疏忽而造成,如器皿不清洁、加错试剂、错用样品、操作过程中试样大量损失,仪器出现异常而未被发现,读数错误,记录错误及计算错误等导致的测定数据错误。没有一定规律可循。含有过失误差的测定值会明显地歪曲客观现象。含有过失误差的测量数据经常表现为离群数据,可以用离群数据的统计检验方法将其剔除。

三、准确度

准确度是指实验值与真值之间相符的程度。准确度的高低常以误差的大小来衡量。即误差越小,准确度越高;误差越大,准确度越低。一个分析方法或分析测量系统的准确度是反映该方法或该测量系统存在的系统误差和随机误差两者的综合指标,它决定着这个分析结果的可靠性。

可以用测量标准物质或以标准物质作回收率测定的方法,以及用两种不同原理的方法同时测定来评价分析方法和测量系统的准确度。

1. **标准物质的分析**　通过分析测定标准物质相应组分含量,根据所得结果判断准确度。

标准物质的标准值范围为 $A \pm U$,对标准物质测定结果为

$$\bar{X} \pm t_{\alpha,f} \frac{S}{\sqrt{n}}$$ 式(5-6)

如果

$$|\bar{X} - A| \leqslant \left[\left(t_{\alpha,f} \frac{S}{\sqrt{n}} \right)^2 + U^2 \right]^{\frac{1}{2}}$$

则表明标准物质的测定结果与标准值是一致的。

式中:

A——标准物质标准值;

U——标准物质标准值的不确定度;

$\bar{X}$——标准物质测定结果平均值;

S——标准物质测定结果的标准偏差;

$t_{\alpha,f}$——自由度为 f,置信概率为 $(1-\alpha)$ 的 t 值。

2. 不同方法的比较　通常认为,不同分析方法,尤其是不同原理的分析方法,具有相同不准确性的可能性很小,对同一样品用不同方法获得的相同测定结果可以作为真值的最佳估计。

采用不同分析方法对同一样品重复测定,所得结果一致或统计检验差异不显著时,可以认为这些方法多具有较好的准确度。若所得结果出现显著差异,应以公认可靠的方法为准。

3. 回收率测定　在测定样品时,向被测样品加入一定量的标准品,通过加标前后的测得值计算加标回收率。如果以 P 代表回收率(%);C 代表加标后测得值(以浓度表示);A 代表原样品本底值或校正值(以浓度表示);B 代表加标量(以浓度表示),则:

$$P = (C-A)/B \times 100\%$$

式(5-7)

四、精密度

精密度是指用一特定的分析程序在受控条件下重复分析均一样品所得测定值的一致程度。它反映了分析方法或测量系统存在的随机误差的大小。通常用极差、平均偏差和相对平均偏差、标准偏差和相对标准偏差表示。

标准差(s)也称标准偏差,是指一组测定值中,每一测定值与测量均值间的平均偏离程度。

$$s = \sqrt{\frac{\sum\limits_{i=1}^{n}(x_i - \bar{x})^2}{n-1}}$$

式(5-8)

式中:

x_i——单次样品测定结果;

$\bar{x}$——样品测定结果平均值;

n——测定次数。

相对标准偏差(RSD)是指标准偏差在平均值中占的百分率

$$RSD = \frac{s}{\bar{x}} \times 100\%$$

式(5-9)

重复性是指在相同条件下(同一操作者,同一台仪器,同一实验室内,于很短的时间间隔内)用相同的方法对同一样品进行两次或两次以上独立测定结果之间的符合程度。

再现性是指用相同的方法在不同的条件下(不同的操作者,不同的仪器,不同的实验室,于较长的时间间隔内)对同一样品进行多次测定得到的测定结果之间的符合程度。

五、不确定度

不确定度是指利用可获得的信息,表征赋予被测量量值分散性的非负参数。不确定度是与测量结果相联系的参数,表示其分散程度。

测量不确定度一般由若干分量组成。其中,一些分量根据一系列测量值的统计分布,按测量不确定度的 A 类评定进行评定,可用标准差表示;而另一些分量可根据经验或其他信息所获得的概率密度函数按测量不确定度的 B 类评定进行评定,也用标准差表示。

以标准偏差表示的测量不确定度称为标准测量不确定度。当测量结果是由若干个其他量的值求得时,按其他量的方差和协方差算的标准不确定度称为合成标准不确定度。合成标准不确定度与一个大于 1 的数字因子的乘积,称为扩展不确定度,是确定测量结果区间的量,合理赋予被测量之值分布的大部分可望含于此区间。

不确定度越小,结果与真值越靠近,测量质量越高,结果的实用价值越大。

六、标准物质

标准物质是具有一种或多种足够均匀并很好确定了特性值,用来校准仪器、评价测量方法和给材料赋值的材料或物质。标准物质用于评价测定方法、校准测量仪器、作为分析的标准、研究和验证标准分析方法、用于分析质量保证计划、用于分析质量控制、用于仲裁依据等。

标准物质具有材质均匀、性能稳定、定值准确、附有证书、批量生产的基本属性。

标准物质分为一级标准物质与二级标准物质,一级标准物质定值准确度高,主要用于评价标准方法、作仲裁分析的标准、为二级标准物质定值,是传递量值的依据;二级标准物质是一般科研单位与生产部门为了满足自身和本行业的需要而研制的工作标准,准确度能适应现场测定需要。

选择使用标准物质时,要首选国家计量部门颁布的有编号的标准物质;要依据测量所需要的准确度,在定值不确定度满足测量或使用的前提下,选择较低级的标准物质;要根据测量方法和被测样品的性状,如机体组成(机体及干扰成分)、待测物浓度、储存的介质环境等选用合适的标准物质。

七、有效数字与数据的修约

有效数字就是在测量中所能得到的有实际意义的数字。在分析测试中是指实际上测量到的数字,是包括全部可靠数字以及一位不确定数字在内的有意义的数字的位数。原始记录的有效数字位数,既不可少,也不可多。记取的原则是根据仪器、度值如实记录并允许增记一位估计数字。例如在分析天平上称取试样 0.500 0g,这不仅表明试样的质量 0.500 0g,还表明称量的误差在±0.000 2g 以内。如将其质量记录成 0.50g,则表明该试样是在台称上称量的,其称量误差为 0.02g。

数字"0"的作用变化较多,一个数值中"0"是否为有效数字,要根据"0"的位置及其前后的数字状况而定。常见的有以下四种情况:位于非"0"数字之间的"0"都是有效数字,如 2.005,1.025 两个数值中的"0";位于非"0"数字后面的一切"0"都是有效数字(全整数尾部"0"例外)。如 2.250 0,1.025 0;前面不具非零数字的"0",如 0.002 5 中的三个"0"都不是有效数字,只起定位作用;整数中最后的"0",可以是有效数字,也可以不是,例如用普通天平称取 1.5g 试剂,若必须用"mg"表示,则要写成 1 500mg,此数值中最后两个"0"从表观上是有效数字,但实际上不是,因为粗天平不能达到如此高的准确程度,为了避免误解,可用指数形式表示,上例可记为 $1.5×10^3$mg,或记为 1 500mg±100mg 这便明白地表示出只有两位有效数字。

加减运算最终计算结果中保留的小数有效位数,应与参加运算的数值中小数位数最少者相同。例如:11.14+5.912 25 = 17.052 25 ≈ 17.05,11.14−5.912 25 = 5.227 75 ≈ 5.23

乘除运算得数经修约后,保留的有效数字位数应与参加运算的几个数值中有效数字位数最少者相同。对数运算的有效数字位数应和原数(真数)的相同。

平方、立方、开方运算计算结果的有效数字位数应和原数的相同。

数值修约规则应采用"四舍六入五单双"。修约舍去不止一位数,而是几位数,应该一次完成,而不应连续修约,例如 4.347,要求保留 2 位有效数,应得 4.3,不可先将 4.347 入成 4.35,然后再修约为 4.4。平均值的有效数字位数,通常和测量值相同,如测量值有三位有效数字,平均值亦取三位。在修约标准偏差的值或其他表示不确定度的值时,修约的结果通常是使准确度的估计值变得更差一些,例如标准偏差 S = 0.213 单位,取两位有效数时,要入为 0.22 单位,而取一位有效数字时,就要入为 0.3 单位。自由度的有效数字(当量自由度通常不是整数),通常只取整数部分。

第二节　实验室内质量控制

质量保证是指为了保证测量数据的准确性及可比性,对分析测试全过程所采取的各种措施,它包括实验设计、样品采集、测定规范、人员培训、实验室管理和数据处理及解释等内容。质量保证系统由一个系统组成,借助于该系统,实验室能保证所产生的结果经过考核而达到一定质量。质量保证包括既有区别又有联系的两个方面:质量控制和质量评定。质量控制是指为保证得到的数据的准确度和精密度落在已知的概率限度内所采取的措施,即为产生达到质量要求的测量所遵循的步骤。质量评定是检验质量控制系统是否工作在允许限之内和评价数据质量的步骤。

实验室质量控制是实验室分析测定人员对分析测量质量进行自我控制和内部质量控制人员对其实施质量控制技术管理的过程。其目的在于控制检测分析测量的实验误差,使之达到允许范围,以保证测试结果的精密度和准确度能在给定的置信水平之下,有把握达到规定的质量要求。实验室内质量控制首先注重分析人员的业务素质和技术水平;其次,强调实验室的基础条件和使用正确方法;最后,合理地实施质量控制技术。

一、实验室管理

制定且落实实验室对人员、仪器设备、化学试剂、样品保存和处理等各项管理条例和技术规范。建立健全安全防范措施和实验室安全规章制度。

（一）人员要求

1. 经过良好训练和操作正确熟练的分析测试人员。

2. 对本专业有足够的技术知识,对承担的测试项目要做到理解原理,正确操作和严守规程。

3. 接受新项目前,应在测试工作中完成规定的各种质量控制实验,达到要求,才能进行新项目的测试。

4. 应懂得基本统计知识和技术,正确使用有效数字和统计方法,掌握分析测试结果的表达形式和统计推断的有关知识。

5. 对一个良好的分析人员来说,对所得到的每一个数据往往不放过任何可疑点,包括从采样开始到得到结果的每一个步骤,必须一清二楚。

（二）仪器管理

1. **建立仪器设备档案**　包括仪器设备卡、使用说明书、使用记录、故障和维修情况记录、仪器附带资料等。

2. **仪器的使用**　按仪器使用说明书编制实验室的仪器设备操作规程,实验室人员按规程操作。对于使用频率高,容易出现误操作的测量设备应定期进行检查,详细记录检查结果。仪器使用后应及时填写仪器使用记录。

3. **仪器的维护**　仪器应由专人保管和使用,制订仪器的维护计划,定期校正和维护,填写维护记录,及时发现仪器设备出现的故障,并进行维修,使之处于正常工作状态。

4. 实验室所用的天平、容量仪器应符合要求或进行校正。

（三）实验室设施和环境

应满足分析测定的要求,检测实验室应保证干净、整洁、无交叉污染。

二、测定全过程质量控制

样品分析测定过程包括:

1. 样品的采集、运输和保存。

2. 样品的预处理。

3. 干扰成分的分离。

4. 分析方法的选择、测定。

5. 实验数据的记录和处理。

根据具体操作步骤,确定各主要环节的技术操作规范,并在分析测定过程中严格执行,以保证得到可靠的测定结果。

三、测定方法的选择与评价

选择准确可靠的测定方法是分析工作质量控制的重要保障,通常应首选国家或部门规定的标准方法,或者选择简便易行、精密准确、灵敏度和测定限能满足分析测试工作需要的方法。在样品分析测试之前，首先应对测定方法进行检验与评价。

（一）评价准确度

1. 用标准物质评价　根据待测样品性状选择基体基本相同或相近、化学组成与物理形态、浓度水平及准确度水平合适的标准物质。将标准物质与样品在相同条件下进行测定，如果标准物质的测定结果与证书上的标准值一致，则表明分析方法与测定过程的准确度令人满意，样品分析结果准确可靠。

2. 与标准方法对照评价　将待评价的方法与标准方法进行对照实验，即用两种方法测定相同的样品（最好是高、中、低三种不同浓度），测定结果经显著性检验，若两种方法测定结果的差异无显著性，由于标准方法是可靠的，所以待评价方法也是可靠的。有时也可以同时采用不同原理的两种方法（包括待评价方法）进行对照，若两种方法测定结果的差异无显著性，则待评价方法也可以认为是可靠的。

3. 用加标回收率评价　向样品中加入一定量待测物质的标准溶液，用选定的分析方法进行测定，计算加标回收率，评价方法的准确度。

使用回收率评价准确度时应注意：通常标准物质的加入量以与待测物质浓度水平相等或接近为宜；若待测物质浓度较高，则加标后的总浓度不宜超过此方法线性范围上限的 90%；若其浓度小于检测限，可按测定下限量加标；在其他任何情况下，加标量不得大于样品中待测物含量的 3 倍；加入的标准物质与样品中待测物质的形态未必一致，即使形态一致，其与样品中其他组分间的关系也未必相同。因而用回收率评价准确度并非全部可靠，样品中某些干扰物质对待测物质产生的正干扰或负干扰，有时不能为回收率实验所发现，回收率结果就不可靠。

（二）评价精密度

在测定方法的线性范围内选择高、中、低三种不同浓度待测样品（或加标样品），每种浓度 6 个平行样，在相同条件下连续 6 天重复测定，分别计算各种浓度的日内和日间测定的相对标准偏差，评价方法精密度。一般要求测定方法的相对标准偏差≤8%。

（三）测定空白值

空白值是指在与样品分析全程一致的条件下，空白样品的测定结果。

空白实验是指除用水代替样品外，其他所加试剂和操作步骤均与样品测定完全相同的操作过程。空白实验所得的响应值称为空白值。

空白值与分析方法和各种实验条件有关，影响空白值大小的因素经常变化。为了了解各种因素对测定的综合影响，在每次进行样品分析的同时，均应作空白实验。当空白值偏高时，应全面检查实验用水、试剂的空白、器皿的玷污情况、测量仪器性能和实验环境状况等。

分析方法空白值的大小和分散程度直接影响方法的检测限和精密度，在一定程度上反映了实验室的基本状况和分析人员的技术水平。应该重视空白值的质量，务必使之能达到不影响测量结果的要求。空白值要作多次测定，计算平均值，不能只以一次测定数据为准。

（四）检测限

检测限是指对某一特定的分析方法在给定的可靠程度内可以从样品中检测待测物质的最小浓度或最小量。可靠程度一般规定 95% 概率。

测定下限（检测限、测量限）：在限定误差能满足预定要求的前提下，用特定方法能够准确定量测定被测物质的最低浓度或含量，称为该方法的测定下限。

测定上限：是在限定误差能满足预定要求的前提下，用特定方法能够准确地定量测定待测物质的最大浓度（或量）称为该方法的测定上限。

对于低于测定方法测定下限的测定结果，报告者应以小于所用分析方法的最低检测下限报告测定结果，如<0.01mg/L 或<0.1mg/L 等；或者报告未检出，同时标明检测限。

方法的适用范围是指某一特定方法的检测下限至检测上限之间的浓度范围。在此范围内可作定性或定量的测定。最佳测定范围是指在限定误差能满足预定要求的前提下，特定方法的测定上限和测定下限之间的浓度范围。在此范围内能够准确地定量测定待测物质的浓度或量。最佳测定范围小于方法的适用范围。对测量结果的精密度要求越高,相应的最佳测定范围越小。

检测限可根据空白实验的多次测定计算得到,它反映测量系统的质量水平。方法检测限决定了定性和定量检测的能力。

（五）灵敏度

方法灵敏度是指该方法的单位浓度或单位量的待测物质的变化所引起的响应量变化的程度。因此,它可用仪器的响应量或其他指示量与对应的待测物质的浓度或量之比来描述。在实际工作中常以校准曲线的斜率度量灵敏度。

一个方法的灵敏度可因实验条件的变化而改变。在一定的实验条件下,灵敏度具有相对的稳定性。

（六）去除干扰的能力

去除干扰的能力是评价测定方法对待测物测定特异性和选择性的指标,分析测定的样品中常有许多共存物,应根据样品的来源及组成确定可能的共存物,并通过实验检验共存物是否干扰测定。

四、校准曲线

校准曲线是用于描述待测物质的浓度或量与相应的测量仪器的响应量或其他指示量之间的定量关系的曲线。校准曲线包括通常的"工作曲线"（绘制校准曲线的标准溶液的分析步骤与样品的分析步骤完全相同）和"标准曲线"（绘制校准曲线的标准溶液的分析步骤与样品分析步骤相比有所省略,如省略样品的前处理）。

（一）校准曲线质量的指标

衡量校准曲线质量的指标包括截距、回归系数(斜率)和剩余标准差以及参考指标相关系数。截距是表示校准曲线误差性质的质量参数;回归系数反映着自变量(浓度)的单位变化引起因变量改变的大小,是方法的灵敏度,由方法的特性所决定,并受操作条件和仪器灵敏度等因素影响;剩余标准差表示了实验点围绕回归直线的离散程度,反映回归直线的精密度,可以通过剩余标准差估计校准直线的置信区间和判断标准系列的异常值。

（二）使用校准曲线的注意事项

1. 配制标准系列时,在方法的线性校准曲线中的标准溶液浓度值,应不少于 5 个点。

2. 制备标准系列和校准曲线应与样品测定同时进行;求出校准曲线的回归方程式,计算相关系数(r)。相关系数 r 应大于或等于 0.999,否则应找出影响校准曲线线性关系的原因,并尽可能加以纠正,重新测定及绘制新的校准曲线。

3. 绘制校准曲线时应对标准溶液进行与样品完全相同的分析处理,包括样品的前处理操作。只有经过充分的验证,确认省略某些操作对校准曲线无显著影响时,方可免除这些操作。

4. 校准曲线的使用效果依赖于各种因素,诸如实验条件的改变、试剂的更新或溶液配制以及测量仪器的稳定性等。因此应在每次分析样品的同时,同步绘制校准曲线。至少应在分析样品同时,测定两个适当浓度(高、低浓度)及空白各两份,与原曲线的相同浓度点进行核对,相对差值应在 5%～10% 范围内。

5. 利用校准曲线的响应值推测样品的浓度值时,其浓度应在所作校准曲线的浓度范围内,不得将校准曲线任意外延。

6. 如基体效应对测定有影响时,则可使用含有与实际样品基体类似的工作标准系列,进行校准曲线的绘制或使用标准加入法测定。

五、平行样的分析

根据监测目的决定平行样测定频率。如针对个体则 100% 的样品进行平行样测定;若针对群体,可随机抽取 10%～20% 的样品进行平行样测定。当同批样品较少时或分析难度较大时,应适当增加平行样的测定频率。平行测定所得的相对误差不得大于分析方法规定的相对标准偏差的 2 倍;或不得大于表 5-1 中所列相对偏差最大允许值。

表 5-1　平行样测定相对偏差

测定结果大约浓度(mg/L 或 mg/kg)	100	10	1	0.1	0.01	0.001
相对偏差最大允许值	1%	2.5%	5%	10%	20%	30%

$$平行样品的相对偏差 = |a-b|/(a+b)/2 \qquad 式(5\text{-}10)$$

式中:

a——平行样第一次测定结果;

b——平行样第二次测定结果。

进行全部平行样测定时,测定中的不合格者应重新作平行样测定;部分进行平行样测定时,如测定合格率<90%,除对不合格者重新作平行样测定外,应增加测定 10%~20% 的平行样,直至总合格率>90% 为止。

六、加标回收率分析

加标回收率的测定率可以和平行样的测定率相同,一般多按随机抽取 10%~20% 的样品量作加标回收率分析,所得结果可按方法规定的水平进行判断,或在质量控制图中检验。二者都无依据时,可按 95%~105% 的域限判断。

七、密码样和密码样加标分析

(一) 密码样分析

由实验室专职人员,将一定量的已知样品(标准样或质控样)和常规样品同时安排给分析人员进行测定,测试结果由专职人员核对检验。

(二) 密码样加标分析

由专职人员在随机抽取的常规样品中加入适量的标准物质(或标准溶液),与样品同时交付分析人员进行分析,测定结果由专职人员计算加标回收率,以控制分析测试的质量。

八、标准物质对比分析

将标准物质与样品同步测定,将测定结果与保证值相比,以评价准确度,推断系统误差。由于标准物质的品种、规格所限,选用的标准物质的基体效应和浓度水平常常难以与样品中待测物浓度的未知性以及同批样品的多样性相匹配,使用标准物质对比分析控制工作质量时,也存在局限性。

九、质量控制图

实验室内质量控制图是监测常规分析过程中可能出现误差,控制分析数据在一定的精密度范围内,保证常规分析数据质量的有效方法。质量控制图的基本假设是,测定结果在受控条件下具有一定的精密度和准确度,并按正态分布。由此可提供一些标准依据来证明测量系统是否处于统计控制状态之中,也可用于找出测量系统中存在的问题原因。质量控制图用于实验室内或实验室间的质量评价,能够及时发现分析工作中出现的质量问题,采取措施改正,使分析工作精密准确。

1. 平均值控制图的绘制

(1) 数据的积累:在短期日常测定工作中,对标准物质或质量控制样品多次重复测定至少 20 次,每次测定的工作质量应达到规定的精密度和准确度。

(2) 对积累数据进行统计处理,计算平均值 $\overline{X}$、标准偏差 S、$\overline{X} \pm 2S$ 和 $\overline{X} \pm 3S$。

(3) 在坐标纸上,以测定序号为横轴,测定值为纵轴,将中心线($\overline{X}$)、上下警告限($\overline{X} \pm 2S$)、上下控制限 ($\overline{X} \pm 3S$)绘制在图中(图 5-1)。

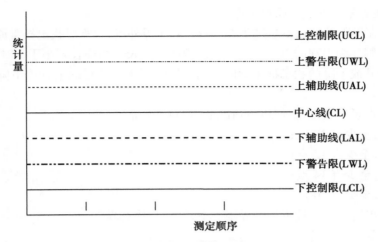

图 5-1 质量控制图的基本组成

2. 平均值控制图绘制实例 根据数据意义不同可分为空白控制图、浓度值控制图和加标回收率控制图等,分别用于不同质量控制项目的质量评价。应用实例如下:

10 天内对某质控水平样中含氟量进行了 20 次测定,结果(mg/L)按次序排列如下:1.00、0.99、1.00、1.03、1.01、0.98、1.00、1.02、0.97、0.99、1.00、1.02、0.99、1.00、1.01、1.01、0.99、1.00、0.98、1.01 试制成均数控制图(图 5-2)。

解:首先算出其均值 $\overline{X} = 1.00$,标准差 $S = 0.015$,然后计算上、下警告限及上、下控制限。

上警告限 UML = 1.00+2×0.015 = 1.03　　下警告限 LML = 1.00−2×0.015 = 0.97

上控制限 UCL = 1.00+3×0.015 = 1.045　　下控制限 CLC = 1.00−3×0.015 = 0.955

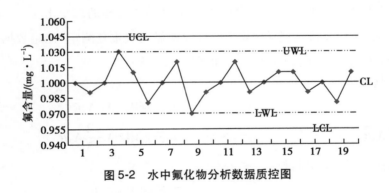

图 5-2 水中氟化物分析数据质控图

在绘制控制图时,落在 $\overline{X} \pm S$ 范围内的点数应约占总点数的 68% 。若少于 50% ,则分布不合适,此图不可靠。若连续 7 点位于中心线同一侧,表示数据失控,此图不适用。

3. 平均值控制图的使用 平均值控制图可以直观显示分析工作的质量水平(如空白实验、准确度、精密度等)。在以后分析工作中,测定样品的同时对该标准物质或质量控制样品也进行 2~3 个平行测定,并将测定结果标在质量控制图上的相应位置,从而对分析工作的质量进行评价。一般认为,如果此点位于中心线附近,上、下警告限之间的区域内,则测定过程处于控制状态;如果此点超出上述区域,但仍在上、下控制限之间的区域内,则提示分析质量开始变劣,可能存在"失控"倾向,应进行初步检查,并采取相应的校正措施;如果此点落在上、下控制限之外,则表示测定过程失去控制,应立即检查原因,予以纠正,并重新测定该批全部样品。

根据小概率事件原理,还可以从下列一些现象判断测量是否处于控制状态:

(1)在点子基本上随机排列的情况下,符合下列各条可认为分析过程处于控制状态:

1)连续 25 点全部都在界限之内;

2）连续 35 点，在界限外的点不超过 1 点；

3）连续 100 点，在界限外的点不超过 2 点；当然，对于界外点，也需要找出异常原因。

（2）在中心线一侧连续出现的点叫作连。其点数叫作连长。当连长不小于 7 时，则判断有异常。

（3）点子逐渐上升或下降的状态称为倾向。当有连续不少于 7 点的上升或下降的倾向时，则判断有异常。

（4）中心线一侧点子连续出现，属以下情况的，判断有异常。

1）连续 11 点中，至少有 10 点；

2）连续 14 点中，至少有 12 点；

3）连续 17 点中，至少有 14 点；

4）连续 20 点中，至少有 16 点。

（5）点子屡屡超出警告限而接近控制界限。下述情况，均有异常。

1）连续 3 点中，至少有 2 点；

2）连续 7 点中，至少有 3 点；

3）连续 10 点中，至少有 4 点；

（6）所有点都集中在中心线附近，判断有异常。

在控制状态下测定的管理样分析数据积累更多以后，这些数据可以和原始数据一起重新计算平均值和标准差，再校正原来的控制图。总之，利用质量控制图可以对常规分析工作的质量进行监视和评价，及时发现问题予以纠正，并可根据点的分布趋势，对分析工作的质量可能发生的问题进行初步估计和判断，对找出影响分析工作质量的原因有一定的参考价值。

4. 平均值-极差控制图（$\overline{X}$-R 控制图） $\overline{X}$-R 控制图实际上是两种图合并而成，对于计量值数据而言，这是最常用、最基本的控制图。$\overline{X}$ 控制图主要用于观察分布的平均值的变化；R 控制图主要用于观察分布的分散情况的变化。$\overline{X}$-R 控制图则将二者联合运用，可用来观察分布的总变化。

绘制 $\overline{X}$-R 控制图时，至少要将管理样积累 20 对（每对做两次重复测定）测定数据，然后计算每对数据的平均值（$\overline{X}_i$）和极差（R_i），再计算总平均值（$\overline{\overline{X}}$）和平均极差（$\overline{R}$）。

计算上、下控制限（90% CI）：

$$控制限 = \overline{\overline{X}} + A_2\overline{R} \qquad 下控制限 = \overline{\overline{X}} - A_2\overline{R}$$

$$上警告限 = \overline{\overline{X}} + \frac{2}{3}A_2\overline{R} \qquad 下警告限 = \overline{\overline{X}} - \frac{2}{3}A_2\overline{R}$$

计算平行测定的极差（R）的控制限：

$$上控制限 = D_4\overline{R} \qquad 下控制限 = D_3\overline{R}$$

$$上警告限 = \overline{R} + \frac{2}{3}(D_4\overline{R} - \overline{R}) \qquad 下警告限 = \overline{R} - \frac{2}{3}(D_4\overline{R} - \overline{R})$$

A_2，D_3，D_4 是取决于重复测定次数的常数，可从表 5-2 查出。

表 5-2　控制图系数表（每次测 n 个平行样）

系数	2	3	4	5	6	7	8
A_2	1.88	1.02	0.73	0.58	0.48	0.42	0.37
D_3	0	0	0	0	0	0.076	0.136
D_4	3.27	2.58	2.28	2.12	2.00	1.92	1.86

$\overline{X}$-R 控制图使用原则也一样，只要两者中任一个超出控制限（不包括 R 图部分的下控制限），即认为"失控"，故其灵敏度较单纯 $\overline{X}$ 图或 R 图高（图 5-3）。

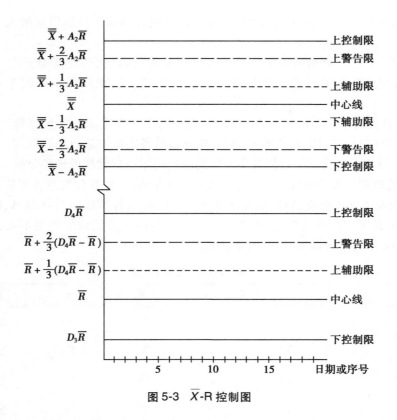

图 5-3　$\bar{X}$-R 控制图

5. **多样控制图**　当检验人员对单一管理水样的测定值已经熟知时,可能会产生主观误差。如果在一段浓度范围内设置几个管理样,只要这些管理样的标准差基本一致,测定时标准差可视为常数,就可将控制图稍作修改,以 0 为中心线,以误差作纵坐标,仍以时间或实验次序为横坐标,以 ±3s 为上、下控制限,以 ±2s 为上、下警告限,对不同浓度控制样品进行至少 20 次测定后,即得多样控制图。使用时,随机取某一浓度控制样品与检验样品同时测定,计算其测定值与所用控制样品平均浓度的差值点入控制图并检验。

第三节　实验室间质量控制

实验室间质量控制目的是检查各实验室间是否存在系统误差,以确定各实验室进行同项分析测定结果是否有可比性,提高各实验室分析检测水平;在于使协作工作的实验室之间能在保证基础数据质量的前提下,提供准确可靠并一致可比的实验结果;亦即在控制分析测试的随机误差达到最小的情况下,进一步控制系统误差,使之最低。

实验室间质量控制常在上级实验室或主管实验室指导下进行,或为特定目的按照预定程序组织一定数量的实验室进行合作研究。将性能良好、均匀、稳定的盲样(预先不告诉参评实验室标准物质或质控样品的含量)分发给各参评实验室,按照统一要求和项目进行分析测定,考核和评价各实验室检测的质量水平。实验室间质量控制必须在切实施行实验室内质量控制的基础上进行。

1. **制定实验室间质量控制实施方案**　实验室间质量控制实施方案一般包括:质量考核测定项目、分析方法、参加单位、统一的考核程序、考核结果评定等。

2. **实验室间质量控制常用方法和内容**　分析标准样品或统一样品,测定加标样,测定平行样,核查检测下限,测定标准系列,检查相关系数和回归方程,进行剩余标准差检验等。

(1) 分析方法:为减小各实验室的系统误差,使得到的数据有可比性,应使用统一的方法,并规定方法的检出限、精密度和准确度。

(2) 制定允许误差:允许误差包括室内允许误差、室间允许误差和标准物质测定允许误差。分析误差的大小直接影响分析工作的质量,对于实验室间的协作,应合理确定分析误差的大小,并由此确定误差的允许范围。

（3）实验室误差测定:定期对各有关实验室进行误差测定,以便检查实验室间是否存在系统误差,它的大小、方向以及对分析结果的可比性是否有显著性影响。发现问题应及时采取必要的措施加以纠正。

（4）双样品法:在无标准物质的情况下,双样品法可用于实验室间的质量评价。将两个类似的均匀样品(基体及待测物质相同,仅浓度相差不大)A 和 B 分发给各实验室进行单次测定。并在规定日期内将测定结果 Xi 和 Yi 上报中心实验室。根据各实验室的测定结果进行数据处理和分析。

3. 实验室间质量控制的误差分析　将两个类似的均匀样品 A 和 B 分发给各实验室进行多次测定,对各实验室测定结果列表并进行必要的计算,见表5-3。表中 Ti 为各实验室对样品 A、B 测定结果之和,Di 为各实验室对样品 A、B 测定结果之差,由于 A、B 两样品中待测物质的浓度相差不大,可以认为测定时的系统误差是相同的,Di 中无系统误差,但有测定随机误差。

表 5-3　双样品法测定数据

实验室序号	1	2	3	4	n	和	平均值
A 测定值	X1	X2	X3	X4	Xn	$\sum Xi$	$\overline{X}$
B 测定值	Y1	Y2	Y3	Y4	Yn	$\sum Yi$	$\overline{Y}$
$D_i(X_i-Y_i)$	D1	D2	D3	D4	Dn	$\sum Di$	$\overline{D}$
$T_i(X_i+Y_i)$	T1	T2	T3	T4	Tn	$\sum Ti$	$\overline{T}$

由式(5-11)计算各实验室数据分布的总标准偏差:

$$S_d = \left[\frac{\sum (T_i - \overline{T})^2}{2(n-1)} \right]^{\frac{1}{2}} \qquad \text{式(5-11)}$$

由式(5-12)计算各实验室数据分布的随机标准偏差:

$$S_w = \left[\frac{\sum (D_i - \overline{D})^2}{2(n-1)} \right]^{\frac{1}{2}} \qquad \text{式(5-12)}$$

用 F 检验判断,上面两式计算出 S_w 和 S_d 之间的差异有无显著性,若 S_w 和 S_d 之间的差异无显著性,则判断各实验室间不存在明显的系统误差;若 $S_w < S_d$,且两者间差异有显著性,则说明各实验室间存在明显的系统误差,影响分析结果的可比性,应及时找出原因,采取措施加以改正。

4. 双样品图　在坐标系中,分别以各实验室对样品 A、B 测定结果 X、Y 为横坐标和纵坐标,绘出 $\overline{X}$ 和 $\overline{Y}$ 的水平线。将各实验室测定结果(X,Y)标在双样品图中。$\overline{X}$ 垂直线和 $\overline{Y}$ 水平线将坐标系分成四个象限,即++、--、+-和-+象限。若各实验室间不存在系统误差,代表各实验室测定值的点应随机分布在四个象限中,且大致落在以代表两均值直线交点中心的圆形范围内;若各实验室间存在系统误差,则两样品的测定值会出现偏高,或者偏低,各实验室测定值将主要分布在++或--象限内,大致落在与纵轴约成45度倾斜的椭圆形范围内,根据此椭圆形的长轴和短轴之差及其位置,可估计实验室间系统误差的大小程度和正负方向。还可以根据双样品图中各点的分散程度估计实验室间的精密度和准确度。

5. 稳健统计技术

（1）稳健统计量:中位值、标准化四分位距、稳健变异系数、稳健 Z 比分数、E_n 数等。

结果总数(N):在统计分析中某项测定结果的总数。

中位值(X_m):一组按大小顺序排列结果数值的中间值;若 N 为奇数,则数列 1/2 位置的数值[$X_{(N+1)/2}$]

为中位值；若 N 为偶数，则两个中心值的平均值为中位值，即该数列$\{X_{[N/2]}+X_{[N/2]+1]}\}/2$的数值为中位值。

四分位值：上四分位值 Q_3，又称高四分位值，它是一组按顺序排列的数值，尽可能有 1/4 的数值高于该值，即有 3/4(75%)的数值低于该值；下四分位值 Q_1，又称低四分位值，它是在一组顺序排列的数值中，尽可能有 1/4(25%)的数值低于该值，即有 3/4 的数值高于该值。当 N 满足 $N=9+4n, n=0,1,2,\cdots$ 时 Q_3 和 Q_1 值在数列中的位置为整数，其他情况下 Q_3 和 Q_1 之值在数列中的位置需通过内插法求得。

标准化四分位距(Norm IQR)：对一组按顺序排列的数据，上四分位值 Q_3 与下四分位值 Q_1 之间的差称为四分位距(IQR)，即 $IQR=Q_3-Q_1$。IQR 乘以因子 0.741 3 得标准化四分位距(Norm IQR)，它是用稳健统计技术处理，表示数据分散程度的一个统计量。

稳健变异系数(Robust Cv)：标准化四分位距除以中位值，并以百分数表示。可以比较不同样品或同一样品测试值之间的变动性。

$$Robust\ C_V=\frac{Norm\ IQR}{x_M}\times100\% \qquad 式(5-13)$$

变动范围(Range)：极大值(X_{max})与极小值(X_{min})之差，即误差分析中称之为极差。

（2）定量结果常用的能力评定统计量

Z 比分数：以 Z 比分数评价每个参加实验室的能力。①$|Z|\leqslant2$ 为满意结果；②$2<|Z|<3$ 为存在问题的结果(复查值)，实验室应周密地进行复查；③$|Z|\geqslant3$ 为不满意结果，即离群值。

$$Z=\frac{结果-中位值}{标准化\ IQR} \qquad 式(5-14)$$

实验比率值 E_n 数：若 $|E_n|\leqslant1$，则结果满意；若 $|E_n|>1$，则结果不满意，能力有问题，实验室应寻找问题，分析原因，制定纠正措施并加以实施。

$$E_n=\frac{x-X}{\sqrt{U_{lab}^2+U_{ref}^2}} \qquad 式(5-15)$$

式中：

U_{lab}^2——参加实验室的不确定度；

U_{ref}^2——指定值的不确定度。

6. 异常值检验　剔除离群数据会使测定结果更客观；若仅从良好愿望出发，任意删去一些表观差异较大并非离群数据，虽由此得到认为满意的数据，但并不符合客观实际。因此，对可疑数据的取舍，必须参照下述原则处理：

仔细回顾和复查产生可疑值的实验过程，如果是过失误差，则舍弃；如果未发现过失，则要按统计程序检验，决定是否舍弃。

异常值的判别准则：计算的统计量不大于显著性水平 $\alpha=0.05$ 的临界值，则可疑数据为正常数据，应保留；计算的统计量大于 $\alpha=0.05$ 的临界值但又不大于 $\alpha=0.01$ 的临界值，此可疑数据为偏离数据，可以保留，取中位数代替平均数值；计算的统计量大于 $\alpha=0.01$ 的临界值，此可疑值为异常值，应予剔除，并对剩余数据继续检验，直到数据中无异常值为止。

Dixon 检验法用于一组测定数据的一致性检验和剔除异常值检验；

Grubbs 检验法用于多组测定均值的一致性检验和剔除离群值的检验，也适用于实验室内一系列单个测定值的一致性检验。

Cochran 最大方差检验法用于多组测定值的方差一致性检验和剔除离群方差检验。

（于光前）

思考题

1. 何为误差？怎样理解测量误差是不可避免的？
2. 准确度与不确定度的内涵分别是什么？
3. 实验室质量控制的核心要义是什么？
4. 使用标准曲线应注意什么？
5. 为什么要开展实验室间质量控制？

第六章 地方病健康教育与健康促进

健康教育和健康促进是预防和控制地方病的主要措施之一。本章介绍了有关健康教育和健康促进的概述和常用指标以及碘缺乏病、燃煤污染型地方性氟中毒和饮茶型地方性氟中毒的健康教育和健康促进的主要方法和经验;各地方病病种的健康教育核心信息、健康教育处方等,供地方病工作者开展健康教育和健康促进工作时互相借鉴,也可供其他项目参考。

第一节 概 述

一、健康的概念

健康是人的基本需求和权利。1948年,世界卫生组织(world health organization,WHO)给健康下的定义为:"健康不仅仅是没有疾病或不虚弱,而是保持身体、心理的健康和良好的社会适应状态。"1998年,WHO又一次深化了健康的概念,认为健康包括躯体健康、心理健康、社会适应良好和精神健康,即四维健康观。从身体、心理、精神和社会四个方面全方位判断人类的健康,更具有科学性、完整性和系统性。

二、健康教育的概念、特点和原则

(一) 健康教育的概念

健康教育是指通过有计划、有组织、有系统的社会教育活动,促使人们自觉采纳有益于健康的行为和生活方式,消除或减轻影响健康的危险因素,达到预防控制疾病、促进健康目的的教育过程。

健康教育是卫生与健康服务工作的基础和先导,是普及健康生活,提高公民健康素养的主要工作和手段,同时也是健康管理的适宜技术。从医学的角度看,健康教育是对人们进行健康知识、技能和行为教育,从而解决健康问题,保护和促进健康。从教育的角度来看,健康教育是人类教育的一部分,是把人类有关医学或健康科学的知识和技术转化为人们的健康素养和有益于健康的行为,也是医学和健康科学通过教育活动进行社会化的过程。健康教育追求的是使受教育者实现知识、信息、行为改变的统一。健康教育的主要手段包括讲授、培训、训练、咨询、指导等。一切有目的、有计划的健康知识传播、健康技能传授或健康相关行为干预活动都属于健康教育范畴。

健康教育研究哪些行为影响人们的健康,这些行为的形成与哪些因素有关,找出其中重要而又相对容易改变的因素进行干预。一般情况下,我们常常把知识作为影响行为的一个基本因素,因此把知识传播作为健康教育的一项基本内容。除此之外,健康教育还解决一些影响行为的其他因素,通过一系列的教育和社会活动影响人们有关健康的价值观,争取政府及领导的支持,动员社会各部门及教育对象广泛参与等。健康教育不能取代其他的卫生服务,但它可以促使人们更主动地利用卫生服务。例如在预防碘缺乏病项目中,通过健康教育可以使人们认识碘缺乏的危害,了解食用碘盐的好处,主动地购买碘盐。

(二) 健康教育的特点

1. 健康教育以赋权、帮助人群行为改变为目标 行为与生活方式是健康的重要决定因素之一。健康教育的核心是健康行为的养成。一切健康教育活动,最终都要落实到目标人群的行为改善上。但是目标人群的行为改变应以知情、自愿为原则,健康教育工作者要始终保持着中立,只讲科学原理,不强加于人。助人自助,实施行为干预应以遵循伦理学为准则,归根到底就是提供值得信赖的健康信息,赋权受众,帮助他们做出明智的选择。

2. **具有多学科性和方法学与应用学学科的双重性**　健康教育在充分吸收和运用医学、传播学、教育学、心理学、行为科学等多学科理论的基础上,形成自身独特的理论体系,具有交叉学科的特点,它不仅有自然科学的特征,更具有社会科学的特征。健康教育既是一门学科,也是一项工作。作为方法学,健康教育有自己的理论体系、技术和方法,所有的卫生体系专业人员都应掌握。同时,健康教育本身又是一项工作,如在政府卫生与健康服务体系,健康教育是一项独立的工作,他有组织,有标准。因此,健康教育具有方法学与应用学学科的双重性。

3. **效果评价具有不确定性和长期性**　目标人群获得健康知识较容易,由知识转化为行为却比较难,常常是一个反复的、循序渐进的过程,需要相当长的时间才能观察到,不一定就是某项、某次教育的直接结果。健康教育的近期效应通常需要 3~6 个月,远期效应则可能需要几年,甚至几十年,这也是健康教育不被理解和重视的一个原因。健康教育的评价包括形成评价、过程评价、效果评价和总体评价。尽管评价方法复杂多样,但评价的核心指标是行为改善状况。

4. **源于卫生宣教,高于卫生宣教**　我国当前的健康教育是在过去卫生宣教的基础上发展起来的,现在健康教育的一部分措施仍可称为卫生宣教。与卫生宣教相比,首先健康教育明确了自己特定的工作目标就是促使人们改善健康相关行为,而不仅仅是作为一种辅助方法为某一时间的卫生工作中心任务服务;其次,健康教育不是简单的、单向的信息传播,而是既有调查研究又有干预的、有计划、有组织、有评价的,涉及多层次、多方面的对象和内容的系统活动,卫生宣教也可以看作是健康传播的一部分,但健康教育更强调信息的双向流动,强调需求评估、科学设计和效果评价。

（三）健康教育的原则

1. **思想性**　健康教育可能涉及政治、管理问题。因此,要在思想上与国家的大政方针保持一致,要注意环境与场所,需谨慎用词并掌握尺度,不能出现不利于团结、不利于管理、不利于大局治理的观点。敏感热点公共健康问题要与国家主管部门、专业权威机构一致。

2. **科学性**　健康教育的生命力在于科学性,背离科学性就会误导公众,直接后果是不但不能保健还会损害健康。所以,需要筛选、甄别健康传播的内容,保证信息科学、真实且有出处,切忌道听途说,不准确、不确定、没有把握的知识坚决不向公众传播。

3. **针对性**　有针对性的健康教育是效果的保证。不同年龄、性别、学历、职业、成长环境、收入、健康状况的群体或个体对健康教育的内容、形式方面的需求各不相同。另外,在开展健康教育时,还应考虑政策、民族、文化、区域、经济等社会因素的差异性,否则难以达到预期效果。对于一些具有时效性的热点健康问题,应注意及时更新其知识和技能。

4. **通俗性**　健康教育的内容一定要经过加工,达到通俗易懂的水平,否则,目标人群听不懂、看不懂,就会减弱或丧失教育效果。医学深入难,浅出更难,需要借助科普创作文字功底和社会人文知识底蕴来实现。

5. **实用性**　健康教育时必须要考虑所选内容对目标人群有用,核心实用信息应占教育时间一半以上,同时要考虑到可操作性。

6. **趣味性**　健康教育和其他教育一样本身是枯燥的,要让目标人群愿意听、愿意看且乐于接受,必须在趣味性、艺术性上下功夫,力争做到形式多样,寓教于乐,取得最佳效果。

三、健康促进的概念、任务及策略

（一）健康促进的概念

健康促进是增强人们控制影响健康的因素,改变自身健康能力的过程。WHO 对健康促进的定义是"健康促进是促使人们维护和提高自身健康的全过程,是协调人类与环境的战略,它规定了个人与社会对健康各自所负的责任",根据这一定义,健康促进对人类健康和医学卫生工作具有战略意义。著名健康教育学专家 Green 和 Kreuter 等人认为："健康促进指一切能促使行为和生活条件向有益于健康改变的教育和环境支持的综合体"，即健康教育和环境支持。健康促进主要由国家和政府主导，总体顶层设计与策划，调动、协调各方各类资源，统筹规划，全面推进，由卫生与健康体系人员理解与操作。因此，健康促进不仅是卫生部门的责任，而是社会各界共同的责任。

（二）健康促进的任务

《渥太华宣言》列出的健康促进工作五大领域被公认为是卫生与健康体系工作的指南，可以认为它就是健康促进的任务。

1. **建立促进健康的公共政策**　公共政策是指由政府部门负责制定且影响公众利益的政策。健康促进强调了政府决策对健康问题的影响。具体是指各相关研究者、卫生与健康体系的管理者和工作者通过倡导促使政府及各级各部门将健康问题提到议事日程，使之了解其决策对健康的影响并需承担的健康责任，促使决策层面将健康融入所有政策。

2. **创造健康支持和有利于维护健康的环境**　支持性环境从宏观讲是指有利于促进人群健康的物质，社会经济和政治环境。微观讲是为人们创造安全、满意、愉悦的环境，包括人们的家庭、工作和休闲地、社区，还包括人们获取健康资源的途径。

3. **强化社区行动**　确定健康问题和需求是社区行动的出发点，开展以社区为基础的健康促进活动，社区群众自下而上的参与是社区行动的核心。这要求赋权于社区群众，使他们能够集体决策并行动，靠社会和群体的力量使社区人群连续、充分地获得卫生信息、学习机会以及资金支持。

4. **发展个人技能**　通过提供健康信息和教育帮助人们提高做出健康选择的能力，并支持个人和社会的发展。由此可使人们更有效地维护自身健康和生存环境。学校、家庭和工作场所均有责任在发展个人技能方面提供帮助。

5. **调整卫生服务方向**　卫生健康部门不应仅仅提供临床医疗服务，而应将预防、健康促进、健康管理也作为服务的一部分，提供全生命周期的健康服务，以实现全民健康覆盖体系中的健康改善和公平性优化。卫生与健康研究与专业教育培训也应转变，要把完整的人总需求作为服务对象。卫生服务责任应由个人、卫生专业人员、社区组织、卫生机构、商业部门和政府共同承担。

（三）健康促进的策略

实现健康促进的方法和途径多种多样，在不同国家、不同地区、不同经济社会发展阶段，有不同的选择和不同的重点，但客观上都遵循健康促进的基本原则。

1. **倡导**　倡导是健康教育、健康管理工作者开发政策、社会资源的积极行动。为了创造有利于健康的社会、经济、文化和环境条件，倡导政策支持，开发领导，争取获得政治承诺；倡导社会对各项健康举措的认同，激发社会对健康关注以及群众参与的意识；倡导卫生及相关部门提供全方位的支持，最大限度地满足公众对健康的愿望和需求，联合国儿童基金会提出的"社会动员"是倡导策略的升级版，也是健康促进的核心策略。

2. **赋权**　帮助公众具备正确的观念、科学的知识、可行的技能，激发其保健的潜力，使公众获得控制影响自身健康决策和行动的能力，从而有助于保障人人享有卫生保健及资源的平等机会；赋予社区组织更多的权限，使社区行动更大限度地影响和控制与社区健康和生活质量相关的因素；赋予专业人员更多的科普权限，调动积极性，做好医学科普工作。

3. **协调**　开展各项健康教育、健康促进活动，仅依靠卫生与健康部门难以推进，必须在政府领导下协调各相关部门共建健康环境。例如，饮水型地方性氟中毒重要的防治措施是改用低氟水源，而这项工作是水利部门的职责，所以要协调水利部门建设符合国家饮水标准的低氟改水工程。消除碘缺乏病最安全、经济、有效并持续的防治策略就是食用碘盐，所以需要协调主管碘盐生产部门，企业生产合格碘盐，同时协调市场监管部门开展市场碘盐监管工作。可见，卫生与健康部门应高度重视协调工作，使政府、社会及利益各方组成强大联盟，各负其责，共同努力，建设健康环境，实现健康目标。

四、社会动员

社会动员是促使全社会重视和参与某项活动或工作的过程，包括以下主要内容。

（一）开发领导

这是成功进行社会动员的先决条件，要将某项活动的意义、效益、存在的困难向领导说明，以引起领导的重视和获得领导的支持。只有领导重视，才能得到必要的人、财、物的支持，才能为协调有关部门和依靠基层网络参与活动奠定基础。

（二）协调有关部门

与地方病防控有关部门保持密切联系，包括发改委、工信、民委、水利、农业农村、生态环境、市场监管、扶贫、教育、科技等政府部门，定期通报病情、防治措施落实状况及存在的问题，以便及时解决防控问题。通过不同部门的协同努力，充分调动一切可以利用的资源，使健康教育与促进取得更好的效果。

（三）依靠基层工作网络

面对大量的目标人群，健康教育具体的工作主要依靠基层网络的各类人员完成，充分发挥县、乡、村各级卫生保健网络和各级基层政府、妇联组织、学校等的作用，做到因地、因人而异开展健康教育活动，重视健康教育从小学生抓起，以实现生命全周期健康教育的目的。同时基层组织也要重视健康环境的建设，为群众健康行为的形式提供物质基础。

（四）鼓励群众参与

动员群众广泛参与是社会动员，也是健康教育与健康促进活动取得成效的基础。为此，必须长期在群众中开展健康教育活动，不断改进传播形式，提高传播水平，使健康知识入心、入脑，转化为自觉落实防治措施，形成健康行为的实践。

五、目标人群

知识传播要求针对不同人群设计不同的、简洁明了的核心信息，并针对不同对象选用适宜的、有效的传播渠道和方法。不同的目标人群对健康信息的需求、态度和接受能力有很大差别，因此选择传播渠道要有明确的针对性。例如预防碘缺乏病知识，对于文化水平较高的城市妇女通过大众传播媒介使她们了解碘缺乏的危害和预防要点之后，基本上可以促使她们购买和食用碘盐；而对于地处偏远地区的农村妇女，可能大众媒介对她们的影响不大，最好能借助人际传播的方式，除通过基层卫生人员外，其孩子和丈夫也可以对她们产生影响。在不同活动中，应根据任务和预定的目标来确定目标人群，并确定将核心信息传输给不同目标人群的渠道、方法等。同样是家庭主妇，针对受过教育的和文盲的不同情况，传播策略也不同。

六、健康传播

健康传播是指为了促进健康而制作、交流、分享健康信息和情感的过程。健康传播的实质是把医学科学转化为公众容易掌握的防病保健知识、技能和行为实践的过程，是应用传播学的理论、策略和方法解决健康问题的过程，也是医学社会化的过程。人类健康传播形式有人际传播、大众传播、群体传播、组织传播和自我传播五类，其中前两类为地方病防控的主要传播形式。

（一）人际传播

人际传播也称人际交流，是指个人与个人之间的信息交流活动，这类交流主要通过语言来完成，但也可以通过非语言方式来进行，如动作、手势、表情、信号等。人际传播可分为个人与个人之间、个人与群体之间、群体与群体之间三种形式。个人与个人之间的传播形式有交谈、访问、咨询、劝告等；个人与群体之间的传播形式有授课、报告、讲座、讲演等；群体与群体之间的传播形式有讨论会、座谈会等。每一种传播渠道都有其独特的优势和相对的弱点。人际传播对于转变不利于健康的态度和行为比较有效。

（二）大众传播

大众传播是指职业性信息传播机构和人员通过网络、电视、短视频、电影、报纸、期刊、书籍等大众媒介和特定传播技术手段，向范围广泛、为数众多的社会人群传递信息的过程。由于健康传播的特点，这种传播方式越来越被健康教育工作者所采纳。它具有传播速度快、覆盖面广、信息量大的优点，但是反馈不及时、不直接，甚至没有反馈。信息在正式传播之前，应选择部分目标人群做预实验，以保证所传播的信息有吸引力、切合实际、能被正确地理解和接受。以大众传播媒介为主要手段的健康教育,对普及卫生保健知识有重要作用,适于造声势、开展运动和扩大影响。

七、健康教育与健康促进的计划、实施与评估

(一) 健康教育与健康促进的计划

计划主要包括需求评估(必要性和可行性)、目标、主要策略方法、项目评价、人员和经费安排、时间进度等。计划制订之前需要掌握一些基本情况,如人口构成、重点人群、文化水平、人均收入、疾病及健康状况、环境及卫生设施、现有传播渠道等,对必要性和可行性开展需求评估。可以通过收集现有的资料了解现况和影响因素,必要时可开展现场调查;而目标则需要根据目前的健康教育状况和卫生资源而定,要切合实际;在确定所采用的策略和方法时,要有针对性并考虑其可行性、可操作性及目标人群的接受程度,根据目的和目标人群确定传播内容和方式。

现有传播渠道是重要的可利用资源,包括社会网络、有影响的人物、超市和公共场所等非正式传播渠道及医疗机构、医护人员、学校、社区工作人员等正式传播渠道。了解传统媒体和新媒体等传播媒介的普及程度,依据受众选择哪些媒介可为健康教育活动所利用。

(二) 健康教育与健康促进的实施

在完成一项健康教育与健康促进计划的设计之后,应该通过有效地实施使计划中的预期目标得以实现,获得预期的效果,实施是按照计划去实现目标、获得效果的过程,也是体现计划根本思想的具体活动和行动。没有有效地实施工作,再好的计划也只能是一纸空文,不能产生社会效益和经济效益,因此,在一项健康教育与健康促进活动的过程中,实施计划是主体工作部分,也是重点和关键。实施工作包括以下五个环节:①制定实施时间表;②控制实施质量;③建立实施的组织机构;④配备和培训实施工作人员;⑤配备和购置所需的设备物件。

(三) 健康教育与健康促进的评估

评估是健康教育活动中非常重要的一项内容,对健康教育活动的评估并不是在整个活动结束之后才进行的。在活动开始之前,就应该有评估计划,并且将评估活动贯穿于整个健康教育活动之中。评估计划应包括评估目的、由谁评估、评估对象、评估内容、评估方法、时间表、经费预算等。

在传播活动开始之前,通过评估了解目标人群现有的知识、态度和行为,一方面,评估可了解目标人群的需求,使传播活动有的放矢,另一方面,基线调查的结果可作为活动结束后进行效果评估的参照。过程评估主要评估健康教育活动的实施情况,了解活动是否按计划进行,组织实施方面存在哪些问题,活动选用了哪些传播渠道,目标人群的参与情况如何等,为及时调整活动计划提供依据。在传播活动开始之后,通过过程评估了解传播活动是否按计划顺利进行,实施的质量是否得到保证。传播活动结束之后,通过效果评估可以客观地说明取得了什么效果,目标人群是否接受了新知识,态度是否发生了转变,是否形成了正确的行为,在采纳健康行为方面有什么变化,该效果是否由执行计划本身产生的,传播过程和传播效果的成功之处及存在的问题是什么,今后如何改进工作。

(苏晓辉 郑庆斯)

第二节 碘缺乏病健康教育

一、积极宣传碘缺乏病防治知识

为了提高公众对防治碘缺乏病的认识,国家将每年5月15日确定为全国防治碘缺乏病日,通过健康教育活动让公众掌握防治碘缺乏病的科学知识。宣传碘缺乏病知识人人有责,特别是卫生健康部门、盐业部门、教育部门以及其他与防治碘缺乏病相关的部门。学校的老师、学生要把碘缺乏病的防治知识告诉家长,传播给社会,督促家长购买碘盐,使防治碘缺乏病知识家喻户晓、人人皆知,做到长期坚持食用碘盐,实

现持续消除碘缺乏病的目标。

二、全国防治碘缺乏病日

1994 年初,经过原卫生部与碘缺乏病防治相关部委、局的协调,确定从 1994 年起,每年的 5 月 5 日为防治碘缺乏病日,后经过原卫生部与碘缺乏病防治相关部委的协调,防治碘缺乏病日自 2002 年起改为每年的 5 月 15 日。"防治碘缺乏病日"对动员各级政府和有关部门领导以及广大群众支持和参与碘缺乏病防治工作起到了积极的推动作用,促进了我国食用碘盐预防碘缺乏病措施的有效落实(表 6-1)。

表 6-1　历届防治碘缺乏病日主题

届次	年份	主题
1	1994	碘盐与健康
2	1995	1995 年基本实现全民食盐加碘
3	1996	全民食用合格的碘盐
4	1997	食用合格碘盐,严禁销售非碘盐
5	1998	健康的母亲不能缺碘,缺碘的家庭不会健康
6	1999	坚持科学补碘,提高人口素质
7	2000	坚持食用碘盐,持续消除碘缺乏病
8	2001	加强碘盐监督管理,持续消除碘缺乏病
9	2002	科学补碘、健康成长
10	2003	食用碘盐,保护儿童智力发育
11	2004	科学补碘,预防出生缺陷与智力残疾
12	2005	控制碘缺乏,保护母婴健康
13	2006	普及碘盐十年,人口素质提高
14	2007	坚持食用碘盐,预防出生缺陷
15	2008	坚持食用碘盐,享受健康生活
16	2009	全社会共同参与,持续消除碘缺乏病
17	2010	科学补碘,持续消除碘缺乏病
18	2011	坚持科学补碘,预防碘缺乏病
19	2012	坚持因地制宜,持续科学补碘
20	2013	科学补碘,保护智力,成就梦想
21	2014	科学补碘,保护智力正常发育
22	2015	科学补碘,重在生命最初 1 000 天
23	2016	坚持科学补碘,建设健康中国
24	2017	每天一点碘,健康多一点
25	2018	"碘"亮智慧人生,共享健康生活
26	2019	科学补碘益智,健康扶贫利民
27	2020	众志成城战疫情,科学补碘保健康
28	2021	科学补碘,健康一生
29	2022	智慧人生健康路,科学补碘第一步
30	2023	科学补碘三十年,利国利民保健康

三、碘缺乏病健康教育策略

普及碘缺乏病健康知识离不开防治知识传播。通过各类场所和不同的传播途径,使不同人群均能便捷获取所需的碘缺乏病防治知识和技能是全社会的任务。开发权威的科普材料,打造全媒体平台,发布碘缺乏病防治核心信息,出版、推介碘缺乏病防治科普读物,制作不同语言版本的宣传品。国家、省级地方病专业防治机构建设权威的科普信息传播平台。持续引导人民群众树立正确健康观,使之完成从提高认知到改变态度再到主动实践的转变,形成健康的生产、生活行为方式。教育部门在中小学开展学校健康教育,将碘缺乏病防治知识纳入学校健康教育内容,这是中小学生全面、系统普及碘缺乏病健康知识所必需的,也是提升全民健康素养水平的基础。社区要将居民碘缺乏病防治知识普及纳入工作日程,可以与社区卫生服务机构一起,依托国家基本公共卫生服务项目,组织开展碘缺乏病防治知识普及活动。媒体运用广播、电视、报纸等传统媒体以及微博、微信等新媒体,采用人民群众喜闻乐见的语言和方式,广泛开展碘缺乏病防治知识的健康教育和科普宣传。传播材料应力求科学、易懂、具吸引力。使用之前,应做预实验。表6-2是针对不同人群的健康教育策略,供参考。

表6-2　针对不同人群的健康教育策略

学生	✓ 将碘缺乏病健康教育内容列入学校课本并安排讲课 ✓ 开展碘盐鉴别活动 ✓ 举办作文比赛 ✓ 安排课外社会活动,如让学生到零售店或社区向居民、家长宣传碘缺乏病危害和吃碘盐的好处 ✓ 大众传媒
家庭主妇	✓ 利用学校召开家长会宣传 ✓ 作为学生课外活动的内容,向家长宣传碘缺乏病危害和吃碘盐的好处 ✓ 召开妇女座谈会 ✓ 开展地方文艺宣传活动 ✓ 大众传媒
村干部和基层卫生人员	✓ 将碘缺乏病健康教育列入其工作目标管理 ✓ 举办培训班 ✓ 大众传媒
零售店人员	✓ 印发有宣传内容的宣传画 ✓ 盐业部门、村干部、卫生人员对其进行培训、宣传教育 ✓ 大众传媒

四、碘缺乏病健康教育技巧

(一) 健康教育材料使用技巧

基层经常会接到上级下发的疾病防治包括碘缺乏病防控的宣传画、宣传单、简报等可用于公共场所或单位的健康教育材料和宣传品。这些属于大众宣传品,在使用上同样存在着技巧问题。一般来说这类材料只能由大众选择性地接受,传播者不可能向群众作直接的讲解、说明,在使用时应加以注意,如经常使用的宣传画在张贴时应该选择合适的地方。

1. **地点**　选择人们经常通过而又容易驻足的地方。

2. **位置**　摆放的高度应以受众观看、阅读时不必过于仰头为宜。有些宣传画、墙报,特别是报纸,张贴过高,看起来很费劲,甚至不被人注意,就会失去意义。

3. **光线**　宣传品应张挂在光线明亮的地方。在许多县、乡医院以及乡村卫生室,把墙报等宣传品挂贴在光线不充足的走廊里,使健康教育知识的传播流于形式。

4. **更换**　一种材料不宜在一个位置留置过久,2~3周后应予更换,这样可以使受者保持新鲜感。同时,一种材料置留过久也容易损坏,适时更换有利于材料的保护。

（二）传播渠道的选择

传播渠道对传播效果有直接的影响。传播渠道选择不当,传播就不会收到预期的效果,必然造成不必要的人、财、物的浪费。所以了解有关传播渠道的规律、掌握选择传播渠道的基本原则非常必要。

一项重要的信息,需要尽快在社会上传播,必然要首先借助大众传播媒介;而在工作的不同阶段,传播渠道的利用也有不同的侧重。如实现普及碘盐的目标,在开始阶段要通过尽可能多的大众传播媒介使全社会都知道,以造成声势;而随着工作的深入,要促进购买和食用碘盐的行为,更适宜采用人际传播的方式。

不同的目标人群对健康信息的需求、态度和接受能力等有很大的差别。对于文化水平较高的城市妇女通过大众传播媒介使她们了解碘缺乏的危害和预防要点之后,基本上可以促使她们购买和食用碘盐;而对于地处偏远山区的农村主妇,可能大众媒介对她们缺乏影响力,则需要借助人际传播的方式。

此外,还需要依据具体条件来确定。在有充足的人、财、物力的条件下,可充分利用一切可以利用的传播渠道开展传播活动。但是实际情况往往受到条件的限制,如在边远贫困地区的人们文化程度普遍不高,利用新媒体能力不如城镇居民,所以,电视、广播还是主要传播渠道,在最佳时间、反复多次的播放广播也可以收到较好的效果。

如果条件具备,要取得更好的传播效果,需要大众与人际传播相结合,不同的传播媒介相结合。在人际传播中可结合使用音像制品或宣传画、折页、小册子等印刷材料,即使配合使用成本较低的传单,也能使传播产生较好的效果。

总之,在实际工作中传播渠道的选择要根据具体情况而定,根据不同的需要和信息内容、不同的目标人群、不同的时间和地区等合理选择传播渠道。

五、碘缺乏病健康教育的评估

1. 在开展健康教育活动的县,每个县按一定的抽样方法抽取具有代表性的目标人群,如在校学生,教师及家庭主妇等人群进行问卷调查并对家中食盐进行半定量测定。

2. 评估在健康教育活动开展前以及活动开展后 3~6 个月各进行一次。

（苏晓辉　郑庆斯）

附：碘缺乏病知识问卷示例

学生碘缺乏病知识问卷

_____地区(市)_____县_____乡_____村

_____小学_____年级,姓名_____

1. 人体缺碘的最主要危害是什么?（只选一个答案）

(1) 影响智力和生长发育　　(2) 腹泻(拉肚子)　　(3) 头痛　　(4) 不知道

2. 预防缺碘最好的方法是什么?（只选一个答案）

(1) 吃肉　　(2) 吃碘盐　　(3) 吃蔬菜水果　　(4) 吃药　　(5) 不知道

3. 你是从哪里获得碘缺乏病知识的?（可选多个答案）

(1) 家长　　(2) 学校　　(3) 电视　　(4) 广播　　(5) 板报、宣传画　　(6) 宣传单

(7) 报纸　　(8) 同学、伙伴　　(9) 其他

4. 你向父母讲过碘缺乏病知识吗?

(1) 讲过,内容

_____

(2) 没讲过

调查员:　　　　　　　　单位:　　　　　　　　调查日期:

*第1、2题为知识题,可统计正确答案的百分率,并作干预前后的对比,不统计得分;第3题关于知识的来源,不计分,但各地可自行统计,为针对性地选择碘缺乏病知识传播途径提供参考;第4题可作统计,所提供的内容可为效果评估提供参考。

教师碘缺乏病知识问卷

_____地区(市)_____县_____乡_____村_____小学

姓名_____

1. 人体缺碘的最主要危害是什么?(只选一个答案)

(1) 影响智力和生长发育　　(2) 腹泻(拉肚子)　　(3) 头痛　　(4) 不知道

2. 预防缺碘最好的方法是什么?(只选一个答案)

(1) 吃肉　　(2) 吃碘盐　　(3) 吃蔬菜水果　　(4) 吃药　　(5) 不知道

3. 你是从哪里获得碘缺乏病知识的?(此题为多选题)

(1) 接受过培训　　(2) 医生或防疫人员　　(3) 电视　　(4) 广播　　(5) 宣传栏

(6) 宣传单　　(7) 书刊、报纸　　(8) 其他

4. 您向学生或亲友宣传过碘缺乏病知识吗?

(1) 宣传过,内容

_____

(2) 没宣传过

调查员:　　　　　　　　　单位:　　　　　　　　　调查日期:

　＊第1、2题为知识题,可统计正确答案的百分率,并作干预前后的对比,不统计得分;第3题关于知识的来源,不计分,但各地可自行统计,为针对性地选择碘缺乏病知识传播途径提供参考;第4题可作统计,所提供的内容可为效果评估提供参考。

家庭主妇碘缺乏病知识问卷

_____地区(市)_____县_____乡_____村

姓名_____,年龄_____周岁

文化程度:

1. 没上过学　　2. 小学　　3. 初中　　4. 高中　　5. 大学　　6. 大学以上

职业:

1. 农民(渔民、牧民)　　2. 工人　　3. 服务业人员　　4. 科技人员(包括教师、记者等)

5. 机关干部　　6. 医生　　7. 家务　　8. 其他

问题:

1. 人体缺碘的最主要危害是什么?(只选一个答案)

(1) 影响智力和生长发育　　(2) 腹泻(拉肚子)　　(3) 头痛　　(4) 不知道

2. 预防缺碘最好的方法是什么?(只选一个答案)

(1) 吃肉　　(2) 吃碘盐　　(3) 吃蔬菜水果　　(4) 吃药　　(5) 不知道

3. 你是从哪里获得碘缺乏病知识的?(可选多个答案)

(1) 孩子　　(2) 医生　　(3) 亲戚朋友　　(4) 电视　　(5) 广播　　(6) 宣传栏

(7) 宣传单　　(8) 报纸　　(9) 商店(食杂店)　　(10) 学校　　(11) 其他

4. 你们家通常在哪里买盐?(只选一个答案)

(1) 超市或商店　　(2) 集贸市场　　(3) 私人小店　　(4) 流动盐商(包括以物易物)

(5) 亲戚、朋友送的　　(6) 其他

5. 家中食用盐半定量检测结果(由调查员测定)

(1) 碘盐　　　　(2) 非碘盐

调查员:　　　　　　　　　单位:　　　　　　　　　调查日期:

　＊第1、2题为知识题,可统计正确答案的百分率,并作干预前后的对比,不统计得分;第3题关于知识的来源,不计分,但各地可自行统计,为针对性地选择碘缺乏病知识传播途径提供参考;第4、5题可作统计,所提供的内容可为效果评估提供参考。

第三节　燃煤污染型地方性氟中毒健康教育

地方性氟中毒是指在特定的自热环境中,人体通过饮水、空气、食物、砖茶等介质摄入过量氟而导致的全身性慢性中毒病变。氟中毒是一种地球化学性疾病,主要病理改变发生在骨骼和牙齿,表现为氟骨症和氟斑牙。实践证明,采取以健康教育为先导,实施以改良炉灶等能够切断氟污染途径的综合措施,能够取得较好效果。

本节以燃煤污染型地方性氟中毒(即燃煤型地方性氟中毒)为例介绍健康教育项目的计划、实施与评估三部分内容。

一、计划

计划是实施燃煤污染型地方性氟中毒健康教育干预的决策过程。它通过对病区氟中毒流行程度和存在的主要危险因素的调查,提出解决问题的目标以及为实现这些目标所采取的一系列具体方法、步骤和策略,为健康教育计划实施奠定基础,同时为科学评价其效果提供量化指标,主要包括以下内容。

(一)需求评估

在制订健康教育计划前,要制定基线调查方案,调查了解病区地方性氟中毒流行和防治情况、经济条件、文化水平、住房状况、主食构成、燃料结构、燃烧方式、食物干燥储存方法、群众对地方性氟中毒危害和防治的了解情况、可利用的传播资源、卫生网络及人员状况、计划执行机构是否具备开展健康教育的能力等,为制订健康传播计划提供必要的基础资料。

(二)确定计划目标

根据需求评估,制定健康教育计划目标。一般来说计划目标分为总体目标和具体目标。

1. **总体目标**　总体目标是指计划理想的最终结果。它是指远期的、宏观的效果。例如,某省制定的燃煤污染型地方性氟中毒健康教育远景规划,其总目标定为:某省争取用 15 年左右的时间,通过采取以健康教育为基础,实施改良炉灶为主的综合措施基本控制燃煤污染型地方性氟中毒流行。

2. **具体目标**　具体目标是为实现总目标所要达到的具体结果,要求是明确的、具体的、可测量的指标,这必须回答:"Who——对谁? What——实现什么变化? When——在多长限期内实现这种变化? Where——在多大范围内实现这种变化? How much——变化程度多大? How to measure it——如何测量这种变化?"

具体目标一般分为教育目标:例如,项目实施一年后,海子乡小学三年级至初中三年级学生燃煤污染型地方性氟中毒防治知识的知晓率达到 80% 以上;行为目标:例如,项目实施二年后,海子乡 80% 的农户采用排烟设施齐全的炉灶燃煤;健康目标:例如,项目实施 7 年后,海子乡 8~12 岁学生氟斑牙检出率≤30%。

(三)确定目标人群

目标人群可分为三级。

一级目标人群:计划希望这些人群将实施所建议的健康行为。例如,燃煤污染型地方性氟中毒病区的家庭妇女、中小学生等。

二级目标人群:对一级目标人群有重要影响的人,或能激发教育和加强一级目标人群的行为和理念的人,包括燃煤污染型地方性氟中毒病区的乡村医生、学校教师、村组干部等。

三级目标人群:指决策者、经济资助者和其他对计划成功有重要影响的人。例如,燃煤污染型地方性氟中毒病区所属县的党委、政府、人大、政协、妇联、卫生、教育、财政、民政、新闻等部门的负责人。

(四)确定干预场所

健康教育计划是否得到有效实施,一定程度上取决于干预场所选择是否合理。在燃煤污染型地方性氟中毒病区实施健康教育干预,应重点选择以下干预场所。

1. **中、小学校**　由于少年儿童可塑性强,他们在年龄范围、社会阅历方面具有同质性,又有群体生活,便于组织教育等优点,兼之他们与家庭和社会的密切关系,教育效果能向社会人群辐射,是理想的干预场所。例如,由受训的学校教师向学生传播燃煤污染型地方性氟中毒防治知识,再通过接受教育的学生向病区家庭辐射,可收到良好效果。

2. 病区家庭　家庭是社会的基本细胞,家庭成员之间易于互通信息,在观念和行为上容易相互影响,特别是在病区农村由于受传播资源的限制,挨门逐户的人际传播和专题小组讨论会往往是其主要的传播形式。

3. 街道、车站、集贸市场等公共场所　这些场所人员流动性大、背景复杂,在这些场所制作墙体标语或利用赶集日开展健康咨询等活动,传播覆盖面宽,辐射作用较强。

4. 乡、村医疗机构　大多数居民每年都要就医求诊,患者对健康知识求之若渴,容易接受健康咨询。例如,在燃煤污染型地方性氟中毒病区乡镇卫生院设立健康教育处方服务,是预防控制燃煤污染型地方性氟中毒的可持续机制。

(五) 制定传播策略

传播策略的制定要紧紧围绕目标人群的特征及预期达到的目标,一般应包括健康教育策略、社会策略、环境策略三个方面。

1. 健康教育策略

(1) 确定提供的信息和技能服务

信息:应根据需求评估结果,以疾病流行程度和主要影响因素为依据,筛选针对性强、受众易于接受的核心信息。例如,在一个主食大米、喜食辣椒、冬季有完善排烟设施的取暖铁炉,夏季使用敞式台灶燃煤,病情以牙齿受损为主的燃煤污染型地方性氟中毒病区,其核心信息应选择改良台灶,将煤烟排除室外;采用免遭煤烟污染的方式干燥储存辣椒;防治室内敞灶燃煤污染,保护新一代儿童牙齿健康等。

技能:指燃煤污染型地方性氟中毒病区的炉灶改良技术和炉灶使用的正确方法。

服务:由受训的基层卫生人员和干部指导病区家庭掌握燃煤污染型地方性氟中毒防治知识;由接受过专门培训的技工,按照规范的技术方案实施改良炉灶工程。

(2) 确定传播渠道和媒介:根据病区不同的目标人群、可利用的传播资源等情况选择传播渠道和媒介。燃煤污染型地方性氟中毒往往发生在贫困地区的农村,在这类病区可根据当地实际选用以人际传播为主大众传播相结合的综合传播策略。

2. 社会策略　制定支持性政策、法规和正式或非正式的规定。例如,燃煤污染型地方性氟中毒区政府出台实施健康教育干预的文件,病区村制定村规民约等。

3. 环境策略　改变社会环境和物理环境。例如病区供销部门不销售无排烟设施的炉具,提供改良炉灶所需零部件,为群众及时维修炉灶提供服务等。

(六) 确定监测与评价的内容和方法

监测与评价是保证燃煤污染型地方性氟中毒健康教育项目向目标顺利前进,衡量健康教育效果的重要措施。因此,必须建立一个严密的监测与评价系统。对监测与评价的活动、指标、方法、时间、人员做出明确的计划。

二、实施

实施是按照计划设计所规定的方法和步骤组织具体的活动,并在实施过程中修正和完善计划的过程,也是体现计划根本思想的具体活动和行动。

实施工作包括建立实施的组织机构、制定实施时间、制作健康教育材料、项目启动与人员培训、提供必须设备和设施、实施健康教育计划、收集整理资料和撰写总结报告。

(一) 建立实施的组织机构

实施的组织机构包括领导实施工作的领导机构和具体承担实施工作的执行机构。领导机构由政府或相关部门领导、业务工作的负责人组成,其主要职责是审核实施计划和经费预算、听取项目进展报告、提供政策支持,研究解决计划执行中的困难和问题。执行机构由相关部门业务人员组成,其主要职责是执行计划,实现目标。

（二）制定实施时间表

列出实施工作内容、工作地点、工作进度、负责人员、经费预算、特殊需求等。

（三）制作健康教育材料

在实施健康教育与健康促进计划时，如何选择和制定适合的健康传播材料是一项关键性的工作。为保证科学的制作，正确地使用健康传播材料，提高传播效果，材料制作应遵循以下6个程序：

1. **分析需求和确定信息**　在制作传播材料之前，首先要了解目标人群对燃煤污染型地方性氟中毒防治知识的知晓情况，即懂得哪些知识，不懂得哪些知识，需要什么样的信息。同时，还要了解现有的传播材料状况，有哪些可以利用，数量多少。

2. **制订制作计划**　根据需求和确定的信息内容制订计划，其内容应包括制作材料的种类、数量、使用范围、发放渠道、使用方法、经费预算、时间安排、评价方法及承办人员。

3. **形成初稿**　初稿的设计与制作应由材料制作专业人员（文编、美术、摄影、摄像专业人员）和健康教育人员（包括相关业务人员）根据确定的信息内容在一定时期内共同完成。

4. **预实验**　传播材料的初稿形成后应在一定数量的目标人群中实验性使用，了解目标人群是否读得懂、看得明白，有什么意见或建议，喜欢什么样的表现形式。材料制作人员应对预实验中提出的问题和意见进行分析、整理和修改。预实验的次数应根据初稿的质量、预实验对象的意见和修改稿的情况确定，一般需要2~3次。

5. **生产发放与使用**　健康传播材料定稿之后，应按计划确定生产数量、生产单位，尽快安排生产，同时确定发放渠道，组织好发放工作。传播材料发放之后，使用单位应尽快安排传播活动，并对传播者进行培训，使健康传播材料发挥最大作用。

6. **评价**　评价是为了了解材料制作过程、制作质量、分发与使用状况、传播效果等，其目的是总结经验，发现不足，指导其他的材料制作活动。

（四）项目启动与人员培训

1. **项目启动**　由当地健康教育计划实施工作领导机构召集，邀请政府及相关部门、人大、政协的领导，以及执行机构和新闻媒体的相关人员召开声势浩大的项目启动会，介绍项目的有关背景、工作目标和内容、执行周期和要求，使与会者了解项目的目的、意义，形成政府领导、部门合作、社会参与的工作格局。

2. **人员培训**　通过受训的"健教骨干"开展传播活动是传播策略中最重要的内容之一，因此，提高实施人员燃煤污染型地方性氟中毒防治知识，传播技能十分重要。培训程序应包括明确培训对象、对培训需求进行调查研究、确定培训目标、准备培训内容、确定培训方法、开展培训和评估培训效果。

（五）计划实施的质量控制

主要内容包括：

1. 对工作进程进行监测，掌握各项活动是否按照实施时间表要求进行，保证实施工作按预定计划进行。

2. 对活动内容进行监测，保证在实际工作中能够按照计划要求进行。

3. 对目标人群"知、信、行"水平的监测，目的是了解项目进行的质量，也是必要时调整传播策略的依据。

4. 对经费开支情况进行监测，有利于调整分项预算，控制总体预算，保证计划顺利实施。

（六）提供必须设备、设施包括交通工具、办公设施、材料制作设备、信息传播工具等。

三、评估

评估工作是燃煤污染型地方性氟中毒健康教育的重要组成部分，贯彻于整个计划设计和实施过程，甚至还要追溯到项目结束后若干年。主要包括过程评价和效果评价。

（一）过程评价

过程评价是燃煤污染型地方性氟中毒健康教育计划实施过程中监测计划各个环节的综合评价，了解并保证计划的各项活动能按计划的程序发展，目的在于控制计划的质量。

（二）效果评价

效果评价的目的是确定干预的效果,包括近期、中期和远期效果评价。

1. **近期效果评价** 近期评价的重点在于评价知识、态度、信念以及资源、技术等。例如,目标人群燃煤污染型地方性氟中毒防治知识的掌握情况。

2. **中期效果评价** 中期效果评价主要评价行为目标是否达到,环境状况是否得到改善。例如,改良炉灶率、改良炉灶正确使用率。

3. **远期效果评价** 远期效果评价是评价健康教育计划的最终目的是否实现。即计划对目标人群健康状况的影响,病区是否达到控制标准。

（安 冬）

第四节 饮茶型地方性氟中毒健康教育

饮茶型地方性氟中毒是长期饮用高氟砖茶所致,是典型的生活习惯病,通过健康教育和健康促进改变长期大量饮高氟砖茶习惯是防治本病的重要手段。在砖茶产区和饮茶型地方性氟中毒病区广泛开展饮茶型地方性氟中毒危害宣传,普及防治知识,杜绝生产和饮用高氟砖茶,科学饮用低氟砖茶,提高群众的防病意识,促进健康理念和健康行为的形成,能够有效控制饮茶型地方性氟中毒的发生。

一、饮茶型地方性氟中毒健康教育应遵循的原则

（一）结合法制教育的原则

《中华人民共和国食品安全法》和 GB 19965—2005《砖茶氟含量》规定:砖茶氟含量应≤300mg/kg,以贯彻宣传《中华人民共和国食品安全法》为契机,加强对生产企业、批发零售商家和广大消费者宣传,加大市场监管,适时报道市场整治新闻,提高群众食品安全意识。

（二）科学性和准确性原则

科普宣传要普及饮茶型地方性氟中毒氟的来源、人体对氟的需要和耐受、中毒机制和表现及如何防治等内容。氟的摄入要从总摄氟量观念出发,《中国居民膳食指南》建议我国成人日摄氟总量应低于为1.5mg,最大耐受日摄氟总量为3.5mg,掌握本地除茶水氟外的氟摄入本底和当地主要砖茶的氟含量,尤其是本地饮水氟、燃煤氟含量情况,科学推荐本地砖茶适宜品种和饮用量。

健康教育开展前要做充分的评估工作,利用"格林模式"和"知信行"模式分析当地健康教育现况,摸清基本情况,找出在知识、信念、态度、行为和环境支撑等方面存在有利和不足因素,有针对性地制定本地健康教育和健康促进策略及实施方案,准确发力,优先解决防治知识缺乏,在此基础上逐步培养健康理念,提供政策环境支持(如普供低氟砖茶),最终达到改变行为之目的。饮茶型地方性氟中毒的特点是"儿童氟斑牙轻,成人氟骨症重",尤其是闲居在家的老人,终日大量饮用砖茶水,摄氟严重超标,同时强调饮茶型地方性氟中毒是慢性积累性中毒,减少氟摄入预防发病是重中之重,一旦形成氟骨症极难治疗且治疗效果不好。

（三）广泛、多次原则

饮用高氟砖茶习惯是西部地区少数民族文化重要习俗,是每个人一生中每日生活不可或缺部分,改变人们千百年来形成的饮茶习惯是一件十分不易的事情。必须采用多模式、多渠道、广覆盖、多轮次的方式开展健康教育和健康促进,每次干预后都认真开展评估,不断总结经验,提升干预效果。

（四）全社会参与原则

病区各级政府将饮茶型地方性氟中毒健康教育和健康促进工作列入地方病防治总体规划,制订年度工作计划,明确各部门相应职责,确定目标责任,给予相应的工作经费、人员保障和政策支持,建立统一的信息网络,确保各项工作落到实处。充分发挥地方各种社会组织作用,有计划、有组织地广泛开展饮茶型地方性氟中毒防治知识宣传工作。相关各级各部门参与饮茶型地方性氟中毒防治宣传和健康促进的工

作人员都要进行系统培训和管理。形成全社会关心和参与饮茶型地方性氟中毒防治工作局面。经过多年健康教育,四川省饮茶型地方性氟中毒病区高氟砖茶的饮用量有了明显的下降,高氟砖茶由十年前的年人均 5.5kg 下降至目前的年人均 1.2kg,收到了较好防治效果,极大地减轻了饮茶型地方性氟中毒危害。

二、确定目标人群,有针对性开展健康教育

在砖茶的生产环节,目标人群是生产企业的主要负责人及管理者,他们肩负着生产合格低氟砖茶的重任。在销售环节,目标人群是各级批发和零售商经营者,要求他们下架高氟砖茶,推广销售合格砖茶。在使用环节,病区的广大群众是主要的目标人群,尤其是家中主妇、家中砖茶采购人员、老年居民等,家中的中小学生和僧侣也是重要的目标人群,中小学生和僧侣相对文化知识水平较高,易于理解接受防治知识,可通过"小手牵大手"和宗教活动传播防治知识。对中小学生宣传主要以学校健康教育课为主,课程增加饮茶型地方性氟中毒形成原因、主要表现和防治办法等内容。对病区僧侣可通过民族宗教管理部门普及防治知识,内容参照学校健康教育材料。对广大病区群众的宣传,主要以大众传播为主,可通过电视、广播、新媒体、单位网页等渠道,采用电视报道和讲座、公益广告、短视频、宣传画等方式,同时人际传播也是重要的手段,可通过受训后乡村干部、乡村医生、学生和僧侣进行人际传播,如健康咨询、座谈、农民夜校、社区教育等形式。

三、健康教育的内容与形式

饮茶型地方性氟中毒防治的健康教育内容主要以《国家卫生健康委办公厅关于印发饮茶型地方性氟中毒健康教育核心信息的通知》中列出的核心信息为主,针对不同的目标人群宣传的核心信息有所侧重,砖茶生产和经营者侧重于法制宣传,病区群众侧重于饮茶型地方性氟中毒的危害、临床表现和防治知识,健康教育形式可以灵活多样。所有文字影视材料要结合当地民族情况,翻译成当群众听得懂民族语言,对于偏僻落后的地区,尽量以动画漫画形式宣传,宣传画要精美,经费许可尽量用实用的生活小物件制作宣传品(包括小包装定制的低氟砖茶),中小学生和僧侣采用统一教材,列入课时安排,师资统一培训,民间文艺小团体可以将防治知识编成故事、小品、山歌、顺口溜等形式宣传,社区医院和地方组织要建立固定健康宣传阵地。

（杨小静）

第五节　地方病健康教育核心信息

一、碘缺乏病

1. 碘是人体合成甲状腺激素的主要原料。

2. 甲状腺激素参与身体新陈代谢,维持所有器官的正常功能,促进人体,尤其是大脑的生长发育。

3. 孩子大脑发育从母亲怀孕就开始了。胎儿期和婴幼儿期(1~3 岁)是孩子大脑发育的关键时期。如果孩子在胎儿期和婴幼儿期缺碘,会影响大脑正常发育,严重的造成克汀病、听力障碍、智力损伤等。

4. 胎儿所需要的碘全部来自母亲,因此,孕妇碘营养不足会造成胎儿缺碘。如果孕期严重缺碘会出现胎儿流产、早产、死产和先天畸形。

5. 妊娠期和哺乳妇女对碘的需要量明显多于普通人群,需要及时补充适量的碘。

6. 成年人缺碘可能会导致甲状腺功能低下,容易疲劳、精神不集中、工作效率下降。

7. 碘缺乏病是由于外环境缺碘,造成人体碘摄入不足而发生的一系列疾病的总称。我国 2000 年消除碘缺乏病以前,碘缺乏病区的儿童中 5%~15% 有轻度智力障碍(智商 50~69),6.6‰的人患地方性克汀

病(呆傻症),严重影响当地人口素质。

8. 碘缺乏病是可以预防的,最简便、安全、有效的预防方式是食用碘盐。

9. 我国大部分地区外环境(水、土壤等)几乎都缺碘,尤其山区、丘陵、河谷地带、荒漠化地区和河流冲刷地区缺碘较为严重。外环境缺碘的现状很难改变,如果停止补碘,人体内储存的碘最多能维持 3 个月,因此要长期坚持食用碘盐。

10. 自 2000 年以来,我国完成的各类监测或调查(碘缺乏病、碘盐监测、高水碘地区调查和高危地区调查)结果显示,人群碘营养总体处于适宜范围。

二、地方性氟中毒

1. 地方性氟中毒简称"地氟病",是在特定的自然环境中,人体通过饮水、空气、食物、茶等介质摄入过量氟而导致的全身性慢性中毒病变。地方性氟中毒是一种地球化学性疾病。

2. 地方性氟中毒在我国大陆分布广泛,除上海市、海南省外的各省、自治区、直辖市均有病区,分 3 种类型,即饮水型、燃煤污染型和饮茶型。

3. 饮水中氟化物超标是饮水型地方性氟中毒病区形成的主要原因。

4. 燃煤污染型地方性氟中毒病区形成的主要原因是,当地居民长期使用无排烟道的土炉灶做饭或敞炉灶烤火、熏烤粮食、蔬菜等,造成室内空气氟含量过高,污染粮食及其他食物,使人体摄入过多的氟。

5. 高氟砖茶和特殊的饮食砖茶习惯(奶茶、酥油茶、砖茶水等)是导致病区居民氟摄取过量而发生饮茶型地方性氟中毒的原因。

6. 我国生活饮用水卫生标准规定,大型集中式供水氟含量限值为 1.0mg/L,小型集中式供水和分散式供水氟含量限值为 1.2mg/L。我国砖茶含氟量标准规定,砖茶含氟量不超过 300mg/kg。

7. 消化道是氟进入人体的主要途径。

8. 地方性氟中毒的主要临床表现为氟斑牙和氟骨症。氟斑牙表现为牙齿表面失去光泽、出现粉笔样白色、黄色或棕色,严重者出现缺损。氟骨症表现为骨关节疼痛、变形、功能障碍,严重者丧失劳动能力甚至瘫痪。

9. 饮水型地方性氟中毒的主要预防措施是改换低氟水源,如打低氟深水井、引江河湖泊等低氟地面水,干旱缺水地区可窖水或屋檐集水。在无低氟水源的病区,可选用铝试剂、羟基磷灰石、骨炭等除氟剂化学除氟,也可用电渗析、反渗透等物理降氟方法。

10. 燃煤污染型地方性氟中毒的主要预防措施是:改炉改灶,改变传统的敞炉敞灶燃煤习惯,必须保证炉灶要有烟囱和炉盖,或使用电等清洁能源;不要将食物悬挂在炉灶上方熏烤,采取自然晾晒或利用烤烟房烘干,密闭储存食物,在食用前要进行淘洗,以减少机体对氟的摄入。

11. 对于长期大量喝砖茶而导致的饮茶型地方性氟中毒,主要的防治办法就是不喝劣质的砖茶。

12. 目前尚无治疗地方性氟中毒的特效药物,主要靠预防。减少机体对氟的摄入,改善生活条件,增强机体抵抗力。

13. 地方性氟中毒病区儿童应避免使用含氟牙膏。

三、地方性砷中毒

1. 地方性砷中毒简称"地砷病",是居住在特定地理环境条件下的居民长期通过饮水、空气、食物摄入或吸入过量的无机砷而引起的以皮肤色素脱失和/或过度沉着、掌跖角化或癌变为主的全身性慢性中毒。地方性砷中毒是一种地球化学性疾病。

2. 环境和/或生活饮用水中砷元素含量超过国家标准,但无砷中毒病情发生的地区为高砷区。环境砷含量超标,但只发现可疑砷中毒患者的地区称为潜在病区。有确诊的砷中毒患者的地区称为病区。

3. 地方性砷中毒病区(包括高砷区和潜在病区)在我国大陆分布广泛,共涉及 19 个省、自治区。病区分 2 种类型,即饮水型和燃煤污染型。

4. 饮水中无机砷含量超标是饮水型地方性砷中毒病区形成的主要原因。

5. 我国生活饮用水卫生标准规定,大型集中式供水砷含量限值为 0.01mg/L,小型集中式供水和分散式供水砷含量限值为 0.01mg/L。

6. 燃煤污染型地方性砷中毒病区形成的主要原因是,当地居民长期使用无排烟道的土炉灶做饭或敞炉灶烤火、熏烤粮食、蔬菜等,造成室内空气砷含量过高,污染粮食及其他食物,使人体摄入过多的砷。

7. 在地方性砷中毒病区,长期慢性中毒可能导致恶性肿瘤发病增加,各器官和系统均有可能发生,以皮肤、呼吸、消化和泌尿等器官和系统比例为高。

8. 改饮低砷水是预防饮水型地方性砷中毒最有效的措施。

9. 燃用低砷煤、改炉改灶是预防燃煤污染型地方性砷中毒的主要措施。

10. 目前尚无治疗地方性砷中毒的特异性有效药物。治疗原则:一是驱砷治疗,促进体内毒物排出;二是对症综合治疗。

四、大骨节病

1. 大骨节病是一种地方性、多发性、变形性骨关节疾病。

2. 大骨节病发病主要在儿童期,发病早期骨关节疼痛,手指弯曲或指末节下垂。

3. 大骨节病轻者关节粗大、疼痛、活动受限,重者身材矮小、关节畸形,丧失劳动能力和生活自理能力,终身残疾。

4. 大骨节病重在预防。关节已经发生变形,其病变是无法治愈的。

5. 大骨节病病区可因地制宜地采取旱田改为水田,改主食玉米为大米或改种蔬菜或经济作物或在适宜的山区,退耕还林、退耕还牧或搬迁,主食粮食由市场购买。

6. 在大骨节病病区推广科学种田,快收快打、防霉防潮、干燥贮藏。

7. 大骨节病发病与居住环境易导致粮食中致病因子超常聚集、生活水平低下有密切关系。致病因子初步认定是真菌毒素。

8. 大骨节病的关节增粗、变形,目前还没有确切、特异、有效的治疗方法。原则上可参考现行骨关节炎的治疗方法。

五、克山病

1. 克山病是一种原因未明的地方性心肌病,临床上分四种类型:急型、亚急型、慢型和潜在型。该病主要侵犯心肌,表现为心肌的变性、坏死、修复等改变。

2. 克山病多发人群为生育期妇女和儿童,其中北方病区急型克山病以生育期妇女多发,南方病区亚急型克山病几乎全部发生在儿童,特别以 2~7 岁幼儿多发。

3. 克山病与膳食营养关系密切,膳食结构单一、营养低下和低硒可使发病增加。

4. 克山病多发生在病区农村食用自产粮人群,食用非病区粮不发病。

5. 克山病的临床表现,通常表现为全身不适,心难受、胸闷、恶心、脸色苍白、下肢浮肿等症状体征。

6. 急型克山病治疗的关键是要做到"三早一就地",即早发现、早诊断、早治疗,就地静脉推注大剂量维生素 C 和采取升压、扩容、亚冬眠、纠正心律失常等对症治疗措施,多数患者均能缓解症状。

7. 亚急型克山病治疗应针对充血性心力衰竭采取对症治疗,出现心源性休克时按急型处置。

8. 慢型克山病要注意治疗充血性心力衰竭。要抓住强心、利尿、扩张血管、纠正心律失常、营养心肌及对症治疗等 6 项原则。

9. 克山病是可以预防的,提高生活水平,改善膳食结构,增加营养,减少发病诱因。大面积预防可投放硒盐,小面积预防可投放硒片。

10. 克山病病因主要有三种学说,硒缺乏+某因子(SeD+α);与肠道病毒特别是柯萨奇病毒感染高度相关;谷物污染所产生的黄绿青霉素(CIT)。

(王宇　王莉　张兆军)

附：地方病健康教育处方

碘缺乏病患者健康教育处方

姓名：　　　　性别：　　　　年龄：　　　　诊断：

碘缺乏病是由于自然环境中碘缺乏引起的机体碘营养不良所表现的一组疾病的总称,包括地方性甲状腺肿、地方性克汀病、地方性亚临床克汀病,以及孕妇碘缺乏导致的流产、早产、死产和新生儿先天畸形等。

碘缺乏可对各年龄人群产生危害。成人碘缺乏病的主要症状是甲状腺肿大,可引起颈部变粗、呼吸困难、吞咽困难、声音嘶哑等。孕妇较严重的碘缺乏可导致新生儿克汀病,引起新生儿不同程度的智力障碍、聋哑、神经运动功能障碍、听力障碍、体格发育障碍等,常称"呆、小、聋、哑、瘫"。地方性克汀病一旦发生,特别是两岁以后的确诊者,中枢神经系统的损伤基本上是不可逆的,而且治疗效果不佳。

碘缺乏病的预防非常关键。只要坚持长期食用合格碘盐,地方性克汀病和地方性甲状腺肿就可以有效控制或消除。

采取健康生活方式,积极治疗,有助于身体康复,改善生活质量。

健康指导建议(请关注"□"中打"√"条目)

● 健康生活方式

□ 食用碘盐是预防碘缺乏病最主要、最安全、最有效的措施。海带、紫菜等含碘量较高的海产品,也可作为补充途径。

□ 为防止碘损失,做饭时不宜过早放盐,临出锅时再放比较好。不要把碘盐放在锅里炒,更不要在油锅里煎炸。

□ 一次购买的加碘食盐不宜过多,存放时间不宜太长。

□ 用棕色遮光的瓶或带盖陶瓷罐盛放碘盐。碘盐存放在阴凉、干燥处,远离炉火,避免高温和日光直晒。

□ 食物多样,谷类为主,多吃新鲜蔬菜、水果、奶类、豆制品,适量吃鱼、禽、蛋、瘦肉。

□ 不吸烟(吸烟者戒烟)。

□ 避免接触二手烟。

□ 不饮酒。

□ 避免过度劳累,规律作息,保证睡眠充足。

□ 保持心情舒畅、情绪稳定,减轻精神压力。

● 治疗与康复

□ 甲状腺疾病患者遵医嘱补碘。

□ 育龄妇女、妊娠妇女和哺乳妇女如果不能通过碘盐途径补碘,可在疾病预防控制部门指导下服用碘油丸。

□ 补碘是预防缺碘引起的甲状腺肿的唯一有效办法,没有并发症的甲状腺肿一般无须手术治疗。

□ 在医务人员指导下,根据克汀病、亚临床克汀病患者的具体病情,进行智力、听力、运动等方面的专门训练,提高生活能力。

其他指导建议

医生/指导人员签名：　　　　咨询电话：　　　　日期：　　年　　月　　日

碘缺乏病患者健康教育处方使用说明

★ 使用对象:碘缺乏病患者,儿童患者的父母或看护人。

★ 使用方法

1. 本处方不能替代医务人员开具的医疗处方,主要用于患者健康生活方式指导。

2. 医务人员应结合患者的病情、健康危险因素等,提供有针对性的健康指导。

饮水型地方性氟中毒患者健康教育处方

姓名： 性别： 年龄： 诊断：

饮水型地方性氟中毒是因长期饮用含氟量高的水(由地理环境造成)引起的慢性中毒。该病主要损害牙齿和骨关节。早期以儿童牙齿受损为主,引起氟斑牙,表现为牙齿变色或缺损,中老年患者牙齿磨损严重,影响对食物的咀嚼。随着年龄增长,骨关节受损程度逐渐加重,导致氟骨症,表现为颈、腰和四肢大关节疼痛、变形、活动受限,重者可瘫痪。

采取健康生活方式,可防止病情加重,避免后代发病。对症治疗可缓解症状,改善生活质量。

健康指导建议(请关注"□"中打"√"条目)

● 健康生活方式

□ 注意保暖,减少寒冷刺激。

□ 饮用改水后的低氟水。

□ 在饮水型地方性氟中毒流行区,使用不含氟的牙膏。

□ 吃足量鱼、禽、蛋、瘦肉、奶类、豆制品等富含优质蛋白质的食物及富含维生素的蔬菜、瓜果。

□ 不吸烟(吸烟者戒烟)。

□ 避免接触二手烟。

□ 不饮酒。

□ 避免过度劳累,规律作息,保证睡眠充足。

□ 保持心情舒畅、情绪稳定,减轻精神压力。

● 治疗与康复

□ 可遵医嘱对症治疗。

□ 注意保护关节,减轻关节的负担,进行适当运动或活动。

□ 不建议进行长时间的爬山、爬楼以及各种下蹲类运动,也不宜进行繁重的家务劳动和生产活动。

□ 避免过度使用关节,避免用力过猛、抬举重物或节奏过快的动作。

□ 要适时改变姿势或活动关节,同一姿势不宜持续1小时以上。膝或髋关节受累患者应避免长久站立、跪位、蹲位和盘腿。

□ 经常进行关节的屈伸活动,充分舒展关节;经常做勾脚抬腿、侧抬腿等动作,锻炼肌肉力量。

□ 关节情况良好时,在医生指导下适当进行缓慢步行、原地踏步或拉伸肌肉等运动。

□ 可利用手杖、步行器等协助活动。活动时应小心谨慎,防止滑倒、跌伤或扭伤。

● 急症处理

□ 当出现关节肿胀、疼痛等症状急性加重时,应及时休息,减少行走、提重物等活动,可以进行勾脚抬腿锻炼,可以冰敷、外用消炎止痛软膏,必要时可遵医嘱用药,如果病情加重应及时就医。

其他指导建议

医生/指导人员签名： 咨询电话： 日期： 年 月 日

饮水型地方性氟中毒患者健康教育处方使用说明

★ 使用对象:饮水型地方性氟中毒患者。

★ 使用方法

1. 本处方不能替代医务人员开具的医疗处方,主要用于患者健康生活方式指导。

2. 医务人员应结合患者的病情、健康危险因素等,提供有针对性的健康指导。

燃煤污染型地方性氟中毒患者健康教育处方

姓名： 性别： 年龄： 诊断：

燃煤污染型地方性氟中毒是生活在高氟煤产区的居民,长期使用既无盖又无烟囱的地炉或破损炉灶燃煤,致使室内空气、食物受到氟污染,而引起的慢性中毒。该病主要损害牙齿和骨关节。早期以儿童牙齿受损为主,引起氟斑牙,表现为牙齿变色或缺损,中老年患者牙齿磨损严重,影响对食物的咀嚼。随着年龄增长,骨关节受损程度逐渐加重,导致氟骨症,表现为颈、腰和四肢大关节疼痛、变形、活动受限,重者可瘫痪。

采取健康生活方式,可防止病情加重,避免后代发病;对症治疗可缓解症状,改善生活质量。

健康指导建议(请关注"□"中打"√"条目)

● 健康生活方式

□ 注意保暖,减少寒冷刺激。

□ 使用电、天然气、沼气等清洁能源替代原煤,从源头上阻断氟污染。

□ 改良炉灶,安装密闭烟囱,将煤烟排到室外,降低室内氟污染。

□ 正确使用改良炉灶,不要敞开炉盖烤火或者烘烤食物。

□ 合理加工储存粮食。

□ 在室外利用日光晾晒玉米、辣椒等作物。

□ 粮食密闭储存。

□ 食物烹调和食用前淘洗,降低氟摄入量。

□ 在燃煤污染型地方性氟中毒流行区,使用不含氟的牙膏。

□ 吃足量鱼、禽、蛋、瘦肉、奶类、豆制品等富含优质蛋白质的食物及富含维生素的蔬菜、瓜果。

□ 不吸烟(吸烟者戒烟)。

□ 避免接触二手烟。

□ 不饮酒。

□ 避免过度劳累,规律作息,保证睡眠充足。

□ 保持心情舒畅、情绪稳定,减轻精神压力。

● 治疗与康复

□ 可遵医嘱对症治疗。

□ 注意保护关节,减轻关节的负担,进行适当运动或活动。

□ 不建议进行长时间的爬山、爬楼以及各种下蹲类运动,也不宜进行繁重家务劳动和生产活动。

□ 避免过度使用关节,避免用力过猛、抬举重物或节奏过快的动作。

□ 要适时改变姿势或活动关节,同一姿势不宜持续1小时以上。膝或髋关节受累患者应避免长久站立、跪位、蹲位和盘腿。

□ 经常进行关节的屈伸活动,充分舒展关节;经常做勾脚抬腿、侧抬腿等动作,锻炼肌肉力量。

□ 关节情况良好时,在医生指导下适当进行缓慢步行、原地踏步或拉伸肌肉等运动。

□ 可利用手杖、步行器等协助活动。活动时应小心谨慎,防止滑倒、跌伤或扭伤。

● 急症处理

□ 当出现关节肿胀、疼痛等症状急性加重时,应及时休息,减少行走、提重物等活动,可以进行勾脚抬腿锻炼,可以冰敷、外用消炎止痛软膏,必要时可遵医嘱用药,如果病情加重应及时就医。

其他指导建议

医生/指导人员签名: 咨询电话: 日期: 年 月 日

燃煤污染型地方性氟中毒患者健康教育处方使用说明

★ 使用对象:燃煤污染型地方性氟中毒患者。

★ 使用方法

1. 本处方不能替代医务人员开具的医疗处方,主要用于患者健康生活方式指导。

2. 医务人员应结合患者的病情、健康危险因素等,提供有针对性的健康指导。

饮茶型地方性氟中毒患者健康教育处方

姓名: 性别: 年龄: 诊断:

饮茶型地方性氟中毒是因长期饮用含氟量高的砖茶水、奶茶、酥油茶等引起的慢性中毒。该病主要损害牙齿和骨关节。早期以儿童牙齿受损为主,引起氟斑牙,表现为牙齿变色或缺损,中老年患者牙齿磨损严重,影响对食物的咀嚼。随着年龄增长,骨关节受损程度逐渐加重,导致氟骨症,表现为颈、腰和四肢大关节疼痛、变形、活动受限,重者可瘫痪。

采取健康生活方式,可防止病情加重,避免后代发病;对症治疗,可缓解症状,改善生活质量。

健康指导建议(请关注"□"中打"√"条目)

● 健康生活方式

□ 注意保暖,减少寒冷刺激。

□ 购买低氟砖茶,饮用低氟砖茶制作的茶水、酥油茶、奶茶等饮品。

□ 在饮茶型地方性氟中毒流行区,使用不含氟的牙膏。

□ 吃足量鱼、禽、蛋、瘦肉、奶类、豆制品等富含优质蛋白质的食物及富含维生素的蔬菜、瓜果。

□ 不吸烟(吸烟者戒烟)。

□ 避免接触二手烟。

□ 不饮酒。

□ 避免过度劳累,规律作息,保证睡眠充足。

□ 保持心情舒畅、情绪稳定,减轻精神压力。

● 治疗与康复

□ 可遵医嘱对症治疗。

□ 注意保护关节,减轻关节的负担,适当进行运动或活动。

□ 不建议进行长时间的爬山、爬楼以及各种下蹲类运动,也不宜进行繁重的家务劳动和生产活动。

□ 避免过度使用关节,避免用力过猛、抬举重物或节奏过快的动作。

□ 要适时改变姿势或活动关节,同一姿势不宜持续1小时以上。膝或髋关节受累患者应避免长久站立、跪位、蹲位和盘腿。

□ 经常进行关节的屈伸活动,充分舒展关节;经常做勾脚抬腿、侧抬腿等动作,锻炼肌肉力量。

□ 关节情况良好时,在医生指导下适当进行缓慢步行、原地踏步或拉伸肌肉等运动。

□ 可利用手杖、步行器等协助活动。活动时应小心谨慎,防止滑倒、跌伤或扭伤。

● 急症处理

□ 当出现关节肿胀、疼痛等症状急性加重时,应及时休息,减少行走、提重物等活动,可以进行勾脚抬腿锻炼,可以冰敷、外用消炎止痛软膏,必要时可遵医嘱用药,如果病情加重应及时就医。

其他指导建议

医生/指导人员签名:　　　　咨询电话:　　　　日期:　　　年　　月　　日

饮茶型地方性氟中毒患者健康教育处方使用说明

★ 使用对象:饮茶型地方性氟中毒患者。

★ 使用方法

1. 本处方不能替代医务人员开具的医疗处方,主要用于患者健康生活方式指导。

2. 医务人员应结合患者的病情、健康危险因素等,提供有针对性的健康指导。

地方性砷中毒患者健康教育处方

姓名:　　　　性别:　　　　年龄:　　　　诊断:

地方性砷中毒是居住在特定地理环境条件下的居民,通过饮水、空气、食物长期摄入过量无机砷而引起的全身性慢性中毒性疾病。包括饮水型和燃煤污染型地方性砷中毒。地方性砷中毒以皮肤病变为主要特征,主要表现为皮肤三联征(即掌跖角化、皮肤色素沉着和色素脱失)。

地方性砷中毒可以损害全身各器官和组织,患者常常会有肢体麻木、视力下降和记忆减退等症状。还可导致循环系统、消化系统、呼吸系统的疾病,甚至皮肤癌、肺癌、肝癌等疾病。

采取健康生活方式,积极治疗,有助于改善生活质量。

健康指导建议(请关注"□"中打"√"条目)

● 健康生活方式

□ 在饮水型砷中毒病区,饮用改水后的低砷水(砷含量≤0.05mg/L),不要饮用砷含量超标的井水、泉水。

□ 在燃煤污染型砷中毒病区,停用高砷煤;改良炉灶、安装烟囱,将煤烟排到室外。

□ 在燃煤污染型砷中毒病区,使用电、天然气、沼气等清洁能源替代原煤。

□ 在室外利用日光晾晒玉米、辣椒等作物。

□ 粮食密闭储存。

□ 食物烹调和食用前进行淘洗。

□ 保证鱼、禽、蛋、瘦肉、奶类、豆制品等富含优质蛋白质食物的摄入量。

□ 注意补充维生素 C、叶酸等。

□ 了解砷中毒防治知识,提高自我保健意识和能力。

● 治疗与康复

□ 严格遵医嘱用药,不要自行停药或调整药物。

□ 身体出现不适要及时就医。

□ 并发血栓闭塞性脉管炎、皮肤癌或内脏肿瘤等疾病,应尽早治疗。尤其是皮肤癌,早期切除病灶十分重要。

● 急症处理

□ 手掌、脚掌或身体其他部位的角化物,一旦出现奇痒、渗出、溃疡、出血、黑变、疼痛、四周红晕等现象,或其他严重情况,应尽快就医。

其他指导建议

医生/指导人员签名:　　　　咨询电话:　　　　　　日期:　　　年　　月　　日

地方性砷中毒患者健康教育处方使用说明

★ 使用对象:地方性砷中毒患者。

★ 使用方法

1. 本处方不能替代医务人员开具的医疗处方,主要用于患者健康生活方式指导。

2. 医务人员应结合患者的病情、健康危险因素等,提供有针对性的健康指导。

大骨节病患者健康教育处方

姓名:　　　　性别:　　　　年龄:　　　　诊断:

大骨节病是一种地方病,是在发育期儿童中出现的多发性、慢性变形性骨关节病,主要表现为四肢关节透明软骨的变性、坏死以及继发性骨关节病,严重者身材矮小畸形、终身残疾。大骨节病好发于儿童和少年,多见于以病区所产小麦、玉米、青稞为主食的人群,在重病区儿童两三岁即可发病。

大骨节病的病因尚未明确,可能与病区人员饮食品种单一、营养不良和食用了受镰刀菌毒素污染的粮食等有关。在发病早期,如采取适当的预防和治疗措施,多数患者可以完全康复。如果预防和治疗不及时,会发展成短指(趾)、短肢、身材矮小、关节畸形和功能丧失等,严重影响患者的生活与健康。

采取健康生活方式,积极治疗,有助于身体康复,改善生活质量。

健康指导建议(请关注"□"中打"√"条目)

● 健康生活方式

□ 注意保暖,减少寒冷刺激。

□ 不食用病区自产的小麦、玉米和青稞,食用商品粮。

□ 学龄儿童应在学校集中就餐。有条件者可到非病区的学校上学。

□ 超重或肥胖者应控制体重,避免体重增加,加重关节负担。

□ 食物多样,谷类为主,多吃新鲜蔬菜、水果、奶类、豆制品,适量吃鱼、禽、蛋、瘦肉。

□ 不吸烟(吸烟者戒烟)。

□ 避免接触二手烟。

□ 不饮酒。

□ 避免过度劳累,规律作息,保证睡眠充足。

□ 保持心情舒畅、情绪稳定,减轻精神压力。

● 治疗与康复

□ 遵医嘱服药。

□ 外用膏药可根据具体情况使用,注意避免皮肤过敏。

□ 注意保护关节,减轻关节的负担,适当运动或活动。

□ 不建议进行长时间的爬山、爬楼以及各种下蹲类运动,也不宜进行繁重的家务劳动和生产活动。

□ 避免过度使用关节,避免用力过猛、抬举重物或节奏过快的动作。

□ 要适时改变姿势或活动关节,同一姿势不宜持续 1 小时以上。膝或髋关节受累患者应避免长久站立、跪位、蹲位和盘腿。

□ 经常进行关节的屈伸活动,充分舒展关节;经常做勾脚抬腿、侧抬腿等动作,锻炼肌肉力量。

□ 关节情况良好时,在医生指导下适当进行缓慢步行、原地踏步或拉伸肌肉等运动。

□ 可利用手杖、步行器等协助活动。活动时应小心谨慎,防止滑倒、跌伤或扭伤。

● 急症处理

□ 当出现关节肿胀、疼痛等症状急性加重时,应及时休息,减少行走、提重物等活动,可以进行勾脚抬腿锻炼,可以冰敷、外用消炎止痛软膏,必要时可遵医嘱用药,如果病情加重应及时就医。

其他指导建议

医生/指导人员签名:　　　　咨询电话:　　　　日期:　　　年　　月　　日

大骨节病患者健康教育处方使用说明

★ 使用对象:大骨节病患者。

★ 使用方法

1. 本处方仅限于在大骨节病流行地区使用。

2. 本处方不能替代医务人员开具的医疗处方,主要用于患者健康生活方式指导。

3. 医务人员应结合患者的病情、健康危险因素等,提供有针对性的健康指导。

克山病患者健康教育处方

姓名:　　　　性别:　　　　年龄:　　　　诊断:

克山病是一种地方性心肌病,主要表现为心功能不全、心律失常、心脏扩大。根据其发病急缓和心功能状态,分急型、亚急型、慢型和潜在型四个类型。其中急型、亚急型克山病可发生心源性休克,病死率较高;慢型克山病严重影响患者正常生产生活;潜在型克山病可急性发病或转为慢型克山病。克山病的病因尚未明确,可能与膳食营养关系密切,食物品种单一、营养不良和低硒可增加发病的风险。

采取健康生活方式,积极治疗,有助于患者身体康复,改善生活质量。

健康指导建议(请关注"□"中打"√"条目)

● 健康生活方式

□ 食物多样,谷类为主,保证鱼、禽、蛋、瘦肉、奶类、豆制品等富含优质蛋白质食物的摄入量,冬季应适当食用新鲜的蔬菜、水果。

□ 提倡饮用自来水,不要饮用易受污染的河水、井水、窖水。

□ 不吃发霉变质的食物。

□ 不暴饮暴食。

□ 家畜、家禽圈养,不要散养,保持居住环境干净卫生。

□ 康复期患者可在医务人员指导下进行散步等轻度活动,具体活动量应根据自己身体情况而定。如身体出现不适要及时就医。

　　□ 冬春季注意防寒防冻,积极防治感冒、支气管炎等呼吸道疾病。夏季要注意防暑降温,积极防治痢疾、胃肠炎等疾病。

　　□ 不吸烟(吸烟者戒烟)。

　　□ 避免接触二手烟。

　　□ 不饮酒。

　　□ 避免过度劳累,规律作息,保证睡眠充足。

　　□ 保持心情舒畅、情绪稳定,减轻精神压力。

● 治疗与康复

　　□ 遵医嘱规范服药,不要自行停药或调整药物。

　　□ 遵医嘱定期复查,及时发现并治疗并发症、合并症,如上呼吸道感染和肺炎、血管栓塞等。

　　□ 积极参与并配合社区克山病患者管理,建立家庭病床,接受医务人员定期巡诊与指导。

● 急症处理

　　□ 慢型克山病患者或潜在型克山病患者出现下列情况,应尽快到医院就诊:

(1) 面色苍白,四肢发冷,脉细弱,血压降低。

(2) 突发呼吸困难,咳粉红色泡沫痰。

(3) 其他严重情况。

其他指导建议

医生/指导人员签名:　　　　　咨询电话:　　　　　　日期:　　　年　　月　　日

克山病患者健康教育处方使用说明

★ 使用对象:克山病患者。

★ 使用方法

1. 本处方仅限于在克山病流行地区使用。

2. 本处方不能替代医务人员开具的医疗处方,主要用于患者健康生活方式指导。

3. 医务人员应结合患者的病情、健康危险因素等,提供有针对性的健康指导。

思考题

1. 什么是健康教育?

2. 举例说明地方病健康教育与健康促进计划应包含哪些主要内容。

3. 结合实际,举例说明你认为最有效的地方病健康教育方式。

4. 地方病健康教育的策略是什么?

第七章　地方病医学地理学研究

第一节　概　　述

一、医学地理学定义

医学地理学是研究人群疾病和健康状况的地理分布规律,疾病的发生、流行和健康状况变化与地理环境的关系,以及医疗保健系统和设施合理地域配置的科学。其最终目的是改善环境,制订合理的、因地制宜的卫生防治规划,创造最适于人类生活的优美环境,控制和消除疾病、促进健康水平的提高。从学科分类上看,医学地理学是人体科学、生命科学和地理学的边缘学科,在地理学内部,它是自然地理学和人文地理学的交叉学科。

二、与医学地理有关的基本概念

人群疾病与健康状况与地理环境的关系研究是医学地理学的重要领域,以下简要介绍医学地理学开展这一领域的工作所涉及的一些基本概念。

1. **疾病**　除通常所理解的疾病含义外,疾病还代表人和环境间的一种生态不平衡、失衡或者不协调。

2. **健康**　指人在身体、精神和社会福利各方面都处于良好的状态,就医学地理而言,健康意味着环境与人体处于和谐之中,健康主要受人类生物学、环境、生活方式和保健系统四方面的影响。

3. **地理环境**　是医学地理研究对象的重要组成部分,地理环境是自然地理环境和人文地理环境两个部分的统一体。自然地理环境是由岩石、风化壳、土壤、水、大气和生物等成分有机结合而成的自然综合体,包括了岩石圈、土壤圈、水圈、大气圈和生物圈;人文地理环境是人类社会、文化、生产活动和生活习惯等的地域组合,包括人口、民族、聚落、城市、政治、经济、交通、军事、社会行为等许多成分。自然地理环境是自然界物质发展的产物,但越来越多地受到了人类活动的影响;人文地理环境是在自然地理环境的基础上进行社会、文化和生产活动的结果。地理环境有3大特点:①地理环境各成分具有向前发展的规律;②地理环境具有完整性,虽然地理环境包括许多要素和成分,但它们有机地、有秩序地进行地域组合,各要素具有共轭性,形成有特异性的地域综合体;③地理环境具有地域分异的规律。

4. **地域分异**　是地理学研究的重要内容,指地理环境各组成成分和整个景观(包括人文景观)具有空间变化的现象。自然地理环境的分异可概括为地带性分异和非地带性分异。地带性分异指自然环境各要素在地表近于带状延伸分布,沿一定方向递变的规律性,包括:①纬度地带性分异,指地球上各个纬度接受太阳辐射不同而产生了随纬度变化的地带性分异现象;②经度地带性分异,这种分异是由于海陆分布和由此产生的气候干湿差异形成的,地理现象随经度有规律地变化,表现为大陆内部向东西两岸的地理分异;③垂直带分异,主要是由于山地高度的变化使气温发生改变并因之使自然地理环境及其各组分随之发生有规律的变化,这种自然垂直带的变化在不同水平地带是有差异的;非地带性分异指自然地理环境各组分的分布或变异,不按或偏离地带性规律,出现独特的地域特征,主要是由岩石组成、地形起伏、地质构造等非地带性因素的作用所引起。人文地理环境的地域分异,受控于社会发展阶段和科技发展水平,同时也受自然环境地域分异的影响。

5. **景观**　指地球表面的一个地段,地形、岩性、地质构造、气候、水文、土壤、生物、人类活动等有机结合成一个具有独自特性而有异于相邻地段的地理综合体。它是地理环境具体的表现,因而也是地理环境的分类单位。景观的基本特点有4个:①景观是地理环境的一个具体地段;②景观是地理综合体,是一个结构和属性具有独自个别特征并不同于其他景观的地段;③相邻景观之间处于相互影响、相互作用的辩证关系中;④景观具有历史发展的性质,景观可以区分为幼年景观、成年景观、退化景观和残留景观。景观是医学地理研究中经常遇到的名词,很多疾病,特别是传染性疾病和疫源性疾病与一定的景观联系密切。

6. **生物地理群落**　指陆地一定范围内生境相同的某一地段,该地段的大气、岩石、土壤、水分、植物、动物和微生物处于相互作用中,其构成的统一整体称为生物地理群落。

7. **地理环境过程**　指发生在地理环境中诸多自然人文现象、事物和要素等的分布、发生、发展和演变的时空历程。按其性质可分为自然地理过程和人文地理过程,其中自然地理过程包括物理地理过程、化学地理过程和生物地理过程。物理地理过程指地表环境中以水热平衡为主的物理现象的发生、演变和地域分异过程;化学地理过程指地理环境中化学物质的迁移转化和地域分异过程;生物地理过程指景观中生物群落与环境间物质能量交换、相互作用、彼此互动的机制及其演化和地域分异过程;人文地理过程是一个复杂的过程体系,它包括多部门、多层次的发展过程和状态,可概括为经济地理过程(农业地理、工业地理、交通运输地理、通信信息地理、商业地理、金融地理、旅游地理等发展过程)及社会文化地理过程(人口地理、聚落地理、政治地理、军事地理、社会地理、民族地理、文化地理等发展过程)。

8. **地理生态系统**　人类是自然历史发展的产物,地理环境是人类赖以生存发展的支持系统,因此人类与地理环境有密切的联系,它们共同构成以人为主体的地理生态系统,人类与地理环境始终处于相互影响、相互作用的过程中,构成一个统一的整体。在地理生态系统这个整体中,任何一个因素的变化将引起全系统的变化,在研究疾病和健康与地理环境关系时,对地理生态系统整体进行研究殊为必要。

(王五一　李海蓉)

第二节　地理环境过程对疾病与健康的影响

一、地理环境过程对疾病与健康的作用原理(地理生态系统平衡)

地理环境过程对疾病和健康影响的作用机制是地理生态系统的平衡。人和其他一切生命,包括微生物、植物和动物都生存在一定的地理环境条件下。生物作为自然界的一部分,紧密地与地理环境联系在一起。生物与环境进行着不停顿的能量和化学物质间的交换。目前各种生物体的化学组成和元素含量水平是长期在环境影响作用下进化、遗传和变异的结果,在生物体与环境之间建立了一种相对稳定的平衡关系(包括物理的、化学的和生物的),如果这种关系受到破坏,或发生异常,生物的正常发育和活动就要受到抑制,甚至出现病变。

二、物理地理过程对疾病与健康的影响

地理生态系统中的水热平衡对生命的生长和健康至关重要,地球表面的一个地区、一个景观、一个地理生态系统的水热比值和平衡状态决定着它们对生物和人类的适宜性。地表水热状况决定着地表化学和生物过程的特性。一个地区的水热状况基本上能决定该地土壤、植被状况,同样也可以知道该地化学物质的淋溶特性,以及可能会引起什么样的健康问题。

三、化学地理过程对疾病与健康的影响

生物体与环境的化学联系是探讨地表化学物质地域分异与健康关系的前提。今天人类所处的自然化

学环境是经过长期演化而来的,因此人类必然是与所处的化学地理环境紧密相连的,人体与环境间进行着不停顿的化学物质和能量的代谢过程。通常来说,人类与所处的化学环境是基本适应的,但有些地区人与环境就不太适应,一些化学地方病的流行是明显的例证。生物主要通过食物链与地理环境进行化学联系,对于人而言,空气、饮水和食物是这种联系的三条主要途径,研究三者的化学属性对研究人类健康与地理环境的关系至关重要。

化学地理环境,按照人类社会生产和改造自然活动对环境影响程度的不同,可分为两种,地理环境中的化学元素的含量和迁移过程尚未发生显著人为改变的,称为原生(或天然的)化学地理环境;由于人类活动已发生明显变化的,称之为次生(或人工的)化学地理环境。由于地球化学元素的迁移转化,在地球表层环境形成某些元素的富集和分散。这种富集和分散形成一些生命元素在一些地区缺乏,而另一些地区过剩,致使人和环境生命元素的平衡发生异常,从而影响到生活在这些地区人群的健康。

化学地理环境的一些特征,如元素及其化合物的含量、组成、存在形式等,主要受气候、生物、土壤等地带性因子和岩性、地貌、人为活动等非地带性因子的影响,如在寒温带灰化土地带,淋溶作用(指土壤中的化学物质由表层向下淋溶淀积或被彻底淋失出土壤的过程)强烈,土壤属酸性,易溶的 Na、Mg、Ca 易淋失,B、Br、I 也受到淋溶,V、Cr、Mn、Ni、Co、Zn、Cu 的含量也很低,在该地带往往容易出现人和动物的化学地方病,如甲状腺肿、动物骨脆病和牲畜贫血病等;在热带、亚热带多雨的森林砖红壤-红壤地带,K、Na、Ca、Mg 等易迁移元素受到强烈淋溶,Si 也受到强烈淋溶,而 Al、Mn 和 Fe 却相对富集;在干旱荒漠、半荒漠地带,元素有自下向上迁移和积累的特点,所以地表常有盐分聚集,易溶元素 K、Na、Ca、Mg、Cl、S、F 等常在地表和封闭水体中含量很高,往往会引起地方性氟中毒,这主要是地带性因子作用的结果。因此,在不同的地带有不同的元素组合和代表不同化学地理过程特点的"标型"元素。同样,非地带性因子岩性也对地理环境的化学属性有较大影响,如发育在酸性岩石上的土壤常富含 Li、Rb、Cs、Sr 等,而基性岩和超基性岩上则富含 Fe、Ti、Cu、Cr、Ni、Mg 等。任何地理环境中化学元素的组合与含量,总是由以上两类因子共同作用的结果,只是在不同的情况下它们的作用组合有所不同而已。

植物(包括农作物)是通过土壤、水、大气与整个化学地理环境相联系的,而人却是通过食物、饮水、呼吸与化学地理环境相联系,动植物本身均是构成人类化学地理环境的一个重要因素,研究与人体有关的化学物质在地理生态系统的传输途径和通量(传输通量在医学地理研究中,通常指化学物质在不同地理环境要素间如大气、土壤、水、生物的传递数量)是了解化学地理环境对人群健康影响的关键问题所在,要研究人与地理环境之间的化学物质的生态平衡,以及控制和调整其不平衡的对策和方法,当然人类活动、生活方式和经济水平对人与地理环境间的化学物质平衡有深刻影响,它们会改变化学地理环境的生态和健康效应。

四、生物地理过程(生物地理群落)对疾病与健康的影响

生物地理群落对致病微生物的影响很大,一些病原体只能生活在一定的生物地理群落中,如鼠疫菌只能保存于草原和森林草原等生物地理群落中;我国肾综合征出血热主要分布于亚热带常绿阔叶林和温带落叶阔叶林地带;血吸虫病是由裂体吸虫属血吸虫幼虫尾蚴侵入人体引起,而幼虫只贮存于淡水螺内,因此主要在淡水螺分布地区流行;莱姆病病原体为伯氏疏螺旋体,通过硬蜱叮咬传播,基本只分布于山林地区;包虫病的病原体为棘球幼虫,主要在家畜与野生小型动物之间进行循环,基本流行于牧区;森林脑炎指蜱传脑炎,主要存在于针阔叶混交林中的生物地理群落等。任何一种寄生虫或其他致病微生物都有其依存的生物地理群落。研究致病微生物生物地理群落属性对了解病原体的生态学特性、传播途径和保存机制及制订防控措施都有重要意义。

五、人文地理过程对疾病与健康的影响

人文地理环境的各层次之间是互相联系、互相影响和互相制约的。它们与自然地理环境各要素一样

有一定的共轭性,它们构成一个人文地理整体对健康发生影响。因此,相同的人文地理发展过程和阶段对人的健康影响有类似性。如发展中国家的人口死因构成与发达国家明显不同,前者以传染病死因占主导地位,而后者以慢性病占主要地位,随经济社会的发展,发展中国家的死因构成也逐渐向慢性病方向倾斜。据世界卫生组织报告统计,自 2000 年到 2019 年,世界人口死因构成中,传染病死亡率大幅下降,腹泻(全球死亡人数从 2000 年的 260 万下降到 2019 年的 150 万)、艾滋病(从 2000 年的第 8 位死亡原因下降到 2019 年的第 19 位)、结核病(从 2000 年的第 7 位降至 2019 年的第 13 位,全球死亡人数减少了 30%)等传染性疾病得到了有效控制,而心脏病、糖尿病、卒中、阿尔茨海默病等慢性病则成为全球人口的主要死因。还有一些地方病主要发生在发展中国家,地方病流行虽与特定的自然环境有关,但如果区域人文地理的发展程度不同,在减轻和控制地方病发生和流行上的作用也会有差异。

在衡量人文地理过程对健康和疾病的影响时,通常以经济地理过程为首选,用经济发展指标和国内生产总值来与健康指标进行比较。经济发展是基础,社会文化是伴随经济发展而发展的,但这也不是绝对的,有时社会文化地理过程对健康也有重要的影响,如饮茶型地方性氟中毒的发生主要是与一些地区的居民喜饮砖茶的传统习惯有关;在具体分析社会人文因素对健康的影响时,需要仔细区分众多人文因素的总体作用和单个因素的作用。

在一个地域内,自然地理过程和人文地理过程对健康的影响是同时存在、同时发挥作用的,需要区分以便防控,如自然环境高氟能引起氟中毒的发生,同时经济的发展程度和饮食习惯也影响它的发生与分布,因此人文因素在防控疾病、提高人类健康水平方面也能发挥较大的主动作用。

(王五一　李海蓉)

第三节　医学地理学的任务与主要研究领域

不同学者对医学地理的理解虽有差异,但总体来说,医学地理的核心是研究疾病和健康与地理环境的关系,最终目的是改善人类生存的环境,提高其健康水平。医学地理学常需有多学科的参与和协作,是一门涉及面很广的学科,有宽广的研究领域,可以从多方向得到发展。其研究的内容主要包括疾病与健康状况的时空分布规律;环境、发展与健康的平衡机制;医疗保健系统和设施的地域配置。研究领域主要包括疾病地理、疗养和健康地理、营养与保健地理、药物地理、环境医学地理、灾害地理、区域医学地理、环境致病因素实验研究、环境改良与医学地理工程等。

一、疾病地理

主要研究人群疾病地理分布的空间模式,疾病发生、发展和控制与地理环境(包括物理、化学、生物、社会、经济、文化等因素)的复杂关系,特别是它们之间的病因联系。疾病地理学是医学地理中最重要的研究领域之一。

二、健康地理

主要研究人群健康状况和生命现象或过程的空间模式及其与环境因素的关系,促进和保持人群的健康处于良好或最佳的状态。根据 WHO 对健康的定义,健康并不只是身体无病,而是一种躯体、精神和社会上的完全良好状态。因此,除疾病现象在疾病地理中进行研究外,其余的健康现象和问题也属此领域的研究。如人口出生率、死亡率、预期寿命、长寿现象、身长和形态、遗传特性、生理现象、血液学特征、生化指标、心理健康指标等的地理差异及其与地理环境的关系也是医学地理研究的范畴。

三、疗养地理

研究自然疗养资源的性质、地理分布及疗养机构的配置,并对疗养区的疗养能力和功能进行疗养效益及开发前景评估。

四、保健地理

主要研究医疗保健服务系统的空间配置和功能,包括医疗保健机构、人员、床位、医疗设施等的合理空间分配和定位研究,分析它的可利用度、有效性和不平衡性,为医疗保健规划服务,为控制疾病、增进健康提供社会和环境管理措施的建议。

五、药物地理

主要对植物药、动物药和矿物药的地理分布规律及其药效特异性与地理环境的关系进行研究和评估,并因地制宜地提出其开发前景。

六、环境医学地理

主要研究因人类活动造成环境变化所致的健康影响和危害。如环境污染、气候变化、城市化、重大工程措施、人口流动等所致的健康状况的改变和病害的出现及其控制防治途径。

七、灾害医学地理

主要研究灾害的空间分布和频度,并对其所致的健康危害和疾病流行进行评估。

八、区域医学地理

主要研究一个特定地理生态系统或区域的疾病和健康状况与环境因素的关系,并进行医学地理评价和预报,提供医学地理咨询,为区域开发提出合适的、因地制宜的保健规划。

九、环境致病因素的实验研究

与一般的毒理实验不同,医学地理的病因实验首先要提出经调查研究得出的地理环境致病因素模型。

十、环境改良和医学地理工程

由环境因素所致的病区,往往需要进行环境改良才能达到根治或治本的目的。如许多地方病病区,往往根据不同的病种采取不同的环境改良工程措施,在高砷、高氟、高碘区寻找安全水源进行改水,若无安全水源,则需落实理化除砷、除氟、除碘的净化措施。上述措施均属于医学地理工程的研究范畴。

（王五一　李海蓉）

第四节　医学地理学的主要研究方法

一、医学地理调查

医学地理调查是医学地理学最基本和最常用的研究方法。具体做法是对研究地区的自然地理环境和社会人文因素进行实地调查,同时对该地区的地理生态系物质进行匹配采样分析,把所取得的资料结合人群疾病和健康的地理流行规律予以分析研究,找出可能影响人群健康的线索或主因,从而为防治疾病、保护人体健康提供科学依据。

二、地理生态系匹配采样

地理生态系匹配采样指在疾病流行或出现健康问题的区域,在不同的地理景观类型区、不同病情类型区及对照区,进行岩石、风化壳、土壤、大气、水、生物、植物(作物)、动物(牲畜)和人体(发、血、尿)等一系列物质的匹配采样,以生命必需元素、有害元素等为分析对象,研究化学物质在环境要素间的传输平衡、区域间的迁移平衡、人与环境间的平衡以及生物体内的代谢平衡,以探讨其生态循环规律及其与疾病或健康的关系。研究的目的不同,匹配样品的组成也不相同。

三、医学地理制图

主要运用地理制图方法,全面、准确、形象、直观地反映人群健康状况、疾病地理流行规律、医疗保健条件等及其与地理环境的关系。揭示各种疾病在空间、时间和人群中的流行特点及其环境背景的特性,它是研究疾病地理流行规律及演变趋势的重要科学资料和手段。

四、医学地理区划

依据人群健康状况、疾病流行特点、医疗保健系统状况及其与地理环境的关系,对一个地区进行区域单元的划分,对所划分出的区域单元进行医学地理评价,为区域开发和卫生保健规划服务。医学地理区划可为因地制宜地控制和预防疾病、增进健康提供科学依据和对策。

五、医学地理评价

对各种地理环境因素和区域环境类型进行人体健康影响综合评价或主导因素评价等。医学地理评价指标体系包括人群健康指标(出生率、死亡率、患病率、出生预期寿命、人种遗传等)、自然环境指标(物理、化学、生物因素等)和社会经济环境背景(经济发展、医疗保健水平、社会文化、风俗习惯、营养卫生等),指标体系据其优劣可分为不同级别。医学地理评价可作为预测、预报人类疾病与健康的发展趋势的依据,可用于有关部门制订卫生保健计划和环境保护规划。

六、地理信息系统

地理信息系统通过对地理数据进行采集、管理、存储和分析,可生成各种地理信息,为相关部门提供辅助决策。20世纪90年代以来,地理信息系统在全球空前迅速的发展,广泛应用于各个领域。现代医学地理学不仅研究人群疾病和健康的地理分布规律及其与地理环境的关系,而且还研究医疗保健机构的合理配置及突发性疾病的应急处理措施。大量医学地理数据都有空间分布特点,地理信息系统因具有海量空间数据的存储、分析及快速直观地显示和输出分析结果的特点,是现代医学地理学研究的有力工具。在地理信息系统的支持下,可对目标区域的健康、疾病、医疗保健设施、地理环境因素信息进行采集、存储、检索、分析、显示和输出,并可开发出能进行动态监测分析的医学地理应用系统。近年来,随着信息技术的迅猛发展、疾病监测与人类活动时空数据信息化能力的快速提升和地理信息系统与人工智能、大数据技术的密切结合,其在疾病的防控、管理与应急响应等方面发挥着越来越大的作用,如在2020年新冠肺炎疫情防控中,地理信息技术在探索疾病传播的时空模式、疫情追踪、疫情地图、病例动态轨迹、应急资源调配、风险评估和早期预警等方面发挥了重要作用,提供了重要的防控决策依据。

(王五一　李海蓉)

第五节　我国地方病的医学地理研究

医学地理学在我国起步较晚,到20世纪50年代以前,尚无专门的医学地理论著,但自20世纪60年代后期,我国医学地理学的研究得到了国家的重视,通过地学及医学等多学科协作,医学地理学取得了长足的发展,特别是在地方病的地理流行规律及其与环境关系及地方病的医学地理制图方面取得了突出成果。

一、地方病的地理流行规律及其与环境关系研究

1. **在克山病和大骨节病方面** 克山病和大骨节病两病的分布范围有很大类似性,其病区分布形成一条由东北向西南延伸的病带,多年大规模调查发现,克山病、大骨节病病带与我国自然环境低硒带相吻合。病带的西北和东南两侧为非病带,即西北非病带和东南非病带。病带主要分布在以棕褐土系列和中性紫色土为中轴的森林和森林草原景观内;西北非病带为荒漠和草原景观;东南非病带为热带亚热带红黄壤常绿林景观。克山病、大骨节病在各地的分布与地势的关系表现为纬度愈低,其分布的海拔愈高。如病带的东北段(内蒙古、黑龙江、吉林、辽宁),病区分布在海拔 10~1 000m 之间;在病带中段(河北、河南、山西、陕西、甘肃),病区分布海拔在 800~2 000m 之间;在病区的西南段(四川、云南、青海、西藏),病区分布海拔在 1 300m(北段),或 1 800~1 900m 以上(南段),只有川东因中性紫色土所形成的病区除外。这种分布规律与适宜这两种疾病发生的棕褐土系列地理景观的分布高度在全国的变化规律相一致,温带、暖温带型的森林和森林草原棕褐土系列景观,也是由北方的水平带分布向西南上升转变成垂直带的分布,愈往南其分布的海拔愈高。社会经济环境与克山病和大骨节病的流行也有一定的关系,这两种疾病多发生在农业人群,以当地粮食为主食,膳食结构单调,营养状况较差的贫穷地区。随着在病区采取补硒、换粮等预防措施及生活水平的提高,这两种疾病的发病率逐年下降,特别是 20 世纪 80 年代以来,由于改革开放,病区经济生活水平明显改善,大多数病区的病情基本得到控制。进入 21 世纪以来,随着医改重大专项地方病防治项目、扶贫攻坚、地方病三年攻坚行动等措施的实施,我国克山病、大骨节病病情已经达到消除水平。

2. **在碘缺乏病方面** 我国碘缺乏病具有明显的地方性,研究发现其主要分布在山地、丘陵地区,这里水土流失严重,可溶性碘可大量地随之向低洼地和海洋迁移,造成缺碘生态环境,而在低地相对富集。碘缺乏病的分布还有明显的垂直分布规律,随海拔高度的降低,碘缺乏病病情逐渐减轻以至于消失。我国碘缺乏病的重病区主要分布在大小兴安岭、长白山、燕山、秦岭、大别山、喜马拉雅山、云贵高原等,根据碘的迁移累积规律,可以将我国分为以下几种碘缺乏病环境类型:①山地、丘陵碘淋溶型,这是最普遍的类型,在山地、丘陵区碘被淋溶殆尽,水中碘的含量甚微,通常在 5μg/L 以下,有的地区几乎未检出,如喜马拉雅山、天山等;②泥炭沼泽碘被固定型,泥炭土中,碘虽然丰富,但植物有机体不能被很好地分解,碘无法释放,不溶解于水,不易被植物吸收,造成相对缺碘区,如东北三江平原病区;③沙土漏碘贫碘型,沙土不容易保存碘而渗漏到地下深处形成严重缺碘区,如新疆沙漠边缘地区及长江下游古河道地区的病区;④石灰岩地区碘低效型,由于石灰岩地区饮水中含有大量钙离子,妨碍人体对碘的吸收,贵州等病区属之。另外,研究发现由于饮用高碘水或摄入含碘高的食物还可导致高碘性甲状腺肿,前者如山东滨县,后者如日照县。

3. **在地方性氟中毒方面** 根据各地的环境特征和氟的来源,可将我国的氟中毒病区分为六个类型:①浅层高氟地下水型,这是我国地方性氟中毒病区范围最大的一种类型,主要分布在我国北方干旱半干旱地区,包括黑龙江、吉林、辽宁、内蒙古、河北、山东、山西、河南、陕西、宁夏、甘肃、青海和新疆的一大片地区。在南方也有部分点状分布病区,如云南省元谋、牟定、楚雄、个旧、勐海、景洪、梁河、宾川、剑川等县。这类病区的成因是,地下水中的氟由富氟岩层(火山喷出岩、花岗岩等)作为补给源,且地势相对低洼,地下水排泄不畅,土壤盐碱化比较严重,造成地下水氟离子的富集,加之气候干旱、蒸发量大,引起浅层地下水中氟离子的高度浓缩,导致含氟量增高。②深层高氟地下水型,这类病区主要分布在渤海湾滨海平原,如辽宁的盘山、凌海,天津的汉沽、塘沽,河北的沧州、黄骅,山东的德州、惠民等地,新疆的准噶尔盆地南部地区也有分布,其地质条件是海陆交替相地层,在古地理环境影响下,深层地下水含氟量很高。③高

氟温泉型,这类病区主要受地质构造运动的控制,多分布在大陆板块边缘地带和断裂带,饮水水源受其周围高氟温泉的渗漏等影响,致使其含氟量较高,如广东的丰顺、福建的南靖汤坑、山东的栖霞等地。另外,河北、北京、陕西、云南等地也有此类病区。④富氟岩矿型,这类病区主要分布在萤石矿、磷灰石矿等的出露区,饮水水源受这类富氟岩矿的影响,含氟量较高,如辽宁的义县,浙江的义乌、武义,河南的方城、桐柏,江西的宁都等地。⑤燃煤污染型,这类病区主要分布在我国的西南部山区,包括湖北、湖南、贵州、云南、四川、重庆、陕西等一大片山区,这类病区的特点是周边的煤炭资源较丰富,饮水含氟量不高,而食物和室内空气含氟量高,主要是由于当地气候阴冷潮湿,居民习惯敞灶做饭、取暖和烘烤粮食,燃料是当地的高氟煤炭,炉灶没有排烟措施,导致室内空气含氟量增高,进而造成室内烘烤的玉米、辣椒等含氟量大幅增加,而成为致病的主要原因。⑥饮砖茶型,这类病区是 20 世纪 80 年代初期在我国四川西部的藏区首先发现的,主要分布在西藏、内蒙古、新疆、甘肃、青海、宁夏、四川西部等有长期饮砖茶习惯的少数民族地区。这类病区的特点是饮水、粮食和蔬菜氟含量均不高,也没有明显的氟工业污染,高氟砖茶和特殊的饮砖茶习惯(奶茶、酥油茶、砖茶水等)是导致病区牧民摄取过量氟而发生氟中毒的原因。

4. 在地方性砷中毒方面　饮水型砷中毒是我国主要的砷中毒类型。饮水型砷中毒病区主要分布在三个区域:一是新疆准噶尔西南部天山北麓山前冲积平原地区(奎屯地区),病区西起艾比湖,东到玛纳斯河为一长约 250km 的深层地下高砷水带,累及人口约 10 万人。二是内蒙古、山西、宁夏、吉林病区,内蒙古病区分布于内蒙古河套地区(包括前后套平原),共累及克什克腾旗、土默特左旗、土默特右旗、托克托县、临河区、五原县、杭锦后旗、乌拉特前旗、乌拉特后旗、磴口县、阿拉善左旗等地,威胁人口 20 万。内蒙古病区西与山西病区(山阴县、应县、朔州城区、汾阳市、孝义市、平遥县等 18 个乡镇 79 个村屯)和宁夏病区(平罗县 2 个村)相连,东与吉林省病区(通榆县 4 个乡)相望,形成一东西向带状分布区。宁夏和吉林病区病情较轻。此外,北京怀柔区个别村曾发现少数患者。三是我国的台湾病区,本病涉及台湾省台南县、嘉义县、台南市、云林县、屏东县、高雄县、高雄市等 7 县市 56 个乡镇。台湾省的砷中毒病区同时又流行乌脚病,这一特征为世界其他病区所罕见,至 1988 年尚有乌脚病例 3 000 余人。燃煤污染型砷中毒,主要流行于贵州省西部和陕西南部的一些山区、半山区丘陵地带,夏秋季阴雨连绵,冬季寒冷,历史上即有用当地所产煤烘烤粮食、蔬菜(辣椒)及取暖的习惯,因所用燃煤中砷含量过高,粮食、辣椒在高砷煤烘烤过程中被砷严重污染,加之室内空气、飘尘砷超标从而引起砷中毒。目前,查明主要流行于贵州省兴仁、兴义、安龙、平阳、织金和陕西紫阳、平利、岚皋、镇平等地。

5. 在鼠疫方面　查明了我国主要鼠疫自然疫源地的地理分布特点,揭示了鼠疫菌种内分型及其与宿主和地理环境的关系,并根据鼠疫菌的生化特性、营养型、内毒素含量等的研究,将我国鼠疫菌分为 17 个生态型。各生态型鼠疫菌各有其特定的地理位置,对人的侵袭力、致病性也各不相同,以宿主为喜马拉雅旱獭的青藏高原型、冈底斯山型的侵袭力和致病性最强,而宿主为布氏田鼠的锡林郭勒高原型最弱。上述研究,深刻地反映了鼠疫自然疫源地的存在和鼠疫菌生态型的特性明显地与地理环境性质有关,即在大多数情况下,它们与森林草原、草原、干草原、高山草原、高山草甸等自然景观相联系,而且不同景观有不同的宿主和传播媒介,鼠疫菌的特性和致病力也不同。

6. 在血吸虫病方面　发现血吸虫病的地域分布和流行与地理环境关系非常密切,如血吸虫病的地理分布与钉螺的分布相一致。钉螺是日本血吸虫的媒介宿主,没有钉螺,血吸虫病就无法传播。钉螺是一种水陆两栖螺,在水体、稻田、沟渠、滩地、堤岸、山坡等许多不同场所均有分布,有明显的地域聚集性。其分布与气候、高程、土壤和水化学密切相关。钉螺对温度很敏感,其最适宜的温度是 13℃左右。因此,钉螺主要分布于气候温暖的南方,相当于年均温度 14℃等温线以南的地区,即主要分布于长江两岸及其以南各省。洞庭湖区、鄱阳湖区、江汉平原、长江三角洲等都是血吸虫病的重病区。按照钉螺孳生地的环境特点,我国血吸虫病流行区的自然地理景观可分为三种类型:湖沼型、平原水网型和山丘沟渠型。湖沼型,主要分布于湖北、安徽、江西、江苏等省的长江沿岸和湖泊周围的洲滩,此种类型呈片状分布,钉螺分布面积最广;平原水网型,主要分布于长江三角洲,如上海、江苏、浙江等地,人们因生产、生活接触疫水而感染;山区丘陵型,主要分布于我国四川、云南,另外江苏、安徽、福建、浙江及广西、广东也有此种此型,钉螺严格按水系分布,面积不大,但分布范围广,环境极复杂。

二、地方病的医学地理制图

医学地理制图是医学地理研究的主要成果之一,在20世纪70年代后期,随着医学地理学的迅速发展及研究成果的不断增多,医学地理制图得到了前所未有的发展,其中以《中华人民共和国血吸虫病地图集》《中华人民共和国地方病与环境图集》《中国地方病地图集》《中华人民共和国鼠疫与环境图集》和《中国自然疫源性疾病流行病学图集》最具代表性。

《中华人民共和国血吸虫病地图集》(钱信忠主编,1987年)分上、中、下3册及简明本1册出版。主要介绍血吸虫病在中国的流行范围,流行区域的人口分布状况,以及血吸虫病流行与地势、气候、土壤、水系等自然条件的关系和其他有关血吸虫病防治的资料,图件分为省县两级,资料详至乡镇,图集为进一步进行该病的地理流行规律研究提供了有益的基础资料。

《中华人民共和国地方病与环境图集》(谭见安主编,1989年),该图集是我国地方病研究领域中地学与医学多年协作的综合性研究成果,图集直观地表述了我国克山病、大骨节病、地方性氟中毒、地方性甲状腺肿和地方性克汀病的地理分布,还重点表述了这些地方病的环境病因、环境背景、防治措施及其效果等一些深层次的问题,其中对这些疾病分别与地理生态系统中硒、氟、碘等元素关系的内容分析更富特色。

《中国地方病地图集》(孙殿军主编,2021年),该图集展示了从新中国成立至2020年中国地方病防控工作实施的范围及取得的经验和成绩,介绍了克山病、大骨节病、碘缺乏病、水源性高碘危害、地方性氟中毒和地方性砷中毒6种地方病的地理分布、流行特点、防治策略、病情动态及消除考核评估结果。图书内容由病种文字简介、地图、图表和照片四部分组成。其中,以地图为主,其余三者为辅。地图,由序图、地方病环境背景图、历史病情图、动态监测图、防治措施落实情况图、病情现状图等组成,并以空间范围区分全国图、省级图和县级图三个层次,既可满足认识疾病全国范围内的流行及控制概貌,也可满足了解局部地区的具体情况。从这些文字、图片、图表和地图不但可以了解我国重点地方病的临床表现、危害、诊断依据和地理分布、时间趋势等流行病学特征,还能帮助读者更好地了解我国地方病防治取得的成就。

《中华人民共和国鼠疫与环境图集》(刘云鹏、谭见安、沈尔礼主编,2000年),首次利用图集的方式进行空间分析、研究我国鼠疫的流行、防治和疫源地特性及其与环境的关系,除全面展示了鼠疫在我国的时空分布规律外,重点揭示了鼠疫疫源地分布与地理景观、寄生宿主和媒介昆虫的密切关系。该图集客观、科学地反映和阐述了我国200多年来鼠疫流行的空间和时间特征,揭示了我国鼠疫疫源地的分类和分布以及鼠疫菌的质粒组合和生化特性的地域分异规律,并发现鼠疫疫源地的分布和形成与地球化学环境密切相关。

《中国自然疫源性疾病流行病学图集》(曹务春、方立群、王卷乐主编,2019年),该图集分三卷四册,分类描绘了中国自然疫源性疾病的综合分布与地理环境图谱、中国自然疫源性疾病分布图谱和中国自然疫源性疾病宿主动物与传播媒介分布图谱,共涉及31个省(自治区、直辖市)2 900余个县(区)的1 600多幅专题图,包括我国33种自然疫源性疾病、1种虫媒传染病和1 100多种宿主动物与传播媒介的分布信息,涉及的病原体种类达158种。图集基础资料翔实,覆盖面广,时间跨度长,涵盖的病种、病原体、宿主动物和传播媒介种类齐全,从内容到表现形式均有新的进展和突破,对我国医学地理制图具有重要的推动作用。

除上述全国性图集之外,许多省、自治区也编制了本地区的地方病图集。

(王五一　李海蓉)

思考题

1. 地理环境包括哪些要素？其特点是什么？
2. 地理环境过程如何影响疾病与人类健康？
3. 简述医学地理学的主要研究领域。
4. 医学地理学主要的研究方法有哪些？
5. 以某一地方病为例，具体说明地理环境是如何影响其流行病学特征的。

第八章　地理信息系统在地方病学中的应用

第一节　概　　述

地理信息系统(geographic information system,GIS)是在计算机软硬件支持下,以地理空间数据库为基础,对空间相关数据进行采集、管理、处理、运算、分析、建模、显示和描述的计算机技术系统。地理信息系统处理和管理的对象是多种地理空间实体数据及其关系,包括空间定位数据、图形数据、遥感图像数据和属性数据等,主要用于分析和处理一定地理区域内分布的各种现象和过程,为地理研究和地理决策服务。GIS 与一般计算机系统的区别在于其对空间数据的处理能力。GIS 的概念由加拿大测量学家R. P. Tomlinson 于 1963 年最早提出,并在加拿大建立了世界上第一个地理信息系统,之后,加拿大、美国、瑞典、日本、德国等国家相继建立了许多 GIS 实验室。经过近 60 年的发展,地理信息系统已广泛应用于社会生活的各个领域,如城市规划与管理、生态环境评价、医疗保健、交通运输、水利电力、灾害应急、公共卫生等。

第二节　地理信息系统的基本构成

一个完整的地理信息系统由计算机硬件系统(含网络系统)、软件系统、地理空间数据及系统管理人员和用户构成。

1. **计算机硬件系统**　计算机硬件用以存储、处理、传输和显示地理信息和空间数据,构成硬件系统的基本组件包括四部分,一是中央处理器(计算机或服务器);二是数字化仪、扫描仪和测量仪器等输入设备;三是绘图仪、打印机、显示装置等输出设备;四是光盘刻录机、移动硬盘等数据存储和传输设备。另外,网络系统是当代 GIS 不可或缺的核心组件,包括布线系统、网桥、路由器、交换机等。

2. **GIS 软件**　GIS 软件是地理信息系统的核心,用于执行 GIS 功能的各项操作,包括数据的输入、处理、数据库管理及空间分析和用户界面等,包括 GIS 专业软件、数据库软件和系统管理软件。流行的 GIS软件主要有,ArcGIS、SuperMap、MapInfo、MapGIS、GeoStar、TopInfo 等,主要的核心功能是可以进行数据的输入和编辑、空间数据管理、数据处理和分析、数据输出、用户界面及系统的二次开发;数据库软件是 GIS 软件的重要支撑,用于支持复杂空间数据的管理及非空间属性数据的管理,这类软件有 Oracle、SQL Server、Access 等;系统管理软件主要指计算机操作系统,如 MS-DOS、UNIX、Windows XP 等,它们关系到 GIS 软件应用和开发语言使用的有效性。

3. **地理空间数据**　地理空间数据库是 GIS 最重要的组成部分,GIS 数据由与地理空间位置相关联的、以地理坐标为定位的多源数据组成,可以是图形、图像、航拍照片、卫星拍摄照片、文字、表格和数字等。针对不同用途,GIS 的地理空间数据的种类、精度均不相同,主要包括以下信息:①几何坐标,反映地理要素在自然界或某个区域的地图中的空间位置,如经纬度、平面直角坐标等;②实体间的空间关系,包括实体间的度量关系、方位关系、拓扑关系(邻接和连通关系)、重叠关系、包含关系等;③属性信息,指与地理实体相联系的名称、类型、特性等定性信息和面积、长度、人口数量、土壤类型、发病人数等定量信息,其与空间数据一般通过唯一标识码进行连接;④时间特性,指地理实体随时间而发生的相关变化,时间特性决定了地理信息系统中的空间数据需要不断地补充、编辑、修改与更新,也决定了地理信息系统应具有动态性。

地理信息系统的分析、检索和显示主要是通过对属性数据的操作运算实现的,不同的空间对象可抽象为点、线、面(多边形)三类要素来显示。它们的数据表达可以采用矢量和栅格两种组织形式。在地理信息系统中,空间数据是以结构化的形式存储在计算机中,称为数据库。数据库由数据库实体和数据库管理系统组成,数据库实体存储大量数据文件和文件中的大量数据,而数据库管理系统主要用于对数据的统一管理,包括查询、检索、增删、修改和维护等。

4. **系统应用人员**　GIS 应用人员包括系统开发人员及最终用户,人员是 GIS 系统建设和应用的关键和能动性因素。GIS 的开发是一项以人为中心的系统工程,包括用户的分析,用户 GIS 系统开发的目标、可行性分析、系统开发方案的选择及总体设计,开发人员应特别重视用户需求分析,切忌只注重技术细节。GIS 的最终用户不仅应对 GIS 技术和功能有足够的了解,而且需要具备系统组织、管理、维护和数据更新的能力。

5. **应用模型**　GIS 提供了分析空间数据的有效的基本工具,但对于专门应用目的解决,必须通过构建专门的应用模型,如土地利用适宜性评价模型、洪水预测模型、传染病扩散模型等。应用模型是 GIS 与相关专业知识相连接的枢纽,其建立除了数学技术问题外,深厚的专业知识和经验积累是模型建立的基础,只有对相关问题的机制和过程进行深入的研究,从各种因素中找出其因果关系和内在规律,才能建设出真正有效的 GIS 应用模型。

第三节　地理信息系统的基本功能

1. **数据采集与输入**　指将外部原始数据格式转换为可被 GIS 系统接受和处理的内部格式的过程,多种形式和来源的信息要经过数据整合和一致化的过程。

2. **数据编辑与更新**　数据编辑主要包括图形编辑和属性编辑。图形编辑主要包括创建拓扑关系、要素复制、要素合并、要素分割、要素的结点操作及误差校正等;属性编辑通常与数据库管理一起完成,主要是图形要素属性的添加、删除、复制、粘贴和属性表导出等;数据更新指以新记录数据来替代数据库中相对应的原有数据项或记录。

3. **数据存储与管理**　由于 GIS 数据库具有数据量大,空间数据和属性数据不可分割的联系及空间数据之间具有拓扑结构的特点,空间和属性数据的融合是 GIS 数据库管理的关键。除此之外,空间数据的管理技术还包括空间数据库的定义、数据库访问与提取、空间位置和属性条件的交互检索等。

4. **数据处理与变换**　原始数据往往由于数据结构、数据组织和数据表达方面与用户需求不同而需要处理与转换,主要包括:①投影变换,地理空间数据的处理、分析与计算要有统一的地图投影系统、统一的坐标系统及统一的地图比例尺等,当系统使用的数据来自不同地图投影时,需要将一种投影数据转换为所需投影的坐标数据;②数据变换,指对数据进行放大、缩小、翻转、移动、扭曲等几何位置、形状和方位的改变等操作;③数据格式转换,空间数据来源很多,如地图、工程图、照片、航空与遥感影像等,因此空间数据有多种格式,根据需要,需对数据进行结构之间的格式转换,主要包括矢量到栅格数据的转换和栅格到矢量数据之间的转换;④数据裁切,指从整个空间数据中裁切出真正需要的数据作为研究区域;⑤数据拼接,指将空间相邻的数据拼接为一个完整的目标数据。

5. **空间数据分析与统计**　空间数据分析与统计功能是 GIS 区别于其他类型系统的重要标志,主要包括:①叠加分析,将同一地区的不同图层的特征进行叠加,不仅可以建立新的空间特征,而且可以将输入的特征属性进行合并,便于进行多条件查询检索、地图裁剪、地图更新及应用模型分析等。根据操作要素的不同,叠加分析可以有点与多边形叠加、线与多边形叠加、多边形与多边形叠加。根据操作形式不同,叠加分析可以分为图层擦除、图层合并、图层识别叠加等。②缓冲区分析,指按设定的距离条件,围绕各种类型要素(点、线、面)而形成一定范围的多边形实体,从而实现数据信息在二维空间的扩展。③网络分析,是对地理网络(交通网络)和基础设施网络(电话线、网线、电力线、供水管道、排水管道等)进行地理分析和模型化的过程,基于几何网络的特征和属性,利用距离、权重和规划条件进行分析得到结果,如最短路径分析、最佳资源分配及地址匹配查询等。④数字地形分析,以数字高程模型(Digital Elevation Model,DEM)为基础的地形信息综合处理技术,除包含高程内插、等高线追踪、地形曲面拟合、剖面计算、面(体)积计算、坡度坡向分析、可视区域分析、流域网络与地形特征等提取外,还可进行地形湿度指数等复合地形属性的提取。⑤空间统计分析,使用统计方法解释空间数据,主要包括常规统计、空间自相关、空间插值、空间回归、趋势分析等。

6. 可视化表达　GIS 可为用户提供空间信息直观的、可交互的可视化环境。既可以进行计算机屏幕显示,也可以用报告、表格、地图等图件及多媒体形式显示,还可通过人机交互的方式选择显示的对象。地图输出是 GIS 产品的主要表现形式,不仅可以输出全要素地图,还可输出各种类型的专题地图和统计图表。空间信息可视化表示有几何图形表示法、色彩灰度表示法及多媒体表示法等。

7. 二次开发　为使 GIS 技术广泛应用于各个领域,满足不同的应用需求,GIS 软件必须具备的重要功能就是二次开发环境,包括专用语言的开发环境,用户可以在自己的编程环境中调用 GIS 的命令和函数,或者系统将某些功能做成专门的控件供给用户的开发语言(VC、VB、C studio、python 等)调用,以便用户可以编制自己的菜单和程序,生成可视化的用户应用界面,完成 GIS 的各种应用功能。

8. WebGIS　WebGIS 是传统地理信息系统在 Internet 上的扩展,是以 Internet 作为分布式计算平台构建的地理信息系统,其所有的基础性、全局性的 GIS 功能都集中在服务器端实现,因此服务器端的实现方式会直接决定 WebGIS 的性能。网络地图服务(Web Map Service,WMS)是常用的功能之一,随着访问量的增大,WMS 服务器端处理每个请求均需占用大量的资源,导致服务端响应能力下降。为改进客户端与服务端的交互效率、提高服务端的响应能力,出现了通过在服务器上按照特定比例尺系列和分块大小预生成地图并通过缓存大量规则地图图片以响应客户端请求的解决方案,这种金字塔瓦片地图技术可显著提高地图服务的并发响应能力。网络地图瓦片服务(Web Map Tile Service,WMTS)已得到广泛应用,目前瓦片地图在线资源包括天地图、谷歌地图、BingMap、OSM、Mapbox 等。

9. 地理空间大数据　与传统的 GIS 相比,大数据 GIS 同样具有空间数据管理能力、空间分析能力以及基于地图的数据可视化能力,与此同时,大数据时代的 GIS 同时兼具可扩展的动态数据管理方式,数据驱动的空间分析与挖掘,与地理计算相结合的可视分析等功能。

第四节　应用型地理信息系统的设计

应用型地理信息系统指在基础型地理信息系统的基础上,建立成能满足为专门用户解决具体实际问题的地理信息系统。应用型地理信息系统要求能满足功能需求,系统运行稳定可靠,系统应用效益高,可实现相关业务数据信息快速处理与分析,为提高管理和决策的效率及科学化做出贡献。这里以建立鼠疫地理信息系统为例,简述 GIS 应用系统设计的流程。

一、系统设计

1. 系统目标　建立鼠疫地理信息系统,实现历史人间病情、动物疫情时空分布规律综合分析以及环境影响因素分析、病情监控预防的决策等功能,为政府管理部门、各级监测机构、科学研究单位深入认识鼠疫、开展鼠疫防治工作提供科学依据。

2. 系统结构与功能　根据系统功能的聚散和耦合程度,鼠疫地理信息系统可划分为 6 个功能模块。

(1)系统管理与维护:包括系统数据库建立(空间地理信息数据库、环境背景数据库、病情数据库、有关鼠疫方面的资料库)、编辑与更新,以及涉及系统的界面修改和文件管理。

(2)地图浏览:对系统管理的各类地图进行各项操作,如地图显示、缩放、漫游、测距、打印等。

(3)综合查询与统计:对数据进行灵活的空间查询与统计、时间查询与统计、分类查询与统计及任意组合条件的查询与统计,并可根据需要加入地理范围限制,根据查询与统计结果信息类型的不同,可以提供报表、图形、多媒体等多种信息表现方式。

（4）专题制图：以地图、统计图或二者相结合的图形方式，反映鼠疫流行的历史、现状及防治的基本情况以及病情的区域差异等。图形的输出形式包括屏幕显示、图形文件和打印机制图等。

（5）报表：打印指定信息的各种报表，如某一区域动物鼠疫阳性点报表、灭鼠情况表、鼠防机构表、鼠疫历史资料表等。

（6）分析及应用模型：利用 GIS 软件的高级分析功能或通过在 GIS 应用系统中嵌入相关模型，对数据进行更深层次的分析与展示，如进行鼠疫历史病情动态模拟、鼠疫疫源地多媒体分析、典型区鼠疫发病周期时间序列分析以及鼠疫病情监控网络分析。

二、系统配置

指系统运行的设备环境，包括计算机、存储设备、输入和输出设备以及网络设备等。软件包括计算机系统软件、网络管理软件、地理信息系统基础软件、数据库管理系统软件、开发工具、统计软件等。

三、系统界面设计及集成

建立方便人机交互的图形用户界面，并集声、像、图、表、文字多媒体功能于一体，从科学可视化角度反映多层次的信息。界面的设计应体现以人为本的原则，做到界面友好、美观，并提供详细的帮助信息，便于用户掌握和使用。

第五节　地理信息系统在地方病领域中的应用

地方病最突出的特点，就是地方性发生，地方病的发生与自然生态环境及环境中的元素分布有关，因此，地方病研究中的大量数据资料都与地理空间信息密切相关，这种空间相关的特点，正是地方病学领域应用地理信息系统的前提与基础。GIS 可从全新的角度和方式认识和研究地方病流行的时空动态，从地方病流行和发生的环境来观察和研究地方病流行的成因和发展趋势。

地理信息系统在地方病学研究及地方病防治中的应用可包括如下 6 方面：①用于地方病监测和监测数据的地图可视化；②用于分析各类地方病病情的时空分布特征，探讨其区域差异，划分病区类型；③用于分析各类地方病分布与环境因素（气候、土壤、植被、土地利用、农业活动、经济发展水平等）的联系，通过环境因素的空间分布与地方病空间分布的叠合分析，探讨地方病流行的环境影响因素，验证之间的联系，通过建立空间分析模型，可预测地方病空间流行的趋势；④用于制定地方病防治规划，借助地理信息系统探索不同区域之间地方病病情差异、地方病防治能力、卫生资源及社会经济条件的综合差异，为合理配置地方病防控资源提供决策依据；⑤用于血吸虫、鼠疫及布鲁氏菌病等传染性地方病的应急响应，作为生物病因的自然疫源性传染病，其暴发、流行和潜伏均与特定区域的地理环境因素密切相关，可通过 GIS 技术分析判定特定地理位置中影响传染病分布的各种因素，探索传染病的影响因素并估计各种因素之间的相关性，预测传染病发生的危险区域，加强监控，并可通过 GIS 对疫区和疫点的信息进行管理，一旦有疫情暴发，可迅速找出暴发的可能原因，对可能的传染源进行判断，为有关部门做出预防措施以及阻止疾病蔓延提供辅助决策；⑥用于地方病健康教育，利用 GIS 制作的图形和图像可以作为传播地方病防病知识并与公众沟通的媒介，可在地方病健康教育中发挥重要作用。

近年来，地理信息系统在地方病领域得到了一定程度的应用，不同病种的应用范围和程度不尽相同，主要用于地方病数据的空间显示、流行危险因素的分析及地方病流行强度预测等方面。

一、在血吸虫病中的研究

血吸虫病与自然生态环境密切相关，找出血吸虫病流行与自然社会环境的内在联系是控制血吸虫病流行的关键。GIS 应用于血吸虫病的研究相对较早。在 1984 年，Cross 等已应用气象资料和卫星遥感资料在菲律宾预测血吸虫病的流行区域，从而计算出军事演习期间由于血吸虫病而导致的潜在疾病伤亡人数；Bavia（2001 年）等在巴西的巴依尔省的 30 个区建立了血吸虫病 GIS，并分析了血吸虫感染的空间动力学和影响血吸虫病分布的环境因素,发现人口密度和旱季时间与血吸虫病的分布有关;在我国,四川省于1990年初在大山区开始了GIS应用于血吸虫病的流行研究,建立了纵向观察点和相应的GIS数据库;郑英杰(1998年)等综合应用GIS空间叠加技术和流行病学方法,从专题地图获取环境信息,并应用G1S探讨洲滩钉螺分布与水位的关系;周晓农等(1998年)建立血吸虫病地理信息系统,利用气象参数建立模型,结合AVHRR卫星遥感资料证实血吸虫病的流行范围与温度、高程、降雨量等因素密切相关,提示利用GIS与遥感资料来预测血吸虫病的潜在流行区具有可能。陈艳艳(2014年)运用了全局和局部空间回归模型研究了湖北省钉螺平均密度和感染率与气候因素的关系,显示钉螺感染率与年均最低温、年均相对湿度和年均降雨量呈正相关,与年均日照时数呈负相关。

二、在鼠疫中的应用

鼠疫作为自然疫源性疾病,气候、土壤、植被等环境要素决定了鼠疫主要宿主的分布,同时又是影响鼠疫生态群落生长发育的重要因素。陈如桂等(1999年)基于我国自1840年来以县为单位的鼠疫病情资料、鼠疫自然疫源地资料、全国鼠疫防治机构网络资料、资源与环境背景资料和社会经济资料,建立了全国鼠疫地理信息系统,可实现历史病情、时空分布规律综合分析以及生态环境、经济社会综合病因分析、病情监控预防的决策等功能;杨林生等(2000年)利用150年来我国人间鼠疫的历史资料,利用GIS技术,对我国历史鼠疫的时空流行规律进行了深入分析;周方孝等建立了吉林省达乌尔黄鼠鼠疫疫源地的地理信息系统,该系统建成了点、线、多边形和注记等1000多个图层,建成了人间鼠疫疫点资料、动物间鼠疫疫点资料、气象资料、鼠疫预测预报及基础资料等90多个数据库,建立了多个鼠疫预测预报数学模型,为鼠疫的监测预报提供了有力的工具;马家奇等(2007年)利用109个监测点鼠密度监测值,采用GIS的空间插值分析方法,计算网格鼠密度的地理分布,分析发现鼠密度值在监测区域内呈现出明显的聚集性,表明GIS空间插值分析方法能用于推测监测地区的鼠密度分布。钱全(2010年)对鼠疫疫情点数据进行空间定位,结合地理信息分析探讨了喜马拉雅旱獭自然疫源地的遥感环境特征,运用生态位模型模拟了旱獭自然疫源地的空间分布,还利用ArcGIS Engine研制了鼠疫防控地理信息系统。

三、在地方性氟中毒中的应用

地方性氟中毒既是地球化学性疾病,也是社会性疾病,受到自然环境和社会因素的制约,是多种因素综合作用而导致的疾病。1997年,墨西哥的圣路易斯波托西城使用地理信息系统与环境和健康资料研究人类暴露于氟化物的情况,发现圣路易斯波托西城自来水并不是氟化物的唯一来源,通过GIS与相关检测数据结合,证明氟化物的来源可能与一个深层局部热水流有关;Zemek利用GIS对捷克北部山区氟斑牙病情与相关因素进行分析,发现此地的氟斑牙发病是由于周围火电厂燃煤造成的空气污染所致;汪旸(2004年)应用GIS的空间自相关模型分析发现江苏省各县水氟与氟斑牙患病率的区域空间聚集特性并不完全一致,表明氟斑牙患病率除受水氟含量影响外,还受其他因素影响。

四、在大骨节病中的应用

大骨节病是一种典型的地方性疾病,其发病和流行与人类生存的自然和社会环境密切相关。30年来,在各级政府的努力下,针对不同病区的特点采取了换粮、补硒、改水和搬迁等措施,我国大骨节病病区社会经济条件也得到明显改善,大骨节病整体上得到有效的控制。杨林生等(2006年)利用GIS的空间叠加方法,系统分析了西藏大骨节病病情与地理环境的关系,发现西藏90%以上的大骨节病病区县分布在高山温带环境中,病区最暖月平均气温在10~18℃之间,≥0℃日数在180~350天之间;病区集中分布在喜马拉雅山与冈底斯山和念青唐古拉山之间以及横断山北段山间地带的山区或高山谷地地区,病区县山地、丘陵占78.4%,非病区县山地、丘陵面积占66.7%;就海拔高度而言,病区主要分布在3600~4000m之间;病区涉及多种类型的耕作土壤,其中酸性棕壤和暗棕壤、灰褐土和石灰性褐土、褐土性土等淋溶、半淋溶土壤类型是大骨节病集中分布区;在高山土壤类型中病区趋于分布在典型亚高山草甸土和山地灌丛草原土地带,而亚高山草原土带相对较少。

五、在克山病中的应用

GIS 在克山病中的应用逐渐从局部区域研究扩展到全国病情的空间聚集性及影响因素分析的研究中。付迎春(2003 年)利用 GIS 对云南省克山病的空间分布特征进行了分析;王丽新(2007 年)应用 GIS 的专题制图、空间分析、数字高程模型分析等方法,探索了张家口地区克山病的分布与地形因子、气温、降水量、土壤、水文的关系,结果发现张家口克山病分布有空间聚集性,其主要分布在 1 480~1 610m 的高度范围内,年平均气温在 2~4.2℃、年降水量在 400mm 以上的地区。韩晓敏等(2018 年)利用 GIS 对全国慢型克山病检出率进行空间全局自相关、局部自相关、局部热点和反距离加权插值分析,并通过空间回归探索了慢型克山病病情影响因素,发现慢性克山病主要位于甘肃、内蒙古的病区县,并在全局存在空间聚集性,局部存在聚集区域,其空间分布可能受农村人均纯收入和年平均气温水平影响。

六、在碘缺乏病中的应用

GIS 直接用于碘缺乏病研究较少,已有的报道是利用 GIS 对水碘含量进行空间分析。赵金扣等(2005 年)以 2003 年江苏省各乡镇的水碘中位数为依据,以江苏省数字地图为背景,在 ArcView GIS 软件支持下,建立全省水碘空间分布图,并对水碘的空间自相关性和以县为单位的水碘的局部空间自相关性进行了分析,结果显示江苏省水碘分布存在中度空间正相关,局部空间分布同时存在空间聚集性和空间异质性。指出江苏各地环境中水碘差异明显,对水碘水平不同地区应采用不同的补碘或降碘措施。孙英等(2020 年)结合水化学图解法、数理统计及 GIS 技术,分析了塔里木盆地南缘的民丰县平原区地下水水化学特征、碘的空间分布及高碘地下水的成因,发现细土平原其地下水碘含量明显高于山前倾斜平原,高碘水和超高碘水水化学类型为 $Cl-SO_4-Na$ 型和 $Cl-Na$ 型,其成因主要与蒸发浓缩、矿物溶解沉淀及还原环境有关。

七、在地方性砷中毒方面的应用

GIS 在模拟高砷地下水分布方面应用广泛,Kamal 等(2000 年)利用 GIS 展示了孟加拉国地下水砷污染强度的时空分布,为决策者制定地下水利用方案提供了支撑。Hossain 等(2013 年)将 GIS 与分类树模型结合,绘制了砷污染风险图,其分类精度达到 87.9%。刘宇岩等(2014 年)分析了淮河流域山东、河南、安徽、江苏四省地下水的水砷分布并以调查结果为源数据,探讨了 GIS 预测模型结果的准确度,发现水砷实际抽样调查结果与 GIS 模型预测结果较为拟合,表明 GIS 可用于地下水高砷污染的预测。Sadeghi 等(2017 年)利用 GIS 建模功能对比了阿尔达比勒省四个季节的饮用水砷污染,显示水砷浓度分布在连续四个季节均有变化。

(李海蓉　王五一　袁星)

第六节　地理信息系统在地方病中的应用实例

一、在地方性氟中毒防控领域中的应用

为探索我国饮水型地方性氟中毒病区村分布与地形的关系,以山西省为例制作了山西省饮水型地方性氟中毒病区村与地形的叠加图。如图 8-1 所示,山西地处黄河中游、黄土高原东部,位于于东经 110°15′~114°33′,北纬 34°34′~40°43′之间,总面积为 156 266km²,从全省范围看,总的地势是"两山夹一川",即东部太行山脉、西部吕梁山脉、以及中部盆地地区,由北向南依次为大同盆地、忻定盆地、太原盆地、临汾盆地和运城盆地。图 8-1 中红色点状区域代表饮水型地方性氟中毒病区村聚集地,主要聚集在山西

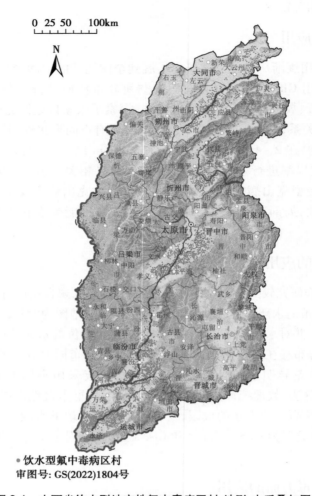

0 25 50 100km

N

• 饮水型氟中毒病区村
审图号: GS(2022)1804号

图 8-1 山西省饮水型地方性氟中毒病区村-地形-水系叠加图

省五大盆地及西部黄河沿岸地区,且分别沿着黄河、涑水河、浍河、桑乾河、桑干河、滹沱河等水系分布,表明饮水型地方性氟中毒病区村的分布与地形、水系均相关。

除了对地方性氟中毒病区开展空间分布绘图之外,还可以将多种环境因素纳入,叠加制图,从而了解我国饮水型地方性氟中毒病区分布与富氟岩石类型、土壤类型、地质地貌、气候等环境因素之间的关系,分析影响地下水水质的因素,通过对这些环境因素的综合分析以推测某地区地下水氟的分布情况,为寻找低氟水源提供线索,并为水质的改良和保护提供理论依据。

二、在地方性砷中毒防控领域中的应用

饮水型砷中毒病区主要分布在我国的 14 个省份和新疆生产建设兵团,以内蒙古自治区饮水型砷中毒病区村数最多,且分布有明显的聚集性。以内蒙古发现的全部饮水型砷中毒病区村 GPS 为基准,利用 ArcGIS 软件进行作图,可清晰看出内蒙古饮水型砷中毒病区村主要沿大青山南麓、黄河北岸的河套平原分布,聚集于地势较低的地区,如图 8-2 所示。

三、在水源性高碘危害防控领域中的应用

我国是碘缺乏病最严重的国家之一,但也存在着呈局灶性分布的高碘地区,且饮用水是高碘地区膳食碘的最主要来源。随着我国碘缺乏病防治工作的顺利开展,高水碘问题也引起了更多的关注。我国有 20 个省份和新疆生产建设兵团存在高水碘地区,且主要集中分布于河北省、天津市、河南省、安徽省、江苏省

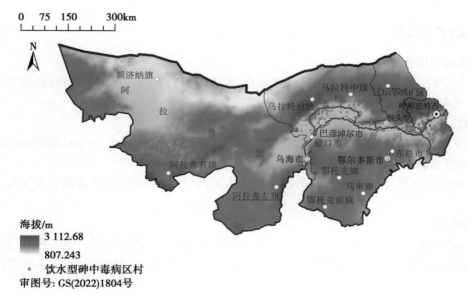

图 8-2 内蒙古自治区部分县饮水型砷中毒病区村-高程-水系叠加图

和山东省六省份交界处及陕西省和山西省等省份。如图 8-3 所示,通过对全国高水碘病区村重点分布地区进行病区村-高程叠加制图发现,高水碘病区村主要分布在地势较低的黄泛平原和山西省太原盆地、陕西省的关中盆地地区。黄泛平原是沿黄河故道分布的大弧形平原,位于海河平原和淮北平原之间。历史上,黄河在平原上多次泛滥改道,由黄河冲积形成。而我国这 6 个省份的高碘地区恰好与黄泛平原重叠,证明这 6 个省份的高水碘地区是由黄河泛滥时,河流冲刷陆地带来的碘沉积造成的。而山西省和陕西省出现高水碘地区的原因可能是由于这些地区处于低洼地带,水流排泄不畅,沥滤或冲刷下来的碘在该地沉积,造成了局部地下水的高碘状态。

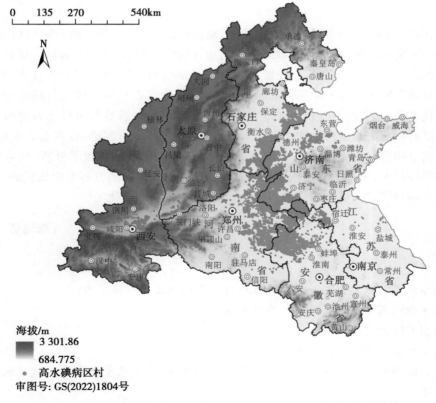

图 8-3 全国 6 个省份高水碘病区村重点分布地区病区村-高程叠加图

四、疾病制图方法

（一）收集地理位置信息

以病区村为单位收集地方病病区地理位置信息，或者以病区乡、县、市、省等行政区划为单位建立病区的地理信息数据库。

（二）下载地图失量数据信息

通过免费或付费网站下载省、市、县行政区划矢量数据及地质、地形、水系等环境影响因素信息。

（三）进行数据转化

将建立起的地理信息数据库通过 ArcGIS 软件导入地图，使病区的地理位置信息以坐标点或其他形式显示在地图中。

（四）叠加制图

结合其他地形、地貌及地质等资料数据，与地方病病区地图叠加制图、探讨地方病病区分布与地理条件、地质环境及其他暴露因素的相关性，为科学认识地方病病区分布、病区成因以及暴露因素判定提供依据。

（苏梦瑶　高彦辉）

第七节　地理信息系统在地方病中应用的发展趋势

随着我国空间信息基础设施和科学数据共享平台的建设，大量的关于自然、生态、环境及社会经济等方面的数据信息可以快速获取和掌握，客观上促进了 GIS 的发展及其在各个领域中的应用。GIS 可综合不同来源的数据，充分利用并展示空间信息，将 GIS 技术应用于地方病研究，最大的优势在于运用 GIS 可以快速准确地进行病情及其影响因素的空间查询显示及分析，并可对地方病的空间流行趋势进行预测，同时能以简洁易懂的地图形式为公众提供相关信息，还可以为地方病防治资源的有效配置、防治措施效果评价提供有力支持。

从整体上看，GIS 在地方病学研究中的应用处于成长阶段，初期由于一些空间分析的模型、方法和技术本身尚存在许多不完善之处，并且长期以来积累的地方病学数据缺乏空间属性，一定程度限制了 GIS 在地方病学研究中的应用。但是，地理信息系统可以处理海量数据，GIS 与空间分析技术、网络技术的结合，决定了 GIS 是实时动态地观察地方病病情的时空变化，以及确定影响地方病流行趋势变化的社会与自然环境因素的重要技术手段，同时 GIS 技术在地方病及其环境影响因素数据可视化方面可为地方病管理及防控策略制定提供崭新的决策支持方法。近年来，随着空间数据分析理论、技术和方法体系的发展，地方病监测和防控数据空间信息的完善，GIS 在地方病的疾病制图、环境影响因子分析、风险评估与变化趋势预测方面的应用逐步深入，未来随着地理信息技术的不断发展及其与地方病专业知识的深度融合，地理信息系统必将在地方病领域发挥更大的作用，并极大地推动地方病信息化工作。

（李海蓉　王五一　袁星）

思考题

1. 地理信息系统是什么？它与一般的计算机应用系统相比有哪些不同？
2. 地理信息系统的基本构成是什么？有哪些基本功能？
3. 简述应用型 GIS 开发的过程和方法。
4. 地理信息系统应用于地方病研究有哪些优势？
5. 选取你感兴趣的一种地方病（大骨节病、饮水型砷中毒、地方性氟中毒等），试述地理信息系统在其研究中的综合应用。

下 篇

第九章 碘缺乏病

第一节 概　述

碘是人体必需的一种微量元素,是合成甲状腺激素不可缺少的重要原料,对机体生长发育及新陈代谢发挥着重要作用,为满足需要,人体每天要从外环境中摄入足够量的碘,这些碘主要来自食物和水。当外环境中缺碘导致碘摄入不足时,机体会出现一系列的障碍。世界上大多数国家都有不同程度的碘缺乏病流行,其原因就是全世界广泛性缺碘。人类出现以前,地球上的熟土层中含有足够的碘元素,地球进入1.8万年前的第四季冰河期,大部分陆地布满了冰层,以后,冰层融化,地球表层的成熟土壤被冲刷带入海洋,后来重新形成的土壤含碘极少,只相当于原来的1/10,造成了全球的广泛性缺碘。在一些山区、半山区、丘陵、河谷地带以及河流冲刷地区缺碘更为严重。

早期,人们对碘缺乏造成影响的认识基本限于地方性甲状腺肿(简称"地甲肿")和地方性克汀病(简称"地克病"),Basil Hetzel教授于1983年提出了碘缺乏病(iodine deficiency disorders,IDD)的概念,包括了缺碘对生长发育所造成的全部影响,30余年来已经被广泛接受并使用。碘缺乏病概念的提出,不仅能揭示疾病的本质,而且有利于采取防治措施。目前将碘缺乏病定义为由于自然环境碘缺乏造成机体碘营养不良所表现的一组疾病和危害的总称。包括地方性甲状腺肿、地方性克汀病、地方性亚临床克汀病,以及碘缺乏导致的流产、早产、死产、先天畸形等。主要发生于碘缺乏的特定地理环境,具有明显的地方性。

地方性甲状腺肿是碘缺乏病最明显的表现形式,而地克病是碘缺乏病最严重的表现形式。在缺碘地区,由于个体缺碘程度不同,表现的疾病和危害程度呈现一个由轻到重的谱带,而且根据缺碘发生在不同时期,其相应的表现也不同。在我国北方碘缺乏病地区曾流传"一代甲、二代傻、三代四代断根芽"的民谣。

碘缺乏的危害从胎儿期就开始显现,胎儿期碘缺乏的危害主要包括流产、早产、死产、先天性畸形、地克病及地方性亚临床克汀病(简称"亚克汀"),以及围生期死亡率增加。地克病是由于胎儿期严重碘缺乏造成大脑发育不可逆的损害。在缺碘地区的正常人群中,有相当一部分人虽没有达到克汀病的诊断标准,但实际上在神经系统、甲状腺系统、身体发育等方面落后于正常人,特别是以智力落后为主要表现,这部分人属于亚克汀,是由于胎儿期碘缺乏程度较轻或时间较短所形成的结果。但是他们的脑损害同样是不可逆转的,其严重性不可低估。

新生儿期碘缺乏的危害除了地克病、亚克汀和婴儿死亡率增加之外,主要是引起先天性甲状腺功能减退症(简称"先甲低")检出率的升高。在碘营养正常的发达国家先天性甲状腺功能减退症检出率一般为1/5 000~1/3 500,这部分是属于散发性的。而在碘缺乏的发展中国家,其检出率可高达5%~10%,也就是说增加了200~500倍。先天性甲状腺功能减退症检出率增高的原因是碘缺乏,如不能早期诊断和治疗将同样导致患儿终生智力残疾。妊娠期补碘可以使过高的先天性甲状腺功能减退症检出率下降到正常。此外,碘缺乏严重地区,还可见到新生儿甲状腺肿。

婴幼儿正处于脑发育的第二个关键时期,和胎儿一样,对碘缺乏极为敏感。胎儿的严重碘缺乏若延续到婴幼儿期继续存在,发展成为典型的克汀病患者。如果碘缺乏程度相对较轻,症状不典型,则可导致亚克病。亚克病的程度虽不如克汀病严重,但它的发生率却远远大于克汀病,由于症状不典型,容易被忽视,这些人难以从事技术性较高的生产活动,不能接受中、高等教育。

　　儿童青少年对碘缺乏比较敏感,可影响智力发育、身体发育,造成运动、视觉、听觉障碍,突出的表现是甲状腺肿大。一般来说,甲状腺肿大率随着年龄的增长而升高,女孩甲状腺肿大率普遍高于男孩。补碘以后,经过一定时期甲状腺肿大可以恢复正常。儿童青少年碘缺乏会对生长发育特别是智力发育造成损害,碘缺乏地区的儿童智力发育达不到应有的水平。

　　碘缺乏对成人最明显的影响是甲状腺肿。地方性甲状腺肿在成人中的特点是缺乏典型的临床甲低症状,除了颈部肿大之外一般无明显症状,只有当甲状腺肿发展到一定程度时或压迫气管、食管和周围神经时才会出现呼吸困难,吞咽障碍或声音嘶哑等症状,尽管大多数人无明显临床表现,但经过实验室检查常常发现甲状腺激素水平正常或偏低,少部分人可能有症状轻微的甲状腺功能低下的表现。这些人多表现表情淡漠,无力、易疲劳,体能下降和生活适应能力差。

　　碘缺乏对于各年龄段均可能导致甲状腺肿、甲状腺功能减退,以及对核辐射的敏感性增加。和人类处于同样碘缺乏环境的动物也发生甲状腺肿。病区自然环境中牛、羊、马、猪、狗等家畜均有较高的甲状腺肿患病率,甚至也有可能发生繁殖功能障碍,如早产、流产、死产等。

　　在碘缺乏病谱带中最为人们所熟知的两种疾病是地甲肿和地克病,这两种古老的疾病,在中外历史中均有记载。最早记载甲状腺肿的书籍为我国现存最早的中药学专著《神农本草经》,书中提到海藻是治疗瘿(即"甲状腺肿")的良药,现在已知这些海产物中都含大量的碘。我国古籍《山海经》中明确提出瘿病发生与水质不好有关,指出该病是"水土病"。《吕氏春秋》中写到"轻水所多秃与瘿人,重水所多尰与躄人"。《诸病源候论》更明确地提出瘿病与水土有密切的关系。《千金翼方》中治瘿的方剂基本都含有海藻、昆布、海蛤等海产物,我们现在知道这些药材中含碘量都是很高的。还有一个处方是用鹿靥(即鹿的甲状腺)来治瘿病,这也是符合现代治疗原理的。《外台秘要》中再次提出用羊的甲状腺来治疗瘿病。

　　在国外,印度、埃及、希腊的古医学也很早提到地甲肿,埃及的古医学还提到用外科手术治疗地甲肿。1614年,瑞士的F. Platter首先用Cretin这个名称阐述了当地山区的一种痴呆、聋哑、侏儒的患者。1908年,英国医生Mecarrson描述了在克什米尔的Gilgit及Chitral地区的神经型与黏液水肿型地克病患者。1938年,De Quervain和Wegelin系统地描述了瑞士的神经型地克病的各方面表现。

　　1811年,法国的Coutois首次从海草灰中分离出一种暗黑色带有金属光泽的结晶体,并于1813年发表了《海草灰中新物质的发现》论文,Coutois将这种结晶体送出去进行研究鉴定,1814年由法国化学家和物理学家Joseph Louis Gay-Lussac命名为碘。1816年,英国医生Prout首先用碘治疗甲状腺肿。1820年,瑞士医生Coindet在瑞士科学院报告了他用碘治疗甲状腺肿的结果,建议用碘制剂防治甲状腺肿。1846年,意大利的Prevost与A. C. Maffoni首次提出甲状腺肿的病因为碘缺乏的学说。此后几经波折,直到1896年,德国化学家Baumann发现碘是甲状腺的正常成分后,碘和甲状腺肿的关系才得到确证。一些科学家对土壤、水中的碘含量和甲状腺肿的流行水平进行研究,证明了环境中碘缺乏和地甲肿的关系。Mason曾指出:如果在世界地图上绘出饮水中缺碘的地区,然后在它上面覆盖一张标明各地甲状腺肿患病率的地图,则可发现饮水中缺碘各地区与标出的甲状腺肿高发区重叠在一起。在水、土壤、食品中含碘量普遍较低的情况下,当地居民的碘摄入量必然减少,如不能从其他途径摄入足够的碘,必然导致碘缺乏病的发生。

　　第一次用碘盐预防地甲肿的试验是在法国进行的:对患甲状腺肿的家庭供应加有碘化钾的盐(0.1~0.5g碘化钾/kg盐),但由于剂量过大,出现了甲亢症状而宣告失败。

　　20世纪初,瑞士与美国开始用碘化物治疗和预防地甲肿,也只有在使用碘化物这样廉价的制剂以后,大规模的预防才能实现。1915—1920年间,David Marine医生在美国俄亥俄州使用碘化钠水溶液首次进行了大规模碘防治研究,结果证明,碘制剂可有效地预防和治疗地甲肿:接受NaI组,甲状腺肿大率为0.2%,对照组为27.6%,原来有甲状腺肿的人,接受NaI组有60.4%缩小,对照组只有13.8%缩小。1924年首次在美国密歇根地区大规模推广碘盐,5年后该地区学童的甲状腺肿大率由38.6%下降至9.0%。1951年随访调查学龄儿童甲状腺肿大率仅为1.4%。在Marine医生进行实验的同时,1918年,瑞士医生Bayard也在一个孤立的瑞士山区中进行着类似的实验,当地的学生超过75%有甲状腺肿大,Bayard医生把碘盐分成3mg/kg、6mg/kg、15mg/kg三个剂量给予当地的家庭,他发现学生的甲状腺状态与接受的碘盐中碘剂量有着明显的量效关系,即使是微量的碘,也能让人受益。到了1922年,瑞士的外阿彭泽尔州首先在食盐中加入碘(7.5mg/kg),其结果令人振奋,新生儿不再有甲状腺肿,没有了新增的地克病,已有甲状腺肿逐渐消失或者好转。1924年瑞士开始采用碘盐进行大规模防治。此后奥地利、意大利、南斯拉夫、澳大利亚等国家推广碘盐,都使当地的地甲肿和地克病得到了控制,聋哑患病率、新生儿死亡率明显下降,儿童智力水平显著提高。

在我国,碘缺乏病防治开始于20世纪30年代,1931年2月9日云南盐务稽核分所上书"改良盐质及防治颈瘤病"的公函,建议在云南推行食盐加碘以预防颈瘤病,在经过诸多的波折后,最终在新成立的云南盐务管理局的推动下,1939年2月云南的食盐加碘工作得以正式推行,从1940年开始在滇中区各盐场先行开始实施食盐加碘,并在1946年实现了食盐加碘的全区覆盖,其中"一平浪等少数盐场自实行以来均认真办理并未停顿"。1940—1942年云南卫生实验处防疫队姚寻源、姚永政等对云南省37个区县19万余人进行了地甲肿调查,得出云南地方性甲状腺肿患者的比例是15.1%,其中女性为16.8%,男性为13.4%。

20世纪50年代末,我国学者报告了安徽、河南大别山区的地克病。20世纪60—70年代,天津医学院、佳木斯医学院系统地报告了承德地区及黑龙江省佳木斯市桦川县集贤村的地甲肿与地克病。自此以后,国内有关地克病的报道逐步增多。

我国在新中国成立前,对于预防地甲肿,只做了一些试验性工作,受益人数较少。真正有计划、有领导的大规模预防工作是从中华人民共和国成立后才开始的。自1954年起,我国陕西、河北等省的部分病区,开始手工加工碘盐。1965年以后,逐渐开始扩大机械化加碘。至1985年,全国18个省份的病区普及了碘盐,5个病区省碘盐供应量达90%以上。从1993年国务院召开"中国2000年实现消除碘缺乏病目标动员会"以来,中国消除碘缺乏病工作取得了巨大成就。1994年我国开始实行普遍食盐加碘,至1995年全国基本普及了加碘盐。

截至2020年末,我国全部县已经实现了碘缺乏病消除目标,如何巩固防治成果,保持持续消除碘缺乏病状态,还需要进一步完善"因地制宜、分类指导、差异化干预、科学与精准补碘"的原则,继续落实以食盐加碘为主的综合防控措施,持续做好碘缺乏病监测,开展健康教育和健康促进,加强碘缺乏危害的正面宣传力度,引导群众自觉食用合格碘盐,继续开展个体碘营养评价方法、碘与相关疾病的关系等研究工作。

(申红梅)

第二节 流行病学

碘缺乏病是世界上分布最广、受威胁人口最多的一种地方病,分布于全球碘缺乏的地理环境。历史上著名的碘缺乏病流行区是亚洲的喜马拉雅山区、欧洲的阿尔卑斯和比里牛斯山区、南美的安第斯山区、非洲的刚果河流域、大洋洲的巴布亚新几内亚、北美洲的五大湖盆地等。2019年全球碘摄入不足的国家有23个。

我国曾是世界上碘缺乏病分布广泛、病情严重的国家之一。除上海市外,全国30个省(自治区、直辖市)和新疆生产建设兵团都有流行。估计在解放初期全国地甲肿患者人数可达2 000万人。1978年朱宪彝等综述,1959—1977年,28个省(自治区、直辖市)的2 600余万人口中,地甲病患病率为8.3%;1983年,于志恒综述26个省(自治区、直辖市)的资料,地甲病患病率为12.85%,地克病患病率为0.66%。经过在病区实行食盐加碘、投服碘油等综合防治措施,到1988年,尚有地甲肿患者765万,患病率约为2%,除去新疆、西藏外,其他省(自治区、直辖市)已得到控制。在普遍食盐加碘前的1994年,按当时标准统计的病区县有1 807个,地甲肿患者799万,典型的地克病患者18.7万。

一、流行病学特征

(一)地区分布

1. **地理位置和地形地貌** 碘缺乏病病区分布与地理位置和地形地貌关系密切,山越高、沟越深、地势越陡的地区,缺碘越严重,因此,在一些山区、半山区、丘陵、河谷地带以及河流冲刷地区病情较重。按照地

理分布看,我国的碘缺乏病病区主要分布在东北黑龙江省的三江平原地区,大、小兴安岭山区,吉林的长白山区;华北河北省的燕山山区,内蒙古南部的山区,河北与山西交界的太行山区,山西的吕梁山区;西北陕西省的秦岭山区,甘肃的陇南山区,宁夏的六盘山区,青海东北部的农业区,新疆塔里木盆地周围的农业区,天山北麓部分地区;西南四川东北部大巴山区与西南部大小凉山地区,云南西部的德宏地区,贵州东部、东南部与西南部的山区,西藏喜马拉雅山北麓雅鲁藏布江河谷地区,中南广西西部与西北部的山区,广东北部山区,湖南西部山区,湖北的大别山区与仙霞岭,福建的武夷山区,山东的沂蒙山区。

2. **地质条件**　土壤中碘含量和当地岩石与土壤的性质有一定的关系。碘缺乏病病区常见于以白垩土、沙土、灰化土为土壤主要成分的地带,这种土壤因含碘少,空隙大,碘易随水流失;在以黑土、红色土及含大量胶体颗粒和有机物的了栗色土壤为主要成分的地带,碘缺乏病较少发生;泥炭土中含碘虽多,但碘和土壤牢固地结合在一起,植物不能吸收,因而这些地带也流行碘缺乏病。

3. **气象条件**　雨量集中、雨水侵蚀严重、地下水位高或缺少植被的地区,碘缺乏病流行较重。2017—2018年全国生活饮用水水碘含量调查结果显示,我国大部分地区生活饮用水水碘含量较低,全国乡级水碘中位数为3.4μg/L;省级水碘中位数均在10.0μg/L以下;全国83.6%的乡水碘中位数<10μg/L,11.8%的乡水碘中位数处于10~50μg/L之间,2.0%乡水碘中位数处于50.1~100.0μg/L之间,仅有2.6%的乡水碘中位数在100.0μg/L以上。

（二）人群分布

1. **年龄**　碘缺乏病的高危人群是0~2岁婴幼儿、儿童、孕妇及哺乳期妇女。在碘缺乏病病区,任何年龄均可能发生地甲肿,地甲肿一般在青春期开始发病,随着年龄的增长患病率增加,中年以后减少。重病区发病年龄提前。地克病的发生是由于胎儿和新生儿期严重的碘缺乏造成,因此孕妇、哺乳期妇女和0~2岁婴幼儿的补碘尤为重要。

2. **性别**　10岁之前地甲肿发病无年龄差别,从青春期开始女性多于男性。病情越严重的地区,地甲肿的男女患病率差别越小。

3. **村寨聚集性和家族多发性**　地克病仅在严重缺碘的地区出现,但也不是所有严重缺碘地区都发生,地克病患者也不是均匀地分布,而多是集中在一个或几个自然村,呈现村寨聚集性。而且地克病的家族多发性也很明显。

（三）时间分布

我国于1995年起开展了全国范围的大规模碘缺乏病监测工作,到2019年实现了县级监测全覆盖。从监测结果看,加碘盐防治措施得到有效落实,加碘盐覆盖率从1995年的80.2%、1997年的90.2%,上升至2019年的95.9%,合格碘盐食用率从1995年的39.9%、1997年的69.0%,上升至2019年的90.2%,总体呈现上升趋势,近年略有下滑。1995年全国8~10岁儿童尿碘中位数为164.8μg/L,有5个省份8~10岁儿童尿碘中位数<100μg/L;到2011年全国8~10岁儿童尿碘中位数为238.6μg/L,8~10岁儿童尿碘中位数<100μg/L的省份降至0个;目前普通人群碘营养基本适宜,2019年8~10岁儿童尿碘中位数207.1μg/L。从2011年起,为了解特需人群的碘营养状况,碘缺乏病监测中增加了孕妇尿碘指标,几年的监测结果显示,孕妇尿碘中位数总体处于国际组织界定的碘营养适宜范围内,但接近下限,2019年全国孕妇尿碘中位数为169.4μg/L,6个省份孕妇尿碘中位数小于150μg/L,表明还有一些省份特需人群处于碘缺乏边缘。监测结果显示,碘缺乏病病情得到有效控制,8~10岁儿童甲状腺肿大率呈持续的逐年下降的趋势,全国8~10岁儿童甲状腺肿大率从1995年的20.4%、1997年的10.9%,到2005年已降至5.0%以下,达到"儿童甲状腺肿大率低于5.0%"的消除标准,2019年已经降至1.5%,但局部地区儿童甲状腺肿大率仍超出标准。

我国自1994年开始实行普遍食盐加碘政策之后,碘缺乏病病情得到有效控制,但在新疆、西藏、青海等西部省份的局部地区碘盐供应网络未能有效建立,加碘盐覆盖率较低。2006年,在新疆维吾尔自治区南疆地区发现了疑似新发克汀病病例,经国家专家组调查核实,在阿克苏地区的拜城县和乌什县、和田地区的洛浦县共核实诊断新发克汀病80例;2007年对中西部新疆、青海、西藏、云南、海南等11个省（自治区、直辖市）104个碘缺乏病高危县开展了全国碘缺乏病高危地区重点调查,发现新发克汀病249例;卫生部和新疆、西藏等省份对碘缺乏病高危地区采取了免费供应加碘食盐、特需人群补服碘油丸的政策,2008年起实施全国碘缺乏病高危地区监测,2008—2009年监测发现新发克汀病17例,2010年以后未发现新发地克病病例。

2000年10月,原卫生部在"中国2000年实现消除碘缺乏病阶段目标总结暨再动员大会"上代表中国政府向国际社会庄严宣布:中国已基本实现了消除碘缺乏病的阶段目标。有17个省份实现了消除碘缺乏病阶段目标,包括北京、天津、河北、山西、吉林、黑龙江、上海、江苏、浙江、安徽、江西、山东、河南、湖北、湖南、广东、广西;有7个省份基本实现了消除碘缺乏病阶段目标,包括内蒙古、辽宁、福建、贵州、云南、陕西、宁夏;有7个省份尚未实现消除碘缺乏病阶段目标,包括海南、重庆、四川、西藏、甘肃、青海、新疆。

2007年9月,原卫生部、发展改革委、财政部联合组织开展了对《全国重点地方病防治规划(2004—2010年)》执行情况的中期评估,评估显示:2000年已实现消除目标的17个省(自治区、直辖市)的居民碘盐合格率、8~10岁儿童甲状腺肿大率和尿碘中位数三项主要指标,除个别省份的单项指标有下滑趋势外,总体保持了消除标准,碘缺乏病防治成果得到巩固。2000年基本实现消除目标的7个省(自治区、直辖市),经国家级评估组考核验收,内蒙古、辽宁、福建、贵州、陕西、宁夏6省份如期实现了消除碘缺乏病的阶段目标。2000年未实现消除目标的7个省(自治区、直辖市),经国家级评估组考核验收,重庆、四川、甘肃如期实现了基本消除目标。西藏、青海、新疆、海南4省份尚未到达基本消除碘缺乏病阶段目标。

2010年9月至2011年6月,原卫生部、发展改革委、财政部联合对《全国重点地方病防治规划(2004—2010年)》实施情况进行了终期评估,结果显示,2000年已经实现消除碘缺乏病目标的17个省(自治区、直辖市)防治工作得到巩固;未实现消除碘缺乏病阶段目标的14个省(自治区、直辖市),有11个省(自治区、直辖市)实现了消除碘缺乏病阶段目标;新疆、西藏、青海3个省份基本实现了消除碘缺乏病阶段目标。全国有2 755个县(市、区)实现消除碘缺乏病目标,占全国县(市、区)的97.6%,如期基本实现了消除碘缺乏病的规划目标。

2015年下半年,原国家卫生计生委会同相关部门对各省份《全国地方病防治"十二五"规划》目标完成情况进行了考核评估,结果显示,全国94.2%的县实现了消除碘缺乏病目标,其中23个省份达标率在95%以上。

2020年下半年,国家卫生健康委会同相关部门对各省份完成《"十三五"全国地方病防治规划》暨《地方病防治专项三年攻坚行动》目标完成情况进行了终期评估,结果显示,全国2 799个县全部达到了碘缺乏病消除标准,达标率为100%。

二、影响因素

缺碘在碘缺乏病的发生过程中起着决定性的作用,但是,其他许多因素对碘缺乏病的发展及严重程度也有影响,有些因素的影响还较为重要。

(一) 致甲状腺肿物质

致甲状腺肿物质一般是指存在于饮食中的某些物质,能够作用于甲状腺,阻断甲状腺激素的合成或者增加肾脏对碘化物的排出而引起甲状腺肿的物质,增加碘的摄入通常能减轻其影响。

致甲状腺肿物质通常来自食物、饮水和药物三个方面。含致甲状腺肿物质的食物有胡萝卜、甘蓝、大豆、洋葱、大蒜、核桃和木薯等。饮水中的致甲状腺肿物质主要来自含硫的有机物、污染水的微生物和水中的化学元素如钙、氟、锂等。致甲状腺肿药物有硫脲化合物、甲巯咪唑、过硫酸盐、氨鲁米特等。

环境中广泛存在致甲状腺肿物质,但通常摄入的剂量远不能达到诱发甲状腺肿的水平,只有在某地区由于地理、地质的特异和居民的饮食习惯,特别是在碘相对缺乏的情况下,这种物质的致甲状腺肿作用才显露出来,甚至可成为碘缺乏病流行的重要原因。

(二) 营养因素

碘缺乏病属于一种营养不良性疾病,是由于微营养素碘缺乏造成的。同时,其他营养物质不足时,可以使碘缺乏病病情加重。与碘缺乏病有关的营养因素主要包括蛋白质、维生素、微量元素等。

1. **蛋白质** 蛋白质摄入减少可导致体内球蛋白和白蛋白均减少。当白蛋白减少时,组织内酪氨酸分配比例减少,因为酪氨酸是合成甲状腺激素的重要成分,从而导致甲状腺激素合成减少;当球蛋白减少时,可使血中甲状腺球蛋白(thyrobolulin,Tg)和甲状腺结合球蛋白(thyroid binding globulin,TBG)减少,Tg是甲状腺激素合成的基质和贮存库,Tg减少则甲状腺激素合成及贮存均减少,而TBG是把甲状腺激素转运到各个组织细胞的载体,所以TBG减少可阻碍甲状腺激素的输送途径。

由于碘缺乏病病区居民生活水平偏低,摄入的多是植物性食品。与动物性食品相比,植物性食品的蛋白质含量少、质量低,摄取同样多的食物,来自植物的蛋白质只相当于动物的1/2~2/3。

2. 维生素　维生素A缺乏和地甲肿流行的关系受到特别的重视。维生素A的缺乏可加重碘缺乏病的流行,在维生素A缺乏已成为公共卫生问题的国家中,大部分都有碘缺乏病流行,虽然这两个病并不一定同时存于一个患者身上。

维生素C、维生素B_1、维生素B_2和维生素B_{12}的缺乏也可促进甲状腺肿的发生。

3. 微量元素　近年来,有关微量元素锌、硒、铁等与碘缺乏病关系的研究较多,一般认为锌、硒、铁缺乏可能加重碘缺乏病的病情。

(三) 环境污染

环境污染对甲状腺功能形态以及碘缺乏病流行方面的影响也受到人们的关注。很多工业毒物可影响甲状腺的形态和功能,如铀、铅、汞、铬可在甲状腺内蓄积。锑、锰中毒时,甲状腺滤泡增大并有胶质潴留。硝酸钍中毒时,甲状腺重量增加,滤泡腔内充满胶质,上皮细胞扁平,颇似单纯性甲状腺肿。铜、铁、锌等可能阻碍甲状腺对碘的浓集,使甲状腺不能充分利用血中的碘离子。铜和铁还能影响甲状腺激素合成过程中的氧化作用。锰可作用于脑垂体使促甲状腺激素(thyroid stimulating hormone,TSH)分泌增加,引起甲亢,并且可以直接作用于甲状腺。

有机氯农药双对氯苯基三氯乙烷(dichlorodiphenyltrichloroethane,DDT)竞争性地置换血中TBG上的甲状腺激素,使甲状腺激素的运输过程出现障碍,引起甲状腺肿。饮水中硝酸盐含量的增加可能导致碘缺乏病流行加重。

(四) 遗传因素

多基因遗传可能对地克病的发病起一定作用。在地克病流行区内,地克病经常表现出家庭聚集现象,患者一级亲属患病率及近亲婚配的子女患病率明显高于群体患病率。某些胎儿在碘缺乏或甲状腺激素不足的情况下有容易发生地克病的倾向。但是遗传因素和营养因素、致甲状腺肿因素等一样,只是起辅助作用。

(申红梅)

第三节　发病机制

一、地方性甲状腺肿

缺碘性甲状腺肿实质上是在碘摄取不足的情况下,甲状腺组织所发生的由代偿性反应到病理性损伤的一个过程。甲状腺组织内绝大多数的碘贮存于Tg中,其主要形式为一碘酪氨酸(monoiodotyrosine,MIT)和二碘酪氨酸(diiodotyrosine,DIT)。酪氨酸的碘化与碘化酪氨酸的偶合均在Tg上完成。MIT和DIT是合成三碘甲腺原氨酸(triiodothyronine,T_3)和四碘甲腺原氨酸(tetraiodothyronine,T_4)的前体。在邻近滤泡腔的顶部胞膜及其微绒毛上,由甲状腺过氧化物酶(thyroid peroxidase,TPO)催化,两个DIT分子偶联生成T_4,一个DIT分子与一个MIT分子缩合成T_3。碘缺乏情况下,MIT合成相对增加,DIT合成相对减少,同时甲状腺组织 I 型脱碘酶(type 1 deiodinase,D1)活性增强,T_4向T_3转化增加,血浆中T_3水平正常或超高,T_4水平下降。

血浆中T_4水平的下降导致垂体中T_4水平的下降和T_3水平的下降,通过下丘脑-垂体-甲状腺反馈调节机制,垂体TSH的分泌增加,刺激甲状腺滤泡上皮细胞增生,并部分形成功能自主性结节或细胞群,其能自主合成和分泌甲状腺激素而不受 TSH 调控。碘缺乏时，TSH 上调甲状腺细胞钠碘转运体（sodium iodide symporter，NIS）的表达，且 NIS 沿甲状腺滤泡细胞基底膜呈线状分布，绝大多数处于活性状态，具有运碘功能。最初，甲状腺组织中可见许多增生的小滤泡，滤泡腔小，胶质贮存少，甲状腺的体积增大。当机体对激素的需要趋于缓和时，甲状腺滤泡呈"复原"状态，滤泡涨大，滤泡腔充满胶质，上皮细胞呈立方状。当环境缺碘、机体摄入碘不足时，上述增生、复原变化的幅度加大，周期持续延长，这样反复进行下去，甲状腺即可呈现弥漫性肿大。在严重而长期缺碘的情况下，甲状腺组织的增生、复原也更为显著，表现为过度增生、过度复原。正常的甲状腺滤泡由单行上皮甲状腺细胞形成，同一个滤泡中，一个甲状腺细胞可能具有很强的激素合成和分泌能力，而另一个可能具有非常低的激素合成和分泌水平；一些甲状腺细胞可能保留了过多的碘，而另一些则可能含有非常低的碘；此外，尽管一些甲状腺细胞可能对增殖刺激产生过度的有丝分裂反应，而同一滤泡中相邻的甲状腺细胞可能具有非常低的有丝分裂特性。因此，同一滤泡中的甲状腺细胞之间存在很大的异质性，肿大的甲状腺中各部分的变化不是一致的。有些区域过度增生的变化比较明显，有些区域过度复原的变化比较明显，这样反复进行，则有一些过度增生或过度复原的区域逐渐扩大，并且可以彼此互相融合，因而在弥漫肿大的腺体中就可以形成单个或数个早期结节。有的结节是由增生的上皮巢或密集的小滤泡逐渐发展而成，被称为早期增生性结节。随着结节的增大，压迫周围甲状腺组织，引起纤维组织增生和包围，而形成较大的结节。此时即由弥漫性甲状腺肿转变为结节性甲状腺肿。随着结节的增大，结节间纤维组织增生，血液供应逐渐发生障碍，有的结节出现变性、出血、坏死等继发性变化。变性组织液化和出血可形成囊性变或囊肿。纤维组织增生可形成瘢痕；钙质沉着可形成钙化，甚至骨化。而在纤维组织或囊性壁中又可出现新的增生性细胞巢和小滤泡，形成新的结节。最后整个腺体可被大小不等、新旧不同、形状不一的结节所替代。

对碘缺乏大鼠甲状腺的抗氧化能力的研究发现，缺碘 12 周，甲状腺组织中谷胱甘肽氧化酶（glutathione peroxidase，GPX）、超氧化物歧化酶（superoxide dismutase，SOD）、谷胱甘肽-S-转移酶（glutathione Stransferase，GST）和过氧化氢酶（catalase，CAT）的活力明显升高。缺碘 30 周，GPX 和 SOD 活力明显降低，尤其是 SOD 降低更为显著，脂质过氧化物（lipid peroxide，LPO）始终高于对照组，表明在缺碘的早期，甲状腺的抗氧化能力呈代偿性增强，表现为抗氧化酶活力及酶蛋白合成增强，但仍不能克服自由基对组织的损伤。随缺碘时间的延长，甲状腺抗氧化能力逐渐下降，呈失代偿状态。持续升高 TSH 导致过氧化物酶活性增高，H_2O_2 等氧自由基蓄积过多，超出甲状腺抗氧化防御系统的清除能力，造成细胞的膜结构线粒体和内质网的损伤。电镜下可见，甲状腺滤泡上皮细胞胞质内粗面内质网明显扩张，线粒体肿胀，游离缘微绒毛减少。随着缺碘时间的增长，内质网高度扩张，呈囊泡状，粗面内质网脱颗粒。接着，线粒体肿胀，嵴模糊，甚至嵴消失，线粒体空泡化，游离缘微绒毛进一步减少。有研究发现，在低碘饮食的大鼠中，Fas 诱导的甲状腺细胞凋亡率很高，缺碘大鼠转化生长因子（transforming growth factor beta，TGF-beta）、BCL-2 相关蛋白 X（BCL2-Associated X，Bax）、增殖细胞核抗原（proliferating cell nuclear antigen，PCNA）、胰岛素样生长因子 1（insulin-like growth factor 1，IGF-1）的表达也较高。有研究发现碘缺乏通过缺氧诱导因子（hypoxia inducible factor，HIF）和活性氧（reactive oxygen species，ROS）依赖性促进甲状腺细胞分泌血管内皮生长因子 A（vascular endothelial growth factor A，VEGF-A），进一步诱导甲状腺血管生成。在营养不良、缺碘的马来西亚儿童中，T_4 浓度与 IGF-1 和 IGF 结合蛋白-3（insulin like growth factor binding protein-3，IGFBP3）浓度呈正相关，来自地方性甲状腺肿地区的土耳其儿童的 IGF-1 和 IGFBP-3 浓度较低。碘在学龄儿童可以增加 IGF-1 和 IGFBP-3 的浓度。

在早期弥漫性甲状腺肿阶段，病变是可逆的，经过适当的补碘措施，可以恢复正常。但是，补碘未能使缺碘甲状腺上皮细胞因缺碘引起的超微结构损伤（线粒体肿胀和内质网扩张）恢复。也有研究发现缺碘增生性甲状腺肿小鼠经正常碘含量饲料喂养后，甲状腺上皮细胞即可出现坏死现象，随补碘剂量的倍增，损伤似有加重的趋势。缺碘动物单纯补碘不能纠正其原来的损伤，甲状腺处于亚临床病理状态。弥漫性甲状腺肿继续发展下去，反复的过度增生和过度复原形成了结节，转变为结节性甲状腺肿，病变就发展为不可逆的，胶质性甲状腺肿是增生性甲状腺肿所能复原的最接近正常的状态。

二、地方性克汀病

Ⅱ型脱碘酶（type 2 deiodinase，D_2）位于大脑、垂体和松果体以及棕色脂肪组织中。D_2在甲状腺功能减退和缺碘条件下上调，相反，当循环T_4处于超生理浓度时下调。因此，D_2具有保护中枢神经系统免受甲减和甲亢的关键作用。Ⅲ型脱碘酶（type 3 deiodinase，D_3）对胎儿大脑发育也很重要；D_3将T_4和T_3降解为非活性化合物，并在脑、皮肤、胎儿组织、胎盘和子宫以及母胎界面的其他部位（如脐动脉和静脉）中表达。脑D_3活性在甲状腺功能亢进中上调，在甲状腺功能减退中下调。D_3主要存在于神经元细胞中，因此也可作为发育中胎儿抵抗甲减或甲亢情况的生理保护剂。此外，在妊娠后半期，胎盘D_3含量显著增加。

在妊娠早期即可检测到雌激素水平升高，在雌激素的刺激下，血清甲状腺素结合球蛋白浓度显著增加，在妊娠中期达到平台期，并在此后保持。T_3和T_4分泌入血循环后，主要与血清甲状腺结合球蛋白结合。因此，孕期血清中的总三碘甲状腺原氨酸（total triiodothyronine，TT_3）和总四碘甲状腺原氨酸（Total tet-raiodothyronine，TT_4）浓度升高10%~30%。另外，在妊娠早期，与TSH结构很相似的人绒毛膜促性腺激素浓度升高会直接刺激甲状腺，导致循环游离甲状腺素增加。同时，妊娠会导致肾血流量和肾小球滤过增加，从而导致血浆碘清除率升和尿碘流失增加。胎儿9周时，大脑中出现核甲状腺激素受体，这表明中枢神经系统的发育可能早在妊娠早期就对甲状腺激素比较敏感。胎儿甲状腺激素在妊娠中期开始分泌，即妊娠18~22周。研究发现，直到第20周，胎儿的甲状腺还没有完全活跃，因此完全依赖于母体的甲状腺素供应。在怀孕期间，根据胎儿-胎盘对甲状腺素的需求增加，母体甲状腺激素的产生增加了约1.5倍。因此，碘作为甲状腺激素合成的主要底物，需要在母体饮食中同时增加。在碘充足、甲状腺功能正常的母亲所生的先天性甲状腺缺陷或甲状腺发育不全的新生儿中，来自母亲的脐带血T_4浓度是正常新生儿的30%~60%，这似乎足以维持正常的大脑发育直到出生。但在中度至重度碘缺乏的地区，母体和胎儿甲状腺激素的产生都会受到影响，导致胎儿甲状腺功能减退和大脑发育受损。

当人类脑发育的临界期（从妊娠3个月甚至生后3岁）碘缺乏时，甲状腺激素合成不足，脑的发育首先受到损害。因为脑细胞的T_3受体主要与在脑细胞内由T_4脱碘转变成的T_3结合，而很少能与血浆中直接来的T_3结合。当机体缺碘时，血浆中T_4降低而T_3代偿性增高。这种T_3的增高对于其他组织来说有明显的补偿作用，但对脑组织来说则缺乏补偿作用，同时由于T_4的降低，进入脑细胞内的T_4减少，更使脑细胞内由T_4脱碘转变成的T_3减少，所以这个时期的甲状腺功能低下（简称"甲低"）会严重影响脑细胞增殖、分化、迁移以及轴突生长与突触形成等各个环节，损伤耳蜗、基底节和大脑皮质，从而引起了智力障碍、运动障碍以及耳聋等涉及听觉、锥体外系和智力功能的损伤。同时，持续的甲状腺功能减退也会影响机体多种蛋白质的合成，导致出现体格矮小、骨龄落后、性器官发育落后、软骨、肌肉、毛发、指甲异常及现症甲状腺功能减退的各种表现。这种由于外环境较严重缺碘引起的以脑发育障碍和体格发育落后为主要特征的地方病即为地方性克汀病。研究发现地方性克汀病患者脑内5-羟色胺系统的代谢活跃，5-羟吲哚乙酸、去甲肾上腺素水平，5-羟吲哚乙酸与5-羟色胺的比值与血清TSH呈线性正相关。

由中枢神经系统不同部位的发育时间来看，眼球与蛛网膜下腔发育的关键时期在妊娠的前3个月（孕早期），小脑及边缘系统发育的关键时期在妊娠的后3个月（孕晚期）。当碘缺乏时，在妊娠的前3个月，胎儿甲状腺虽尚未形成，但胎儿可从母亲得到少量T_4；在妊娠的后3个月，胎儿已能利用母血中提供的少量碘自己来合成少量T_4，因此损伤均不太严重。但内耳与大脑皮质发育的关键时期恰在妊娠的中3个月，即孕中期，由于胎盘的脱碘酶已具有活性，促进母亲的T_4在进入胎儿之前被灭活为rT_3，因此与孕早期相比，可以通过胎盘的母亲T_4急剧减少。同时胎儿甲状腺自身的分泌功能尚未完备，不能利用母血中提供的少量的碘，因此孕中期胎儿甲低最严重，造成的损伤也最严重。研究发现，即便是隐匿性碘缺乏也会增加孕妇甲状腺激素水平的异常和胎儿脑神经发育受损的风险。

动物研究发现，边缘碘缺乏大鼠的FT_4水平下降了约30%。出生后第7天，与正常对照组相比，边缘碘缺乏大鼠海马中早期生长反应蛋白1（early growth response protein 1，EGR1）和脑源性神经营养因子（brain-derived neurotrophic factor，BDNF）蛋白水平显著降低。海马与学习和记忆等认知技能有关，海马体的成熟和功能取决于甲状腺激素。与对照相比，边缘碘缺乏40天大鼠海马中的c-jun和c-fos表达降低，空间学习记忆能力有下降趋势。Wnt/β-catenin 信号通路与海马生长和突触可塑性相关,研究发现母体边缘性碘缺乏导致仔鼠认知发育受损也可能与 Wnt/β-catenin 信号通路抑制相关。有研究表明,缺碘、甲状腺激素不足时,大鼠海马神经胶质细胞凋亡增加,可能与胶质细胞分泌的神经营养因子减少和 BCL2/BAX 的调控有关。碘缺乏引起大鼠子宫内和出生后早期的甲状腺功能减退会不可逆转地改变突触发育、减少海马细胞数量,导致海马突触素(一种参与神经递质释放的囊泡蛋白)下调和 caveolin-1(一种参与细胞信号传导和内吞作用的膜蛋白)上调。严重缺碘母猪所生的幼崽中可见躯体感觉皮质和海马的细胞结构发生改变,以及径向神经元迁移到新皮质。研究发现缺碘导致的母体低甲状腺素血症可能调节脑发育相关基因髓鞘碱性蛋白(myelin basic protein,MBP)、髓鞘相关糖蛋白(myelin-associated glycoprotein,MAG)和蛋白脂质蛋白(proteolipid protein,PLP)的表达。也有研究发现碘缺乏大鼠脑细胞核 RNA 聚合酶含量及活性降低,端脑去甲肾上腺素、多巴胺和 5-羟色胺均明显降低。多代缺碘后仔鼠脑细胞核 T_3 减少,T_4 的 5'-脱碘酶活性降低,细胞核 T_3 受体浓度明显降低。

(李明　于钧)

第四节　临床表现与诊断

一、地方性甲状腺肿

地方性甲状腺肿(endemic goiter)是一种由于某一地区环境碘缺乏或碘过量造成机体碘摄入不足或过量而发生的甲状腺肿大的现象。地方性甲状腺肿(简称"地甲肿")是碘缺乏病和高碘甲状腺疾病的主要表现形式之一,其主要症状和体征是甲状腺肿大(图 9-1)。

(一)症状和体征

大多数地甲肿患者起病缓慢,除颈部逐渐变粗(甲状腺肿大)外,一般无明显症状,常常在健康检查或专业调查时才被发现;但当甲状腺肿大发展到一定程度时,可引起明显的临床症状和体征。归纳如下:

1. **颈部变粗**　颈部变粗是最常见的初期症状和体征,肿大的甲状腺多数为弥漫性、光滑、质地较软。如果没有得到及时治疗,则可逐渐发展到较大甲状腺肿或同时发生大小不等的结节,触之一般质地较硬,有时结节性甲状腺肿可发生结节钙化、骨化、囊性变或囊内出血等继发病变。当发展到巨大甲状腺肿时,可下垂到颈下、甚至胸前,表面皮肤常可见静脉曲张,此类患者目前已很少见,仅在严重缺碘病区 60 岁以上的甲状腺肿患者中尚可见到。

2. **呼吸困难**　呼吸困难是常见症状之一,当甲状腺肿大到一定程度时,向内压迫,可直接压迫气管而引起呼吸困难,特别是巨大甲状腺肿或结节压迫气管,阻断气流,患者常有明显的行动性气促症状,严重时可使患者丧失劳动能力;长期压迫气管还可造成气管狭窄、弯曲、软化而诱发肺气肿和支气管扩张。在严重缺碘地区,可见少数的新生儿甲状腺肿大而发生新生儿窒息。

3. **吞咽困难**　此症状较少见,仅见于巨大甲状腺肿或较大结节把气管推向一侧而挤压食管,引起持续性下咽困难。

4. **声音嘶哑**　当肿大的甲状腺压迫喉返神经,或者甲状腺功能减退造成声带水肿时可造成声音嘶哑,早期为嘶哑、痉挛性咳嗽,晚期可发展成失声。

5. **其他**　当异位甲状腺肿大时,如胸骨后甲状腺肿可挤压肺部,造成肺扩张不全;舌下甲状腺肿可影响进食或说话。

(二)分度和分型

在碘缺乏病防治和监测工作中,触诊法将甲状腺大小分为三度:0 度、1 度、2 度;又将甲状腺肿分为三种类型:弥漫型、结节型、混合型。临床医生在检查甲状腺时可参照使用。

1. **分度**

(1)0 度:头颈部保持正常位置(垂直位)时,甲状腺看不见、不易摸得着;既使摸得着但不超过受检者的拇指末节。特点是"看不见、不易摸得着"。

（2）1度：头颈部保持正常位置时，甲状腺看不见、但容易摸得着，并超过受检者的拇指末节（指一个侧叶腺体轮廓超过拇指末节）。特点是"看不见、容易摸得着"。

（3）2度：头颈部保持正常位置时，甲状腺清楚可见肿大，其大小超过受检者的拇指末节。特点是"看得见、摸得着"。

注意事项：由于触诊法对1度甲状腺肿的检查其敏感性和特异性较低，会出现一定的误诊和漏诊。因此，应注意以下4点：

1）强调"容易"摸得着。

2）一侧甲状腺腺体大于受检者的拇指末节。

3）不能仅凭峡部肿大作为判定1度的依据，应以侧叶肿大为准。

4）当甲状腺大小介于两度之间难以判断时，可列于较低的一度内。

另外，上述甲状腺分度不适用于B超检查，B超法仅能判定甲状腺"正常"和"肿大"两个级别，但B超检查能准确定量检测甲状腺大小和实质性变化。因此，在实际工作中，建议采用触诊和B超检查相结合的办法。

2. 分型

（1）弥漫型：甲状腺呈均匀肿大，触诊或B超检查未查出结节。弥漫性甲状腺肿是由于甲状腺细胞增生、肥大以及血管增生、充血所致，属于早期的甲状腺肿，多见于儿童和青少年。这种甲状腺肿既易于继续发展，也易于恢复；在轻度缺碘地区的甲状腺肿基本上都是弥漫型。

（2）结节型：在甲状腺上可查到一个或多个结节。结节性甲状腺肿多在弥漫性甲状腺肿的基础上继续发展而形成大小不等的结节，以后还可发生结节纤维化、钙化、囊性变、囊内出血等并发症。此型甲状腺肿一般多见于中、老年人（尤其妇女），也可见于青春期，在严重缺碘地区甚至在儿童中也可查到结节性甲状腺肿。因此，结节性甲状腺肿的发生率增高可以反映该地区碘缺乏的严重程度和缺碘的持续时间。结节一旦形成，一般较难恢复或仅能部分恢复，触诊时甲状腺弥漫性肿大可能不明显，但一定能摸到结节。

（3）混合型：在弥漫肿大的甲状腺上可查到一个或多个结节。

3. 甲状腺的触诊检查方法　触诊检查甲状腺的方法很多，可根据检查目的、检查者的个人习惯以及现场条件而定。

（1）流行病学调查：嘱咐受检者解开衣领纽扣，充分暴露颈部，面向光线充足的明处，以便检查者看清颈前情况；受检者的头部保持垂直位置，这样能使颈部肌肉松弛，易于触诊。检查者位于受检者的前方，从前方和两侧观察颈部，注意有无甲状腺肿大，若有肿大，要观察左右是否对称，是否随吞咽动作上下移动；然后用右手或两手的拇指在环状软骨下方和胸锁乳突肌内缘之间分别触摸甲状腺左叶和右叶，中间为峡部；同时让受检者做吞咽动作，感触甲状腺随吞咽上下移动情况；有时要用左手掌托在受检者头后部（尤其在检查儿童时），避免头部后仰，以保持头部在垂直位置。检查幼儿时，可将孩子放在床上，左手掌垫在孩子头部下方，以突出前部喉头，便于触诊。

甲状腺触诊时一定要注意望诊和触诊并用。另外，观察和感触肿大的甲状腺随吞咽动作上下移动有助于鉴别诊断。总之，甲状腺触诊可简单总结为"一望、二触、三吞咽"，结合望诊和触诊的结果，综合判定甲状腺肿大程度或有无结节存在。

（2）临床患者检查：患者一般取坐位，医生站在其后，用双手中间的三个手指检查颈部，于环状软骨下方触摸峡部和两个侧叶，同时触摸甲状腺随吞咽动作移动情况。另外，医生也可先坐在患者对面，用两手拇指触诊甲状腺，然后再转到患者后方，用双手触摸甲状腺，并同时让患者做吞咽动作，感触甲状腺随吞咽上下移动情况。医生常常通过前后两种检查方法联合使用，使触诊结果更加准确。

（三）实验室检查

地甲肿患者的实验室检查指标一般无特异性，常与当地非甲状腺肿居民无明显差别；但有的报道在补碘之前甲状腺肿与非甲状腺肿居民之间可能存在一定差别。

1. **尿碘**　缺碘地区居民在补碘防治之前,无论有无甲状腺肿,其尿碘一般低于 $100\mu g/L$,甚至低于 $50\mu g/L$;有个别报告甲状腺肿患者的尿碘水平低于当地非甲状腺肿者。

2. **吸碘率**　在补碘之前,无论有无甲状腺肿,缺碘地区居民吸碘率在第 2 小时或第 3 小时即有较明显升高,至 24 小时可达高峰或高峰提前,其峰值较非缺碘地区居民要高,而且可持续数日不降,维持在较高水平,称为碘饥饿曲线。但要注意已实施补碘地区,吸碘率结果可很快恢复到正常。

3. **甲状腺激素**　缺碘地区居民在补碘防治之前,无论有无甲状腺肿,其血清 TSH 会升高或在正常偏高水平;血清 FT_4 有下降,FT_3 正常或代偿性增高。补碘后甲状腺激素水平在短时间内可恢复到正常水平,但甲状腺肿的恢复则需要半年或更长时间。有报道甲状腺肿患者血清激素的异常变化要大于当地非甲状腺肿者。

4. **甲状腺球蛋白(Tg)**　目前国际上认为 Tg 的测定是衡量碘缺乏的敏感指标。缺碘后,甲状腺尚未形成肿大时,Tg 即先于 TSH 升高;补碘后,甲状腺缩小前,Tg 就已经恢复正常了;故认为 Tg 可能是比 TSH 更敏感的指标。碘摄入正常的儿童和成人血清 Tg 的中位数为 10ng/ml,常把 20ng/ml 作为正常值上限(切点值);但目前尚缺乏中国儿童和成人的正常参考值和统一的检测方法。

(四)　诊断标准

根据目前我国地方性甲状腺肿诊断标准,同时具备下述三个条件者即可诊断为地方性甲状腺肿:

1. 生活于缺碘地区或高碘地区。

2. 触诊法或 B 超法诊断为甲状腺肿大。

3. 除外甲状腺功能亢进症、甲状腺炎、甲状腺肿瘤等疾病。

如果一个缺碘地区的8~10岁儿童甲状腺肿大率>5%,尿碘中位数<$100\mu g/L$,即可判定该地区的地甲肿流行已构成公共卫生问题。对于甲状腺肿的统计学指标,用总甲状腺肿大率来表示,即甲状腺肿大人数(触诊法 1 度与 2 度之和,或 B 超法甲状腺肿大者)占总受检人数的百分率;当触诊法和 B 超法检查的甲状腺肿大率结果不一致时,应以 B 超法为准。

(五)　鉴别诊断

1. **单纯性甲状腺肿(又称"散发性甲状腺肿")**　本病大多由于相对碘摄入不足所致。其诊断要点如下:

(1) 患者可以居住在非缺碘地区。

(2) 好发生于青春发育期的青少年、妊娠或哺乳期妇女等,因这些人群碘需要量相对增大。

(3) 尿碘水平多为正常,但可能在正常偏低水平。

(4) TSH、FT_4、FT_3 多在正常范围内,或处于临界值。

(5) 甲状腺吸碘率多为正常,有个别增高者,但无"碘饥饿"曲线。

(6) 人群中单纯性甲状腺肿的发生率不会超过5%。

2. **甲状腺功能亢进症(简称"甲亢")**

(1) 具有甲亢的临床表现:食欲亢进、体重减轻、腹泻、心悸、多汗、怕热、手颤等,可有突眼,也可无突眼。

(2) 甲状腺肿大:多为轻、中度弥漫性肿大,肿大处常可听到血管杂音和触及震颤。

(3) 血清甲状腺激素异常:主要表现为 TSH 降低,FT_4 和 FT_3 升高或单项升高,其中血清 TSH 指标更为灵敏。

(4) 甲状腺自身抗体(TPOAb、TgAb、TRAb 等)常呈阳性或升高,但也有阴性者。

(5) 缺碘地区补碘后常发生"一过性"甲亢患者,多见于 40 岁以上妇女并伴有结节性甲状腺肿的患者,通常是由于诱发了功能自主性结节所致;其临床表现和实验室检查均符合一般甲亢的诊断,但甲状腺自身抗体常为阴性。

3. **桥本氏甲状腺炎(慢性淋巴细胞性甲状腺炎)**

(1) 早期临床症状可不明显,随着病情发展可出现不同程度的甲状腺功能减退的临床表现:食欲减退、体重增加、便秘、怕冷、心慌、气短、心率减慢、浮肿(非指凹性水肿)等。

（2）甲状腺肿大：触诊时甲状腺质地较硬，无血管杂音及震颤；也有甲状腺不肿大甚至缩小者。

（3）血清激素异常：主要表现为 TSH 升高，FT_4 和 FT_3 降低或正常偏低水平，其中血清 TSH 指标更为灵敏。

（4）甲状腺自身抗体（TPOAb、TGAb 等）常呈阳性或升高，但也有阴性者。

（5）甲状腺扫描常有吸碘稀疏区；还可采用甲状腺针刺细胞学或病理组织学检查进一步确诊。

4. 甲状腺肿瘤（甲状腺腺瘤和甲状腺癌）

（1）发病年龄不仅见于老年人，青少年中亦不少见。

（2）腺瘤常表现为单个（也可多个）结节，常与结节性甲状腺肿相混淆，但发生在青少年中的单个结节应首先考虑腺瘤。

（3）若出现较硬性单个结节，移动性减小，或突然迅速增大，颈部或锁骨下淋巴结肿大者，应考虑恶性变的可能。

（4）甲状腺肿瘤或转移淋巴结需经病理组织学检查方能最后确诊。

二、地方性克汀病

地方性克汀病（endemic cretinism），简称地克病，又称"呆小症"，是一种由于外环境较严重缺碘引起的以脑发育障碍和体格发育落后为主要特征的地方病。主要表现为较严重的智力障碍、聋哑、神经运动功能障碍、体格发育落后等，常称为呆、小、聋、哑、瘫（图 9-2）。主要由于脑发育关键期（胚胎期和生后早期）严重缺碘造成甲状腺激素不足而导致，是碘缺乏对人类危害最严重的临床表现形式之一。

（一）症状和体征

1. 智力障碍　不同程度的智力障碍是地克病的主要特征，严重者表现为白痴，生活不能自理；轻者尚可以劳动，但不能从事复杂或技术性劳动；极轻者小学难以毕业。一般说来神经型克汀病的智力障碍要比黏液水肿型严重，智商多低于黏液水肿型，但就缺碘所致脑发育障碍和智力发育落后而言，两型克汀病无本质区别。

2. 聋哑　听力和语言障碍是地克病的突出特征之一，补碘或给予甲状腺片治疗后，听力可有改善，以黏液水肿型明显，这可能与其内耳的黏液性水肿的改善有关。

3. 斜视　这是脑神经受损所致，在神经型克汀病中较为多见，为共向性斜视或瘫痪性斜视。

4. 神经运动功能障碍　不同程度的神经运动功能障碍是地克病的突出特征之一，这是由于神经系统受损所造成的；一般来说，神经型克汀病的神经损伤和运动障碍比黏液水肿型更加明显。地克病的神经运动功能障碍主要表现如下 4 个方面：①不同程度的痉挛性瘫痪：表现为四肢屈曲、僵硬、强直，以下肢明显；严重者不能站立，或只能爬行；②特殊姿态：站立时臀、膝部屈曲，躯干前倾，收肩屈肘；③特殊步态：走路时上肢摆动少、拖步、鸭步、两膝磕碰；④肢体畸形：因瘫痪的肌肉张力不平衡所致肢体畸形，可有足外翻、足内翻、踝关节下垂等。

研究证明，地克病患者的神经系统损伤主要表现为锥体系及锥体外系病变明显，小脑及自主神经系统相对较轻。其临床神经系统检查主要包括锥体系、锥体外系、原始反射 3 个方面。

（1）锥体系检查：以下肢表现最为突出，包括肌张力增强、腱反射亢进、病理反射阳性。

1）肌张力增强：做被动运动时有阻力，关节活动范围减小。应检查：

上肢：腕、肘关节；

下肢：踝、膝关节（尤为明显）、踝阵挛。

2）腱反射亢进（深反射），应检查：

上肢：肱二头肌反射、桡反射；

下肢：膝反射（尤为明显）、跟腱反射、内收反射。

3）病理反射阳性，应检查：Babinski 征、Gordon 征、Hoffmann 征。

（2）锥体外系检查

1）肌肉强直、屈曲姿态：以四肢近侧端屈肌为主（肩部和髋部），呈屈曲前倾姿态；做被动运动时显示僵硬、强直,有时呈齿轮状。

2)眉间叩击反射阳性:轻击眉间会出现连续闭眼动作,此反应尤为常见,并与病情严重程度呈正相关。

(3)原始反射检查:原始反射阳性又称额叶抑制释放现象,常与脑发育落后程度呈正相关。

1)鼻唇反射:轻击鼻梁,出现口唇前噘动作;正常生理状态下不出现此反射。

2)吸吮反射:轻触口唇或口唇周围皮肤,就会出现吸吮动作;正常时在出生1岁以后消失。

3)强握反射:轻划掌心,会握住长久不放;正常时在出生3~4个月以后消失。

5. 生长发育落后　生长发育落后(或迟滞)是由于生后发育期甲状腺功能减退所致。主要表现为:

(1)身材矮小:以长骨发育障碍为特征,黏液水肿型克汀病更为明显,许多患者成年后也只有1m高左右;神经型患者多呈发育迟缓,但最终可能或接近正常。患者表现为下部量小于上部量,身长小于指间距;黏液水肿型患者四肢短,颈短,手指、足趾短更为明显。

(2)性发育落后:黏液水肿型克汀患者表现明显,神经型患者较轻;主要表现为:

1)性腺及外生殖器发育落后:男性睾丸小或隐睾,女性常表现原发性闭经,或月经不规则、量少;严重者外生殖器呈儿童型。

2)第二性征发育落后:男性无胡须、无阴毛和腋毛;女性乳房发育差。

3)生育能力差:神经型克汀患者多数性发育仍能接近成熟,可结婚生育;黏液水肿型患者多不能生育。

(3)克汀病面容:是由于胚胎晚期和生后早期甲状腺激素缺乏所致面部五官发育落后,严重者呈胚胎期面容。典型克汀病面容特点如下:

1)头大、额短、脸方。

2)眼距宽、眼裂呈水平状。

3)塌鼻梁、鼻翼肥厚、鼻孔朝前。

4)唇厚舌方、常呈张口伸舌状、流涎。

5)耳大、耳壳特别软、鼻软骨亦软。

6)头发稀疏、皮肤干燥无光泽。

7)表情呆滞、呈傻相或傻笑。

(4)婴幼儿时期生长发育迟滞:表现为前囟闭合晚;出牙迟,牙质不良;开始坐、站、走的时间明显晚于正常儿童;X线检查发现骨龄落后。

6. 甲状腺肿　多见于神经型克汀病患者,常为轻度肿大,但也有报告神经型克汀病伴有甲状腺萎缩者;黏液水肿型克汀病很少有甲状腺肿,甲状腺大多萎缩或很小,有的完全萎缩,这种患者往往需用甲状腺素替代治疗。

7. 现症甲状腺功能减退　主要见于黏液水肿型克汀病患者,神经型不明显;主要表现为:

(1)黏液性水肿:为非指凹陷性水肿,皮肤松弛、弹性差,水肿多分布于面部、颈部、腹部、腰臀部及四肢。

(2)肌肉发育差:肌肉松弛、无力、常伴有脐疝、腹壁疝或腹股沟疝。

(3)皮肤:皮肤粗糙、干燥;指甲薄而软;皮肤黏膜常呈灰白色,少汗,皮脂腺分泌物少。

(4)代谢低下:体温低,怕冷;血压、脉搏、呼吸均低于正常;进食少,多有便秘;跟腱反射松弛时间延长。

(5)精神萎靡:常表现迟钝,无表情或表情淡漠。

(二)临床分型

根据患者的临床表现,将地克病分为以下三种类型:

1. 神经型　神经型是最常见的类型,我国及世界上大多数国家的地克病都以神经型为主。它是以明显的精神发育迟滞和神经损伤综合征(听力、言语和神经运动功能障碍)为主要临床表现。其主要特点如下:

(1)明显的智力落后。

　　（2）聋哑。

　　（3）神经运动功能障碍：表现为不同程度的痉挛性瘫痪、姿态和步态的异常。

　　（4）体格发育落后较轻：身高可接近正常。

　　（5）可有甲状腺肿：但现症甲状腺功能减退不明显。

　　2. 黏液水肿型　此型地克病仅见于南亚部分国家和地区，非洲的扎伊尔、刚果，我国西北部的新疆、青海、甘肃、宁夏及内蒙古的部分地区。它是以黏液水肿、体格矮小或侏儒、性发育障碍、克汀病面容、甲减为主要表现。其主要特点如下：

　　（1）黏液性水肿。

　　（2）体格矮小或侏儒。

　　（3）性发育落后。

　　（4）克汀病面容。

　　（5）智力落后较神经型为轻。

　　3. 混合型　兼具上述两型的主要表现；在以黏液水肿型为主的病区，常可发现较多的混合型；但在神经型为主的病区，混合型较少见。其主要特点如下：

　　（1）既有明显的神经损伤。

　　（2）又有明显的甲状腺功能减退。

　　（3）有的表现倾向于神经型多一些。

　　（4）有的表现倾向于黏液水肿型多一些。

　　（三）临床分度

　　根据患者的病情程度，主要依据精神发育迟滞的严重程度，分为轻度、中度、重度。精神发育迟滞分为极重度、重度、中度和轻度，诊断依据量表评估结果，极重度、重度和中度精神发育迟滞也可以结合生活、劳动、言语、认知和运算能力进行综合判断（见 WS/T 104《地方性克汀病和地方性亚临床克汀病诊断》）。

　　（四）实验室检查

　　1. 尿碘　有地克病流行的地区一般属严重缺碘地区，在补碘之前，居民（无论是否为克汀病患者）的尿碘一般都很低，常在 $25\mu g/L$ 以下，儿童甲状腺肿大率多在 30% 以上；而克汀病患者的尿碘水平往往要低于当地居民；补碘之后，克汀病患者的尿碘可以恢复到正常水平，与当地居民无明显差别，但因为克汀病患者的家庭生活常常比较困难，饮食中碘的来源有限，从而造成克汀病患者的尿碘可能要低于其他居民。

　　2. 甲状腺激素　补碘之前，神经型克汀病患者甲状腺激素的异常水平一般要大于当地居民（也可无明显差异），主要表现为 TSH 升高、FT_4 降低、FT_3 多呈正常或代偿性升高；补碘后大多恢复正常。黏液水肿型克汀病患者往往出现明显甲状腺功能减退改变，表现为 TSH 明显升高、FT_4 和 FT_3 均降低；补碘后可能会有改善，但一般不会完全恢复正常，需要激素替代治疗。

　　3. 吸碘率　补碘之前，神经型克汀病可呈碘饥饿曲线，补碘后可以恢复正常，而黏液水肿型的吸碘率增高不明显，有的甚至降低；补碘后也不能恢复正常，这是由于患者的甲状腺发生萎缩所致。

　　4. 甲状腺自身抗体　血清 TgAb、TPOAb 等一般为阴性，但有研究报道黏液水肿型克汀病的甲状腺生长抑制免疫球蛋白（thyroid growth inhibiting immunogloblin，TGII）升高，凡有 TGII 阳性的患者一般都有甲状腺萎缩。

　　5. X 线检查　骨发育迟滞是 X 线检查的重要表现，多表现为骨龄落后、骨骺发育不全以及骨化中心出现延迟，黏液水肿型患者表现尤为显著，往往还伴有蝶鞍扩大或变形。

　　6. 听力和前庭功能检查　神经型患者的听力和前庭功能损伤较为严重，黏液水肿型一般要轻一些。

　　7. 脑电图检查　多数克汀病患者的脑电图检查结果不正常，以 δ 波、θ 波增多、脑电波节律变慢及电位低为主要特点，反映脑发育落后。

　　8. 脑 CT 检查　脑 CT 检查结果缺乏具有诊断意义的特征改变，改变往往与神经系统的损害和阳性体征呈正相关。主要改变包括脑室扩张、脑萎缩；大脑、小脑发育不良；颅内钙化增多，以基底节、尾状核、豆状核常见，有的钙化还出现在皮质和小脑。

（五）诊断及鉴别诊断

根据 WS/T 104—2014《地方性克汀病和地方性亚临床克汀病诊断标准》规定,对地克病和亚克汀的诊断原则、临床诊断、鉴别诊断和注意事项归纳如下:

地方性克汀病:凡具备必备条件,同时再具备辅助条件中任何一项或一项以上者,在排除由碘缺乏以外原因所造成的疾病后,即可诊断为地克病。

1. **必备条件**　患者应出生和居住在碘缺乏病病区;同时,具有不同程度的精神发育迟滞,地克病患者的智商(IQ)为 54 以下(包括 54)。

2. **辅助条件**

（1）神经系统障碍:具有以下任何一项或以上者判断为神经系统障碍:运动神经障碍(锥体系和锥体外系),包括不同程度的痉挛性瘫痪,步态和姿态异常,斜视;不同程度的听力障碍;不同程度的言语障碍(哑或说话障碍)。

（2）甲状腺功能障碍:具有以下任何一项或以上者判断为甲状腺功能障碍:不同程度的体格发育障碍;不同程度的克汀病形象,包括傻相、傻笑、眼距宽、塌鼻梁,并常伴有耳软、腹膨隆和脐疝等;不同程度的甲减表现,包括黏液性水肿、皮肤干燥、毛发干粗;甲状腺功能检测可发生甲减(血清 TSH 高于正常,FT$_4$低于正常)或亚临床甲减(血清 TSH 高于正常,FT$_4$在正常范围内);X 线检查骨龄发育落后和骨骺愈合延迟。

3. **鉴别诊断**

（1）同分娩损伤、新生儿窒息、脑炎、脑膜炎、癫痫、药物、中毒以及其他原因(如:营养不良、文化背景等)等引起的精神发育迟滞的鉴别。

（2）同中耳炎、药物(如:链霉素、庆大霉素等)等其他原因引起的听力障碍鉴别。

（3）同其他因素引起的骨龄发育落后和身体发育障碍鉴别。

（4）同散发性克汀病、唐氏综合征、苯丙酮尿症、大脑性瘫痪(脑瘫)、头小畸形、垂体性侏儒症、维生素 D 缺乏性佝偻病以及单纯性聋哑等非缺碘所致的智力障碍性疾病相鉴别。

其鉴别要点归纳如下:

（1）散发性克汀病

1）大多由于胚胎期甲状腺发育不全、缺如、或异位所致,不限于缺碘地区;其发生率为 1/7 000～1/5 000。

2）智力障碍较轻,一般无聋哑、神经运动障碍不明显。

3）甲状腺功能减退症状明显:体格矮小、克汀病面容、黏液性水肿、皮肤干燥、头发稀少、肌张力低、腹胀、便秘、常有脐疝。

4）血清 TSH 升高,FT$_4$降低,FT$_3$降低;骨龄明显落后;甲状腺扫描或 B 超检查可发现甲状腺发育不全、缺如或移位等异常。

5）终身激素替代治疗。

（2）唐氏综合征

1）本病为常染色体畸形,即第 21 染色体为三体(常染色体 21-三体综合征),属胚胎性脑发育障碍病。多发生于高龄产妇或妊娠期间接触放射线、药物等产妇,发生率一般为 1/700,近年有报告称高龄产妇中发生率可高达 1/300～1/200。

2）智力低下和精神发育迟滞。

3）特殊面容:鼻小、鼻梁平坦;眼裂小、两侧眼角上吊(呈丹凤眼);舌伸出口外,可有流涎、表情愚钝。

4）常有一侧或两侧掌纹呈通贯手;小指短、向内弯;常有短指、多指或并指等畸形。

5）肌张力低,关节松弛,皮肤、毛发细而软。

诊断要点:包括特殊面容,尤其眼的特征、伸舌;特殊的手掌纹;手指畸形;染色体核型分析可以确诊。

（3）苯丙酮尿症

1）本病为苯丙氨酸代谢缺陷（肝脏缺乏苯丙氨酸羟化酶）所致；属常染色体隐性遗传。发生率为1/16 000～1/10 000。

2）智力低下明显，生后4～6个月内出现症状。

3）多表现不安，多动；肌张力及反射增强。

4）皮肤白嫩，头发由黑变黄。

5）汗、尿有霉臭味（烂苹果味）。

诊断要点：包括黄（发）、白（皮）、傻（智力低下）、臭（汗尿霉臭味）；尿三氯化铁实验阳性，血苯丙氨酸浓度增高。

（4）大脑性瘫痪（脑瘫）

1）本病为颅内非进行性病灶所引起的神经损伤和运动障碍，可因产前或产后缺氧、损伤等因素引起，例如分娩损伤、产程过长、使用产钳、新生儿窒息等；部分患者原因不明。

2）有明显的智力低下。

3）痉挛性瘫痪（锥体束征），扶立时脚尖着地或两脚交叉。

4）运动障碍明显。

5）不自主运动，脑神经损伤。

6）实验室检查无特殊异常。

（5）脑炎、脑膜炎后遗症

1）出生后正常，而后发病。

2）发病有季节特点：脑膜炎一般发生在春季；乙脑一般发生在夏季。

3）有高热史，痉挛抽搐史，病愈后留下后遗症。

4）不同程度智力障碍。

5）可有斜视、痉挛性瘫痪、肢体畸形等。

（6）头小畸形

1）本病为常染色体隐性遗传。

2）智力低下。

3）头顶部小而尖，前额与枕部平坦。

4）言语、行动异常。

5）可有痉挛性瘫痪。

6）实验室检查无明显异常。

（7）垂体性侏儒症

1）本病为原发性腺垂体功能不足所致。

2）智力正常。

3）生长缓慢（侏儒），但身体各部比例正常。

4）性发育落后，第二性征发育不全。

5）到成年时仍呈儿童面貌，声音尖如儿童。

6）骨龄可延迟。

（8）维生素D缺乏性佝偻病

1）多由于缺乏户外活动、日光照射不足、食物缺钙、或慢性疾病影响所致。

2）智力正常。

3）小儿烦躁多汗、不易睡眠、脱发、手足搐搦。

4）肌肉松弛、骨骼病变常表现为方颅、鸡胸、串珠肋、X形腿或O形腿等。

5）身材常矮小。

（9）单纯性聋哑

1）可为先天性或后天性聋哑。

2）除聋哑外无其他特征。

3）智力基本正常。

4）后天性聋哑者，幼儿时听力正常，会说话，因疾病或用药物后变成聋哑。

4. 诊断注意事项

（1）疑似克汀病的诊断：当患者虽然具备上述诊断条件，但又不能排除引起类似本病表现的其他疾病时，可诊断为疑似克汀病。

（2）听力障碍的诊断：推荐采用电测听、听性脑干诱发电位或耳声发射检查技术判断听力障碍。

（3）精神运动障碍或运动技能障碍的诊断：推荐采用津医精神运动成套测验等神经心理测量工具进行判断。

三、地方性亚临床克汀病

亚克汀是一种由于外环境缺碘引起的极轻型克汀病。以轻度智力落后（智商 55~69）为主要特征，可有极轻度的听力障碍和/或极轻度言语障碍以及精神运动功能的异常。该病的发病机制与地克病是相同的，缺碘导致的轻度损伤是其发病的基本环节。亚克汀没有地克病患者的典型表现，但具有一些常见的临床症状。据调查，在缺碘地区亚克汀的发生率远远高于地克病的发生率，明显影响病区人口素质，因此构成了严重的公共卫生问题。

（一）临床表现

1. 轻度智力落后　就智力落后而言，IQ≤54 可诊断为地克病；而 IQ 在 55~69 属轻度智力落后，即所谓"弱智"，这是亚克汀的主要特征。据调查，我国碘缺乏病病区轻度智力落后的流行率为 5%~20%。患者常表现为计算能力尤其是抽象运算能力差，记忆力特别是远期记忆能力不强，注意力、认识力、理解能力均低于正常儿童，有的还伴有一定的情感障碍。

2. 轻度神经损伤　亚克汀的神经损伤较轻，需采用精细的检查方法才能检出。

（1）精神运动功能异常：即指运动技能和智力技能异常，前者为外显的骨骼肌活动，后者为内在的思维活动。完成较复杂或较精细的动作或活动时，两种技能都起作用，即所谓手脑并用。通过这一原理所设计的运动功能检查项目（如握力、敲击、反应时、动作准确性、动作疲劳测验等）往往能反映与智能发育有关的轻度损伤。亚克汀患者往往表现异常，如反应时延长、动作易疲劳、准确性差等。如果用成套方法测验，更能反映亚克汀患者得分低，显示神经运动功能的异常。

（2）轻度听力障碍：轻度智力落后者多伴有轻度听力障碍，患者常不表现为耳聋，但有不同程度的听力受损；听力检查时可以发现听力阈值升高、高频或低频有异常。

（3）其他阳性表现：有的患者伴有腱反射轻度亢进，Babinski 征阳性等锥体束症状；有的脑电图检查发现慢波（δ 波和 θ 波）增多；多数听觉诱发电位异常，有的还有视觉诱发电位异常。

3. 轻度甲状腺功能障碍　补碘前，少数患者可表现血清 TSH 升高、FT_4 下降，但多数人仅显示 TSH 升高、FT_4 在正常偏低水平、FT_3 正常等亚临床甲状腺功能减退的改变；补碘后这些指标可以完全恢复正常。另外，有的亚克汀患者由于甲状腺激素不足还可表现为身高、体重、头围低于正常人；骨龄落后或骨骺愈合不良往往是一种检出亚克汀较敏感的指标。

（二）临床分型和分度

亚克汀没有临床分型和分度。

（三）诊断及鉴别诊断（见地克病的诊断及鉴别诊断）

亚克汀病：凡具备必备条件，同时再具备辅助条件中任何一项或一项以上者，在排除由碘缺乏以外原因所造成的疾病后，即可诊断为亚克汀。

1. 必备条件　患者应出生和居住在碘缺乏病病区；同时，具有轻度精神发育迟滞，IQ 在 55~69 之间。

2. 辅助条件

（1）神经系统障碍：具有以下任何条件之一或以上者判断为神经系统障碍：极轻度的听力障碍，电测听时，听力阈值升高，高频或低频异常；轻度或极轻度神经系统损伤，表现为精神运动障碍和/或运动技能障碍;极轻度言语障碍或正常。

（2）甲状腺功能障碍:具有以下任何条件之一或以上者判断为甲状腺功能障碍:轻度体格发育障碍;不同程度的骨龄发育落后以及骨骺愈合不良;甲状腺功能检测未发生甲减,可发生亚临床甲减或单纯性低甲状腺素血症（血清 TSH 正常、FT_4 低于正常）。

3. **鉴别诊断**　同地克病。

4. **诊断注意事项**　诊断亚克汀时,也应该排除其他原因,如营养不良、锌缺乏以及文化背景等可能影响智力,中耳炎或其他损伤听神经的药物可能影响听力,以及影响骨龄和身体发育的因素等均应排除,方可诊断亚克汀。

（张玲　孟凡刚）

第五节　预防与治疗

碘缺乏病是全球性公共卫生问题,不仅分布广泛而且流行于偏僻、经济文化落后的地区,男女老幼都受侵害。碘缺乏病的病因清楚、防治措施明确,食盐加碘是消除碘缺乏病最根本、安全、经济、便捷的措施。只要认真落实以食盐加碘为主的综合防治措施,就可以取得投入很小、产出很大的社会效益和经济效益。食盐加碘防治措施是需要长期坚持的,因为自然环境缺碘是人类无法改变的客观现实,一旦停止食用合格碘盐,碘缺乏病就可能会卷土重来。但是对交通不便、居民居住分散、非碘盐冲击严重、食盐加碘防治措施尚未得到有效实施或难以有效实施的地区,可采用碘油作为替代或辅助措施,主要应用对象是新婚育龄妇女、妊娠 3 个月以内的孕妇和哺乳期妇女。

一、碘盐的安全性和补碘原则

（一）碘盐的安全性

1837 年,法国化学家 Boussingault 首先提出用碘盐防治碘缺乏病的建议。自 1922 年开始,碘盐相继在瑞士和美国用于防治碘缺乏病,20 世纪 50—60 年代许多欧洲国家使用碘盐,并获得了预期的效果。自1948 年以来,联合国儿童基金会（United Nations International Children's Emergency Fund,UNICEF）、联合国粮农组织（Food and Agriculture Organization of the United Nations,FAO）、WHO 和国际碘缺乏病控制理事会（The International Council for Control of Iodine Deficiency Disorders,ICCIDD）（现为全球碘营养联盟,Iodine Global Network,IGN）,大力支持碘缺乏病防治工作,认为碘盐是防治碘缺乏病的基本措施。1991 年,在第43 届世界卫生大会上,FAO/WHO 食品添加剂专家委员会声明:"长期食用碘酸钾或碘化钾碘盐对人体健康没有明显的损害作用,也没有资料显示以最大耐受量水平摄入这些食盐后对人体所引起的毒理学危害。为达到消除碘缺乏病这一重大的公共卫生目的,应继续食用碘酸钾或碘化钾碘盐"。2014 年,国际组织再次评估了碘盐的有效性和安全性,认为碘酸钾作为食盐的碘强化剂是安全的。2007 年,WHO/UNICEF/ICCIDD 发布的每日碘的推荐摄入量为:0～59 个月学前儿童 90μg/d;6～12 岁学龄儿童 120μg/d;12 岁以上青年及成人 150μg/d;妊娠期妇女和哺乳期妇女 250μg/d。2013 年,中国营养学会发布的中国居民膳食碘的每日推荐供给量为:1～10 岁儿童 90μg/d;11～13 岁学龄儿童 110μg/d;14 岁以上及成人 120μg/d;妊娠期妇女 230μg/d;哺乳期妇女 240μg/d。

（二）补碘原则

1. **长期性**　由于外环境缺碘,碘又是人体不可缺少的微量元素,人类需要长期适量补碘。因此,人类补碘需世世代代坚持下去,不是短期行为。

2. **日常性**　甲状腺是人体"碘库",人体的碘主要储存在甲状腺,人体的碘储备能力十分有限,即使储满碘也仅能维持 2～3 个月,多余的碘则不能储存,只能通过尿液排出体外。因此,每天都要补碘,一旦停补,碘缺乏病就会"死灰复燃,卷土重来"。

3. **生活化**　人类无论种族、民族、年龄、性别每日都需要吃适量的盐,所以食盐是补碘的最好载体。

通过吃碘盐,能保证补碘的生活化、适量化及持久化。因此食盐加碘就以有效、安全、简便、价廉的优势而成为补碘的最佳途径。

二、碘盐

(一)加工碘盐所用的食盐种类

按资源不同可分为海盐、井盐、湖盐和岩盐(或矿盐);按其生产方法不同可分为日晒盐、熬盐、天然结晶湖盐、旱采矿粉盐和真空精制盐;按其质量不同可分为精制盐、粉碎洗涤盐和日晒盐等。

(二)加工碘盐所用的碘剂

1. 碘化钾 碘化钾主要用于精制盐加工。它的优点是含碘量高,溶解度高。由于溶解度很高,喷在晶体盐上也易于弥散。缺点是化学性质不稳定,在下述情况下可造成碘的损失:

(1)暴露于潮湿的空气中或剧烈地通风换气时。

(2)暴露于日光下。

(3)高温环境。

(4)酸性环境。

(5)在潮湿条件下,盐中的一些杂质可将碘化物氧化。

包装好的碘化钾碘盐,接触潮湿空气时,碘化物可被吸引到湿度高的部位,通常是碘化物从盐内转移到容器底部或织造物底壁上,使盐中碘含量减少。为了减少这些不利因素的影响,在用碘化钾加工碘盐时常需使用稳定剂和干燥剂。

2. 碘酸钾 碘酸钾是一种稳定的化合物,可用于日晒盐、粉碎盐和精制盐的加工。碘酸钾的优点在于:

(1)有抗氧化作用,化学性质稳定。

(2)可用于潮湿的粗盐,不要稳定剂和干燥剂,可节约加工费用。

(3)把碘酸钾溶液喷洒于粗盐的晶粒时,晶粒体上的少量水分可促进碘酸钾的扩散,从而增加碘在盐中的稳定性。

因碘酸钾的化学性质稳定,可在盐的产地用碘酸钾加工后,向较远的地区运输销售,免去在中间盐站另设场地再拆包加工的程序,从而可节约加工费用。

(三)碘盐中的含碘浓度

加碘盐是以食盐为载体加入一定量的含碘化合物,经混合均匀制作而成的食用盐,即以盐为载体把碘带入体内满足人的生理需要的一种手段。碘盐防治碘缺乏病的有效与否在于盐中含碘量的多少。碘盐中的合理含碘量取决于以下几个因素:

1. 每人每日需碘量 碘是人体必需的微量元素,碘缺乏可引起智力损害、地克病及一系列碘缺乏危害,但碘过多亦对人体有害,所以强调供应人体的碘要适量。根据人体生理需要和流行病学的观察,成人每人每日供应 $120\mu g$ 碘是适宜的。

2. 病区饮食缺碘的程度 可用每人每日需碘量减去每日尿中排出碘量进行估计。因每人每日从尿中排出的碘是该人每日碘摄入量的约 90%,所以采用每人每日的需碘量减去其尿中碘排出量,即可得出该人尚须补给(或超出)的碘量。

3. 每人每日摄盐量 人的食盐摄入量与地理环境、气象条件、劳动强度和饮食习惯都有关系。

盐中碘的浓度应考虑上述各因素,综合得出适宜的含量。世界各国中,碘盐中碘与盐的比例变动很大。在我国,1979 年国务院批转的卫生部、轻工业部、商业部、粮食部和全国供销总社拟定的《食盐加碘防治地方性甲状腺肿暂行办法》中提出"食盐加碘的比例以 1/50 000~1/20 000 为宜"。1993 年国务院召开"中国 2000 年实现消除碘缺乏病目标动员会"后,根据防治工作的需要,《中国 2000 年消除碘缺乏病规划纲要》《碘缺乏病消除标准》等规定碘盐含碘浓度(以碘离子计)是:加工厂生产环节为 50mg/kg,出厂不低于 40mg/kg,销售不低于 30mg/kg,用户不低于 20mg/kg。鉴于 1993 年制定的碘盐浓度对加碘水平没有规定上限值,一度使碘盐出厂浓度过高。根据碘缺乏病监测结果,我国于 1997 年对加碘水平做过调整,即规定了出厂水平盐碘浓度不得大于 60mg/kg。1999 年,原卫生部要求从 2000 年 7 月 1 日起把碘盐生产的加碘水平由 50mg/kg 下调至 35mg/kg±15mg/kg,国家标准也相应进行了修订,GB 5461—2000 食用盐规定:碘含量(以 I 计)为 35mg/kg±15mg/kg(20~50mg/kg)。2011 年 9 月 15 日原卫生部发布 GB 26878—2011《食品安全国家标准食用盐碘含量》,规定:食用盐中加入碘强化剂后,碘含量的平均水平(以 I 计)为 20~30mg/kg,碘含量允许波动范围为规定食用盐碘含量平均水平±30%。各省、自治区、直辖市人民政府卫生行政部门在平均含碘量 20~30mg/kg 范围内,根据当地人群实际碘营养水平选择适合本地情况的食用盐碘含量平均水平。推荐选择的食盐碘含量平均水平为 20mg/kg、25mg/kg 和 30mg/kg。

(四) 碘盐加工方法与技术要点

碘盐的加工有湿混法与干混法两种,按工艺也分为沸腾床床前加碘和床后加碘,主要决定于碘化物的质量和所用含碘化合物的品种,床前加碘法碘的损失较床后加碘一般要大,尤其是碘化钾碘盐。

1. **湿混法**　湿混法也叫喷雾法,是先把碘的化合物用水溶解再把碘化物水溶液喷洒到盐中再混匀的方法。此法可适用于粗盐的加工,对盐的颗粒要求不严格且不限海盐、矿盐。可用碘化钾溶液也可用碘酸钾溶液。当用机械加工时须注意盐的输送速度和碘溶液喷出量的同步性,并搅拌均匀。由于盐(NaCl)的临界湿度是 75%,即湿度大于 75% 时,盐再吸收水分,就连同碘化物成为液体流向容器底部而遗失,所以加工时应防止水分过多。

2. **干混法**　先把碘的化合物与少量的日晒盐或粉碎盐混匀,称为母盐,再把母盐与一定量的原盐混匀。不必加入水分,有利于盐的包装和贮存;缺点是盐与碘的化合物比重不一致,颗粒大小亦不同,所以要经粉碎和研磨后才能混匀,增加了加工费用。

三、碘油

(一) 碘油的种类和剂型

碘油是用植物油与碘化氢(HI)加成反应而制得的一种有机碘化物,其学名是乙基碘油。碘油的剂型有针剂肌内注射型和口服碘油丸胶囊。常用的口服碘油有两种,即碘化核桃油和碘化豆油。无论哪种碘油,其主要成分都是碘化甘油酯。

(二) 碘油的适用范围

碘油作为碘盐的辅助措施,适用于偏僻或交通不便的深山边远地带、地旷人稀又暂无商业渠道供应居民食用碘盐(当地居民食用不含碘的土盐)的地区,以及暂时尚不能供应碘盐或不能有效地供应碘盐的地区(见图 9-3,图 9-4,图 9-5)。

1. **碘油应在下列地区的人群中使用**

(1) 暂时未供应碘盐或合格碘盐覆盖率较低的地区。

(2) 中、重度碘缺乏病流行区,一般人群或孕妇尿碘中位数低于 100μg/L。

(3) 有地克病新发或新生儿甲状腺功能减退发生率较高的地区。

2. 鉴于近年碘盐的覆盖率和合格率逐渐上升,碘油使用的重点人群应以妇女为主(新婚育龄妇女、妊娠 3 个月以内的孕妇和哺乳期妇女)。

3. 严格执行卫生部办公厅《关于印发在碘缺乏病高危地区采取应急补碘措施的实施意见的通知》(卫办疾控发〔2008〕71 号),凡需以碘油作为补碘措施和辅助措施的地区,要经专家论证,由省级卫生行政部门批准,并报国家卫生健康委备案后使用。

(三) 碘油的剂量

2007 年全国碘缺乏病高危地区重点调查后对 40 个县采取应急补碘,补碘对象是新婚育龄妇女、有生育指标的妇女、妊娠 3 个月以内孕妇和哺乳期妇女。剂量为上述补碘对象每人每年口服碘油丸 2 次,每次 200mg,间隔 6 个月。效果指标要求,经快速评估后目标人群碘油丸的报告投服率达到 95% 以上;目标人群碘油丸投服率达到 95% 以上;目标人群尿碘中位数大于 150μg/L。

(四) 口服碘油丸的采购、贮存及使用

1. 碘油丸的采购统一由省级卫生健康行政部门组织,向国家定点生产药厂询价、招标和购买。选购碘油丸的品种,要适合当地实际情况。

2. 询价招标时,要向生产药厂索取并查验相关资质证书(包括药品生产许可证、法人代表证、税务登记证、卫生许可证、有效的检验报告单、企业法人组织代码证、营业执照等)。

3. 碘油丸到货后,须查验药品的有效检验报告单,记录药品的批号、生产日期、生产厂家和有效使用期限等。碘油丸应避光、避热,置于阴凉、通风、干燥处密闭贮存,并指派专人保管。

4. 口服碘油丸的注意事项

(1) 餐后服用,空腹者不得服用。

(2) 服用碘油丸应在持有医师执业证书(乡村医生执业证书)或护士执业证书的医务人员指导和监督下完成。

(3) 不得使用过期碘油丸,一旦发现碘油浑浊、变色(由黄色变为棕色)或出现异味,严禁使用。

(4) 在发放碘油丸的现场,一旦发生副反应,要立即封存剩余的碘油丸,以备查验。

(5) 服用碘油丸禁忌证:①正患有重感冒、发热、胃肠炎者禁服。②既往患有严重心、肝、肺、肾疾病者禁服。③有药物过敏史、碘过敏史者(包括直系亲属和本人)禁服。④45岁以上的妇女或患有甲亢、结节性甲状腺肿及其他不适宜服用碘剂的甲状腺疾病患者,不宜投服碘油丸。⑤已实施过节育手术不再生育者禁服。

(五) 口服碘油丸副反应处理

口服碘油丸是一种安全、有效、副作用小的补碘方法,但由于个体差异,个别人会在口服碘油丸后出现一些不良反应。

1. 副反应的表现

(1) 以消化道为主的副反应:如恶心、呕吐、腹泻、腹痛等。

(2) 以呼吸道为主的副反应:类似感冒症状,如头晕、头痛、面部潮红、发热、流涕、流泪、胸闷、胸痛、支气管痉挛、气促等。

(3) 以皮肤为主的副反应:如皮肤瘙痒、潮红、荨麻疹、皮下出血斑、剥脱性皮炎等。

(4) 神经及休克型的副反应:如神经型水肿、喉头水肿、窒息、惊厥、血压下降、脉弱、虚脱、休克等。

(5) 碘中毒

1) 急性碘中毒:高浓度碘被吸收后与组织中蛋白反应而引起全身性中毒症状,可出现蛋白尿、血尿、尿少甚至发生肾衰竭。此外,胃肠道受强烈刺激而症状常较为明显,如恶心、呕吐、腹痛、腹泻、甚至有呕血。重者可有神经、心血管、呼吸系统等症状,如面色苍白、气急、心悸、脉细弱、发绀、四肢震颤,甚至发生惊厥、昏迷、休克和死亡。

2) 慢性碘中毒:由于长期服用较大剂量的碘制剂所引起,主要有三种:高碘性甲状腺肿、高碘诱发甲状腺功能亢进症和高碘诱发甲状腺功能减退症。慢性碘中毒可出现口内有碘味或黄铜味,口及咽部有烧灼感,唾液腺肿胀、分泌增加,眼睑刺激感与水肿,鼻黏膜炎等。另可引起机体免疫功能异常,出现自身免疫性疾病,如桥本甲状腺炎。

(6) 群体性癔症:发生前常因该地有某种带有威胁性疾病的讹传,对心理暗示敏感性高的人首先发病,患者可能表现为富于表演色彩,随后担心、害怕的易感者陆续发病。症状可表现为多样性。

2. 副反应的治疗原则

(1) 过敏性反应:抑制生物活性介质的释放,如使用肾上腺素等药物;拮抗生物活性介质,如苯海拉明、扑尔敏等抗组织胺药;对轻度碘过敏者、严重碘过敏者、发生中毒过敏反应或休克前驱症状者、有严重气管痉挛或喉头水肿导致呼吸困难者,应分别采取相应的治疗措施。

(2) 中毒反应:主要采取灌洗、导泻等加速碘排出的对症处理。

(3) 群体性癔症处理原则:以心理疗法和对症治疗为原则。注意及时将发病人员分散,避免集中观察,以免相互影响,加重症状。心理疗法是治疗癔症的首选方法。让患者了解其所患疾病是功能性的,而非器质性的,是可以治愈的。消除患者的疑虑、稳定患者情绪,调动其主动性和积极性,配合医生、战胜疾病。同时要让家属了解本病的性质,稳定家属的消极情绪。

采取暗示疗法、药物治疗和理疗等对症治疗。县级、地市级或省级副反应处理小组成员要对发生副反应的个案进行调查、处理。在整个调查、处理过程中,要与患者及其亲属进行充分的交流。副反应的认定以口服碘油丸副反应处理小组的结论为准。

四、其他预防方法

（一）碘化饮水

水是日常生活的必需品,是除盐以外的又一个理想的补碘载体。但其明显缺陷是水分布广,不易集中进行加碘。但在某些特殊环境下,碘化水也不失为纠正碘缺乏的有效措施。

（二）碘化食品和调味品

澳大利亚、荷兰等国曾用含碘酸钾 20mg/kg 的面包防治碘缺乏病。我国新疆的普泽县,也曾用 20mg/kg 的面包防治碘缺乏病,获得明显防治效果。亦曾有人用含碘食用油、含碘酱油以及含碘砖茶防治碘缺乏病。

（三）供应富碘食品

1. 向缺碘地区供应海带、海藻等含碘丰富的食品,既能改善病区居民的营养水平,又有防治碘缺乏病的效果。

2. 在碘缺乏病病区,供应含碘饲料,或用海藻、杂鱼粉等饲养家畜、家禽可使蛋、奶、肉的含碘量成倍地增加,并可提高肉、奶、蛋的产量,对动物的生长繁殖也有明显的效果。

（四）提倡合理营养,改进膳食构成

碘缺乏病实质上是一种以碘缺乏为主要原因的营养障碍性疾病。低蛋白、低热量、缺乏某些维生素和无机盐以及各种营养素搭配比例不当,都可影响人体对碘的吸收利用,或阻碍甲状腺激素的合成。因此,提高营养水平、改进膳食,可使碘缺乏病发病率降低、并显著改善病情。

五、碘预防的副作用

碘是合成甲状腺激素的重要原料,碘缺乏和碘过量都会影响甲状腺形态和功能,碘摄入量与甲状腺疾病呈现 U 形的关系,即碘摄入量过低或过高都会导致甲状腺疾病。2001 年,世界卫生组织提出了依据学龄儿童尿碘中位数水平评价人群碘营养状态的流行病学标准。根据这个标准,权威国际组织提出人群碘缺乏、碘适宜量、碘超适宜和碘过量的评价标准:即学龄儿童尿碘中位数<100μg/L 为碘缺乏;100~199μg/L 为碘适量摄入;200~299μg/L 为碘超适宜摄入;≥300μg/L 为碘过量。2018 年国际组织将儿童碘充足的范围调整为 100~299μg/L。碘预防的副作用主要表现为碘致甲状腺功能亢进症(iodine-induced hyperthyroidism,IIH)、碘致甲状腺肿、碘中毒和碘油丸油脂酸败中毒等。孕妇补碘过量会对胎儿甲状腺发育产生不良影响;哺乳妇女长期过量碘摄入母乳喂养的婴幼儿也有可能导致甲状腺功能紊乱,孕妇和哺乳妇女补碘时,应合理补充适当剂量。

（一）碘致甲状腺功能亢进

1. **临床和流行病学特点**　碘性甲亢主要发生在碘缺乏地区,有补充碘剂或应用含碘药物的病史。具有如下特点:

（1）碘性甲亢发生在缺碘地区食盐加碘后的一段时间内出现,发病率可增高 2~5 倍。

（2）在碘缺乏病病区,仅缺碘性甲状腺肿患者中的少数患者发生碘性甲亢,好发于 40 岁以上,女性发病率高,伴有结节性甲状腺肿者居多。

（3）碘性甲亢很少有突眼症状,也很少有血管杂音和震颤,但心血管症状和体征明显,血清抗甲状腺抗体阴性。

（4）临床观察表明碘性甲亢的发生与摄入的碘量可以不成正比,补碘时摄入的碘量在正常范围内也会发生碘性甲亢。从流行病学上看,目前多数人认为碘性甲亢的发生与补碘水平增加的过高和过快有关。

2. **诊断**

（1）近期有碘摄入量增加的历史,患者有甲亢表现:心动过速,出汗,体重下降,嗜睡(年龄大者)和虚弱等。

（2）实验室检查：T_3（FT_3）或 T_4（FT_4）升高,TSH 降低;吸碘率增高或吸碘率高峰前移（大剂量碘吸碘率则下降）。

（3）甲状腺扫描可发现"热区"的存在。

（4）应排除其他原因引起的甲亢。

3. 预防对策

（1）因疾病等情况不适宜食用加碘盐的,应在医生指导下选择使用未加碘食盐。各地应当满足特定人群对未加碘食盐的需求,合理布局出售未加碘盐的商店,方便当地特定人群购买。

（2）对碘盐进行严格的日常监测,居民户水平的盐碘浓度应在 20~30mg/kg±30%,根据监测结果调整碘盐生产时的加碘浓度,以避免碘不足或碘过多。采取适宜的和不断调整的碘干预措施,可以最大限度地降低碘性甲亢。

（二）碘致甲状腺肿

碘致甲状腺肿:甲状腺轻度肿大,多呈弥漫型。我国山东和日本北海道沿海渔民都有因摄入过多含碘量高的海产品而发生甲状腺肿的情况,而在减少海藻的摄食量后,甲状腺肿即渐消散。我国也有因饮用含碘量高的深井水而引起高碘甲状腺肿者。临床上过量使用碘剂,亦可引起碘性甲状腺肿。

（三）碘过敏、碘中毒

一次大剂量的碘制剂或长期服用含碘药物可以引起碘过敏或碘中毒。20 世纪 70 年代,我国采用碘酊局部注射治疗甲状腺肿时出现过碘过敏病例,其主要症状是荨麻疹、血管神经性水肿,支气管痉挛甚至出现休克。轻者表现为鼻炎、结膜炎、皮肤痤疮;当有血清过敏症时则有发热、关节痛、淋巴结肿大、血小板减少及嗜酸性粒细胞增多。急性碘中毒可发生于接触碘制剂的当时或几个小时之后,主要症状是恶心、呕吐、局部疼痛,甚至晕厥,突出的症状是血管神经性症状,发生于咽部的水肿可导致窒息。慢性碘中毒比急性碘中毒多见,发生于长时间接受足量碘的某些人中。主要表现口咽部烧灼感,唾液腺肿胀,且分泌增多。由于呼吸道黏膜受刺激,分泌物进入支气管末梢可引起肺水肿,长期服用碘化物个别病例可出现致命性泡状皮疹并可出现胃肠道刺激症状,偶有血性腹泻。

六、治疗

（一）地甲肿的治疗

对于缺碘所导致的地甲肿的治疗,补碘是唯一有效办法;没有并发症的甲状腺肿一般无须手术治疗。主要治疗方法归纳如下:

1. 食用加碘盐　食用加碘盐适用于所有年龄人群和不同类型地甲肿患者。只要食盐中碘含量是稳定而适宜的,很快就会控制本病。一般来说,弥漫性甲状腺肿经过持续食用加碘盐 6~12 个月,甲状腺肿会逐渐恢复至正常;其中少数长时间甲状腺肿不消退者则需要进一步检查,以排除其他甲状腺疾病的可能性。结节性甲状腺肿经补碘后甲状腺总体积可以缩小,但结节一般不易消失。巨大结节性甲状腺肿,补碘治疗效果不佳。

2. 口服碘油　在尚未供应碘盐或碘盐覆盖率低的地区,口服碘油是治疗甲状腺肿的有效办法,适用于成人、青少年和儿童。碘油是一种长效补碘制剂,根据缺碘程度不同,一般成人一次口服 200~400mg,儿童一次口服 50~100mg,就可以维持 6 个月左右的有效期。如果过了有效期,本地区仍然不能供应碘盐的话,可以再口服一次,直到本地区普及碘盐后就可以停止口服碘油。45 岁以上的甲状腺肿妇女不提倡口服碘油,有诱发碘性甲亢的危险性。婴幼儿配方奶粉多为含碘乳制品,可以进食的婴幼儿应鼓励食用加碘或富碘食品,尽量避免口服碘油,以免因婴幼儿吞服碘油发生意外。

3. 手术治疗　对于巨大结节性甲状腺肿或甲状腺肿出现并发症的患者,如甲状腺肿压迫气管、食管引起呼吸或吞咽困难时,可以考虑手术治疗。

（二）地克病的治疗

地克病的治疗效果不佳,克汀病一旦发生,特别是两岁以后确诊者,中枢神经系统的发育落后基本上是不可逆的。本病的关键并不在于治疗，而在于预防。只要纠正了人群的碘缺乏，特别是纠正了妊娠和哺乳期妇女的碘缺乏，地克病儿童就不会出生。因此，只要坚持长期食用合格碘盐，地克病和地甲肿会一同被消除。对于地克病的治疗归纳如下：

1. 食用加碘盐 食用加碘盐，可使地克病患者（尤其是神经型克汀病患者）的现症甲状腺功能减退或激素水平异常得以纠正；但因黏液水肿型克汀病患者甲状腺已经萎缩，对其补碘可能无效或效果不佳。

2. 口服碘油 对于不能保证食用加碘盐的克汀病患者，最好的补碘办法是口服碘油，口服剂量及有效期与地甲肿的治疗相同。但这种补碘办法对于黏液水肿型克汀病患者同样效果不佳。

3. 甲状腺激素替代治疗 本病一旦诊断确立，应终生服用甲状腺制剂，不能中断。饮食中应富含蛋白质、维生素及矿物质。

常用甲状腺制剂有两种：① L-甲状腺素钠：100μg/片或50μg/片，含 T_4，半衰期为1周，因 T_4 浓度每日仅有小量变动，血清浓度较稳定，故每日服一次即可。一般起始剂量为每日 8~9μg/kg，大剂量为每天 10~15μg/kg。替代治疗参考剂量见表9-1。②甲状腺片：40mg/片，是从动物甲状腺组织中提取，含 T_3、T_4，若长期服用，可使血清 T_3 升高，该制剂临床上已基本不用。

表 9-1　甲状腺素替代治疗参考剂量

年龄	μg/d	μg/(kg·d)	年龄	μg/d	μg/(kg·d)
0~6个月	25~50	8~10	6~12岁	100~150	4~5
6~12个月	50~100	5~8	12岁~成人	100~200	2~3
1~5岁	75~100	5~6			

用药量应根据甲状腺功能及临床表现进行适当调整，应使：① TSH 浓度正常，血 T_4 正常或偏高值，以备部分 T_4 转变成 T_3。新生儿甲低应尽早使 FT_4、TSH 恢复正常，FT_4 最好在治疗2周内，TSH 在治疗4周内达到正常。②临床表现：大便次数及性状正常，食欲好转，腹胀消失，心率维持在正常范围，智能及体格发育改善。药物过量可出现烦躁、多汗、消瘦、腹痛、腹泻、发热等。因此，在治疗过程中应注意随访，治疗开始时每2周随访1次；血清 TSH 和 T_4 正常后，每3个月1次；服药1~2年后，每6个月1次。在随访过程中根据血清 T_4、TSH 水平，及时调整剂量，并注意监测智能和体格发育情况。

对于 TSH 大于 10mU/L，而 T_4 正常的高 TSH 血症，复查 TSH 仍然持续增高者应予治疗，L-甲状腺素钠起始治疗剂量可酌情减量。

4. 专门训练 对地克病患者进行专门训练是必要和有益的，特别是把一定数量的患者集中起来进行康复训练，可使部分患者在社会适应能力方面有所改善，生活能够自理或部分自理，能参加适当的劳动或从事简单工作，使他们自食其力，尽量减轻社会和家庭的负担。

（三）亚克汀的治疗

除参考地克病的治疗方法外，应鼓励亚临床克汀病儿童进入特殊学校接受教育和训练，这对其智力的改善和社会适应能力将会大有裨益；还要动员政府和社会力量给予财力投入和关注弱智儿童的教育问题。

（苏晓辉　刘鹏　王健辉）

第六节　监　测

一、碘缺乏病监测

（一）我国碘缺乏病监测历史

我国碘缺乏病监测工作始于1989年。到目前为止，经历了4个阶段，见图9-6。

1. 哨点监测阶段（1989—1993年） 1989年7月，原卫生部地方病防治司决定从1990年开始在全国

150

实施碘缺乏病监测,并由中国地方病防治研究中心(2002 年更名为中国疾病预防控制中心地方病控制中心,以下简称"地病中心")牵头,制定了《碘缺乏病防治工作标准及监测方案》。1989 年,原卫生部地方病防治司下发了《关于建立全国性重点监测点的通知》,从 1990 年开始了碘缺乏病重点监测工作。该方案在 1990—1993 年共实施了 4 年。

2. **随机抽样监测阶段(1994—2006 年)**　1991 年中国政府向国际社会承诺到 2000 年实现消除碘缺乏病的目标。为了按期实现这一目标,我国政府采取了一系列行动。鉴于原来的重点监测已经不能满足了解全国碘缺乏病病情的需要,决定将部分地区的哨点监测改为全国范围的随机抽样监测。1994 年,地病中心组织全国专家制定了《全国碘缺乏病监测方案(试行)》,并组织开展监测工作,这一阶段的监测包括两方面内容,全国碘缺乏病病情监测和全国碘盐监测,1996 年《全国碘缺乏病监测方案》正式下发执行。该方案在 1994—2006 年共实施了 13 年。

3. **多种监测方法互补阶段(2007—2015 年)**　2006 年在新疆南疆发现小年龄段克汀病患者后,为进一步强化碘缺乏病监测与防治干预措施的有机结合,2007 年对原《全国碘缺乏病监测方案》和《全国碘盐监测方案》进行了整合和修订,形成了新的《全国碘缺乏病监测方案》,修订后的方案强化了对重点地区和重点人群的监控。该方案包括碘盐监测、碘缺乏病高危地区监测和调查评估三部分。由于我国局部地区尚存在因饮水碘含量超标造成的碘过量危害,2012 年增加了水源性高碘地区监测。该方案在 2007—2015 年共实施了 9 年。

4. **县级碘营养监测阶段(2016 年至今)**　随着我国经济社会的快速发展,人民生活水平和膳食营养状况发生了较大变化。为进一步了解人群的碘营养状况,积极推进因地制宜、分类指导和科学补碘的防控策略,2016 年国家卫生健康相关部门对以往的碘缺乏病监测方案进行了调整。新的监测方案首次以县级为单位开展碘缺乏病监测;监测内容增加了病情监测和人群碘营养指标,并且与妇幼机构合作,收集孕妇、新生儿等甲状腺功能指标。该方案自 2016 年开始实施至今。

(二) 监测的目的和意义

1. **监测的目的**　目前,我国碘缺乏病监测是以县级区划为单位观察重点人群尿碘、盐碘水平以及甲状腺肿大率等情况,及时掌握县级人群碘营养状况及病情的消长趋势,为适时采取针对性防治措施和科学调整干预策略提供依据。

2. **监测的意义**　鉴于碘缺乏病属于地球化学性地方病,对其防治需要世世代代持之以恒。为随时掌握其病情消长趋势,有的放矢地科学指导防治工作,及时发现和避免发生病情反复,不断巩固和发展业已取得的防治成果,必须建立和健全监测系统,全面开展监测工作。

对碘缺乏病实行监测,可以为切合实际地评估防治效果提供依据,并从中不断总结经验。例如,我国专业工作者总结多年来的防治实践证明:即便是在碘缺乏病的重病区,只要使群众坚持食用五万分之一碘化钾的碘盐,一年之内就能纠正病区人群的碘缺乏状态,尿碘首先恢复到正常水平;第二年可以达到基本控制碘缺乏病新患发生的防治效果;第三年测定病区人群的甲状腺功能,可见 T_4、TSH 和 T_3 等主要生化指标恢复正常,而且不再出生地克病新患;5 年时剖检病区的引产胎儿,大脑皮质由于缺碘造成的任何形态学改变均不复存在。这就是在对碘缺乏病进行了长时间、严密、系统的病情监测后所取得的科学结论。

总之,开展碘缺乏病防治监测的目的是及时掌握缺碘地区居民户碘盐普及情况,动态评价人群碘营养状况及病情的消长趋势,为适时采取针对性防治措施和科学调整干预策略提供依据。在这一目的中,病情是指 8~10 岁儿童的甲状腺肿大率及地克病病例;干预策略包括碘盐、碘油以及健康教育等;人群碘营养状况用尿碘来评价。

(三) 监测范围和监测对象的选择

目前我国碘缺乏病监测在全国范围内所有非高碘县开展。监测对象是居住在监测点半年以上常住人口中的 8~10 岁儿童、孕妇和新生儿。

(四) 抽样方法与监测内容

1. **抽样方法**　每个监测县按东、西、南、北、中划分 5 个抽样片区,在每个片区各随机抽取 1 个乡镇/街道(至少包括 1 个街道),每个乡镇/街道各抽取 1 所小学校,每所小学抽取 8~10 岁非寄宿学生 40 人(不足 40 人可在邻近的学校补齐)。每个监测县在所抽取的 5 个乡中每乡抽取 20 名孕妇(人数不足可在邻近乡镇补齐)。

2. 监测方法和内容

1)基本情况:收集监测县、乡的人口、上一年度经济收入情况等信息。

2)8~10 岁儿童尿碘、盐碘含量检测和甲状腺检查:在上述每个监测乡随机抽取 1 所小学,在每所小学抽取 40 名 8~10 岁非寄宿学生(年龄均衡、男女各半),采集尿样和学生家中食用盐样,检测尿碘和盐碘含量。采用 B 超法测量甲状腺容积,计算甲状腺肿大率(每县 3 年检测一次)。

3)孕妇尿碘、盐碘含量检测:每个监测县在所抽取的 5 个乡中各抽取 20 名孕妇(早、中、晚孕期尽量均衡),采集孕妇尿样和家中食用盐,检测尿碘含量和盐碘含量。

4)收集新生儿甲低筛查结果:与妇幼部门合作,收集监测县新生儿甲低筛查 TSH 结果、甲低筛查复检的新生儿甲功和抗体检测结果以及孕妇甲功和抗体检测结果。

5)碘缺乏病高危地区地方性克汀病搜索:开展地克病搜索的条件:以县级为单位,历史上曾有地克病流行,本年度孕妇或 8~10 岁儿童尿碘中位数低于 100μg/L 即可启动。

终止条件:孕妇或 8~10 岁儿童尿碘中位数在 100μg/L 以上后,终止高危地区地克病搜索。

搜索疑似地克病病例方法:在搜索县查阅县级医院、乡(镇、街道办事处)卫生院的门诊日志、住院病历,搜索疑似病例;在搜索乡(镇、街道办事处)、村(居委会)开展疑似病例线索调查。由各省(自治区、直辖市)专家诊断组进行病例确诊后,将本地区开展搜索的范围和发现的线索、疑似、确诊地克病患者数及有关情况录入碘缺乏病监测数据库。如该县(市、区、旗)次年还是高危地区县,则不实施地克病搜索,如第 3 年仍是高危地区县,则需再次开展地克病搜索工作。

(五)监测时限

各县级每年开展一次监测。每年 3 月 15 日至 7 月 15 日完成现场工作,9 月 30 日前上报监测数据及监测报告。

(六)监测的质量保障及监测结果的分析与报告

1. 碘盐覆盖率 食盐中加碘盐盐样份数占检测盐样份数的百分率。

2. 合格碘盐食用率 食盐中碘含量符合本地区碘含量最新标准的盐样份数占检测盐样份数的百分率。

3. 甲状腺容积 采用 B 超检测仪测量的甲状腺左叶容积与右叶容积之和。

甲状腺容积=0.479×(甲状腺左叶长度×左叶宽度×左叶厚度+甲状腺右叶长度×右叶宽度×右叶厚度)/1 000

注:甲状腺容积的单位为毫升,甲状腺长度、宽度和厚度的单位为毫米。

4. 8~10 岁儿童甲状腺肿大率 采用 B 超检查出的 8~10 岁儿童甲状腺肿大人数占受检 8~10 岁儿童人数的百分比。

8~10 岁儿童甲状腺肿大率(%)=(8 岁儿童甲状腺肿大人数+9 岁儿童甲状腺肿大人数+10 岁儿童甲状腺肿大人数)/检查人数×100%

(七)监测结果评估

2019 年国家卫生健康委员会下发了《重点地方病控制和消除评价办法》(2019 版),其中包括碘缺乏病消除评价内容及判定标准。

1. 消除标准

(1)管理指标:组织领导、监测和防治措施、碘盐管理、健康教育 4 个方面评价得分合计达到 85 分及以上。

(2)技术指标

必备指标:无新发地方性克汀病患者;儿童甲状腺肿大率<5%。

辅助指标:儿童尿碘中位数≥100μg/L;孕妇尿碘中位数≥150μg/L,或孕妇尿碘中位数≥100μg/L且孕妇补碘率>90%;合格碘盐覆盖率>90%。

必备指标两项必须同时满足;辅助指标需满足上述三项指标中的两项,即可判定为技术指标达标。

2. 评价结果判定　以县为单位判定是否达标,被评价县管理、技术指标均达到消除标准要求,可判定为实现消除目标。如其中一项指标不符合要求,则判定为未实现消除目标。

二、水源性高碘地区监测

(一)目的和意义

水源性高碘危害是由于外环境饮用水中碘含量过高导致人体摄入过量碘所引起的。我国是首先发现水源性高碘性甲状腺肿的国家,20世纪70年代在河北省渤海湾发现,沿海渔民的甲状腺肿大是由于饮用的深井水中含碘量过高所致。

为了及时掌握水源性高碘地区和病区未加碘食盐普及情况,动态评价内外环境碘含量变化及病情的消长趋势,有效保护水源性高碘地区和病区居民的身体健康,为政府制定防治策略提供科学依据,2012年国家开始实施水源性高碘地区和病区监测,监测每年进行一次,主要内容包括居民户食用盐、生活饮用水水碘和高碘性甲状腺肿病情。2018年重新修订了水源性高碘地区监测方案,增加了儿童调查样本量和孕妇的监测。

总之,开展水源性高碘地区监测能及时掌握高碘地区和病区居民户未加碘食盐普及情况,动态评价人群碘营养状况及病情的消长趋势,为适时采取针对性防治措施和科学调整干预策略提供依据。在监测方案中,病情指标是8~10岁儿童的甲状腺肿大率;干预策略包括未加碘食盐、改水降碘以及健康教育等;人群碘营养状况用尿碘来评价。

(二)监测范围和监测点选择

1. 监测范围　天津、河北、山西、江苏、安徽、山东、河南和陕西及其他省(自治区、直辖市)按照GB/T 19380—2016《水源性高碘地区和高碘病区的划定》划定的高碘地区。

2. 监测点的选择　监测省份以县为单位开展监测工作,在划定的高碘地区以行政村为单位确定监测点。各监测县将水碘中位数大于100μg/L的行政村按水碘值进行排序,采用系统抽样方法,每个县抽取5个行政村,如果少于5个行政村则全部抽取(如果有水碘中位数在300μg/L以上的行政村,保证至少抽取一个)。

(三)监测方法和内容

1. 必测指标

(1)生活饮用水水碘:如监测村已改水,则调查改水工程运行情况,并采集2份末梢水水样测定水碘含量(计算平均值);如监测村尚未改水,采用10%抽样法,将每个村分成东、南、西、北、中5个方位,在多于50口水井的村,从每个方位中各随机抽取10%的井(某方位不足10口井时则抽取饮用人口最多的1口井);少于50口井的村,每个方位各随机抽取1口井;少于5口井的村全部抽取,测定水碘含量。同时,调查监测村的人口学资料。

(2)儿童甲状腺容积、尿碘和盐碘:在每个监测点所在村小学或所在乡镇中心小学,抽取监测点所在村的40名8~10周岁非寄宿学生(年龄均衡、男女各半)检测甲状腺容积(不足40名时年龄扩大到6~12周岁)。同时采集儿童尿样和儿童家中食用盐样,检测尿碘含量并半定量检测食用盐碘。

(3)孕妇尿碘和盐碘检测:在每个监测点所在村,抽取20名孕妇(人数不足时,全部抽取),记录孕期,采集孕妇尿样和家中食用盐样,检测尿碘含量并半定量检测食用盐碘。

2. 选测指标

(1)孕妇甲状腺容积:在每个监测点所在村,对上述进行尿碘和盐碘检测的20名孕妇,检测甲状腺容积。

（2）儿童和孕妇甲状腺结节：对儿童和孕妇进行甲状腺容积检测时，记录甲状腺结节大小。

（3）孕妇甲状腺功能：在每个监测点所在村，对上述进行尿碘和盐碘检测的20名孕妇进行采血，检测甲状腺功能。

（四）监测的质量保障及监测结果的分析与报告

1. 质量保障　在正式开展监测工作以前，应做好一系列的准备工作，例如对各级监测人员开展培训，确保监测方法统一、技术规范和协调有序，举办甲状腺容积 B 超检查、尿碘、水碘和盐碘等检测技术培训班；开展对各省尿碘、水碘测定的外部质量评定工作；对监测工作进行督导检查，包括是否严格按照方案执行、样本采集和抽样方法是否规范、检测技术是否通过考核、资料收集是否完整、可靠等；承担监测工作的各级专业机构应当有专人负责监测信息的管理。

2. 监测结果的分析与报告　监测数据统一上报至全民健康保障信息系统，由监测县（市、区）疾病预防控制（地方病防治）机构负责上报；省、市级疾病预防控制（地方病防治）机构负责数据质量复核。

地病中心负责汇总、分析、上报和反馈全国水源性高碘地区的监测信息；国家碘缺乏病参照实验室负责监测地区实验室外质控考核；各省（自治区、直辖市）级疾病预防控制（地方病防治）机构，负责汇总、分析、上报和反馈本省（自治区、直辖市）监测结果；各市（州、地）级疾病预防控制（地方病防治）机构，负责汇总、分析、上报和反馈本市（州、地）所辖县（市、区、旗）监测结果；各县（市、区、旗）级疾病预防控制（地方病防治）机构，负责收集、汇总、分析、上报和反馈本县（市、区、旗）监测结果。

（范丽珺　孟凡刚）

第七节　考核与评价

一、考评目的及目标

我国开展考评的目的是全面及时地掌握碘缺乏病防治工作的进程与进展，建立持续消除碘缺乏病的工作机制，旨在检查、检验规划指标的完成状况，发现执行过程中存在的问题；评价实现或达到目标要求的程度，提出改进意见与建议，为政府制定防治方针、策略和措施提供科学依据。根据不同的防治工作需求，我国开展的考核与评价项目可以分为常规性考核评价与专项性考核评价。常规性考核评价为五年一次的重点地方病评价，如"十三五""十四五"地方病防治规划考核评价项目等；专项性考核评价如《地方病防治专项三年攻坚行动方案（2018—2020 年）》（以下简称"三年攻坚"）评估。碘缺乏病的常规考核评价随防治形势变化，考评目标内容有所变化，达标的要求也逐步提高。"九五"期间，我国碘缺乏病的防治目标是"全国基本实现食用盐全部加碘，合格碘盐食用率达75%，缺碘地区特需人群碘油覆盖率达85%，全国50%以上的县达到消除碘缺乏病标准"；"十五"期间，我国提出"进一步将合格碘盐食用率的目标提高到95%"；"十一五"期间，我国提出"全国95%的县要达到实现消除碘缺乏病"；"十二五"期间，我国提出"全国95%，海南、西藏、青海和新疆90%以上的县保持消除碘缺乏病状态"；"十三五"期间，我国提出"各省份95%以上的县保持消除碘缺乏危害状态；人群碘营养总体保持适宜水平；水源性高碘病区和地区95%以上的县居民户无碘盐食用率达到90%以上；水源性高碘病区落实改水降碘措施"。由此可见，从九五期间我国开始采用食盐加碘的方式防治碘缺乏病以来，我国的碘缺乏病防治目标由对全国总体的要求，转变为对各省、各县的要求，逐步细化了达标单位；要求的内容也从最初的以防治措施落实情况为主，转变为以病情防控和人群碘营养为主。具体要求的量化指标也呈现逐渐升高的趋势。"三年攻坚"期间，我国提出的碘缺乏病防治目标是："在缺碘地区继续落实食盐加碘策略，维持人群碘营养适宜水平。保障合格碘盐市场供给，完善食盐市场监管。保证边远贫困地区和经济欠发达的边疆地区群众能够吃得上、吃得起合格碘盐"，项目要求到2020年碘缺乏病县级消除控制率要达到100%。

二、考评内容

碘缺乏病的考核与评价一般分为管理指标和技术指标两部分：

（一）管理指标

1. **组织领导** 包括政府、有关部门实施目标管理履职情况、防治队伍能力建设以及碘缺乏病防治经费投入。

2. **监测和防治措施** 包括监测工作开展情况，按时报送监测数据、报告情况，及时通报监测结果情况，独立或协助上级单位开展调查评估情况，参加国家及省级实验室质量控制考核情况和开展应急补碘工作情况。

3. **碘盐管理情况** 包括碘盐生产、流通环节管理和盐业市场管理（碘盐供应）。

4. **健康教育** 包括宣传普及碘缺乏病防治知识、中小学校开展健康教育、有固定的宣传内容和组织开展"5·15"防治碘缺乏病日活动。

（二）技术指标

我国近年采取的考核评价的评估技术指标不尽相同，目前可供参考的文件包括 GB 16006—2008《碘缺乏病消除标准》《国家卫生计生委关于印发重点地方病控制和消除评价办法的通知》（国卫疾控发〔2014〕79 号）《国家卫生健康委关于印发重点地方病控制和消除评价办法（2019 版）的通知》以及 WHO、UNICEF、ICCIDD 三个国际组织于 2007 年发布的"Assessment of iodine deficiency disorders and monitoring their elimination, a guide for program managers"和 UNICEF 2018 年制定的"碘盐及人群碘营养监测指南"。上述标准或文件在技术指标上有差异，但一般均包括居民户碘盐覆盖率或合格碘盐食用率、8～10 岁儿童甲状腺肿大率、8～10 岁儿童尿碘水平等（表 9-2）。

表 9-2 国内外近年采用的消除评价技术指标

文件	评价单位	性质	碘盐覆盖率	合格碘盐食用率	儿童/一般人群尿碘	孕妇尿碘	儿童甲状腺肿大率
2008 消除标准	未指定	长期可用	≥95%	>90%	<100μg/L 的比率<50% <50μg/L 的比率<20%		<5%
2007 国际组织指南	未指定	长期可用		>90%	100～199μg/L	150～249μg/L	
2014 消除评价办法[+]	县级以上	阶段性		>90%	≥100μg/L <50μg/L 的比率<20%	≥150μg/L/ ≥100μg/L[+]	<5%
2019 消除评价办法[*]	县级以上	阶段性	合格碘盐覆盖率 >90%		≥100μg/L	≥150μg/L 或≥100μg/L 且孕妇补碘率>90%[*]	<5%

注：[+]连续 2 年以上居民户合格碘盐食用率达到 90% 以上且 8～10 岁儿童尿碘中位数≥100μg/L 的地区，孕妇尿碘中位数≥100μg/L。
[*]在长期达到普遍食盐加碘目标的地区（合格碘盐食用率>90%），人群包括育龄妇女碘摄入充足，因此妇女进入孕期时其体内储存的碘量适宜，当孕妇尿碘中位数在 100～150μg/L 时，虽然孕妇尿碘中位数未达到 150μg/L，但未发现对孕妇甲状腺功能产生不良影响。

三、考评标准

经过对管理和技术指标考评，达到以下条件者为达标县：

（一）管理指标

在组织领导、监测和防治措施、碘盐管理情况、健康教育 4 方面的考评总分达到 85 分及以上。

（二）技术指标

按照评估项目或规划的方案要求，根据相应的评估标准、文件达到相应技术要求。

四、考评程序

考评的程序一般分为：县级自评、地市级复查、省级抽查、国家验收等几个步骤。

（一）县级自评

由县级（市、区、旗，以下简称"县"）人民政府或地方病防治领导小组负责组织县级卫生健康局、发展改革局、财政局、工信局、市场监管局等有关部门、单位领导和专业人员组成自评组，开展达标自评工作，完成达标自评报告。自评符合标准后，县级卫生健康行政部门报同级人民政府同意，向市（地、州，以下简称"地市"）卫生健康行政部门申请复查。申报材料包括病区基本情况、防治组织管理、防控措施落实情况、既往病情资料、按要求开展的自查结果。直辖市所辖县自评符合标准后可直接申请省级抽查。

（二）地市级复查

地市级卫生健康行政部门、地市级人民政府或地方病防治领导小组负责组织卫生健康委、发展改革局、财政局、工信局、市场监管局等有关部门、单位领导和专业人员组成考评组，在接到所辖县复查申请和自评报告后，及时组织考评组审查申报材料。对符合条件的安排现场评价；对不符合条件的，要求补充完善相关材料或暂缓评价。对复查符合标准的，报同级人民政府同意，向省（自治区、直辖市，以下简称"省"）卫生健康行政部门申请复核。

（三）省级考评抽查

省级人民政府或地方病防治领导小组负责组织省级卫健委、发展改革委、财政厅、工信厅、市场监管局等相关部门、单位领导和专业人员组成考评组，在接到地市级卫生健康行政部门的复核申请和评价报告后，及时组织考评组审查申报材料。开展对各地市级申报达标县的考评抽查（无地市级行政区划单位的省，完成县级考评抽查报告，并向国家级申报对达标县的考评验收）。省级卫生健康行政部门在完成复核后，报同级人民政府同意，向社会公布评价结果，并报国家卫生健康委备案。

（四）国家级考评验收

国家卫生健康委会同国家发展改革委、财政部、工业和信息化部、市场监管总局等部门、单位组成国家级考评验收组，负责组织开展对各省级申报达标县的考评验收，并完成考评验收报告。

五、考评方法

碘缺乏病的具体考评方法除专项评估外，一般与碘缺乏病监测相结合，在监测的基础上，开展考评工作。

（一）县级自评

每个监测县按东、西、南、北、中划分 5 个抽样片区，在每个片区各随机抽取 1 个乡镇/街道（至少包括 1 个街道，以下简称乡），每个乡各抽取 1 所小学校，每所小学抽取 8～10 岁非寄宿学生 40 人（不足 40 人可在邻近的学校补齐）。每个监测县在所抽取的 5 个乡中每乡抽取 20 名孕妇（人数不足可在邻近乡补齐）。

1. 8～10 岁儿童尿碘、盐碘含量检测和甲状腺检查。在上述每个监测乡随机抽取 1 所小学，在每所小学抽取 40 名 8～10 岁非寄宿学生（年龄均衡、男女各半），采集尿样和学生家中食用盐样，检测尿碘和盐碘含量。采用 B 超法测量甲状腺容积，计算甲状腺肿大率（甲状腺肿大率也可参考近 3 年数据）。

2. 孕妇尿碘水平及其家中盐碘含量。每个监测县在所抽取的 5 个乡中各抽取 20 名孕妇（早、中、晚孕期尽量均衡），采集孕妇尿样和家中食用盐，检测尿碘含量和盐碘含量。

3. 健康教育状况。在所抽取的每个乡开展尿碘含量检测的孕妇中，各随机抽取 10 人进行问卷调查，了解孕妇健康教育知晓情况。

（二）地市级复核及省级抽查

地市级卫生健康部门在县级自查基础上，及时组织考评组审查县级自评材料并安排现场评价，对县级达标情况进行复核。将复核结果报同级人民政府及省级卫生健康部门。

省级在每地市随机抽查 1/3 左右的病区县进行确认。省级卫生健康部门在完成确认后，报同级人民政府同意,向社会公布评价结果,并报国家卫生健康委备案。

1. **资料审核**

(1) 自评报告:内容包括碘缺乏病防治的基本情况、防治历程、主要防治策略、自评方法、自评结果、主要经验、存在问题、自评结论、今后工作计划等。

(2) 工作资料:查阅防治规划或计划、防治工作实施方案、工作记录、工作总结、病情调查资料和数据、疾病监测报告等防治工作相关文件和资料原件,重点了解、核对近 3 年组织管理(包括组织领导、部门履行职责、经费保障和专业队伍建设等)、碘盐生产供应、市场监管,碘缺乏病监测与实验室质量控制、健康教育等情况。

2. **现场评价**　在每个县随机抽取 2 个乡;从每个乡随机抽取 2 个村(居委会,以下简称村),调查、检测以下指标。

(1) 居民户合格碘盐食用率。在每个抽取村随机抽取 25 户居民,采集每户食盐样品,定量检测盐碘含量,计算居民户合格碘盐食用率。

(2) 8~10 岁儿童尿碘水平和甲状腺肿大率。在每个抽取村的小学(无村小学时,抽取乡中心小学)各随机抽检 25 名 8~10 周岁儿童(男、女均衡)的尿样检测尿碘含量,并用触诊或 B 超法检查甲状腺肿大情况,计算甲状腺肿大率、尿碘中位数。

(3) 孕妇尿碘水平及其家中盐碘含量。在所抽取的每个乡各随机抽检 20 名孕妇的尿样,计算尿碘中位数。同时采集孕妇家中食盐样品,定量检测盐碘含量。

(4) 健康教育状况。评价内容和方法同县级自评。

(三) 国家级验收

1. **听取汇报**　国家级考评验收组分别听取省级和被抽取县地方病防治领导小组或地市级考评组的有关工作汇报。

2. **现场考评**　在每个省随机抽取 2 个申报考评达标的地市;在每个抽取的地市,各随机抽取 1 个申报达标考评的县,无地市级的省(自治区、直辖市)可以直接随机抽取 2 个申报达标考评的县;抽取乡(镇)和村的方法,同省级考评抽查。随机抽取 20 户居民,采集每户食盐样品,采用半定量方法检测居民户食盐含碘情况,计算居民户碘盐覆盖率。

3. 查阅儿童甲肿率、尿碘和孕妇尿碘等资料,填写报表,撰写国家级考评验收报告。

六、考评结果判定

1. **县级考评达标结果**　经地市级考评组考评达到考评标准的县,为"达标县"。

2. **省级考评抽查结果**　省级考评组对地市级申报达标的县进行考评抽查。如所抽查的县达标,则认可该地市申报达标的所有县为达标县;如所抽查的县未达标,则认定该地市所申报的达标县均未达标。

3. **国家级考评验收结果**　国家级考评组对省级申报达标的县进行抽查验收:

(1) 若抽查验收的 2 个县均达标,则认可该省申报达标的所有县达标。

(2) 若抽查验收的 2 个县中有 1 个县未达标,在邻近的地市再追加抽查 1 个县;若追加抽查的县达标,则除抽查未达标县所在地市的所有县外,其余申报考评的达标县均认可为达标;若追加抽查的县仍不达标,则认定该省申报达标的所有县均未达标。

(3) 若抽查验收的 2 个县均未达标,则认定该省(自治区、直辖市)所申报的所有达标县均未达标。

七、组织领导

国家卫健委、发展改革委、财政部、工业和信息化部、市场监管总局负责考评工作的组织领导;各省(自治区、直辖市)的卫健委、发展改革委、财政厅、工信厅、市场监管局会同有关部门负责考评工作的组织实施;各级卫生健康行政部门负责考评工作的协调、管理和组织实施。

(刘鹏　陈志辉)

第八节　实验室基本要求和质量控制

一、碘缺乏病实验室基本要求

（一）房屋和设施要求

1. 房屋的要求

（1）微量碘（尿碘、水碘、食品碘）检测必须有单独的实验室，常量（盐碘）碘检测最好也有独立的实验室。

实验室的位置应选择在靠内侧的相对清洁区，避开人多的过道或与本实验室无关人员必经之路，必须与常量碘实验室隔开，远离其他可能存在碘污染的区域，如放射性碘同位素治疗室、注射室、消毒室、微量碘实验室、采血室、碘试剂或制剂存放室以及人员出入频繁的区域。如条件允许，常量碘实验室也最好为独立的实验室，如不是独立实验室，在检测常量碘时，应避免可能的碘污染。

（2）所有碘缺乏病实验室要有足够的空间。微量碘实验室最好用隔断分成样品处理间和检测操作间，检测用的精密仪器不要放在样品处理间，以防止通风橱密封不严使消解过程产生的腐蚀性气体外泄损坏仪器和污染实验室环境。如果实验室因为空间限制的原因不能相互隔开，应尽量安装密闭性好的通风橱。如果在同一楼层设置样品处理室和样品检测室，应尽量避免样品处理室和样品检测室相距太远，以防消解后的样品通过清洁度不确定的通道时增加被污染的风险。

2. 设施的要求

（1）微量碘实验室要装备通风橱，橱内安装电动或机械排风装置，以排除有害气体，同时要有新鲜空气供给通道。

（2）微量碘和常量碘实验室内均要配备洗眼杯，一个楼层至少设置一个喷淋装置，以便操作人员不慎接触有毒有害和刺激性物质时能够及时冲洗。

（3）实验室应制定有关危险化学品泄漏、火灾、意外伤害等应急处置操作规程和易燃、易爆、易挥发、易制毒药品储存管理规程以及废液处理规程等，规定和规程越完善，实验室人员、设备设施和环境就更安全。

（4）实验中所有试剂在配制过程中应使用符合检测工作要求的去离子水，是保证实验室能够提供可靠检测结果的重要一环。

（5）无论采用何种检测方法，样品中碘的检测都是一个不间断的动力学过程，一旦中途断电就会造成测试的失败和测试样品的损失，所以实验室的供电应避免与大功率的用电设备共用电线，以减少电压波动和突然断电，供电的线路应给出备用容量。配备三相和单相供电线路，以满足不同电器的使用要求。每个实验室应设置电源总开关以方便各实验室的供电线路，但对于一些必须长期持续运行的电器如冰箱、冰柜等应有专线供电，而不受各实验室开关的控制。对特别要求的仪器要增加二级稳压装置，以保证仪器工作的稳定性。在实验室的四周墙壁、实验台旁配备足够的、方便使用的电源插座。除断电等外界因素外，实验过程中的任何其他人为因素导致任何一个实验步骤发生错误，检测过程都必须立即终止，待查明问题原因后，重新开始实验过程。

（6）相对于常量碘检测，微量碘检测的精度要求较高，所以保持实验室的高清洁度很重要，因此不宜采用自然通风和机械通风方式，好的做法是安装单独的具有高效空气过滤功能的空调以调节室温、净化空气。在普通空调的实验室中安装超净工作台，也可以获得局部的高清洁度的工作空间。

（7）无论是微量碘实验室还是常量碘实验室，实验室内采光均宜用柔和的自然光或人工照明。

（8）新装修检测实验室时，避免使用含铅量较高的油漆，因为一定量的铅能抑制碘的催化反应；实验室地板要选用表面光滑、吸附性小的材料，以减少表面污染物的吸附并容易清洗。装修完成之后：整个实验室应该彻底清洁，并用 0.5% 硫代硫酸钠溶液进行全面擦洗；擦洗后间隔一段时间，再开展相关检测工作。

（9）如实验室是通过资质认定或实验室认可的实验室,其房屋和设施应满足相关准则的要求,并定期接受监督评审和复评审。

（二）仪器设备配置要求

1. 微量碘检测实验室仪器设备配置要求 应配备消解仪、恒温水浴、通风橱、分光光度计、电子分析天平、微量加样器、连续加样器、涡流混合器等必要的仪器设备,所有仪器设备的精度要符合检测要求。

2. 常量碘检测实验室仪器设备配置要求 应配备电子分析天平、普通天平、滴定管、移液管、摇床、微量加样器、磁力搅拌器等必要设备,所有仪器设备的精度要符合检测要求。

3. 如实验室是通过资质认定或实验室认可的实验室,所有的计量器具要按照检定规程的要求定期送检,只有检定合格的计量器具,才能用于微量碘或常量碘检测工作,对于检定不合格的计量器具,可降级使用或淘汰。对于精度要求高、使用频率高的设备和计量器具要确保仪器设备和计量器具在检定周期内复核达到要求的规定。

（三）人员配置要求

1. 各级检测机构的碘缺乏病实验室应至少配备 1 名管理人员,全面负责实验室的质量管理。微量碘实验室应该至少配备 2 名检测人员,常量碘检测实验室至少配备 1 名检测人员。

2. 如果检测人员短缺或一段时间某项检测工作量较大,各个实验室人员可以互相交叉统筹使用,但如果在同一时段内交叉进行微量碘检测和常量碘检测,检验人员要采取预防措施避免可能的交叉污染。

3. 实验室管理人员和检验人员要经过相关专业部门的技术培训,理论和操作考核合格后持证上岗,并形成实验室常规管理制度。

4. 碘缺乏病实验室人员每年应至少参加一次上一级专业部门组织的培训或不定期进行相应专业的进修学习,以保证其理论知识和检测能力的不断更新。

5. 各级实验室每年要积极参加全国或上一级专业部门组织的实验室外部质量控制或能力验证。

6. 如实验室是通过资质认定或实验室认可的实验室,实验室的人员应满足相关准则的要求。

二、碘缺乏病实验室检测质量控制

实验室质量控制不仅是对分析测试本身的控制,实验室要获得可靠的测定结果,需要建立一个全面的质量管理体系,包括实验室内部质量控制和实验室外部质量控制管理体系。

（一）实验室检测外部质量控制

实验室外部质量控制也叫实验室间质量控制,是由上级或本领域权威实验室对某个或某些实验室开展某项检测工作的能力的监控和评价,是有效地发现分析测试的系统误差,增强实验室间测试结果可比性的有效手段。

我国碘缺乏病实验室检测外部质量控制主要由国家碘缺乏病参照实验室组织实施,自 1999 年开始每年组织运行一次全国碘缺乏病实验室外部质量控制网络,要求省级、地市级和县级碘缺乏病实验室积极参加相关项目的考核。

1. 外质控盲样的制作和发放 国家碘缺乏病参照实验室每年按照国家一级标准物质的制作过程制作尿碘、盐碘和水碘考核盲样,向参加考核的各级碘缺乏病实验室免费发放。

2. 外质控样品的检测和反馈 国家碘缺乏病参照实验室在发放质控样品后,要求各级实验室按照规定的方法在规定的时间内通过规定的方式反馈外质控考核结果。

3. 外质控考核结果的评价方法

（1）Z 比评分法:过去尿碘和水碘的考核结果主要采用 Z 比评分法进行检测结果的统计学评价。Z 分值的公议值来自所有参加考核的实验室,其中的标准化四分位间距为四种组合的均值。Z 分值评估包括实验室内 Z 分值评估和实验室间 Z 分值评估两种,实验室内的 Z 分值表示实验室检测结果的变异,描述的是实验室的随机误差;实验室间 Z 分值表示实验室的检测结果与总体中位数的变异程度,描述的是实验室的系统误差。只有当实验室的 Z 内和 Z 间分值均合格的实验室才判断为考核合格的实验室。

Z分值结果评价：

$|Z| \leq 2$　　　合格

$2 < |Z| < 3$　　合格　但提醒实验室需要提高检测质量

$|Z| \geq 3$　　　不合格

（2）标准参考值±不确定度法：目前尿碘、盐碘和水碘外质控考核结果的评价方法均采用标准参考值±不确定度的方法对检测结果进行评价。其中，尿碘和盐碘考核高低两个浓度的外质控样，两个外质控样品均合格判断为实验室考核结果合格，其中一个外质控样品不合格则判断为实验室考核结果不合格；水碘只考核一个浓度，只要不在标准参考值±不确定度的范围内即判断实验室考核结果不合格。

（二）实验室检测内部质量控制

1. 实验室内部质量控制的定义和目的

（1）实验室内部质量控制的定义：实验室内部质量控制是实验室自我检测质量控制，是由实验室工作人员采用实验室制定的内部质量控制方案，应用统计学方法，连续地评价实验室测定工作的可靠程度，判断检测数据和检测报告是否可以发出的过程。

（2）实验室内部质量控制的目的：通过检测和控制本实验室测定工作的精密度及准确度的变化，把实验室分析测试的误差控制在允许范围之内，提高常规工作的批间和批内检测结果的一致性和准确性。通过实验室检测内部质量控制可以发现分析测试的随机误差和新出现的系统误差，评定分析质量的稳定性，是开展实验室分析测试工作的基础及常规工作，所有碘检测项目都应该制定实验室内部质量控制方案并严格实施。

2. 实验室内部质量控制的主要方法

（1）检测限的确定

1）了解检测方法在某实验室条件下的检测限。

2）反映分析实验室和测试系统的本底和基础。

3）反映分析实验室和分析人员的水平。

（2）精密度的测试：用于减少随机误差，对同批测定或实验室等精度测试的精密度进行估计。

（3）标准曲线相关和回归：用于反映方法的精密度和灵敏度、分析仪器的精密度、量取标准溶液量具的准确度和分析人员的操作水平。

（4）加标回收率的测定：用于反映实验室检测方法和检测结果的准确度。

（5）标准物质的应用

1）标准物质作为一个相对真值，为不同时间、不同地点的测试结果提供了可靠的参照。

2）用于检测人员对检测质量进行判断（特别是准确度），查找误差，规范检测全过程。

3）供实验室人员"练兵"之用，提高技术素质。

4）目前国家批准的碘检测用标准物质有尿碘、盐碘和水碘检测用国家一级有证标准物质，这三种标准物质常规供应各级碘缺乏病检测实验室。

5）应该明确的是，只有在实验室检测系统具有良好的精密度的基础上使用国家一级有证标准物质，才能获得预期的效果。

（6）批质量控制品和质量控制盲样的使用

1）用于控制检测过程的各种操作条件，使其能够稳定地提供准确、可靠、高质量的检测结果报告。

2）将检测过程中可能出现的差错迅速查找出来，加以纠正。

3）对检测过程做统计学预测。可直观、动态地展示分析过程是否受控，并对分析质量进行统计学估计和预测。建议碘缺乏病实验室绘制各检测项目的质量控制图，包括均值质控图，极差质控图、标准差质控图、标准物质质控图等。

（7）实验室内比对：实验室内比对包括人员比对、设备比对和方法比对三种。

1）人员比对：使用相同的设备，在相同的实验条件下，新检测人员与有经验的检测人员按照同样的程序，检测同样的样品，比较两个人的相对误差，一般不应超过10%，最好在5%以内。

2）设备比对:同一个有经验的检测人员分别用不同仪器按照统一的操作规程完成检测,检测结果的相对误差不应大于 5%。

3）方法比对:由有经验的检测人员分别用两种方法对同一样品和标准物质进行测试,结果作为评价新方法是否可行的依据。

（8）实验室检测的过程控制:是在实验室检测过程中通过控制检测过程的各种操作条件来控制质量,使其能够:

1）稳定地提供准确、可靠、高质量的检测数据和检测报告。

2）将过程中可能出现的差错迅速查找出来,加以纠正。

3）对设备校准和计量检定进行补充。

4）获得可预测的质量过程。

5）发现检测过程中的质量规律,提供保证检测报告质量的有效管理办法。

3. 实验室内部质量控制数据的管理

（1）每月实验室内部质量控制数据的统计处理:碘检测实验室根据工作量的大小安排质控数据汇总统计的周期,如果工作量较大,每个月的月末应对当月的所有质控数据进行汇总和统计处理,计算的内容至少包括以下几个方面:

1）当月每个测定项目原始质控数据的平均数、标准偏差和极差。

2）当月每个测定项目剔除失控数据后的平均数、标准偏差和极差。

3）当月及以前每个测定项目所有质控数据的累积平均数、标准偏差和极差。

（2）每个月实验室内部质量控制数据的保存:每个月的月末,应将当月的所有质控数据汇总整理后存档保存,保存的时间各实验室按照相关规程的要求自己确定,存档的质控数据包括以下几个方面:

1）当月所有项目的原始质量控制数据。

2）当月所有项目的质控数据的质量控制图。

3）当月实验室内部质量控制数据统计处理的所有计算和导出数据。

4）当月的质量控制分析报告单。

（3）每月上报质量控制分析报告并存档:每个月的月末,将当月的所有质量控制数据汇总整理后,填写质量控制分析结果报告,报实验室技术负责人审批后,归档保存。

（4）实验室内部质量控制数据的周期性评价:每个月的月末,要对当月室内质量控制数据的平均数、标准偏差、极差及累积平均数、累计标准偏差、累计极差进行评价,查看与以往各月检测的平均数、标准偏差、极差之间是否有明显不同。如果发现有显著性变异,就要对实验室制作的质量控制图进行修改,查找、分析并有效控制变异来源,确保实验室检测结果持续稳定可靠。

（徐 菁）

第九节 碘的检测方法

一、食用盐中碘含量的检测（GB/T 13025.7—2012）

（一）直接滴定法

1. 原理 在酸性介质中,试样中的碘酸根离子氧化碘化钾析出单质碘,用硫代硫酸钠标准溶液滴定,测定碘的含量。

$$IO_3^- + 5I^- + 6H^+ \rightarrow 3I_2 + 3H_2O$$

$$2S_2O_3^{2-} + I_2 \rightarrow 2I^- + S_4O_6^{2-}$$

2. 仪器 烤箱、容量瓶、天平、量筒、移液管、滴定管、碘量瓶。

3. 试剂和溶液配制

（1）试剂：本方法所使用试剂有碘酸钾（基准试剂）、碘化钾、磷酸、硫代硫酸钠、氢氧化钠和淀粉。除另有说明外，均为分析纯试剂，实验用水为蒸馏水或相应纯度的水。

（2）溶液配制：0.002mol/L 硫代硫酸钠标准溶液、0.002mol/L 1/6 碘酸钾标准溶液、1mol/L 磷酸溶液、50g/L 碘化钾、5g/L 淀粉的配制以及硫代硫酸钠标准溶液的标定详见 GB/T 13025.7—2012 制盐工业通用试验方法碘的测定。

硫代硫酸钠标准溶液对碘离子的滴定度按下式计算：

$$c(\text{Na}_2\text{S}_2\text{O}_3) = \frac{c(1/6\text{KIO}_3) \times 10.00}{V} \qquad \text{式（9-1）}$$

式中：

$c(\text{Na}_2\text{S}_2\text{O}_3)$——硫代硫酸钠标准滴定溶液的浓度，单位为摩尔每升（mol/L）；

$c(1/6\text{KIO}_3)$——碘酸钾标准溶液之物质的量浓度，mol/L；

V——硫代硫酸钠标准溶液用量，ml；

10.00——钾标准溶液取样量，ml。

4. 分析步骤 称取 10g 均匀加碘食盐，置于 250ml 碘量瓶中，加约 50ml 水溶解。加 2ml 1mol/L 磷酸和 5ml 50g/L 碘化钾溶液，用 0.002mol/L 硫代硫酸钠标准溶液滴定。滴定至溶液呈浅黄色时，加入约 5ml 5g/L 淀粉溶液，继续滴定至蓝色恰好消失为止。

5. 结果的表示和计算 碘离子含量以质量分数 ω 计，数值以毫克每千克（mg/kg）表示。公式如下：

$$\omega = \frac{v_1 \times c(\text{Na}_2\text{S}_2\text{O}_3) \times 126.90 \times 1\,000}{6 \times 10.00} \qquad \text{式（9-2）}$$

式中：

$c(\text{Na}_2\text{S}_2\text{O}_3)$——硫代硫酸钠标准滴定溶液的浓度，mol/L；

v_1——硫代硫酸钠标准溶液用量，ml；

126.9——碘的摩尔质量，g/mol；

1 000——单位换算系数；

10.0——称取样品质量，g。

（二）氧化还原滴定法（仲裁法）

1. 原理 样品溶液在酸性中，次氯酸钠将碘氧化成碘酸根，草酸除去过剩的次氯酸钠，碘酸根氧化碘化钾析出的碘，用硫代硫酸钠标准溶液滴定，测定碘离子含量。

$$3\text{ClO}^- + \text{I}^- \rightarrow \text{IO}_3^- + 3\text{Cl}^-$$
$$\text{H}_2\text{C}_2\text{O}_4 + \text{ClO}^- \rightarrow \text{Cl}^- + 2\text{CO}_2 + \text{H}_2\text{O}$$
$$\text{IO}_3^- + 5\text{I}^- + 6\text{H}^+ \rightarrow 3\text{I}_2 + 3\text{H}_2\text{O}$$
$$2\text{S}_2\text{O}_3{}^{2-} + \text{I}_2 \rightarrow 2\text{I}^- + \text{S}_4\text{O}_6{}^{2-}$$

2. 仪器 烤箱、容量瓶、天平、量筒、移液管、滴定管、碘量瓶。

3. 试剂及溶液配制

（1）试剂：本方法所使用试剂有碘酸钾（基准试剂）、碘化钾、次氯酸钠、磷酸、草酸、硫代硫酸钠、氢氧化钠和淀粉。除另有说明外，均为分析纯试剂，实验用水为蒸馏水或相应纯度的水。

（2）溶液配制

1）碘酸钾和硫代硫酸钠标准溶液、碘化钾和淀粉溶液的配制同直接滴定法。

2）次氯酸钠：0.3%~2.5% 溶液量取一年内 10% 浓溶液，用水稀释 4 倍。

3）草酸-磷酸混合液：称取 15g 草酸，加水溶解，加入 85% 磷酸 34ml，加水稀释至 500ml。

4. 分析步骤 称取 10g 样品置入 250ml 碘量瓶中，加入约 50ml 水、2ml 草酸-磷酸混合液、1ml 次氯酸钠溶液,用水洗净瓶壁。加热溶解样品,至刚刚沸腾时立即取下,水浴冷却至 30℃ 以下。加入 5ml 50g/L 碘化钾,用 0.002mol/L 硫代硫酸钠标准溶液滴定。滴定至溶液呈浅黄色时,加入约 5ml 5g/L 淀粉溶液,继续滴定至蓝色恰好消失为止。

5. **结果的表示和计算** 碘离子含量以质量分数 ω 计,数值以毫克每千克(mg/kg)表示。公式同直接滴定法。

6. **注意事项**

(1) 硫代硫酸钠标液易受日光、温度、空气及细菌作用,发生氧化、分解等而导致浓度发生变化,测试时应尽量使用新配制的硫代硫酸钠,于临用前标定,而不应使用已标定过且长期置室温未复标的标准液。

(2) 碘酸钾标准溶液配制时应选基准符合质量的碘酸钾依法恒重,准确称量。如果未能准确称得所需量,则以准确称取的碘酸钾实际量计算物质的量浓度(保留 4 位有效数字)。

(3) 碘化钾溶液的配制应选符合质量的碘化钾为专用试剂。在日常监测中,选择不到符合质量的固体 KI,可将其用硫代硫酸钠溶液滴定后再使用,应避免阳光直接照射。

(4) 磷酸试剂溶液配制时应选择合格磷酸,质量差的磷酸中含有较多的还原性杂质次磷酸、亚磷酸,可直接将碘酸根离子还原为碘离子,使盐碘测定结果偏低。

(5) 碘化钾与碘酸钾反应析出碘后,不能让溶液放置过久,应及时滴定,在测定大批碘盐时,应逐个加入试剂并立即滴定。

(6) 滴定时摇动溶液不应太激烈,同时硫代硫酸钠标准溶液的滴定速度不宜过快,避免来不及与碘作用的部分在酸性溶液中分解。

(7) 淀粉指示剂加入时间要适当,加入太早,大量的碘-淀粉复合物会使反应速度减慢,使滴定结果错误。

(8) 原始记录信息量应完整。应有试剂配制、硫代硫酸钠标液消耗量、滴定管校正与温度校正、上报结果与采样点对应、计算公式及操作过程等的相关信息,以保证上级部门复检及考核。

(9) 直接滴定方法只能测定碘酸根,对碘酸根和碘离子共存的井矿盐区的加碘盐,应采用氧化还原滴定法测定。详见 GB/T 13025.7—2012《制盐工业通用试验方法 碘的测定》。

(李明 纪晓红)

二、尿中碘含量的检测(WS/T 107.1—2016)

(一)砷铈催化分光光度法

1. **原理** 采用过硫酸铵溶液在 100℃ 条件下消化尿样,利用碘对砷铈氧化还原反应的催化作用: $H_3AsO_3+2Ce^{4+}+H_2O \longrightarrow H_3AsO_4+2Ce^{3+}+2H^+$ 反应中黄色的 Ce^{4+} 被还原成无色的 Ce^{3+},碘含量越高,反应速度越快,所剩余的 Ce^{4+} 则越少;控制反应温度和时间,比色测定体系中剩余 Ce^{4+} 的吸光度值,利用碘的质量浓度与相应测得的吸光度值的对数值的线性关系计算出碘含量。

2. **仪器** 恒温消解仪(孔间温差≤1℃);数显式分光光度计(1cm 比色杯);超级恒温水浴(控温精度±0.3℃);玻璃试管(15mm×150mm);秒表。

3. **试剂** 本方法除另有指明外,所用试剂均为分析纯试剂,实验用纯水为应符合 GB/T 6682 二级水规格。

过硫酸铵$[(NH_4)_2S_2O_8,M_r=228.2]$;硫酸$(H_2SO_4,\rho_{20℃}=1.84g/ml)$,优级纯;三氧化二砷$(As_2O_3,M_r=197.8)$;氯化钠$(NaCl,M_r=58.4)$,优级纯;氢氧化钠$(NaOH,M_r=40.0)$;硫酸铈铵$[Ce(NH_4)_4(SO_4)_4 \cdot 2H_2O,M_r=632.6]$或四水合硫酸铈铵$[Ce(NH_4)_4(SO_4)_4 \cdot 4H_2O,M_r=668.6]$;碘酸钾$(KIO_3,M_r=214.0)$,基准试剂或标准物质。

4. **溶液配制** 详见 WS/T 107.1—2016《尿中碘的测定第 1 部分:砷铈催化分光光度法》。

5. **分析步骤** 详见 WS/T 107.1—2016《尿中碘的测定第 1 部分:砷铈催化分光光度法》。

6. **计算** 详见 WS/T 107.1—2016《尿中碘的测定第 1 部分:砷铈催化分光光度法》。

7. **说明**　本方法检出限为 2μg/L(取尿样 0.25ml),可直接取样消化测定 0~300μg/L 低浓度范围和 300~1 200μg/L 高浓度范围尿碘。经过实验室验证,本方法精密度,即相对标准偏差为 0.4%~3.4%;准确度,即回收率为 91.2%~104.0%。

在本方法条件下,20g/L NaCl,3.7g/L HPO_4^{2-},1.3g/L NH_4^+,1g/L KNO_3,500mg/L Ca^{2+}、Mg^{2+},100mg/L SCN^-,10mg/L F^-,5mg/L Fe^{2+},1mg/L Mn^{2+}、Cu^{2+}、Cr^{6+}、Co^{2+},0.1mg/L Hg^{2+},25g/L 尿素,1.5g/L 肌酐,5g/L 甘氨酸,不干扰测定。

8. **注意事项**

(1) 实验环境、器皿及试剂应避免碘污染。

(2) 每批样品消化、测定应同时设置标准系列。

(3) 在进行分析步骤中,如果室温不稳定或室温较低时,应采用控温条件(使用超级恒温水浴)进行测定。

(4) 测定前应检查比色皿空白吸光度的一致性,样品皿与参比皿盛纯水在测定波长下比较,吸光度值差异不超过±0.002。

(5) 标准曲线回归方程 $c=a+b\ lgA$(或 $c=a+b\ lnA$)的相关系数绝对值应≥0.999。

(6) 宜采用尿碘有证标准物质作为准确度控制手段。

(二) 电感耦合等离子体质谱法

1. **原理**　样品溶液经四甲基氢氧化铵处理后,通过雾化由载气(氩气)送入电感耦合等离子体炬焰中,经过蒸发、解离、原子化、电离等过程,大部分转化为带正电荷的正离子,经离子采集系统进入质谱仪,质谱仪根据其质荷比进行分离并由检测器进行检测,离子计数率与样品中待测物的含量成正比,通过标准加入法消除基体效应,实现样品中碘含量的定量分析。

2. **仪器**　电感耦合等离子体质谱仪;电子天平(感量 0.1mg)。

3. **试剂**　纯水(H_2O,M_r=18.0),电阻率大于 18.0MΩ·cm 或去离子水(符合 GB/T 6682 一级水规定);四甲基氢氧化铵[$(CH_3)_4NOH$,25% 质量分数],电子级;曲拉通 X-100($C_{34}H_{62}O_{11}$,M_r=647.0),试剂级;碘酸钾(KIO_3,M_r=214.0),基准试剂或标准试剂。

4. **溶液配制**　详见 WS/T 107.1—2016《尿中碘的测定第 2 部分:电感耦合等离子体质谱法》。

5. **分析步骤**　详见 WS/T 107.1—2016《尿中碘的测定第 2 部分:电感耦合等离子体质谱法》。

6. **计算**　详见 WS/T 107.1—2016《尿中碘的测定第 2 部分:电感耦合等离子体质谱法》。

7. **说明**

(1) 检出限和测定范围:本方法检出限为 0.4μg/L,可以直接测定碘含量为 0~1 000μg/L 的尿样。

(2) 精密度:在相同条件下获得的两次独立测定结果的绝对差值不得超过算术平均值的 10%。

(3) 准确度:方法加标回收率在 80%~120% 之间。多次重复测定相对标准偏差(RSD)在 5.0% 以内。

8. **注意事项**

(1) 采样过程、样品运输环节、实验环境、器皿及试剂应避免碘污染。

(2) 每次样品测定时均应配制和测定标准系列,标准曲线回归方程的相关系数绝对值应≥0.999。

(3) 宜采用平行样品、经国家批准并授予标准物质证书的尿碘标准物质及加标回收作为质量控制手段。

(刘丽香)

三、血清中碘含量的检测(WS/T 572—2017)

1. **原理**　采用高氯酸-氯酸钠溶液消化血清样品,利用碘对砷铈氧化还原反应的催化作用:

$$H_3AsO_3 +2Ce^{4+}+H_2O \rightarrow H_3AsO_4 +2Ce^{3+}+2H^+$$

反应中黄色的 Ce^{4+} 被还原成无色的 Ce^{3+},碘含量越高,反应速度越快,所剩余的 Ce^{4+} 则越少;控制反应温度和时间,比色测定体系中剩余 Ce^{4+} 的吸光度值,求出碘含量。

2. **仪器** 消化控温加热装置:恒温消解仪(控温点精度 130℃±2℃,孔间温差≤1℃);恒温水浴:控温精度±0.3℃;分光光度计,1cm 比色杯;玻璃试管:15mm×100mm 或 15mm×120mm;定量移液器:100μl、5 000μl;定量玻璃移液管:5ml 和 10ml;秒表;恒温干燥箱;离心机。

3. **试剂** 本标准所用试剂除另有说明外,均为分析纯试剂,实验用水应符合 GB/T 6682 中二级水规格;高氯酸($HClO_4$,70%~72%),优级纯;氯酸钠($NaClO_3$,$M=106.4$);浓硫酸(H_2SO_4,$\rho_{20}=1.84g/ml$),优级纯;三氧化二砷(As_2O_3,$M=197.8$);氯化钠($NaCl$,$M=58.4$),优级纯;氢氧化钠($NaOH$,$M=40.0$);硫酸铈铵[$Ce(NH_4)_4(SO_4)_4\cdot 2H_2O$,$M=632.6$]或四水合硫酸铈铵[$Ce(NH_4)_4(SO_4)_4\cdot 4H_2O$,$M=668.6$];碘酸钾($KIO_3$,$M=214.0$),基准试剂或标准物质。

4. **溶液配制** 详见 WS/T 572—2017《血清中碘的测定砷铈催化分光光度法》。

5. **分析步骤** 详见 WS/T 572—2017《血清中碘的测定砷铈催化分光光度法》。

6. **计算** 详见 WS/T 572—2017《血清中碘的测定砷铈催化分光光度法》。

7. **说明** 本方法检出限为 6.9μg/L(取血清样量为 0.10ml),可直接取样消化测定 0~300μg/L 浓度范围血清碘。经过 5 个实验室验证,本方法精密度,即相对标准偏差为 0.7%~3.8%,平均为 1.7%;准确度,即回收率为 90.0%~110.0%,平均为 99.8%。

在本方法条件下,溶血和以下物质均不干扰测定:11g/L NaCl,1.5g/L HPO_4^{2-},700mg/L KNO_3,200mg/L Ca^{2+},365mg/L Mg^{2+},2mg/L F^-,2mg/L Fe^{2+},2mg/L Zn^{2+},2mg/L Cu^{2+},0.05mg/L Hg^{2+},2g/L 甘氨酸,10g/L 葡萄糖,3g/L 尿素,30mg/L 抗坏血酸,100g/L 蛋白。

8. **注意事项**

(1)实验环境、器皿及试剂应避免碘污染,血清样品在现场采集、运输和保存过程中应避免与含碘物品接触。

(2)样品消化需使用与恒温消解仪消化孔孔径配套的 15mm×100mm 或 15mm×120mm 规格玻璃试管,使消化效果一致以保证测定准确度和精密度。

(3)每批样品消化、测定必须同时设置标准系列。

(4)如果室温不稳定或室温较低时,应使用超级恒温水浴进行分析,温度波动变化不超过±0.3℃。

(5)标准曲线回归方程 $c=a+b\lg A$ 或 $c=a+b\ln A$ 的相关系数绝对值应≥0.999。

(6)测定前应检查比色皿空白吸光度的一致性,样品皿与参比皿盛纯水在测定波长下比较,吸光度值差异不超过±0.002。

(刘丽香)

四、水中碘含量的检测(国家碘缺乏病参照实验室方法)

1. **原理** 利用碘对砷铈氧化还原反应的催化作用:

$$H_3AsO_3+2Ce^{4+}+H_2O \longrightarrow H_3AsO_4+2Ce^{3+}+2H^+$$

反应中黄色的 Ce^{4+} 被还原成无色的 Ce^{3+},碘含量越高,反应速度越快,剩余的 Ce^{4+} 则越少。控制反应温度和时间,在一定波长下测定体系中剩余的 Ce^{4+} 的吸光度(A),求出碘含量。

2. **仪器**

(1)超级恒温水浴箱 30℃±0.2℃。

(2)数字显示分光光度计(1cm 比色杯)。

(3)消解仪。

(4)移液器。

(5)玻璃试管。

(6)秒表。

3. **试剂** 试剂除特别指明外均为分析纯,实验用水应符合 GB/T 6682 二级水规格。

(1) 浓硫酸(优级纯)。

(2) 过硫酸铵。

(3) 氢氧化钠(优级纯)。

(4) 氯化钠(优级纯)。

(5) 三氧化二砷。

(6) 硫酸铈铵。

(7) 碘化钾(优级纯)。

4. **溶液配制**

(1) 硫酸溶液$[c(H_2SO_4)=2.5mol/L]$:取 140ml 浓硫酸缓慢加入到 700ml 去离子水中,冷却后用水稀释至 1L。

(2) 低质量浓度水碘(0~10μg/L)测定所需溶液

1) 过硫酸铵$\{c[(NH_4)_2S_2O_8]=0.5mol/L\}$:称取 57.1g 过硫酸铵,溶于 500ml 去离子水中,4℃ 避光可保存 1 个月。

2) 亚砷酸溶液 I $[c(H_3AsO_3)=0.060mol/L]$:称取 5.9g 三氧化二砷(As_2O_3)、20.0g 氯化钠和 2.0g 氢氧化钠置于 1L 的烧杯中,加水约 500ml,加热至完全溶解,冷却至室温,再缓慢加入 350ml 2.5mol/L 硫酸溶液,冷却至室温后用水稀释至 1L,贮于棕色瓶中室温放置,可保存数月。

3) 硫酸铈铵溶液 I $[c(Ce^{4+})=0.012mol/L]$:称取 8.0g 硫酸铈铵$[Ce(NH_4)_4(SO_4)_4·4H_2O]$溶于 700ml 2.5mol/L 硫酸溶液中,用水稀释至 1L,贮于棕色瓶中避光室温放置,可保存数月。

(3) 中质量浓度水碘(0~100μg/L)测定所需溶液

1) 亚砷酸溶液 II $[c(H_3AsO_3)=0.10mol/L]$:称取 10.0g 三氧化二砷(As_2O_3)、25.0g 氯化钠和 2.0g 氢氧化钠置于 1L 的烧杯中,加水约 500ml,加热至完全溶解后冷却至室温,再缓慢加入 200ml 2.5mol/L 硫酸溶液冷至室温后用水稀释至 1L,贮于棕色瓶中室温放置,可保存数月。

2) 硫酸铈铵溶液 II $[c(Ce^{4+})=0.053mol/L]$:称取 35.4g 硫酸铈铵$[Ce(NH_4)_4(SO_4)_4·4H_2O]$溶于 490ml 2.5mol/L 硫酸溶液中,用水稀释至 1L,贮于棕色瓶中室温放置,可保存数月。

(4) 高质量浓度水碘(100~600μg/L)测定所需溶液

1) 亚砷酸溶液 III $[c(H_3AsO_3)=0.061mol/L]$:称取 6.0g 三氧化二砷(As_2O_3)、18.0g 氯化钠和 2.0g 氢氧化钠置于 1L 的烧杯中,加水约 500ml,加热至完全溶解后冷却至室温,再缓慢加入 160ml 2.5mol/L 硫酸溶液,冷至室温后用水稀释至 1L,贮于棕色瓶中室温放置,可保存数月。

2) 硫酸铈铵溶液 III $[c(Ce^{4+})=0.053mol/L]$:同(3)中的 2)。

(5) 碘标准溶液

1) 贮备液$[\rho(I^-)=100μg/ml]$:准确称取经硅胶干燥器干燥 24h 的碘化钾 0.130 8g 于烧杯中,用 0.1% NaOH 溶液溶解,移入 1 000ml 容量瓶中,用 0.1% NaOH 溶液稀释至刻度。置冰箱(4℃)可保存半年以上。

2) 中间溶液 I $[\rho(I^-)=10μg/ml]$:临用时吸取 10.00ml 贮备液置于 100ml 容量瓶中,用 0.1% NaOH 溶液稀释至刻度。

3) 中间溶液 II $[\rho(I^-)=1μg/ml]$:临用时吸取 10ml 中间溶液 I 置于 100ml 容量瓶中,用 0.1% NaOH 溶液稀释至刻度。

4) 中间溶液 III $[\rho(I^-)=100μg/L]$:临用时吸取 10ml 标准中间溶液 II 置于 100ml 容量瓶中,用 0.1% NaOH 溶液稀释至刻度。

5) 高浓度水碘标准应用系列溶液:临用时吸取碘标准中间溶液 I 1.00ml、2.00ml、3.00ml、4.00ml、5.00ml、6.00ml 分别置于 100ml 容量瓶中,用水稀释至刻度,此标准系列溶液的碘质量浓度分别为 100μg/L、200μg/L、300μg/L、400μg/L、500μg/L、600μg/L。

6) 中浓度水碘标准应用系列溶液:临用时吸取碘标准中间溶液 II 0ml、2.00ml、4.00ml、6.00ml、

8.00ml、10.00ml,分别置于100ml 容量瓶中,用水稀释至刻度,此标准系列溶液的碘质量浓度分别为0μg/L、20μg/L、40μg/L、60μg/L、80μg/L、100μg/L。

7)低浓度水碘标准应用系列溶液:临用时吸取碘标准中间溶液Ⅲ0ml、2.00ml、4.00ml、6.00ml、8.00ml、10.00ml,分别置于100ml 容量瓶中,用水稀释至刻度,此标准系列溶液的碘质量浓度分别为0μg/L、2μg/L、4μg/L、6μg/L、8μg/L、10μg/L。

5. 分析步骤

(1)低质量浓度水碘的测定

1)分别取碘标准应用系列溶液及水样各2.0ml 置于玻璃试管中,各管加入0.5ml 0.5mol/L 过硫酸铵溶液,混匀后置于消化控温加热装置中,于100℃消化20分钟,取下冷却至室温;

2)各管加入1.0ml 亚砷酸溶液Ⅰ,充分混匀后置于30℃恒温水浴中温浴15分钟;

3)秒表计时,依顺序每管间隔15~30秒向各管准确加入0.5ml 硫酸铈铵溶液Ⅰ,立即混匀,放回水浴中;

4)待第1管加入硫酸铈铵溶液Ⅰ后准确反应30分钟时,依顺序每管间隔15~30秒于405nm 波长下,用1cm 比色杯,测定各管的A 值。

(2)中质量浓度水碘的测定

1)分别取碘标准应用系列溶液及水样1.0ml 各置于玻璃试管中,然后加入2.5ml 亚砷酸溶液Ⅱ,充分混匀后置于30℃恒温水浴中温浴15分钟;

2)秒表计时,依顺序每管间隔15~30秒向各管准确加入0.5ml 硫酸铈铵溶液Ⅱ,立即混匀,放回水浴中;

3)待第1管加入硫酸铈铵溶液Ⅱ准确反应15分钟时,依顺序每管间隔15~30秒于420nm 波长下,用1cm 比色杯,测定各管的A 值。

(3)高质量浓度水碘的测定

1)分别取碘标准应用系列溶液及水样各0.2ml 置于玻璃试管中,然后加入3.5ml 亚砷酸溶液Ⅲ,充分混匀后置于30℃恒温水浴中温浴15分钟;

2)秒表计时,依顺序每管间隔15~30秒向各管准确加入0.5ml 硫酸铈铵溶液Ⅲ,立即混匀,放回水浴中;

3)待第1管加入硫酸铈铵溶液Ⅲ后准确反应15分钟时,依顺序每管间隔15~30秒于405nm 波长下,用1cm 比色杯,测定各管的A 值。

6. 结果计算 碘质量浓度 c 与测得的吸光度(A)之间的定量关系为 $c = a + b\ \ln A$(或 $\lg A$),计算出标准曲线的回归方程,将样品的吸光度代入此方程,求出样品的碘质量浓度。

7. 说明 本方法检测下限0.4ng,当取样量为2ml 时,样品检测下限为0.2μg/L。

(王海燕)

五、食品中碘的测定(GB 5009.267—2020 第三法)

(一)原理

采用碱灰化处理试样,使用碘催化砷铈反应,反应速度与碘含量成定量关系。

$$H_3AsO_3 + 2Ce^{4+} + H_2O \rightarrow H_3AsO_4 + 2Ce^{3+} + 2H^+$$

反应体系中,Ce^{4+} 为黄色,Ce^{3+} 为无色,用分光光度计测定剩余 Ce^{4+} 的吸光度值,碘含量与吸光度值的对数呈线性关系,计算食品中总碘的含量。

(二)试剂

除非另有说明,本方法所用试剂均为分析纯,水为 GB/T 6682 规定的二级水。

100mg/L 碘化钾标准贮备液,10.0mg/L 碘化钾标准中间溶液,0.00μg/L、50.0μg/L、100μg/L、200μg/L、300μg/L、400μg/L、500μg/L 碘化物标准应用系列溶液,碳酸钾-氯化钠混合溶液(称取30g 无水碳酸钾和

5g 氯化钠,溶于 100ml 水中),硫酸锌-氯酸钾混合溶液(称取 5g 氯酸钾于烧杯中,加入 100ml 水,加热溶解,加入 10g 硫酸锌,搅拌溶解),2.5mol/L 硫酸溶液(量取 140ml 硫酸缓缓注入盛有 700ml 水中,不断搅拌冷却至室温,用水稀释至 1 000ml),0.054mol/L 亚砷酸溶液,0.015mol/L 硫酸铈铵溶液,2g/L 氢氧化钠溶液。

(三) 仪器

马弗炉、恒温水浴箱、数显分光光度计、瓷坩埚、恒温干燥箱、可调电炉、涡旋混合器、分析天平、秒表计时器。

(四) 分析步骤

详见 GB 5009.267—2020《食品安全国家标准食品中碘的测定》砷铈催化分光光度法。

(五) 说明

样品中碘元素含量大于 1mg/kg 时,在重复性条件下获得的两次独立测定结果的绝对差值不得超过算术平均值的 10%;小于等于 1mg/kg 且大于 0.1mg/kg 时,在重复性条件下获得的两次独立测定结果的绝对差值不得超过算术平均值的 15%;小于等于 0.1mg/kg 时,在重复性条件下获得的两次独立测定结果的绝对差值不得超过算术平均值的 20%。以取样量 0.5g 计算,方法检出限为 6μg/kg,定量限为 18μg/kg。

(李秀维)

第十节 碘缺乏病其他常用检测技术

一、甲状腺 B 超检测技术

(一) 仪器设备要求

B 超机探头频率要求 7.5MHz 及以上。

(二) 测量方法

让受检者取坐位、立位或仰卧位,充分暴露颈前区,在甲状腺部位均匀涂抹耦合剂后,用探头首先在受检者甲状腺上按左、右顺序上下横扫,读得甲状腺侧叶最大宽度(即左右径,用 W 表示),然后,先在受检者左侧后在右侧纵扫,读得甲状腺侧叶最大长度(即上下径,用 L 表示)和最大厚度(即前后径,用 D 表示)。

(三) 甲状腺容积计算公式

$$V = 0.479 \times W \times L \times D/1\ 000 \qquad\qquad 式(9\text{-}3)$$

式中:

V——甲状腺每一侧叶容积数值,单位为毫升(ml);

W——甲状腺每一侧叶宽度数值,单位为毫米(mm);

L——甲状腺每一侧叶长度数值,单位为毫米(mm);

D——甲状腺每一侧叶厚度数值,单位为毫米(mm)。

左右两侧叶容积之和即为甲状腺总容积。

(四) 注意事项

1. 在测量甲状腺长、宽、厚三维长度时,操作者必须经过相关培训。

2. 因为人体甲状腺的两个侧叶并不完全对称,所以在横扫时,不要为了提高速度而在同一切面上同时测量两个侧叶的最大左右径。

3. 纵扫时,甲状腺的最大上下径和前后径必须在同一切面上同时测量,甲状腺投影水平值为长度,厚度测量要垂直于长。

4. 检查手法要轻柔,否则会挤压甲状腺,使其前后径测量不准。

5. 由于甲状腺的形态个体差异特别大,所以甲状腺的最大前后径不一定都在中央。

6. 由于人有胖瘦、高矮之分,所以不能把头向后仰作为所有受检者的统一体位。

（五）甲状腺容积的正常值（表9-3）

表9-3 甲状腺容积的正常值

年龄/周岁	甲状腺容积正常值/ml	年龄/周岁	甲状腺容积正常值/ml
6	≤3.6	13	≤9.0
7	≤4.0	14	≤10.5
8	≤4.6	15	≤12.0
9	≤5.1	16	≤14.0
10	≤6.0	17	≤16.0
11	≤7.3	成年女性	≤18.0
12	≤7.6	成年男性	≤25.0

（孟凡刚）

二、智商评估技术

（一）概述

在碘缺乏病的防治和研究中,探讨和评估碘(缺碘或高碘)对智力影响关系、评估防治效果、诊断地方性克汀病和亚临床克汀病时需要使用智力测验。我国碘缺乏病领域最早大量使用的智力测验是吴天敏修订的《中国比内测验》,也人有使用过《绘人测验》、贝利量表和韦氏量表,在幼儿中用过格塞尔发展量表和丹佛发展筛选测验等,当前常用的主要是联合型瑞文测验。

根据 WS/T 104—2014《地方性克汀病和地方性亚临床克汀病诊断》中的推荐,重点介绍相关的智力测验,以及在使用中需要注意的问题。

（二）常用智力测验

1. **联合型瑞文测验**(combined Raven's test,CRT) 源自瑞文创制的"渐进方阵"的标准型和彩色型,它全部由图形组成,共6个单元、72个测图。目前使用的版本是王栋主持修订的1997年版,包括农村、城市儿童2个常模,另有成人常模(至65岁)。另外,2007年王栋发表了第三次修订版,只有农村和城市儿童常模,减少了年龄组。

联合型瑞文测验特点是:内容固定、测量一般因素和液态智力、非言语和跨文化。其测试结果能反映出被试思维从直观形象向抽象推理的渐进发展过程。联合型瑞文测验的施测有个别或团体两种方式,团体每次 20~30 人为宜;施测简单,用时短(40 分钟),操作人员简单培训即可学会,结果可用智商(IQ)表示。联合型瑞文测验因其特点,得以在碘缺乏病研究中得到广泛使用,同时,它也成是 WS/T 104—2014 推荐的诊断工具。

2. **格塞尔 1940 年编制的格塞尔发展量表** 适用于 4 周至 6 岁(后修订为 3 岁)儿童。格塞尔认为幼儿第 4 周、16 周、28 周、40 周、52 周、18 个月、24 个月和 36 个月是发育的关键年龄,观察这些年龄段幼儿的应人能、言语能、应物能、动作能(含大运动和精细动),可判断发展水平。结果用发育商数(developmental quotient,DQ)表达婴幼儿智力发展水平。格塞尔发展量表对后来的儿童发展量表发展有巨大影响。格塞尔发展量表属于诊断工具,需要个别施测。格塞尔发展量表对施测人员要求高,操作复杂,大约费时 1 小时,DQ 小于 75 点时为异常切点值。

3. **丹佛发展筛选测验**(denver development screening test,DDST) DDST 比格塞尔发展量表操作简单,适用于 6 岁以前的婴幼儿,共 104 项测量,分别为应人能、应物能、语言能和运动能,由于测试时间约 20 分钟,较其他测验省时,属于筛选测验,可做定性结果,对可疑者再做诊断性检查,非常适合于流行病学调查,在儿童保健领域应用广。

格塞尔发展量表和 DDST 结合使用是 WS/T 104—2014 的推荐诊断工具。

4. 韦氏量表　由幼儿、儿童、成人 3 个量表构成,分别称为韦氏幼儿、儿童和成人智力量表,一般分别适用于 4~6 岁、6~16 岁和 16~74 岁。国内可见到各自的第四版。新版本汲取智力理论、认知心理学和神经心理学的最新成果,采取了多因素结构,以韦氏儿童(第四版)为例,由数个分测验分别形成言语理解指数、知觉推理指数、工作记忆指数和加工速度指数,均可表示为 IQ,保留了全量表指数 IQ。新版韦氏量表多在医院使用,较少见于研究。旧版本仍在使用,例如,1993 年由龚耀先和蔡太生主持修订的《中国修订韦克斯勒儿童智力量表》,1985 年由龚耀先和戴晓阳主持修订的《中国韦克斯勒幼儿智力量表》,都被设计成言语和操作分量表,各由若干个分测验构成,结果表达为言语、操作和全量表 IQ。使用时要注意构成旧版测验的常模(norm)样本没有更新。

韦氏量表是智力水平的诊断工具,能对多种智力因素进行测量,是世界知名测验。施测人员需要培训,操作复杂。因其需要个别施测,故用时约 1 个小时。华东师大曾用韦氏量表研究碘缺乏病的智力损伤。

(三) 智力测验使用注意事项

1. IQ 的优点是数量化描述测验编制中的预构智力,是目前评估个体智力发展水平和诊断精神发育迟滞的最快速、有效的工具。但是,IQ 只能反映个体当时的智力水平,且不是智力的各个方面,结果的远期预测性低。IQ 误差来自测试环境、受测者的情绪和动机试,更受常模标准取样代表性的影响。测验项目内容会受到文化背景的影响。

2. 测验施测者要接受正规训练并获取资质,要遵循心理测验伦理要求,操作时要严格遵照测验手册规定进行施测和解释结果。要注意测验工具的保密,不得外传。不能将智力测验结果直接报告给被试或其监护人的,一般只报告评级。

3. 正确理解精神发育迟滞和智力低下(低常)。当 IQ 小于 70 点时,能否诊断为精神发育迟滞呢? 精神发育迟滞的定义是指:一组精神发育不全或受阻的综合征,特征为智力低下和社会适应困难,起病于发育成熟以前(18 岁以前)。因此,单纯的 IQ 小于 70 点是不能诊断精神发育迟滞,但可以用智力低下或低常表示。另外,精神发育迟滞在《国际疾病分类(第 11 版)》和《精神障碍诊断与统计手册(第 5 版)》中称为智力发育障碍,其他称谓还有智力残疾或缺陷,而最早使用的是智力障碍。精神发育迟滞的诊断和分级可参见 WS/T 104—2014。

(钱　明)

附:

水源性高碘危害

人体通过食物或饮水摄入超过耐受量的碘,会导致健康受到影响,造成高碘危害。高碘危害(iodine excess disorders)是指由于碘摄入过多造成机体碘营养过量所表现的一组疾病和危害的总称,包括甲状腺肿、甲状腺功能亢进、甲状腺功能减退、自身免疫性甲状腺功能减退、自身免疫性甲状腺疾病、碘过敏和碘中毒等,还有研究表明碘过量可能导致智力受损、心血管系统损伤,也可能与甲状腺癌发病率增加有关。

一、分类

高碘危害按其来源可分为四类,分别是食源性高碘危害、水源性高碘危害、碘干预性高碘危害和药物性高碘危害。食源性、碘干预性高碘和药物性高碘危害分布为散在的,在我国比较少见,而水源性高碘在我国比较常见,分布呈地方性,已构成我国一个公共卫生问题。

二、流行病学特征

我国是首先发现水源性高碘甲状腺肿的国家,70 年代在河北省渤海湾发现,沿海渔民的甲状腺肿大是由于饮用的深井水中含碘量过高所致。从 1978 年到 2013 年我国已先后在河北省、山东省、新疆维吾尔自治区、山西省、福建省、河南省、内蒙古自治区、江苏省、北京市、安徽省、天津市、陕西省、广东省等 13 个省(自治区、直辖市)发现了水源性高碘地区。近几年,索马里、哥伦比亚、苏丹、德国、丹麦、尼日尔、斯里兰卡等国家也有水源性高碘地区的报告。

目前,我国的高水碘地区第一大分布地区在黄河泛滥地区,包括河南、江苏、安徽的全部高碘地区和山东、河北的部分高碘地区,这些地区基本连成一片,呈蝶形分布;第二大分布地区为渤海湾沿海地区,包括河北、山东的部分高碘地区和天津的高碘地区;第三大分布地区为山西省太原盆地和大同盆地以及在内蒙古、北京、新疆、福建、陕西也有小范围的高水碘地区。

三、划定标准

2004 年 4 月 1 日,GB/T 19380—2003《水源性高碘地区和地方性高碘甲状腺肿病区的划定》正式实施。根据此标准,确定了我国以乡镇为单位高水碘地区/高碘病区的分布范围。2005 年,全国水源性高碘地区和高碘病区的调查结果显示,在安徽、北京、福建、河北、河南、江苏、内蒙古、山东、山西、天津、新疆等11 个省份的 129 个县发现有高碘饮水井;除福建省和新疆维吾尔自治区外,其余 9 个省份均存在高碘地区;除福建省、新疆维吾尔自治区、北京市和内蒙古自治区外,其余 7 省份均存在高碘病区。有高碘地区乡的县数为 96 个,有高碘病区乡的县数为 64 个。生活在高碘地区和高碘病区的受威胁人口大约为 3 098 万人。

2017 年 7 月,GB/T 19380—2016《水源性高碘地区和高碘病区的划定》正式实施。新标准在划定的技术指标方面的主要变化:一是将高碘地区/病区的划分单位由以乡镇为单位修改为以行政村为单位,更加符合高碘水源以片状分布为主,在片状分布中存在小片状或灶状分布的特征;二是将高碘地区划定的水碘含量界值由 150μg/L 下调至 100μg/L。

四、临床表现

水源性高碘危害临床表现可以有以下几种:

1. 水源性高碘甲状腺肿　临床主要表现为甲状腺轻度肿大,表面光滑,一般无杂音、无震颤,极少引起对周围器官的压迫症状。患者除颈部肿大和某些不舒适感觉外,多无自觉症状。B 超检查甲状腺肿大多为弥漫型,较少见的是结节型和混合型。

2. 碘致性甲状腺功能亢进　临床表现主要为:心动过速,出汗,体重下降,嗜睡(年岁大者)和虚弱等。实验室检查:T_3(FT_3)或 T_4(FT_4)升高,TSH 降低;吸碘率增高或吸碘高峰前移,剂量吸碘率则下降。甲状腺扫描可发现"热区"的存在。

3. 甲状腺功能低下(甲减),长期持续摄入过高的碘还可造成甲状腺功能减退(简称"甲减")发病率增加,特别是亚临床甲状腺功能减退症(简称"亚甲减")患病率增加,甲减主要表现为代谢降低,交感神经兴奋降低。实验室检查 TSH 升高,FT_3 或 FT_4 降低。而亚临床甲减患者通常无甲减症状或有轻微的甲减症状,血清 T_4、T_3、FT_4、FT_3 正常,而 TSH 升高。

4. 自身免疫性甲状腺疾病,与碘过量摄入相关的自身免疫性甲状腺疾病主要包括 Graves 病,桥本甲状腺炎(Hashimoto thyroiditis)和产后甲状腺炎,多见于女性。

五、病因与发病机制

(一) 病因

碘是人体必需的一种微量元素,摄入人体的碘必须在一定的范围内,过低或过高都会对机体产生不良影响。水源性高碘危害的病因是长期饮用碘含量超标的饮用水,按照现行的标准规定,饮用水中碘含量超过 100μg/L 就属于水源性高碘地区,其中 8~10 岁儿童尿碘中位数 >300μg/L、8~10 岁儿童甲状腺肿大率 >5% 的地区即可定为水源性高碘病区。

(二) 发病机制

1. 甲状腺损伤机制　目前认为高碘致甲状腺损伤主要表现在两个方面,一是通过"碘阻断效应"(Wolff-Chaikoff 效应)和"逃逸(escape)"现象的共同作用,造成胶质性甲状腺肿;二是通过诱发自身免疫反应和细胞凋亡,导致甲状腺细胞过度死亡。两方面机制共同作用,导致甲状腺功能受损。高碘致甲状腺损伤机制的学说中比较公认的是"碘阻断效应学说",另外还有"贮碘保护学说"和"脱碘酶障碍学说"等。

2. 甲状腺形态学改变

(1) 甲状腺肿大:碘过量和碘缺乏一样,可以使甲状腺重量明显增加,但碘过量导致甲状腺肿大和重量增加的程度远远低于碘缺乏,说明碘过量对甲状腺形态大小的影响不如碘缺乏明显。肉眼观察,甲状腺呈淡白色,而且碘剂量越高,颜色越浅,触之越韧。光镜观察,甲状腺组织呈多形性改变,大部分区域表现为甲状腺滤泡腔增大,腔内充满胶质,滤泡上皮细胞由于受泡腔的挤压而呈扁平状,为典型的胶质潴留样甲状腺肿改变;少部分区域可见典型细胞增生现象,由于细胞增生,滤泡的体积变小,数量增多。

（2）自身免疫性甲状腺炎:碘过量能够导致自身免疫性甲状腺疾病发病增加。Linda Rasooly 在 NOD. H-2^{h4} 小鼠模型中,给含碘 0.05% 的水 8 周后,观察到大约 54% 的雌鼠和 70% 的雄鼠发生甲状腺损伤,甲状腺内有大量的淋巴细胞浸润,同时抗 Tg 特异性抗体也逐渐升高。同期饮用无碘水的小鼠对照组中,只有 5% 发生甲状腺内淋巴细胞浸润,并且无抗 Tg 抗体出现。

高碘可使自身免疫甲状腺炎加重。有研究采用易感 Lewis 大鼠,经同种不同品系 Wistar 大鼠 Tg 免疫,建立诱发型实验性自身免疫性甲状腺炎（experimental autoimmune thyroiditis, EAT）动物模型,发现诱发 EAT 组中,常碘组大鼠甲状腺与非诱发 EAT 的大鼠相比,其腺泡内胶质潴留较明显,局部腺泡萎缩,散在淋巴细胞浸润,偶见巨噬细胞,腺泡周围纤维组织增生,局部有硬化或形成瘢痕,炎细胞浸润显示为轻度炎症且为炎症恢复期。高碘组大鼠甲状腺的病灶大小和位置与常碘组相似,但炎症范围较广为常碘组的 3~4 倍,炎细胞浸润明显,腺泡破裂,纤维增生不明显,炎细胞浸润显示为较重度的炎症。另有研究应用高碘摄入和 Tg 抗原联合免疫复制实验性自身免疫性甲状腺炎 Lewis 大鼠模型,观察到随碘摄入的增加,淋巴细胞浸润程度加重,在同等碘摄入量情况下,高碘+Tg 模型组有更多的 CD4$^+$T 细胞表达,且与病理 HE 染色的炎细胞浸润程度相一致。

3. 碘过量对脑发育的影响　许多动物实验发现,高碘对脑发育同碘缺乏一样存在影响。动物实验发现,高碘组小鼠迷宫所用时间和错误次数均较适碘组显著延长,表明摄入过量碘可引起后代学习记忆功能障碍。高碘干扰脑代谢,引起海马组织烯醇化酶（neuron-specific enolase, NSE）、一氧化氮合酶（nitric oxide synthase, NOS）活性降低,乙酰胆碱酯酶（acetylcholinesterase, ACHE）活性升高,乙酰胆碱（acetylcholine, ACH）和一氧化氮（nitric oxide, NO）含量减少,使脑内胆碱能系统受到影响,导致学习、记忆能力障碍。

六、防控措施

（一）供应未加碘食盐

《食盐加碘消除碘缺乏危害管理条例》要求在高碘地区供应未加碘食盐。2005 年,在完成以乡（镇）为单位的水源性高碘地区和高碘病区调查后各省份陆续在高碘地区和高碘病区停供碘盐。2009 年,我国发布了《关于进一步做好无碘食盐供应和管理工作的通知》（卫办疾控发〔2009〕168 号）,要求"做好在水源性高碘地区全面供应无碘食盐工作,规范无碘食盐供销管理"。2011—2017 年,我国水源性高碘地区的未加碘食盐率均在 90% 以上,取得了很大的防治成绩。

（二）改水降碘

改水降碘是防治水源性碘过量的根本措施。改水降碘的方法分为两类,一是改换适碘或低碘水源,可以通过改变饮水井深度或引江、河、湖泊等地表水的方法,将水源改为适碘或低碘水源,若改成低碘水源,需要重新供应加碘盐;二是对于局部小范围高水碘地区或难以找到合适水源的地区,可采用理化降碘方法降低饮用水中的碘含量,理化降碘方法包括吸附、渗透和电渗析等方法。

七、监测及调查

为了及时掌握水源性高碘地区和病区未加碘食盐普及情况,动态评价内外环境碘含量变化及病情的消长趋势,有效保护水源性高碘地区和病区居民的身体健康,为政府制定防治策略提供科学依据,2012 年开始中国疾病预防控制中心地方病控制中心组织相关省份开始实施水源性高碘地区和病区监测,监测每年进行一次,主要内容包括居民户食用盐、生活饮用水水碘和高碘性甲状腺肿病情监测。2018 年起,按照《全国水源性高碘地区监测方案（2018 版）》监测省份每年以县为单位开展监测工作,必测指标包括生活饮用水水碘,儿童甲状腺容积、尿碘和盐碘,孕妇尿碘和盐碘,选测指标包括孕妇甲状腺容积、儿童和孕妇甲状腺结节、孕妇甲状腺功能。

2017 年,全国开展了生活饮用水水碘含量调查。第一阶段以乡为单位调查。我国 2.6% 的乡水碘在 100μg/L 以上,乡级水碘中位数在 100μg/L 以上的乡分布在 11 个省份的 159 个县。第二阶段在水碘含量大于 10μg/L 乡所辖的所有村开展水碘含量调查。全国共调查了 5 949 个乡的 124 938 个村,水碘含量在 100.1~300.0μg/L 之间的村 20 034 个;水碘含量 300μg/L 以上的村 5 283 个。全国水源性高碘地区村共计 25 317 个,覆盖人口 4 065 万人。存在水源性高碘村的省份包括河北、河南、山东、山西、安徽、江苏、天津、陕西、内蒙古等省份,其中山东、河南、河北的高碘地区村较多,分别有 8 956 个村、6 201 个村、6 112 个村,广东、甘肃、新疆、吉林、江西、黑龙江、湖北和辽宁存在散在的高碘村。

八、防治策略

我国水源性高碘防治策略包括:一是按照新的标准全面划定高碘地区和病区,为落实因地制宜防控策略提供依据。二是加强盐业市场管理,保证水源性高碘地区未加碘食盐供应;加强与水利等部门的沟通合作,推进水源性高碘病区改水降碘工作。三是做好水源性高碘地区监测工作,同时建立水源性高碘地区改水后的管理机制。四是加强水源性高碘地区的健康教育和健康促进工作。五是进一步开展碘过量对人体危害的科学研究。六是制定水源性高碘地区和病区控制标准,为科学评价防控效果提供依据。

(贾清珍　都杨)

附:

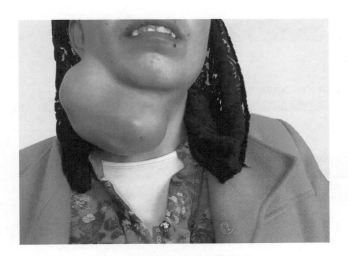

图 9-1　地方性甲状腺肿患者

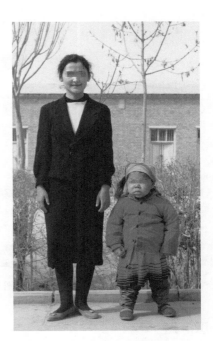

图 9-2　正常人与地方性克汀病患者对比(同龄)

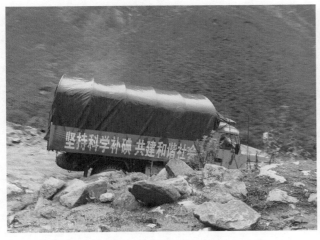

图 9-3　西藏自治区边远山区的碘盐运送车

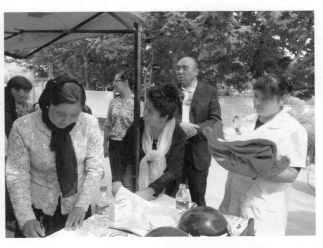

图 9-4　新疆维吾尔自治区碘油投服现场

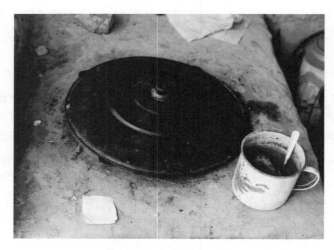

图 9-5 以往新疆维吾尔自治区食用的土盐水罐

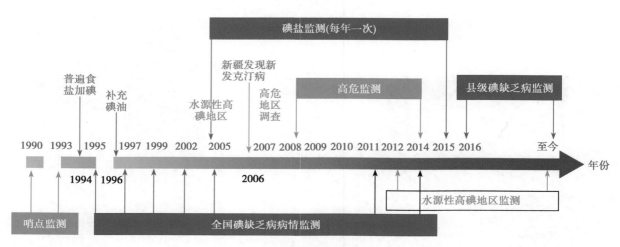

图 9-6 我国碘缺乏病监测的进程

思考题

1. 简述碘缺乏病的人群分布特征。

2. 碘缺乏病的病因是什么？有哪些影响因素？

3. 如何诊断地方性甲状腺肿？

4. 地方性克汀病诊断标准是什么？

5. 地方性亚临床克汀病临床表现有哪些？

6. 水源性高碘地区监测点抽样方法有哪些？

7. 为什么食盐加碘是防治碘缺乏危害的最好方法？

8. 我国历年来的碘缺乏病评估目标变化趋势如何？

9. 简述保持水浴温度和检测时间一致对水碘检测准确度的重要性。

10. 灰化剂氯化钠和氯酸钾在食品碘检测中的作用有哪些？

11. 甲状腺 B 超法测量儿童甲状腺容积时主要注意事项有哪些？

12. 联合型瑞文测验的特点是什么？

13. 请简述地甲肿和地克病的发病机制。

第十章 地方性氟中毒

第一节 概　述

地方性氟中毒(endemic fluorosis),简称"地氟病",是指在特定的自然环境中,人体通过饮水、空气、食物、茶等介质摄入过量氟而导致的全身性慢性中毒病变。氟中毒是一种地球化学性疾病,主要病理改变发生在骨骼和牙齿。牙齿损伤的表现称氟斑牙(dental fluorosis),其牙釉质可出现白垩、着色或缺损改变,残留终生,轻则影响美观,重则影响咀嚼及消化功能,危害健康。骨骼损伤的主要临床表现称氟骨症(skeletal fluorosis),腰腿及全身关节可出现麻木、疼痛等,甚至弯腰驼背,发生功能障碍,终至瘫痪。

氟的发现距今已有 200 多年的历史。1768 年德国化学家 Marggraf 记述了一种能腐蚀玻璃的酸,这就是氢氟酸。1771 年瑞典化学家 Scheele 研究了这种酸,确认里面存在着一种新元素。1810 年英国化学家 Davy 把这个未分离出来的元素定名为氟。1886 年,法国化学家 Moissan 分离氟的实验终于成功。氟的原子量为 18.998,为元素周期表中第 9 号元素,属第 2 周期第Ⅶ类主族卤元素。氟是所有元素中负电性最强的一个元素,具有很强的氧化能力。氟的化学性质极为活泼,它能够从化合物中置换出其他卤族元素,常温下很容易和许多金属元素化合,在高温下几乎能与所有元素发生作用,所以,自然界中的氟是以化合物形式而不是以单质形式存在。同时,绝大多数的无机氟化物都能溶于水且有较高的熔点和沸点。因此,氟的化学地理迁移能力极强,广泛存在于岩石、土壤、水、空气和动物体内,易被人体获得。

地方性氟中毒可能在人类远古生活时期就已经存在了。我国著名考古学家贾兰坡等发掘山西阳高县许家窑旧石器时代文化遗址时,已发现在由猿人向早期智人过渡的许家窑人化石上的慢性氟中毒遗迹。该文献记载,在左中门齿冠唇面和犬齿的齿冠基部有明显的黄色小凹坑,认为"这是氟性斑釉齿病症的遗迹"。许家窑遗址地质时代距今在 10 万年以上,这大概是迄今发现最早的地方性氟中毒遗迹。此外,山西襄汾县曾出土 10 万年前"丁村人"的氟斑牙化石。三国时期魏国的嵇康(公元 225—264 年)在其所著《养生论》中提及"齿居晋而黄",这可能是涉及氟斑牙与水土关系的最早文字记载。如今的山西省仍是我国地方性氟中毒的重病区省份之一。国外 Littleton 曾对阿拉伯湾巴林岛公元前 250 年—公元 250 年间的尸骨与牙进行古生物病理学研究,发现一些标本有氟斑牙和氟骨症的症状。

现代医学认识地方性氟中毒大约始于 19 世纪末和 20 世纪初。当时发现在意大利那不勒斯(Naples)附近火山周围居民中有些人牙齿有黄褐色或暗黑色斑点,并出现牙釉质腐蚀、缺损现象,曾因其最初描述者为 Stefano Chiaie 而被称之为"契雅牙"(Chiaie teeth)。1901 年 Eager 报道由意大利那不勒斯一带来美国的移民患此种牙病时,就用"Chiaie teeth"来描述这类"釉质发育不全性"损害。这是氟斑牙在英文文献中的最早记载。1916 年前后,美国牙科医生 MeKay 和 Black 在科罗拉多及其他一些州均发现同样的牙病,他们称之为斑釉齿(mottled teeth),详细描述了其临床表现,并在光学显微镜下观察了斑釉齿磨片的病理改变。他们考虑斑釉齿与当地饮用水中的某些元素有关。直到 1931 年前后,Churchill 和 Smith 等人通过光谱分析和动物实验观察才证明了氟斑牙与饮水中氟含量之间的因果联系。其后,Dean 等做了广泛的流行病学调查,证明斑釉齿的严重程度与饮用水中氟浓度不同密切相关。最早记载氟所致骨骼损害者为丹麦学者 Moller 和 Gudjonsson,他们在 1932 年报道了冰晶石工人骨骼的 X 线所见,并使用了"fluorosis"一词。其后不久,Roholm 结合临床与实验材料,对这类氟骨症作了更深入的研究,并于 1937 年出版了他的经典性

专著 *Fluorine Intoxication*。差不多与工业污染型氟骨症的发现同一时期,Velu 记载了北非的地方性氟骨症。随后 Shortt(1937 年)、Pandit(1940 年)等报道了发生在印度的地方性氟骨症的临床和 X 线所见。

地方性氟中毒在世界范围内的分布很广,在 50 多个国家和地区都有不同程度的流行,如亚洲的印度、孟加拉、中国、泰国、斯里兰卡等,欧洲的俄罗斯、保加利亚、意大利等,非洲的摩洛哥、阿尔及利亚、肯尼亚、坦桑尼亚等,美洲的美国、加拿大、阿根廷等,以及大洋洲的澳大利亚等,这些国家地方性氟中毒均为饮水中含有高浓度的氟所致。

在我国,利用现代医学技术开展地方性氟中毒流行病学调查始于 20 世纪 30 年代,但调查报告为数极少。新中国成立后,经过多年调查,基本查清了地方性氟中毒在我国的分布。本病在我国分布非常广泛,除上海市和海南省外,其他省(直辖市、自治区)均有病区。我国病区类型复杂,不仅有饮水型(drinking water type)病区,还有我国独有的燃煤污染型(coal-burning type)和饮茶型(drinking brick-tea type)病区。我国地方性氟中毒重病区主要集中在中、西部地区。据 2020 年全国《地方病防治专项三年攻坚行动方案(2018—2020 年)》终期评估数据结果显示,全国饮水型地方性氟中毒分布在 28 个省份和兵团的 1 055 个县、6 652 个病区乡、75 287 个病区村,受威胁人口约 7 207 万;燃煤污染型地方性氟中毒病区分布于 12 个省份、171 个县、32 076 个病区村,受威胁人口约 3 336 万;饮茶型地方性氟中毒病区分布在 7 个省份、229 个县、2 192 个乡、13 229 个村,受威胁人口约 1 310 万。现有登记在册氟骨症患者 31.9 万,我国仍是地方性氟中毒严重流行的国家之一。

我国地方性氟中毒防治工作与其他地方病相比,起步较晚。我国改水防治地方性氟中毒的工作是从 20 世纪 60 年代在吉林省乾安县打成第一眼低氟深井后开始的,随后天津、宁夏、黑龙江、河北、内蒙古、山西、北京等一些重病区也相继开展了防治地方性氟中毒的试点工作。防治工作于 1978 年全面启动,1981 年全面展开,1985 年掀起高潮,发展迅速。进入 21 世纪,我国不少降氟改水工程报废或不能正常供应符合国家标准的低氟水。燃煤污染型病区确认虽然是在 70 年代末,但 80 年代在部分省份就明确了采取改炉改灶降室内空气氟和粮食氟的防治措施。尤其是 1987 年以后,在国务院的关怀和有关部委支持下,由卫生部牵头,会同农业部及有关病区省份,组织哈尔滨医科大学、中国地方病防治研究中心、中国预防医学科学院环工所等有关科研单位,在三峡地区的巫山、黔江、武隆和湖北的巴东、秭归开展了以改炉改灶为主的大规模防治科研工作,优选出 20 多种优秀炉型灶型在病区推广。这次大规模防治科研试点研究为燃煤污染型地方性氟中毒的防治和深入研究奠定了基础。

在党和国家高度重视下,经多年努力,我国地方性氟中毒防治工作取得较大成绩,氟骨症对病区居民身体健康的影响降到较低的水平,但防治工作仍然较重。截止到 2020 年,全国 72 553 个饮水型地方性氟中毒病区村完成了改水,改水率达到了 95% 以上,仍有 1 108 个未改水病区村,覆盖人口数为 27.6 万人。在全部燃煤污染型地方性氟中毒病区县(区)中,仍有贵州的 8 个县(水城县、七星关区、纳雍县、赫章县、黔西县、金沙县、大方县、织金县)、四川的 2 个县(古蔺县和叙永县),湖南的新化县、云南的 2 个县(富源县和镇雄县)尚未达到消除标准。上述病区县均为燃煤污染型地方性氟中毒历史重病区县,燃煤氟暴露的危险因素仍未完全控制。2020 年,全国完成了新一轮饮茶型地方性氟中毒流行现况调查工作,15 904 个村完成了砖茶氟摄入量的调查,在抽样调查的 170 400 户中,有 105 580 户有饮用砖茶习惯,占调查总户数的 61.96%。成人日均茶氟摄入量呈偏态分布,中位数为 2.04mg。7 省份饮用砖茶人群中,日均茶氟摄入量超过 3.5mg 的比例为 31.08%。

因此,建立我国地方性氟中毒可持续性控制机制成为一项从国家到地方的迫切任务。即使全国地方性氟中毒都达到了控制目标,这个机制仍然必须坚持。这是因为地方性氟中毒是一种地球化学性疾病,该种类地方病的发生完全与自然环境中的化学元素过多或过少有关。当人们针对病因链采取预防措施,病情就会减轻或得到控制,一旦松懈,病情就会反弹或加重,这是由于人们无法改变自然环境中化学元素分布状况的缘故。那么,地方性氟中毒可持续控制机制应主要包括哪些内容呢? 按照我国多年成功地防治地方性氟中毒的经验,至少有 4 个方面:一是建立国家级并能够协调政府各部门的防治地方性氟中毒领导机构,在地方性氟中毒病情严重的省份或地区建立相应的机构;二是保留一支地方性氟中毒防治研究专业队伍,并不断充实完善,形成从国家到重点病区的防治网络和信息网络;三是要制定一部我国地方性氟中毒防治法规,或涵盖进整个地方病防治法规中;四是保证较充裕的地方性氟中毒防治研究工作经费。

总之,地方性氟中毒的防治工作任重而道远,需要我们几代人不断努力,去实现彻底控制地方性氟中毒、为病区人民造福的宏伟目标。

(高彦辉 孙殿军)

第二节 流 行 病 学

一、地域分布特征

地方性氟中毒在我国分布非常广泛,除上海市和海南省目前尚未见到有关报道外,其他各省份均有病区分布。

(一)饮水型地方性氟中毒

饮水型地方性氟中毒病区分干旱、半干旱浅层潜水高氟地下水地区,深层高氟地下水地区,地热水和温泉高氟地区,及高氟岩石和富氟矿床地区四种类型。

浅层潜水高氟地区主要分布在长白山以西,长江以北的广大区域内,包括东北西部平原、华北平原、西北干旱盆地以及华东、中原、新疆、青海、西藏的部分地区。这些地区连成带状,从黑龙江西部起,经吉林的白城地区,辽宁的朝阳,内蒙古的赤峰,河北的怀来、阳原,山西的大同、稷山、运城,陕西的榆林、定边,宁夏的盐池、同心、灵武,甘肃的河西走廊,青海的柴达木一直延伸到西藏的盐湖等,构成由东北向西北、西南的广大病区带。

深层高氟地下水地区主要分散存在,但也有连接成片的,如渤海湾一带,天津的塘沽、大港,河北的沧州,南至山东的德州,北至辽宁的凌海等。天津市700m深的地下水氟含量仍然较高。河南开封、宁夏同心县等个别地方亦有深层高氟地下水存在。

地热水和温泉高氟水地区在我国东北到南方沿海地区几乎都有散在分布。病区范围较散在,局限分布在受温泉影响的地区周围,如辽宁的汤岗子、兴城、熊岳、凌海等,河北的怀来和遵化,山东的临沂,内蒙古的宁城、敖汉旗,陕西的临潼,新疆的温泉,湖北的英山,广东的丰顺,福建的龙溪,西藏的左贡县等。

富氟岩矿地区主要与含氟量较高的萤石矿、磷灰石矿或冰晶石矿有直接关系。这些岩石和矿床分布地区地下水氟含量较高,我国不少省份都存在这类病区,如辽宁的义县,浙江的义乌、武义,河南的洛阳、信阳,内蒙古的赤峰,山东的烟台,四川的石棉、冕宁,云南的昆明,贵州的贵阳以及新疆的温宿、拜城等地区。

(二)燃煤污染型地方性氟中毒

这种类型的氟中毒是20世纪70年代后期被确认的我国独有的一种病区类型。主要分布在长江两岸及其以南的边远山区,重病区主要集中在云南、贵州、四川3省交界的山区和重庆东部、湘西、鄂西的山区。北方也有散在发生。这类病区形成的主要原因是居民长期使用无排烟道的土炉灶,燃烧高氟煤(每千克可达几百甚至上千毫克,如贵州织金的煤含氟量是1 590.7mg/kg)取暖、做饭或烘烤玉米、辣椒等主要食物,造成室内空气、粮食和蔬菜氟污染,导致慢性氟中毒的发生(见图10-1)。目前发现有此种类型氟中毒流行的省份有云南、贵州、四川、重庆、湖北、湖南、陕西、江西和广西等。

(三)饮茶型地方性氟中毒

这种类型的地方性氟中毒1984年被首次报道之后,逐渐引起重视。主要分布在西藏、四川、内蒙古、甘肃、宁夏、青海和新疆等省份少数民族居住的地区。当地的居民习惯大量饮用砖茶,或用砖茶泡成奶茶或酥油茶饮用,由于砖茶通常由老茶叶发酵压制而成,含氟量极高,长期饮用,引起慢性氟中毒。

二、人群分布特征

(一)氟斑牙

由于乳牙和恒牙以及牙齿造釉细胞发育时期不同,故氟斑牙发病有明显的时间(年龄)特征。乳牙的钙化始于胚胎,出生后 11 个月内已完全发育成熟。因此,出生后 11 个月以内在高氟环境发育的婴幼儿可发生乳牙氟斑牙,但较恒牙氟斑牙轻得多,仅有白垩样改变。这与婴幼儿的氟摄入量主要来自母乳,从食物和饮水中摄取的氟量少有关。

恒牙氟斑牙发生在 7~8 周岁以前一直生活在高氟环境的儿童,因体内摄入过多的氟导致牙齿造釉细胞损伤而出现了牙齿钙化障碍、牙釉质或牙本质损伤。恒牙氟斑牙一旦形成,终生不能消退。当恒牙萌出后迁入病区或接触高氟环境的儿童不再发生氟斑牙。

氟斑牙发生与氟暴露途径关系密切,生活在燃煤污染型地方性氟中毒病区的儿童,氟斑牙患病率高,且病情严重,而生活在饮茶型地方性氟中毒病区的儿童,氟斑牙患病率相对较低,且病情较轻。已有研究报道,成釉蛋白基因(ameloblastin,AMBN)、降钙素受体(calcitonin receptors,CTR)基因多态性与燃煤污染型地方性氟中毒病区氟斑牙患病风险显著相关,而雌激素受体(estrogen receptor,ESR)和 I 型胶原 α2(collagen type I alpha 2,COL1A2)基因多态性与饮水型地方性氟中毒病区儿童氟斑牙患病风险显著相关。

(二) 氟骨症

氟骨症主要发生在成年人,16 岁以后特别是 30 岁以后明显增加,患病率随年龄增加而升高。因生活在高氟区的人群随年龄增加,接触高氟环境时间延长,机体内蓄积的氟量增加,故危害重。非病区迁入病区的人群,更易患氟骨症,潜伏期短,3~5 年即可发病,可能与机体适应能力和敏感性有关。

一般认为氟骨症无明显的性别差异,但不少地区有女多于男的现象,特别是重症氟骨症患者多为女性,且以骨质疏松软化型为主,这可能与妇女生育有关。在四川饮茶型地方性氟中毒病区,有男多于女的现象,这与男性饮茶量较大有关,但从全国大规模的人群调查数据来看,男性和女性在 X 线氟骨症检出率方面差别并不明显。

在氟暴露程度相同的条件下,氟骨症的严重程度在一定程度上受机体遗传背景的影响,目前经过分子流行病学研究证实,卷曲相关蛋白 1(frizzled-related Protein-1,FRZB1)、基质金属蛋白酶 2(matrix metalloproteinase-2,MMP2)、催乳素(prolactin,PRL)、维生素 D 受体(vitamin D receptor,VDR)、谷胱甘肽硫转移酶 P1(glutathione s-transferase P-1,GSTP1)、花生四烯酸 15 脂氧合酶(arachidonic acid-15-lipoxygenase,ALOX15)、ESR1 等骨代谢相关基因多态性在不同民族间分布存在差异,在饮茶型地方性氟骨症发生过程中与砖茶氟暴露等环境因素存在着交互作用。

三、时间分布特征

地方性氟中毒的发生主要与氟对人体的作用机制、机体内蓄积量、生长发育规律、个体易感性及生活习惯等有关,而与季节、年份没有明显关系。不过该病的发生与气候关系密切,饮水型地方性氟中毒一直被描述为一种热带气候地方病,但寒冷的高水氟地区亦流行该病,在气候炎热的高水氟地区,人们饮水量大,摄氟量多,病情重于水氟含量相同的气温较低地区;燃煤污染型地方性氟中毒恰相反,海拔高、气温低的地区病情重,这与燃煤量多、户外活动少、从空气、食物摄氟量较多有关。

四、影响因素

(一) 营养条件

除致病因子氟的摄入量外,营养因素对地方性氟中毒病情起到非常重要的作用,这已获得研究人员共识。大多数调查发现,贫穷地区地方性氟中毒患病率高,病情重,而较富裕地区,患病率低,病情较轻,尤其骨软化的报告少见。不过,具体的营养物质,诸如蛋白质、维生素和矿物质元素在地方性氟中毒发病过程具体环节中起到什么作用,还不十分清楚。最近研究表明,在全部营养物质中,钙对地方性氟中毒的拮抗作用是最重要的。

(二) 饮水中的化学成分

在实际调查中,常发现在水氟含量相同、营养条件相似地区,其患病率可以相差很大。例如印度旁遮普邦地方性氟中毒病区的两个村子水氟含量都是 3.3mg/L,其中 Bhiki 村水的总硬度是 136,氟骨症发生率为 45.6%,Rajthal 村水的总硬度是 601,氟骨症发生率仅为 10%。人们对水氟以外的化学成分做过许多分析,包括总硬度、钙、碱度、氯化物、铝、碘、钠和钾、硫酸盐以及硝酸盐等,仅发现水的硬度、钙、镁、碱度与地方性氟中毒的病情有关,其中水的硬度、钙和镁有降低氟的吸收、促进氟从体内排出的作用,而碱度正相反。

(三) 生活、饮食习惯

燃煤污染型和饮茶型地方性氟中毒属于典型的生活习惯病。有使用无排烟道"土灶"的习惯,就可能发生燃煤污染型地方性氟中毒,即使使用"土灶",但是如果不使用其烘烤辣椒、玉米,或烘烤的辣椒、玉米不作为自己的主要食物所食用,那么病情也不会很重。没有大量饮用砖茶习惯,便不会发生饮茶型地方性氟中毒,即使大量饮用砖茶,病情严重程度也受砖茶的熬煮与饮用方式的影响。

(四) 个体差异

一家人或同一病区的人群均生活在同一个高氟环境中,有的病情较重,有的轻微,这可能与个体的敏感性、生理、健康条件有关。在相同病区条件下,儿童、孕妇、营养状况差和免疫力低下者易患病或病情重。

(郦芒　高彦辉)

第三节　发病机制

一、氟斑牙发病机制

过量氟对牙齿的损伤涉及牙釉质(enamel)、牙本质(dentin)和牙骨质(cementum),但特征性改变发生在牙釉质。乳牙在胚胎第 7 周开始发生,釉质沉积主要在出生前和乳儿期,出生后 1 岁时完成牙冠发育,因胚胎和哺乳期摄氟量很少,故乳牙氟斑牙都比较轻。人的恒牙牙胚形成、釉质沉积和牙冠的形成大体上起始于胚胎 3~4 个月,完成于出生后 7~8 岁。因此,出生后至 8 岁这段时间,处于发育阶段的恒牙对氟的作用非常敏感,如果此阶段生活在高氟环境中,过量氟对牙齿的损害是严重的,可发生氟斑牙。

过量氟的危害主要累及发育中的恒牙牙釉质。釉质是由成釉细胞合成、分泌釉基质然后矿化形成的。成釉细胞的发育主要经历分泌前期、分泌期、转换期和成熟期,从分泌期开始就分泌釉基质,主要包括釉原蛋白、非釉蛋白和蛋白酶。氟化物对成釉细胞发育的各个阶段均可产生影响,其中,处于转换期和成熟期的成釉细胞对氟的作用更为敏感。过量氟可通过干扰釉基质的蛋白合成、分泌、水解与清除,造成釉原蛋白潴留,釉柱及其基质中无机物晶体形态、大小和排列均不正常,从而失去正常的晶体结构,破坏了正常的釉面光学特征,出现白垩样改变。若釉柱间隙内有外源性色素沉着时,牙面即呈现不同程度的着色。中毒严重时,造釉细胞大量凋亡甚至坏死,造釉停止,出现釉质缺损。氟干扰成釉细胞蛋白和蛋白酶的分泌功能,导致成釉细胞凋亡,使釉原蛋白水解和移出延迟,其发病机制可能与内质网应激、氧化应激、自噬、细胞 Ca^{2+} 稳态和线粒体呼吸作用有关。此外,氟斑牙的发生还可能与生物个体基因型的不同,导致对氟的易感性不同有关。AMBN、CTR、VDR、COL1A2 基因的多态性与氟斑牙的发生可能存在关联。高氟还可影响钙代谢,低钙和过量氟对牙本质和牙骨质的作用类似,造成釉柱的结构不规则和排列紊乱,前期牙本质带不规则增厚,牙本质出现低矿化区。适量的氟可影响羟磷灰石成核和晶体生长,增加结晶的稳定性,降低其溶解度,因此认为氟有预防龋齿的作用。

二、氟骨症发病机制

慢性氟中毒的骨相损伤复杂多样,包括骨硬化、骨软化、骨质疏松、骨周软组织化骨以及软骨和关节的退行性改变。

(一) 氟对成骨细胞的作用

成骨细胞(osteoblast,OB)起源于间充质干细胞。无论在体内还是体外培养细胞,过量氟的基本作用是激活成骨细胞,使骨转化加速,这是氟骨症病变中发生较早并起主导作用的环节。成骨活跃和骨转换加速也被视为氟骨症进展期的重要特征。正常骨代谢由循环激素,主要是甲状旁腺激素(parathormone,

PTH)、转录因子、多肽素生长因子和其他信息分子等组成的复杂网络来调控。现有资料表明,过量氟在多方面对这一调控网络产生了干扰。某些酶的激活,如碱性磷酸酶,成骨细胞内 Ca^{2+} 的一过性升高,C-fos、C-jun 及纤维蛋白原 γ 链(fibrinogen γ chain-2,FGG2)、BB 型血小板源性生长因子(platelet-derived growth factor,PDGF-BB)的表达增强等,对成骨细胞系的激活可能起重要作用。近年来的研究发现,BMP/Smad、Wnt/β-catenin、PI3K/Akt 等信号传导途径均参与了氟刺激成骨细胞增殖和分化过程,从而导致成骨功能活跃。过量氟还可能通过成骨细胞的氧化应激和内质网应激反应,影响成骨细胞的分化。

(二) 氟对破骨细胞的作用

破骨细胞(osteoclast,OC)是一个高度分化的、具有多个核的大细胞(直径 $30\sim100\mu m$)。OC 在骨吸收与骨再建中起启动作用,并在局部微循环中通过分泌酸及溶酶体使骨矿物质溶解及骨胶原降解。在氟骨症发生发展中,OC 功能活跃和破骨性吸收增强起重要作用。破骨性吸收增强和骨转换加速,促进氟骨症向骨质疏松和骨软化的方向发展。在影响氟中毒发生的众多激素中,PTH 对 OC 的刺激作用最强。氟与钙有很强的亲和力,吸收入血的氟迅速与钙起反应,形成氟化钙,使钙磷代谢紊乱,造成血清 Ca^{2+} 的暂时性下降,引起继发性甲状旁腺功能亢进,PTH 分泌增多,OC 增多,破骨性吸收增强。患者越缺钙,机体骨转换越活跃。超生理剂量的 $1,25(OH)_2D_3$ 对 OC 也起活化作用,与 PTH 在促进破骨性吸收方面互相协同。在骨组织微环境中 C-fos、骨保护蛋白配体(osteoclast differentiation factor,OPGL)等因素对 OC 的影响甚大,多种激素或细胞因子对 OC 的作用需通过调节 OB 分泌 OPGL、骨保护蛋白(osteoprotegerin,OPG)、巨噬细胞集落刺激因子(macrophage colony stimulating factor,M-CSF)和核因子 κB 受体活化因子配体(receptor activator of nuclear factor-κB ligand,RANKL),影响 OC 的分化,从而参与氟骨症的发生。此外,活化 T 细胞核因子-1(nuclear factor of active T cells-1,NFATc1)和未折叠蛋白反应中的蛋白激酶样内质网激酶(proteinkinase R-like ER kinase,PERK)通路可能参与了氟化物调节破骨细胞模式的双相调节机制。

(三) 氟对骨、软骨中细胞基质的影响

正常骨组织由骨基质和骨细胞构成。细胞生存的外环境称为细胞外基质(extracellular matrix,ECM)。ECM 由 4 种成分组成:胶原蛋白(collagen)、蛋白多糖(proteoglycan)、弹性蛋白(elastin)及结构糖蛋白(structural glycoprotein)。过量氟对骨组织 ECM 的影响是其干扰骨代谢的重要组成部分。骨组织中的 ECM 主要是由成骨系细胞合成和分泌的,反过来又能对细胞功能发挥重要影响。氟中毒时 OB 功能活跃,引起骨与软骨胶原蛋白代谢异常,改变 Ⅰ 型胶原的排列和 Ⅱ 型胶原的表达,形成未成熟的编织骨,其胶原的结构、排列明显不同于成熟的板层骨。同时,过量氟影响 OC 的功能,促进 OC 分泌一些溶酶体酶,主要包括一些酸和基质金属蛋白酶 9(matrix metalloproteinase 9,MMP9)和组织蛋白酶 K(cathepsin K,CK)而促进基质的降解,导致骨转换过程加速。

(四) "钙矛盾"疾病学说

地方性氟中毒发病机制的"钙矛盾"疾病学说是 20 世纪 90 年代李广生教授提出的,该学说的提出基于以下几点:

1. 氟中毒患者机体整体缺钙　首先,过量的氟可造成血清 Ca^{2+} 暂时性下降;其次,氟掺入骨盐晶体,提高骨盐结晶度,使骨盐溶解度降低,致骨钙释放缓慢,从而降低体液中的 Ca^{2+} 浓度;此外,过量氟激活成骨细胞,骨形成增多,增加化骨前沿对 Ca^{2+} 的需求,造成机体相对缺钙。如果摄入过量氟和膳食低钙结合在一起,则机体缺钙就会明显加剧。

2. 氟中毒患者有继发性甲状旁腺功能亢进　氟中毒时,血 Ca^{2+} 浓度下降,刺激甲状旁腺功能亢进,PTH 分泌增多,血清 PTH 上升,使骨转换加速,破骨性吸收加强。

3. 细胞钙离子内流增多　慢性氟中毒时体内普遍存在细胞 Ca^{2+} 内流增多的现象,这可能并非都通过 PTH 升高这一种机制来介导,可能还与细胞内 Ca^{2+} 的排出机制受到抑制以及细胞膜系统对 Ca^{2+} 的转运能力受损有关。由于缺钙和甲状旁腺功能亢进,钙从骨释出后可进入关节软骨而引起软骨变性、坏死、脱失和骨赘生成,进而形成退行性关节病。氟骨症患者骨间膜、韧带、肌腱等骨周软组织的异位钙化、骨化都与细胞 Ca^{2+} 内流有关。

（五）遗传多态性和表观遗传学改变与氟骨症

遗传多态性和表观遗传变化也可能在氟骨症发病中有一定作用。在氟暴露剂量相似的情况下,不同民族的氟骨症发病程度有差异,这种差异可能与不同民族人群骨代谢调节关键基因的基因多态性不同有关。此外,最新研究结果显示,组蛋白修饰、DNA 甲基化水平也可能影响氟骨症的发生发展过程。

三、慢性氟中毒的非骨相损伤

（一）氟对神经组织的损伤

1. 直接损伤　较一致的认识是,氟是一种原生质毒物,神经组织对氟毒性作用较为敏感,可产生直接的毒害作用。人群流行病学调查中发现,氟暴露影响儿童的智商,并且是 60 岁以上老年人认知功能障碍的危险因素。氟不仅对大脑皮质神经元以及海马各功能区有损伤作用,还可使脊髓前角外侧神经元发生变性、坏死,终末神经轴突扩张或髓样变,侧索和后索退行性改变。氟可通过对内感受器的毒害作用,使神经系统代谢调节紊乱。氟还可通过对某些酶的作用,导致神经功能紊乱,如过量氟可抑制或破坏胆碱酯酶,使乙酰胆碱潴留而引起肌肉紧张和强直。氟引起的神经细胞氧化应激水平升高、自噬、线粒体氧化呼吸链障碍、神经细胞内钙离子异常蓄积以及脑组织内源性硫化氢含量增加等可能与氟致神经系统损伤有关。

2. 继发性损伤　氟中毒时脊柱周围韧带骨化会引起广泛的椎管和椎间孔狭窄,对脊髓和神经根产生不同程度的压迫,甚至造成脊髓横断性损害。给氟中毒导致的脊髓压迫患者施行“椎板切除减压术”时,曾发现椎板增厚,骨质坚硬,横韧带骨化,椎板间有骨桥形成,并与骨膜粘连呈半球形,向椎管内突出压迫脊髓。

（二）氟对心血管系统的损伤

在地方性氟中毒病区的流行病学调查发现,过量氟摄入与人群高血压发病、颈动脉粥样硬化的检出率和病变程度之间均存在一定的联系,其机制可能与氧化应激、系统炎症和内皮激活有关。氟对心肌细胞也有损伤作用,可引起氟中毒大鼠心电图 Q-T 间期缩短,心肌细胞凋亡。

（三）氟对肝、肾的损伤

氟化物可引起肝功能异常,诱导肝细胞形态变化,显著增加肝细胞凋亡,引起肝脏线粒体损伤和 DNA 损伤,其机制可能与氟化物干扰脂质代谢,引起氧化应激反应有关。

在氟骨症患者尸检中发现肾脏有轻度慢性间质性肾炎的改变。氟中毒的实验动物可见到肾脏有充血、结缔组织水肿、近曲小管上皮变性等改变。肾脏损伤又可使排氟能力降低,造成机体更多的氟潴留,导致肾小管上皮细胞、内皮细胞和肾小球系膜细胞的结构受到不同程度的损害,其机制可能与氟引起的氧化应激、自噬、凋亡以及干扰 Ca^{2+} 信号传导途径有关。过量氟还会影响维生素 D 在近曲小管的羟化作用,影响钙、磷的再吸收,机体呈钙负平衡,加重氟中毒,构成恶性循环。

（四）氟对内分泌系统的损伤

氟也可对内分泌系统产生损伤作用,如动物实验发现可使甲状腺滤泡减少,滤泡上皮萎缩,重量减轻,T_3、T_4 含量降低,但也有报道氟可使甲状腺肿大,重量增加。此外,慢性氟中毒骨骼中大量氟磷灰石沉积,溶解度低,血中离子钙减少,引起甲状旁腺代偿性增生,功能亢进。大剂量氟化物可引起甲状旁腺萎缩。

（五）氟对生殖系统的损伤

过量氟对男性和女性的生殖系统均有损伤作用。过多的氟化物暴露会影响男性精子的形成和精子质量,导致男性及其后代的生殖能力下降,其机制可能与氧化应激、内质网应激和细胞凋亡有关。氟暴露会影响女性下丘脑-垂体-卵巢轴激素的分泌,改变卵巢的形态和细胞凋亡,损害卵母细胞的成熟能力,并阻碍卵母细胞的发育和受精,其机制可能与氧化应激、MMP-9/MMP-1 系统的紊乱有关。

（六）氟对免疫系统的损伤

流行病学调查表明,氟对细胞免疫和体液免疫功能均有不同程度的影响。动物实验研究表明,高氟能够使淋巴细胞的增殖能力降低、凋亡增加,影响 T 细胞分泌的细胞因子和 B 细胞的内吞能力,从而导致机体的免疫功能抑制。其机制可能与氧化应激、内质网应激等有关。

　　综上所述,氟可引起全身多组织、系统不同程度的损害,病变具有明显的多样性,且其发生的具体机制不尽相同。总体来说,除超大剂量氟可导致明显的细胞坏死外,多数情况下属于细胞凋亡增多。目前发现的机体主要的代谢、应激、凋亡等调控机制,在一定浓度氟的作用下几乎都有可能发生某种程度的变化;遗传多态性、表观遗传学改变和系统生物学与氟中毒的关系是近年来研究关注的热点。虽然地方性氟中毒病因明确,但其特异性发病机制尚无定论,其确切发病机制还有待于进一步研究,以期找到明确干预靶点,早日实现精准诊疗和有效干预。

(魏玮　高彦辉)

第四节　临床表现与诊断

一、氟斑牙的临床表现及诊断

(一) 临床表现

　　氟斑牙(dental fluorosis)又称"氟牙症""斑釉症(enamel fluorosis)",是指牙发育形成期间,因摄入过量氟化物而引起病理性改变的牙齿。是慢性氟中毒的主要临床表现之一。牙齿是机体对氟化物最为敏感的器官,氟斑牙在一定时期内反映了机体内外环境的氟水平。现已证实,氟斑牙的流行强度及牙釉质的病损程度与机体摄氟量呈明显的剂量效应关系,因此,作为慢性氟中毒大体的生物标志物,氟斑牙这一指标在地方性氟中毒监测、科研、防治中均有重要的作用。利用这一指标可以反映个体和/或群体的氟中毒程度,进行病区判定及病区程度划分,评价预防措施的效果,评估环境氟水平,制定机体摄氟量标准、食物氟含量标准、饮水氟含量标准及某些含氟污染物排放氟含量标准等。

　　氟斑牙的特征性改变发生在牙釉质,但也可累及牙本质及牙骨质,临床上可分为乳牙氟斑牙和恒牙氟斑牙。氟斑牙的临床表现主要有以下三点(见图10-2):

　　1. **白垩样改变**(chalky white)　牙表面部分或全部釉面失去光泽,出现不透明的白垩样或粗糙似粉笔样的条纹、斑点、斑块,或整个牙面呈白色大理石样的一种病理性改变。白垩样改变是氟斑牙的典型特征。

　　2. **釉质着色**(enamel coloration)　牙釉质出现浅黄、黄褐、深褐或黑色等不同程度的颜色改变。着色范围可由细小斑点、条纹、斑块直至布满大部分釉面。釉质着色不能被外力刮除。

　　3. **釉质缺损**(enamel defect)　牙釉质破坏、脱落,牙面出现点状甚至地图样凹坑的一种病理性改变。缺损呈浅蜂窝状,深度仅限于釉质层,严重者釉质大片缺失。

　　一般情况下,乳牙氟斑牙病变较恒牙氟斑牙轻,多为白垩样改变,釉质着色和釉质缺损少见。

(二) 诊断

　　国内外对于氟斑牙的诊断标准分类方法是相当繁多的,尤其是20世纪七八十年代,我国对地方性氟中毒进行普查时,几乎各省都有自己暂定的标准。如有三型法(白垩、着色、缺损),三型九度法(在三型的基础上,每型又分为轻、中、重三度)等。Dean法是WHO推荐的五级分类法,1991年,原卫生部地病司将经过修订的Dean法定为全国统一的分类方法。2012年,原卫生部实施了新的氟斑牙诊断标准,即WS/T 208—2011《氟斑牙诊断》,该标准是在Dean法的基础上修订形成的,是我国地方性氟中毒监测中推荐使用的标准,也是本书重点介绍的内容。

　　1. **氟斑牙检查方法**　氟斑牙检查时须注意以下几点:

　　(1) 检查时,需光线充足,最好是自然光,清洁牙的唇颊面,并使牙面保持干燥。

　　(2) 检查每个牙唇颊面牙釉质损害状况后,选择两颗病损最重的牙齿,依其釉面损害程度逐个进行氟斑牙分度诊断,若被选的2颗牙受损程度不同,则以受损程度较轻的氟斑牙诊断,代表受检者的氟斑牙诊断分度。

　　(3) 乳牙、恒牙氟斑牙应分开记录,乳牙、恒牙同时存在时只查恒牙氟斑牙。

（4）检查部位为牙的唇颊面。

有明确的牙发育期间摄氟过量病史,按照上述临床检查方法进行检查,凡具有3种临床表现中任意一项者,可确诊为氟斑牙。

2. 常用氟斑牙诊断分度方法

（1）氟斑牙诊断(WS/T 208—2011)

1）正常:釉质呈半透明乳白色,表面光滑,有光泽。

2）可疑:釉质的透明度与正常釉质比有轻度改变,可从少数白纹到偶有白色斑点,既不能确诊为极轻氟牙症又不能确诊为正常牙。

3）极轻:细小的白色条纹或似纸样的白色不透明区不规则地分布在牙面上,且不超过牙面的1/4。常见于前磨牙和第二磨牙的牙尖顶部,呈1~2mm的白色不透明区。

4）轻度:白垩色不透明区超过患牙牙面的1/4,甚至累及整个牙面,牙无光泽。牙面的某些部位显露磨耗现象,上颌前牙有时可见模糊着色。

5）中度:白垩色不透明区遍及整个牙面,并且在唇颊面有微小的独立的窝状缺损。牙可有明显的磨损,但牙形态无明显改变,常见棕色着色。

6）重度:牙釉质表面严重受累,明显发育不全,釉质缺损出现融合,呈带状或片状,甚至影响牙的正常形态。牙面有广泛着色,其颜色可自棕色至接近黑色不等,牙常呈侵蚀样外观。

该标准每度的记分同Dean法,也可计算氟斑牙指数。

（2）Dean法

1）正常(记分为0):釉质呈半透明乳白色,表面光滑,有光泽。

2）可疑(记分为0.5):釉质的半透明度有轻微异常,有极少的小白点,偶尔出现1~2mm的白色斑点。下颌六龄齿的牙尖顶端有时可见云雾状白色,称"雪帽"。这一类用于那些既不能确诊为极轻氟斑牙又不能确诊为正常牙的病例。

3）极轻(记分为1.0):牙面上有纸白样细小条纹或不规则散布的小的不透明区,主要见于牙齿的唇颊面,但最多不超过牙面的1/4。这一类常常包括双尖牙和第二磨牙的牙尖呈白色不透明区,1~2mm。牙齿无着色。

4）轻度(记分为2.0):白垩色不透明区不超过患牙牙面的1/2,牙齿无光泽,牙体肥厚。有时在尖牙和双尖牙及磨牙的咀嚼磨损区可见薄的白色层已被磨掉,显露出正常牙釉质的浅蓝色调。上前牙有时可见模糊染色。

5）中度(记分为3.0):牙齿的所有釉质表面都受影响,但牙齿形态无变化,牙齿有明显的磨损,唇颊面一般有微小的窝状缺损。棕色着色常常是外形损害的特征,但却不是必有的特征。

6）重度(记分为4.0):牙釉质发育严重受损,以至于牙齿的正常形态均被破坏。这一类的主要诊断指征是断续或融合的凹窝。牙面有广泛着色,其颜色可自棕色至接近黑色不等,牙齿常呈侵蚀样外观。

Dean法对氟斑牙的最后诊断是以影响最重的两个或更多的牙齿为准。

两个标准比较可见,WS/T 208—2011《氟斑牙诊断》对于分度指标的规定更加简单、具体,诊断误差更小,更易于掌握,适合大规模流行病学调查。但是,在实际应用中,许多人发现"可疑"这一级较难把握,因为它与正常、极轻之间的差异均不明显,检查人员的主观印象误差较大,即使是同一医生对不同病例的诊断标准都很难确保一致,而且它们常常与其他的釉质损害相混淆。然而,"可疑"级氟斑牙的诊断在实际工作中有重要的作用,首先,"可疑"的流行与机体摄氟量有直接关系,因此,在疑似氟中毒地区,"可疑"有助于辅助诊断。例如,如果某地绝大数量的病例都被列为"可疑",同时有很少比例的人显示极轻的釉质着色,那么该病区可能是一个边界地区,在这一地区,机体摄氟量高可能是目前牙齿着色形成的原因;其次,我国病区高氟环境和高氟摄入情况将发生改变,从全国来看,饮水型地方性氟中毒病区多数已改水,燃煤污染型病区改炉改灶基本完成,饮茶型病区居民也可通过饮用低氟砖茶降低摄氟量,因此,今后更多面对的不是过高的氟水平,而是相对低的"高氟","可疑"的重要性将会更明显;最后,"可疑"的存在也符合事物(疾病)发生、发展的客观规律,即在一些事物或疾病还没有发展到一定阶段时往往缺乏典型特征。

（3）TF 法：TF 法最先是由 Thylstrup 和 Fejerskov 提出的,此法将氟斑牙分为九级。

1）TF$_0$：牙釉质乳白色、半透明,有光泽。

2）TF$_1$：牙面可见横行的细小的白色不透明线条,这样的线条在牙表面的所有部分都能找到。这些线条相当于釉面横纹的位置。在一些病例中,牙尖或切缘可见到轻微的"雪帽"。

3）TF$_2$：不透明的白色线条更加显著,常常融合成小的云雾状区域分散在整个牙面。切缘和牙尖的雪帽常见。

4）TF$_3$：白色线条出现融合,不透明的云雾状区域遍布于牙面的许多部分。在云雾状区域之间可见到白色线条。

5）TF$_4$：整个牙面呈现显著的不透明,或出现粉笔样白色。表面暴露于磨损或磨耗的部分病变不明显。

6）TF$_5$：整个牙面都是不透明的,有一些圆的凹窝,直径小于 2mm。

7）TF$_6$：小的凹窝在不透明的釉质中融合形成垂直高度小于 2mm 的条带。这一类也包括唇颊面切缘、牙尖的缺损,且缺损的垂直高度在 2mm 以内的病例。

8）TF$_7$：切缘或牙尖侧的牙釉质缺失形成不规则的区域,且缺损不足牙面的 1/2,剩余的牙釉质是不透明的。

9）TF$_8$：切缘或牙尖侧的牙釉质缺失超过牙面的 1/2,剩余的牙釉质是不透明的。

10）TF$_9$：牙釉质大部缺失,牙面或牙齿的解剖形态发生改变,只剩牙颈部有一不透明的釉质边缘。

TF 法对极其轻微的氟斑牙和重度氟斑牙都进行了更为详细的分级和定义,对于个体氟斑牙的诊断具有清晰、准确和敏感的优点,但是 TF 法的分级太烦琐,不适合于大规模流行病学调查。

综上可见,氟斑牙的分类方法很多,每种方法又都有各自的优点和不足。上面我们仅介绍了常用的三种分类方法。不论采用哪一种诊断标准,在流行病学调查中重要的是要坚持使用同一个标准,至少在一定时期内要采用同一个标准,以使所收集的资料具有可比性。

（三）鉴别诊断

氟斑牙根据病史及临床表现很容易诊断,但也有一些疾病或现象容易与氟斑牙相互混淆。

1. 釉质发育不全症（enamel hypoplasia）　婴幼儿在牙齿发育矿化时期,由于全身和局部的原因,导致牙釉质结构发育障碍。常见婴幼儿营养缺乏、内分泌失调或高热性疾病。釉质表面形成带状或窝状棕色凹陷,易与氟斑牙混淆。本症诊断要点是釉质发育不全发生在同一时期形成和萌出的牙,其缺损的釉质呈现数量减少而质量正常。根据致病性质不同,分为釉质发育不全和釉质矿化不全（enamel hypocalcification）两种类型。釉质发育不全系釉质基质形成障碍所致,临床上常有实质缺损；釉质矿化不全则为基质形成正常但矿化不良所致,临床上常无实质性缺损。釉质发育不全在乳、恒牙列均可发生,依其程度分为轻症和重症。轻症釉质形态基本完整,仅有色泽和透明度的改变,釉质呈白垩状,一般无自觉症状；重症牙面有实质性缺损,即在釉质表面出现带状或窝状的缺损,常伴有棕色着色。带状凹陷是同一时期形成的釉质全面发生障碍的结果,其宽窄反映出受障碍时间的长短,若障碍反复发生,牙面上就会有数条平行的带状凹陷出现。如果某处的成釉细胞成组地被破坏,丧失成釉功能,而其邻近的成釉细胞仍继续生存,并形成釉质,其结果是牙齿表面形成窝状凹陷,严重者牙面呈蜂窝状。另外还有前牙切缘变薄,后牙牙尖缺损或消失等。本症特点是累及同一时期形成的牙齿,受累牙一般呈对称性。如为乳牙尖周感染致继承恒牙发育不全,则表现为牙冠小,形状不规则,常呈灰褐色着色。

2. 四环素牙（tetracycline stained teeth）　是指因四环素族药物引起的牙着色。在牙的发育矿化期,服用的四环素族药物可被结合到牙组织内,使牙着色。着色牙初呈黄色,在阳光照射下可呈明亮的黄色荧光,以后逐渐由黄色变成棕褐色或深灰色。这种转变是缓慢的,但能被阳光促进,所以切牙的唇面常最先变色。一般来说,前牙比后牙着色明显,乳牙比恒牙着色明显,因为乳牙的釉质较薄、较透明,不易遮盖牙本质中四环素结合物的颜色。恒牙着色程度与服用四环素的疗程长短呈正比关系,但是短期内的大剂量服用比长期给服相等总剂量的作用更大。根据四环素牙形成的进程、着色程度和范围,四环素牙在临床上分四个阶段：第一阶段（轻度四环素着色）,整个牙面呈现黄色或灰色,且分布均匀,没有带状着色；第二阶段(中度四环素着色),牙着色的颜色由棕黄色至黑灰色;第三阶段(重度四环素着色),牙表面可见到明显的带状着色,颜色呈黄-灰色或黑色;第四阶段(极重度四环素着色),牙表面着色深,严重者可呈灰褐色,任何漂白治疗均无效。四环素牙引起的牙着色和釉质发育不全,都只在牙发育期才能显现出来。一般说来,在6~7岁后再给药,不至于引起令人注目的牙着色。

3. **遗传性乳光牙本质(hereditary opalescent dentin)**　遗传性乳光牙本质简称乳光牙,因具有遗传性,牙外观有一种特殊的半透明乳光色而得名。其发病率为1/8 000~1/6 000。乳光牙为常染色体显性遗传病,可在一家族中连续出现几代,亦可隔代遗传。若双亲中有一方患病,子女有半数发病概率,男、女发病率均等,乳、恒牙均可受累。乳光牙牙齿萌出时,其形状和大小正常,但牙冠呈微黄色半透明,光照下呈现乳光。牙釉质易从牙本质表面分离脱落,使牙本质暴露,从而发生严重的咀嚼磨损,特别在乳牙列,全部牙冠可被磨耗至龈缘,造成咀嚼、语言和美观等功能障碍。严重磨损导致低位咬合时,还可出现颞下颌关节功能紊乱等症状。釉质脱落后,暴露的黄色牙本质会逐渐变暗或呈暗棕色,易被误诊为氟斑牙。X线片可见牙根短。牙齿萌出后不久,髓室和根管常完全闭锁。

4. **着色牙(discoloration of teeth)**　是口腔常见病,各年龄均可发生,乳、恒牙均可受累。根据病因不同,可分为内源性着色牙(intrinsic discoloration)和外源性着色牙(extrinsic discoloration)两大类。内源性着色牙是指因受疾病或药物影响,牙内部结构包括牙釉质、牙本质等均发生着色,常伴有牙发育的异常,活髓牙和无髓牙均可受累。外源性着色主要表现为在牙的表面有条状、线状或块状色素沉着,严重者覆盖整个牙面,极大影响美观。许多内源性牙着色发生在牙萌出前牙冠形成期,因此常常为多个牙同时受累,并常伴有牙结构发育缺陷,如四环素牙、氟斑牙。而外伤引起的牙着色主要是由血管破裂,血细胞游离于髓腔,发生溶血,释放出的血红蛋白和铁离子与硫化氢结合形成硫酸铁进入牙本质小管而导致牙着色。

5. **龋齿(dental caries)**　是在以细菌为主的多种因素影响下,牙体硬组织(牙釉质、牙本质和牙骨质)发生的一种慢性进行性破坏的疾病。龋病的发生要求有敏感的宿主、口腔致龋菌群的作用以及适宜的底物,而这些底物又必须在口腔滞留足够的时间。龋病有位置倾向性,多发生在牙齿的窝沟点隙及邻面,初期时龋坏部位的硬组织发生脱矿,牙透明度下降,釉质呈白垩色。继之病变部位有色素沉着,局部可呈黄褐色或棕褐色。随着病变进展,无机成分脱矿、有机成分分解破坏加重,釉质和牙本质疏松软化,最终发生牙体缺损,形成龋洞。检查时可见病变较单一,并不累及所有牙面,探诊时龋坏处釉质粗糙,质地较软,被检者主诉对冷、热、酸、甜等刺激较敏感。

二、地方性氟骨症的临床表现及诊断

(一)临床表现

地方性氟骨症(endemic skeletal fluorosis)是指地方性氟中毒病区的居民,因摄入过量氟化物而引起以颈、腰和四肢大关节疼痛,肢体运动功能障碍以及骨和关节X线征象异常为主要表现的慢性代谢性骨病。

地方性氟骨症发病缓慢,没有急性起病过程,当地出生并居住者甚至说不出具体的发病时间。外地迁入者对过量氟的敏感性较当地出生者高,迁居病区几年后便可患病,尤其是年轻女性,嫁到高氟区后因妊娠和哺乳消耗大量钙等营养而在一年左右既出现明显症状和体征。

患者的易发年龄多在20岁以后,初期仅有一般中毒症状和骨关节疼痛症状,继续发展可出现关节不灵活,运动功能障碍和肢体变形体征,严重患者劳动能力降低或丧失,生活不能自理,甚至卧床不起。

地方性氟骨症临床表现复杂多样,一些表现缺乏特异性。但是,不同程度的骨代谢紊乱和关节病变可在临床上出现相关的症状与体征,其特点与其他骨关节疾病也有所不同,这些症状、体征可作为临床诊断的依据。

1. 临床症状

(1) 一般症状:神经系统对氟的敏感性高,因此可引起一系列症状,患者常感头痛、头晕、困倦、乏力、周身酸软、精神萎靡、心悸、嗜睡,感觉异常。这些症状是患者的最初表现。

不论是饮水型、燃煤污染型或是饮茶型病区的居民,消化道是氟化物主要吸收途径。氟化物随饮水、食物进入消化道而产生刺激作用并造成功能紊乱,另外,饮水中的化学成分如钙、镁含量高也对胃肠系统产生影响。患者表现为胃痛、胃不适、食欲缺乏、腹胀、腹泻、便秘、消化不良。外地迁入者对高氟更为敏感,上述症状可更早出现且比当地出生者明显。

由于过量氟化物引起了机体钙磷代谢紊乱,因而可有肢体麻木、抽搐症状。该症状在疾病的早期和晚期均可出现,因此贯穿了疾病过程的始终。早期或中期可因血钙降低而发生,补充钙剂可暂时得到缓解。中、晚期患者除上述原因外,还可因骨增生和韧带钙化、骨化压迫神经所致。

这些症状是过量氟化物引起的非骨相损害表现的一部分,但不具有特异性。

(2)骨关节疼痛症状:骨关节疼痛症状是地方性氟骨症患者出现较早和最突出的临床表现,疼痛症状可遍及全身所有关节,但主要出现在颈、腰部关节和四肢大关节(big joints of the four limbs)。疼痛症状多从腰椎开始,而且出现的频率亦高,几乎所有患者都可出现腰部疼痛,常伴有腰部的僵硬。

地方性氟骨症的疼痛症状为多发性,除腰部外,膝、肘、肩、髋、颈、背、前臂、小腿是最常见的疼痛部位。呈持续性休息痛(rest pain),既在非劳动、持重或运动状态下,关节仍感疼痛。性质多为酸痛、顿痛。在一年的不同时间,可因劳动量的增加而使疼痛症状加重,但不会因劳动量减少或未参加体力劳动而使疼痛症状消失。如仅从事家务的妇女疼痛症状甚至重于从事体力劳动的男性患者,严重的患者即使不做任何劳动,疼痛症状依然存在甚至很严重。季节变化、气候因素对疼痛无明显影响,这一点与其他骨关节疾病有所不同。

在一个患者身上,其症状也并非一成不变。疾病初期,患者对氟的敏感性高,症状明显,随着对氟的耐受性的增加和痛觉阈的提高,患者敏感性反而降低,疼痛症状可较患病初期有所减轻。疼痛程度与病情轻重程度没有关系,轻度患者疼痛症状可以很明显,一些重度患者,晚期疼痛症状反而减轻,甚至仅留肢体变形和运动功能障碍体征。

(3)继发性神经损伤症状:继发性神经损伤为椎管、神经根管以及椎间孔的狭窄,包括软组织(如黄韧带肥厚、后韧带钙化等)引起的椎管容积改变及硬膜囊本身的狭窄造成对脊髓及神经、血管卡压和刺激而引起椎管狭窄症状。

2. 体征

(1)关节活动受限和肢体运动障碍:随着在病区居住时间的延长,摄入的氟也随之增加,病情逐渐加重,患者出现关节退行性改变和肌腱、韧带的钙化、骨化,也因此在临床上出现一系列体征。最先出现的体征为下腰部的僵硬,弯腰时疼痛加重而使患者不敢尽力。随着病情的发展,腰部活动受限越加明显,颈部、上肢、下肢也出现明显的活动受限和肢体运动功能障碍。

关节活动受限和运动障碍体征主要表现在4个方面:①颈部活动受限:表现为颈部前屈、后伸、左右旋转受限;②上肢活动受限:肘关节活动受限是最常见的肢体运动功能障碍体征,表现为伸屈受限,严重者屈曲固定。肩关节活动度大,氟骨症时上举、外展、旋后都受到限制,臂上举不到180°,日常生活如梳头、洗脸、进食、穿衣受限。肩、肘、腕3个关节受损时,屈肘中指不能触及同侧肩峰,经枕后中指不能触及对侧耳廓,经后背中指不能触及对侧肩胛下角;③腰部活动受限:前屈、后伸、左右旋转受限;④下肢活动受限:由于髋、膝关节受损,患者行走缓慢,下蹲困难,甚至瘫痪。氟骨症诊断中需要对运动障碍的程度进行评价,根据对自行进食、大小便、洗漱、翻身和穿衣等生活自理的影响程度划分为轻度、中度和重度运动障碍。轻度运动障碍生活自理虽有一些困难,但基本可以自理;中度运动障碍完成上述动作困难,但在他人帮助下可以完成;重度运动障碍不能自行完成上述动作。

(2)肢体变形和关节的纤维性强直:长期或严重的钙磷代谢紊乱使患者出现骨疏松、骨软化和骨转换加速改变。加之肌腱、韧带的钙化、骨化和关节退行性变,患者可出现肢体变形和关节的纤维性强直。在临床上表现为颈部极度前屈,下颌抵胸骨柄,胸廓失去正常形状,肋骨下垂,剑突接近耻骨联合,两肋弓下缘插入髂骨翼内。脊柱前弯或侧弯,从侧面可见患者脊柱明显后凸如弓状、驼背,严重弯腰者可使躯干上部(胸椎)与躯干下部(腰椎)两者形成近乎90°角弯曲状。加之颈部的后伸受限,患者看不见前方物体。由于同时并有腰椎韧带的钙化、骨化,因而致腰椎纤维性强直,脊柱弯曲固定,患者不能仰面平卧。见图10-3。

上肢尺桡骨弯曲变形,多见于骨软化、骨转换加速的儿童或成年地方性氟骨症患者。肘关节退行性改变和关节周围的软组织钙化、骨化使关节屈曲固定、强直,肱骨和尺桡骨间形成钝角弯曲状。骨疏松、骨软化、骨转换加速改变以及髋关节和膝关节周围软组织钙化、骨化使下肢可有各种畸形,如站立时膝部弯曲状,膝内翻畸形(O 形腿)或膝外翻畸形(X 形腿),胫骨前弯呈"军刀样腿"。

(二) X 线征象

过量氟化物可对骨和关节产生一系列损害,归纳起来可分为骨质硬化、骨质疏松、骨质软化、骨转换、骨周软组织骨化和关节退行性改变。除骨关节疼痛症状、体征外,X 线所见的这些改变从另一个侧面反映了氟化物对机体损害的存在和疾病的状态。目前,X 线所见是公认的诊断氟骨症的可靠方法。

1. **骨质硬化** 是最常见的氟骨症 X 线征象。骨质硬化初期表现为骨小梁增粗、密集,继续发展骨小梁融合。融合后的小梁呈沙砾样或颗粒样骨结构,局限性的骨小梁融合可形成密度增高的骨斑。

严重的骨小梁融合可呈粗大条索状,在承重骨如股骨远端、胫骨近端,股骨粗隆间松质骨集中的部位可见明显粗大融合并按生物力学的压力曲线分布的异常骨小梁呈栅栏状。在骨盆骨中,骨小梁可呈普遍细密、融合,或普遍粗密、融合,粗布状骨小梁,粗大稀少骨小梁,粗网状或鱼鳞样骨小梁等。骨小梁的上述改变主要出现在松质骨集中的部位,如骨盆、腰椎、四肢骨的两端。

多数骨小梁融合使骨的密度增高,正常骨纹结构消失,呈象牙质样骨硬化。在长骨,骨皮质增厚,髓腔狭窄。

2. **骨质疏松** 骨质疏松在氟骨症时亦属常见,多发生在 50 岁以上者。基本 X 线征象为骨小梁变细、稀疏,骨密度降低,骨皮质变薄,骨髓腔增宽。

氟骨症的骨质疏松可为全身性的单纯性改变,也可在个别骨如骨盆松质骨集中的区域出现疏松区,表现为限局性疏松区骨小梁变细、稀疏,骨密度降低,甚至见不到骨小梁,其邻近骨则可表现为骨小梁粗大、融合,密度增高。在骨盆的髂骨体、股骨远端和胫骨近端数条粗大、融合的骨纹中间骨小梁缺失。脊柱可向前弯曲变形,椎体变扁。

严重的骨质疏松骨小梁消失,骨密度显著降低,骨皮质薄如铅笔勾画样。

氟骨症时的骨质疏松合并有前臂或小腿骨间膜等骨周软组织的骨化,这一点与单纯性骨质疏松有所不同。

3. **骨质软化** 骨质软化在外地迁入并多妊娠的女性中多发,20 岁以后即可出现。X 线表现为骨密度降低,骨皮质变薄,骨小梁稀疏,小梁边缘模糊不清。儿童患者有骺下疏松带,或干骺端毛刷征,严重的骨质软化患者可有假骨折线(Looser's bond),多出现在四肢骨,表现为与骨干长轴相垂直或斜行走行的透亮带,边缘硬化,以对称或多发为特征。

骨变形是骨质软化的常见征象,可出现在腰椎、骨盆和四肢。腰椎变形表现为椎体明显变扁,可有"双框征",上下椎板内陷呈凹透镜状,脊柱显著向前弯曲。骨盆变形出现的早且易于识别,初期表现为耻骨上举,闭孔增大,骨盆入口扁小,型似"蝴蝶状"。随着病情的进展,髋臼加深,股骨头大部分被包埋其中,亦称"Otto 骨盆"(髋关节内陷综合征)。髂骨翼明显内翻,坐、耻骨进一步上举,骨盆入口极小甚至消失呈"三叶状"。

尺、桡骨可弯曲变形,下肢可出现膝内翻畸形或膝外翻畸形,胫骨前弯呈"军刀样腿"。胫、腓骨松质骨内可出现多条生长障碍痕。

骨质软化的骨小梁和骨密度改变与骨质疏松很相似,但骨质软化多出现多发性的骨变形和假骨折线,这一点与骨质疏松明显不同。

4. **混合改变(骨转换)** 是过量氟化物致更严重骨代谢紊乱的表现。在一个患者的不同骨骼或在一个骨的不同区域,可见骨小梁的增粗与稀疏同在,增粗的骨小梁可呈密集、融合或不规则的粗大索条状,而稀疏的骨小梁不仅数量减少,而且明显变细,甚至消失。骨纹呈模糊、紊乱状,严重者呈破毯样骨小梁,棉絮样骨结构。在松质骨集中的部位如骨盆、腰椎和四肢的骨端骨密度增高(不均匀性密度增高)、硬化,但在骨盆和四肢又有明显软化变形。

皮质骨松化,出现"皮质条纹征",这是甲状旁腺功能亢进造成的骨矿物质严重丢失的表现。皮质骨松化多出现在四肢长骨、指骨,以旋前圆肌附着处骨皮质松化尤为明显。

5. **骨周软组织骨化** 骨盆、腰椎、四肢骨周围附有许多软组织,包括骨膜、骨间膜、肌腱、韧带。在氟骨症时,这些软组织可发生钙化、骨化。

最常见的为前臂或小腿骨间膜骨化,初期表现为桡骨嵴增大、边缘硬化、表面粗糙,或呈幼芽破土状、花边状。重者呈玫瑰刺状、大块状、鱼鳍状。小腿的胫腓骨间膜骨化亦常见,严重者呈锯齿状。这些改变具有特征性,在氟骨症的诊断中有重要价值。

前臂的另一重要 X 线征象为旋前圆肌附着等处骨皮增厚、粗糙、层状改变,常与前臂骨间膜骨化并存。

其他易生钙化、骨化的骨周软组织为,骨盆的闭孔膜、髂腰韧带、骶棘韧带、骶结节韧带、骶髂前韧带;腰椎的前纵韧带、后纵韧带、椎旁韧带、棘间韧带、棘上韧带、黄韧带;前臂的骨间膜、旋前圆肌肌腱附着于桡骨处、桡骨圆韧带、肱三头肌腱;小腿的胫腓骨间膜、股四头肌腱、髌韧带、腓骨长肌腱、比目鱼肌腱等。

不同部位的骨周软组织钙化、骨化其形状各异。

6. 关节退行性改变 过量氟化物可致关节软骨的变性、坏死。在中、重度患者,可见到颈、腰部及髋、膝、肘等四肢大关节的退行性改变。

关节退行性改变的基本征象为关节面模糊、关节面硬化、关节面下囊状骨吸收、关节间隙狭窄或不对称、关节边缘骨增生。严重的关节退变可致关节增大、畸形。

关节退行性改变不是氟骨症特有改变,这些征象在其他一些骨关节疾病中也可见到。因此,不能仅依据这些征象诊断氟骨症。

(三) 诊断与分度

1. 诊断原则 患者应具有明确的地方性氟中毒病区生活史,具有明确临床症状、体征和典型 X 线征象改变。X 线征象作为诊断氟骨症的必备条件,但对于病情程度的判定仍以临床症状和体征为依据。

2. 诊断依据

(1) 临床表现:要有不受季节、气候变化影响的颈、腰和四肢大关节持续性休息痛的症状,或同时伴有关节活动受限或继发性神经损伤的体征。

(2) 骨和关节典型 X 线征象:氟骨症患者可出现骨质硬化、骨质疏松、骨质软化、肌腱韧带附着处骨化、关节退行性改变等一般性 X 线征象,各征象可单独存在也可同时存在。典型 X 线征象特指桡骨脊增大、边缘硬化、表面粗糙;尺桡骨间膜骨化;胫腓骨间膜骨化;闭孔膜骨化;旋前圆肌附着处骨皮质松化;比目鱼肌肌腱骨化;骶棘韧带骨化;骶结节韧带骨化。

3. 临床诊断及分度标准

(1) 轻度:颈、腰和四肢大关节(3 个以上部位)具有不受季节、气候变化影响的持续性休息痛症状,无运动障碍体征,其 X 线征象可表现为:

1) 桡骨嵴增大、边缘硬化、表面粗糙。

2) 尺桡骨间膜、胫腓骨间膜轻微骨化。

(2) 中度:颈、腰和四肢大关节(3 个以上部位)具有不受季节、气候变化影响的持续性休息痛症状和轻度运动障碍,其 X 线征象可表现为:

1) 尺桡骨间膜、胫腓骨间膜或闭孔膜明显骨化。

2) 旋前圆肌附着处骨皮质松化。

(3) 重度:颈、腰和四肢大关节(3 个以上部位)具有不受季节、气候变化影响的持续性休息痛症状和中度及以上运动障碍体征,其 X 线征象可表现为:

1) 前臂、小腿骨间膜或骨盆等肌腱、韧带附着处多处明显骨化。

2) 比目鱼肌肌腱明显骨化。

(四) 鉴别诊断

地方性氟骨症更多地表现为骨关节疼痛、关节活动受限或肢体功能障碍这些症状、体征,这一特点有时容易与其他一些骨关节疾病混淆,包括骨关节炎、风湿性关节炎、类风湿关节炎、强直性脊柱炎等。但是,由于不同种疾病的致病因子不同,发病机制、损害部位也各不相同,临床表现也有区别。归纳、总结与掌握容易与地方性氟骨症混淆的骨关节疾病的表现、特点以及与其鉴别点对准确诊断氟骨症十分必要。

1. 骨关节炎 又称骨关节病,为关节软骨的退行性病变,好发年龄在 50 岁以上。病变主要累及远端指间关节和负重关节(膝、髋)。主要症状为关节局部疼痛,活动和负重时加剧,休息后缓解。常见体征为关节肿胀、触痛、活动时弹响或摩擦音。X线检查仅见关节间隙狭窄,关节面硬化变形,关节边缘骨赘形成,关节腔内游离体等。

地方性氟骨症有病区居住史,全身多个大关节持续性休息痛,伴有肢体抽搐、麻木和晨僵。可出现颈、肩、肘、腰、髋、膝等多个关节运动功能障碍。X线检查可见骨质、骨周氟骨症征象。

2. **风湿性关节炎** 多发于青少年,发病前有上呼吸道感染史。病变侵犯多个大关节,表现为对称性、游走性、多发性关节红、肿、灼热、疼痛或压痛,活动受限。与气候变化有明显关系,急性期过后关节不留畸形。常伴发心肌炎,抗链球菌溶血素"O"升高。X线检查骨质和关节无异常所见。

地方性氟骨症发病缓慢,无急性过程,骨和关节疼痛不伴红、肿、灼热和压痛,疼痛部位固定,与气候变化无明显关系,骨和关节X线检查可有氟骨症征象。

3. **强直性脊柱炎** 是一种原因不明的以进行性脊柱强直为主的慢性非特异性炎性疾病。发病年龄在15~30岁,40岁以后少见。病变主要侵犯骶髂关节,可上行至脊柱,易导致关节骨性强直。早期腰部难以定位的钝痛,剧烈难忍,伴有下腰部僵硬。疼痛晨起尤甚,湿冷环境加重。晚期出现髋关节屈曲挛缩,特征性固定步态。X线检查骶髂关节为最先发病部位,初期软骨下骨缘模糊,虫噬样破坏,局限性侵蚀硬化,继续发展关节间隙狭窄,骶髂关节融合(骨性强直)。病变累及脊柱时,表现为椎骨普遍性骨质疏松,椎小关节间隙模糊变窄,椎体呈方形,晚期椎间盘和椎旁韧带钙化/骨化,竹节状脊柱。

地方性氟骨症多发于30岁以上者,无上述典型发病过程。临床表现以多个大关节疼痛和运动障碍,关节纤维性强直为其特点。X线检查可见骨纹、骨密度异常和前臂、小腿骨间膜等骨周软组织骨化。

4. **类风湿关节炎** 是多系统自身免疫性疾病。主要累及指、掌小关节,多呈对称性。临床表现为关节疼痛,僵硬,周围皮肤发热,逐渐红肿、关节增大,功能受限。晨僵明显,多持续1小时以上。关节梭形肿胀、遗留关节畸形以及晨僵为突出的特征性表现。X线检查早期关节周围软组织肿胀,关节端骨疏松,可出现关节软骨下囊样改变或关节边缘骨侵蚀,继续发展出现明显的软骨下囊性破坏,关节间隙狭窄,骨性关节面侵蚀破坏,肌肉萎缩,关节半脱位等畸形。晚期可出现纤维性或骨性强直。

地方性氟骨症以全身多个大关节疼痛和肢体功能障碍为主要表现,关节无红肿和发热,偶有短时晨僵,常伴有肢体抽搐、麻木,X线检查见骨盆等部位骨质硬化、骨质疏松、骨质软化;四肢骨周软组织骨化。

(王丽华 高彦辉)

第五节 预防与治疗

地方性氟中毒病因清楚,是由于居住环境中高氟而使生活在这里的人们长期摄入过量的氟所致。因此,预防和控制本病的根本措施就是控制氟源,减少摄氟量。另外,减少氟的吸收,促进氟的排泄,增强人体的抗病能力等,都可起到预防和控制地方性氟中毒的作用。

一、饮水型地方性氟中毒的预防

降低饮水氟含量,使之符合生活饮用水卫生标准是饮水型地方性氟中毒防治的根本有效措施(图10-4)。其方法基本分为两大类:一是改换低氟水源,二是饮水除氟。

(一)改换低氟水源
1. 常用低氟水源的种类
(1)深层地下水:浅层高氟地下水病区的深层地下水往往氟含量较低,适宜饮用。
(2)低氟地表水:多数江、河、湖泊等地表水含氟量较低,符合生活饮用水卫生标准。
(3)天然降水:雨水和雪水含氟量都很低,特别是在地下水源缺乏的地区,可将雨水或雪水蓄积起来,经处理后饮用。

2. 改换低氟水源的形式

（1）建低氟深水井：是我国饮水型病区所采用的一种主要预防措施。可以利用水塔、压力罐等集中供水，也可以直接供水。

（2）引江、河、湖泊、泉等低氟地表水：在病区附近有天然低氟地表水源时，可以开渠引水或利用管道输水。

（3）蓄水（窖水）：在缺水地区，找不到低氟水源的情况下，可兴建小型水库或水窖，蓄积天然降水（雨水或雪水）解决低氟饮水或储存冰块。

（4）混合水源：在低氟水源水量不足时，也可将高氟水与低氟水混合，使其含氟量符合生活饮用水卫生标准。

（5）利用同一自然村（屯）的低氟水源：在高氟地区的同一病区村（屯）中，往往也有含氟量符合生活饮用水卫生标准的水源，在暂时无条件改水的病区，可利用同一村（屯）的低氟水源。

3. 水源的基本要求

（1）水量充足。

（2）水质符合卫生要求。

（3）水源容易防护。

4. 建低氟深水井的技术要求

（1）井位的选择：收集该地区有关的水文、地质资料，从卫生、经济、技术、水资源等多方面进行充分论证和综合评价。成井后水质、水量要有保证。井址选择在距用户近、便于供水、地势较高而平坦的地方，30m内无污染源、便于保护与管理的地段。

（2）井管的选择：管材要有一定的抗拉、抗压、抗挤、抗腐蚀性，以确保使用寿命。常用管材有钢管、铸铁管、水泥管、塑料管和石棉水泥管等，不同管材具有不同的特性和适用范围，坚固耐用首选钢管或铸铁管，其次为合成塑料管。水泥管成本低，制造方便，但抗压、抗挤强度较低。管径直径一般采用200~300mm，富水区管径可偏小，缺水区管径要偏大一些，保证涌水量为30~40t/h。

（3）滤水器的选择：根据含水层的厚度和含水层的结构而定。

（二）饮水除氟

饮水除氟是通过物理、化学作用，将水中过量的氟除去，降到适于饮用的范围。在一些无低氟水源可供饮用的病区，应开展饮水除氟。在供水不集中的地区，尤其是在农村，以村为单位或以户为单位，可以仅对用来煮饭和饮用的那部分水进行理化除氟，这种有侧重的解决方法有很大好处，一是耗费小，对社区或用户来说可以承受，二是减少了不必要的除氟引起的毒性淤泥积累可能产生的环境健康问题。饮水除氟方法很多，目前主要采用的方法有铝盐混凝沉淀法、活性氧化铝吸附过滤法、羟基磷灰石及骨炭吸附法、电渗析法等。

1. 混凝沉淀法　常用的混凝剂有硫酸铝、氯化铝及碱式氯化铝等。

（1）除氟原理：混凝剂在水中可形成大量胶体状物质，凝聚成絮状物[$Al(OH)_3$]，$Al(OH)_3$在沉淀过程中吸附水中的氟达到除氟的目的。此法适用于处理含氟5.0mg/L以下的水源水。

（2）除氟过程：原水→加混凝剂→混凝池→清水池→供水系统（压力罐或水塔供水）。

2. 滤层吸附法　滤层吸附法是将对氟有吸附、交换作用的滤料装成滤床，高氟水经过滤床过滤时，大部分氟被滤床吸附，使饮水氟含量达到生活饮用水卫生标准。吸附剂主要有活性氧化铝、羟基磷灰石、骨炭（BC）等。

（1）活性氧化铝法：除氟原理：活性氧化铝是一种多孔性的无机吸附剂，具有较大的表面积，对氟有很强的亲和力。利用其离子交换及吸附作用，使含氟量高的水降到饮用水卫生标准的范围。

（2）羟基磷灰石法：除氟原理：氟离子具有取代羟基磷灰石中羟基的能力，形成氟磷灰石。生成的氟磷灰石共沉淀是羟基磷灰石除氟的主要机制。

（3）骨炭吸附法：骨炭除氟剂（BC除氟剂）为0.8~1.6mm颗粒状，表面积大，有很好的吸附性能。除氟机制是氟与水中的钙生成氟化钙被羟基磷酸钙所吸附，从而达到除氟的目的。

（4）活化蛇纹石法：蛇纹石是一种天然生成的多孔隙镁的硅酸盐[（$Mg_6SiO_4O_{10}$）（OH）$_8$]，有巨大的表面积，用明矾活化后具有降氟作用。

3. 电渗析法　除氟原理：电渗析器是由多层阴、阳离子膜相互交替排列而成。阴离子交换膜可使水中阴离子透过，阳离子交换膜可使水中阳离子透过。在外加电场的作用下，利用阴、阳离子交换膜对水中离子的选择性透过，使水中一部分离子迁移到另一部分水中，将水分成浓水和淡水，淡水中阴、阳离子同时减少，水的全盐量降低，氟化物含量也相应降低。

4. 电凝集法　除氟原理：有一个铝板电极的电解槽，原水经过电解槽，在直流电场的作用下，可溶性铝板阳极发生氧化作用，溶解出铝（Al^{3+}）扩散于水中。将原水 pH 调到 6~7 时，Al^{3+} 与水中 OH^- 形成氢氧化铝[$Al（OH）_3$]絮状矾花，并吸附氟离子。

5. 反渗透法　除氟原理：液剂分子在压力作用下由稀溶液向浓溶液迁移的这一现象被称为反渗透（reverse osmosis，RO）现象。RO 技术是利用压力差为动力的膜分离过滤技术。RO 膜孔径小至纳米级（$1nm=10^{-9}m$），在一定的压力下，H_2O 分子可以通过 RO 膜，而源水中的氟化物无法通过 RO 膜，从而使可以透过的纯水和无法透过的浓缩高氟水严格区分开来。RO 膜对高价离子、胶体、细菌及分子量大于 300Da 的有机物质（包括热源）去除率高达 99% 以上，对低价离子（Na^+、K^+、F^-）去除率达 95%，当源水电导率<3 505 & micro;s/cm，RO 纯水电导率通常 ≤55 & micro;s/cm，符合国家三级用水标准。RO 膜的过滤能力受水温影响较大，最适合的水温为 25~30℃，温度下降 1℃，RO 膜的产水量约下降 3%，当水温接近 0℃时，RO 膜将停止产水。RO 膜反渗透技术已广泛用于工业制纯水，家用 RO 膜纯水机已面市。

6. 纳滤除氟技术　除氟原理：纳滤膜是 20 世纪 80 年代末发展起来的新型膜分离技术，是介于反渗透膜和超滤膜之间的一种压力驱动膜。纳滤膜的表面孔径属于纳米级（$10^{-9}m$），因而可以分离粒径在 1nm 以上的污染物，由于纳滤膜的带电性，可以根据自身的电荷大小对水体中的高价低价离子进行有效分离。由于纳滤技术的操作压力低于 1.0MPa，故其运行动力成本远远低于反渗透法（操作压力介于 1.0~10.0MPa 之间），且考虑到该技术的综合净水效果，在水质处理方面应用日益广泛。通过纳滤除氟需要综合考虑操作压力、回收率、排布方式等操作条件以及水温、共存离子、pH、有机物等原水水质条件对工艺性能不同程度的影响，应选择产水量大、抗污染较强、除氟效率高的纳滤膜。在使用纳滤技术除氟的同时，同样要考虑高浓度污染废水的处理回收问题。

（三）改水降氟工程的管理

1. 工程建设管理

（1）改水工程立项前卫生部门提供饮水含氟量及其他水质和病情资料，水利部门负责实施改水工程建设。

（2）改水工程立项要组织卫生、水利、地质、环保等部门的专家进行充分的论证，由水利部门编制工程立项可行性报告，保证工程竣工后的水质、用水量等，以免造成浪费。

（3）改水工程建设要严格按照招、投标程序进行，做到公开、公正、公平。

（4）在工程建设中要实行工程监理制度，组织有关专家对工程质量进行监督，严禁偷工减料，以次充好。

（5）工程竣工后，由水利部门组织卫生、财政、环保等部门进行验收。验收合格后办理移交手续交付使用，建立工程使用、管理档案。施工单位同时应将工程建设的全部技术资料交付使用单位存档。

2. 工程运行管理

（1）成立管理组织：大型集中供水工程竣工验收合格后，产权单位应成立工程运行管理组织。制订管理制度，建立档案，合理收费，确保正常运转。

（2）水质监测：对改水井要进行不定期或定期的水质监测，如果发现水质不符合饮水卫生标准，及时采取补救或提出整改措施。

（王三祥　佟建冬）

二、燃煤污染型地方性氟中毒的预防

燃煤污染型地方性氟中毒防制总原则,应坚持优先使用清洁能源,改良炉灶,降低空气和食物氟污染,健康教育干预,减少总摄氟量等综合防治措施。

(一)改良炉灶,降低室内空气污染

燃煤污染型地方性氟中毒是自然环境和人为活动两个因素共同作用的结果,对本病应采取综合治理的对策。根据流行病学特点,现阶段急需采取切断、减少和消除燃煤氟对室内空气与食物的污染,其主要措施有三:一是炉灶必须有可靠的排烟设施,有效地将燃烧过程中释放出来的氟及其他有害烟尘排到室外稀释(见图10-5);同时,通过改良炉灶减少用煤量,以降低氟的总释放量。二是煤的净化及固氟、固硫等技术措施,降低煤氟、硫等的释放量;可加石灰制成型煤,使之固定于炉渣中。三是燃煤氟排放高峰期,加装过滤装置。相比而言,改良炉灶、增设烟囱则是可靠、易行的防治措施。本节重点介绍降氟炉灶的修建要求。

1. **降氟炉灶的基本要求**　降氟炉灶的基本要求概括为:保证需要、安全卫生、节约煤炭、经济易行。

(1)保证需要:就是要保证用户的做饭、炒菜、烧水、煮猪食,特别是烤火、烘干与保存食物等的需要。

(2)安全卫生:降氟炉灶的设计、布局、材料和施工等,必须达到安全卫生的要求:

1)降氟炉灶必须符合农村建筑的有关安全范围;坚固、耐用,不损害或妨碍其他建筑构件与设施的安全。

2)降氟炉灶在使用时,其使用房间内空气中有害物质浓度必须符合国家规定的标准。

3)降氟炉灶必须有相适应的烟囱将其燃烧产生的烟尘可靠的排至室外。

(3)节约煤炭:降氟炉灶,其热效率必须高于旧的,即必须节约煤炭。同时要求上火快,可用火时间长,节省炊事时间和劳动。

(4)经济易行:降氟炉灶必须因地、因煤制宜,要适应当地的经济、文化条件;原材料宜就地取材,制造安装简便,造价合理,美观大方,符合当地群众的生活习惯。

2. **降氟炉灶的基本结构与要求**　降氟炉灶自下往上,由支架、风室(灰渣室)、炉条(也叫炉算)、炉芯(炉膛、燃烧室)、炉盘、拦火圈、炉盖、过烟道、烟囱等部件组成。各个部件的大小、规格、质地相互配套,组成完整的炉灶系统,形成各式各样的炉型,适应各病区的用煤习惯和生活要求。尽管如此,在修建降氟炉灶时对各部件仍有一些基本的要求,现一一介绍如下:

(1)风室(又名灰膛、灰坑):其作用是贮存灰渣和均匀送风。风(灰渣)室的容积等于一定时间内灰渣的体积加经过炉条向煤层均匀送风所需的容积,一般情况下取炉芯容积的三分之一至三分之二。风室必须设有炉门,以椭圆、圆形为宜,也可为方形,要求既便于清除灰渣又利于调节通风,炉门要求开关灵便、关闭严密,有风量调节装置;最大风量按过剩系数1.5,生物质炉过剩系数1.0设计。风室内上侧应设二次风入口,二次风量可取总风量的8%~15%;若是生物质炉,二次风量为总风量的30%。

(2)炉条(炉算):炉条面积应根据煤种(烟煤、无烟煤、贫煤、石煤等)和燃煤量设计,用煤量大、煤质差,炉条面积相应大一些。通风截面积,烟煤和无烟煤须大于炉条总面积的45%;石煤须大于炉条总面积65%,燃烧1kg烟煤或无烟煤的炉算直径,一般取85~100mm;石煤可取60~90mm。炉条材质以铸铁为宜,炉条厚可取10mm,不得薄于6mm。炉齿应上宽下窄,上宽可取8~12mm,下宽5mm左右,呈倒梯形;炉齿间宽随煤种及其粒度细、粗而定,由10~30mm不等,均匀分布。要求既利于通风,又尽量减少漏煤。台灶、地灶,特别是大锅灶炉算的中心点宜在锅底的中心点偏前50~100mm。

(3)炉膛(燃烧室、炉芯):炉膛是降氟炉灶的核心,煤的燃烧在炉膛内进行,所以又称燃烧室。炉膛(炉芯)内径一般上小、下大,成截头圆锥管状。下段为容煤区,上段为燃尽区或称火焰区。炉膛几何尺寸,根据病区煤种参考表10-1设计。二次风的风道设于炉芯壁内或炉芯与炉壳之间的保温层,出口应在燃尽区炉膛壁中段,一般四孔均布,下斜吹向炉膛中心。炉芯壁厚以25mm为宜,材质要求耐火材料,推荐用矾土水泥。强度要求1.5m高程自由下落不碎。回烟炉炉芯的外面应有一层金属套,最好是铸铁,厚度要求5mm以上,若用钢板,厚度要达3mm。炉芯及金属套构成炉体。

表 10-1　炉膛几何尺寸表　　　　　　　　　　　　　　　　　　　　　　　　单位:mm

上口(燃尽区出口)直径	下口直径	内垂直高		煤种
		容煤区	燃尽区	
100~120	150~180	180	60	无烟煤、烟煤
120~140	180~200	200	60~80	烟煤、无烟煤
≤150	200~240	220	80	劣质煤
120~140	200~350	200~300	80	石煤、劣质煤

（4）拦火圈、导流盘、回烟道:主要是扩大了炊具(锅)的受热面,同时可加快烟气流速,增加放热(吸热)强度。拦火圈设于炉膛出口,通常为马蹄状,前低后高。导流盘是拦火圈的更新换代产品,它使炉膛出来的火焰均匀冲刷炊具,材质为铸铁。回烟道是指沿炉膛外壁与炉外壳之间的烟道向下折返一段流程的通道,可加强对炉膛的保温和加热炉体外壳作用,保证炊事用热和辐射采暖。

（5）烟气出口:除回烟炉外,皆设在紧靠炉盖的最高处,以提高烟气对炊具的冲刷量,其形状以长方形、椭圆形为宜。常见大锅灶一般为高 60mm,宽 120mm;炉子为高 30~50mm,宽 80~100mm。

（6）炉门:大锅灶、台灶应设炉门,此炉门上沿不宜高于烟气出口窗下沿,一般高取 60~80mm,宽 80~120mm。

（7）烟道:自炉灶烟气出口到烟囱之间的烟气通道称为烟道。烟道流通截面积应大于炉灶烟气出口面积,宜选空气过剩系数 2.0,直径应与烟囱直径相近。烟道内表面光滑并须按烟气走向以大于 5% 的坡度逐渐向烟囱抬高。烟道与烟囱的连接必须严密不漏气,烟道不应伸进烟囱内腔。烟道中可设闸板,闸板中部须有不小于直径 30mm 之通气孔。

（8）炉圈盖:除固定锅的台灶外,所有降氟炉灶皆须有炉盖。大部分炉灶皆设有炉板(炉面板,炉盖板);炉盖常指中央部分的炉圈,由 3~4 圈构成,各炉圈之间及其与炉板的衔接须为宽 10mm、高(厚、深) 5mm 的直角形,常见各炉圈外沿直径宜分别为 100mm、200mm、300mm、400mm。厚度宜为 10mm,不得薄于 6mm。炉圈盖的材质为灰铸铁。

（9）烟囱:烟囱是降氟节煤炉灶必不可少首要的关键部件。烟囱的高度一般不得低于 3.5m,并必须出屋并高出房盖 0.5m 以上。烟囱内腔以圆形为宜,也可成方形,面积应根据煤种和用煤量确定,用煤较少的炉灶,取 0.015~0.022m²,用煤量大的炉灶,取 0.023~0.05m²。烟囱出口须设帽(盖),令烟气由四侧(或双侧)出去,以防雨和防逆风倒烟。烟囱材质要求坚固耐用,具有防火耐高温、防腐与防冻的性能,常用火砖(青砖、红砖)、土砖、水泥预制空心砖、石棉水泥管、铸铁管,但不能用金属管材。烟囱基础须坚固,烟囱中心线应垂直,如必须斜行时,应与水平成不小于 60° 角,砖块须遵循内外搭接、上下错缝的原则,烟囱外表应抹灰,再刷石灰浆,以便检查,烟囱穿过屋顶时其外表面与易燃建筑构件应设防火层,修建烟囱时不得有异物落入,烟囱底部应设有清渣孔(门),及时清除积尘,保持烟道通畅。

3. 降氟炉灶效果评价

（1）卫生学评价:参考大气卫生标准,或进行改炉灶前后室内空气质量对比分析。要求达到室内氟化物日均浓度小于 0.007mg/m³,一次最大浓度小于 0.02mg/m³;可吸入颗粒物(PM$_{10}$)日平均值 ≤0.15mg/m³;二氧化硫日均浓度 ≤0.15mg/m³,1 小时平均浓度 ≤0.5mg/m³;一氧化碳 1 小时平均浓度 ≤10mg/m³。

（2）燃烧效果及热效率评价

1）平均上火时间 30~40 分钟。

2）旺火时间大于 60 分钟,保证炊事供暖所需。

3）可用火时间大于 120 分钟,炉口温度达到 6 400℃,保证煤炭充分燃烧。

4）炉灶平均火力强度,炉具应不低于 50g/min;台灶应不低于 70g/min;地灶不应低于 65g/min。

5）烤火辐射热强度,均值不得小于 0.86J/(cm²·min)。

6）灰渣炭损失小,燃尽率高,灰渣呈灰白色。

7）炊事热效率和供暖热效率之和应在 60% 以上，石煤不得低于 35%。

（二）降低（防止）食物的氟污染

降低食物的氟污染，也是燃煤污染型地区人民降低摄入氟量的关键措施。仅靠改良炉灶还不能满意地解决食物污染。

1. **地膜育种**　特别是玉米的种植，采用营养杯（或营养球）单株播种，集中地膜保温育秧，能提早作物的播种期和收割期 15 天左右，争取阴雨季来到前，利用日晒干燥粮食，即使仍需要继续干燥，也因水分已显著减少，降低了食物的吸氟能力。

2. **改变种植结构**　海拔在 1 000m 左右的氟病区，气候冬寒夏凉，适合烤烟、蔬菜、水果和某些中药材生产，经济效益也比生产粮食高，用卖烤烟、蔬果和药材的钱换低氟的大米，减少氟摄入量。

3. **改良食物的干燥方法**　避免烟气直接接触食物。如利用烤烟房烤粮，或北方的火灶干粮；改良生活习惯，避免将食物长期悬挂在锅台炉灶上方。

4. **食物保存过程中避免接触烟气**　腊肉在腌制、柴火熏烤后，应挂在无煤烟的房间内，辣椒晒干后，应采用塑料袋密闭保存，并包干石灰作干燥剂，必要时定期日晒防潮。

（三）改善住宅建筑条件

采取住宅的保温措施，增加外墙厚度，以二四墙为宜，并辅以保温材料，门窗采用双层保温玻璃，墙壁门窗不应漏风，室内设天棚。由于住宅保温，室内温度很容易升高，这样可以减少燃料的用量，使总污染物的排出明显减少。但还必须注意住宅的通风换气，避免空气污染。居室应与厨房分隔开，厨房单独一间。

（四）其他措施

1. 改变居民的不良生活习惯，改变某些饮食习惯，不吃"扬尘辣椒"和"烤焦辣椒"，食物烹饪前淘洗，洗去表面高氟灰尘。

2. 优先使用清洁能源，如天然气、页岩气、液化气、电能，沼气，秸秆化气等多种无氟清洁能源（见图 10-6）。燃气设施要有排废气装置，需将废气有效排出室外；电器设备要有 3C 认证，电路承载能力要大于设备使用额定功率总和，确保安全使用。

3. 经济条件好的家庭可考虑使用生物质半气化炉，近年来市场上出现了许多规格的生物质半气化炉，其原理是让生物质在炉膛内气化产生可燃气体，可燃气体在炉膛上层二次供氧下再次燃烧，实现了生物质的充分燃烧，提高了热效率，减少了烟尘排放。因其燃料广泛，操作简便，环保卫生，深受农村群众喜欢。

4. 增加营养，多食富含蛋白、钙等营养的食物，如肉类、豆制品，增强机体抗氟能力。

（杨小静）

三、饮茶型地方性氟中毒的预防

饮茶型地方性氟中毒的根源在于原料茶的质量，政府应充分发挥各有关部门对降低茶氟工作的组织协调作用，促使生产厂家改变砖茶的品种结构，按照砖茶含氟量国家标准（GB 19965—2005，氟 ≤ 300mg/kg）控制茶叶的氟含量，大力发展氟含量较低的优质砖茶（见图 10-7）。目前已有几项低氟砖茶的专利，有的没有投入生产，有的口感欠佳，有的添加非食品型添加剂，长期饮用对人体健康影响有待于深入研究，所以不能大量生产推广。内蒙古呼伦贝尔市地方病防治研究所与云南省普洱市普春茶厂、昆明市高山源茶厂共同研制生产了无污染无添加剂的氟含量 100～250mg/kg 的系列低氟砖茶，长期饮用效果有待进一步观察。

充分利用市场资源配置手段推广普及低氟砖茶，通过市场引导作用逐步改变牧民饮茶习惯。严格进行市场监管，确保市面上流通的砖茶含氟量符合国家标准。

总之，饮用低氟砖茶是防治饮茶型地方性氟中毒的根本措施，目前在低氟砖茶没有完全推广、普通砖茶含氟量达不到卫生标准时，应采取综合防制措施。

（一）茶叶降氟

采用物理方法降氟,茶叶颗粒越小越有利于茶氟的浸出,而且实验证实,在第一泡中茶氟浸出率高达65%以上,因此,可以将砖茶尽可能捣碎,用80℃热水洗茶一次,然后再加水熬煮。

（二）开展健康教育,改变饮茶习惯

在饮茶型地方性氟中毒病区,大力宣传茶氟对健康的危害,教育牧民少饮甚至不饮含氟量高的砖茶,自觉改变熬茶的制备方法及大量饮用砖茶的饮食习惯,增强自我保护能力,如选择色香味接近砖茶,但含氟量低的红茶等代替砖茶;减少熬煮时间,降低浓度以及改喝清茶为奶茶等措施不失为当前减轻饮茶型地方性氟中毒危害的实用可行的防治措施。

（三）改善营养结构

改变单一的饮食结构,摄取足量的肉类、奶制品,以满足身体对蛋白质的需要。同时,多吃新鲜的蔬菜、瓜果,以补充足够的维生素 C,提高身体素质的同时,增强机体对氟的拮抗、解毒作用,减少氟的聚集。

（四）发展当地经济

从某种程度上讲,一个地区的经济条件对于疾病的防治是非常重要的。经济发展好,一方面,人们可以有好的医疗条件,可以运用先进的除氟技术,可以有更好的饮食条件、更科学的营养结构;另一方面,可以使人们开阔视野,适应更健康的生活方式等,而这一切对于疾病的预防都有不可忽视的作用。

随着社会的进步,经济的发展,游牧民族定居生活方式的实现,生活习俗和饮茶习惯才可能遵循一定的健康行为模式,减少直到消除饮茶型地方性氟中毒的危害。由于氟中毒具有可预防难治疗的特点,因此,只有增强人们对饮茶型地方性氟中毒的风险意识,重视疾病的预防,流行区的居民才能真正走出疾病的束缚,健康、幸福地生活。

（夏雅娟　常子丽）

四、治疗

机体摄入过量氟可导致多器官不同程度的中毒性损害,严重的地方性氟中毒患者的症状、体征常常是多系统、多方面的,其治疗也较为复杂。但就大多数地方性氟中毒患者来说,其典型临床表现是以牙齿、骨骼病变为主要特征的,因此本节主要叙述氟斑牙、氟骨症的治疗。

（一）氟斑牙的治疗

虽然氟对牙齿的损伤是不可逆转的,但只要根据患者的实际情况和需要,选择恰当的治疗方法,就会改善症状,增进美观,恢复功能。需要说明的是氟斑牙的治疗并不是从根本上解决问题,治疗方法并不十分完美,它只是一种美学处理。氟斑牙的防治重点应放到预防上,认真落实改水、改灶等降氟措施,才是根除氟斑牙的关键。

目前,临床上治疗氟斑牙的方法可分为漂白法和修复法两大类,这两种方法既可单独使用,也可相互配合使用。

1. 漂白法　适用于单纯着色而没有缺损的患牙,其原理是用脱色剂使釉质表面或表层下脱矿,着色釉质随矿盐脱去。漂白法虽然简单、易行,但应由医务人员操作,以免发生不良后果。

（1）盐酸漂白法:用36%的盐酸、30%的过氧化氢和乙醚按5∶5∶1的比例配成漂白液,用棉签蘸漂白液涂于被治牙面上,反复多次直至满意为止。含有盐酸的漂白液会引起斑釉表面粗糙,容易再着色。为了克服该缺点,常用打磨、抛光等方法,但这样会过多地去掉釉质或损伤发育嵴。

（2）过氧化氢红外线加热法:用30%的过氧化氢浸湿棉纸,贴于患牙表面,再用红外线灯加热。每周处理两次,直至着色除去。使用30%的过氧化氢加热法脱色,不但能使着色区脱色,非着色区也能增白。

（3）家庭夜间漂白法:先常规取模,灌注石膏模型,制作猞托,将脱色剂(过氧化脲,通常为10%)放在猞托中,夜间佩戴6~8小时,或白天佩戴1~2次,每次1~2小时。戴用时间至牙色基本达到正常。此法具有就诊时间短、同时能治疗多颗患牙的特点。

2. **修复法**　适用于重度氟斑牙(除了严重着色外,还有不同程度的牙釉质缺损)和用漂白法不能达到满意效果的患牙。其原理是用修复材料将患牙表面加以修复,遮盖釉质着色和缺损。

(1) 光固化复合树脂修复:牙面先经过打磨、清洗、酸蚀、遮色剂等处理,然后用复合树脂修复。具有牙体损伤小、无痛苦、操作方便、一次完成、色泽逼真、不易脱落等优点。对于染色深的牙齿,可用遮色剂或在光固化前进行脱色治疗,可取得更好的效果。

(2) 瓷贴面修复:操作方法基本与复合树脂修复法相同,为目前比较先进的治疗方法,具有牙体切磨少、颜色透明度接近自然牙、舒适、光洁、不易染色等优点。

(3) 烤瓷全冠或桩冠修复:对于伴有切角缺损或大片缺损的重度氟斑牙,或牙齿本身有畸形或扭转等,采用烤瓷全冠或桩冠进行修复,才能达到满意的效果。

(二) 氟骨症的治疗

2019 年 12 月,国家卫生健康委办公厅印发了《地方病患者管理服务规范和治疗管理办法》(国卫办疾控函〔2019〕873 号),对地方性氟骨症的治疗给出了明确的治疗方案。该方案执行过程中需综合考虑地方性氟骨症的分度或分期,在综合临床执业医师及专家指导委员会建议的基础上,针对治疗对象提出相应的治疗方案。

1. **治疗对象与原则**　按照 WS 192—2008《地方性氟骨症诊断标准》,针对具有关节明显疼痛、功能障碍的地方性氟骨症患者,在明确分度或疾病进展分期的前提下,分别选择非药物治疗、药物治疗或手术治疗。

2. **治疗要求与流程**　治疗工作应由具有临床执业医师资格或在专科医师的指导下开展。治疗药品要符合《中华人民共和国药品管理法》的相关规定。参与治疗工作的医务人员应接受地方性氟骨症防治知识培训,掌握疾病诊断、鉴别诊断和各种治疗方法的适应证、禁忌证,熟悉常用病情评价方法与治疗过程中各种药物不良反应及处置原则。

3. **治疗方法**

(1) 非药物治疗:适用于地方性氟骨症患者早中期的关节疼痛及功能障碍治疗,也可作为药物、手术治疗的辅助治疗手段。治疗前明确患者病情并进行风险评估,关注患者潜在内科疾病(神经系统、呼吸循环系统等)。治疗方式个体化,根据患者个体情况进行指导。具体方法包括:自我行为疗法(在关节所允许的活动范围内适量平地行走和关节活动度的锻炼,避免负重或长时间下蹲、爬坡、跑、跳及潮湿地面坐卧等不合理运动行为);针灸、按摩和物理疗法(物理疗法包括热疗、水疗、中药熏蒸、电疗法、蜡疗、超声波、火罐、离子导入疗法等多种理疗方法);行动支持疗法(手杖、拐杖、助行器等)。

在非药物治疗过程中要注意以下事项:①孕期、哺乳期妇女应当慎用针灸、电疗等方法。②需准确评估患者关节活动范围,及参考患者年龄、骨质条件、症状改变等制定具体过程,并定期随访。③精神病、传染性疾病、合并严重心脑血管和肝肾等原发疾病的患者应合理选用以上治疗方法。④若无效,及时更改治疗方案。

(2) 局部药物治疗:局部药物治疗适用于肘、膝、踝等关节疼痛和功能障碍为主的地方性氟骨症患者,或/和轻度经非药物保守治疗无效的患者。治疗前明确病史、过敏史等评估病情及全身情况。用药的目的是改善病情、缓解症状、延缓关节病变进展速度。局部药物治疗可选用各种非甾体抗炎药(NSAIDs)外用制剂,如乳胶剂、膏剂、贴剂,以及中药外用制剂等。

局部药物治疗过程中要注意以下事项:①慎用含肾上腺糖皮质激素药物。②外用贴剂在局部皮肤破损、感染及过敏者禁用。③若无效,及时更改治疗方案。

(3) 口服药物治疗:口服药物治疗适用于关节疼痛症状较重、关节功能障碍明显的患者。用药原则是:①用药前进行风险评估,关注患者潜在内科疾病(心、脑、胃肠、肝、肾等)。②用药剂量个体化、规范化,根据患者个体情况从最低有效剂量开始使用。③不能同时使用两种或两种以上的非甾体抗炎药,注意一药多个商品名,避免重复用药。④用药 3 个月内定期检查血常规、大便常规、肝功能、肾功能。⑤中医治疗应辨证分型。

常用口服西药分为消炎镇痛类、软骨营养类、维生素类等,慎用肾上腺糖皮质激素类药物。消炎镇痛药物包括美洛昔康、塞来昔布、双氯酚酸钠、布洛芬、萘普生、依托考昔、对乙酰氨基酚等。软骨保护剂包括盐酸（硫酸）氨基葡萄糖、硫酸软骨素。硒补充制剂、多元维生素片等为辅助治疗药物。常用于治疗氟骨症的中成药有小活络丹、壮骨关节丸、抗骨质增生片等。

口服药物治疗氟骨症时应注意以下事项：①非甾体抗炎药应与食物同时服用或餐后服用，用温水送服。②按疗程用药，用药期间不宜饮酒、吸烟。③出现疑似不良反应时应立即停药。④易发生胃肠道不良反应患者服用非甾体抗炎药时应加用 H_2 受体阻断剂（如雷尼替丁、西咪替丁）或质子泵抑制剂（如奥美拉唑）。⑤对心脑血管疾病高危患者，应综合考虑疗效和安全性因素后慎用非甾体抗炎药。⑥既往同一药物过敏史患者，应避免再次使用该药物；既往磺胺类过敏史患者，应避免使用塞来昔布。⑦使用非甾体抗炎药 2 周后效果不明显者，可更换其他非甾体抗炎药。⑧一般连续使用非甾体抗炎药不宜超过 4~6 周，如需继续治疗，应停药 2 周后再根据病情决定是否继续使用。

（4）关节腔注射透明质酸治疗：以膝关节疼痛为主要症状，按 X 线 Kellgren-Lawrance 分级为 I、II、III 级，且全身及局部皮肤无感染的地方性氟骨症患者，适用于关节腔注射透明质酸治疗。其治疗原则为：①适应于地方性氟骨症膝关节疼痛严重者且口服药物镇痛效果不显著者；膝关节 Kellgren-Lawrance 分级为 I、II、III 级者；地方性氟骨症家庭贫困者优先。②本治疗方法对下述患者和情况禁忌：对治疗药物和/或蛋白过敏的患者；关节融合、畸形、软骨破坏严重的患者；合并其他严重疾病或感染性疾病的患者；下肢内外翻畸形严重或下肢力线显著偏差者；关节腔内有游离体者；关节腔积液、晕针者。

推荐治疗方法如下：单侧膝关节每次注射玻璃酸钠 2.0~2.5ml，每周 1 次，连续注射 3~5 次为 1 个疗程。每年可进行 1~2 个疗程。

关节腔注射治疗的注意事项：①关节腔注射操作过程注意严格无菌，防止关节内感染。②按疗程用药，关节出现肿痛需明确原因。③出现疑似不良反应时应立即停药。

（5）关节镜手术治疗：对于系统的非手术治疗无效或存在机械性症状、经 X 线确诊关节内有游离体且出现关节绞锁，按 X 线 Kellgren-Lawrance 分级为 I 级、II 级、III 级的地方性氟骨症患者可以应用关节镜手术治疗。患者无明显的关节畸形和不稳，骨性关节炎为轻度和中度，关节力线基本正常（内外翻畸形轻），关节间隙没有明显狭窄。

关节镜手术治疗要遵循以下原则：充分、彻底探查关节腔；清除关节内游离体及骨赘；切除滑膜并修整软骨；提供软骨再生的有利环境；必要的术后处理和康复。

关节镜手术治疗具体方法：术前准备标准的正侧位 X 线片，最好做关节三维 CT 观察游离体的位置和数量。常规麻醉和常规体位。①关节镜探查，切除半月板撕裂区域或不稳定半月板病灶；②清除关节内游离体；③清除导致撞击和影响活动的骨赘（髁间窝和髌骨上下极）；④去除不稳定的软骨瓣和修整关节软骨；⑤切除病变的滑膜；⑥利用微骨折技术促进软骨再生。

下列情况的患者禁用或慎用关节镜手术治疗：关节严重变形，关节软骨严重剥脱，软骨下骨塌陷明显或有半脱位，关节不稳定，关节力线不正有明显内外翻畸形，关节间隙明显狭窄、僵硬，易发生误伤及器械意外者；全身及关节内外感染、败血症、凝血机制异常；高龄老年人心肺等系统性疾病，脏器功能差、不能耐受手术及麻醉者；其他全身性疾病（病毒性肝炎）、代谢异常未能控制的疾病（糖尿病、甲状腺功能亢进症）。

（6）关节置换：人工关节置换适用于髋、膝关节疼痛严重、明显影响生活质量和劳动能力、经各种治疗方法医治无效的地方性氟骨症患者。关节置换的原则：以缓解疼痛、改善功能为目的；需权衡患者获益与风险；适用于终末期患者。在关节置换过程中要完善术前准备、充分评估患者；依据标准化手术方式进行；术后要开展康复和功能锻炼。

关节置换注意事项：①不适用于感染性疾病及运动神经元疾病的患者。②重要脏器功能异常的患者不宜施行。③须在具有此类手术资质的医院施行。

4. 疗效评价 对治疗后的地方性氟骨症患者要定期进行随访，参照 Lequesne 指数，评估临床疗效，调整治疗方法或用药。

（高彦辉）

第六节　病区判定与划分标准和病区控制标准

为做好地方性氟中毒的预防与控制,必须掌握病区地氟病的病情和流行程度以及病区范围,这样就需要有全国统一的、规范性的病区确定和病区程度的划分标准,掌握了病情,方能有针对性地根据先重后轻的原则采取有效防治措施。病区采取防治措施以后,防治效果如何,病区是否得到了彻底控制,这就需要有一个全国统一的、规范性的病区控制评价标准。

制定病区判定与划分标准和病区控制标准的原则:一是科学性,制定的标准能体现该领域的世界先进水平,采用的指标能灵敏地反映出病情程度和评价病区控制的效果;二是实用性,我国病区类型复杂,可实用于各种不同类型病区的划分和病区控制评价指标;三是客观性,指标能客观、准确地反映出病区的不同程度和病区控制效果;四是可操作性,采用的指标力求简便、易掌握,在实际工作中具有可操作性。

一、地方性氟中毒病区划分标准(GB 17018—2011)

1. 病区的判定

(1) 饮水型地方性氟中毒病区:生活饮用水含氟量>1.2mg/L,且当地出生居住的8~12周岁儿童氟斑牙患病率>30%。

(2) 燃煤污染型地方性氟中毒病区:居民有敞炉敞灶燃煤习惯,且当地出生居住的8~12周岁儿童氟斑牙患病率>30%。

(3) 饮茶型地方性氟中毒病区:16周岁以上人口日均茶氟摄入量>3.5mg,且经X线检查证实有氟骨症患者。

2. 病区程度的划分

(1) 饮水型和燃煤污染型地方性氟中毒病区

1) 轻度病区:当地出生居住的8~12周岁儿童中度以上氟斑牙患病率小于等于20%,或经X线检查证实有轻度氟骨症患者但没有中度以上氟骨症患者。

2) 中度病区:当地出生居住的8~12周岁儿童中度以上氟斑牙患病率大于20%且小于等于40%,或经X线检查证实有中度以上氟骨症患者,但重度氟骨症患病率小于等于2%。

3) 重度病区:当地出生居住的8~12周岁儿童中度以上氟斑牙患病率大于40%,或经X线检查证实重度氟骨症患病率大于2%。

(2) 饮茶型地方性氟中毒病区

1) 轻度病区:经X线检查,36~45周岁年龄段人群没有中度以上氟骨症发生。

2) 中度病区:经X线检查,36~45周岁年龄段人群中度以上氟骨症患病率小于等于10%。

3) 重度病区:经X线检查,36~45周岁年龄段人群中度以上氟骨症患病率大于10%。

二、地方性氟中毒病区控制标准(GB 17017—2010)

1. 饮水型病区

(1) 饮水含氟量:农村大型集中式供水≤1.0mg/L;农村小型集中式供水≤1.2mg/L。

(2) 当地出生居住的8~12周岁儿童氟斑牙患病率≤30%。

2. 燃煤污染型病区

(1) 合格改良炉灶率(包括使用清洁能源,如电能、液化气、沼气等)和炉灶正确使用率均在90%以上。

(2) 当地出生居住的8~12周岁儿童氟斑牙患病率≤30%。

3. **饮茶型病区**

（1）砖茶含氟量≤300mg/kg。

（2）连续3年,30~60周岁当地居民临床氟骨症患病率降低,经X线检查证实无新发中度及以上氟骨症患者。

（3）当地出生居住的8~12周岁儿童氟斑牙患病率≤30%。

4. **判定标准说明** 落实防治措施是前提,病情与环境氟指标必须同时达到病区控制标准的条件,方能判定病区得到控制。在饮茶型地方性氟中毒病区控制评价中以砖茶含氟量、成人氟骨症和成人尿氟为主,儿童氟斑牙患病率和尿氟供参考。

（高彦辉）

第七节　监　测

我国饮水型和燃煤污染型地方性氟中毒监测工作始于1991年,为重点病区监测。2009年,新一轮的监测包括了饮茶型地方性氟中毒,开展了随机抽样监测。2019年,随着全国地方病防治专项三年攻坚行动方案(2018—2020年)的实施,我国地方性氟中毒监测实现了病区的全覆盖。2023年,进一步调整为全覆盖与重点地区监测相结合。

一、目的

掌握地方性氟中毒病区病情及危险因素的流行状况和变化趋势,综合评价防治措施落实效果,为地方性氟中毒的控制和消除评价工作提供基本数据资料,为及时调整防治措施提供科学依据。

二、监测范围和监测点的选择

（一）饮水型地方性氟中毒

北京、天津、河北等28个省份和新疆生产建设兵团的所有病区县(市、区)的全部病区村。

（二）燃煤污染型地方性氟中毒

山西、辽宁、江西、河南、湖北、湖南、重庆、广西、四川、贵州、云南和陕西12个省份的全部病区县(市、区)的全部病区村。

（三）饮茶型地方性氟中毒

内蒙古、四川、西藏、甘肃、宁夏、新疆、青海7个省份的全部饮茶型地方性氟中毒病区县(市、区)。每个监测县按照东、西、南、北、中五个方位各随机抽取1个病区乡(镇),在每个乡(镇)随机抽取1个病区村(排除水氟超标的村)作为固定监测点。

三、监测内容与方法

（一）饮水型地方性氟中毒

1. **监测县及监测村的基本情况** 包括县、乡(镇)、村名称及代码、县人口数、病区村常住户数、常住人口数等,除此还包括监测村历史(改水前)水氟含量。

2. **生活饮用水氟含量监测** 如果监测村已置换水源或采取集中净化处理措施改水,则调查改水工程运转情况,并采集末梢水水样测定氟含量。如果监测村未改水或采取分户净化处理措施,则按照东、西、南、北、中五个方位在饮用水源采集水样并测定氟含量。

3. **病情监测**

（1）氟斑牙病情及尿氟监测:检查监测村所有8~12周岁儿童氟斑牙患病情况,采集尿样并测定氟含量。

（2）氟骨症病情及尿氟监测：对 25 周岁以上常住成人进行临床氟骨症检查，对有明确氟骨症症状和/或体征的患者进行前臂和小腿 X 射线拍片检查。采集尿样并测定氟含量。

（二）燃煤污染型地方性氟中毒

1. 监测县及监测村的基本情况　包括县、乡（镇）、村名称及代码、县人口数、病区村常住户数、常住人口数等。

2. 炉灶使用及相关健康生活行为形成情况　调查各种类型炉灶使用情况、改良炉灶合格和正确使用情况、清洁能源使用户数和实际受益人口数。调查食用玉米、辣椒的正确干燥、保管以及食用前淘洗情况。

3. 病情监测　同饮水型地方性氟中毒。

（三）饮茶型地方性氟中毒

1. 监测县及监测村的基本情况　包括县、乡（镇）、村名称及代码、县人口数、病区村常住户数、常住人口数等。

2. 饮用水氟含量监测　同饮水型地方性氟中毒。

3. 砖茶饮用情况　在监测村入户调查登记每户家庭砖茶饮用情况，并采集其砖茶样品，测定砖茶氟含量。

4. 病情监测　同饮水型地方性氟中毒。

以上三种类型的地方性氟中毒监测，具体监测指标、抽样方法、病例诊断和样品检测方法参照现行全国地方性氟中毒监测方案的要求执行。

四、质量控制

（一）人员培训

采用逐级培训方式对各级监测人员进行监测方案培训，确保监测方法统一、技术规范和协调有序。从事现场调查、氟斑牙和氟骨症诊断、数据录入的相关业务人员需经上一级统一培训，受训人员经考核合格后方可上岗。X 线拍片检查由县级有资质的专业人员完成，阅片由省级专家组集体诊断。

（二）实验室检测

中国疾病预防控制中心每年组织水氟、尿氟和茶氟检测质量考核，经质控考核合格的实验室，方可开展实验室检测工作。承担水氟、尿氟和茶氟检测的实验室，须按照国家有关标准进行样品采集、保管和检测工作的内部质量控制。

五、职责与分工

（一）卫生健康部门

国家卫生健康委组织领导监测工作，省、市级卫生健康部门负责组织协调监测工作，县级卫生健康部门负责组织实施监测工作。省、市、县各级卫生健康部门向同级人民政府报告监测信息。

（二）疾病预防控制（地方病防治）机构

中国疾病预防控制中心负责制定监测方案，培训省级人员，指导监测工作，评估监测工作质量；省级疾病预防控制（地方病防治）机构承担全省监测人员的培训，指导监测工作，评估监测工作质量；市级疾病预防控制（地方病防治）机构协助省级疾控机构指导或参与部分县级监测工作；县级疾病预防控制（地方病防治）机构承担监测工作，收集监测数据并录入全民健康保障信息系统。县级机构负责监测数据的分析、报送，市、省各级机构层层负责监测数据的审核、汇总、分析、报送，国家疾控中心负责监测数据的审核、汇总、分析。

（三）乡村医疗卫生机构

乡（镇）卫生院、村卫生室配合县级疾病预防控制（地方病防治）机构开展监测工作，负责监测乡（镇）、监测村的沟通协调，组织监测对象接受检查，协助采集监测样品。

六、信息利用

各地卫生行政部门要与有关部门通力协作,齐抓共管,做到监测有序、信息顺畅、响应及时、措施有力,确保防治措施持续有效运行。卫生部门要及时将监测信息通报有关部门,提高信息利用的时效性和有效性。

（赵丽军　裴俊瑞）

第八节　考核与评价

为了评价地方性氟中毒病区实现控制和消除目标的进展,根据评价结果,确定地方性氟中毒分类防控策略,实施防控工作精细化管理,从 2014 年开始,我国制定了统一的地方性氟中毒控制和消除评价办法,在全国范围内开展地方性氟中毒的控制和消除评价工作。目前执行的是 2019 年版的控制和消除评价办法。

一、评价内容及判定标准

（一）饮水型地方性氟中毒

1. 控制标准

（1）饮水氟含量符合国家生活饮用水卫生标准(GB 5749)。

（2）当地出生居住的 8~12 周岁儿童氟斑牙患病率≤30%。

2. 评价结果判定

（1）各病区村 2 项指标均达到控制标准,可判定为实现控制目标。若仅病情指标不符合要求,则判定为防治措施达标。

（2）当病区县 95% 及以上的病区村达到控制标准时,可判定该县达到控制标准。

（二）燃煤污染型地方性氟中毒

1. 控制标准

（1）合格改良炉灶率(包括使用清洁能源,如电能、液化气、沼气等)和合格改良炉灶正确使用率达到 90% 及以上。

（2）病区村供人食用的玉米和辣椒正确干燥率达到 90% 及以上。

（3）当地出生居住的 8~12 周岁儿童氟斑牙患病率≤30%。

2. 消除标准

（1）合格改良炉灶率(包括使用清洁能源,如电能、液化气、沼气等)和合格改良炉灶正确使用率达到 95% 及以上。

（2）病区村供人食用的玉米和辣椒正确干燥率达到 95% 及以上。

（3）当地出生居住的 8~12 周岁儿童氟斑牙患病率≤15%。

3. 评价结果判定

（1）各病区村 3 项指标均达到控制或消除标准,可判定为实现控制或消除目标。若仅病情 1 项指标不符合要求,则判定为防治措施达标。

（2）当病区县 95% 及以上的病区村达到控制或消除标准时,可判定该县达到控制或消除标准。

（三）饮茶型地方性氟中毒

1. 控制标准

（1）砖茶含氟量平均值符合国家砖茶含氟量卫生标准(GB 19965)。

（2）饮茶型地方性氟中毒防治知识知晓率达到 80% 及以上。

（3）连续3年,当地25周岁以上居民无新发中度及以上氟骨症患者。

2. 评价结果判定

（1）各病区村3项指标均达到控制标准,可判定为实现控制目标。若仅病情指标不符合要求,则判定为防治措施达标。

（2）当病区县95%及以上的病区村达到控制标准时,可判定该县达到控制标准。

二、组织实施

各级卫生健康部门会同承担地方病防治任务的相关部门组成消除评价组,负责消除评价工作的组织实施,各级疾病预防控制机构负责评价的技术支持。在病区县自评的基础上,开展市级复查、省级抽查,进行逐级评价,各级评价组采取审查申报资料与现场抽查相结合的形式进行评价。评价结果经同级人民政府同意后报上一级卫生健康部门。对经复核通过消除评价的县,经省级人民政府同意后,由省级卫生健康部门向社会分批公布实现消除县的名单,并报国家卫生健康委备案。实现消除目标的病区县定期进行自查,省级、国家卫生健康委根据监测发现的线索不定期开展复核。

（赵丽军　裴俊瑞）

第九节　实验室检测技术

一、水中氟化物测定

（一）离子选择电极法

氟化镧单晶对氟化物离子有选择性,在氟化镧电极膜两侧的不同浓度氟溶液之间存在电位差,这种电位差通常称为膜电位。膜电位的大小与氟化物溶液的离子浓度有关。氟电极与饱和甘汞电极组成一对原电池。利用电动势与离子活度负对数值的线性关系直接求出水样中氟离子浓度。检测所需试剂包括:冰乙酸（$\rho_{20}=1.06g/ml$）、氢氧化钠溶液（400g/L）、盐酸溶液（将 $\rho_{20}=1.19g/ml$ 盐酸与水等体积混合）、总离子强度调节缓冲液Ⅰ（称取 348.2g $Na_3C_6H_5O_7 \cdot 2H_2O$,溶于水中。用盐酸溶液调节 pH 为 5.0~5.5 后,加水定容至 1 000ml）、总离子强度调节缓冲液Ⅱ（称取 59g NaCl,3.48g $Na_3C_6H_5O_7 \cdot 2H_2O$ 和 57ml 冰乙酸,溶于水中,用400g/L 氢氧化钠溶液调节 pH 为 5.0~5.5 后,加水定容至 1 000ml）、氟化物标准储备溶液 $[\rho(F^-)=1.00mg/ml]$、氟化物标准使用溶液Ⅰ $[\rho(F^-)=100\mu g/ml]$ 和氟化物标准使用溶液Ⅱ $[\rho(F^-)=10\mu g/ml]$。所用仪器包括:离子活度计或精密酸度计、氟离子选择电极和饱和甘汞电极、电磁力搅拌器。具体测定方法参见 GB/T 5750—2023《生活饮用水卫生标准检验方法第 5 部分:无机非金属指标》。离子选择电极法测定水中氟化物时,需注意以下几个问题:

1. 标准溶液系列与水样的测定应保持温度一致。

2. 应用标准加入法计算公式时,当被测液氟浓度较高时,理论斜率和实测斜率很接近,计算时代入测定时被测液温度 t℃ 的理论斜率;但当被测液氟浓度较低时,实测斜率与理论斜率相差较大,计算时应代入被测液浓度范围的实测斜率。

3. 应用标准加入法时,加入的 ρ_1 应为 $\rho(F^-)$ 的 50~100 倍,（但加入氟的质量,应与试液的氟量基本相当）,使 E_2-E_1 为 30~40mV 为宜,加入的 V_1 应为 V_2 的 1/50~1/100,以使在加入氟标准液前后的试液总离子强度和体积的变化所引起的测量误差可以忽略不计。

（二）氟试剂分光光度法

氟化物与氟试剂和硝酸镧反应,生成蓝色络合物,颜色深度与氟离子浓度在一定范围内呈线性关系。当 pH 为 4.5 时,生成的颜色可稳定 24 小时。本方法所使用的试剂包括:氟化物标准溶液、氟试剂溶液（称取 0.385g 氟试剂 $C_{19}H_{15}NO_8$,置于少量水中,加 0.125g 乙酸钠 $NaC_2H_3O_2 \cdot 3H_2O$,加水至 250ml,溶解,保存于棕色瓶内,置于冷暗处)、硝酸镧溶液(称取 0.433g 硝酸镧 La(NO$_3$)$_3$·6H$_2$O,滴加 1mol/L 盐酸溶解,加纯水至 500ml。)、缓冲溶液(称取 85g 乙酸钠 NaC$_2$H$_3$O$_2$·3H$_2$O,溶于 800ml 纯水中。加入 60ml 冰乙酸,加水定容至 1 000ml。此溶液的 pH 应为 4.5,若有差异,则用乙酸或乙酸钠调节 pH 至 4.5)和丙酮。所使用的仪器设备相对简单,为 1 000ml 全玻璃蒸馏器、50ml 具塞比色管和分光光度计。具体测定方法参见 GB/T 5750—2023《生活饮用水卫生标准检验方法第 5 部分:无机非金属指标》。使用本方法时应注意:

1. 本法最低检测质量为 2.5μg,若取 25ml 水样测定,最低检测质量浓度为 0.1mg/L。

2. 水样中存在的 Al^{3+}、Fe^{3+}、Pb^{2+}、Zn^{2+}、Ni^{2+} 和 Co^{2+} 等金属离子均能干扰测定。Al^{3+} 能生成稳定的 AlF$_6$$^{3-}$,微克水平的 Al^{3+} 含量即可干扰测定。草酸、酒石酸、柠檬酸盐等也干扰测定。氯化物、硫酸盐、过氯酸盐大量存在时也能引起干扰。因此,当水样含干扰物质多时必须用蒸馏法预处理,即进行水样的蒸馏。

(三)离子色谱法

水样中待测阴离子随碳酸盐-重碳酸盐淋洗液进入离子交换柱系统(由保护柱和分离柱组成),根据分离柱对各阴离子的不同亲和度进行分离,已分离的阴离子流经阳离子交换柱或抑制器系统转换成具高电导度的强酸,淋洗液则转变为弱电导度的碳酸。由电导检测器测量各阴离子组分的电导率,以相对保留时间和峰高或面积定性和定量。本方法所需试剂包括:纯水(去离子水或蒸馏水)、淋洗液(称取 0.571 2g NaHCO$_3$ 和 0.763 2g Na$_2$CO$_3$,溶于纯水中,并稀释到 4 000ml)、再生液Ⅰ(0.5mol/L 硫酸,适用于非连续式再生的抑制器)、再生液Ⅱ(25mmol/L 硫酸,适用于连续式再生的抑制器)和氟化物标准储备溶液。本方法所使用的仪器为离子色谱仪,具体测定步骤参见 GB/T 5750—2023《生活饮用水卫生标准检验方法第 5 部分:无机非金属指标》。

(四)酶标仪法

该方法的测定原理为:水样中的氟离子在缓冲介质中与氟试剂及硝酸镧反应生成蓝色三元络合物,络合物在 650nm 波长处的吸光度与氟离子浓度成正比,通过酶标仪定量测定水样中的氟离子浓度。本方法适用于无色透明的地表水、地下水、生活饮用水和水质工程等水质氟离子检测,其特点是可以在 30 分钟之内同时检测至少 88 份待测样本,且大幅度减少试剂使用量。本方法适合检测的水氟浓度范围为 0.1～2mg/L。本方法涉及的试剂包括:1mol/L 盐酸溶液、1mol/L 氢氧化钠、丙酮、乙酰丙酮、冰乙酸、0.05mol/L 硝酸镧溶液(称取 2.215g 硝酸镧固体,滴加少量的盐酸溶液使其溶解,然后使用浓度为 1mol/L 的乙酸钠溶液调节 pH 至 4.1,用去离子水稀释到 100ml)、缓冲溶液(称取 3.5g 乙酸钠溶于 80ml 的去离子水中,加入 7.5ml 的冰乙酸,用去离子水稀释到 100ml,然后使用乙酸或者氢氧化钠溶液在 pH 计上调节 pH 至 4.1)、2mg/L 氟标准使用液和氟试剂。所需主要设备为含有 650nm 波长的酶标仪和 96 孔板。该方法操作过程如下:

1. **制备检测液** 将 7 体积份的试剂丙酮、2 体积份的试剂乙酰丙酮、2 体积份的氟试剂和 2 体积份的试剂缓冲溶液混合均匀后,再加入 2 体积份的硝酸镧溶液,混合均匀,得到最终的检测液(氟试剂在使用前先摇匀,然后用离心机 10 000rmp 离心 10 分钟,取上清液使用)。

2. **加样** 在 96 孔板中选择 8 个标准孔用于制作标准曲线,使用浓度为 2mg/L 的氟标准使用液和去离子水进行加样和稀释,使得最后各主孔中的液体均为 100μl,且氟离子浓度分别为:0mg/L、0.031 25mg/L、0.062 5mg/L、0.125mg/L、0.25mg/L、0.5mg/L、1.0mg/L 和 2.0mg/L;具体配制过程可以为:在第一排最后一个孔板中加入 200μl 的 2mg/L 的氟标准溶液,在前 7 个孔中各加入 100μl 的去离子水,然后在最后一孔中准确抽取 100μl 液体,放入前一孔中充分混匀后准确抽取 100μl 液体,放入次前一孔中,充分混匀,以此类推,直到从第一个孔中准确抽取 100μl 液体弃掉;其余孔板作为样本测量孔加入待测水样 100μl。

3. **检测** 向全部加样孔中分别一次性加入 150μl 步骤 5 制备好的检测液,使其在加样孔中充分进行反应,5 分钟以后转入至酶标仪,在 20 分钟内使用 650nm 波长进行吸光度检测,最后根据主孔所测得的标

准曲线,得到各副孔中待测液的氟离子浓度。

二、尿中氟化物测定(氟离子选择电极法)

测定原理同氟离子选择电极法测定水样中氟化物浓度的原理。检测方法详见 WS/T 89—2015 尿中氟化物测定离子选择电极法。采集晨尿或随机一次尿样 20~30ml 于清洁干燥的聚乙烯瓶中,若不能及时分析,冷藏保存于冰箱中,两周内完成测定。

三、粮食、蔬菜中氟化物测定(加热-酸浸-电极法)

(一) 原理

经加热-酸浸的过程,使粮食、蔬菜中的氟化物转移到酸浸溶液中,根据氟离子选择电极法测定氟化物的原理,测定酸浸溶液中氟离子含量,再换算回干重条件下粮食、蔬菜中的氟化物含量。

(二) 试剂

$1\mu g/ml$、$10\mu g/ml$、$100\mu g/ml$ 和 $1.00mg/ml$ 的氟化物标准储备溶液,总离子强度调节缓冲液($58g$ NaCl,$3.48g$ $Na_3C_6H_5O_7 \cdot 2H_2O$,$57ml$ 冰乙酸,溶于水中,用 $10mol/L$ NaOH 溶液调节 pH 为 $5.0~5.5$ 后,加水稀释至 $1\,000ml$),含氟的总离子强度调节缓冲液(用前述缓冲液配制氟化钠,终浓度为含 F^- $0.1\mu g/ml$),$0.1mol/L$ 高氯酸(吸取 $8.3ml$ 高氯酸,加水定容到 $1\,000ml$),$0.2mol/L$ 高氯酸(吸取 $16.6ml$ 高氯酸,加水定容到 $1\,000ml$)。

(三) 仪器

水浴锅、离子活度计或精密酸度计、氟离子选择电极和饱和甘汞电极、电磁力搅拌器。

(四) 分析步骤

1. 样品的制备

谷类样品:风干,去壳,除去杂质,粉碎,全部过 40 目筛。

蔬菜样品:取可食部分,洗净,控干,切碎,称重(W_1),于 $70~80℃$ 烘干,称重(W_2),粉碎,过 40 目筛。

处理后的样品,保存于干燥密封的容器内,称前要充分混匀。

2. 测定

(1)标准曲线法:分别吸取 $1\mu g/ml$ 氟化物标准使用溶液 $1.25ml$、$2.50ml$,另取 $10\mu g/ml$ 氟化物标准使用溶液 $0.50ml$、$1.25ml$、$2.50ml$、$5.00ml$,分别置于 6 个 25ml 容量瓶中,并各加 $0.2mol/L$ 高氯酸 $5.00ml$ 和总离子强度调节缓冲液 $12.5ml$,用纯水定容至刻度,混匀。全部倒入烧杯中,由稀至浓,在搅拌下依次读取平衡电位值(指每分钟电位值改变小于 $0.5mV$)。此系列氟的质量浓度分别为 $0.05mg/L$、$0.10mg/L$、$0.20mg/L$、$0.50mg/L$、$1.00mg/L$、$2.00mg/L$。以平衡电位为算术坐标,氟浓度为对数坐标,绘制标准曲线,或计算回归方程。

准确称取 $0.1~1g$ 样品,置于 50ml 带盖的三角烧杯中,加入 $0.1mol/L$ 高氯酸 $12.5ml$,加一根小搅拌棒放在磁力搅拌器上,搅拌 2~3 分钟。然后将样品瓶放入 $60℃$ 水浴中浸取 30 分钟,取出冷却后加入 $12.5ml$ 含氟的总离子强度调节缓冲液,混匀,测定平衡电位。

(2)标准加入法:吸取 $0.1mol/L$ 高氯酸 $12.5ml$ 置于 25ml 烧杯中,再加入 $12.5ml$ 含氟的总离子强度缓冲液,测定平衡电位值 E_1(约需用 10 分钟)。

准确称取 $0.5~1g$ 样品(准确至 0.1mg),同标准曲线法样品测定操作,测得电位值为 E_2。

(五) 计算

1. 标准曲线法

$$C_F = \frac{(C_0 - 0.05) \times V}{m} \qquad \text{式(10-1)}$$

式中:

C_F——样品含氟量,mg/kg;

V——样品溶液总体积,25.0ml;

C_0——样品溶液中氟化物质量浓度,mg/L;

M——样品称取质量,g。

2. 标准加入法

$$C_0 = 0.05 \times \left(\log^{-1} \frac{\Delta E}{K} - 1 \right) \qquad \text{式（10-2）}$$

$$C_F = \frac{C_0 \times 25}{m} \qquad \text{式（10-3）}$$

式中：

C_F——样品含氟量,mg/kg;

C_0——样品溶液中氟化物质量浓度,mg/L;

$\Delta E = E_2 - E_1$;

K——测定样品溶液的温度 t℃时的斜率;

m——样品称取质量,g。

（六）说明

标准加入法适于含氟<1mg/kg 的样品测定,样品溶液与空白溶液的测定温度要一致。

四、煤及土壤中氟化物测定（高温燃烧水解-电极法）

（一）原理

煤炭或土壤样品与石英砂混合,于 1 100℃在氧气-水蒸气流中燃烧、水解。煤或土壤中氟被转化为氟化氢或其他含氟的挥发性化合物,冷凝后被氢氧化钠吸收,根据氟离子选择电极法测定氟化物的原理,测定氢氧化钠吸收溶液中氟离子含量,再换算回煤及土壤中氟化物含量。

（二）试剂

本节使用的化学试剂除氟化钠需用优级纯外,其他试剂均用分析纯,所用水为去离子水,25℃时电导率不大于 0.10mS/m。

10μg/ml、1.00mg/ml 氟化物标准储备溶液、总离子强度调节缓冲液、0.2mol/L、10mol/L 氢氧化钠溶液、2mol/L 硝酸溶液（浓硝酸与水的体积比为 1∶6.25 混合而成）、0.5% 酚酞指示剂溶液（称取 0.5g 酚酞,溶解于 100ml 90% 乙醇溶液中）、石英砂（粒度 0.5~1mm,含氟量≤10mg/kg）、氧气（纯度 99% 以上）。

（三）仪器

高温热水解装置、离子活度计或精密酸度计、氟离子选择电极和饱和甘汞电极、电磁力搅拌器。

（四）分析步骤

详见 WS/T 88—2012《煤及土壤中总氟测定方法高温热水解-离子选择电极法》。

（五）说明

本方法样品溶液的检测下限为 0.5μg,当取样量为 0.200 0g,吸收液定容到 50ml 时,样品检测下限为 25.0mg/kg。煤炭样品采集可参考 GB/T 475—2008《商品煤样人工采取方法》和 GB/T 19494.1—2004《煤炭机械化采样　第 1 部分　采样方法》;土壤样品采集可参考 NY/T 1121.1—2006《土壤检测　第 1 部分:土壤样品的采集、处理和贮存》。

五、砖茶含氟量测定

（一）原理

砖茶经粉碎、过筛、干燥后准确称量,经沸水浴浸泡后,氟化物转移到茶汤中,根据氟离子选择电极法测定氟化物的原理,测定茶汤中氟离子含量,再换算回干重条件下边销茶及其再制品氟化物含量。

（二）试剂

10μg/ml、100μg/ml、1 000μg/ml 氟化物标准储备溶液,总离子强度调节缓冲液。

（三）仪器

离子活度计或精密酸度计、氟离子选择电极和饱和甘汞电极、电磁力搅拌器。

（四）分析步骤

1. **样品的制备**　按 GB/T 8302—2013《茶 取样》规定取边销茶及其再制品样品,按 GB/T 8303—2013《茶 磨碎试样的制备及其干物质含量测定》制备样品,取样量不低于100g,粉碎、过40目筛、混匀,取约3g于称量器皿中,在80℃烘干至恒定质量,贮于干燥器中。

2. **标准曲线制备**　在一系列 50ml 容量瓶中分别加入氟化钠标准应用液制备氟离子含量分别为0.5mg/L、1.0mg/L、2.0mg/L、5.0mg/L、8.0mg/L、10.0mg/L 的标准溶液。按照 1∶1 的比例准确量取此标准系列溶液和总离子强度调节缓冲液于塑料杯中,置电磁力搅拌器上,插入氟电极和饱和甘汞电极,按氟浓度由低到高测定平衡电位(mV)。以平衡电位为算术坐标,氟浓度为对数坐标,绘制标准曲线或计算回归方程。

3. **砖茶含氟量测定**　准确称取 0.2g(精确至 0.1mg)制备好的边销茶及其再制品样品,置于 50ml 具塞磨口三角烧瓶中,加入 40.0ml 沸水,塞好瓶塞,置沸水浴 15 分钟,取出后,自然冷却至室温。按照 1∶1 的比例准确吸取样液及总离子强度调节缓冲液于塑料杯中,测定平衡电位(mV)。样品中实际氟含量超过标准曲线时做稀释处理。

（五）计算

$$C_F = \frac{C_0 \times V}{m}$$ 式（10-4）

式中:

C_F——边销茶及其再制品含氟量,mg/kg;

V——样品溶液总体积,40.0ml;

C_0——样品溶液氟浓度,mg/L;

m——样品称取质量,g。

（六）说明

1. 以电极电位变化小于 0.5mV/min,判定电极的平衡电位。

2. 平行测定 2 份样品,2 份测定结果相对标准偏差≤10%,计算其平均值作为该批边销茶及其再制品含氟量。

六、空气中氟化物测定

（一）原理

环境空气中气态和颗粒态氟化物通过磷酸氢二钾浸渍的滤膜时,氟化物被固定或阻留在滤膜上,滤膜上的氟化物用盐酸溶液浸溶后,用氟离子选择电极法测定,溶液中的氟离子活度的对数与电极电位呈线性关系。

（二）试剂

0.25mol/L 盐酸溶液、5.0mol/L 氢氧化钠溶液、1.0mol/L 氢氧化钠溶液、76.0g/L 磷酸氢二钾浸渍液、总离子强度调节缓冲液Ⅰ(同前)、总离子强度调节缓冲液Ⅱ(称取142g 六次甲基四胺和85.0g 硝酸钾、9.97g 钛铁试剂,加水溶解,调节 pH 至 5~6,加水稀释至 1 000ml)、氟化物标准储备溶液、乙酸-硝酸纤维微孔滤膜(孔径为 5μm,直径为 90mm)。

（三）仪器

1. **大气采样器**　小流量采样器,流量范围满足 10~60L/min。采样头可放置 90mm 滤膜,有效滤膜直径为 80mm。采样头配有两层聚乙烯/不锈钢支撑滤膜网垫,两层网垫间有 2~3mm 的间隔圈相隔。采样器配有电子流量计和流量补偿系统,具有自动计算累计体积的功能,流量为 50L/min 时,采样泵可克服 20kPa 的压力负荷。采样器外观、工作环境、温度测量示值误差、压力测量示值误差和流量测量示值误差等相关性能指标应符合 HJ 194—2017 环境空气质量手工监测技术规范的规定。

2. **超声清洗器**　频率 40~60kHz。

3. 离子活度计或精密酸度计。

4. 氟离子选择电极和饱和甘汞电极。

5. 电磁力搅拌器。

（四）样品

1. 样品采集

（1）环境空气样品:样品的采集应符合 HJ 194—2017《环境空气质量手工监测技术规范》。安装滤膜,在第二层支撑滤膜网垫上放置一张磷酸氢二钾浸渍滤膜,中间用 2~3mm 厚的滤膜垫圈相隔,再放置第一层支撑滤膜网垫,在第一层支撑滤膜网垫上放置第二张磷酸氢二甲浸渍滤膜。

1 小时均值测定时,以 50L/min 流量采集,至少采样 45 分钟;24 小时均值测定时,以 16.7L/min 流量采集,至少采样 20 小时。

（2）全程序空白样品:取与样品采集同批次浸渍后的空白滤膜(两张),与样品在相同的条件下保存、运输。将空白滤膜安装在采样头上不进行采样,空白滤膜在采样现场暴露时间与样品滤膜从滤膜盒(袋)取出直至安装到采样头时间相同,随后取下空白滤膜并随样品一起运回实验室。

2. 样品保存　将滤膜对折放入塑料盒(袋)中密封,贮存在密封容器中,并在 40d 内完成分析。

3. 试样的制备　将两张样品滤膜剪成小碎块(约为 5mm×5mm),放入 50ml 带盖聚乙烯瓶中,加盐酸溶液(0.25mol/L)20.0ml,摇动使滤膜充分分散并浸湿后,在超声清洗器中提取 30 分钟,取出。待溶液温度冷却至室温,再加入氢氧化钠溶液(1.0mol/L)5.0ml、水 15.0ml 及总离子强度调节缓冲液 10.0ml,总体积 50.0ml,混匀后转移至 100ml 聚乙烯烧杯中待测定。

注:全程序空白试样制备与样品滤膜制备过程一致。

4. 实验室空白试样的制备　取与样品采集同批次浸渍的磷酸氢二钾浸渍滤膜(两张),按照与试样的制备相同的步骤制备空白样品(注意水加入量为 14.5ml)。在制备好的空白样品中加入氟标准使用溶液 [$\rho(F^-)$ = 10μg/ml] 0.50ml,总体积为 50.0ml,混匀后转移至 100ml 聚乙烯烧杯中待测定。

（五）分析步骤

详见 HJ 955—2018 环境空气氟化物的测定滤膜采样/氟离子选择电极法。

（六）说明

1. 采样前应对采样器流量进行检查校准,流量示值误差不超过±2%。

2. 采样起始到结束的流量变化不超过±10%。

3. 每批次样品分析应至少做两个实验室空白,空白值应低于 1.4μg;每批样品分析应至少做一个全程序空白,全程序空白值应低于 2.0μg,否则需查找原因,重新采样。

4. 取用滤膜的实验过程中应佩戴防静电的一次性手套,并用不锈钢或聚四氟乙烯的镊子进行操作。

（王伟　于光前）

附：

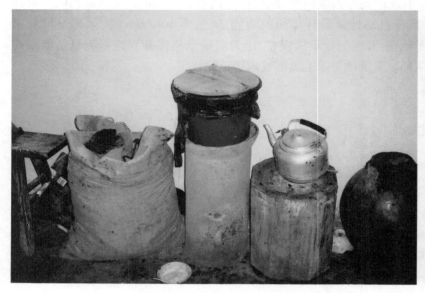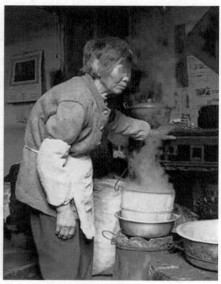

图 10-1　燃煤污染型氟中毒病区居民曾用过炊事、取暖、烘烤粮食的敞式炉灶（无排烟装置）

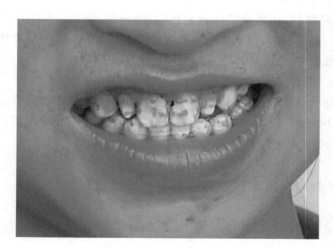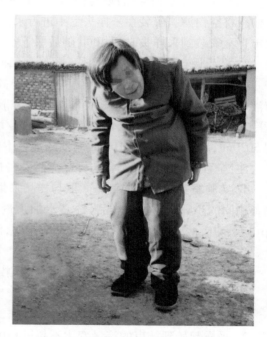

图 10-2　氟斑牙患者，牙釉质出现白垩、着色、缺损改变　　　　图 10-3　Ⅲ度氟骨症患者，弯腰驼背

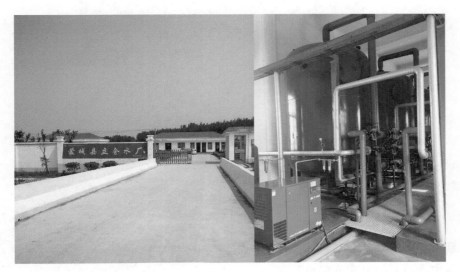

图 10-4　安徽省氟中毒病区改水工程外景及内部设施

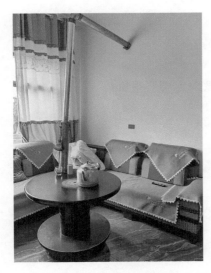

图 10-5　贵州省氟中毒病区降氟改良炉灶

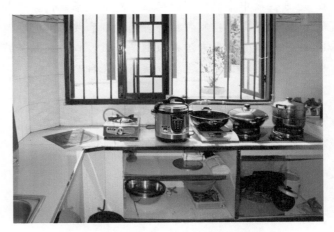

图 10-6　贵州省氟中毒病区家庭清洁能源使用

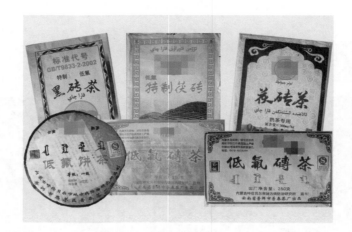

图 10-7　砖茶生产厂家按照国家标准（每千克砖茶允许含氟量≤300mg）生产的低氟砖茶

思考题

1. 地方性氟中毒流行病学特征是什么？
2. 地方性氟中毒的影响因素有哪些？
3. 如何理解氟骨症诊断过程中临床症状、体征与 X 线影像学检查结果的关系？
4. 地方性氟中毒非骨相损伤有哪些？
5. 地方性氟中毒监测的最终目的是什么？
6. 地方性氟中毒病区划分标准中对环境暴露因素是如何规定的？
7. 地方性氟中毒控制考核评价的过程和要求有哪些？
8. 地方性氟骨症患者治疗原则是什么？口服药物治疗氟骨症要注意哪些事项？
9. 水中氟化物测定的主要方法有哪几种？

第十一章 地方性砷中毒

第一节 概　　述

地方性砷中毒（endemic arsenicosis）简称"地砷病"，是一种生物地球化学性疾病。居住在特定地理环境条件下的居民长期通过饮水、空气、食物摄入或吸入过量的无机砷而引起的以皮肤色素脱失和/或过度沉着、掌跖角化或癌变为主的全身性慢性中毒。除致特异性的皮肤改变外，无机砷是国际癌症研究机构（International Agency for Research on Cancer，IARC）确认的人类致癌物，可致皮肤癌、肺癌，以及其他内脏肿瘤高发。在重病区，当切断砷源后或离开病区后多年，仍可有地方性砷中毒的发生，表明由砷引起的毒害可持续存在很长时间，并逐渐显示出远期危害—皮肤改变、恶性肿瘤及其他疾病等。地方性砷中毒不仅对病区居民身体健康造成严重的损害，亦对病区经济产生不良的影响，致使许多家庭因病致贫、因病返贫；同时，亦给病区居民带来了极大恐慌。地方性砷中毒曾是我国农村公共卫生中的一个严重问题。

地方性砷中毒病因明确，主要由长期饮用含高浓度无机砷的水或燃用含高浓度无机砷的煤引起。砷（arsenic，As）是构成物质世界的基本元素，在自然界广泛分布，地壳中的平均含量约为 2mg/kg，地球深处含砷更高，可达 620mg/kg。砷多以化合物的形式存在，如砷的氧化物、氢化物、硫化物等。

砷化物种类较多，不同砷化物的生物毒性相差较大。元素态砷因其溶解度很低，对机体的直接毒性不大，但氧化后形成剧毒氧化物对人体危害极大。无机砷毒性大于有机砷。在无机砷中砷化氢（AsH_3）是毒性极强的、以强烈溶血作用为特点的砷化物，往往是由工业生产所形成，地方性砷中毒病区不存在 AsH_3 问题。在地方性砷中毒病区饮用水中，最常见的为三价无机砷（iAs^{3+}）和五价无机砷（iAs^{5+}）。天然水中以 AsO_2^- 和 AsO_4^{3-} 形式存在，在富氧水体中以 AsO_4^{3-} 为主，在缺氧的深层地下水中则以 AsO_2^- 为主要存在形态，其毒性以三价砷为大，常为五价砷的数倍乃至数十倍。

人类何时发现砷化物，现无法考证。但古人认识并使用某些砷化物至少 2 000 多年，一是作为药物使用，追求长寿或防治疾病；二是利用其毒性作用，作为杀虫或自杀的毒药。根据砷的来源，人类暴露砷的方式大体上可分为生活接触、职业性砷暴露、环境污染及医源性暴露等方式。其中，生活接触方式是引起地方性砷中毒最主要的途径，是形成地方性砷中毒病因链的重要环节。在生活接触方式中，主要通过饮用含高浓度无机砷的地下水所致，称为饮水型地方性砷中毒。在中国，还有少数病区，是由于当地居民长期敞灶燃烧高砷煤，污染了室内空气和食物而造成慢性砷中毒，称为燃煤污染型地方性砷中毒。两种类型的地方性砷中毒在临床表现方面基本一致。

地方性砷中毒是一种古老的地方病，但是人们对其认识始于 20 世纪 40 年代。地方性砷中毒在人类中流行已相当久远，智利北部为历史悠久的地方性砷中毒病区，生活在该病区约公元 3～12 世纪期间的印第安人木乃伊骨骼中含砷量高达 9.2～24.81mg/100g（正常人体含砷总量为 14～21mg/人），迄今，那里仍是世界上最典型的病区，地域涉及三个州，约 43.7 万人。世界范围内有 70 多个国家存在饮水型砷暴露，2020 年 Podgorski 和 Berg 通过模型预测全世界饮水砷含量超过 WHO 推荐标准（10μg/L）的受威胁人口为 0.94 亿～2.2 亿，94% 分布在亚洲，主要为使用自家水井的农村人口。印度的西孟加拉邦和孟加拉国是世界上最大的砷中毒病区，孟加拉国分别有 5 700 万和 3 500 万人口饮水砷含量超过 0.01mg/L 和 0.05mg/L。

我国是饮用水砷污染比较严重的国家之一。我国台湾省于 1956 年首先发现饮水高砷乌脚病病区,内地于 1976 年首先在贵州发现了燃煤污染型地方性砷中毒病区,以后又在新疆、内蒙古、山西等省份发现饮水型地方性砷中毒病区的存在。根据 2019 年全国地方病年报统计数据显示,我国饮水型砷中毒病区和高砷区分布在 14 个省的 120 个县,涉及 2 565 个村,受威胁人口近 150 万人;贵州和陕西两省燃煤污染型地方性砷中毒病区涉及 12 个县的 1 393 个村,受威胁人口约 214 万人。此外,根据 2004—2010 年中央转移支付项目和联合国儿基会项目调查结果,我国大约有 600 万人饮水砷含量超过 0.01mg/L。

我国非常重视地方性砷中毒的防治工作。1992 年,原卫生部将地方性砷中毒纳入到我国重点地方病防治管理。"十一五""十二五""十三五"期间,水利部持续将我国地方性砷中毒病区和高砷区居民饮用水列入全国农村安全饮水建设规划。截止到 2020 年,我国饮水砷含量>0.05mg/L 的地方性砷中毒病区和高砷区以村为单位改水率达到 99% 以上。在中央转移支付项目支持下,全国燃煤污染型地方性砷中毒病区全面落实了以改炉改灶为主的综合防治措施。通过上述举措,全国所有饮水型和燃煤污染型地方性砷中毒病区县均达到了消除标准,基本消除了地方性砷中毒对农村居民身体健康的危害。

今后,在尚未改水的饮水型地方性砷中毒病区和高砷区应尽快落实防治措施,对于已采取防治措施的地区,应加强降砷改水工程和降砷炉灶的后期管理和维护,保证防治措施长期发挥效益。在巩固已有地方性砷中毒防治成果的同时,应进一步扩大调查范围,查清我国饮水砷含量超过 0.01mg/L 地区的分布范围和暴露人口数,并开展病情调查。目前,地方性砷中毒临床治疗尚无理想办法,需要进一步筛选地方性砷中毒特异性皮肤损害有效的治疗药物;加强环境慢性砷暴露与多系统健康风险研究,系统地阐明环境砷暴露对我国居民健康的危害;深入开展地方性砷中毒分子机制研究,筛选砷致健康损害的早期生物学标志;进一步将基础研究成果转化为我国防治地方性砷中毒的方法、标准和策略,为我国地方性砷中毒的消除提供科学支撑。

(孙殿军)

第二节　流　行　病　学

一、流行病学特征

(一) 病区成因

1. 饮水型地方性砷中毒

(1) 淋溶—蓄积作用:我国饮水型地方性砷中毒的主要病区明显分布在新疆-宁夏-内蒙古-山西的一个不连续的狭长地带内,都是典型的冲湖积成因沉降盆地,分布在山前洪积—冲积平原,位于地势较低处,主要通过淋溶—蓄积作用形成局部地下水高砷。如新疆奎屯垦区病区位于准噶尔盆地最低带,呈大致平行于天山山脉分布地理带。内蒙古病区主要分布在阴山山脉南麓倾斜平原地势低洼处,病区绵延千里,病区北部有狼山、大青山古老变质岩系,砷含量为 10~60mg/kg,为地壳平均含量的 5.5~33 倍,是病区高砷环境原生物质的来源。山西的病区也是典型的冲湖积成因沉降盆地,其中病情最重的山阴县位于最低处,周围山区包绕。这些山脉都有丰富的砷含量较高的矿物,在含溶解氧丰富的降水的淋溶下,释放出其中的砷,随水流动逐渐搬迁到地势低处蓄积富集。此过程包括两个方面,一是沿途水溶性砷被溶解迁移,二是土壤中铁、铝元素形成的胶体物质[如 $Fe(OH)_3$、$Al(OH)_3$]结合、吸附和截留水中溶解状的砷。实际上,在整个淋溶—蓄积体系中,溶解与截留保持着动态平衡。越接近平原低处水流速度越缓且土壤颗粒越细,截留能力逐渐增强。当水流进入低处洼地时,则往往呈停滞状况,随水流迁移来的砷化物就在低洼处停留蓄积,随着水分蒸发浓缩而导致局部地带砷含量逐渐上升,使深层地下水水砷含量超过国家标准,居民开发饮用该层水时,便形成地方性砷中毒病区。所以,这类成因病区多分布在山前洪积-冲积平原,位于地势较低处(见图 11-1)。这是多数饮水型病区形成的一个最重要的条件或形式。自然界是非常复杂的,准确地说,地方性砷中毒病区的形成是个多因素的结果,如当地气候干燥、水蒸发量远远大于降水量、地下水以垂直循环为主、地下水径流不好等。

（2）富砷矿对流经水的污染：砷在自然界主要以化合物的形态存在于各种岩矿中，往往是硫、铁、金、银、铜、汞、铝、钴等有色金属的伴生矿，岩矿的风化导致大量的含砷矿物氧化向地下水释放砷。自然界中300多种砷矿物中，约有20%是硫化物或硫盐，最常见、储量最多的是砷黄铁矿（FeAsS）和黄铁矿（FeS$_2$），这些矿物可以被水中的 O$_2$、Fe^{3+}、NO$_3^{2-}$ 或矿石晶体如 MnO$_2$ 氧化。因此，当水流经这些岩矿时砷便被溶于其中，使水砷含量超过饮用水标准。当人类以溶有大量被砷污染的水作为水源时，便会造成机体慢性中毒而形成地方性砷中毒病区。据调查发现，泉水中砷含量一般均较高，特别是温泉水。内蒙古白音桌病区就是这样形成的一个典型病区。该村地处大兴安岭余脉山区，周围有毒砂矿，富含砷，而白音桌村是个山谷地，属于一个小流域，由上游源头至下游地下水砷含量依次为 0.55mg/L（山泉水）、0.16～0.28mg/L（白音桌上营村井水）、下游5km处井水砷则为 0.085mg/L。显然泉水经富砷矿流出溶解了大量的砷，受自然污染的水从上游往下流时，水砷含量逐渐降低。

打在含砷较高岩矿地层上的井，井水含砷量会很高。人类认识天然饮水砷过量而导致的地方性砷中毒，便是从这种情况下开始的。

（3）水源的含水层为富砷的湖沼相地层水：众所周知，地球的形成是经过了一个相当长的时间，在这一漫长的时间里，地球发生了巨大的变迁。尤其在湖泊地带迁移来的砷易在相对静止的湖水中沉积并为水生生物摄取，随水生生物死亡而沉于水底，故这些湖泊往往成为砷汇集处，并使砷得以保存下来。由于砷化物溶解度较低，随水蒸发而向地表迁移能力不及 Cl$^-$、F$^-$、SO$_4^{2-}$ 等离子。因此，被富集的砷多在原位存在，不易穿过后来形成的沉积物而露出。这也导致在这些病区，更近代的地表沉积形成的土壤中含砷量并不高。因此，病区浅层井水往往含砷不高，当改浅井为深井时，则水砷上升（见图11-2）。

据内蒙古病区水文地质调查发现，有的地方性砷中毒病区距今几万年以前是个大湖，在上更新代以来湖水逐渐退缩，到全新世在低洼地留下若干个独立的湖沼洼地，这里成了携带含砷的地下水与地表水的排泄带，其砷的富集是一个长期的积累结果；同时湖泊内的生物，在体内富集了大量的砷，经过漫长的历史时期，一代代生物遗体腐烂生成富砷的淤泥质，即现今病区高砷含水层。一些学者在对内蒙古巴彦淖尔市杭锦后旗地方性砷中毒病区水质调查时，对砷的价态和形态分析时指出，湖相层积甲烷菌所致的厌氧环境，特别有利于三价砷的形成（占70%～90%）。由于有机物在甲烷菌的作用下，有沼气形成，井水中可见有气泡，甚至可燃，水中溶解氧低、化学耗氧量高，加之局部的硫、铁元素对砷的富集有利，所以造成局部村落井水含砷量过高。

（4）地下水文条件和气候变化：地下水水文条件可使地下水砷含量和赋存形态发生变化。地下水流可影响地下水的稀释过程和水文地球化学性质，改变含水层系统的氧化还原条件，造成地下水砷含量的时空变化。地下水流速降低可延长地下水滞留时间，增强水与岩石之间的互相反应强度，导致地下水砷含量增加。同时地下水温升高可降低溶解氧浓度和减少氧化反应，提高砷的释放量，导致水砷含量增加。此外，地下水位变化可使地下水砷含量发生变化。地下水位升高，可通过低 pH 水补给来稀释和降低水砷含量；地下水位下降，水体受到补给水稀释的限制，水砷含量增加。由此可见，地下水砷含量的时间变化受到地下水、水流和水文地球化学性质等水文条件的影响。

气候变化可改变地下水的补给特征，引起地下水位波动、水温变化等，进而影响地下水砷的时间变化，地下水砷含量和赋存形态具有明显的季节差异。这种季节差异与降水量的变化有关，降水量大的季节地下水砷含量较低，而降水量小的季节地下水砷含量较高。地下水砷的形态也具有季节性变化，雨季可迅速抬高地下水位，含水层的还原性增强，有利于 iAs^{5+} 转化成 iAs^{3+}；雨季过后地下水位逐渐降低，地下水中的 iAs^{3+} 所占比例也随之降低。内蒙古呼和浩特地区地下水总砷和 iAs^{3+} 含量在枯水期和丰水期之间差异明显。

2. 燃煤污染型地方性砷中毒　燃煤污染型地方性砷中毒，就其本质讲，是生活污染所致的砷中毒。由于敞灶燃烧地产高砷煤逸出大量烟尘污染居室空气，导致空气和被烘干食品受砷污染。一般情况下，室外空气砷含量仅为 0.002mg/m³ 左右，而病区居室，尤其是厨房砷含量超过 0.4mg/m³，约为室外浓度200余倍。室内干燥保存的玉米砷含量达 4.13mg/kg±2.76mg/kg（新收获的玉米砷含量为 0.46mg/kg），干燥的辣椒砷含量达 512.0mg/kg±350.4mg/kg(自然干燥的辣椒砷含量为 2.32mg/kg±1.26mg/kg)。居民长期从空气和食物中摄入大量的砷,导致机体慢性砷中毒。据郑宝山等研究,高砷煤区在古代沉积环境上多属晚二叠世三角洲前缘相及三角洲沼泽平原。沉积区大体上为古滨海湖沼海陆交互相。晚三叠世是我国主要成煤时期,气候温暖,植物生长茂盛,加之古火山喷发提供大量砷,植物摄取较多砷,其所形成煤含砷量较高。高砷煤不但在我国有,国外也有。

(二) 地域分布

在全世界已知饮高砷水所形成的病区,分布在 5 个大洲的多个国家,主要分布在美洲和亚洲,其中,智利是历史最悠久的病区,而孟加拉国、印度和中国是全世界病情严重、病区面积大、受危害人口多的国家。

在我国,发现最早的地方性砷中毒病区为台湾省西南沿海病区,时间为 20 世纪 50 年代。在大陆,首先于 20 世纪 70 年代在贵州发现了燃煤污染型病区;20 世纪 80 年代初期在新疆准噶尔盆地的乌苏县北部地带首次发现了饮水型病区。90 年代初在内蒙古、山西相继确认地方性砷中毒病区存在。迄今,我国大陆已发现 15 个省(自治区、直辖市)有地方性砷中毒病区或高砷区,分别为:新疆、山西、内蒙古、宁夏、吉林、青海、甘肃、安徽、江苏、湖北、云南、四川、贵州、陕西和河南,其中贵州为燃煤污染型地方性砷中毒病区,陕西既有燃煤污染型病区,又有饮水型病区,其余省份均为饮水型地方性砷中毒病区或高砷区。根据最新的 2019 年全国地方病年报统计数据显示,饮水型病区县/高砷县有 120 个,涵盖 2 565 个病区村/高砷村,受威胁人口近 150 万人,有确诊患者 4 871 人;燃煤污染型病区涉及 12 个县的 1 393 个村,受威胁人口约 214 万人,有确诊患者 3 930 人。饮水型最重病区省份是内蒙古和山西,燃煤污染型最重病区省份是贵州。

(三) 人群分布

无论是饮水型还是燃煤污染型砷中毒,只有暴露于高砷水或燃高砷煤者才会发病。在同样的病区内,若居民不饮用高砷水或燃用高砷煤,则不会发病。在许多饮水型砷中毒病区,均发现高砷水井的分布是呈点状或灶状散在分布的,故患者也相应呈点状散在分布。同样在燃煤污染型病区,也并非所有家庭都用高砷煤,患者只出现在燃用高砷煤的家庭。

1. **年龄**　在饮用高砷水的人群中,任何年龄均可受害。据调查显示,患者最小年龄为 3 岁,最大年龄为 88 岁,且随年龄的增长患病率上升,40 岁以上居民患病率明显高于 40 岁以下,60~70 岁年龄段是患病的高峰期。因为随年龄增长,累积剂量增高,砷对机体作用时间越长。但是儿童砷中毒的发生也常见报道,砷暴露对尚处于生长发育阶段的儿童各方面的影响是目前急需解决的重要问题。燃煤污染型砷中毒情况与饮水型基本相似。

2. **性别**　饮水型地方性砷中毒的性别差异报道不一,有的认为该病与性别无关,但多数调查研究认为砷中毒人群分布以成年男性和重体力者居多,砷中毒患者男性明显高于女性,并且病情严重,这可能与机体的摄入量、免疫力和排泄机制有关,但造成这种差异的原因还没有确切的流行病学资料证实。

3. **家庭集聚性**　在片状的小病区内患者集中在个别村,而在一个村屯内,患者又发生在个别的户,这是因为同一病区的井水含砷量差异很大,同一位置不同深度的水层,含砷量也相差很大。所以患者呈小块状或点状分布。其发病的突出特点为家庭聚集性,大部分受累家庭有 2 名或 2 名以上的患者,有些则全家发病。在处于同样摄砷状况下的人群中,也并不是每个人都出现同样的病情,即使是同一家人,病情也存在很大差异,新疆调查 85 户中,81 户有患者,且大部分有 2 例或更多的患者,有一户 6 口人均患病。内蒙古调查 111 户居民,有 2 个以上患者的家庭为 53 户,最多的一家有 7 人患病。

4. **职业**　该病的发病主要和砷暴露史相关,与职业关系不大,患病人群均为贫困地区的农民,其他职业鲜有发病。

(四) 时间分布

地方性砷中毒的潜伏期一般较长,但燃煤污染型地方性砷中毒病区发病的潜伏期较饮水型地方性砷中毒潜伏期短(饮水型一般约 10 年),具有发病急、病情重的特点。饮水型砷中毒的发病在冬春季节发生四肢末端发绀现象较多,我国台湾病区冬季乌脚病病情加重,提示低温加重砷中毒的血管损害。燃煤污染型砷中毒在冬季的发病也相对较多,因为冬季居民在室内逗留时间较长,而且在这一季节用高砷煤烘烤食物,通过呼吸道接触砷污染空气的机会增多。地方性砷中毒的发病没有一定的周期性,而是呈持续上涨的趋势。随着病区人群暴露年限的不断增多,加上研究和调查的深入,该病的发病和检出人数有增加趋势。

二、影响因素

居民砷中毒的发病率及患病程度除与砷暴露时间、剂量有明显的时间、剂量效应关系外,还受到下列因素影响。

（一）营养条件

砷的毒性与其在体内大量消耗巯基化合物,造成机体清除自由基的能力下降,最终导致脂质过氧化等自由基损害有关。因此,蛋白质供给不足、营养失衡、微量元素缺乏使机体免疫力及清除自由基能力降低,病情加重。

（二）饮食习惯

饮食习惯对地方性砷中毒有一定影响。常饮生水的人病情比常饮开水的人严重。在燃煤污染型砷中毒病区,如果居民在食用前清洗烘烤食物,则可以降低总砷摄入量,病情相对较轻。

（三）个体差异

在地方性砷中毒病区常可见到饮同一高砷井水的人病情有很大差异,有的为重度砷中毒,有的则很轻甚至无明显症状,同一家庭成员中也存在病情轻重不同的现象,显示在地方性砷中毒发病上存在个体差异。

（四）社会经济条件

经济状况也与病情有关,经济状况差,居民营养、卫生状况不良,在相同砷暴露下则容易发病且病情相对较重。地方性砷中毒发现之初,当地经济往往不发达,如印度和孟加拉的恒河下游病区,我国台湾西南沿海病区,内蒙古、山西和新疆等地的病区。

（五）气候与气温

在气候炎热地区,居民耗水量增多,总砷摄入量增加,病情相对严重。如印度西孟加拉一组病例,居民水砷平均值为 0.32mg/L,但病情显得很严重。气候寒冷潮湿地区燃煤型地方性砷中毒病情相对会严重一些,因为取暖及烘烤食物的时间延长,居民通过空气及污染食物摄入的总砷量增加。

气温对患者临床表现有影响。砷中毒患者往往有末梢循环障碍及雷诺氏现象,气温寒冷使砷中毒循环系统症状明显,显示低温加重砷中毒血管损害。

（夏雅娟　郭志伟　崔娜）

第三节　发病机制

地方性砷中毒是一种以特异性皮肤改变为主要特征的全身多系统损害,严重者会出现皮肤癌及内脏肿瘤。一直以来,砷因其毒性和致癌性而备受关注。尽管目前对于砷的毒性作用机制尚未完全明确,但随着分子生物学和分子毒理学等技术的发展,地方性砷中毒的发病机制得到不断丰富和完善,一些机制研究已逐渐达成共识,本节主要从砷的生物转运和代谢,以及砷致酶功能异常、氧化损伤、遗传毒性、表观遗传学改变、免疫功能损伤等方面进行阐述。

一、砷的生物转运和代谢

自然界中的砷化物分为无机砷(inorganic arsenic,iAs)和有机砷。iAs 通常以亚砷酸和砷酸盐等形式存在于自然界,包括 iAs^{3+} 和 iAs^{5+}。砷的价态影响其在体内的分布,不同价态的砷毒性程度不同,在一定条件下,两种价态的砷可以相互转化,其毒性作用程度与接触砷的时间、浓度和形态均有关,具有剂量—效应关系。有机砷是指砷与一些有机基团结合而成的化合物,包括砷胆碱、砷甜菜碱、一甲基胂酸(monomethyl arsenic acid,MMA)和二甲基胂酸(dimethyl arsenic acid,DMA)等。有机砷的半衰期低于20h,与 iAs 相比,可更快速地经肾脏排出体外完成代谢过程。本节将重点介绍 iAs 在机体内的生物转运和代谢过程。

(一) 吸收

砷的主要吸收途径是消化道、呼吸道和皮肤。消化道是饮水型砷中毒和燃煤型砷中毒重要的砷吸收途径,两种类型砷中毒分别是长期饮用高砷水和食用高砷煤烘烤的食物而引起。此外,经消化道吸收的砷还包括食用含砷食物或药物等。消化道对砷的吸收率可达 95%~97%。人口服 As_2O_3 的中毒剂量为 5~50mg,致死量为 70~180mg;小鼠经口摄入 As_2O_3 的 LD_{50} 为 42.9mg/kg,兔经口 LD_{50} 为 20mg/kg。经呼吸道吸收导致的砷中毒主要发生于职业暴露人群,如矿石冶炼、燃煤发电等。燃煤型砷中毒的吸收途径之一也包括经呼吸道吸收。空气中的砷主要以微粒物的形式存在,沉积在呼吸道及肺表面后被吸收,其毒性作用程度取决于砷微粒的大小、溶解度、湿润度等。人通过呼吸道吸入 As_2O_3 的致死浓度为 0.16mg/m³。在含 1mg/L AsH_3 的空气中呼吸 5~10 分钟,可发生致命性中毒。长期少量吸入可引起慢性砷中毒。皮肤对砷的吸收率相对较低,皮肤接触砷后可引起接触性皮炎,暴露部位出现密集成片的丘疹等。

(二) 分布

砷主要由肠黏膜吸收入血,并与血中的巯基蛋白及低分子量的谷胱甘肽(glutathione,GSH)或半胱氨酸绑定,经血液输送至各器官,沉积于肝、肾、肌肉、骨、皮肤、肺、胃肠壁及脾脏、指甲和毛发等部位。砷在组织内与相应组织的蛋白结合,特别是在皮肤、毛发、指甲和骨骼中可形成稳定的储存库。砷在大鼠血液中的半衰期是 60~90 天,而在人、小鼠、兔、狗等血液中半衰期仅为 6~60 小时。血液供应丰富的器官中砷浓度较高,随时间延长,砷的分布则取决于其与组织的亲和力。

(三) 代谢

iAs 在机体内代谢的主要方式是还原和氧化甲基化,MMA 和 DMA 是砷甲基化的主要代谢产物。经典的砷代谢途径认为:iAs^{5+} 在进行甲基化转化前首先必须还原成 iAs^{3+},iAs^{3+} 在甲基转移酶(arsenite methyltransferase,AS3MT)的作用下,以 s-腺苷甲硫氨酸(s-adenosylmethionine,SAM)为甲基供体形成 MMA^{5+},MMA^{5+} 在谷胱甘肽硫转移酶 ω-1(glutathione sulfur transferase ω-1,GSTω-1)的作用下被还原成 MMA^{3+},进而在 AS3MT 的催化作用下发生第二次甲基化生成 DMA^{5+},部分 DMA^{5+} 可被 GSTω-1 还原成 DMA^{3+},再进一步被 AS3MT 甲基化。Hayakawa 等学者提出新的砷甲基化途径认为:甲基化发生在砷-谷胱甘肽复合物的基础上,iAs^{5+} 被还原成 iAs^{3+} 后,首先与 GSH 形成三谷胱甘肽胂复合物(arsenic triglutathione,ATG),ATG 在 SAM 存在条件下被 AS3MT 甲基化生成一甲基胂二谷胱甘肽复合物(monomethylarsonic diglutathione,MADG)。MADG 和 MMA^{3+} 依据 GSH 浓度而处于动态平衡。生成的 MMA^{3+} 可被氧化成 MMA^{5+},未转化成 MMA^{3+} 的 MADG 被 AS3MT 再次甲基化生成二甲基胂一谷胱甘肽复合物(dimethylarsinic glutathione,DMAG)。DMAG 可被水解生成 DMA^{3+},并被氧化转化为 DMA^{5+}。因此,砷甲基化生成 MMA 和 DMA 的过程,一直被认为是无机砷发生生物转化和代谢的主要途径。

人体摄入的砷可通过尿液、粪便、呼吸道等途径排出体外。同时,砷还可通过汗液、乳汁等途径排出或长期聚积于指甲、毛发等组织中,但这些途径的代谢量极低。尿液是 iAs 排出体外的主要途径,因此,尿砷含量及形态分布是评价人群近期砷暴露和机体砷代谢的重要指标。饮水型砷暴露人群尿中不同形态砷的分布一般为:10%~30% iAs、10%~20% MMA、60%~80% DMA,但个体间存在很大差异。人体对砷的甲基化能力随砷暴露剂量的升高而降低,甲基化能力男性低于女性,并随年龄增加呈现下降趋势。个体砷甲基化能力的差异也受遗传因素和营养因素的影响,如砷代谢相关酶 AS3MT 和 GSTω 的基因多态性可以部分解释个体砷代谢模式的多样性;另外,补充叶酸可降低血中 MMA、促进尿 DMA 的排泄。研究表明,相同砷暴露条件下,发病人群与健康人群相比,尿 MMA 水平和相对量显著升高;高砷暴露者中二次甲基化能力较弱的人群发病风险更高。机体对砷甲基化能力的不同很可能与砷中毒发病危险和疾病症状多样性密切相关。

二、砷的毒作用机制

（一）砷对酶活性的影响

砷具有明显的亲硫特性，能与酶蛋白分子的巯基（sulfhydryl，—SH）结合，形成稳定的络合物或化合物，从而抑制酶的活性，使机体内许多酶参与的正常生物化学反应或代谢过程受到障碍，长期作用将引起各系统或器官功能性或病理性改变。

研究表明，砷可以抑制抗氧化酶的活性，包括超氧化物歧化酶、谷胱甘肽转移酶、谷胱甘肽还原酶、谷胱甘肽过氧化物酶和过氧化氢酶等。GSH 可直接与亲电子基团结合或者作为谷胱甘肽过氧化物酶和谷胱甘肽转移酶等酶的辅助因子，在砷的解毒和抗氧化过程中发挥重要作用。GSH 也参与调节转录因子、半胱氨酸蛋白酶和应激酶等砷毒作用的靶蛋白特定巯基残基的氧化还原过程。动物实验表明，砷可以影响线粒体相关酶的活性，如琥珀酸脱氢酶的亚基 A、泛醇细胞色素 C 氧化还原酶、细胞色素氧化酶和 ATP 合酶等。体外研究表明，砷可以调节硫氧还蛋白还原酶、血红素氧合酶还原酶和还原型辅酶 II 氧化酶的活性，在组织提取液中砷也被证明可以通过氧化损伤或结合邻二硫醇抑制磷酸脱氢酶。砷可诱导 MC-3T3E 成骨细胞、人皮肤角质 HaCaT 细胞等核转录因子红系衍生核相关因子-2（Nuclear transcription factor erythroid derivates nuclear related factor-2，Nrf2）激活，进而上调血红素加氧酶-1、依赖还原型辅酶 1 醌氧化还原酶、应激蛋白 170、过氧化物氧化还原酶 1 和 γ-谷氨酰半胱氨酸合成酶。砷还可以抑制代谢酶的活性从而导致能量代谢失衡，如三羧酸循环中关键的丙酮酸氧化酶、琥珀酸脱氢酶等受抑制，线粒体 NADH 氧化呼吸链中有关酶被抑制均可影响到 ATP 生成从而影响能量代谢。

（二）砷诱导氧化损伤

氧化应激是地方性砷中毒的重要发病机制之一。砷可以通过诱导氧化或抗氧化水平失衡引起氧化应激，从而造成多种细胞的损害效应。流行病学调查显示，高砷暴露人群血中活性氧水平显著升高，抗氧化物质水平显著下降，同时血砷浓度与升高的活性氧（Reactive oxygen species，ROS）和下降的抗氧化物之间呈显著相关性。砷在体内的代谢过程中可以产生大量的 ROS，作用途径主要包括亚砷酸盐氧化为砷酸盐的代谢过程中产生的 ROS，通过线粒体电子传递链的复合物 I 和复合物 III 产生的 ROS，以及甲基化砷使铁蛋白释放铁而引发 Haber-Weiss 反应所产生的 ROS 等。实验表明，人血管平滑肌细胞、血管内皮细胞和神经细胞等在砷暴露的情况下，均可产生氧自由基和过氧化氢。2μg/ml 亚砷酸盐可以迅速提高细胞内的氧自由基水平并诱导细胞发生缺失突变，自由基淬灭剂 DMSO 能够减少自由基水平和突变发生率。

砷能够影响机体抗氧化防御系统的重要信号通路 Nrf2 信号通路。Nrf2 和它的细胞质接头蛋白 Keapl 是细胞抗氧化反应的中枢调节分子，能被多种氧化性和亲电性化学物激活，进而启动抗氧化反应原件（antioxidant response element，ARE）靶基因转录。多个细胞系的研究已经证实，Nrf2 参与抵抗砷诱导的氧化应激反应。

砷诱导氧化损伤还包括引起应激蛋白反应，包括热休克蛋白（Heat shock protein 70，HSP70）家族等，该应激蛋白参与降低细胞内血红蛋白及 ROS 中卟啉的形成。砷化物还可诱导分子量在 27kd、60kd 和 90kd 的应激蛋白家族，如角化蛋白、金属硫蛋白、多药耐药基因等。另外，除了 ROS，砷暴露还可以诱发产生活性氮（reactive nitrogen species，RNS），也可引起氧化损伤。

（三）砷致遗传毒性

已有研究表明，慢性砷暴露可对机体产生持续性的遗传损伤，砷的致突变作用较弱，但可以造成染色体和 DNA 的损伤。高砷暴露可诱导微核（micronucleus，MN）形成、姐妹染色体互换（sister chromatid exchange，SCE）及染色体畸变（chromosomal aberration，CAs）。在高砷暴露人群的外周血淋巴细胞、膀胱脱落细胞及口腔黏膜细胞中，均可检测到微核率的明显升高。体外实验发现，低剂量（5μmol/L）砷暴露 24 小时和高剂量（20μmol/L）砷暴露 4 小时，均可诱导人正常成纤维细胞形成微核。高砷暴露人群的外周血淋巴细胞的 SCE 及 CAs 频率明显增高。在人成纤维细胞和中国仓鼠卵巢细胞系中，iAs^{3+} ≥ 1μmol/L 时能够诱导细胞 CAs 和核内复制，iAs^{3+} 和 iAs^{5+} 在 0.01μmol/L 甚至更低浓度时就可引起 SCE。芬兰的一项饮水型高砷暴露人群调查显示，尿总砷浓度、尿 MMA% 与染色体畸变数呈正相关，DMA% 与染色体畸变数呈负相关。在我国台湾省乌脚病病区,饮水高砷暴露史达30年的病例及其配对对照人群的淋巴细胞遗传学指标结果表明,病例组各染色体类型畸变(如缺失、断裂和断裂交换)频率和总染色体类型畸变频率显著增加,总染色体类型畸变率大于4.023%的病例发生癌症的危险性增加了9倍。上述结果提示,淋巴细胞染色体畸变可能是预测砷暴露人群癌症发生风险的一个有价值的生物标记物。

砷暴露还可导致DNA损伤。有研究者利用单细胞凝胶电泳验证了砷中毒患者的外周血淋巴细胞存在DNA单链断裂,并且DNA损伤程度随尿砷、发砷含量升高及病情严重程度而逐渐增加;在体外培养的人淋巴细胞,砷的作用剂量与DNA损伤程度存在剂量-效应关系。另外,砷能通过抑制核苷酸切除修复、碱基切除修复及错配修复抑制受损DNA的修复,在一定程度上又增加了砷的遗传毒性。

(四) 砷致表观遗传改变

近些年越来越多的研究表明,表观遗传学作用也是砷的毒性机制之一,主要涉及DNA甲基化、组蛋白修饰和与砷暴露相关的非编码RNA的表达发生改变。这些表观遗传改变在调节基因表达和细胞稳态中均发挥重要作用。

砷对DNA甲基化模式的影响是研究最多的表观遗传改变。由于砷代谢途径与DNA的甲基化使用了同样的SAM,可能造成细胞内甲基供体SAM含量降低,从而导致基因组DNA低甲基化,进而改变基因表达,如无机砷可引起叙利亚猴胚胎细胞发生癌变,而在这些癌变细胞中c-myc、c-fos和c-Ha-ras等原癌基因调控区发生低甲基化,引起基因表达水平升高而产生细胞周期紊乱,最终导致肿瘤。另有研究发现摄食缺乏甲基饲料的小鼠暴露于无机砷时可以加剧DNA低甲基化,如引起Ha-ras基因5′端调控区的低甲基化。在砷所致的癌前期和癌性皮肤病变中,肿瘤抑制基因p16和死亡相关蛋白激酶DAPK基因启动子区DNA甲基化模式明显异常。这些研究均表明,无机砷引起DNA甲基化与其所致的肿瘤有关。

砷可以通过调控组蛋白H3的甲基化破坏组蛋白的表观修饰,如暴露于三价砷的人肺癌A549细胞增加了H3K9的二甲基化水平,并降低了H3K27的三甲基化水平,砷引起的H3磷酸化增高可以引起致癌基因c-Fos和c-Jun的上调。在人类膀胱上皮细胞中,MMA^{3+}与降低H4K16乙酰化密切相关,表明慢性砷暴露可能促进膀胱癌发生。

非野生型p53敲除的人支气管上皮细胞长期暴露于低水平亚砷酸盐,会引起miR-200s表达水平降低,同时细胞发生恶性转化伴随发生上皮间质转化。在亚砷酸盐诱导的人胚肺成纤维细胞转化过程中,miR-21水平上调,ERK/NF-κB信号通路被激活。另外,下调miR-21可通过引起其靶基因Spry1表达上调而阻止亚砷酸盐诱导的ERK信号通路激活。LncRNA在砷的毒作用的机制研究中尚在起步阶段,有研究发现亚砷酸盐诱导的肝上皮细胞可以通过上调LncRNA MALAT1抑制HIF-1的泛素化降解途径,从而促进细胞的恶性转化。

(五) 砷致免疫功能损伤

机体的免疫系统通常处于一个动态平衡状态,越来越多的证据表明病区环境中的砷暴露水平能够干扰人体的免疫系统,具有免疫抑制作用,慢性砷暴露可增加人群肺呼吸道、肺结核及真菌感染。孟加拉国的人群流调结果显示,孕妇尿砷水平与产后婴儿胸腺大小、乳汁免疫分子IL-7和乳铁蛋白(lactoferrin,Ltf)含量成显著负相关,与男性婴儿的呼吸道感染、孕妇发热和腹泻的患病呈正相关。提示,砷暴露不仅降低母体免疫力,还对胚胎期免疫中枢器官胸腺的发育有抑制作用。而且,研究也发现胚胎期和儿童期砷暴露能够明显增加成年后肿瘤性和非肿瘤性肺部疾病的发生。动物实验证明,砷暴露可影响免疫器官,导致胸腺重量降低;不同免疫器官对砷的敏感性不同,饮水砷暴露的小鼠胸腺的总砷蓄积量明显高于骨髓和脾脏,胸腺和骨髓中砷的主要形态为MMA^{3+},并且总砷和MMA^{3+}含量与胸腺和骨髓细胞DNA损伤呈正相关,提示发育期的免疫细胞可能对砷比较敏感。此外,砷还能通过降低免疫细胞的数量和功能来降低机体免疫力。饮水砷暴露的儿童及地方性砷中毒患者均可见外周血$CD4^+$T淋巴细胞亚群数量及$CD4^+/CD8^+$比值下降,但对$CD8^+$T细胞无明显影响。砷对淋巴细胞亚群的损伤作用表现出一定的选择性。在地方性砷中毒患者鲍文病皮损处,还可见朗格汉斯细胞数量的减少,降低了局部的抗原呈递能力。慢性砷暴露可显著降低有丝分裂剂(血凝素、刀豆素A)刺激的人外周血T淋巴细胞增殖,同时抑制T淋巴细胞分泌细胞因子TNF-α、IFN-γ、IL-2、IL-10、IL-5、IL-4。

目前,对于砷发挥免疫抑制作用的机制尚不明确,凋亡被认为是砷诱导免疫抑制的一个重要机制。免疫细胞的异常凋亡可直接干扰免疫稳态,导致免疫功能缺陷、免疫相关疾病甚至肿瘤的发生。与对照组相比,砷暴露儿童有更高的外周血单个核细胞(peripheral blood mononuclear cell,PBMC)凋亡率,而且砷暴露水平与PBMC凋亡呈显著正相关。中国台湾的研究者发现,砷性鲍恩病患者皮损处CD4$^+$T细胞凋亡率显著高于非砷性鲍恩病和银屑病患者;进一步的研究发现,砷暴露一方面可刺激外周血CD4$^+$细胞表达Fas,另一方面可刺激角质形成细胞表达sFasL,这就使得由外周血渗入皮肤的CD4$^+$细胞表面Fas与角质形成细胞表面sFasL结合,可继续促发鲍恩病皮损处的CD4$^+$细胞凋亡。砷暴露使受损皮肤局部的免疫功能缺陷,这给癌变细胞发生免疫逃逸创造了有利的条件,也给癌变皮肤为何常见多发、反复感染提供了合理解释。

(孙洪娜　孙贵范　高琳)

第四节　临床表现与诊断

一、临床表现

地方性砷中毒主要为慢性中毒,其特征性表现为皮肤改变,同时伴有神经、消化、心血管系统等多方面的症状和体征。由于受携砷介质、砷摄入剂量、砷形态与含量、理化性质、内外环境条件等因素的影响,地方性砷中毒临床表现也不尽相同。在轻病区,患者可能有较轻的皮肤改变而无明显的临床症状;在重病区,患者皮肤病变体征明显,常伴有不同程度的临床症状,砷中毒引起的神经、心血管病、肝病、肿瘤等并发病症较为多见。有些摄砷量很高的病区,消化道损害症状出现较早,肝脏、心脏、肾脏损害亦较重,明显接近亚急性砷中毒的临床表现。

(一) 临床症状

1. 神经系统 神经系统症状是砷中毒患者出现较早的常见症状,一般可分为中枢神经系统症状和周围神经系统症状两类。

中枢神经系统损害的常见症状为乏力、睡眠异常(失眠、多梦等)、头疼、头晕、记忆力减退等非特异表现。周围神经损害包括脑神经和脊神经。脑神经损害的症状常见有耳鸣、听力减退、眼花、视力下降、嗅觉或味觉减退等;脊神经损害的症状则表现为肢体麻木、感觉异常、感觉迟钝、自发疼痛,尤其是手套、袜套样麻木及感觉异常的末梢神经炎样表现较为常见,末梢神经炎呈对称性由肢端向躯体方向发展,感觉和运动神经均可累及,重者可出现四肢麻痹、肌肉萎缩。

自主神经也常受影响而出现自主神经功能紊乱如出汗增多、灼热感等。

2. 消化系统 消化系统症状常见表现有食欲减退、恶心、呕吐、腹痛、腹胀、腹泻或便秘及肝痛,部分患者可出现肝肿大、肝硬化。在燃煤污染型病区肝区疼痛比饮水型病区多见。流行病学调查分析表明腹胀和食欲减退与居民砷中毒检出率呈显著的正相关。

3. 循环系统 砷对心血管系统的损害主要表现为高血压、心脑血管疾病及心肌损害,因而出现相应的临床症状和体征。在砷中毒病区,主诉肢端怕冷和末梢循环障碍的患者多见,重症患者可出现心悸、胸闷、胸疼、胸部不适、背疼,稍活动即感气短、怕冷、四肢凉感;有些患者可伴有雷诺氏征和手足发绀,尤其是冬、春季节明显。严重者饮高砷水数月即有明显胸部不适感,心电图有心律失常、Q-T延长、ST-T段改变、束支传导阻滞、电轴左偏等异常表现。微循环检查可见球结膜微循环、甲皱微循环改变。

4. 其他 呼吸系统可有咳嗽、气喘、鼻咽干燥、多痰等;泌尿生殖系统可有尿频、尿急、尿道刺激症等;生育功能亦受到一定影响,可出现男性性欲减退,女性月经紊乱、月经初潮推迟等。

综上所述,地方性砷中毒是由于长期摄入过量砷所致的慢性全身性中毒疾病,可使人体多系统器官受到损害而出现较为复杂的临床症状,但这些症状在其他疾病中也可出现,故无特异性。因此,仅靠临床症状难以作出诊断。

（二）体征

地方性砷中毒是以皮肤改变为主要特征的全身性中毒性疾病，典型病例常具有掌跖部皮肤角化、皮肤色素沉着、色素脱失等体征；当一个患者同时出现皮肤角化、皮肤色素沉着和脱失时，通常称为"皮肤三联征"，是诊断地方性砷中毒的特异体征。

1. **皮肤色素改变**　地方性砷中毒患者皮肤色素改变包括色素沉着和色素脱失两种（见图 11-3）。皮肤色素沉着和脱失呈对称性、弥漫性分布，多见于身体非暴露部位，尤以胸腹和腰背部明显，向四肢逐渐减轻。两种色素改变常同时存在，使躯干皮肤呈花皮状，病区人们称其为"花肚皮"。严重者，在口腔和生殖器黏膜等处也可见到色素沉着。

皮肤色素沉着包括弥漫性灰黑色和斑点状棕褐色色素沉着。前者多见于水砷含量较高的早期病区，检查时皮肤显得似乎很脏，但实际上并不脏，不可能用水洗去；后者类似雀斑，轻者常见对称性散在分布，重者密集如雨点状，在水砷含量不很高的轻病区即可发生，出现色素沉着斑点的皮肤表面光滑平坦。

皮肤色素脱失斑点为针尖至黄豆大小的脱色斑点，形状不一，边缘模糊，与皮肤色素沉着共存或单独存在，亦以躯干为重向四肢逐渐减轻。轻者呈对称性散在分布，重者密集如雨点状，可累及到四肢皮肤，一般情况下不涉及颜面。

2. **皮肤角化**　掌跖角化是地方性砷中毒的特异体征，呈对称性分布（见图 11-4）。轻者仅限于掌跖非摩擦部位，重者手背、足背亦可累及。早期可见单个散在的米粒大小丘疹，或多个隐匿于手掌大小鱼际针尖大小至粟粒大小的半透明状丘疹，用手可触摸到，水洗后更清晰。丘疹逐渐增大，可达黄豆或蚕豆大小，表面角化物可用刀片削去，切削无疼痛，亦无出血，但切后不久又复长出，反复切割或刺激后中心逐渐形成角质栓，切割后中央略凹，中心硬栓呈鸡眼状。角化物可相互连接融合成斑块状、条索状。重者可累及整个掌跖部位，使皮肤呈蟾蜍皮状，大片状的角化物表面常发生皲裂呈菜花样。手足皮肤多干燥，增生角化物局部出现干裂、硬变，发展至水泡后可刮脱，刮出物呈豆腐渣样或糠皮状，有时角化物局部可有出血、渗出、溃疡、黑变、四周红晕，应注意恶变。

除掌跖角化外，躯干、四肢部位也可出现角化斑，多为圆形、扁平高于皮肤表面的斑丘疹块，呈米粒至指甲盖大，边缘清晰，为棕色、褐色、黑色或暗红色，表面粗糙。少数病变有糜烂，自觉痒感。

3. **皮肤癌变**　地方性砷中毒患者易继发鲍恩病或皮肤癌，多为掌跖角化病灶和躯体部位角化物恶变而来，一般发生于病程较久的患者（见图 11-5）。鲍恩病通常多发，也可单发，以躯干部位多见，轻者无自觉症状，皮损表现为小片红斑，后扩展成椭圆形或不规则形，边缘清楚；稍隆起的扁平斑片状损害，表面可有鳞或痂皮，剥离后表面湿润潮红，不易出血，极少数转化为鳞状细胞癌。皮肤癌多由掌跖角化过度或鲍恩病的基础上演变而来，也可在正常皮肤上产生，以基底细胞癌和鳞状上皮细胞癌多见。因此，无论是掌跖角化病灶还是身体其他部位角化物，一旦出现奇痒、渗出、溃疡、出血、黑变、疼痛、四周红晕都应尽快检查，切除病灶并进行病理检查。确诊后还应注意其他部位是否恶变，早发现、早切除。典型皮肤癌周边隆起，中间溃疡，表面不平整或呈菜花状，迁延不愈，且不断扩大。

（三）常见并发病

慢性砷暴露可导致多种非癌性健康损害和多脏器的恶性肿瘤。常并发心血管疾病、雷诺病、高血压、血栓闭塞性脉管炎等疾病。地方性砷中毒患者除了发生鲍恩病、皮肤癌外，还易继发内脏肿瘤，常见有肺癌、肝癌、膀胱癌、肾癌等，呈现相应临床表现。

（四）实验室检查

地方性砷中毒实验室检查主要涉及体内砷负荷状况，常用指标包括尿砷、发砷、血砷及指甲砷等，这些指标的砷含量均有不同程度升高。采取防治措施后，砷暴露指标可回落到正常范围，而临床表现仍持续存在。发生并发病时，可作相应实验室检查。

二、临床诊断标准

地方性砷中毒临床诊断按 WS/T 211—2015《地方性砷中毒诊断标准》进行；诊断对象有饮用高砷水或燃用高砷煤的生活暴露史，具有严格的地区性。GB 5749—2022《生活饮用水卫生标准》规定，生活饮用水砷最高限值为 0.01mg/L,WS 277 地方性砷中毒病区判定和划分标准规定,高砷煤阈值为 40mg/kg。

地方性砷中毒临床诊断指标主要包括基本指标和参考指标。

（一）基本指标

生活在地方性砷中毒病区的居民,有过量砷暴露史,并符合下列临床特征之一者可诊断为地方性砷中毒。

1. 掌跖部位有其他原因难以解释的丘疹样、结节状或疣状过度角化;

2. 躯干非暴露部位皮肤有其他原因难以解释的弥散或散在的斑点状色素沉着和/或边缘模糊的小米粒至黄豆粒大小不等的圆形色素脱失斑点。

（二）参考指标

病区居民的尿砷或发砷含量明显高于当地非病区正常参考值。

（三）鲍恩病、皮肤癌

鲍恩病和皮肤癌虽不是地方性砷中毒所特有的,但地方性砷中毒患者易于发生。当掌跖角化物出现糜烂、溃疡、疼痛,躯体角化物或色素斑发生黑变、表面毛糙、糜烂、溃疡、疼痛及病损周围皮肤出现红晕,应做活体组织病理检查确诊。

（四）鉴别诊断

地方性砷中毒基本诊断指标为掌跖角化和皮肤色素异常,并存在明显地方性,当患者出现"皮肤三联征"时更具有特异性,故易于鉴别。但单独出现某一皮肤改变,而其他改变不明显时临床上需要加以鉴别。

1. 与掌跖角化疾病的鉴别

（1）掌跖角化病:遗传性疾病,多在婴幼儿期发病,轻者掌跖皮肤发干、发硬、角化过度。重者随年龄增长而出现对称性掌跖角化,似胼胝或疣状隆起。

鉴别要点:地方性砷中毒患者在幼年发生掌跖角化多不明显。

（2）寻常疣:由人类乳头瘤病毒感染引起。皮损好发于手背、手指及足缘等处,形态和颜色较为单一,可发生同形反应。初起小丘疹,逐渐增大呈黄豆大或更大,表面粗糙、坚硬,呈灰黄、污黄或污褐色,修剪或搔抓时易出血。当免疫功能低下时,疣体可广泛、巨大,顽固不退。一般无自觉症状,可有压痛。病程慢性,少数可自愈。

鉴别要点:①形态、部位;②压痛、挤压痛;③削切出血。

（3）手掌非特异角化点:农牧区居民手掌可见散在的小米粒大小半透明扁平角化点,无自觉症状,可能与劳动轻微皮肤创伤有关。

鉴别要点:①形态;②无躯干色素改变。

（4）其他

1）胼胝:俗称老茧,多在劳动及走路受摩擦和挤压部位发生;形态为扁平角化斑块;可有压痛或走路时疼痛。

2）鸡眼:多见于足部受挤压部位;形态为单个圆形,中央角栓深达真皮;有压疼。

2. 与色素沉着鉴别的疾病

（1）雀斑:多发生于儿童,青春期少年最明显,多见于面部,颈、肩、手背等暴露部位亦可发生,夏季重,冬季轻,呈小米粒大小、类圆形褐色斑点。

鉴别要点:地方性砷中毒棕色色素沉着以成年为主,儿童很少发生,其部位主要在躯干非暴露部位。

（2）脂溢性角化病:又称老年疣,是老年人很常见的良性皮肤肿瘤,病因尚不明确,可能与遗传、日晒有关,主要见于 50 岁以上中老年人,但 50 岁以下发病者并非少见。皮损常为多发性,可出现于任何部位,以头面、躯干、上肢最常见。早期损害为扁平的丘疹或斑片,皮色或褐色,表面光滑,以后逐渐增大,形成境界清楚的斑块,表面可呈乳头瘤样增生,褐色或黑色。外形对称,较规则,病程缓慢,逐渐发展,一般无自觉症状,无自愈倾向,但极少发生癌变。组织病理显示角化过度,表皮以基底样细胞为主的乳头瘤样增生;肿瘤基底部与两侧正常表皮在同一水平。

鉴别要点:①地方性砷中毒所致的色素沉着斑稍微细小,角化不明显,多伴有芝麻大小到绿豆大小色素减退斑;②脂溢性角化病色素沉着比较明显,大小不一。

3. 与色素脱失鉴别的疾病

（1）白癜风:青壮年多见。可发生于皮肤任何部位,大小不一、形状不规则的脱色斑,白斑外围可有一狭窄的色素加深圈,无自觉症状。

鉴别要点:地方性砷中毒脱色多为面积较小、边缘不清晰的脱色斑点,常同时伴色素沉着。

（2）老年性白斑:又称特发性点状白斑、特发性点状色素减少症,为皮肤老化的表现之一。多发生于50岁以上者,皮疹随年龄增大逐渐增多,多为躯干、四肢非暴露部位白色斑疹,2~5mm 大小,圆形,境界清楚,表面稍凹陷、无鳞屑,无自觉症状。

鉴别要点:地方性砷中毒则多为面积较小、边缘不清晰的色素脱失斑点,并常同时伴有色素沉着。

（3）花斑癣:花斑癣俗称汗斑,是由糠秕马拉色菌感染所致的皮肤浅表慢性真菌感染,该菌正常情况下在皮肤寄生,在特殊情况下致病。皮损多位于汗腺丰富部位,如躯干、腋下、面颈部等。一般为绿豆大到黄豆大小的圆形或类圆形斑疹,表面覆盖淡棕褐色细薄糠状鳞屑,陈旧损害可为色素减退斑,又称寄生性白斑。花斑癣常在炎热季节发病,多见于年轻人,自觉症状轻微。

鉴别要点:病损表面有糠状鳞屑。

三、临床分度标准

地方性砷中毒临床分度主要以相对比较特异的皮肤体征为主,结合参考指标进行。首先应进行皮肤病变分级,在皮肤病变分级的基础上,以皮肤病变为主结合参考指标分为可疑、轻度、中度和重度。地方性砷中毒患者经活检组织病理检查确诊的鲍恩病和皮肤癌,原则上应按重度病例对待。

（一）皮肤病变分级

1. 掌跖部皮肤角化

（1）Ⅰ级:掌跖部有肉眼仔细检查可见和/或可触及的 3 个及以上散在的米粒大小的皮肤丘疹样或结节状角化物。

（2）Ⅱ级:掌跖部有较多或较大的明显丘疹样角化物。

（3）Ⅲ级:掌跖部有广泛的斑块状或条索状等不同形态角化物,或同时在掌跖部和手足背部有多个较大的疣状物,甚至表面有皲裂、溃疡和出血。

2. 皮肤色素沉着

（1）Ⅰ级:以躯干非暴露部位为主的皮肤颜色稍变深或有对称性散在的较浅的棕褐色斑点状色素沉着。

（2）Ⅱ级:以躯干非暴露部位为主的皮肤呈灰色或有较多的深浅不同的棕褐色斑点状色素沉着。

（3）Ⅲ级:以躯干非暴露部位为主的皮肤呈灰黑色或有广泛密集的棕褐色斑点状色素沉着,或有较多的深棕黑色或黑色直径在 1cm 左右的色素沉着斑块。

3. 皮肤色素脱失

（1）Ⅰ级:以躯干非暴露部位为主的皮肤有对称性散在的针尖大小的色素脱失斑点。

（2）Ⅱ级:以躯干非暴露部位为主的皮肤有较多的边缘模糊的点状色素脱失斑点。

（3）Ⅲ级:以躯干非暴露部位为主的皮肤有广泛密集的边缘模糊的点状色素脱失斑点。

4. 鲍恩病和皮肤癌:掌跖角化物出现糜烂、溃疡、疼痛;躯体角化物或色素斑发生黑变,表面毛糙、糜烂、溃疡、疼痛及周围皮肤红晕,并经活体组织病理检查确诊。

（二）临床分度

1. 可疑　出现以下情况之一者:

（1）皮肤仅有Ⅰ级色素沉着或Ⅰ级色素脱失斑点,或仅在掌跖部皮肤有 1~2 个米粒大小的丘疹样或结节状角化物。

（2）在燃煤污染型病区有明显视物不清、味觉减退和食欲差等表现。

2. 轻度　在可疑基础上出现以下情况之一者：

（1）掌跖部皮肤有Ⅰ级角化，或躯干Ⅰ级皮肤色素沉着和Ⅰ级皮肤色素脱失同时存在。

（2）在可疑对象中，有尿砷或发砷含量明显高于当地非病区正常值者亦可列为轻度。

3. 中度　在轻度基础上，掌跖部皮肤角化、躯干皮肤色素沉着和色素脱失中有一项为Ⅱ级者为中度。

4. 重度　在中度基础上，掌跖部皮肤角化、躯干皮肤色素沉着和色素脱失中有一项为Ⅲ级者为重度。

5. 鲍恩病和皮肤癌　经活体组织病理检查确诊者。

（王正辉　王连方）

第五节　预防与治疗

一、饮水型地方性砷中毒预防

切断砷源是防治砷中毒的根本措施，流行病学调查显示，病区切断砷源两年后，不仅对健康人有保护作用，使新发患者大为减少，且病区患者临床症状和体征有明显好转或减轻。在饮水型砷中毒病区切断砷源的措施主要是改水和理化除砷，改水指改换水源，用符合国家生活饮用水卫生标准的新水源取代原有的高砷水，这是防治饮水型砷中毒的主要措施，目前在我国大部分病区已采用了此种方法（见图11-6）；对于不易改水的地区，可以采用物理、化学的方法降低水砷含量（见图11-7），使其达到国家生活饮用水卫生标准。

（一）改换水源

1. 选择水源的原则　在选择水源时，要考虑以下原则：水量充沛可靠；水质应符合国家饮用水水质标准；水源选择应考虑安全、经济以及便于水源保护等因素；有多处水源可供选择时，应对其水量、水质、投资、运行成本、施工和管理条件等进行全面技术经济比较后择优确定；水源可以选择井水、地表水、雨水、泉水等，当地表水、地下水均可满足要求时，宜优先选用地下水和泉水水源；利用已有水源工程作为工程水源时，应重点分析其水量、水质和供水保证率是否满足要求。基于以上原则，病区采用何种水源还要根据实际情况来确定，并在改水时因地制宜地考虑采用何种改水方式。

2. 确定水源

（1）打低砷水井：根据已知的水文地质资料，打建新的低砷水井，作为生活饮用水，大部分病区多采用该方法。地下水由于所在的水文地质条件不同，其含砷量差异较大，有的地区高有的地区低，因此在选择水源时一定要慎重。在使用过程中要定期进行水质监测，防止使用过程中水砷和其他有害物质含量上升。

（2）引地面水作水源：在病区附近如果有天然地面水源时，可以修建人工渠道引水，或用管道输水，引水经过处理后可作为生活饮用水。地面水总体上含砷量低，但水量不易保证，水质受流经地区地质情况、气候、季节等因素影响而变化较大。

（3）蓄水：缺水或无低砷水源的地方，可修建水窖等设施，将雨雪水用一定的建筑物收集贮存，处理后供饮用。缺点是水量不易保证。

（4）改饮同村低砷水：流行病学调查已证实，在一个多水源病区，往往高砷水源与低砷水源同时存在，因此居民可以改饮同村低砷水源。

（5）混合水源：在低砷水源水量不足时，可采用混合稀释的方法，将高砷水的砷含量稀释至生活饮用水卫生标准后饮用。

（二）饮水除砷

饮水除砷技术主要是通过物理、化学等方法，将饮用水中过量的砷去除，使饮用水砷含量达到国家生活饮用水卫生标准，主要适用于寻找不到合适水源的高砷地区。目前，饮水除砷方法主要是混凝沉淀法、吸附法、离子交换法、电凝聚法，此外还有生物技术、压力膜技术和预氧化吸附技术等。

1. 混凝沉淀法　混凝沉淀法是应用最多、最广泛的除砷方法，目前在饮用水中运用较广。混凝剂可分为无机和有机两类;最常见的无机混凝剂是铁盐(如三氯化铁、硫酸亚铁、氯化铁)和铝盐(如硫酸铝、氯化铝、聚铝),此外,常用的混凝剂还有硅酸盐、碳酸钙、聚硅酸铁等,有机混凝剂主要是高分子混凝剂。混凝剂的除砷机制为促使溶解状态的砷向不溶态转变。这个过程包括三个方面:

(1) 沉淀作用,水解的金属离子与砷酸根形成沉淀;

(2) 共沉淀作用,即混凝剂在水解、聚合、沉淀的过程中,将砷吸附、包裹、闭合或络合等而使砷随水解产物沉淀;

(3) 吸附作用,即混凝剂形成不溶性水解产物,其表面将砷吸附。

在这 3 种机制中,共沉淀和吸附作用更为重要。目前三价铁盐应用更广,这是由于三价铁可氧化三价砷为低毒性的五价砷,并在适当的 pH 下与五价砷生成沉淀物。混凝沉淀法的优点是除砷效果好,操作简单;缺点是需要大量的混凝剂,并产生大量含砷废弃物,易导致二次污染,处理后的水,增加了含 SO_4^{2-}、Cl^-量,甚至超过了饮用水标准。

2. **吸附法**　该法适用具有高比表面积、不溶性的固体材料作吸附剂,通过物理吸附、化学吸附等作用将水中的溶解性砷固定在自身的表面上。吸附剂主要包括活性氧化铝、活性炭、骨炭、天然或合成的金属氧化物及其水合氧化物等,吸附剂表面积越大,吸附能力越强。近年来,传统吸附剂的改进和新型、高效的除砷吸附剂的开发研究比较活跃。吸附法技术简单易行,适合量大、砷浓度较低的水处理体系;缺点在于回收困难,不易再生,且再生后吸附效率下降。当水中某些离子(如氟化物、氯化物、硫酸盐等)含量较大时,这些物质与砷发生竞争性吸附,会降低除砷效率。

3. **离子交换法**　离子交换剂主要有无机离子交换剂(如水合二氧化钛等)和有机离子交换剂(如经二价铜离子活化的阳离子交换树脂等)。离子交换法对 As^{5+} 有很好的去除效果,由于 As^{3+} 以中性形式存在于水中,所以离子交换去除效果较差,为了提高除砷效率,目前在大多数研究中将树脂进行改性以提高除砷效果。离子交换法除砷的优点是处理量大、操作简单、分离效果好、可循环利用,且有利于各种有价成分的回收利用,不会造成二次污染;缺点是成本高,易受干扰。

4. **电凝聚法**　电凝聚法以铝或铁作为电解槽的电极,在直流作用下进行电解,阳极铝或铁失去电子后溶于水,形成 Al^{3+} 和 Fe^{3+}。这些铝和铁的三价离子作为混凝剂,与富集在阳极区域的氢氧根生成氢氧化物,水中的砷酸根离子被吸附在这些具有较大比表面积的无定形氢氧化物或其聚合体上,随电解产生的气泡上浮,或者沉淀在电解池的底部,从而分离以去除水中的砷。研究发现,在最佳状态下,砷去除效率可达94%。因为电凝聚法需要专门的设备,操作技术条件要求比较高。

总体来说,各种方法均有各自不同的适用条件和优缺点,而各种除砷方法都不同程度地受水源水质条件、经济发展水平的影响。因此,在高砷地区应因地制宜地选择适合当地的饮水除砷方法。今后,研究成本低廉、易得到、生物化学性质稳定、吸附能力强、易再生的吸附剂和多重协同除砷机制是未来饮水除砷技术研究的主要方向。

(三) 水源保护与后期管理

目前,我国部分已改水病区仍存在水源地受生活污水、化肥、农药、养殖禽畜粪便、工业废水等污染以及改水工程损坏废弃等情况导致饮用水砷回升,因此为保障改水工程长期有效发挥作用,应构建一套完整的饮用水水源保护体系,落实水源保护区的防护措施,包括:完善农村饮用水水源保护专门法规、制定科学合理的饮用水水源保护规划、加强病区水砷的常规化监测、增强卫生和水利以及其他相关部门的沟通与信息共享、对病区居民开展健康教育等。

二、燃煤污染型地方性砷中毒预防

病区当地居民以高砷煤作燃料,煤在敞炉燃烧过程中释放出大量的砷,而又无烟道将其排除,同时还用这种敞烧的煤火烘干刚收获的玉米、辣椒,使空气和食物受到严重的污染,而食用玉米、辣椒前又不淘洗,所以,居民从空气、食物和皮肤黏膜吸入了大量砷化物,导致人体慢性砷中毒。

从燃煤污染型地方性砷中毒病区形成的条件,可见,要控制其流行必须从以下六方面做好预防工作:

（一）阻断高砷源

1. 停烧高砷煤

（1）封闭高砷煤窑（矿）：按国家矿物开采法的有关规定，严禁开采对居民身体健康造成严重损害的矿物，卫生部门应积极地配合当地政府和其他执法部门封闭高砷煤窑（矿），查封存放的高砷煤。

（2）市场严禁出售高砷煤：对于产自有高砷煤储藏地带的煤应加强检测和调查，对于砷含量超过国家规定标准的煤严禁出售。

（3）法律诉讼：因燃用该种煤而造成居民慢性中毒的，应向法律部门起诉矿主，让其对造成的损失给予赔偿。

2. 改变燃料结构　用其他含砷低的煤、沼气、电力、天然煤气、炭薪柴等作燃料。

（二）防止含高砷的物质进入机体

1. 改炉改灶，把含高砷的室内空气和烟尘排出室外　改炉改灶后，煤在炉膛内密闭燃烧，并通过排出口在室外的烟道，把煤燃烧后释放出的含砷烟气排出室外，明显地减少了砷从呼吸道和皮肤黏膜的吸收，使病区人的日摄砷量逐渐地接近非病区居民的摄入水平。

2. 改变食物烘干、保存、食用方式，减少砷从消化道的摄入　大量的研究已证实，病区新收获的玉米、辣椒砷含量并不高，主要是烘烤和保存过程中受到砷污染，呈现出食物烘干、保存时间越长砷含量越高的特点；同时也发现，每天从消化道进入的砷占日总摄入量的80%以上。所以，改变食物烘干、保存、食用方式就成为防止含高砷的物质进入机体的重要手段。

（1）改变食物烘干方式：用封闭式火炕、烤烟房、过火管道、自然晾晒等方法干燥新收获的玉米、辣椒。在极个别的以玉米为主食的山区可调整种植结构或利用地膜育秧技术把玉米收获期提前，避开阴雨季节，创造自然晾晒的条件。

（2）密闭保存烘干的玉米、辣椒：干的玉米、辣椒，用袋子、箱子、缸以及密闭较好的其他容器保存，防止再污染。不要放在炉火的上方和易受污染的地方。

（3）玉米食用前要淘洗，辣椒要擦净：玉米食用前要用清水淘洗几次，把表面的砷污染物洗去，辣椒食用前擦去表面的污物。

（三）改变生活环境，减少砷的摄入

1. 调整住房结构，使砷可能污染的范围缩小，尽量减少砷的摄入　在新建和维修改造原有住房时，应将厨房和卧室、大厅分开，避免厨房的烟气对其他居室的污染。

2. 改变取暖方式，消除冬季更重污染　高山区冬季采暖期较长，往往冬季过后会出现一个发病的小高峰。其原因就与冬季里人们在室内吸入了大量的砷化物有关。所以，冬季采暖时，一定要使用密闭的有排烟设备的火炉、火炕、火墙、土暖气等，还要注意室内定时换气，多从事室外活动。

（四）开展健康教育

燃煤污染型地方性砷中毒是人类行为和不健康的生活方式造成的疾病，所以，开展健康教育尤为重要，有计划、有目的、有组织、有系统的社会宣传和教育人们自愿改变不良的行为和不卫生的习惯，消除和减轻影响健康的危险因素，形成新的有利于健康的行为和生活方式。实践已表明没有良好的健康教育就很难控制地方性砷中毒的流行。

（五）做好健康促进工作

健康教育的目的不仅促使个人行为改变，而且促使政府行为改变，并注重发挥个人、家庭、社会的健康潜能。健康促进的基本着眼点是，以健康教育为先导，以个人和社会对健康各自应有的责任感为动力，以行政、经济、政策、法律等手段为保证，以良好的自然和社会环境作为后盾，动员全社会的力量，干预和改变危害人们健康的生活方式和生活环境，促使人们消除危及健康的各种主、客观有害因素，形成有益于健康的生活方式和生活环境，不断提高社会群体健康水平，达到提高人类生命质量的目的。

（六）开展监测工作

从疾病监测中获得信息，不断调整、改进预防措施，使病区逐步得到控制。

三、治疗

地方性砷中毒是一种以皮肤损害为主要表现的全身性疾病,尽管切断砷源是防治砷中毒的根本措施,但是砷中毒患者在停止接触砷源后,仍需要接受治疗。虽然国内外对此进行了大量探索,但目前还没有发现治疗慢性砷中毒的特异性有效药物。对于地方性砷中毒的治疗原则主要是:一是切断砷源,减少砷吸收,即停饮高砷水,停烧高砷煤;二是促进体内毒物排出,驱砷治疗;三是对症综合治疗。

(一) 驱砷治疗

理想的驱砷药物应既能干扰或阻断体内砷与酶或组织的结合,又能排除已经与酶或组织结合的砷,使酶或组织恢复正常的生理功能。目前驱砷治疗主要采用巯基(—SH)络合物,其分子中巯基可以与体内砷离子结合,结合后的产物较快地经肾脏由尿排出体外;同时巯基还可以解除已被砷离子结合的酶和组织,恢复酶和组织的生理功能,起到解毒驱砷效果。常用的有二巯丙醇、二巯丁二钠、二巯丙磺钠等,具体使用方法请参照化学中毒治疗的有关书籍。

(二) 对症治疗

1. 掌跖角化　患者在停止高砷接触及驱砷治疗后,当重度掌跖角化已经严重影响到患者的劳动、生活时,仍需要对症治疗。局部可外用 5%～10% 水杨酸软膏、10%～20% 尿素软膏、0.1% 维甲酸软膏等可以缓解疼痛,软化和溶解角化物。维甲酸软膏除有角质溶解作用外,对上皮细胞代谢有一定作用,促进表皮细胞增生分化。角化物脱落后的皮肤可用维生素 E 软膏以避免皮肤干裂,同时可给予 B 族维生素等辅助药物对症治疗。对于皮肤鲍恩病或皮肤癌患者,可以考虑手术治疗。

2. 周围血管病变　一部分慢性砷中毒患者有末梢循环障碍和雷诺氏现象,治疗原则应是促进患肢血液循环,改变局部组织血流供应。首先患者应注意保暖,戒烟和适当活动;其次可采用钙通道阻滞剂如硝苯地平等,症状较重者可用 α 受体阻滞剂及扩张血管药剂,如妥拉苏林、苯苄胺、烟酸等,也可以用中药毛冬青片或丹参,同时给予维生素 E、维生素 B_{12} 等辅助治疗药物。

3. 其他对症支持治疗　治疗原则与一般内科疗法相同,尤其要保护肝脏功能,以维持机体良好的代谢及解毒功能。

(三) 辅助治疗

1. 微量元素

(1) 硒:作为人体必需的微量元素,硒不仅具有维持人体免疫功能、增强代谢解毒和降低心血管疾病发生的作用,同时对防治地方性砷中毒有一定的积极作用。研究表明硒是谷胱甘肽过氧化物酶(GSH-Px)、甘氨酸还原酶、黄嘌呤脱氢酶等的组成部分,能增加超氧化物歧化酶(SOD)、谷胱甘肽还原酶(CTR)的活性和 GSH 等抗氧化物的含量,缓解砷导致的氧化损伤;硒可以竞争性地释放砷结合的巯基,恢复有关酶和组织的功能;补硒可促使砷从机体的排泄,减少砷在体内的蓄积,当然硒拮抗砷毒性的机制目前还不是完全清楚,但补硒对防治地方性砷中毒是有着积极的作用,只是在用硒治疗时一定要注意剂量,防治硒所带来的副作用。

(2) 锌:锌是人体必需的微量元素之一,它参与构成多种酶的活性中心,增强创伤组织的再生能力,增强机体免疫功能等。研究表明,锌能够阻止脂质过氧化及巯基氧化,锌还能够促进机体内砷的排泄。因此,适量的锌对慢性砷中毒患者有一定治疗作用。

2. 抗氧化剂

(1) 维生素 C(抗坏血酸):维生素 C 是一种低分子的抗氧化剂,能维持细胞内还原型 GSH 的浓度,维持生物膜蛋白质的巯基及巯基酶的活性,因此维生素 C 对砷中毒患者不但能抑制脂质过氧化反应,保护巯基酶活性,还能够与砷离子结合排出体外,起到解毒作用。维生素 C 广泛存在于新鲜蔬菜和水果中,在地方性砷中毒病区应鼓励居民改善营养,多食蔬菜和水果。

(2) 维生素 E(生育酚):维生素 E 是体内重要的抗氧化剂和自由基清除剂,砷中毒的发病机制很重要的是氧化应激机制,因此,维生素 E 对治疗砷中毒患者有一定疗效,但维生素 E 的排砷作用较弱。

（3）中药制剂:我国传统医学理论博大精深,针对目前尚无理想的治疗砷中毒药物,因此可利用丰富的中药资源来治疗砷中毒,国内学者对此进行了大量研究。氧化应激是砷中毒机制中的重要学说,慢性砷暴露可以导致氧化物堆积和脂质过氧化水平增高,引起细胞氧化损伤。某些中药制剂可以增强机体的抗氧化能力,减少砷导致的氧化损伤,增强机体能量代谢和免疫能力等,如黄芪、当归、党参、甘草、枸杞子等中药,还有制作的强化 SOD 刺梨汁、银杏叶片等也具有较好的疗效。同时中药制剂具有性质温和、毒副反应小的优点,不失为今后治疗慢性砷中毒的重要途径。

（四）长期的健康随访

流行病学证据表明,在切断砷暴露后的数年乃至数十年,既往砷暴露人群仍会罹患肺癌、膀胱癌、心脑血管疾病等,因此对既往暴露人群进行数十年甚至更长期的健康随访是十分有必要的,包括建立健康档案、普及健康知识、长期对症或抗氧化治疗、定期进行疗效评估等。

（王三祥　陈志　李军）

第六节　病区判定、划分和消除标准

一、地方性砷中毒病区判定和划分标准(待发布)

2013 年,由原卫生部下达了 WS 277—2007《地方性砷中毒病区判定和划分标准》的修订项目,此处按照新修订的标准进行介绍。修订后的标准以行政村为单位进行地方性砷中毒病区的判定和划分。

（一）病区判定

同时满足以下第 1、2、4 条判定为潜在病区,同时满足以下第 1、3、4 条判定为饮水型或燃煤污染型地方性砷中毒病区。

1. 在居民生活的自然环境中,生活饮用水砷含量>0.01mg/L;或在以煤为生活燃料的地区,居民使用无排烟设施的炉灶在室内燃烧砷含量>40mg/kg 的煤。

2. 根据 WS/T 211 对暴露人群进行诊断,只有可疑患者。

3. 根据 WS/T 211 对暴露人群进行诊断,有轻度及以上患者。

4. 排除其他砷污染所致的砷中毒。

（二）病区划分

1. **轻病区**　砷中毒患病率≤10%,且无重度和/或经活体组织病理检查确诊的鲍恩病、皮肤癌患者即为轻病区。

2. **中病区**　满足以下其中一条即为中病区:

（1）砷中毒患病率≤10%,但有重度和/或经活体组织病理检查确诊的鲍恩病、皮肤癌患者。

（2）砷中毒患病率>10% 且≤30%。

（3）砷中毒患病率>30%,但无重度和/或经活体组织病理检查确诊的鲍恩病、皮肤癌患者。

3. **重病区**　砷中毒患病率>30%,且有重度患者和/或经活体组织病理检查确诊的鲍恩病、皮肤癌患者即为重病区。

（三）标准说明

1. **饮用水砷含量**　在拟判定的行政村,开展饮水砷含量普查,按 GB/T 5750.6 要求测定饮水砷含量,以水砷浓度最高值作为该村的饮水砷含量。

2. **燃煤砷含量**　在拟判定的行政村,采集不同来源的煤样,每种煤样采集 5 户,按 GB/T 3058 要求测定燃煤砷含量。以 5 户燃煤砷含量的平均值作为该种煤的砷含量。以砷含量最高的一种煤的砷含量作为该村的燃煤砷含量。

3. **砷中毒患病率的确定方法**　饮水型砷中毒病区调查对象为在当地连续居住半年以上,且饮用砷含量>0.01mg/L 水的人群。燃煤污染型砷中毒病区调查对象为在当地连续居住半年以上,且具有使用无排烟设施的炉灶燃烧高砷煤(砷含量>40mg/kg)习惯的人群。对上述人群进行普查,普查率不应低于95%,按 WS/T 211 诊断患者,按下式计算患病率。

$$\text{砷中毒患病率} = \frac{\text{轻度患者人数} + \text{中度患者人数} + \text{重度患者人数} + \text{鲍恩病、皮肤癌患者人数}}{\text{检查人数}} \times 100\%$$

二、地方性砷中毒病区消除标准(GB 28595—2012)

(一) 术语和定义

地方性砷中毒新发病例:落实防控措施后,在已判定的病区村居民中新发生的地方性砷中毒病例。

(二) 消除指标

同时具备以下两项者,可判定为病区达到消除水平:

1. 环境指标　饮水型地方性砷中毒病区村饮水砷含量符合 GB 5749 的规定。燃煤污染型地方性砷中毒病区村家庭不再燃用砷含量>40mg/kg 的煤,或烘烤食物(如辣椒、玉米等)砷含量符合 GB 2762 的规定,或全部有效落实了改良炉灶措施。

2. 病情指标　除与砷相关的癌症患者外,无地方性砷中毒新发病例。

(三) 标准说明

1. 在落实防控措施 3 年及以上的地方性砷中毒病区,开展病区消除的考核评估工作,病区判定按 WS 277 执行。

2. 在被考核的病区村,对 95% 以上的既往高砷暴露人群进行病情检查,患者诊断按 WS/T 211 执行。

3. 在被考核的饮水型地方性砷中毒病区村,对集中式供水的地区,采集末梢水 5 户,进行水砷含量测定,水砷含量测定方法按 GB/T 5750.6 执行。

4. 在被考核的燃煤污染型地方性砷中毒病区村,采集不同来源的煤样,每种煤样采集 5 户,进行煤砷含量测定,或采集 5 户的烘烤辣椒、玉米样品,进行食品中砷含量测定,同时检查所有居民户的炉灶质量及使用情况。煤砷含量测定按 GB/T 3058 执行,食品中砷含量测定按 GB/T 5009.11 执行。

(赵丽军)

第七节　监　测

我国饮水型和燃煤污染型地方性砷中毒监测工作始于 2005 年,为重点病区监测。2009—2018 年,饮水型砷中毒病区按照病区村的病情严重程度,开展了分层监测,燃煤型砷中毒病区开展了随机抽样监测。2019 年,随着全国地方病防治专项三年攻坚行动方案(2018—2020 年)的实施,我国地方性砷中毒监测实现了村级全覆盖。2023 年,进一步调整为全覆盖与重点监测相结合。

一、目的

掌握地方性砷中毒病区病情及危险因素的流行状况和变化趋势,综合评价防治措施落实效果,为地方性砷中毒的消除评价工作提供基本数据资料,为及时调整防治措施提供科学依据。

二、监测范围和监测点的选择

(一) 饮水型地方性砷中毒

山西、内蒙古、吉林、江苏、安徽、河南、湖北、四川、云南、陕西、甘肃、青海、宁夏、新疆等 14 个省份及新疆生产建设兵团的全部饮水型地方性砷中毒病区村和高砷村。

(二) 燃煤污染型地方性砷中毒

贵州和陕西两省 12 个燃煤污染型地方性砷中毒病区县(市、区)的全部病区村和高砷村。

三、监测内容与方法

（一）饮水型地方性砷中毒

1. 监测县及监测村的基本情况 包括县、乡（镇）、村名称及代码、县人口数、病区村（高砷村）常住户数、常住人口数等,同时监测病区村（高砷村）历史（改水前）水砷含量。

2. 生活饮用水砷含量监测 如果监测村已置换水源或采取集中净化处理措施改水,则调查改水工程运转情况,并采集末梢水水样测定砷含量。如果监测村未改水或采取分户净化处理措施,则按照东、西、南、北、中五个方位在饮用水源采集水样并测定砷含量。

3. 砷中毒病情和尿砷监测 对监测村常住人口进行体检,查找新发病例,调查原有病例的转归及变化情况。采集尿样并检测砷含量。

（二）燃煤污染型地方性砷中毒

1. 监测县及监测村的基本情况 包括县、乡（镇）、村名称及代码、县人口数、病区村（高砷村）常住户数、常住人口数等。

2. 高砷煤矿管理情况 由监测县疾病预防控制（地方病防治）机构向县（乡）煤炭安全管理部门索要高砷煤矿监督管理相关信息,通过询问村干部和实地检查,了解高砷煤矿是否被再次采挖利用。

3. 炉灶使用及相关健康生活行为形成情况 调查各种类型炉灶使用情况、改良炉灶合格和正确使用情况、清洁能源使用户数和实际受益人口数。调查食用玉米、辣椒的正确干燥、保管以及食用前淘洗情况。

4. 砷中毒病情和尿砷监测 同饮水型地方性砷中毒。

以上两种类型的地方性砷中毒监测,具体监测指标、抽样方法、病例诊断和样品检测方法参照现行全国地方性砷中毒监测方案的要求执行。

四、质量控制

（一）人员培训

采用国家、省、市、县逐级培训的方式对各级监测人员进行监测方案培训,确保监测方法统一、技术规范和协调有序。从事现场调查、地方性砷中毒诊断、数据录入的相关业务人员需经上一级统一培训,受训人员经考核合格后方可上岗。

（二）实验室检测

中国疾病预防控制中心每年组织水砷、尿砷检测质量考核,经质控考核合格的实验室,方可开展实验室检测工作。承担水砷、尿砷检测的实验室,须按照国家有关标准进行样品采集、保管和检测工作的内部质量控制。

五、职责与分工

（一）卫生健康部门

国家卫生健康委组织领导监测工作,省、市级卫生健康部门负责组织协调监测工作,县级卫生健康部门负责组织实施监测工作。省、市、县各级卫生健康部门向同级人民政府报告监测信息。

（二）疾病预防控制（地方病防治）机构

中国疾病预防控制中心负责制定监测方案,培训省级人员,指导监测工作,评估监测工作质量;省级疾病预防控制（地方病防治）机构承担全省监测人员的培训,指导监测工作,评估监测工作质量;市级疾病预防控制（地方病防治）机构协助省级疾控机构指导或参与部分县级监测工作;县级疾病预防控制（地方病防治）机构承担监测工作,收集监测数据并录入全民健康保障信息系统。县级机构负责监测数据的分析、报送,市、省防治机构逐级负责监测数据的审核、汇总、分析、报送,国家疾控中心负责监测数据的审核、汇总和分析。

（三）乡村医疗卫生机构

乡（镇）卫生院、村卫生室配合县级疾病预防控制（地方病防治）机构开展监测工作,负责监测乡（镇）、监测村的沟通协调,组织监测对象接受检查,协助采集监测样品。

六、信息利用

各地卫生行政部门要与有关部门通力协作、齐抓共管,做到监测有序、信息顺畅、响应及时、措施有力,确保防治措施持续有效运行。卫生部门要及时将监测信息通报有关部门,提高信息利用的时效性和有效性。

(孙洪娜)

第八节　考核与评价

为了规范重点地方病病区控制和消除目标评价工作,2014 年国家卫健委发布了《重点地方病控制和消除评价办法》,其中包括地方性砷中毒的消除评价。目前执行的是 2019 年版的消除评价办法(国卫疾控发〔2019〕169 号)。

一、目的

评价地方性砷中毒病区实现消除目标的进展,根据评价结果,确定地方性砷中毒分类防控策略,实施防控工作精细化管理。

二、评价内容及判定标准

(一) 饮水型地方性砷中毒

1. 消除标准

(1) 饮水砷含量符合国家生活饮用水卫生标准(GB 5749)。

(2) 除与砷相关的癌症患者外,无地方性砷中毒新发病例。

2. 评价结果判定

(1) 各病区村 2 项指标均达到消除标准,可判定为实现消除目标;若仅病情指标不符合要求,则判定为防治措施达标。各高砷村仅防治措施达标即可判定为实现消除。

(2) 当病区(高砷)县 95% 及以上的病区(高砷)村达到消除标准时,可判定该县达到消除标准。

(二) 燃煤污染型地方性砷中毒

1. 消除标准

(1) 合格改良炉灶率(包括使用清洁能源,如电能、液化气、沼气等)和合格改良炉灶正确使用率均达到 95% 及以上,或病区村家庭不再燃用含砷量>40mg/kg 的煤,或烘烤食物(如辣椒、玉米等)含砷量符合 GB 2762 的规定。

(2) 病区村供人食用的玉米和辣椒正确干燥率达到 95% 及以上。

(3) 除与砷相关的癌症患者外,无地方性砷中毒新发病例。

2. 评价结果判定

(1) 各病区村 3 项指标均达到消除标准,可判定为实现消除目标;若仅病情指标不符合要求,则判定防治措施达标。高砷村的消除无须考虑病情指标。

(2) 当病区(高砷)县 95% 及以上的病区(高砷)村达到消除标准时,可判定该县达到消除标准。

三、组织实施

各级卫生健康部门会同承担地方病防治任务的相关部门组成消除评价组,负责消除评价工作的组织实施,各级疾病预防控制机构负责评价的技术支持。在病区县自评的基础上,开展市级复查、省级抽查,进行逐级评价,各级评价组采取审查申报资料与现场抽查相结合的形式进行评价。评价结果经同级人民政府同意后报上一级卫生健康部门。对经复核通过消除评价的县,经省级人民政府同意后,由省级卫生健康部门向社会分批公布实现消除县的名单,并报国家卫生健康委备案。实现消除目标的病区县定期进行自查,省级、国家卫生健康委根据监测发现的线索不定期开展复核。

(赵丽军)

第九节　实验室检测技术

一、砷测定方法概述

随着我国地方病监测全覆盖工作的推进,高砷区的确定和砷中毒患者的诊断正成为我国地方性砷中毒防治的中心工作,而水砷和尿砷含量的测定在砷中毒监测中起着关键作用。

(一)总砷测定

1. **试剂盒法**　即砷斑法,又称速测法、KIT法或Gutzeit法。该法属半定量法,适用于水砷含量的粗略测定,主要用于地方性砷中毒病区饮水中砷含量的快速检测。

2. **分光光度法**　主要是银盐法(二乙氨基二硫代甲酸银),虽然银盐法为测定砷的标准方法,但是其灵敏度较低,分析周期长,且所用试剂有毒。

3. **原子吸收光谱法**(atomic absorption spectrometry,AAS)　目前应用较多的是pH-氢化物发生-冷阱捕集-原子吸收法(pH specific-HG-cold trap-AAS)。此方法适用于水、尿、培养基和细胞裂解液中各种砷化合物的测定。由于样品不需要前处理,且分析时间短,分析的砷化合物种类多,pH specific-HG-cold trap-AAS法在大规模的生物样品测定中发挥重要作用。但这种方法因仪器设备昂贵,在国内只有少数实验室装备。

4. **原子荧光光谱法**(atomic fluorescence spectrometry,AFS)　由于HG-AFS光学系统属于无色散系统,可以同时测量几条荧光谱线,从而降低了检出限;线性测量范围可达到3个数量级,表现出明显的优势。加上仪器设备已国产化,价格较便宜,目前国内使用比较普及。

5. **电感耦合等离子体光谱法**(inductively coupled plasma spectroscopy,ICP)　可进行多元素同时分析,具有快速、准确等特点,尤其是电感耦合等离子体质谱法(inductively coupled plasma mass spectrometry,ICP-MS)法,具有检出限低、精密度高、线性范围宽、多元素同时测定等优点,是目前公认的最有效的砷检测方法。该方法仪器价格昂贵,后期使用和维护费用高而未得到大范围的推广。

6. **其他方法**　电化学法也是一类砷化合物分析方法,如示波极谱法、阳极溶出伏安法(anodic stripping voltammetry,ASV)、阴极溶出伏安法(cathodic stripping voltammetry,CSV)等。电喷射-(串联)质谱法(ES-MS),通常被用于有机砷化合物的测定,可以提供化合物的分子结构信息。还有中子活化法(NAA)测定砷中毒病区环境的水砷。

(二)形态砷测定

高效液相色谱联用方法被广泛地应用于砷的分离检测技术,如HPLC-HG-AFS和HPLC-ICPMS。高效液相色谱法(HPLC)是目前形态砷测定过程中最常用的分离方法,主要有离子对色谱法和离子交换色谱法,阳离子对和阴离子对色谱分析技术都可用来进行砷化合物的分离。当以四丁基铵(TBA,氢氧化物或磷酸化物)为离子对时,可以依次分离As(Ⅲ)、DMA、MMA和As(Ⅴ)。这些砷化合物的分析取决于离子对、流速、离子强度和流动相的pH。离子交换色谱是根据砷化合物的离子特性的不同,阴离子交换柱通常被用来分离As(Ⅲ)、As(Ⅴ)、MMA和DMA,而阳离子交换柱通常被用来分离AsB、AsC、TMAO(三甲基砷氧化态)和Me_4As^+等海洋有砷化合物。阴离子交换柱(Hamilton PRPX100)在1~13的宽pH范围内保持着良好的稳定性,目前应用较多。

二、常用的砷测定方法

(一)氢化物发生原子荧光法

水砷的测定主要参见GB/T 5750.6—2023《生活饮用水标准检验方法第6部分:金属和类金属指标》,

尿砷的测定主要参见 WS/T 474—2015 尿中砷的测定氢化物原子荧光法。

1. 原理 在酸性条件下,三价砷与硼氢化钠反应生成砷化氢,由载气(氩气)带入石英原子化器,受热分解为原子态砷。

$$NaBH_4+2H_2O \rightarrow NaBO_2+4H_2 \uparrow$$
$$2As^{3+}+BH_4^-+2H_2O \rightarrow 2AsH_3+BO_2^-+H_2 \uparrow$$

在特制砷空心阴极灯的照射下,基态砷原子被激发至高能态,在去活化回到基态时,发射出特征波长的荧光,在一定的浓度范围内,其荧光强度与砷含量成正比,与标准系列比较定量。

2. 试剂 氢氧化钠溶液(2g/L);20g/L 硼氢化钠溶液(称取硼氢化钠 10.0g 溶于 500ml 氢氧化钠溶液中,混匀);优级纯盐酸($\rho 20=1.19g/ml$);盐酸溶液(5 份体积盐酸液+95 份体积纯净水);硫脲-抗坏血酸溶液(称取 10.0g 硫脲加约 80ml 纯水,加热溶解,冷却后加入 10.0g 抗坏血酸,稀释至 100ml);砷标准品。

3. 样品处理

(1) 水样:根据检测项目而有所不同,制订合理可行的采样规则。保存方法可采用控制 pH、加化学剂、冷藏或冷冻,应根据具体组分选择适宜的保存方法。通常情况下对测砷的水样可加硫酸(pH<2)保存,也可于 4℃冷藏保存,时间较长可于−18℃下冷冻保存。

(2) 尿样:用 50ml 聚乙烯塑料瓶收集尿液,混匀后,在室温下(或放于 4℃冰盒中)尽快运输,于 4℃或−18℃下保存。冷冻后的样品分析前需将尿样复融后彻底摇匀。检测前采用湿法消解对样品进行预处理,以 H_2O_2-H_2SO_4-$HClO_4$ 法和 HNO_3-H_2SO_4-$HClO_4$ 法最为适用。

1) HNO_3-H_2SO_4-$HClO_4$ 法:取 0.5~1ml 空白及尿样同时置于具塞刻度消解管中,加入 1ml 混合酸(硝酸、硫酸和高氯酸按 3:1:1 体积混合),置恒温消解仪上,程序升温至 100℃消解 30 分钟,随后升温至 150℃消解 60 分钟,再升温至 250℃消解 30 分钟,溶液无色透明,最后升温至 310℃消解 30 分钟,赶酸至约 0.2ml,不得蒸干。冷却备用。

2) H_2O_2-H_2SO_4-$HClO_4$ 法:取 0.5~1ml 空白及尿样同时置于具塞刻度消解管中,加入过氧化氢 0.5ml、硝酸(1:1)0.25ml、硫酸(1:1)0.1ml,置恒温消解仪上,程序升温至 100℃消解 30 分钟,随后升温至 120℃消解 30 分钟,再升温至 150℃消解 30 分钟,继续升温至 250℃消解 30 分钟,溶液无色透明,最后升温至 310℃消解 30 分钟,赶酸至约 0.1ml,不得蒸干。冷却备用。

注:若样品溶液砷含量超过测定范围,可用标准空白溶液稀释后测定,计算时乘以稀释倍数。

4. 仪器参考条件 根据自己仪器的操作条件或仪器说明书,将仪器工作条件调整至最佳状态,参考值如下:氩气压力 0.03MPa;灯电流 70mA;负高压 280V;原子化器温度 200℃;原子化器高度 8mm;载气流量 300~400ml/min;屏蔽气流量 800~1 000ml/min。设置好仪器条件及样品参数后点火预热。

5. 分析步骤 按相应标准方法执行。

6. 注意事项

(1) 仪器条件设定:原子荧光法负高压、灯电流、炉高及载气等都影响测定结果的荧光强度,但在荧光强度增大的同噪声也会有所增大,应以得到较大的荧光强度和较小的噪声为好,根据仪器自身情况进行设置。

(2) 试剂:实验室所用的水、酸、还原剂以及其他试剂必须保证不含或少含被测元素或干扰元素,尽量使用优级纯以上的试剂。可将使用的试剂等作为样品在仪器上进行测试,选用荧光强度值较低的试剂。配制好的硼氢化钾溶液应避免阳光照射,以免引起还原剂分解产生气泡,影响测量的精度。此溶液宜现配现用。

(3) 容器与量器:盛放试剂和样液的容器要不含污染物,容器壁不应吸收或吸附待测组分。可用玻璃瓶或聚乙烯塑料瓶,必须能够用塞或盖紧密封。容器在使用前要在 1:1 的硝酸溶液中浸泡 12 小时以上,用时用自来水冲洗干净,再用纯净水润洗 3~4 遍。若容器不能洗干净应报废。在配制和使用溶液(包括标准溶液)的过程中,移液管要清洗干净并保持干燥。避免器皿和量器之间的交叉污染。

(4) 还原温度:用硫脲+抗坏血酸混合液预还原 As(Ⅴ)至 As(Ⅲ),还原的时间宜在 30 分钟以上。由于还原速度受温度影响较大,如果室温低于15℃时,应延长还原时间或在60℃以上的水浴中适当保温,以加速还原。

（5）仪器清洗:样品中砷的含量过高会导致仪器的污染。在上机前要将样品进行稀释;如果高浓度样品进入机器内,应尽快进行清洗,反复多次的清洗反应系统的管道、原子化器等。

（6）检出浓度:测定砷化物的质量浓度低于方法检出限时,结果报告为未检出。

（二）二乙氨基二硫代甲酸银分光光度法

水砷的测定主要参见GB/T 5750.6—2006生活饮用水标准检验方法金属指标,尿砷的测定主要参见WS/T 28—1996尿中砷的二乙基二硫代氨基甲酸银-三乙醇胺分光光度测定方法。

1. 原理　锌与酸作用产生新生态氢。

$$AsO_3^{3-}+3Zn+9H^+\rightarrow 3Zn^{2+}+3H_2O+AsH_3\uparrow$$

$$AsO_4^{3-}+4Zn+11H^+\rightarrow 4Zn^{2+}+4H_2O+AsH_3\uparrow$$

在碘化钾和氯化亚锡存在下,使五价砷还原为三价砷。三价砷与新生态氢生成砷化氢气体。通过用乙酸铅棉花去除硫化氢的干扰,然后与溶于三乙醇胺-三氯甲烷中的二乙氨基二硫代甲酸银作用,生成棕红色的胶态银,比色定量。

2. 试剂　包括三氯甲烷、无砷锌粒、硫酸溶液(1+1)、碘化钾溶液(150g/L)、氯化亚锡溶液(400g/L)、乙酸铅棉花(将脱脂棉浸入100g/L乙酸铅溶液中,2小时后取出,让其自然干燥)、2.5g/L吸收溶液(称取0.25g二乙氨基二硫代甲酸银,研碎后用少量三氯甲烷溶解,加入1.0ml三乙醇胺[N(CH_2CH_2OH)_3],再用三氯甲烷稀释到100ml。必要时,静置,过滤至棕色瓶内,储存于冰箱中)、砷标准溶液。本标准所用试剂除另有说明外,均为分析纯试剂,实验用水为去离子水或二次蒸馏水。

3. 样品处理

（1）水样:用洁净的塑料瓶或玻璃瓶收取100ml水样,可加硫酸(pH<2)保存,也可于4℃冷藏保存,时间较长可于-18℃下冷冻保存。

（2）尿样:用洁净的塑料瓶或玻璃瓶收取100ml尿样,在4℃可保存两周。如尿样冷冻后分析前需将尿样复融后彻底摇匀。检测前采用湿法消解对样品进行预处理。取25ml尿样于三角烧瓶中,加2ml硫酸和3ml硝酸,加热至液体出现棕黄色,冷却后加1ml硝酸和0.5ml高氯酸加热至冒白烟,溶液应无色透明,否则补加硝酸,继续加热处理。冷却后,加入2ml水和4ml饱和草酸铵溶液,加热至冒白烟,持续数分钟,但不得蒸干。放冷备用。

4. 分析步骤　详见相应标准的具体操作流程。

5. 计算

样品中砷(以As计)的质量浓度计算见下式:

$$\rho(As)=\frac{m}{V}\qquad\qquad 式(11-1)$$

式中:

$\rho(As)$——样品中砷(以As计)的质量浓度,单位为微克每毫升(μg/ml);

m——从工作曲线上查得的样品管中砷(以As计)的质量,单位为微克(μg);

V——样品体积,单位为毫升(ml)。

6. 注意事项

（1）本试剂溶液中二乙氨基二硫代甲酸银浓度以2.0~2.5g/L为宜,浓度过低将影响测定的灵敏度及重现性。溶解性不好的试剂应更换。实验室制备的试剂具有很好的溶解度。

（2）本法测定水砷最低检测质量为0.5μg。若取50ml水样测定,则最低检测质量浓度为0.01mg/L;测定尿砷最低检出浓度为0.025mg/L。

（3）钴、镍、汞、银、铂、铬和钼可干扰砷化氢的发生,但饮用水中这些离子通常存在的量不产生干扰。

水中锑的含量超过 0.1mg/L 时对测定有干扰。用本标准测定砷的水样不宜用硝酸保存。

（4）锌粒的颗粒大小不同在反应中所需酸量不同,一般为 4~10ml,需在使用前用标准溶液进行预实验,以选择适宜的酸量。

（5）三氯甲烷对光敏感,遇光照会与空气中的氧作用,逐渐分解而生成剧毒的光气,应做好个人防护。

（三）电感耦合等离子体质谱法

建议多种元素同时测定时使用该方法,水砷的测定主要参见 GB/T 5750.6—2023《生活饮用水标准检验方法第 6 部分:金属和类金属指标》,本法砷元素最低检测质量浓度为 0.09μg/L。

1. **原理**　ICP-MS 由离子源和质谱仪两个主要部分构成。样品溶液经过雾化由载气送入 ICP 炬焰中,经过蒸发、解离、原子化、电离等过程,转化为带正电荷的正离子,经离子采集系统进入质谱仪,质谱仪根据质荷比进行分离。对于一定的质荷比,质谱的信号强度与进入质谱仪中的离子数成正比。即在一定的浓度范围内样品中砷的浓度与质谱的信号强度成正比,通过测量质谱的信号强度来测定样品溶液中砷元素的浓度。

2. **试剂**　优级纯硝酸($\rho_{20}=1.42$g/ml);硝酸（1+99）溶液;纯水;砷标准溶液;质谱调谐液;内标溶液（含锗元素浓度为 100μg/ml）。

3. **分析步骤**　详见相应标准的具体操作流程。

4. **数据处理**　ICP-MS 联机数据分析软件会根据标准曲线和内标锗元素的回收率综合分析得出样品溶液中砷浓度。

（纪晓红）

附:

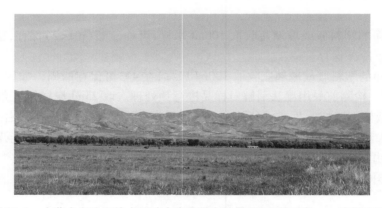

图 11-1　内蒙古自治区饮水型砷中毒病区自然景观（山前洪积——冲积平原）

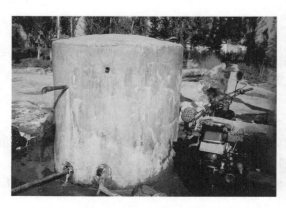

图 11-2　新疆维吾尔自治区乌苏市高砷自流井

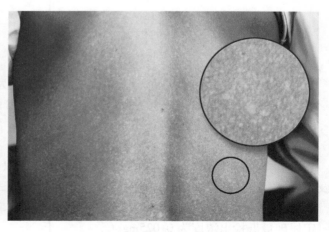

图 11-3　砷中毒皮肤色素沉着伴有色素脱失

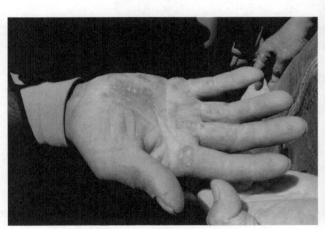

图 11-4　砷中毒手掌角化

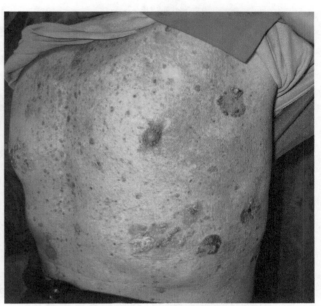

图 11-5　砷中毒鲍恩病和皮肤癌

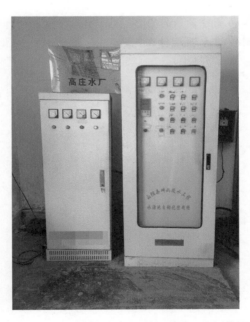

图 11-6　山西省砷中毒病区降砷改水工程装置

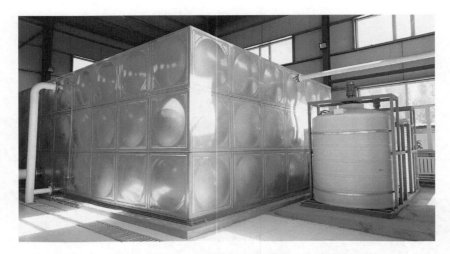

图 11-7　内蒙古自治区砷中毒病区理化除砷改水工程除砷反应灌

思考题

1. 请简述饮水型地方性砷中毒病区成因。
2. 地方性砷中毒流行病学特征是什么？
3. 请简述砷进入人体的主要代谢方式。
4. 地方性砷中毒临床症状、体征有哪些？诊断标准是什么？
5. 地方性砷中毒监测的目的和方法有哪些？
6. 地方性砷中毒的防治措施有哪些？
7. 地方性砷中毒的治疗原则是什么？
8. 地方性砷中毒病区消除需满足什么条件？
9. 氢化物发生原子荧光法测砷的原理是什么？

第十二章 大骨节病

第一节 概　述

大骨节病是儿童和少年发生的地方性、变形性骨关节病。其原发病变主要是生长发育期骺软骨和关节软骨的多发对称性变性、坏死以及继发性退行性骨关节病。临床上表现为四肢关节疼痛、增粗、变形、活动受限,肌肉萎缩,严重者出现短指(趾)、短肢甚至矮小畸形。

大骨节病曾在我国黑龙江、吉林、辽宁、河北、山东、河南、内蒙古、山西、陕西、甘肃、四川、青海、西藏等13 个省份的 379 个县有不同程度的流行。

大骨节病最初(1849 年)由俄国的界标师尤林斯基在远东贝加尔地区乌洛夫河流域发现并作了报道,其后,俄国哥萨克军医卡辛(Kashin)与贝克(Beck)夫妇先后在病区进行了比较详细地调查研究,所以原苏联称本病为卡辛-贝克氏病(Kashin-Beck Disease,KBD)或乌洛夫病,从 1906 年起 Kashin-Beck Disease 成为大骨节病的国际通用英文名称。

在我国,大骨节病的俗称有"水土病""算盘指病""柳拐子病"和"骨节风病"。关于大骨节病患者的最早文字记载见于明崇祯十七年(1644 年)山西省《安泽县志》,清光绪三十四年(1908 年)吉林省《长白山江岗志略》中也有描述,比较可靠的文献报道是 1934 年张凤书在东北沈吉、长图铁路沿线发现有大骨节病患者,1934 年以后高森等日本学者在我国东北地区开展了大骨节病的调查研究并编写了《卡辛-贝克氏病》。1956 年 3 月,原卫生部成立中苏大骨节病调查研究队,考察后认为东北大骨节病、西北柳拐子病与原苏联的乌洛夫病是同一种疾病,我国科研防治工作者根据患者关节增粗变形的临床表现将其命名为大骨节病。与原苏联相比,虽然我国大骨节病防治研究的起步较晚,但进步较快,获得了很多创新性的成果,主要体现在流行病学、病因学、诊断学和实验病理学等方面。

在流行病学方面,阐明了我国大骨节病的分布和流行特点;提出了活跃病区的概念,建立了病区活跃程度和严重程度的评价方法;利用地理流行病学方法描绘了我国大骨节病区县生态环境特征。

在临床诊断学方面,系统地阐明了大骨节病的临床表现;制定了诊断标准;建立了一整套全身各关节检查步骤和方法;弥补了亚临床型病例的血、尿生化学诊断指标。

在 X 线影像学诊断方面,确认了儿童手部 X 线片具有诊断大骨节病的良好特征,明确提出骨端改变是特异性标志、干骺端改变是灵敏性标志;概括了儿童大骨节病 19 种 X 线基本征象,明确了 X 线早期诊断指标与正常生理变异的区别;X 线影像学诊断及分型分度方法为制定大骨节病相关标准奠定了基础。

在病理学研究方面,确认了大骨节病病变主要累及软骨内化骨的骨骼,表现为深层软骨细胞的萎缩、变性和坏死病理过程,同时伴有增生、修复及适应性变化,病变反复进展,不断加重,最终导致软骨内成骨障碍,形成关节畸形和身材矮小的临床体征,揭示了大骨节病 X 线影像改变的病理学基础及其发生发展规律。

在生物化学研究方面,确认大骨节病患者谷胱甘肽过氧化物酶、羟丁酸脱氢酶、乳酸脱氢酶、转氨酶、磷酸酶、肌酐、尿酸、黏多糖、羟脯氨酸、尿硫、磷脂、硒等 20 多项血清学指标发生明显改变;揭示了大骨节病存在软骨细胞代谢异常,细胞膜有缺陷,而且整个机体代谢异常,是一种组织损伤性改变。

在病因学研究方面,围绕粮食真菌毒素中毒学说、生物地球化学学说和饮水有机物中毒学说开展了科学研究,获得了大量的研究数据。中国疾病预防控制中心地方病控制中心杨建伯团队通过现场调查和实验研究,确认大骨节病致病因子是通过病区自产粮食进入人体的。我国大骨节病的防治实践研究表明,"换粮"的防治效果最为显著,即粮食中的镰刀菌毒素是大骨节病致病因子的依据是最为充分的。

新中国成立后,党和政府高度重视大骨节病防治工作,1955 年,中共中央发布《全国农业发展纲要(草案)》,提出积极防治柳拐子病;1957 年 1 月,原卫生部、农业部发布《关于防治大骨节病的联合指示》,强调要积极防治大骨节病。1956 年,原卫生部印发专集介绍苏联换粮防治大骨节病的经验。借鉴苏联经验,陕西省乾县吴店(1957 年)、吉林省抚松县西川村(1958 年)和黑龙江省尚志县石头河子村(1958 年)相继开展了换粮实验。1969—1970 年,我国大骨节病发病高峰再次出现。鉴于此种情况,1972 年哈尔滨医科大学大骨节病研究室在黑龙江省大骨节病重病区双鸭山宝山矿区新村再次开展换粮防治实验,1974 年报告防治显效,1977 年该村成为黑龙江省第一个基本控制大骨节病的实验点区。

20 世纪 60 年代,很多病区也开展了以饮水中有机物中毒学说为依据的改水实验,如打深井、引泉水、过滤水,向饮水中加入硫黄、石膏等,一直延续到 70 年代后期。20 世纪 70 年代,防治研究人员开始在甘肃省使用亚硒酸钠和维生素 E 治疗早期大骨节病患者,1979 年报告取得良好效果。1975 年以后,中科院研究发现环境低硒与大骨节病病情相关,因此全国许多病区开始投服亚硒酸钠。1979—1982 年,中共中央北方地方病领导小组和卫生部组织了全国 20 个专业研究机构、180 余名科学工作者在陕西省永寿县开展大骨节病综合考察,对换粮和硒防治大骨节病效果进行了重复验证,获得了肯定的结果。此后,甘肃、黑龙江、陕西、河南、河北、内蒙古等省份广泛推行了补硒措施。随着我国经济的发展、病区居民生活水平的提高、膳食结构的改变,人群硒营养水平已明显改善,加之我国尚未制定盐硒标准,2011 年不再推行补硒措施。

20 世纪 90 年代,以换粮为核心思想的大骨节病防治策略得以形成和验证,大骨节病防治策略核心内容是不食用病区产的粮食,包括凡水源条件允许的病区,改旱田为水田,改主食为大米;交通方便或靠近城镇的病区,改种蔬菜或其他经济作物,边远山区的病区退耕还林、退耕还牧、退耕还草,由市场购入食粮;在不具备上述条件的地方,推广科学种粮,干燥储藏,降低食粮污染程度。根据当地实际情况采取了相应防治措施的大骨节病病区均得到了明显的防治效果,水田的普及让吉林、辽宁和黑龙江省早在 20 世纪 90 年代就实现了大骨节病控制目标;由于经济落后、交通不便,西藏和青海的病情下降缓慢,在搬迁、学校办儿童集体食堂、异地育人等措施逐渐推广落实后,尤其是在学龄儿童享受到国家实施的"包吃、包住、包学费"政策后,2017 年西藏、青海也实现了消除目标,说明"换粮"模式的防治措施是消除大骨节病的重要保障。

大骨节病控制和消除评估结果显示,"十二五"末,全国 95.4% 的大骨节病病区村达到消除标准、"十三五"末全国 100% 的大骨节病病区村达到了消除标准。从我国大骨节病的流行概况来看它的流行与环境和生产生活方式以及文化经济水平有关,而它的消退、控制与消除又与社会的巨大变革紧密相连,这一点是大骨节病作为地方病区别于其他疾病的重要特征。为实现持续消除大骨节病的目标,要继续给予病区政策支持和资金投入,落实综合防治措施,加强健康教育,提升居民自觉防治大骨节病意识、远离大骨节病致病因素,重点发展病区经济,彻底阻断大骨节病与贫困之间的恶性循环。

(于钧 王治伦)

第二节 流 行 病 学

一、地域分布

在世界范围内,大骨节病病区主要分布在我国从川藏到东北的狭长地带,覆盖黑龙江、吉林、辽宁、河北、山东、河南、内蒙古、山西、陕西、甘肃、四川、青海、西藏等 13 个省份,波及西伯利亚东部和朝鲜北部少数地区。世界其他地区没有大骨节病报道。

（一）病区与气候地形有一定关系

病区皆属大陆气候，暑期短，霜期长，昼夜温差大，处于东南沿海温暖、潮湿季风区与西北干旱、寒冷内陆的交界部位。在我国西北黄土高原病区，以沟壑地带发病较重。在东北病区，病区地形多为浅山与丘陵，其中以河谷甸子、山间谷地等低洼潮湿地段发病最重。但是，发病与地形的关系是相对的，在个别地方，平原亦有发病，如松嫩平原、松辽平原皆有病情很重的村落。

（二）在病区内病村呈灶状分布

大骨节病是一种典型的地方病，病区与病区、病区与非病区相邻或相间，在一个行政区划内也不是所有的地方都发病，常见彼此交错，即在一大片患病村屯中，可以出现一个或几个不发病的"健康岛"，在一大片不发病的村屯中也可以出现一个或几个"病岛"，形成此发彼不发的灶状或镶嵌分布；或许多患病村屯断断续续接连成片，或沿山麓或沿沟谷接连成带状分布。

（三）病区的可变性与相对稳定性

大骨节病病区或非病区都是可变的，某些非病区可以变成病区，某些老病区可以再次多发，也可以自然趋于不再发生，由病区变为历史病区，但在空间分布上，大骨节病明显有区别于传染病，即由甲地向乙地传播的现象是绝对没有的；某地某村屯一旦发生大骨节病，它可以在很短时间内不再发生大骨节病新病例，也可以在数年、十数年直至数十年内不同程度的断续或连续的发生新病例，而邻近的非病区又可以始终保持为非病区。

二、时间分布

（一）具有明显的年度波浪性

大骨节病具有明显的年度多发现象。如黑龙江省尚志县病区 1979—1982 年儿童（干骺端）X 线检出率依年度分别是 53.5%、14.4%、41.2% 和 59.3%；内蒙古鄂伦春自治旗儿童（干骺端）X 线检出率 1990 年为 41.1%、1991 年为 22.1%、1992 年为 61.6%，上述调查数据表明，大骨节病发病呈现年度波浪性。一般观察认为霜期早、秋雨大的翌年多是大骨节病的多发年。

波浪性的显现与否，取决于致病因子活跃程度如何，当致病因子不活跃时，连续观察多年也不会看到波浪性，只会看到轻微的"年度波动"。

在我国，大骨节病的发病高峰大致有两次，一次发生在农业合作化后的 1955—1956 年，一次发生在普遍秋涝的 1969—1970 年，1984 年以后，随着改革开放，人民生活水平逐渐提高，大骨节病的发病率显著降低。

（二）病情的季节性变化

大骨节病素有跑桃花水季节或翻浆季节多发的说法，春季多发。但在大骨节病致病因子非常活跃的地方，四季都有新发患者，季节性多发现象就难以看到；反之，致病因子不活跃的地方，发病率很低，季节性多发现象也难以看到。

三、人群分布

（一）发病年龄

大骨节病主要发生在儿童、少年，成人中新发病例甚少。在重病区，发病年龄提前，两三岁即可发病；在轻病区发病年龄错后，可迟至十岁以后。发病初期，只有 X 线改变，临床检查看不到明显体征，如不脱离致病环境，病情将逐渐加重，一两年后有的可出现干骺早期闭合、骨端严重破坏等改变，可是临床检查时，有的患者体征仍不明显。成年之后，不论当地人或迁入者，因骨骺发育已完成，不可能再出现短指畸形或侏儒状体态。因此，Ⅱ、Ⅲ度重症病例，都是在幼年发病的。

（二）发病与口粮种类的关系

病区主食粮种类与大骨节病发病关系密切。各地病区主食粮多以小麦、玉米为主，在病区中以大米为主食的人群不发生大骨节病，这是一个很特别的流行病学现象。居住在重病区的朝鲜族，如若种水田主食大米，即不患大骨节病，如若种旱田主食玉米，即与当地汉族同等患病。在病区中，汉族如种水田主食大米，亦可不患大骨节病。有的病村，原来是重病村，改种水田主食大米后，大骨节病逐渐消失。也有的地方,原来种水田较多,无病,但在改成旱田主食玉米后,则迅速出现患者,数年间成为病村。

（三）发病与父兄职业的关系

病区中农民户发病,职工户不发病或甚少发病。但是,病区中农场职工户的儿童却发病,有的还很严重,即使已经基本城镇化了的农场场部也发病。有的农业生产队,原属重病村,但当调换口粮为国库粮之后,职业未改病情却被控制。城市职工户如从病村购入或换取较多的面粉或玉米,即可发生大骨节病。所以,患病职业差别的实质是主食粮来源不同。

（四）大骨节病的遗传易感性问题

大骨节病没有民族易感性,与病区人群生活方式和习惯一致的各民族均可患病。在我国已知患病的民族有汉、满、回、蒙、藏、达斡尔以及不以大米为主食的朝鲜族。

流行病学调查看到,由非病区迁入病区的人群,八年左右这批人的患病率可达到当地人群的患病率水平或略高,有"欺负外来户现象"。生活在同一家庭中的人,接触致病因子和致病条件的机会基本相等,因此,大骨节病具有一定的家庭多发性。

四、流行趋势

1990—1999 年,病情动态的总体趋势呈逐年下降,但不同病区略有不同。高寒地带病区病情下降迟缓,屡有小的波动;太平洋一侧的广大病区,病情已被控制或基本控制,下降的时间动态稳定、持久,而未见有波动现象。鉴于全国大部分病区病情消退,2000 年将定点监测改为动点监测,即监测省选择本省病情最重的病点作为当年监测点,以体现该省病情。2000—2007 年的病情动态总体趋势也呈现逐年下降趋势。从 2008 年开始,大骨节病监测纳入中央转移支付项目,监测范围进一步扩大,全国儿童新发病例检出率逐渐下降,2010 年降到1%以下,2019—2020 年全国无新发儿童病例检出,说明全国病情达到消除标准(图 12-1)。

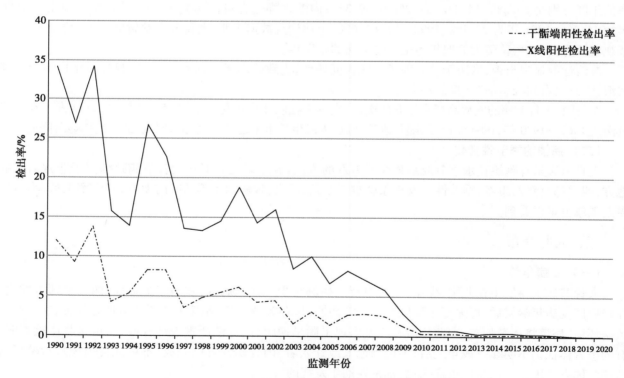

图 12-1　1990—2020 年全国儿童大骨节病病情变化趋势

注:1990—1999 年为定点监测阶段,即重点病区省份选择 2 个活跃重病区村作为监测点;2000—2007 年为动点监测阶段,即重点病区省份可根据本省病情变化趋势,动态选择监测点;2008—2011 年为省级全覆盖阶段,即所有病区省份纳入监测体系,每省抽取部分县开展监测;2012—2018 年为县级全覆盖阶段,即所有病区省份所有病区县纳入监测体系,每县抽取部分村开展监测;2019 年至今为村级全覆盖阶段,即全国所有病区村纳入监测体系。

（王治伦　裴俊瑞　刘辉）

第三节 病因及流行机制

一、病因研究

长期以来,认为大骨节病的深层软骨细胞坏死是环境有害因素所致,先后曾提出大骨节病可疑致病因素有 50 余种,主要涉及放射性物质中毒说、维生素缺乏说、传染中毒说、内分泌失调说、水中铅过量说、铁慢性摄取过剩说、钙缺乏说,真菌中毒理论、生物地理化学学说、水中有机物污染中毒说、自由基机制、环境低温低硒生态效应、病毒感染以及低硒条件下与生物因素的复合等。这些因素中既有单一的环境因素也有多种因素的复合,其中一些是大骨节病发生的主要危险因素,一些可能是发病相关的辅助因素,一些则随着大骨节病病因学实践认识的深入发展而相继被淘汰。归纳国内外广泛和深入研究的病因假说主要集中在生物地球化学学说、粮食镰刀菌毒素中毒学说和饮水有机物中毒学说。

(一) 生物地球化学学说

生物地球化学学说(biogeochemical hypothesis)认为大骨节病的发生与特定的地理生态环境有关,即病区环境某些化学元素或化合物过多、缺乏、或比例失调,影响体内矿物质的正常代谢而引起大骨节病。1939—1949 年,原苏联学者 A. P. Vinogradov 根据地方病病区环境土壤、水和作物中多种微量元素不平衡首先提出生物地理化学学说。1949—1973 年,V. V. Kovalsky 等认为大骨节病病区水、土和居民膳食中锶、钡多而钙、磷、钾、钠少,锶钙比例失调;1967—1968 年,N. I. Muchkin 等提出钙、碘、镍、铜、铁、硫、铍、氟、锶和钡多,特别以病区冻土层为显著,后又提出病区水土和主副食中含磷、锰过多而致病。病区环境可溶性无机元素离子显著流失,病区水、土、粮中硫、镁少,而锶、钡、铁、锌、硅多,且元素之间比例失调,出现单一元素的缺乏或过多以及元素离子之间比例的失调,如病区水粮中 Ca^{2+}/SO_4^{2-}、Sr^{2+}/SO_4^{2-}、Ba^{2+}/SO_4^{2-}、Si/SO_4^{2-}、Ca^{2+}/Si^{2+} 与大骨节病病情有明显相关。Sr^{2+}/SO_4^{2-} 以及 $Sr^{2+}+Ba^{2+}/SO_4^{2-}$ 病区在 1% 以上,而非病区在 1% 以下。大骨节病患者血、骨中锶含量显著增高,而患者头发中 Ca/Sr、Mg/Sr 均低于健康人;病区水质中 $(Sr^{2+}+Ba^{2+}/SO_4^{2-}+Mg^{2+})/$ 总离子量×1 000 的比值与大骨节病发病有一定的规律。病区的水、土、粮中硫含量偏低,采用放射性 ^{35}S 示踪方法证实大骨节病不是外源性缺硫引起,而是硫代谢障碍。大骨节病患儿软骨氨基多糖硫酸化不足,影响了病区人群的硫酸化因子活性,进而引起软骨硫酸化程度降低等改变;3-磷酸腺苷-5′-磷酸硫酸合成酶的过度表达可引发蛋白聚糖的硫化异常。蛋白聚糖的硫酸盐化作用对于软骨细胞的生长和功能转录后修饰很重要,而硫代谢异常与软骨的损害密切相关。检测大骨节病患者手、足、腕、踝、肩和膝关节及发中硅含量显著高于正常对照者,在微沸条件下病区饮水中可检出主要含硅酸盐的沉淀物,其硅含量与患病率呈正相关;用高硅饲料喂养幼犬出现与人类大骨节病较相似的病理改变。硫酸铊致鸡胚软骨细胞营养不良性坏死,与大骨节病的病变相似。纵观大骨节病水、土、粮涉及缺乏或过多的元素有硒、铁、锶、钡、钛、铅、铜、镁、铝、钒、硅、铊等,其中以硒缺乏说占主导地位,其他元素与大骨节病的分布与发生无一致相关性,且未能在大骨节病患者或实验动物体内找到特异性损害软骨细胞的确切根据。

20 世纪 70 年代,我国学者发现环境低硒与大骨节病关系密切,并逐渐发展为硒缺乏或低硒学说(selenium deficiency hypothesis),主要论据有:①我国大骨节病病区内、外环境硒含量低,经由病区食物链导致人群呈低硒营养状态。大骨节病的病区分布与低硒土壤地带大体上一致,大部分病区土壤总硒含量在 0.15mg/kg 以下,粮食硒含量多低于 0.02mg/kg,病区土壤、小麦、玉米中硒含量明显低于非病区。②病区人群血、尿、头发硒含量低于非病区人群,患者体内存在以低硒为中心的一系列代谢变化,如全血的 GSH-PX 活性降低,血清谷草转氨酶(glutamic oxaloacetic transaminase, GOT)、谷丙转氨酶(glutamic-pyruvic transaminase, GPT)、乳酸脱氢酶(lactic dehydrogenase, LDH)、羟丁酸脱氢酶(hydroxybutyrate dehydrogenase, HBDH)、脂质过氧化物(lipid peroxide, LPO)和游离脂肪酸(free fatty acids)含量等活性增高。一些调查表明,病区与非病区人群的发硒界限值为 200ng/g,也有学者认为是 110ng/g。③流行病学调查显示低硒与大骨节病 X线患病率呈负相关。④病区补硒后能降低儿童大骨节病的新发率,促进患者干骺端病变的修复,防止病情恶化。如在病区 9 343 例正常儿童中,补硒后大骨节病的新发率为 0.45%,而在同期未补硒的 2 963 例病区正常儿童中,新发率为1.95%,两组的发病率有显著性差异。在2 197例大骨节病患者中补硒组干骺端病变的修复率为64.80%,病情加重率为2.82%,而未补硒组的修复率为19.88%,加重率为11.28%,补硒组干骺端病变的修复率明显高于未补硒组。⑤比较大骨节病患者与正常对照软骨细胞的差异表达基因,发现POSTN(periostin,骨膜素)、CLEC3B(C-type lectin domain family 3 member B,C型凝集素结构域家族3成员B)、CYP8B1(cytochrome P450 family 8 subfamily B member 1,细胞色素P450家族8亚家族B成员1)、FBLN1(fibulin 1,纤维素1)、PYGB(glycogen phosphorylase B,糖原磷酸化酶B)和SIGIRR(single Ig and TIR domain containing,单一Ig和TIR结构域)6个差异表达基因显著与硒元素相关,表明大骨节病软骨中存在环境低硒应答基因。⑥为了证实人群补硒改善大骨节患者软骨损伤的作用,观察其对体外培养Ⅰ°和Ⅱ°大骨节病患者关节软骨细胞作用的结果表明,适宜的补硒浓度(0.25~0.1µg/ml)具有显著促进大骨节病软骨细胞生长和超微结构趋于正常的作用,同时降低细胞凋亡率,但补硒浓度>0.5µg/ml时具有毒性作用。

大骨节病病区环境中除低硒外还伴随有碘元素的缺乏。流行病学调查发现在我国的大多数低硒地区同时伴有低碘,但有调查表明在低碘地区却不一定伴有低硒。甘肃省大骨节病病区饮水中碘含量低于5µg/L,属低碘环境,大骨节病病区与碘缺乏病重病区分布一致,严重缺碘所致的地方性克汀病分布与大骨节病病区高度吻合,90%以上地方性克汀病患者分布在同时有大骨节病流行的病区,在陇南的大骨节病重病区地方性克汀病患者占全部患者的46.7%。由于病区食用碘盐,儿童尿碘、T_3、T_4、TSH均在正常值范围内,但病区儿童T_3、T_4显著高于非病区,TSH显著低于非病区,这可能是低硒导致的甲状腺激素(TH)代偿性分泌增高引起。1995年,西藏大骨节病病区儿童中硒碘水平的调查结果表明,49%的病区儿童患有大骨节病,46%的儿童患有甲状腺肿,1%患有克汀病;66%的儿童尿碘低于20µg/L,大骨节病患者的尿碘含量显著低于对照组;多因素分析结果表明:在严重低硒的大骨节病流行区,碘元素也是大骨节病发病的危险因素。碘元素是合成甲状腺素所必需的物质,而甲状腺素对骨的生长发育有重要的调节作用。然而,1957年B. Zagrafsky等调查证实大骨节病病区与地方性甲状腺肿病区不相重叠,动物实验中低碘不能造成类似大骨节病的软骨坏死。

尽管大量研究表明低硒与大骨节病发病有关联,然而仍有许多证据不支持低硒是大骨节病的特异致病因子,低硒并非大骨节病的直接和唯一病因,这是因为:①有些地区低硒,并不发生大骨节病,如我国的低硒地区四川南部区域,新西兰、芬兰等国的低硒地区;有些地区硒并不很低,却有本病发生,如山东的益都,山西的左权、霍县,青海的班玛县等;②补硒后不能完全控制本病的新发;有些地区环境低硒状况未改变时,大骨节病的病情也逐年下降,如陕西省宁陕县;低硒与大骨节病关系的前瞻性研究未显示低硒与大骨节病发病率之间有显著的剂量反应关系;③细胞培养表明,软骨细胞生长对硒并无特殊需要;④低硒粮喂养大鼠和中国小型猪,均未引起像大骨节病患者的骺板和关节软骨坏死,但可见软骨细胞去分化和凋亡,膝关节软骨表面有软骨纤维化发生,电镜观察可见深层软骨细胞细胞核变性和胞质呈网状气球样;病区粮补硒并不能防止猴模型软骨坏死的发生,但能使之减轻。低硒/低碘或低硒联合低碘实验三代大鼠也未能观察到类似人类大骨节病软骨细胞坏死的特征性变化。因而,目前倾向于认为环境硒缺乏是大骨节病发病的重要环境危险因素之一。

(二)粮食真菌毒素污染及其毒素中毒假说

粮食真菌毒素污染及其毒素中毒假说(hypothesis of cereal contamination by mycotoxin-producing fungi)认为病区谷物被某种镰刀菌及其所产生的毒素和代谢产物污染并形成耐热的毒性物质,居民因食用含有此种真菌与毒素的食物而发生大骨节病。1932—1945年间苏联学者F. P. Sergievsky、Yu. I. Rubinstein等认识到病区粮食是致病因子进入人体的主要载体,谷物在收割、脱粒、晾晒、储存过程中被真菌污染,在潮湿条件下孳生产毒是导致大骨节病的主要途径,进而提出大骨节病是病区小麦尖孢镰刀菌污染及其产生的毒素选择性损害发育中软骨内化骨型骨骼的食物性镰刀菌中毒症(food mycotoxic enchondral osteodystrophy)。该学说提出的主要论据有:①从原苏联和中国的病区分布来看,病区皆属大陆性气候,暑期短,霜期长,昼夜温差大,粮食收获时多在雨量较多的季节,存在着粮食真菌生长的适宜条件。②大骨节病病区粮食可检出多种优势真菌,如原苏联的赤塔病区以梨孢镰刀菌(Fusarium Sporotrichiella. Var. Poae)为主,我国东北病区以尖孢镰刀菌(Fusarium oxysporum)为主,陕西病区以禾谷镰刀菌(F. Graminearum)和串珠镰刀菌(Fusarium moniliforme)为主,甘肃病区以互隔交链孢霉(Alternaria alternata)为主。③在病区粮食中先后检出的较非病区浓度高的真菌毒素有丁烯酸内脂(butenolide,BUT)、交链孢霉甲基醚(alternariol methyl ether,AME)、脱氧雪腐镰孢霉烯醇(deoxynivalenol,DON)、15-乙酰脱氧雪腐镰刀菌烯醇(15-deoxy-nivalenol,15-DON)、3-乙酰脱氧雪腐镰刀菌烯醇(3-deoxynivalenol,3-DON)和雪腐镰刀菌烯醇(nivalenol,NIV)。④体外软骨细胞培养证明BUT、DON、NIV等真菌毒素亦可引起软骨细胞去分化和凋亡,抑制DNA的合成和细胞的分裂增殖,对软骨细胞具有明显的损伤作用,损伤包括对细胞膜、核膜及所有细胞器的膜系统,引起软骨生物化学代谢障碍;用拟枝孢镰刀菌和梨形枝孢镰刀菌、尖孢镰刀菌的提取物饲养大鼠和小狗均可发生类似大骨节病的软骨病变,但未认定是大骨节病的动物模型。⑤双鸭山市(1972—1980年)、吉林抚松县(1958—1965年)大骨节病病区换粮防治大骨节病实验、尚志县种水田主食大米防治大骨节病的现场实验(1970—1988年)均取得了有效的预防效果。

从20世纪90年代以来,我国杨建伯教授提出了T-2毒素是引起大骨节病的致病物质,主要论据有:①大骨节病病区小麦、玉米中T-2毒素的超常聚集浓度为2.0~1 549.4ng/g;采用ELISA从大骨节病病区病户的面粉中检出T-2毒素,且含量高于病区市售面粉的含量;病区粮食T-2毒素在100μg/kg以下,或至少减少到300μg/kg以下是阻断大骨节病病因的措施等。②饲料中加入纯T-2毒素100ng/(kg·d)饲养雏鸡3~5w,可引起雏鸡类似大骨节病的病理改变,与利用镰刀菌菌粮按1/10比例掺入鸡饲料喂养的结果相似。③T-2毒素对软骨细胞的增殖有明显的抑制作用,并与T-2毒素浓度呈剂量-效应关系。④T-2毒素可以引起体外培养的软骨细胞凋亡和去分化。⑤尽管既往采用电子捕获气相色谱(gas chromatography electron capture detector,GC-BCD)、高效液相色谱荧光分析(high performance liquid chromatography fluorescence detection,HPLC-FD)和选择性离子监测气相色谱质谱联用(selective ion monitoring gas chromatography-mass spectrometry,GC-MS/SIM)等方法,检测大骨节病儿童血清11种真菌毒素为阴性,但最近采用Agilent全基因组表达芯片、单基因表达分析和基因集富集表达分析技术(gene set enrichment analysis,GSEA),比较真菌毒素相关基因在大骨节病患者和正常对照个体软骨和外周血中的基因表达谱差异,发现大骨节病患者软骨和外周血单核细胞中存在T-2毒素、脱氧雪腐镰刀菌烯醇、黄曲霉毒素B₁、玉米赤霉烯酮、伏马毒素B₁和赭曲霉素等多种真菌毒素的相关基因,主要涉及细胞凋亡、胶原合成和软骨生长与发育等功能,因此这一环境基因相互作用线索值得进一步深入研究以明确是单一还是联合作用的真菌毒素特异性致大骨节病软骨细胞损伤的始动病因。

然而粮食真菌毒素污染及其毒素中毒假说目前仍面临一些难以解释的问题,如:①在流行病学上如何解释病区近距离灶状分布问题;在无大骨节病的其他国家,T-2毒素、BUT、DON、NIV等真菌毒素污染也广泛存在。②各病区分离出的菌种不尽相同,如有些病区分离出的优势菌种是互隔交链孢霉而不是镰刀菌。③病区与非病区间差别的规律不强,如在大骨节病病区自产的玉米、小麦粮食中分离出了尖孢镰刀菌、串珠镰刀菌、禾谷镰刀菌和互隔交链孢霉菌等真菌。在我国各地检出的优势菌及毒素不尽一致,如东北病区是尖孢镰刀菌,有一些病区是串珠镰刀菌,陕、甘两省一些病区是互隔交链孢霉菌,如陕西彬县韩家乡及榆林蟒坑村小麦优势菌为互隔链孢霉菌,未曾检出镰刀菌。④测定10例大骨节病干骺端新发患儿血清中11种镰刀菌毒素无一例阳性。⑤镰刀菌毒素(如禾谷粉红色镰刀菌的TDP-1、梨孢镰刀菌毒素、T-2毒素,等)对软骨细胞并无选择性毒性作用,可引起软骨细胞以外多种组织和细胞的损伤,如国外研究表明T-2毒素引起实验动物(大鼠、小鼠、猪、猴)肝细胞腺瘤、肺腺瘤、T细胞、B细胞、淋巴细胞、白细胞减少及胚胎毒性和神经毒性损伤,并具有致癌性;对体外单层培养兔关节软骨细胞有损伤,在$5×10^{-9}$mol/L时,减少软骨细胞DNA合成的50%以上。⑥饲料中加入纯T-2毒素100μg/kg饲养雏鸡3~5w,不发生关节软骨的变性和坏死,胫骨上端骺软骨未见类似大骨节病的灶状或片状软骨细胞坏死。⑦人群T-2毒素中毒症状体征不同于大骨节病,如浙江桐乡部分居民误食T-2毒素污染($180×10^{-9}$~$418×10^{-9}$mol/L)的霉变大米,发生急性食物中毒,发病率为58.0%,主要症状有恶心、嗜睡、呕吐、腹胀、腹痛等,表明T-2毒素急性中毒症状与大骨节病有差别。

鉴于环境硒缺乏与粮食真菌毒素均与大骨节病有关,因此二者联合作用是否可致大骨节病软骨细胞深层灶状或带状样坏死。有实验表明,低硒与真菌或镰刀菌毒素联合作用可致动物关节软骨深层坏死或软骨发育不良,但还不能认定是类似人类大骨节病的动物模型。低硒饲料(硒含量35ng/kg)喂养小型猪

30d 后再加入 T-2 毒素(1.5mg/kg 饲料)或串珠镰刀菌素(DON,1mg/kg 体重)喂养 67d,发现多个骨的关节软骨深层出现带状坏死,但骺生长板软骨未出现,提示实验动物在硒营养缺乏基础上联合 T-2 毒素或 MON 中毒,可引起关节软骨出现类似人类大骨节病的软骨坏死,但不在骺板软骨;低硒复合 TDP-1 引起实验动物出现软骨发育不良症。

(三) 饮水中有机物中毒学说

饮水中有机物中毒学说(hypothesis of high humic acid levels in the drinking water)认为病区饮水被植物残骸分解或腐殖质污染形成的有机物污染而致人体发生的一种慢性中毒性疾病,其中有机物主要是指自然腐败的分解产物阿魏酸(ferulic acid)、对羟基桂皮酸(p-hydrocinnamic acid)、黄腐酸(fulvic acid,FA)等。我国民间及其早年俄国学者提出本病与水质有关,1908 年我国刘建封就把本病起因归之于水质不良,1926 年原苏联的 M. I. Dobrovolsky 提出病区饮水中有慢性毒物并建议饮用煮沸水。1967 年日本学者 Noguchi 提出水中植物性有机物与大骨节病发病有关,并认为病区饮水中提取的阿魏酸、对羟基桂皮酸是大骨节病致病因子。我国学者发现大骨节病病区饮水偏酸性,饮水中有机物总量和腐殖酸等明显高于非病区,因此认为大骨节病病区饮水中有机物中毒是大骨节病的病因之一,其主要论据有:①大骨节病病区饮用水源类型与病情密切相关:病区人群饮开水者大骨节病检出率明显降低,提示饮水经煮沸可破坏或减弱致病因子的毒害。②饮水中腐殖酸总量、羟基腐殖酸含量与大骨节病患病率呈正相关,与硒含量呈负相关。病区饮水源受腐殖质污染,病区饮水中腐殖酸总量高于 0.5mg/L,腐殖酸(humic acid,HA)含量与大骨节病 X 线检出率呈对数相关和线性相关($R^2=0.387\sim0.569$)。③大骨节病病区饮水中腐殖酸的成分主要是黄腐酸、阿魏酸、对羟基桂皮酸;也有检出硫酸软骨素(chondroitin sulfate,CHS)酶的厌氧菌、含苯环有机物(芳香烃、烷基苯酚)。④黄腐酸能促进体外培养软骨细胞及基质矿化,导致非矿化成骨,而这种异常矿化过程与患者软骨损伤及修复性的病理矿化过程相似。从病区饮水中提取腐殖酸可加速培养的人胚软骨细胞分化、干扰细胞膜完整性、增强脂质过氧化的作用,而人工合成的腐殖酸(synthetic humic acid,SHA)和原儿茶酸(protocatechuic acid,PCA)可损伤原代培养兔关节软骨细胞,降低细胞活力,使软骨细胞磷脂发生过氧化,细胞内 LDH 释放增加。^{3}H 标记的 FA 可掺和到大鼠的骨和软骨组织中。腐殖酸可致实验大鼠膝关节软骨细胞变性、软骨表面纤维化,类似于骨关节病的早期病变。⑤病区改水后可使大骨节病病情大幅度下降,病情活跃程度得到有效抑制,如吉林省抚松县平安屯(1952—1961 年)改饮泉水后新发病例远少于继续饮用土井水对照组。

然而饮水中有机物中毒假说目前仍面临一些难以解释的问题:①饮用同一水源水自然屯大骨节病发病具有家庭聚集性倾向。②重病区与非病区、病户与非病户之间饮水中腐殖酸含量的差异无显著性。③用病区饮水提取的高浓度黄腐酸不能致培养的软骨细胞发生病变,不能复制出大骨节病的实验动物模型,且对器官和组织无选择性,软骨未表现有结合腐殖酸的嗜性或亲和性、蓄积作用。

近年来,国内利用现代分子生物技术,开展了大骨节病环境危险因素与环境应答基因相互作用致大骨节病发生发展的病因假说。

二、发病机制

(一) 环境因素致大骨节病软骨损伤的机制

大骨节病的发病机制已从环境可疑因素、人群、个体、器官、组织细胞水平向软骨细胞分化调节因子及其相关基因方向发展。早期研究表明大骨节病不但有软骨损害而且伴有心肌、骨髓、骨骼肌、血管壁、胃、内分泌腺和外周神经的损害,表现有内源性硫代谢障碍、软骨代谢、脂质过氧化和硒代谢障碍等。20 世纪中期,我国莫东旭教授等经过系统的病理学研究,明确了大骨节病主要侵犯儿童发育中软骨内化骨型骨骼的骺软骨、骺板软骨和关节软骨的深层软骨细胞,继而发生软骨内化骨障碍和畸形性关节病。

大骨节病除经典的深层软骨细胞坏死等病变外,近年来还发现有软骨细胞"去分化"、胶原表型、甲状旁腺激素相关肽(parathyroid hormone like hormone,PTHrP)、转化生长因子 β1(transforming growth factor beta 1,TGF-β)、成纤维细胞生长因子 2(fibroblast growth factor 2,bFGF)、血管内皮生长因子(vascular endothelial growth factor,VEGF)的表达异常,表明大骨节病的发生不但涉及软骨内化骨障碍还涉及软骨细胞终末分化障碍。培养的大骨节病患者关节软骨细胞进一步证实软骨细胞的"去分化"、提前肥大老化和细胞外基质蛋白的代谢异常。大骨节病软骨细胞过度凋亡及其调控因子 Bcl-2、Bax、Fas、iNOS 表达异常与血清 NO、NOS、iNOS 水平增高相一致。

以大骨节病软骨深层细胞坏死、"去分化"和细胞过度凋亡为指标验证大骨节病环境致病因素的研究表明，采用活跃病区的水、粮食分别喂养幼犬和幼年恒河猴，发现其多个关节软骨和骺板软骨出现深层灶状、带状坏死等人类大骨节病病理改变，但其为何物质所致不明；低硒饲料复合 T-2 毒素、MON 可致小型猪关节软骨出现灶状坏死但骺板软骨未出现病变；金属元素铊和硅可引起实验动物软骨细胞深层坏死，但其在病区与非病区水粮中无显著性差别。环境低硒/低碘因素与大骨节病有关，低硒低碘较单一低硒或低碘对实验三代大鼠骺板与关节软骨细胞分化与凋亡影响更为显著，但均未观察到类似人类大骨节病的软骨细胞坏死。

(二) 大骨节病软骨与外周血差异表达基因、蛋白和代谢的变化

20 世纪中期，我国发现大骨节病儿童软骨 DNA 含量减少，血浆蛋白质和氨基酸发生异常。近年来采用基因芯片和表面增强激光解析/电离飞行时间质谱(surface enhanced laser desorption/ionization time of flight mass spectrometry，SELDI/TOF-MS)蛋白组学芯片技术发现大骨节病患者软骨细胞的基因表达谱和血清蛋白表达谱均不同于病区与非病区健康人群以及骨性关节炎等其他骨关节病。

采用全基因组微阵列芯片(microarray chip)检测大骨节病软骨细胞基因表达谱，筛选出 79 个差异基因，其功能主要涉及：①软骨细胞代谢：3′-磷酸腺苷 5′-磷酸硫酸盐合酶 2(3′-phosphoadenosine 5′-phosphosulfate synthase 2，PAPSS2)、谷胱甘肽 S-转移酶 θ2(glutathione S-transferase theta 2，GSTT2)、脂肪酸结合蛋白 4(fatty acid binding protein 4，FABP4)、组织蛋白酶 C(cathepsin C，CTSC)、同源结构域相互作用蛋白激酶 2(homeodomain interacting protein kinase 2，HIPK2)、HtrA 丝氨酸肽酶 3(HtrA serine peptidase 3，HtrA3)；②细胞外基质：纤维素 1(fibulin 1，FBLN1)、韧带蛋白 XB(tenascin XB，TNXB)、透明质酸和蛋白聚糖连接蛋白 1(hyaluronan and proteoglycan link protein 1，HAPLN1)；③软骨细胞分化和代谢：凋亡肽酶激活因子 1(apoptotic peptidase activating factor 1，APAF1)、BCL2 拮抗剂 1(BCL2 antagonist/killer 1，BAK1)、BCL2 凋亡调节因子(BCL2 apoptosis regulator，BCL2)、半胱天冬酶 6(Caspase 6，CASP6)、PMP22 相关的 p53 凋亡效应器(p53 apoptosis effector related to PMP22，PERP)。采用 Ingeinuty pathway analysis(IPA)分析软骨细胞差异表达基因，发现 BAK1、APAF1 及 CASP6 为主要基因的凋亡信号通路与 IGFBP2 为主要功能基因的胰岛素样生长因子-1(Insulin-like growth fastor-1，IGF-1)信号通路可诱发线粒体损伤和抑制胶原合成，进而导致大骨节病软骨细胞损伤。同时，采用全基因组微阵列芯片检测和筛选出大骨节病外周血单核细胞不同于正常对照组人群的 97 个差异表达基因，主要涉及免疫、代谢、凋亡、细胞骨架、细胞运动和细胞外基质等功能，其中 IGLL1、IGHA1 和 FREB 基因显著上调，参与调控 B 细胞发育、抑制外源性抗原过量和抗原降解。趋化因子受体 CCR4 和 BMPR1A 也显著上调，结合大骨节病患者体内存在较低水平的补体和降解的抗体，提示大骨节病可能存在免疫功能异常。DUOX1 基因表达上调可能导致机体活性氧自由基水平升高，进而损伤线粒体诱发软骨细胞凋亡。

采用双向凝胶电泳、质谱分析筛选出大骨节病软骨不同于正常对照的 19 个下调差异蛋白和 10 个上调差异蛋白，主要涉及软骨细胞应激损伤、细胞运动、线粒体损伤和软骨胶原合成障碍等方面。同时采用 SELDI/ToF~MS 蛋白组学芯片技术发现大骨节病患者 15 886m/z、5 336m/z、6 112m/z 等 16 个血清差异表达蛋白标志不同于病区内、外对照与骨关节病；由这 3 个蛋白组成的大骨节病疾病分类树模型，特异度为 88.89%，灵敏度为 86.36%。通过功能分类和亚细胞定位，观察到大骨节病差异表达蛋白质主要涉及代谢异常、细胞结构异常和氧化应激反应，表明这些差异表达蛋白质的亚细胞定位和分子功能方面存在代谢和合成机制异常。这些证据提示大骨节病发生发展中差异表达基因和蛋白表达谱不同于病区和非病区正常人和骨关节病。

此外，大骨节病患者血清代谢表型存在异常，表现为葡萄糖含量升高、乳酸和柠檬酸含量降低；支链氨基酸(亮氨酸、异亮氨酸、缬氨酸)、苏氨酸和丙氨酸含量升高，谷氨酸含量降低；脂蛋白、胆碱、脂肪酸含量降低；N-乙酰葡萄糖胺含量降低。运用凝集素芯片技术发现，大骨节病患者血清糖蛋白组成异常，其 N-乙酰氨基葡萄糖(N-acetylglucosamine，GlcNAc)结构减少。

采用整合组学技术将大骨节病基因组与表达谱的数据整合进行了表达数量性状位点（expression quantitative trait loci, eQTL）的研究,发现四条与大骨节病软骨细胞损伤相关的基因通路,即介导细胞凋亡反应体的内在通路（REACTOME_INTRINSIC_PATHWAY_FOR_APOPTOSIS）、白细胞介素-1a 上调通路（RESPONSE_TO_IL1A_UP）、KEGG-过氧化物酶体通路（Kyoto Encyclopedia of Genes and Genomes peroxisome）和组蛋白去乙酰化酶靶标通路（MARKS_HDAC_TARGETS_UP）。采用开发的基于拷贝数变异基因通路分析（copy number-based pathway association study, CPAS）,发现 MAPK 蛋白激酶相关的 REACTOME_MAPK_TARGETS_NUCLEAR_EVENTS_MEDIATED_BY_MAP_KINASES 通路与大骨节病显著相关。确定拷贝数变异 452 位点与大骨节病相关联,其所在的 ABI3BP 基因在大骨节病中的表达水平高于正常人,确认氨基多糖绑定相关的 ABI3BP 是大骨节病的易感基因。

鉴于大骨节病与原发性骨关节炎（osteoarthritis, OA）有相似的临床症状和关节软骨的病理改变,但目前尚无鉴别诊断的分子标志。为此,比较大骨节病和骨性关节炎的关节软骨细胞凋亡率显著高于正常对照组,且 Fas、Bax、Caspase-3、Caspase-9、P53 表达增高;其中大骨节病软骨细胞 Caspase-8 和 P53 表达低于骨性关节炎,而 Caspase-9 表达则高于骨性关节炎;尽管大骨节病软骨细胞超微结构变化类似于骨性关节炎,但其线粒体凋亡途径损伤较后者更明显。

通过临床手术治疗获取两病关节软骨并提取其软骨细胞 RNA,发现大骨节病差异表达基因不同于骨性关节炎的 233 个基因中有 38 个下调和 195 个上调基因,以 CSGALNACT、PIM2、EFNA1、SMAD-9、STK11、AQP、T-cell factor/LEF、PTN、APCDD1 和 CAV 等表达差异显著,主要涉及软骨代谢、离子通道运输蛋白、细胞骨架和细胞运动和细胞凋亡等生物学功能。IPA 分析发现 F2R、ITGA4、RAC2 和 FGF5 为主要基因的肌动蛋白细胞骨架信号通路可能经 Fas/FasL 通路诱导细胞死亡,进而促使大骨节病软骨细胞凋亡。

（三）大骨节病家庭聚集性与环境反应基因

大骨节病在病区内并非村村、家家、人人都患大骨节病,这与大骨节病的表现型有关。在环境有害因素暴露相同的病区,可发生靶位器官损害完全不同的地方病,如环境低硒地区有大骨节病和克山病共存病区、单纯大骨节病病区、单纯克山病病区。大骨节病多侵犯病区当地居住的农民,但也损害从非病区来的迁入者。早在 1920 年俄罗斯 Zabaikalye 区的大骨节病家庭中有传代现象,曾认为本病是一种"窝子病",即家庭多发,大骨节病有家庭聚集性,但又绝对不是一种家族性遗传病,发现患病率在 10%~90% 的病区存在明显的家庭聚集性。大骨节病双亲和同胞的患病危险度比非血缘亲属高 3~4 倍,大骨节病核心家庭子 1 代患病有家庭聚集性,不但受轻、中、重病区类型的影响,还与父母亲患大骨节病有关,最小发病年龄为出生后 97 天的婴儿至学龄期儿童,少数病例的软骨坏死出现在新生儿和晚期胎儿,但胚胎发育早、中期未见任何规律性病变,因此大骨节病是一种后天获得性疾病或是环境因素为主的复杂疾病。然而,即使是患病率高的病村或者大骨节病患病率非常严重的家庭,指示病例的同胞中仍有不发生大骨节病的个体,提示大骨节病的发病具有个体差异。采用短串联重复序列（short tandem repeat, STR）和单核苷酸多态性（single-nucleotide polymorphism, SNP）技术提示长期暴露在大骨节病病区环境危险因素下可影响人群环境应答基因多态性,进而出现疾病表型特征。

采用荧光标记基因扫描方法,检测患者、病区内对照及非病区外对照人群外周血中 2、11 和 12 号染色体上多个 STR 及其多态性,发现患者 2 号染色体 D2S347、2S319、D2S165、D2S2333、D2S364 位点,11 号染色体 D11S917 位点,12 号染色体 D12S367、D12S1638、D12S304 和 D12S1725 的等位基因分布显著不同于病区与非病区正常人。通过核心家系单体型相对风险分析（haplotype based haplotype relative risk, HHRR）和传递不平衡检验（transmission disquibrium test, TDT）发现位点 2S151 的等位基因 248bp、位点 D2S305 的等位基因 320bp 和位点 D11S4094 的等位基因 194bp 与大骨节病相关联（$P<0.05$）。这些大骨节病核心家系 12 号染色体上 D12S1725 位点与大骨节病的对数优势分数（LOD）值为 2.52,提示大骨节病连锁位点可能位于 D12S1725 位点附近。

进而检测 HLA、GDF5、IL-1β、DVWA、TrxR2、GPX1、SEPP1、DIO2、GPx4 和 TNF-α 的单核苷酸多态性,应用关联分析发现其特征如下：①HLA 基因 rs6457617、rs6457620、rs9275295 和 rs7745040 位点与大骨节病相关,保护单倍型为 GTCC,易感单倍型为 ACGT;②GDF5 基因 rs143383（T>C）、rs224334（G>A）和

rs224329（C>T）位点的单倍型 TGC 和 TAT 与大骨节病相关；③IL-1β 基因 rs16944 位点基因型频率与大骨节病显著相关；④GPX1（rs1050450），TrxR2（rs5748469），SEPP1（rs7579）和 DIO2（rs225014）基因型和等位基因频率在大骨节病患者和对照组之间有显著性差异。与带有 Pro/Leu 或 Leu/Leu 相比，带有 GPX1 Pro198Leu 的大骨节病患者全血中谷胱甘肽过氧化物酶活力明显下降，且患病风险更大；⑤GPx4 基因 mR-NA 在大骨节病患者血液中的水平显著降低，其 rs713041 和 rs4807542 多态性位点存在连锁不平衡，对照组的 A-T 单体型显著低于大骨节病病例组；⑥TNF-α-308G/A SNP 位点与大骨节病易感性有关。

（四）大骨节病发生的本质

在研究大骨节病病因与发病机制的历史进程中，不同学者从临床、病理学和流行病学等多学科方面，对大骨节病发生的本质提出不同的认识，对临床、鉴别诊断和防治有重要指导意义。从 1859 年至 1936 年认为是一种慢性、变性、畸形性骨关节炎，反映了大骨节病晚期关节病变的属性。同时认为本病不是炎症，而是营养不良（dystrophic）性疾病，主要侵犯骨和软骨，致骨发育障碍，是一种地方性、畸形性骨关节病。1943 年，原苏联学者认为本病是一种选择性损害软骨内化骨型骨骼食物性镰刀菌中毒症（food fusariotoxicosis）。1968 年至 1975 年认为本病损害干骺与骨骺软骨，是地方性软骨内骨发育不全（endemic enchondrosis dysostosis）；世界卫生组织将本病划分为"其他和非特指性关节病"；1990 年至 1994 年美国 Sokoloff 教授认为本病是获得性软骨坏死（acquired chondronecrosis）；我国莫东旭教授通过进行人类大骨节病与动物骨软骨病（osteochondrosis，OC）的病理学比较研究，认为本病是人类地方性骨软骨病（humans endemic osteochondrosis）；殷培璞教授从临床学研究认为是地方性慢性骨关节病（endemic chronic osteoarthrosis）；钱致中教授从骨与软骨放射学变化提出是外因性骨代谢或营养障碍；1995 年杨建伯教授等认为大骨节病属地方性变形性骨关节病（endemic deformed osteoarthrosis），2004 年原卫生部地方病办公室编的《中国地方病介绍》引用了此属性概念。2004 年国际骨骼疾病分类将大骨节病分类为地方性畸形性骨关节病（endemic deformans osteoarthritis）。

综上所述，大骨节病与多种环境因素有关，但这些环境因素中究竟有哪几种或何为主辅又如何特异性地损害大骨节患者体内的深层软骨细胞是破解大骨节病病因与发病机制的关键。近年来大骨节病的病因与发病机制研究已经涉及易感基因及其软骨细胞坏死发生分子机制等问题。随着现代分子生物学技术的迅速发展，从环境因素、人群、个体、组织、细胞、基因、代谢物等多层次水平认识大骨节病的病因与发病机制，并借助动物实验努力开拓大骨节病新的研究方向，为大骨节病病因和发病机制的研究提供新的研究途径。

（郭雄　宁玉洁）

第四节　临床表现与诊断

一、临床表现

（一）症状

大骨节病的发生发展相对缓慢，多数患者发病初期无明显症状，常在不知不觉中手指关节或踝、肘关节已经增粗、变形。部分患者在发病初期感到虚弱，容易疲乏，食欲缺乏，肌肉酸痛，四肢有蚁走感、麻木感等；在致病因子活跃的病区，四肢关节疼痛是多数患者的主要症状。成人大骨节病患者晨起后四肢关节发紧，运动不灵活，关节疼痛，轻微活动后可有所缓解，少数"铁拐子"患者即使参加体力劳动也不感觉疼痛。较重病例可有下蹲、行走困难，步态蹒跚状或鸭步，个别病例可由关节内游离体造成关节绞锁症状。

（二）体征

早期患者手指向掌侧轻度弯曲，指末节呈鹅头状下垂。疾病进展的结果是关节增粗、变形、运动障碍和肌肉萎缩。始见于手指、足趾和踝、腕、掌指关节，继之可见于肘、膝关节。晚期重症患者肩关节、髋关节及脊椎关节均可出现增生变形及运动障碍。关节增粗部位触之呈骨样感觉，指间关节增粗状如算盘珠。腕部可见扁宽或厚窄，向尺侧或桡侧倾斜，尺骨茎突隆起，即马德隆（Madelung）畸形。增粗的肘关节屈曲性弯曲,膝关节粗大、可见X形或O形腿。踝关节粗大,足趾间关节增粗。增粗变形关节活动受限,范围变小。大、小鱼际肌,肱二头肌、肱三头肌及腓肠肌可见肌肉萎缩。重症患者可见短指、短肢畸形,手指、足趾、腕、肘、膝、踝关节可见脱位或半脱位,患者身高与年龄不相称,四肢与头和躯干相比表现为不匀称性短缩,上臂与前臂相比特别短,手指不能触及大转子;胫、腓骨短,与股骨和躯干不成比例;患者身材矮小,坐如常人高,立起则矮半截。这种患者多有下蹲困难,直立屈膝,代偿性腰椎前弯,臀部后突,扁平足,脚状如熊掌。患者步态摇摆,行走如鸭步。少数患者常因病变关节软骨的剥脱,形成关节内游离体,即"关节鼠",当关节鼠卡在关节之间时,出现关节绞锁。

（三）特点

1. 大骨节病是一种全身性疾病,主要病变部位是骨关节,尤其是四肢关节。轻者仅累及手、腕或足、踝,稍重可累及肘、膝,重者可累及肩、髋、脊椎等关节。

2. 受累关节呈多发性、对称性,但以持重侧较为严重。

3. 主要临床表现是四肢关节疼痛、增粗、变形、运动功能障碍。

4. 关节增粗、变形不伴有发红、发热和渗出肿胀,不是一般炎症。

5. 患者的智力、泌尿生殖系统及其功能无异常临床表现。妇女分娩,除已发生小骨盆外,基本如常人。

6. 患者的寿命与非病区居民平均寿命无差异,在病区患者活到高龄者并不少见。

7. 本病不传染、不遗传。

8. 重症患者生产、生活能力下降,甚至完全丧失劳动能力,生活不能自理,成为残疾;少数患者可成为"铁拐子"。

二、X线表现

（一）基本X线征象

大骨节病属于畸形性骨关节病,在出现关节变形等临床表现之前有X线的改变。基本的X线征象有以下几种。

1. 干骺端先期钙化带模糊、凹陷、不整或呈波浪状。

2. 干骺端先期钙化带凹陷、硬化、增宽。

3. 骨端骨性关节面毛糙、不整、凹陷。

4. 骨端囊样变、骨质缺损、骨刺或变形、粗大。

5. 骨骺变形、与干骺端早期闭合或骨骺融解、碎裂。

6. 骨质疏松、骨纹紊乱、骨干短缩和变形及关节变形并伴有关节腔内游离碎骨块。

（二）诊断部位的X线征象

在流行病学调查中,通常拍摄儿童右手(包括腕)的X线正位片进行诊断。手部主要观察的诊断部位是干骺端、骨端、骨骺、腕骨。

1. 掌指骨干骺端征象

（1）骨骺等径期前,干骺端先期钙化带中断、不整并伴有局部骨小梁紊乱。

（2）干骺端先期钙化带出现各种形态的凹陷并伴有硬化。

（3）第一掌指骨干骺端凹陷、硬化。

（4）掌指骨干骺端改变不包括小指中节和拇指末节。

2. 掌指骨骨端征象

（1）指骨骨端骨性关节面毛躁、不整、凹陷、硬化。

（2）骨端边缘缺损或附近出现钙化骨化灶及骨端关节缘骨质增生、骨小梁结构紊乱、囊样变和粗大变形。

3. 掌指骨骨骺征

（1）骨骺关节面凹陷、硬化或骨骺关节面平直或骺核歪斜、骺线变窄及骺线局限性过早融合并伴有局部硬化。

（2）骨骺变形,骺核不同程度的缺损、碎裂。

4. 腕骨征象

（1）一个或数个腕骨边缘局限性中断、凹陷、硬化。

（2）一个或数个腕骨局限性缺损、破坏或囊样变及变形、拥挤、缺如。

（三）X线改变程度判断基准

1. 手部

（1）掌指骨干骺端

1）先期钙化带中断、不整并伴有局部骨小梁紊乱者可定"+"。

2）先期钙化带的各种形态凹陷并伴有硬化,其凹陷深度和硬化增宽的厚度不超过2.0mm者定"+",超过者定"++"。

3）干骺端与骨骺部分穿通或大部穿通者定"+++"。

注:掌指骨干骺端改变不包括小指中节和拇指末节。

（2）掌指骨骨端

1）骨性关节面毛糙、不整、凹陷、硬化,可伴有骨小梁结构紊乱者定"+"。

2）骨端边缘缺损、骨端关节缘骨质增生,可出现囊样变或钙化骨化灶者定"++"。

3）骨端粗大变形者定"+++"。

（3）骨骺

1）骨骺关节面硬化、不整、平直者定"+"。

2）骨骺歪斜、骺线变窄或骺线局限性过早融合并伴有局部硬化者定"++"。

3）骨骺变形、骺核不同程度的缺损、碎裂或缺无者定"+++"。

（4）腕骨

1）腕骨边缘局限性中断、凹陷、硬化者定"+"。

2）腕骨局限性缺损、破坏、囊样变者定"++"。

3）腕骨变形、相互拥挤、缺无者定"+++"。

2. 足部跟骨、距骨

（1）幼儿跟、距骨边缘毛糙、骨小梁结构紊乱者定"+"。

（2）距骨关节面不整、硬化、凹陷者定"++"。

（3）距骨塌陷、边缘缺损或跟骨缩短变形者定"+++"。

注:X线改变程度用"+"表示,"+"表示病变较轻,"++"表示病变较重,"+++"表示病变严重;手部单个部位或X线征不能明确诊断者,需结合临床体征或第1掌骨干骺端病变加以确定。

（四）各部位X线表现

大骨节病的骨软骨形态学改变比较复杂,由于患者的年龄、受累部位、病变性质及轻重程度的不同,会在不同的骨关节部位产生多种多样的X线征象。

1. 手　大骨节病最早发病部位是手的掌指骨,尤以2、3、4指易受累。儿童病例X线见干骺端临时钙化带不整、凹陷、硬化;有的呈波浪状和锯齿状,钙化带上部之骨小梁粗细不均,晚期患者指骨远端（骨端）骨性关节面凹陷、囊性变、缺损、碎裂或粗大变形;骨骺变形,溶解、碎裂,并与干骺早期穿通闭合。掌骨的改变与指骨相同,但发病比指骨晚。腕骨以头状骨损害最早,头状骨近端呈半月状的骨质缺损（凹陷）病变发展可累及其他腕骨（舟、月、三豆、大多角、小多角、钩骨）,边缘不整、硬化、重者小而变形、关节紊乱、相互拥挤。

手部的损害开始仅从干骺端开始,以后为骨端的改变,病情严重时,骨骺、腕骨也同时有改变。

2. 足　足的改变与手相似,实际上足的趾骨发病比手的掌指骨还要早,以第1、2、3、4趾骨多见,X线下见干骺端先期钙化带凹陷、硬化。趾骨远端不整、凹陷,后期亦粗大变形。其次为第1、2跖骨远端的损害较多,有的足弓变平,在临床上表现为扁平足。

3. 踝　踝关节以距骨损害最常见且严重。早期胫距关节间隙变窄,多为距骨关节面硬化,并呈波浪状,不平整,后期距骨颈变短,体积小而密度高,滑车部低平,头部上翘。踝关节粗大变形,胫距关节和舟距关节边缘均可有明显的骨刺,关节面增生、硬化、凸凹不平。跟骨也有类似的改变,与距骨侧的关节面增生、硬化,因骨骺多早期愈合,故跟骨多变短而扁平,有的关节内有游离骨块(关节鼠)。

4. 肘　肘关节的损害仅次于手、足和踝关节。因为肘关节骨骺较多,出现与愈合参差不齐,因而发生病变后,所造成的畸形也较常见。X线下可见关节腔变窄、关节面增生硬化、凸凹不平,有的也见游离碎骨块。晚期表现为鹰嘴窝加深,鹰嘴突和肱骨下端增大,桡骨小头变形,尺桡骨长短不一而致尺桡关节脱位。在临床上多见肘关节弯曲。

5. 肩　肩关节改变主要在肱骨上端,早期破坏不严重,晚期肱骨头大而不规则,颈粗短,肱骨干粗短。肩峰、喙突及关节受累。X线下为关节面硬化、凸凹不平、间隙狭窄。

6. 髋　髋关节因持重的关系,股骨头外形不规则,干骺端破坏、密度不均,早期股骨头即变扁平。关节间隙变窄,髋臼边缘不整,骨质硬化和骨刺形成,可见髋臼加深而向骨盆内突出。

7. 膝　膝部各关节面边缘不整、硬化增生,关节腔变窄或宽窄不一,有时可见游离碎骨块,由于内、外髁发育不平均常形成膝内、外翻畸形。骨端边缘唇样增生、并增大变形。

8. 脊柱　脊柱的损害在儿童与青少年也不少见,主要改变在椎体,椎体上下缘模糊不清,不整。椎体变扁,其前部较窄,后部向上(下)稍膨隆。椎间隙常宽窄不均。颈、胸、腰椎均可受累,以下胸、上腰椎较为明显。

9. 骨盆　多数患者骨盆正常。少数重症患者骨盆狭小,口径变短。

三、诊断

(一)诊断原则

根据病区接触史、临床症状和体征以及手(足)部X线拍片所见掌指骨、腕(足踝部)关节骨性关节面、干骺端先期钙化带的多发对称性凹陷、硬化、破坏及变形等改变并排除其他相关疾病诊断本病。指骨远端多发对称性X线改变为本病特征性指征。诊断依据WS/T 207《大骨节病诊断标准》。

(二)临床诊断和分度

1. 临床病例诊断　根据6个月以上病区接触史,有多发性、对称性手指关节增粗或短指(趾)畸形等体征并排除其他相关疾病诊断为大骨节病临床病例。

2. 临床分度

Ⅰ度:出现多发性、对称性手指关节增粗,或有其他四肢关节增粗、屈伸活动受限、疼痛、肌肉轻度萎缩(见图12-2)。

Ⅱ度:在Ⅰ度基础上,症状、体征加重,出现短指(趾)畸形(见图12-3)。

Ⅲ度:在Ⅱ度基础上,症状、体征加重,出现短肢和矮小畸形(见图12-4)。

(三)X线诊断及分型和分度

1. X线病例诊断　无临床体征,而掌指骨具有干骺端和/或骨端多发性对称性X线征象者,并排除其他相关疾病诊断为大骨节病X线病例。手部X线检查难以诊断时,加拍足部踝关节侧位片。

2. X线分型

(1)活动型:骨骺超径期前,手部X线征具有以下条件之一者可判断为活动型。

1)干骺端先期钙化带呈轻度凹陷,并有骺核歪斜或骺线变窄,可伴有骨小梁结构紊乱。

2)干骺端先期钙化带有明显的凹陷,其深度超过2mm。

3)干骺端先期钙化带呈各种形态的凹陷、硬化,同时伴有骨端或伴有骨骺及腕骨的改变、骨小梁结构紊乱。

(2)非活动型:骨骺超径期前,手部X线征具有以下条件之一者可判断为非活动型。

1)干骺端先期钙化带凹陷,呈修复期双层影像或不均匀中等密度的硬化。

2)不伴有干骺端改变的骨端各种X线征。

(3)陈旧型:骺线闭合后,手部X线征具有以下条件两条或两条以上者判断为陈旧型。

1)骨性关节面毛糙、硬化、凹陷及骨端边缘缺损、骨质增生等X线征。

2)腕骨硬化、边缘凹陷、囊样变等X线征。

3)指间关节粗大变形。

4）指间关节呈半脱位。

注：活动型和非活动型 X 线征主要适用于骺线尚未完全闭合的儿童和青少年。

3. **X 线分度**

（1）轻度：具有以下条件之一者判断为轻度。

1）仅有指骨干骺端改变且为"+"。

2）仅有指骨骨端改变且为"+"。

3）足部距、跟骨改变为"+"。

（2）中度：具有以下条件之一者判断为中度。

1）仅有指骨干骺端改变且为"++"。

2）仅有指骨骨端改变且为"++"。

3）指骨干骺端、骨端均有改变。

4）指骨骨骺、干骺端均有改变。

5）腕骨、指骨骨端均有改变。

6）足部距、跟骨改变为"++"。

（3）重度：具有以下条件之一者判断为重度。

1）指骨干骺端改变为"+++"。

2）指骨骨端改变为"+++"。

3）指骨干骺端、骨端、骨骺和腕骨 4 个部位中，有 3 个或全部 4 个部位出现改变。

4）骺线早闭。

5）足部距、跟骨改变为"+++"。

注：大骨节病患儿掌指骨干骺端、骨端、骨骺和腕骨 4 个部位中有 3 个及以上部位出现病变的 X 射线征象，称为"大骨节病三联征"（见图 12-5）。

四、检查方法

（一）临床检查方法

1. **检查前准备**

（1）检查者养成按照手、腕、肘、髋、膝、踝和足顺序检查的习惯，以免遗漏。

（2）充分暴露需检查部位。冬季时受检者由室外进入室内 10~15 分钟后再做检查。

（3）检查时向受检者做示范动作要领。

2. **上肢检查**

（1）指关节检查：健康人手指伸直，并拢，指间无缝隙；关节增粗时，手指并不拢，指间出缝隙，增粗部位触之骨样硬，典型增粗呈"算盘珠"状。

（2）短指畸形检查：健康人 5 指并拢、手背向上，手指高度依次为中指、环指、食指、小指、拇指，其顺序改变或中指长度与掌横径之比小于 1，示有短指畸形。

（3）大、小鱼际肌检查：健康人大、小鱼际肌丰满、触之有张力；肌萎缩时，不丰满，触之松软、无张力。

（4）合掌实验：健康人双手掌对拢，然后抬肘，可使两前臂置同一水平；腕关节受累时，两前臂置同一水平时，两手掌不能并拢。

（5）背掌实验：健康人双手背靠拢，可使两前臂置同一水平；腕关节受累时，两前臂不能置同一水平。

（6）前臂旋前旋后实验：健康人两上肢屈肘 90°，上臂紧贴腋中线，手指伸直，拇指朝天（中立位），然后手掌旋前或旋后，手掌面可与地平线平行；桡骨头或尺骨头受累时，旋前或旋后时，手掌面不能与地平线平行。

（7）肘关节检查：健康人上肢可向前伸直；肘关节受损时，屈、伸运动受限，活动范围变小，肘部屈曲挛缩，不能伸直。

（8）肱骨检查：健康人两上臂紧贴腋中线，手指触及肩峰时，腕部在肩峰下；肱骨变短时，腕部在肩峰上。

（9）肱二头肌检查：健康人用力屈肘时，肱二头肌丰满，触之韧而有力；肌萎缩时，不丰满，触之松软、无力。

3. 下肢检查

（1）下蹲检查：健康人完全下蹲肘臀部可接近后踝；髋、膝、踝任一关节有屈曲运动障碍时,则不能完全下蹲；或虽可完全下蹲,但足跟离开地面。

（2）小腿长度：健康人由大转子量至股骨远端外侧髁下方,膝关节外侧间隙的大腿长度,与由胫骨平台上缘膝关节内侧间隙量至内踝的小腿长度之比为4∶3；胫、腓骨变短时,该比值增大。

（3）半蹲提腿实验：健康人膝关节半屈曲位,左右腿交换,可单腿站立；膝关节受累时,无法单腿站立。

（4）腓肠肌张力：健康人直立时,触摸腓肠肌时,丰满而有张力；肌萎缩时,不丰满,松软无力。

（5）踝关节屈伸障碍：足外缘与小腿垂直（中立位）,健康人踝关节可背伸25°、跖屈45°；踝关节受累时,屈伸角度变小。同时注意踝关节是否增粗、屈伸时有无痛感。

（6）足趾检查：健康人足趾并拢无缝隙,5个足趾长度序列呈阶梯状或第2趾略长；足趾关节增粗时,足趾并不拢或有缝隙,足趾变短时,5个足趾长度序列改变。

4. 身高测量　受检者立正姿势,枕部、臀部、足跟3点紧靠标尺,头要正,双目平视,水平尺贴于头顶部正中所测得数值为身高。矮小畸形成人的身高一般不超过130cm。

5. 快速检查法　当受检人数较多时,既要无遗漏地检查全部关节,又要节约时间和人力,可采取临床快速检查法。通过以下14个动作可快速完成大骨节病的临床检查,大骨节病临床快速检测步骤见表12-1。

表12-1　大骨节病临床快速检查步骤

医嘱	观察要点
手背向上	指末节弯曲,指歪斜,尺骨茎突隆凸
手心向上	鱼际肌丰隆或平坦
手伸直	手掌心平或呈舟形,有无爪形手
指尖触掌骨头	注意第三四指指尖能否触掌横纹以远
握拳	掌心实或虚
背掌	手背靠拢,两前臂在同一直线上,否则为运动障碍
合掌	双手掌对拢,然后抬肘,观察两前臂是否可以置于同一水平
前臂旋前	左右肘内侧紧贴胸廓侧壁,拇指向上伸直
前臂旋后	屈肘90°为中立位
屈肘	持前臂转旋的基本姿势不动,注意指尖与肩峰的距离,腕关节在肩之上或肩之下
伸肘	前臂前伸时观察肘部是否弯曲,有无屈、伸运动受限
立正	两腿靠拢,注意左右膝关节或踝关节间有无距离
下蹲	蹲后观察患者足跟是否离地,若踝、膝、髋一处有病变患者都不能下蹲

（二）X线检查方法

1. 检查前准备

（1）X线机的安装、调试,确认足够而稳定的电压、电流和X线量,设置好射线防护措施。

（2）向受检者讲清楚检查的目的、方法及注意事项,如手要放平,一定不要动,征得他们的配合。

（3）准备好登记簿和铅字号,以便逐一登记、编号、编发铅字号。

2. 检查部位

（1）检查部位：通常只检查右手,拍摄含腕关节的正片,必要时可加拍左手正位像及左侧踝关节正、侧位片。

（2）摆手方法：手指伸直,手心向下,平放在IT成像板或装胶片的片盒或黑纸口袋上,手要与成像板或片盒或黑纸口袋贴紧,铅字号可放置于拇指远端处。

3. 现场X线检查方法　现场做大骨节病X线拍片检查可用便携式数字化医用X射线摄影系统或便携式小型X线机。

（1）便携式数字化医用 X 射线摄影系统

1）主要技术参数：以某型号为例，设备主要由 X 射线主机(高压发生装置、X 射线管组件、限束器)和平板探测器以及影像工作站和移动支架等组成，主要技术参数如下。

2）X 射线主机

充电电源：AC200V 或车载充电。

电击防护：I 类 B 型。

最大输出功率：2kW。

管电压调节范围：40～100kV，步进值为 1kV。

管电流调节范围：20～25mA。

工作频率：≥50kHz。

电流时间积范围：0.4～50mAs。

X 线球管焦点：1.2mm×1.2mm。

总过滤：3mmAL(包括限束器)，固定的附加滤过为 1mmAL。

限束器：可连续调节。最大辐射野不大于 35cm×35cm[焦点至影像接收屏(SID)为 65cm 时]；最小辐射野不大于 5cm×5cm(SID 为 100cm 时)。

3）平板探测器(非晶硅)

有效成像区：420mm×346mm。

空间分辨率：3.4lp/mm。

灰阶：16bit。

采集像素：2 304×2 800。

最快成像时间：11 秒。

4）现场应用注意事项

现场条件及要求：要求位于底楼、外墙属于厚度 20cm 以上实心砖墙、具有 220V 标准电源的房间 1 间，为保持电压稳定，建议配置一台 5kVA 以上的稳压器，如果采用发电机供电，其功率不应低于 5kW。

设备安装、调试及拍摄：按照操作手册，正确安装及调试，对拍摄对象进行登记及编号，正确摆放右手，按照规程进行右手正位拍摄。

现场放射防护：无须特殊防护，只需将 X 线机安装在一间四周墙壁为厚度 20cm 以上的实心砖墙的一楼房间内，操作人员在房间外。

手正位片最佳拍摄条件：66kV，4mAs，90cm。

减少曝光次数及节约时间：一次曝光可以拍摄 4 名儿童的右手片。

（2）便携式小型 X 线机

1）拍照条件：在没有暗室的情况下用事先糊制的黑纸口袋包装胶片；如果现场有暗室或自备有暗袋，可用填加增感纸的片盒装胶片。用黑纸口袋包装胶片时，拍照条件要远大于用片盒拍照。不同 X 线机和胶片包装方法的拍照参考条件列于表 12-2。

表 12-2　便携式小型 X 线机拍照参考条件

X 线机规格	胶片包装	增感速度	电压/V	高压/kV	距离/cm	投照条件/mAs
10mA	黑纸袋	—	220	65	65	30
15mA	黑纸袋	—	220	65	65	30
30mA	黑纸袋	—	220	65	65	30
50mA	片盒	400×	220	50	110	8
100mA	片盒	400×	220	50	110	4

注：不同地方电源电压、电流会有不同；受检查者年龄性别不同，手的大小厚薄不同；因此 kV 数或距离及 mAs 数可略作增减。增减的是否适宜，在现场洗几张片先看一下水片是必要的。

2）暗室技术

显影：药液最佳显影温度为18℃，最佳显影时间3～5分钟。药液温度高，显影快；显影过快片子会发黑，对比度差。药液温度低，显影慢；显影过慢片子会发白，显影不充分。

水洗：显影后，捞出胶片沥一下药液放入清水桶或清水盆内，清洗一下迅速放入定影桶（盘）中，防止过度显影。

定影：药液最佳定影温度为18℃，最佳定影时间应不少于10分钟。定影时应确保胶片双面都充分接触药液。定影时间太短，定影不充分，晾干后胶片不豁亮，存储时易变黄色。

漂洗：定影后的胶片捞出沥一下药液，然后放入清水桶或清水盆内，用流水漂洗20～30分钟，直到水面没有泡沫为止。如果没有流水条件，可反复换水冲洗，直到水面没有泡沫为止。漂洗干净的胶片洁净、光亮，手触之不黏、光滑。

防止胶片划痕：在洗胶片时，取、捞、洗、冲、晾各环节都需要十分仔细、小心，勿使胶片角接触片面，防止胶片出现划痕。像在医院暗室一样，一张一洗是防止划痕的最佳方法。

五、鉴别诊断

大骨节病要与退行性骨关节病、继发性骨关节炎、类风湿关节炎、痛风、佝偻病、克汀病以及家族性矮小体形，原发性侏儒、干骺、骨骺发育障碍、软骨发育不全、假性骨骺发育不全、多发性骨骺发育不良等无智力或性发育障碍的矮小体型疾病进行鉴别。

（一）退行性骨关节病

退行性骨关节病又称原发性骨关节炎（osteoarthritis，OA）、变形性关节炎，是一种多发慢性骨关节病，多为散在发生，多发年龄在中年以上，未成年人几乎未见有OA病例。成人大骨节病和OA的骨关节X线片所见非常相似，难以区别。当指骨近端明显膨隆、增宽，指骨变短或指骨长度比例失调，应考虑是大骨节病而非OA。退行性骨关节病大骨节病鉴别见表12-3。

表12-3　退行性骨关节病与大骨节病主要鉴别点

鉴别点	大骨节病	骨关节病
地方性	（+）	（-）
多发年龄	6～13岁	成人后
患病部位	小关节早于大关节	大关节早于小关节
关节疼痛	休息后痛	运动时痛、入夜加剧
急性发作	（-）	（+、-）

（二）继发性骨关节炎

继发性骨关节炎即非原发性骨关节炎有多种，骨关节部位的感染、外伤、神经营养障碍、内分泌紊乱、代谢性贮积、某些皮肤病等都可以发生骨关节炎的表现。这些继发的骨关节炎各有其明确的原因，多为散在发生，病变累及部位或以大关节为主，或单部位发生，因病而异。以感染性和创伤性关节炎为例，其与大骨节病鉴别见表12-4。

表12-4　继发性骨关节炎与大骨节病的鉴别

鉴别点	大骨节病	感染性及感染后关节炎	创伤性关节炎
地方性	（+）	（-）	（-）
多发年龄	6～13岁	（-）	（-）
感染史	（-）	（+）	（-）
外伤史	（-）	（-）	（+）
发病急	（-）	（+）	（+、-）
伴有发热	（-）	（+）	（-）
多发性	（+）	（+）	（-）

（三）关节软骨剥离性骨软骨炎

关节软骨剥离性骨软骨炎有来自外伤以后者，也有原因未明者，多见于膝、踝关节，主要表现关节疼痛、关节内积液和游离体。与大骨节病鉴别见表 12-5。

表 12-5　关节软骨剥离性骨关节炎与大骨节病的鉴别

鉴别点	大骨节病	剥离性骨软骨炎
地方性	（+）	（-）
多发人群	儿童少年	运动员
多发部位	四肢关节	膝、踝
关节积液	（-）	（+）
关节游离体	轻症（-）重症（+）	（+）
绞锁现象	轻症（-）重症（+）	（+）
外伤史	（-）	（+）

（四）类风湿关节炎

类风湿关节炎（rheumatoid arthritis，RA）的基本病变是滑膜炎。有多发于 25~40 岁的周围型，又称萎缩性，有发生于 16 岁以下儿童的儿童型，又称 Still 氏病，兼有二者临床特征的是混合性。临床上与大骨节病的主要鉴别点见表 12-6。

表 12-6　类风湿关节炎与大骨节病的鉴别

鉴别点	大骨节病	类风湿关节炎		
		周围型	儿童型	混合型
地方性	（+）	（-）	（-）	（-）
多发年龄	6~13 岁	25~40 岁	16 岁以下	各年龄段
发病急	（-）	（+）	（+）	（+）
伴有发热	（-）	（+）	（+）	（+）
皮疹	（-）	（+、-）	（+）	（+、-）
肝、脾、淋巴肿大	（-）	（+、-）	（+）	（+、-）
白细胞增多	（-）	（+）	（+）	（+）
虹膜睫状体炎	（-）	（+、-）	（+）	（+、-）
心包炎	（-）	（+、-）	（+、-）	（+、-）
贫血	（-）	（+、-）	（+、-）	（+、-）
消瘦	（-）	（+、-）	（+、-）	（+、-）
关节肿胀	骨性增粗	梭形肿胀	梭形肿胀	梭形肿胀
关节渗出	（-）	（+）	（+）	（+）
类风湿因子	（-）	（+）	（+）	（+）

类风湿关节炎的 X 线征象可见：软组织肿胀，骨质疏松，骨膜反应；关节间隙可由滑膜增生和渗出所致间隙增宽，晚期则关节软骨退变、破坏而致关节间隙狭窄；关节面或粗糙或保持光滑；骨质常见侵蚀区；关节轴线异常，或关节半脱位或挛缩畸形；关节可融合；韧带可见硬化等，都可与大骨节病相区别。

（五）佝偻病

该病多发于幼儿。由于钙磷代谢失常，钙吸收不足，招致软骨难以钙化。因此常可见骨骼发育障碍，甚至造成身材矮小畸形。临床上其与大骨节病鉴别见表 12-7。

表 12-7　佝偻病与大骨节病的鉴别

鉴别点	大骨节病	佝偻病
多发年龄	6~13 岁	1~6 岁
囟门关闭迟	(−)	(+)
出牙晚	(−)	(+)
方颅	(−)	(+)
肋骨串珠	(−)	(+)
手镯、脚镯	(−)	(+)
干骺端	不整、凹陷、增宽、硬化	杯口状、骨质疏松
骨端	不整、凹陷、变形	(−)
骨骺	变形、融解、碎裂	增大
骺线	变窄	变宽
骨膜反应	(−)	(+)

（六）克汀病

克汀病有地方性和非地方性两种,地方性克汀病分为神经型、黏液水肿型和混合型三型。神经型主要特点是不同程度智力低下、神经运动功能障碍和/或有聋哑;轻者愚笨、步态不稳,重者白痴、瘫痪;通常患者有膝关节弯曲、踝关节变形;患者无明显身材矮小,但成人患者指间距小于身长。黏液水肿型突出表现是黏液性水肿,体格发育落后,性发育迟滞,骨龄落后,皮肤粗糙等。该型神经运动障碍不明显,精神缺陷和聋哑较轻。混合型是前两型主要表现兼有者。克汀病与大骨节病的主要鉴别点见表 12-8。

表 12-8　克汀病与大骨节病的主要鉴别点

鉴别点	大骨节病	克汀病
智力	正常	低下
愚、痴相貌	(−)	(+)
骨骺出现晚	(+、−)	(+)
干骺闭合迟	(−)	(+)
骨骺点彩状	(−)	(+)

（七）与矮小体型疾病的鉴别

1. 无智力或无性发育障碍的矮小体形病　某些无智力或无性发育障碍的矮小体形病,多属遗传性疾病,应与身材矮小的大骨节病患者相鉴别,主要需鉴别的矮小身材病及其鉴别点见表 12-9。

表 12-9　无智力或性发育障碍的矮小体型与大骨节病的鉴别

病名	主要鉴别点
家族性矮小体形	全家族人矮小,身体比例正常,无任何症状及其他体征
原发性侏儒	出生后即生长迟缓,骨骺比例适当,骨龄正常,无症状及其他体征
干骺端骨发育障碍	四肢短而脊柱无改变,长骨短而弯,常见膝、髋内翻,步态摇摆,上肢骨干骺端增宽,呈杯口状或不整
软骨发育不全	生后四肢即短,躯干相对长,生长迟缓,手宽而短,指(趾)短粗,长骨短粗两端膨大,干骺端不齐、宽而张开,骨骺增大,呈喇叭形
假性软骨发育不全	婴儿期正常,发育迟缓且不规则,渐长后显出短肢侏儒,管状骨短,椎体扁平或呈舌状
多发性骨骺发育不良	手、足管状骨短粗,骨骺骨化中心出现晚,发育慢,密度不规则,呈分裂或斑点状

2. 伴有智力或性发育障碍的矮小体型疾病　伴有智力或性发育障碍的矮小体型疾病虽不多见,亦应有与身体矮小的大骨节病病例相鉴别的意识,这种源于遗传的疾病种类较多,表 12-10 所列仅是少数几种应与大骨节病相鉴别的疾病和其主要鉴别点。

表 12-10　伴有智力或性发育障碍的矮小体型与大骨节病的鉴别

病名	主要鉴别点
腺垂体功能减退	初生时发育异常。3、4 岁后生长缓慢,骨龄落后于年龄,童貌,干骺融合迟延,尿中 17 酮类固醇及性腺激素降低,血胆固醇增高
卵巢发育不全	无月经,常伴有短颈,先天性心脏病或对称性肘外翻等畸形
先天不对称发育性侏儒	生后即侏儒,左右发育不对称,三角脸,口角下斜,骨龄推迟,小指对称性桡偏
猫叫综合征	哭声似猫叫,头小,眼距宽、耳低位
伸舌样痴呆	面貌丑,头小,塌鼻梁,眼裂上斜,眼距宽,额颞突出,唇厚,流涎,常伸舌呆笑
黏多糖症	关节强硬,爪形手,躯干短而四肢相对长,愚型面容,角膜混浊,听力障碍,短颈,椎体扁平,腰背疼,桶状胸,肝、脾大,肌肉松弛,尿中黏多糖显著高

（刘宁　邓佳云）

第五节　预防与治疗

大骨节病病变基础是关节软骨细胞的原发性坏死和继发的骨性关节炎,由于其主要发生在儿童骨骼的生长发育阶段,因此在病变早期通过阻断病因和适当治疗,可使多数患者完全康复。一旦病情没有得到及时控制,则会进一步发展为骨组织的破坏、增生、改建、变形等典型的骨性关节炎临床体征,同时骨关节伴随年龄增长会发生退行性改变,使大骨节病最终发展成为与老年性骨关节炎、骨质增生本质上相同的骨关节疾病。因此,防治大骨节病应以阻断病因传播途径、控制新发、积极主动的一级预防为主。同时,应注重对儿童病例的早发现、早干预、早治疗,使其痊愈或避免大骨节病的进一步发展;注重对成人患者的临床救治,使其能够恢复部分行动和劳动能力,提升自身生活质量。

一、预防

根据大骨节病病因研究结果提出的预防措施,经多年病区推广已取得了显著的效果,目前,病区应继续进行和有效落实这些预防措施。由于大骨节病病区分布广泛,各地实际情况不同,因此在推行这些预防措施前,必须了解和掌握病区实际情况,因地制宜地采取相应的预防措施。

（一）预防措施

1. 病区中水源条件容许的地方,改旱田为水田,主食大米;在水源不便的地方,可改粉粮为小米、高粱等颗粒食粮。

2. 交通方便或靠近城镇的病区,可改种蔬菜或其他经济作物,由市场购入主粮。

3. 边远山区可退耕还林或退耕还牧,其目的是病区不食用自产粮。

4. 实施搬迁。对一些自然环境恶劣、不宜生存的病区,将居民迁移至非病区居住。

5. 易地育人或办住宿制学校。将病区适龄儿童迁移至非病区学校寄宿就读,或在病区办寄宿制学校,集中供应非病区粮食。

6. 改善病区粮食收获、运输和储存技术,减少粮食真菌污染和产毒的机会,提高粮食卫生学质量。针对病区居民饮食结构单调的情况,改变粮食种植结构,提倡农作物种植多样性和食物多样化。

（二）预防措施效果判定

1. 大骨节病控制及判定标准　大骨节病控制是指在大骨节病病区范围内,大骨节病发病率达到一个可允许的水平。大骨节病是局限于一定地区范围内发生的、具有地域特征的地方病,病区呈灶状或片状分布,病区与病区、病区与非病区相邻或相间,一般以病区村(自然村或者行政村)作为调查或观察的基本单位。GB 16007—1995《大骨节病病区控制及考核验收办法》规定,7~12 岁儿童 X 线阳性检出率≤10%、骨端检出率≤3%、无干骺端改变(++)及三联征病例,为达到控制水平。调查显示,目前我国大骨节病儿童病情已达到一个较低的水平,X 线检出率为 10% 以下的轻病区约占总病区的 90%,10%~20% 的病区约占未控制病区总数小于 10%,X 线检出率超过 20% 的病区不足 1%。

近些年,政府对大骨节病防治工作加大投入力度,在病区实施退耕还林(草)、调整农村产业结构、发展经济作物、换粮、搬迁、易地育人等综合性预防措施,有效地控制了儿童新发病例,病情逐年下降。为适应新的防治形势要求,对大骨节病病区控制标准进行了修订。修订的大骨节病病区控制标准规定,大骨节病的控制水平为 7~12 岁儿童 X 线阳性检出率≤5%。GB 16007—2011《大骨节病病区控制》标准正文内容见附件一。

2. 大骨节病消除及判定标准 大骨节病消除是指在一个大骨节病病区范围内,7~12 岁儿童中无临床和 X 线骨端改变病例,X 线干骺端改变检出率与非病区处于同等水平。

大骨节病致病因子存在于地域环境当中,与病区自然、社会、生活条件关系密切。持续地落实有效预防控制措施,是大骨节病消除的根本保障。目前,我国 90% 以上的病区都落实了大骨节病的防治措施,全部病区病情都达到了控制乃至消除的水平,具备了消除评价和验收的客观条件。

(三) 健康教育

大骨节病作为一种典型地方病,其发生与当地的自然条件和居民的生产生活条件有着密切而错综复杂地关联,其中包括非人力可控的因素,例如洪涝、霜冻等自然灾害。因此,大骨节病病区仍需坚持实行有效地防治策略和措施,继续做好大骨节病病情监测,及时掌握病情动态,加大力度开展地方病防治的卫生宣传和健康教育,增强病区居民自觉的防病意识和行动。健康教育主要包括以下形式:

1. 利用手机新媒体、电视、广播、光盘、标语、宣传画等一切宣传手段,大力、广泛宣传,使病区居民和患者认识大骨节病,了解如何预防大骨节病以及患大骨节病后应该怎么办。

2. 探索寓教于乐形式,丰富健康教育活动内涵,关注儿童青少年重点人群,开展健康干预。

3. 强化基层预防保健医生培训,夯实健康教育基础,开展大骨节病患者生活指导,着力排除可能促使病情恶化的危险因素。

二、治疗

(一) 儿童大骨节病治疗

大骨节病致病因子主要作用于发育期儿童骺软骨、骺板软骨和关节软骨,因而大骨节病初发年龄段主要在 7~13 岁儿童,在重病区发病年龄可以提前。早期病变主要是软骨细胞的萎缩、变性和坏死,该时期如及时采取相应防治措施,多数病例可以痊愈,一旦病变加重,骨组织会出现变形、增粗乃至畸形等改变,目前尚无有效治愈方法。因此,儿童大骨节病的治疗工作重点在于早发现,早治疗。

1. 早期发现 早期发现的主要诊断指标:一是具有流行病学的特征;二是患儿主诉有踝、膝或肘、腕关节疼痛,查体可见手指末节向掌侧下垂或手指向掌侧弯曲;三是手部 X 线片可见干骺端或骨端有改变;四是部分血清酶活性改变,如乳酸脱氢酶、谷草转氨酶、羟丁酸脱氢酶等,以及尿液中代谢物含量的改变,如羟脯氨酸、羟赖氨酸、肌酐等;五是排除外伤、风湿、类风湿等其他疾病。

2. 早期治疗 大骨节病发病初期,采取迁离病区或换食非病区粮食的方法,是控制病情进展甚至完全治愈的最佳方法。某些具有解毒和抗氧化作用的药物也有一定的辅助治疗作用。可选用的药物主要有维生素 C、维生素 E 和硒制剂。

(1) 维生素 C:隔日 1 次静脉注射 12.5% 的维生素 C 20ml,20 次后改为每日 3 次口服维生素 C,每次 200mg,疗程为 3 个月。

（2）维生素 E：每日口服维生素 E 250mg，分 3 次服用，疗程为 3 个月。

（3）硒制剂：按含硒量计，每日口服 1 次，每次 1~2mg，疗程 1 年。

（二）成人大骨节病治疗

近年来，我国儿童新发大骨节病病例整体上已得到持续有效控制，一级预防成效显著。但病区遗留下来大量历史流行期间发病的成人患者，这些现症患者中大部分都具有较明显的临床症状，重者关节破坏严重，生活难以自理，轻者尽管能参加一些轻体力劳动，但关节疼痛严重、功能障碍明显，严重影响了他们的劳动能力和生活质量。"因病致贫、因病返贫"现象在历史重病区较为普遍，阻碍了当地的社会经济发展。因此，二、三级预防已逐渐成为现阶段大骨节病防治工作的重点。

1. 治疗原则　成人大骨节病病变性质类同于骨性关节炎，因此临床治疗主要借鉴于骨关节炎的治疗方法和治疗原则。由于骨组织的破坏、增生和改建已无法恢复，所以目前骨关节炎的治疗主要是针对患者临床症状采用相应的对症治疗措施，其目的是缓解关节疼痛、阻止或延缓病情进展、保护和提高关节功能，进而达到提高劳动生产能力和改善生活质量的目的。大骨节病治疗工作应遵循如下原则：

（1）具有临床执业医师资格的医务人员或在具有临床执业医师资格的医务人员指导下开展治疗工作。参与治疗工作的医务人员应接受成人大骨节病防治知识培训，掌握疾病诊断、鉴别诊断和各种治疗方法的适应证、禁忌证，熟悉常用病情评价方法与治疗过程中各种药物不良反应及处置原则。

（2）治疗用药须具有国家药品批号，符合《中华人民共和国药品管理法》的相关规定。

（3）治疗方法应以非药物治疗联合药物治疗为主，无效时可考虑手术治疗。

（4）治疗方案应个体化，充分考虑患者病变部位和病情程度，以及自身其他情况（包括年龄、不良嗜好、重要脏器其他疾病等），选择相应的治疗方法和治疗用药。

（5）由于类固醇类消炎止疼药有促进骨质疏松、加重病变的作用，因此在选择药物时严禁使用。

（6）手术治疗须在相应资质的医院施行。

（7）治疗过程中应做好随访工作，遇不良反应要及时处置。

2. 治疗方法

（1）非药物治疗：非药物治疗适用于大骨节病患者轻度的关节疼痛及功能障碍治疗，也可作为药物、手术治疗的辅助治疗手段。

1）自我行为疗法：提倡适量平地行走和关节活动度的锻炼，避免爬坡、上下楼梯、跑、跳及潮湿地面坐卧等不合理的运动及行为；当关节疼痛加重时应减少或停止活动；同一姿势不宜持续过久，适时改变姿势或活动关节，如膝或髋关节受累患者应避免长久站立、跪位和蹲位。

2）针灸、按摩和物理疗法：物理疗法包括热疗、水疗、中药熏蒸、电疗、蜡疗、超声波、火罐、离子导入等多种理疗方法。

3）行动支持：利用手杖、拐杖、助行器等辅助工具，减轻受累关节负荷。

4）注意事项。

①孕期、哺乳期妇女应当慎用针灸、电疗等方法。

②精神病，传染性疾病，合并严重心、脑血管和肝、肾等原发疾病的患者应合理选用以上治疗方法。

（2）药物治疗：按给药途径分为局部外用药物、口服药物和关节腔注射药物。

1）局部外用药物：外用药物适用于肘、膝、踝等关节轻、中度疼痛的大骨节病患者。具有使用方便、直接针对患处、可长期使用、副作用小等特点。在缓解疼痛、改善关节功能和减轻晨僵等方面具有较好的效果。

常用的外用药物可选用各种非甾体抗炎药，包括有乳剂、乳胶剂、霜剂、贴剂等。外用药物的疗效取决于药物的局部吸收率和穿透深度，其中吸收率取决于个人皮肤的特性，而通常认为亲脂性的剂型深部穿透力更强，另外，某些药物基质中含有机载体基团则可提高药物的透皮吸收性能。可选用表 12-11 的药物：

表 12-11　常用外用非甾体抗炎药

药物名称和剂型	每次剂量	次/d
双氯酚酸二乙胺乳胶剂	依据部位	3~4 次/d
布洛芬乳胶剂	依据部位	3~4 次/d
双氯酚酸贴剂	依据部位	1 贴/d
吡罗昔康贴剂	依据部位	1 贴/d
氟比洛芬巴布膏	依据部位	2 贴/d

注:按药品说明或医嘱使用,外伤、皮肤和黏膜破损者勿用。

为保证疗效应坚持按时使用,具体疗程视病变性质而定,可参考药物说明,一般两周左右。为了利于药物吸收,敷药前用温水清洗/浸泡病变部位,然后在病变部位中心点扩展 2~3cm 处作为用药部位,敷药后轻轻按摩几分钟。局部皮肤破损、感染和过敏者禁用外敷药物。

2) 口服药物:口服药物适用于多关节疼痛症状较重、功能障碍明显的成人大骨节病患者。常用口服药物分为控制症状和改善病情两类,主要有对乙酰氨基酚、非甾体抗炎药和软骨保护剂等。

①对乙酰氨基酚:为乙酰苯胺类解热镇痛药,通过抑制前列腺素(prostaglandins,PGs)等的合成和释放,提高痛阈而起到镇痛作用,可作为临床症状较轻或初期出现症状者短期使用的首选药物,每日总剂量 2 000~3 000mg,分 3~4 次服用。如使用此类药物止疼效果不明显或伴有关节积液,应换用其他类药物。主要不良反应有胃肠道症状和肝脏毒性;由于慢性嗜酒者对本品耐受性低,故小剂量亦可引起中毒;严重肝肾功能不全者禁用。

②非甾体抗炎药(NSAIDs):该类药是通过抑制环氧合酶(cyclooxygenase,COX),阻止花生四烯酸(arachidonic Acid,AA)转化为 PGs 和血栓素(thromboxane A2,TXA2),进而发挥镇痛、消炎、解热的作用。COX 有两种亚型,即 COX-1 和 COX-2,COX-1 是一种结构酶,具有促进生理需要的 PGs 和 TXA2 生物合成,在保护胃肠道黏膜和抑制胃酸分泌、调节肾血流量和电解质平衡,以及调节血小板聚集、维持正常血凝等方面起着重要的作用;而 COX-2 是一种诱导酶,在炎症细胞中表达,对 PGs 的释放起主导作用,促进炎症反应和组织损伤。

NSAIDs 是一类临床上最常用的镇痛药物,依据其抑制作用的差异,分为非选择性 COX 抑制剂和选择性 COX-2 抑制剂。由于非选择性 COX 抑制剂对 COX-1 和 COX-2 具有共同抑制作用,因此,在抑制 COX-2 发挥其治疗作用的同时也抑制了 COX-1,使胃肠道黏膜失去保护屏障等,是非选择性 COX 抑制剂所产生的主要副作用,如促进或加重消化道溃疡、甚至出现胃肠道出血、穿孔等。选择性 COX-2 抑制剂在理论上优于非选择性 COX 抑制剂,但临床研究发现,选择性 COX-2 抑制剂易诱发心血管系统不良反应,其机制尚未完全清楚,目前认为,COX-2 是合成前列环素 2(prostacyclin,PGI2)的关键酶,选择性 COX-2 抑制剂抑制了 COX-2 使 PGI2 的合成减少,而 COX-1 合成的 TXA2 量相对增加,使 PGI2 与 TXA2 量相对不平衡,损伤血管内皮功能、促进了血小板聚集机制和血管的收缩作用,导致血压升高,以及增加动脉硬化和栓塞等危险因素。鉴于 NSAIDs 的胃肠道副作用,在服药期间可同时加服 H2 受体抑制剂或质子泵抑制剂,以抑制胃酸分泌。

③软骨保护剂:常用氨基葡萄糖和硫酸软骨素,均为生物制剂,副作用小,因此可长期使用。这类药物具有刺激软骨组织合成蛋白多糖和胶原蛋白、抑制降解酶活性,阻止软骨、肌腱、韧带进一步破坏,因而有消炎止痛、改善/延缓病情进展的作用。与 NSAIDs 药物相比,这类药物一般起效较慢,需治疗数周才能见效,但停药后疗效仍能持续一定时间,可联合 NSAIDs 使用。

氨基葡萄糖(glucosamine)主要由海洋生物甲壳中提取,为天然的氨基单糖,是关节软骨基质中合成蛋白聚糖所必需的重要成分。氨基葡萄糖按其提取工艺不同分为硫酸氨基葡萄糖和盐酸氨基葡萄糖,尽管两者的氨基葡萄糖含量有所差异,且硫酸氨基葡萄糖更易被吸收,但生物学效应相似,均具有改善软骨组织的代谢,提高组织修复能力的作用。盐酸/硫酸氨基葡萄糖每天总用量 720~1 440mg,分 3 次服用,氨基葡萄糖过敏者禁用。

硫酸软骨素(chondroitin sulfate,CS)主要由动物软骨、肌腱等组织中提取、纯化的酸性黏多糖。具有明显的亲软骨性,可优先进入软骨组织,通过抑制降解酶的活性,刺激软骨细胞合成透明质酸(HA)、蛋白聚糖(PG)和Ⅱ型胶原,进而具有促进软骨组织的修复、消炎止疼和改善关节功能的作用。硫酸氨基葡萄糖每天总用量 1 200~2 400mg,分 2~3 次服用。

④中药:按中医骨痹证候辨证分型,将大骨节病分为 3 个型,即脾肾阳虚、寒湿阻络型,肝肾亏虚、气滞血瘀型和痰瘀互结型。

Ⅰ.脾肾阳虚、寒湿阻络型:主症表现为关节局部畏寒,冷痛肿胀沉重;关节拘急,屈伸不利。次症表现为腰膝酸软无力;神疲畏寒肢冷;肢体困重、小便清长;面黄无华;遇天寒雨湿之时发作或加重,得热则减,遇寒则增;舌淡白,苔白或白腻,脉沉弦或紧。此类症状者用温肾健脾祛寒除湿方剂,方药主要有:制川乌、制附片、麻黄、细辛、萆薢、干姜、肉桂、威灵仙等。

Ⅱ.肝肾亏虚、气滞血瘀型:主症表现为关节局部紫黯,或发热,或拘急,腰膝酸软无力;关节刺痛或胀痛、昼轻夜重、固定不移。次症表现为焦虑抑郁,健忘失眠,头晕目眩,食欲缺乏;男子遗精,女子月经不调;关节僵硬变形,或关节附近有硬结或瘀斑或面色晦暗;神疲乏力,尿频;遇劳累时或情志变化时发作或加重;舌红或紫黯,或有瘀斑,少苔或无苔,或有裂纹,脉细或细数。此类症状者用补益肝肾理气通络方剂,方药主要有:熟地黄、鸡血藤、骨碎补、肉苁蓉、枸杞、延胡索、木瓜、白芍等。

Ⅲ.痰瘀互结型:主症表现为关节疼痛,痛处固定,痛如锥刺;关节漫肿,痛处不红,僵硬变形。次症表现为精神疲乏,形体肥胖,面色晦暗;口干不欲饮,小便清长;舌质紫暗或有瘀斑,苔厚腻,脉涩。此类症状者用祛痰通络方剂,方药主要有:清半夏、干姜、肉桂、制麻黄、茯苓、川芎、路路通等。

⑤口服药物用药原则。

用药前进行风险评估,关注患者潜在内科疾病(如胃肠、肝、肾等)。

用药剂量个体化,根据患者个体情况尽量使用最低有效剂量。

不能同时使用两种或两种以上的非甾体抗炎药。

用药 3 个月内定期检查血常规、大便常规。

中医中药治疗应辨证分型。

3)关节腔内注射玻璃酸钠:玻璃酸钠(sodium hyaluronate)又名透明质酸钠,是由 N-乙酰葡糖醛酸和乙酰氨基葡萄糖反复交联形成的一种酸性黏多糖,广泛分布于人体组织中。关节液中的玻璃酸钠主要由滑膜 B 细胞分泌,填充于滑膜细胞基质内,关节运动时进入滑液,分布于软骨和韧带表面,与蛋白多糖和连接蛋白构成蛋白多糖聚合物,以润滑关节、维持软骨黏弹性和减少关节活动时的摩擦。玻璃酸钠作为分子屏障能够阻止炎性介质的释放和扩散,减少炎性介质对感受器的刺激,减轻疼痛。并且补充外源性玻璃酸钠也能改善自身透明质酸合成的内环境,刺激滑膜细胞合成与分泌。因此,该方法可用于治疗膝、踝关节疼痛为主、且经非药物治疗和口服药物治疗效果不佳的成人大骨节病患者。

采用关节腔内注射玻璃酸钠治疗,需要注意选择好适应证。由于玻璃酸钠对缓解患者关节疼痛和功能的作用与关节损伤分级成反比关系,即随着关节病变程度的加重,疗效呈下降趋势,因此,治疗前需要做 X 线 Kellgren-Lawrance 分级诊断,Ⅰ~Ⅲ级患者可施行,而四级及以上晚期患者疗效不佳。此外,对治疗药物和/或鸡蛋过敏者,以及合并其他严重疾病或感染性疾病者禁用。注射时要选择好正确的穿刺点,如膝关节外侧髌上囊、髌下外侧或内、外踝关节前方,避开主要的血管、神经。单侧膝关节每次注射 2.0~2.5ml,每周 1 次,连续注射 3~5 次为 1 个疗程,每年可进行 2 个疗程治疗。注射后适当加压包扎、伸屈关节数次,使玻璃酸钠均匀分布于关节腔内,注射部位 24 小时内保持干燥,避免局部皮肤感染。

(3)手术治疗

1)关节内游离体摘除:该治疗方法适用于经 X 线确诊关节内有游离体且出现绞锁症状的成人大骨节病患者。

关节游离体(俗称关节鼠)是晚期大骨节病症状之一,多出现在膝、踝和肘等部位。受大骨节病致病因子作用,受累软骨出现萎缩、变性、坏死、剥脱等一系列病理过程,脱落的骨软骨碎片,以及增生的滑膜绒毛、骨赘的脱落,在关节腔内形成游离体,致使关节出现绞锁现象,并可伴有关节积液、僵硬和疼痛等一系列临床症状,导致肢体功能出现严重障碍。

大骨节病游离体诊断较易,检查时关节有嵌顿现象和摩擦感,关节伸屈不同程度受限,当膝关节髌上囊内出现游离体时体表能触摸到,X 线拍片大多数游离体都能显影。可依据 X 线片确定游离体的位置和基本形态,并依据病情施行关节镜下或切开关节摘除游离体。由于该手术对关节严重受损者效果不佳,因此不适用于关节间隙明显狭窄、畸形导致的活动受限者,此外,合并其他严重疾病或感染性疾病的患者也不适于此治疗方法。

2）人工关节置换:人工关节置换术是指采用金属、高分子聚乙烯或陶瓷等材料,根据人体关节的形态、构造及功能制成人工关节假体,通过外科技术置入体内,代替患病关节,从而达到缓解关节疼痛,恢复关节功能的目的。该手术多适用于髋、膝关节疼痛较重、X 线显示关节损坏明显且功能丧失,经药物治疗或其他手术治疗无效的成人大骨节病患者。该手术须在有相应资质的医院施行,重要脏器功能异常、感染性疾病和运动神经元疾病的患者不适用人工关节置换术治疗。

3. **治疗效果判定**　对接受治疗的大骨节病患者要定期进行随访,参照 WS/T 79—2011 大骨节病治疗效果判定标准,评估临床疗效,以便及时处理不良反应、调整治疗方法或用药剂量等。

（1）关节功能障碍指数评分标准（表 12-12）

表 12-12　关节功能障碍指数评分标准

指标	标准	分值
关节休息痛	无	0
	有疼痛但不影响睡眠	1
	疼痛难忍影响睡眠需服镇痛药	2
关节运动痛	无	0
	上下坡（楼梯）或行走 15 分钟以上路程有疼痛	1
	上下坡（楼梯）或行走少于 15 分钟路程疼痛明显不能坚持	2
晨僵	无	0
	晨起四肢关节屈伸僵硬时间少于 15 分钟	1
	晨起四肢关节屈伸僵硬时间在 15 分钟以上	2
最大步行距离	步行 1 000m 以上无限制	0
	仅能步行 500~1 000m	1
	步行小于 500m 或只能在居室与自家院内行走	2
下肢活动能力	下蹲自如	0
	下蹲困难或膝关节屈曲 90° 以下	1
	不能下蹲或膝关节屈曲大于 90°	2

（2）关节功能障碍指数综合评分计算方法

关节功能障碍指数综合评分之和=关节休息痛+关节运动痛+晨僵+最大步行距离+下肢活动能力。

（3）关节功能改善率计算方法:治疗前后分别对患者进行关节功能障碍指数进行综合评分,按下列公式进行计算:

$$改善率=\frac{治疗前关节功能障碍指数综合评分之和-治疗后关节功能障碍指数综合评分之和}{治疗前关节功能障碍指数综合评分之和}\times100\%$$

（4）疗效判定

1）关节功能障碍指数综合评分改善率≥70% 判定为显效。

2）关节功能障碍指数综合评分改善率≥30% 且<70% 判定为有效。

3）关节功能障碍指数综合评分改善率<30% 判定为无效。

4. **生活指导**　在劳动、运动及日常生活中,指导患者随时注意保护关节,减少关节的负荷,可延缓病情进展。其要点是:

（1）关节承重适量,避免抬举重物,尤其是用力过急;避免做不可停止的动作或节奏过快的动作。

（2）保护关节的功能位置,关节伸屈时勿使肌腱、韧带和关节本身受到过度牵扯、摩擦和挤压,养成经常使关节充分舒展的习惯。

（3）适时改变姿势或活动关节,使关节维持良好的新陈代谢,也可避免关节变得僵硬。一般建议同一姿势不宜持续 1 小时以上。膝或髋关节受累患者应避免长久站立、跪位和蹲位。

（4）可利用手杖、步行器等协助活动,减轻膝关节负荷。行动时应小心谨慎防止滑倒、跌伤或扭伤。

（5）当关节疼痛时应停止活动,使关节有充分的休息。关节情况良好时,应从事适当的运动,以增进肌力及关节活动度。

（6）天气寒冷时注意关节保暖。避免在潮湿寒冷的地面坐卧。

（7）肥胖患者应减轻体重,避免关节的过度负荷。

（于钧　周令望　焦喆　张旭丰）

第六节　监测与考评

一、疾病监测

（一）确定监测目的

大骨节病监测的目的是收集大骨节病病情信息,为国家政府部门进行宏观决策与调控和制定防治对策、措施提供重要的科学依据和技术支持。具体包括以下几个方面:①掌握大骨节病的分布、特征、病情的消长和发展趋势;②动态观察,预测流行规模;③为评估防治策略和防治措施的效果提供最直接、最可靠的病情变化的数据。

（二）制定监测方案

全国各地病区的病情严重程度与活跃程度差异悬殊而且形形色色,面对如此庞大的空间,怎样选点、选样对于实现有效的病情监测,不论在技术上、逻辑上都是一个关键性的而且极为复杂的问题。根据人力、财力的许可,制订一个能够获取真实反映病情数据且可提供防治工作参考的监测计划（监测方案）则是必需的,主要包括以下几个方面的内容:

1. 确定监测方法　监测方法有多种,要根据监测目的确定监测方法。大骨节病病情监测自 1990 年开始至 1999 年采用定点监测方式,2000—2007 年采用不定点监测方式,2008 年以后纳入中央转移支付项目进行监测。定点监测是指哨点监测中的监测点保持长时间的相对稳定,不定点监测是指每一次监测的监测点不固定,两种监测方式都使用典型抽样方法,随机抽取一定比例各省重病村形成集合,用以估计全国病情。纳入中央转移支付项目监测,监测方法包括典型抽样监测、轮转监测和全覆盖监测。

2. 确定监测范围与监测单位　大骨节病监测的一个重要内容就是确定监测范围。监测"范围"是地域分布,若大骨节病监测不着眼于大骨节病地域分布特征,则监测结果就不具客观性、科学性。大骨节病监测是全国监测,宏观上全国分布是地域分布,与之相一致的行政区划的局部地区分布则是省、自治区,因此,宏观上以省、自治区为单位;相对微观环境中的地域分布,是市、县、乡、行政村或自然村屯或某一特定街区,大骨节病的流行是点状、灶状,所以,微观上以自然村屯为单位。

3. 确定选点原则　大骨节病的流行病学特征是大骨节病病因链条,在特定的时间、地域、人群中不断得以实现的结果,是流行过程的可见形态。可见形态——就是病情,因此,选点原则就是在行政区划的局部的微观地区内,选择"最能代表"这一地域"病情"的"最小单位",这就是监测计划或者说是"监测方案"的选点原则。病区病情有轻重之分,根据监测目的确定监测方法,如果了解我国重病区最严重的病情,则选择哨点监测;如果了解我国病区总体病情,则选择分层随机整群抽样方法开展监测。

4. 确定监测指标

（1）居民临床病情动态:所获指标主要是患病率与临床分度患病率、年龄别患病率以及推算的年代别发病率。临床患病率是反映病病情严重程度的稳定指标,长期病情监测不可缺少。

（2）儿童 X 线和临床病情动态:结果按病变部位分类统计。此项工作反映当前病情活跃程度。

5. 数据资料分析汇总　根据监测目标,将所收集的数据信息每年召开一次汇总会,核对、整理数据,利用统计学技术,把各种数据转变为有关的指标进行分析,撰写监测报告报同级卫生健康部门及人民政府。

6. 信息利用　充分利用信息是大骨节病监测的最终目的,通过监测数据描述大骨节病的分布、确定流行、预测流行趋势、评价干预效果,为开展防治提供依据。

二、考核与评价

鉴于近年来大骨节病检出率持续降低,病区逐步达到了控制标准、消除标准,为规范大骨节病等重点地方病病区实现控制和消除目标的评价工作,2014 年制定了《重点地方病控制和消除评价办法》,由原国家卫生计生委印发。根据病情防治形势变化,2019 年对评价办法进行了修订,形成了《重点地方病控制和消除评价办法(2019 版)》,用于指导目前的控制和消除评价工作,大骨节病控制和消除评价按照最新版的评价办法执行。

（一）评价工作组织实施

各级卫生健康部门会同承担地方病防治任务的相关部门组成控制和消除评价组,负责重点地方病控制和消除评价工作的组织实施,各级疾病预防控制机构负责评价的技术支持。有政府地方病防治领导机构的地区,由政府地方病防治领导机构协调组织负责评价工作,同级卫生健康部门协助实施。

（二）评价方式和程序

各级评价组采取审查申报资料与现场抽查相结合的形式进行评价。各级卫生健康部门会同相关部门组成评价组,在病区县(市、区、旗,以下简称县)自评的基础上,开展市级复查、省级抽查,进行逐级评价,评价结果经同级人民政府同意后报上一级卫生健康部门。实现控制或消除目标的病区县定期进行自查,省级、国家卫生健康委根据监测发现的线索不定期开展复核。已实现控制或消除重点地方病的县级卫生健康部门每 5 年组织自查,结果逐级上报到省级卫生健康部门。省级卫生健康部门抽取一定数量的病区县进行复核,复核结果报同级人民政府和国家卫生健康委备案。建立全国重点地方病防控监测网络,国家卫生健康委和省级卫生健康部门可以根据监测发现的线索,对已实现控制或消除的病区县组织复核并通报复核结果。

（三）评价结果公布

对经复核通过重点地方病控制或消除评价的县,经省级人民政府同意后,由省级卫生健康部门向社会分批公布实现重点地方病控制或消除的县名单。各省级卫生健康部门可根据本办法制定具体实施方案。

（刘辉　刘运起　崔丝露）

第七节　实验室检测技术

有关大骨节病实验室分析工作主要包括病区内外环境微量元素硒检测、患者血液酶学检测、尿液的生化检测和食粮中 T-2 毒素的检测等。硒检测技术方法详见第十三章克山病实验室检测技术,酶学检测主要包括谷草转氨酶、谷丙转氨酶、乳酸脱氢酶等的检测,尿液的生化检测主要包括肌酐、肌酸和羟脯氨酸的检测,在此概不赘述。目前针对病因危险因素 T-2 毒素检测技术主要有薄层色谱法(thin layer chromatography,TLC)和酶联免疫吸附测定(enzyme-linked immunosorbent assay,ELISA),现分别介绍如下。

一、薄层色谱法

（一）基本原理

将需要分离的样品点在用固定相均匀涂布的薄层板的一端,然后将薄层板的这一端浸入流动相,在流动相浸湿薄层板的过程中,固定相和作为展开剂的流动相之间不断地发生溶解、吸附、再溶解、再吸附的分配过程。样品中不同的组分随流动相以不同的速度向前移动,最终保留在薄板上的不同位置,从而达到分离的目的。再用适当的技术对不同的组分进行检测,就可以定性或定量的对样品作出分析。此时的固定相被称为载体或吸附剂,而流动相被称为展开剂,被展开的样品叫作斑点。

粮食及其加工制品中的 T-2 毒素经提取、净化、浓缩和硅胶 G 薄层板展开后,用 20% 硫酸溶液喷布,加热薄层板,使 T-2 毒素在 365nm 紫外光灯下显蓝色荧光,根据其在薄层板上显示荧光的最低检出量来测定其含量。

（二）材料与方法

1. **试剂**　T-2 毒素标准品、乙酸乙酯、甲醇-水（4∶1）、甲苯-乙酸乙酯-甲酸（6∶3∶1）、石油醚（沸程 60～90℃、30～60℃）、丙酮、三氯甲烷-无水乙醇（8∶2）、甲醇-丙酮（1∶2）、羧甲基纤维素钠溶液、0.5% 苯-乙醚（1∶1）。

T-2 毒素:可用甲醇配成 100～500ng/μl 溶液。

硫酸乙醇溶液:取市售硫酸 20ml,用乙醇稀释至 100ml。

中性氧化铝:层析用,经 300℃ 活化 4h,置干燥器中备用。

活性炭:取 20g 活性炭,用 27%（体积分数）盐酸溶液浸泡过夜、抽滤后,用热蒸馏水洗至无氯离子,在 120℃ 烘干备用。

2. **仪器和设备**　分析天平（精确到 0.000 1g）、天平（精确到 0.01g）、小型电动粉碎机、电动振荡器、旋转蒸发器、层析柱（内径 2cm,长 10cm）、具塞浓缩瓶（容量 10ml,底部具 0.2ml 刻度尾管）、硅胶 G 薄层板（规格 10cm×20cm）、展开槽（卧式,内长 25cm,宽 6cm,高 4cm;立式,内长 10cm,宽 6cm,高 25cm）、紫外光灯（波长 365nm）、微量注射器（10μl,25μl）。

3. **样品处理**　可以用此法检测的粮食样品包括大米、小麦、玉米、青稞、黄豆、花生、小米等,只要是能磨成粉状物质的粮食,均可用此法检测。

待检样品经四分法缩分后,取约 200g,经小型电动粉碎机粉碎并研磨成粉状物质,全部过 1mm 孔筛,混匀,装入磨口瓶中备用。

（1）提取:称取 20g 样品,精确到 0.01g,置 200ml 具塞锥形瓶中,加 8ml 水和 100ml 三氯甲烷/无水乙醇（8∶2）,密塞,在瓶塞上涂层水,盖严防漏。振荡 1h,通过快速定性滤纸过滤,取 25ml 滤液于 100ml 蒸发瓶中,置旋转蒸发器上 45℃ 减压蒸发至干。

（2）液-液分配净化:用 100ml 石油醚分次溶解蒸发瓶中的残渣,洗入 250ml 分液漏斗中,再用 30ml 甲醇-水（4∶1）分次洗涤蒸发瓶,转入同一分液漏斗。振摇分液漏斗 1.5min,静置约 15min,待分层后,将下层甲醇-水提取液过净化柱,不要将两交界处的白色絮物放入柱内。

（3）柱净化:在层析柱下端塞约 0.1g 脱脂棉,尽量塞紧,先装入 0.5g 中性氧化铝,敲平表面,再加入 0.5g 活性炭,敲紧。将层析柱下端插入胶塞,塞在抽滤瓶上,抽滤瓶中放入平底管接收流出液。打开真空泵,使活性炭压紧,将分液漏斗中的甲醇-水提取液小心地沿管壁加入柱内,控制流速不超过 3ml/min,提取液过柱快完毕时,加 10ml 甲醇-水（4∶1）淋洗柱,继续抽滤,直至不再有液体流出。

（4）试料溶液的制备:过柱后的流出液转入 100ml 蒸发瓶中,置旋转蒸发器上,45℃ 减压蒸发至干。取下蒸发瓶置沸水浴上至完全干燥,趁热加入 3ml 乙酸乙酯,加热至沸腾,在水浴上轻轻地反复摇动蒸发瓶,使残渣中的 T-2 毒素溶出,冷却至室温后转入浓缩瓶中。加约 0.5ml 甲醇-丙酮（1∶2）于蒸发瓶中,超声破碎残渣,将蒸发瓶置水浴上挥干溶剂后,加入 3ml 乙酸乙酯,加热至沸,转动蒸发瓶,使充分沸腾,冷却至室温后转入同一浓缩瓶中,再用 0.5ml 甲醇-丙酮（1∶2）和 3ml 乙酸乙酯同样处理一次,乙酸乙酯并入浓缩瓶中。将浓缩瓶置约 95℃ 水浴上,蒸汽加热浓缩至干,冷却至室温后,准确加入 0.2ml 丙酮溶解残渣,留做薄层层析用。

4. **测定步骤**

（1）薄层板活化:将薄层板置室温干燥后,于 105℃ 活化 2～3 小时,贮干燥器中备用。

（2）点样:在每块薄层板距下端 2.5cm 处为基线点样。在距板左边缘 0.8～1cm 处点样品溶液 2μl,

在距左边缘 2.0cm 处点 1μl 标准品溶液,在距右边缘 1.2cm 处点 2μl 标准品溶液。再在距板上端 1.5cm 处点三个标准品溶液各 2μl,使之与基线上三个点的位置相对应。

（3）展开与显影

1）横展:以苯-乙醚(1∶1)为横展剂,在卧式展开槽内倒入 10ml 展开剂,将点好样的薄层板靠试料溶液点的长边斜浸入展开剂,展至板端过 1~2 分钟,使试料中的 T-2 毒素偏离原点 0.7~1cm,取出通风挥干 3 分钟。再用 10ml 石油醚(30~60℃)横展一次,展至板端过 1 分钟,取出通风挥干 5 分钟。

2）纵展:以甲苯-乙酸乙酯-甲酸(6∶3∶1)为纵展剂,将横展挥干后的薄层板置立式展开槽内纵展 15cm,取出通风挥干约 10 分钟。

3）显影:用硫酸乙醇溶液均匀喷布已展毕的薄层板使恰好润湿,如果喷布的溶液少,斑点不易显现,太多会使斑点扩散,不易观察。置 110℃烘箱中加热 3~5 分钟,注意观察,薄层板略着色后,立即取出,冷却 1~5 分钟后,于紫外灯(波长 365nm)下观察。

（4）观察与评定:薄层板经横展后,样品溶液点中的 T-2 毒素向右移动约 0.7~1cm,使其摆脱了杂质荧光的干扰。薄层板上端未经纵展的三个标准品点可分别作为横展后样品溶液中 T-2 毒素和两个标准品点的定位点,样品溶液中的 T-2 毒素点又可与纵展后的标准品点比较 R_f 值而定位:从横向和纵向两个方向确定样品溶液 T-2 毒素点的位置,达到定性的目的。

如果在薄层板上与标准荧光斑点对应处未见样品溶液中的被测物斑点,则需按上述方法重新点第二块板,只是在点完样品溶液后,在样点处再滴加 1μl 标准品溶液,与第一块板同样展开、显荧光。如果第二块板上样品溶液加 1μl 标准品溶液所显荧光强度与标准溶液相同,则试样中 T-2 毒素为阴性。

阳性样品可通过稀释样品溶液或调整点样量直至所产生斑点的荧光强度与 1μl 标准品溶液所显荧光强度相同进行定量。虽然基线上的三个 T-2 毒素点在横展中都稍有移动,但对各点荧光强度无影响,两个标准品点均可用于和样品溶液点比较荧光强度。

如果条件许可,可用薄层扫描仪进行定量分析。

（三）注意事项

1. 用点样器点样于薄层板上,一般为圆点,点样直径为 2~4mm,点间距离可视斑点扩散情况以不影响检出为宜。点样时必须注意勿损伤薄层表面。

2. 应使用适合薄层板大小的玻璃制薄层色谱展开缸,并有严密盖子,除另有规定外,底部应平整光滑,应便于观察。

3. 薄层板应置于有干燥剂的干燥箱中备用。使用前检查其均匀度(可通过透射光和反射光检视)。

4. 展开室如需预先用展开剂饱和,可在室中加入足够量的展开剂,并在壁上贴两条与室一样高、宽的滤纸条,一端浸入展开剂中,密封室顶的盖,使系统平衡。

二、酶联免疫吸附测定

检测 T-2 毒素的 ELISA 法主要可分为直接竞争性 ELISA 法和间接竞争性 ELISA 法。而直接竞争法又可分为微孔板包被抗原型和微孔板包被抗体型。现分述如下。

（一）微孔板包被抗体直接竞争性 ELISA 法

1. **测定原理**　测定的基础是抗原抗体反应。微孔板包被羊抗兔 IgG 抗体。加入兔抗 T-2 毒素抗体、酶标记的 T-2、T-2 毒素标准品或待测样品溶液。游离的 T-2 毒素与酶标记物竞争 T-2 毒素抗体,同时 T-2 毒素抗体与包被抗体连接。没有连接的酶标记物在洗涤步骤中被除去,将酶底物和发色剂加入到孔中并且孵育。结合的酶标记物将无色的发色剂转化为蓝色的产物。加入反应终止液后,使颜色由蓝色转变为黄色。用酶标仪在 450nm 处测量吸光度,吸光度与样品中的浓度成反比。

2. **试剂及材料**　可拆型 96 孔微孔板(包被有抗兔 IgG 的羊抗体),系列浓度 T-2 毒素标准溶液(0μg/L、0.1μg/L、0.2μg/L、0.4μg/L、0.8μg/L、1.6μg/L),鼠单克隆 T-2 毒素抗体,酶标记的 T-2 毒素(酶标记物),酶底物(过氧化尿素),发色剂四甲基联苯胺(TMB),反应终止液(1N 硫酸),样品稀释缓冲液(pH 为 7.2~7.4、0.2mol/L 的磷酸盐缓冲液,简称 PBS),甲醇,微孔板洗液(含 0.05% Tween-20、pH7.2~7.4、0.2mol/L 的磷酸盐缓冲液,简称 PBS-T)。

3. 设备　所有玻璃器皿均用硫酸洗液浸泡,用自来水、蒸馏水冲洗。

酶标仪(450nm),小型电动粉碎机,滤纸或离心机,磁力搅拌器,微量移液器(50μl,100μl,500μl,1 000μl)。

4. 样品处理　可以用此法检测的粮食样品包括大米、小麦、玉米、青稞、黄豆、花生、小米等,只要是能磨成粉状物质的粮食,均可用此法检测。

采集的样品应当用纸袋盛装,封口,保存在阴凉干燥避光之处或 4℃冷藏保存。有代表性的样品应当按照官方公认的方法进行采样及处理。需要检测样品时,从保存处取出适量样品,用电动粉碎机研磨成粉状物质。如果样品本身是粉状物质,则可省略粉碎步骤,直接进行以下步骤。

5g 粉碎的样品与 25ml 70% 的甲醇水溶液(70:30,V/V),在磁力搅拌器上搅动 10 分钟,用滤纸过滤(通常用 Whatman No. 4 滤纸过滤)或用离心机进行提取,可 5 000r/min 离心 15 分钟。取 50μl 滤液或悬浮液加入 300μl 样品稀释缓冲液稀释,使其甲醇浓度为 10%,将稀释液用 0.45μm 滤器过滤,该滤液则可用于 ELISA 检测。

5. ELISA 操作步骤

(1) 将实验所需的孔条插入微孔架。

(2) 加入 50μl 的标准品溶液或处理好的样品到各自的微孔中。

(3) 加入 50μl 酶标记物到微孔底部。

(4) 加入 50μl 抗体溶液到每一个微孔底部,充分混合,在 37℃培养箱中孵育 1 小时。

(5) 倒出孔中的液体,用微孔板洗液洗 3~4 次。

(6) 加入 50μl 酶底物和 50μl 发色剂到微孔中,充分混合并在 37℃培养箱中孵育 30 分钟。

(7) 加入 100μl 反应终止液到微孔中混合好。在 450nm 处测量各微孔中吸光度值。

6. 结果分析　所获得的标准和样品吸光度值除以第一个标准(0 标准)的吸光度值再乘以 100%,得到百分比吸光度值。即如下:

标准(或样品)的吸光度值/0 标准的吸光度值×100% =吸光度值%

将计算的标准值绘制成一个对应 T-2 毒素浓度(μg/kg)的半对数坐标曲线图。相对应每一个样品的浓度(μg/kg)可以从标准曲线上读出。

为了得到样品的实际浓度,还应将从曲线上读出的浓度值乘以样品的稀释倍数。

标准曲线的线性范围根据稀释倍数为 3.5~56μg/L(稀释倍数为 35)或 35~560μg/L(稀释倍数为 350)。

此外,也可以利用 ELISA 分析软件计算样品浓度。

考虑到样品的稀释倍数,检测下限为 3.5μg/L。

(二) 微孔板包被抗原型直接竞争性 ELISA 法

1. 测定原理　将已知抗原吸附在固相载体表面,加入一定量的酶标记抗体与样品提取液的混合液,竞争孵育后,在固相载体表面形成抗原-抗体-酶复合物。洗除多余部分,加入酶的底物,在酶的催化作用下,底物发生降解反应,产生有色物质。通过酶标仪测出酶底物的吸光度,由此推算出被测样品中的抗原量。

2. 试剂　抗 T-2 毒素单克隆抗体与辣根过氧化物酶结合物,T-2 毒素与载体蛋白-牛血清白蛋白的结合物(T-2-BSA),牛血清白蛋白(BSA),TMB,吐温-20,30% 过氧化氢,pH9.6、0.2mol/L 的碳酸盐包被缓冲液,PBS-T,PBS,pH5.0 的磷酸-柠檬酸底物缓冲液,2N 硫酸。

用甲醇配成的 1mg/ml T-2 毒素贮备液,−20℃冰箱贮存。于检测当天,精密吸取贮存液,用 20% 甲醇的 PBS-T 稀释成制备标准曲线的所需浓度。

底物溶液配制如下:10mg TMB 溶于 1ml 二甲基甲酰胺中即为 TMB 溶液。取 50μl TMB 溶液,加入 10ml 底物缓冲液和 10μl 30% 过氧化氢,混匀,即为底物溶液。现用现配。

3. **仪器**　酶标仪,酶标微孔板,电动振荡器,电热恒温水浴锅,具 0.2ml 尾管的 10ml 小浓缩瓶。

4. **样品处理**　可以用此法检测的粮食样品包括大米、小麦、玉米、青稞、黄豆、花生、小米等,只要是能磨成粉状物质的粮食,均可用此法检测。

采集的样品应当用纸袋盛装,封口,保存在阴凉干燥避光之处或 4℃ 冷藏保存。有代表性的样品应当按照官方公认的方法进行采样及处理。需要检测样品时,从保存处取出适量样品,用电动粉碎机研磨成粉状物质。如果样品本身是粉状物质,则可省略粉碎步骤,直接进行以下步骤。

称取 20g 粉碎并通过 20 目筛的样品,置 200ml 具塞三角烧瓶中,加入 8ml 水和 100ml 三氯甲烷-无水乙醇(4:1),密塞,振荡 1h,通过滤纸过滤,取 25ml 滤液于蒸发皿中,置 90℃ 水浴上通风挥干。用 50ml 石油醚分次溶解蒸发皿残渣,洗入 250ml 分液漏斗中,再用 20ml 甲醇-水(4:1)分次洗涤,转入同一分液漏斗中,振摇 1.5 分钟,静置约 15 分钟,收下层甲醇-水提取液过层析柱净化(层析柱的装备:在层析柱下端与小管相连结处塞 0.1g 脱脂棉,尽量塞紧,先装入 0.5g 中性氧化铝,敲平表面,再加入 0.4g 活性炭,敲紧。)

将过柱后的洗脱液倒入蒸发皿中,并于水浴锅上浓缩至干,趁热加 3ml 乙酸乙酯,加热至沸腾,挥干。再重复一次,最后,加 3ml 乙酸乙酯,冷却至室温后转入浓缩瓶中。用适量乙酸乙酯洗涤蒸发皿,并入浓缩瓶中,将浓缩瓶置 95℃ 水浴锅中,挥干冷却后,用含 20% 甲醇的 PBS 定容,可用于 ELISA 检测。

5. **ELISA 操作步骤**

(1) 用 T-2-BSA(4μg/ml)包被微孔板,每孔 100μl,4℃ 过夜。

(2) 用 PBS-T 将微孔板洗 3 次,加入不同浓度的 T-2 标准溶液(制作标准曲线)或样品提取液(检测样品毒素含量)与抗体-酶结合物溶液(1:100)混合液(1:1,每孔 100μl,该混合液应于使用前一天配好,4℃ 过夜备用),置 37℃ 1.5 小时。

(3) 微孔板洗 3 次后,加入底物溶液,每孔 100μl,37℃ 30 分钟。

(4) 用 2N 硫酸溶液终止反应,每孔 50μl,于 450nm 处测定吸光度值。

6. **结果分析**

$$T\text{-}2\ 浓度(ng/g) = C \times V_1 / V_2 \times D \times 1/W \qquad\qquad 式(12\text{-}1)$$

式中:

C——根据酶标仪所测微孔板上的吸光度值绘成标准曲线,再从曲线上所读出的 T-2 浓度值(ng/ml);

V_1——样品提取液的体积;

V_2——滴加样液的体积;

D——样液的总稀释倍数;

W——样品重量。

(三) 微孔板包被抗原型间接竞争性 ELISA 法

1. **测定原理**　将已知抗原吸附在固相载体表面,加入一定量抗体与待测样品(含有抗原)提取液的混合液,竞争孵育后,在固相载体表面形成抗原抗体复合物。洗除多余抗体成分,然后加入酶标记的抗球蛋白的第二抗体结合物,与吸附在固相表面的抗原-抗体复合物相结合,再加入酶的底物。在酶的催化作用下,底物发生降解产生有色产物。通过酶标仪测出酶底物的降解量,从而推算出被测样品中的抗原量。

2. **试剂**　除用抗 T-2 毒素的特异性单克隆抗体取代抗 T-2 毒素单克隆抗体与辣根过氧化物酶结合物并增加免抗鼠免疫球蛋白与辣根过氧化物酶的结合物(酶标二抗)外,其余试剂均同(二)。

3. **仪器**　同(二)。

4. **样品处理**　同(二)。

5. **ELISA 操作步骤**

(1) 用 T-2-BSA(4μg/ml)包被微孔板,每孔 100μl,4℃ 过夜。

(2) 用 PBS-T 将微孔板洗 3 次,加入不同浓度的 T-2 标准溶液(制作标准曲线)或样品提取液(检测样品毒素含量)与抗体溶液的混合液(1:1,每孔 100μl,该混合液应于使用前一天配好,4℃ 过夜备用),置

37℃培养箱1小时。

（3）微孔板洗3次后，加入酶标二抗，每孔100μl，置37℃培养箱1.5小时。

（4）微孔板洗3次后，加入底物溶液，每孔100μl，置37℃培养箱30分钟。

（5）用2N硫酸溶液终止反应，每孔50μl，于450nm处测定吸光度值。

6. 结果分析 同（二）。

（四）注意事项

1. 必须使用新的吸头滴加每个标准和样品到微孔中。

2. 滴加液体到微孔中时不要触及孔底。

3. 洗板所用方法及时间要一致。

4. 洗板后立即进行下一步操作，以避免微孔干燥而造成重复性差异。

5. 为防水分蒸发或杂质进入孔内，要用孔板盖或封板膜盖住微孔板后，再置入37℃培养箱中。

6. 微孔板放置37℃培养箱里，注意避光，时间要充分，期间不宜多开门，以免影响保温。

（曹艳红）

附：

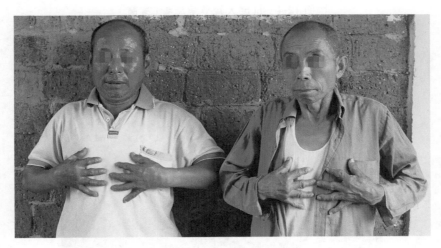

图 12-2 Ⅰ度大骨节病患者

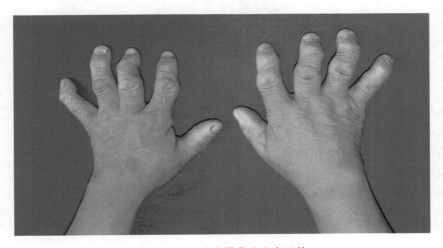

图 12-3 Ⅱ度大骨节病患者手片

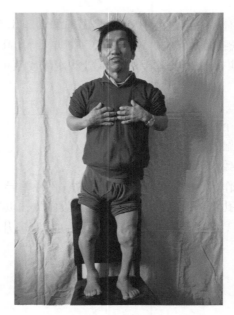

图 12-4　Ⅲ度大骨节病患者（身高140cm）

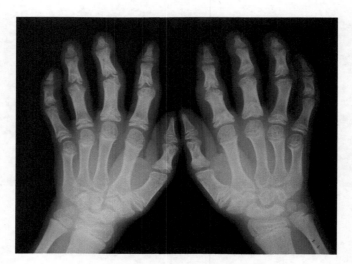

图 12-5　大骨节病三联征 X 射线影像

💭 **思考题**

1. 大骨节病有哪些体征？为什么儿童和青少年易患大骨节病？
2. 大骨节病的流行特点及诊断原则是什么？
3. 大骨节病的特征性 X 线征象有哪些？
4. 大骨节病遗传吗？
5. 大骨节病防治策略是如何制定的？

第十三章　克山病

第一节　概　　述

克山病(Keshan disease,KD)是一种病因尚不十分清楚的地方性心肌病(endemic cardiomyopathy),因1935 年在黑龙江省克山县首先报道而命名。此病显著的流行病学规律和病理学特征,以及有效的治疗方法和预防措施,是其防治工作的基础。

临床上根据心功能状态和发病经过,将克山病分为急型、亚急型、慢型和潜在型四个临床类型。急型克山病发病急,病情重,主要临床表现为心源性休克伴有严重心律失常。亚急型克山病发病较急型缓慢,多见于儿童,早期有感冒样症状,常在一周内发生心力衰竭或心衰急剧加重,心脏扩大呈中度或重度。慢型克山病起病缓慢,临床表现以慢性心功能不全为主,心脏重度增大。潜在型克山病一般无自觉症状,以心电图改变为主,心界正常或轻度增大。前三者为心功能失代偿型,后者为心功能代偿型。治疗要根据临床类型和出现的症状体征进行个性化施治。急型可应用静脉推注超大剂量维生素 C 或亚冬眠疗法,慢型和亚急型治疗基本上同一般充血性心力衰竭治疗方法。

克山病的病理学特征表现为心肌实质的变性、坏死和替代性纤维化,心脏呈肌原性扩张。大体所见,除极少数病程较短的急型或没有心功能障碍的潜在型外,心脏均有不同程度的扩大增重。光镜下可见心肌内围绕冠状血管有多发病灶和新旧病变共存,电镜表现主要为线粒体增生、肿胀、变性和嵴分离、断裂。

流行病学上,克山病病区呈灶状分布于我国从东北到西南一条土壤低硒和气候冷湿的地带上,累及16 个省(自治区、直辖市)的 330 个县域,日本和北朝鲜虽有可疑报道但未证实。克山病发病时间有明显的多发年和高发季节,多发年常受自然因素和社会经济因素变动影响。急型高发于北方寒冷冬季,亚急型多发于西南地区夏秋梅雨季。克山病人群选择性主要累及病区自产自给的农业人口,其中又多危害生育期妇女和断乳后至学龄前儿童;约 1/3 患者集中或几年之内间断地在同一家庭发病,而这些家庭又常是当地生活困难的农业户或新迁入病区的困难农业户。

克山病病因是 20 世纪中国医学重大悬案之一。病因调查范围广泛,形成了一些著名假说,我国学者主要提出营养性地球化学病因学说、生物病因学说和复合病因学说。营养性地球化学病因学说认为,由于硒等某些微量元素和营养物质缺乏或失平衡而破坏了正常心肌代谢,引起心肌损伤。生物病因学说一是认为克山病年度多发、季节多发的流行特点,部分病例常伴有腹痛、腹泻或呼吸道感染症状等,在某种程度上符合肠道病毒特别是柯萨奇病毒感染规律;二是认为克山病可能因病区种植粮食收储过程中受真菌污染所产生的次级毒素所致。由于单一病因学说不能完整地解释克山病的所有特征,多数研究人员倾向认为克山病发病基于缺硒背景、各种因素复合而成。

克山病自清末以来波浪式猖狂流行 100 余年,虽然多种防控措施并用病情有所缓解,但直到 1978 年农村改革开放后病情才出现断崖式迅速全面消退,发病谱明显转变,急型克山病发病率大幅度下降。为掌握克山病病情动态变化,指导制定防治策略,1990 年起开展全国统一的克山病病情监测工作,监测点连续30 年无急型克山病发生,个别历史重病区短暂发生过亚急型,主要检出的是散发潜在型和慢型克山病患者,且新发病例极少,大批老患者陆续病死或迁出。"十三五"终期病情评估,所有克山病病区县实现全部消除。虽然克山病渐行渐远,不排除未来局部地区病因链条构成引发死灰复燃的可能性。今后克山病防控工作首先是要在一些重点地区进行长期监测和专项调研,及时掌握病情及危险因素变化;第二是积极开展慢型克山病现患治疗管理和健康教育;第三是病区可持续性防控要结合精准脱贫,大力发展当地经济,建设新农村,保证粮食市场化供应;第四是深入开展病因学研究。

(于 波)

第二节 流 行 病 学

克山病在流行病学分布特征上,有明显的地区性、时间性和人群选择性等特点,如有明显的多发年和多发季节,育龄期妇女和学龄前儿童是克山病的主要受影响人群,且在高发年代表现尤为突出。

一、地区分布

(一)病区范围

克山病发生在我国由东北到西南的一条狭长地带,病区涉及黑龙江、吉林、辽宁、内蒙古、河北、河南、山东、山西、陕西、甘肃、四川、重庆、云南、西藏、贵州、湖北16个省份。2021年全国地方病防治工作调查数据显示,全国有330个克山病病区县,县级受威胁人口12 241.2万人,有2 411个病区乡,乡级受威胁人口5 623.9万人。山东、四川两省病区乡人口超过1 000万,病区乡人口超过300万的省份包括云南、吉林、甘肃、黑龙江、重庆和陕西。

(二)地理特征

克山病流行与病区自然地理环境关系密切,病区多沿大山系两侧,水系上游,分布于中、低山区、丘陵地带及其相邻的部分平原地带。海拔一般在100~2 500m。如黑龙江西部和内蒙古东北部的大兴安岭及黑龙江的小兴安岭、张广才岭两侧的半山丘陵地带,吉林和辽宁的长白山地区,河北的燕山与坝上高原地区,山东的沂蒙山区,山西的吕梁山、太行山区,陕西的黄土高原和秦岭南麓,甘肃的子午岭地区,河南的崤山、熊耳山地区,四川的大巴山、大凉山两侧浅山区、丘陵地区,云南的横断山余脉地区等,均属克山病病区。上述地区处于温带、暖温带森林和森林草原型为中心的生态环境。地处东南湿润季风区向西北干旱、半干旱地区过渡的中间地带,气候相对湿润,年降水量400~1 200mm。地貌多呈侵蚀区,地表水流失严重,各种可溶性化学元素被淋溶冲刷。研究表明,病区处于贫硒地带。病区呈灶状分布,病情轻重不一,重、中、轻病区相互毗连成片,逐渐移行,直至过渡到非病区,但在病区内也可存在灶状非病区。

二、时间分布

(一)多发季节

急型克山病、亚急型克山病存在明显的季节多发特征。北方病区的急型克山病多发生在冬季,从11月至翌年2月,其间的发病数可占全年发病总数的90%以上,尤其集中在12月至翌年1月,构成季节发病高峰,称此种发病为"冬季型"。病区流传着"头场雪、三九天、过小年"为克山病发病的"三关"。西南病区的小儿亚急型克山病,于炎热的夏季多发,集中在6~9月,可占全年发病总数的75%以上,其中7~8月为高峰,称"夏季型"发病。地理位置在东北病区和西南病区之间的陕西、山西、山东等地病区的多发季节,由12月至翌年4、5月,并以2~4月为高峰,称为"冬春型"发病。

(二)多发年

多发年常受自然因素和社会经济因素影响。据我国北方病区1959—1990年急型、亚急型病情统计分析表明,此间出现三次高峰年,分别是1959年、1964年和1970年。1964年,黑龙江省富裕县重病区繁荣公社出现急型克山病发病高峰,发病率高达2.23%。陕西省甘泉县在20世纪60—70年代初的克山病高发时期,年均发病率达3.82‰。其中,1969—1971年是克山病暴发流行的高峰年,发病率在5.4‰~6.4‰。作为南方病区的代表,四川省大竹县1966年发病率为3.88‰,重病村发病率高达5.4%。自1978年以来,病情呈逐年下降趋势,至90年代,在多数北方病区监测点已很少有急型、亚急型病例发生,全国监测点每年检出的数十例急型、亚急型克山病患者,绝大部分发生在四川和云南病区。截至 2019 年,全国克山病病情监测已经连续进行了 30 年,累计完成 113.4 万人次临床检诊,克山病年平均检出率 137/万,其中慢型克山病年均检出率 25/万,潜在型克山病年均检出率 111/万。

三、人群分布

克山病多发生在病区自产自给的农业人口中,同一地区的非农业人口极少发病,其中以育龄期妇女和儿童多发。

（一）性别年龄

20 世纪五六十年代,我国北方病区的急型克山病以生育期妇女为多见,比同年龄男性多 1~2 倍以上,高者可达 4~7 倍,其他年龄组差异不明显。高发年代,黑龙江省连续 12 年的发病资料显示,人群发病男女之比为 1:2.32,21~40 岁男女之比为 1:8.88。1959 年黑龙江省 21~30 岁年龄组急型克山病发病率,男性为 3.16/10 万,女性为 46.50/10 万;1964 年同年组急型克山病发病率,男性为 1.37/10 万,女性为 16.29/10 万,不同性别发病率差异显著。

南方病区的亚急型克山病,几乎全部发生在儿童,其中又以 2~7 岁,即断乳后至学龄前儿童为最多,约占发病总数的 80% 以上,发病无性别差异。据四川省 4 个主要发病县 3 528 例患者年龄分布,2~7 岁占 85.53%,其中 3~4 岁占 49.72%,1 岁以下和 10 岁以上仅占 2.07%。值得注意的是,普遍存在倒数第二个孩子容易发病的现象,当最小的孩子已出世,开始哺乳,刚刚断乳的倒数第二个孩子罹患克山病的可能性最大。

（二）家庭聚集性

部分克山病患者存在家庭聚集性,即在病区的部分家庭中发生多例克山病。这些患者集中或几年之内间断地在同一家庭发病,而这些家庭常是当地生活困难的农业户或新迁入病区的困难农业户。

（三）民族

在民族混居地区,若生产、生活方式相似,克山病民族间发病差异不明显。

（侯杰　康保安）

第三节　病　因

克山病病因悬而未决,但经过长期艰苦的探索,病因研究取得显著进步,目前已大大缩小了包围圈。回顾历史,1936—1945 年,当时满洲医科大学对克山县暴发病区进行了调查和动物实验,认为克山病是北方农民冬季吸入火炕产生的 CO 慢性中毒所致低氧血症引发的心肌病。但这个假说不能解释中国西南病区夏秋季节众多儿童发生克山病的现象,而且病理上克山病心肌内散在大小不等的坏死灶,与一氧化碳中毒心肌病有显著不同。新中国成立后,特别是从 20 世纪 60 年代开始国内各研究小组从寻找病区和非病区内外环境差别作为研究的基本出发点,先后提出了若干新病因理论,有的被实践否定,有的难以肯定。后来病因研究逐渐集中到"水土营养学说"与"生物性病毒感染或真菌中毒学说"两方面,各持有据,长期争论。按致病因子的性质,有传染、中毒和缺乏三种类型。

一、生物地球化学说

一些研究认为克山病病因存在病区水土之中,通过食物链作用于人体。该观点主要有微量元素、氨基酸、维生素缺乏或失衡等引起的克山病早期心肌损伤。而传统膳食改变则可能是造成该现象的启动因素。

（一）硒缺乏

20 世纪 70 年代以来的一个重要进展是发现克山病发生与生活环境低硒有密切关系。地学工作者从地质地貌、水土环境、人畜毛发等诸多方面确定了我国存在与克山病分布一致的、从东北到西南的低硒地带。病区粮硒水平在 0.003~0.01mg/kg,而非病区为 0.021~0.044mg/kg,差别非常显著。经二十多年的监测表明,无人为干预情况下病区粮食中硒水平相对稳定。20 世纪 60 年代中期,在陕西、黑龙江开展口服亚硒酸钠预防克山病的试验,70 年代又在四川冕宁、西昌等地继续大规模试验观察。服硒人群急型、亚急型克山病的发病率显著低于对照人群,从而肯定了补硒预防克山病的效果。从 1976 年起在全国各重病区逐步推广补硒预防措施。

但硒缺乏与克山病的消长之间存在一些矛盾现象,例如低硒地区可无克山病发生;新发患者的硒水平与未发病者无明显差异;高发病季节,病区人群硒水平无相应降低;即使在低硒地区,每年的发病率亦不相同。通过对潜在型克山病心内膜活检的研究,证明机体硒水平提高后,未能防止潜在型克山病心肌内"固有"超微结构病变的修复。以上提示低硒不是克山病早期心肌损害的"始动因素",补硒预防克山病的机制在于保护心肌,防止发病。

(二) 膳食单一

通过大量的调查研究发现,克山病病区人群发病与膳食条件有关。病区居民膳食条件与非病区有明显不同,病区居民每日膳食中蛋白质、热量、钙及维生素摄入均低于国家标准和非病区供给。不合理的膳食组成进一步突出致病因子的作用,而膳食多样化可减少发病。克山病发病人群选择性及其原因调查进一步证实了农业人口与非农业人口发病存在着十分明显差异,膳食来源与组成不同则是造成这一差异的主要原因。其中膳食中钙与蛋白质营养不足与克山病发病关系较为密切。

钙营养不足在我国是个普遍存在的问题,并不限于克山病病区,但克山病病区易感人群的膳食低钙却有其特别严重性。膳食调查发现克山病病区人群膳食钙含量明显低下。这种低钙并不等同于病区与非病区粮食钙含量上的差别,而主要是由病区居民膳食组成不同所致。动物实验模拟病区易感人群膳食配制的低钙偏食饲料可使胰岛素(insulin)及 C 肽(C-peptide)分泌减少,甲状旁腺激素(parathyroid hormone, PTH)、降钙素(calcitonin,CT)和生长激素(growth hormone,GH)水平降低,可明显加重大鼠的心肌坏死,其坏死程度与血浆游离 Ga^{2+} 水平降低相关,单纯补钙即可明显减轻动物这类组织的损伤。上述实验表明,膳食组成所形成的低钙可参与克山病心肌及其他组织病变的发生与发展。

关于蛋白质营养与克山病发病关系的推测来源于在克山病病区居民膳食中补充豆腐或者在口粮中增加大豆比例能对克山病的预防收到肯定效果这一事实。经流行病学调查证实,病区与非病区粮食中蛋白质含量无明显差异,但对病区与非病区大米中人体必需氨基酸含量的分析显示,病区大米中的必需氨基酸苏氨酸、缬氨酸、异亮氨酸、亮氨酸、苯丙氨酸、蛋氨酸及色氨酸均显著低于非病区,而玉米中蛋氨酸和胱氨酸含量显著低于非病区。结合对病区居民血浆游离氨基酸测定结果,认为病区人群的含硫氨基酸(sulphur amino acids,S-AA)缺乏处于临界状态。含 S-AA 摄入不足,从膳食中摄取的硒蛋氨酸则替代蛋氨酸参与蛋白质合成,则影响硒的生理功能。我国农民蛋白质摄取量约 70% 来自谷物,病区在无充足的其他副食供应情况下,居民的必需氨基酸摄入量显然不足。动物实验证明摄入低蛋氨酸饲料,可引起心肌超微结构的损伤,如心肌线粒体肿胀、大小不等、空泡变性及肌丝断裂,全血和心肌中的谷胱甘肽过氧化物酶(glutathione peroxidase,GSH-Px)活性降低。存在低硒、低维生素 E 时,更加重了这种自由基代谢紊乱而引起心肌损伤的现象。

二、生物病因学说

(一) 肠道病毒感染说

急型、亚急型克山病存在年度多发、季节多发的流行特点,部分病例常伴有腹痛、腹泻或呼吸道感染症状等,这些流行特点无法用单一的硒缺乏和/或维生素 E、蛋白质缺乏来解释,而在某种程度上符合肠道病毒特别是柯萨奇病毒感染流行规律。柯萨奇病毒属微核糖核酸病毒科,肠道病毒属,直径 20~30nm,基因组为线状、单股核糖核酸(ribonucleic acid,RNA)片段,该属病毒分为 A、B 两组,B 组有 1~6 个血清型,与人类心肌炎的发病有关,特别是柯萨奇 B 组病毒 2~5 型。病毒感染后在咽部、肠黏膜细胞中增殖,然后经血转入靶器官,如心脏。部分研究者依据以上特点、病区现场特征及病毒分离结果等提出肠道病毒可能是克山病复合病因中不可缺少的致病因子,主要有以下几点依据:

在血清学方面,用急型、亚急型克山病患者双份血清做柯萨奇 B 组病毒(Coxsackievirus B,CVB)1~6

型中和抗体效价的滴定,患者血清中某些 CVB 组病毒中和抗体效价明显高于健康人,35% ~ 74% 的急型、亚急型克山病患者 CVB 组病毒中和抗体呈 4 倍增高。病毒特异性免疫球蛋白 M(immunoglobulin M,IgM)抗体检测结果也高达 33% ~66.6%,显著高于非病区对照。这些资料均证明克山病患者有新近 CVB 病毒感染。

从急型、亚急型克山病患者血液、尸检心肌及其他脏器材料中先后分离出 50 余株病毒,经鉴定主要为 CVB 和柯萨奇病毒 A9(Coxsackievirus A9,CVA9)、艾柯病毒(Echo12,2,33,27)、腺病毒(adenovirus,ADV)和一些未定型病毒株,部分病毒可经电镜及单因子血清鉴定和证实。但总的来看,从克山病患者体内分离到的病毒阳性率低,且型别比较分散,因此无法做出相关的定论。

用上述分离到的 CVB4、CVB2、CVA9 接种培养的心肌细胞(cardiomyocyte)、人宫颈癌细胞(Hela cell)、猴肾细胞(vero cell)可出现恒定的细胞病变,并在其细胞培养的上清液中测得明显增高的心肌酶。该病毒接种到低硒喂养的昆明乳鼠,同样能引起小鼠心肌变性、坏死等一系列心肌病变。

采用生物素标记的 CVB3 病毒文库(complementary DNA,cDNA)探针与黑龙江、山东、云南三省病区克山病尸检心肌组织进行原位核酸杂交,以及用聚合酶链反应技术从急型、亚急型、慢型克山病尸检心肌标本中均检出肠道病毒 RNA 片段,其病毒 RNA 阳性检出率高达 60% ~90%。

用柯萨奇 B5 病毒制备的结构蛋白(viral protein 1,VP1)单克隆抗体检测各型克山病尸检心肌组织,其阳性率高达 80% ~100%。

用原位末端标记法(terminal deoxynucleotidyl transferase dUTP nick end labeling,TUNEL)能够在各型克山病尸检心肌组织中检出凋亡细胞,凋亡细胞多为肌间线蛋白(desmin)异常改变的心肌细胞、血管内皮细胞、炎性浸润细胞及一些间质细胞,且细胞凋亡多出现在肠道病毒 RNA 检出阳性的部位。这些现象与复制的动物病毒性心肌炎模型检出结果相似。

Beck 等发现,对低硒或低 VE 条件喂养的小鼠注入无致病作用的 CVB3/0 病毒能引起小鼠心肌病变,经取样分析发现,该病毒核酸序列出现 6 个位点的突变(234,788,2271,2438,3324 和 7334),再用该突变病毒感染常硒小鼠,即能出现心肌病变,说明病毒在低硒条件下由无毒性株突变为有毒性株。新近研究表明,CVB3 还可编码硒蛋白的启动子。在正常硒水平条件下,CVB3 可以表达硒蛋白,其表达的硒蛋白具有抑制病毒自身复制作用。但在低硒条件下,CVB3 不能够表达硒蛋白,其抑制自身复制作用消失,使得 CVB3 在体内大量复制,对心脏细胞造成直接破坏。国内学者的研究也证实,低硒鼠心肌炎发病率高且病情严重。这两方面新进展支持肠道病毒特别是柯萨奇 B 组病毒感染与克山病发生、发展高度相关。

(二) 真菌毒素中毒学说

真菌毒素中毒学说认为,克山病的主要病因很可能是由病区产粮食上繁殖的毒性真菌特别是镰刀菌属真菌所产生的毒素所致。由于毒性真菌是微生物,生态环境可决定其产毒力的强弱和其本身的消长,可以很好地解释克山病流行病学特征。这类真菌在自然界适宜的基质(如发霉的粮食)上所产生的毒素是低分子有机化学物质,一般的煮沸温度不能将其结构和毒性破坏。当这类毒素随食物长期、多次、少量进入机体后,如果对心肌等组织有特别侵犯力时,那就可能侵入心肌实质及间质,发挥急或慢性中毒作用。当心肌病变后失去代偿能力时,就因心力衰竭而发病,以致死亡。

20 世纪 80 年代有人从克山病病区粮中提纯出串珠镰刀菌素(moniliformin,MF),后来一些传媒报道 MF 是导致克山病的元凶,引起人们重视。"八五"期间,预防医学科学院营养与食品研究所采集南北方病区与非病区稻谷样品 184 份、玉米样品 137 份进行真菌检查,并用高效液相色谱法(high performance liquid chromatography,HPLC)测定其 MF 含量。结果发现,分离出的镰刀菌和串珠镰刀菌占总真菌数的百分比在病区和非病区并无明显差别,且都不是优势菌;病区粮样 MF 检出阳性率高于非病区粮样,但 MF 含量在病区与非病区间无明显差异,不同粮食品种之间毒素污染的差别大于病区与非病区间的差别;串珠镰刀菌在用病区、非病区玉米制作的培养基上均能产毒,在非病区玉米上的产毒量高于病区玉米上的产毒量;用大鼠进行染毒实验证明 MF 致毒靶器官是心脏和睾丸,心肌中未见类似克山病的病理和酶谱改变。尽管对以上结果解释还有不同见解,但由此尚得不出 MF 是克山病病因的结论。

哈尔滨医科大学病因流行病学重点实验室在 1973—1975 年的现场流行病学调查时发现,克山病患者发病前均有食用过大量呈浅绿色霉焐粮食的明确历史,离发病时间均在 4~12 月之间,与饮水无关。1998 年从黑龙江省克山、富裕等旧病区收集到霉焐小米 11 份,用察氏培养基(Czapek dox agar)培养小米 330 粒 1 周,观察到所有米粒均有真菌生长,其中 P. citreo-viride 菌株约占 10%。分离单一菌株接种培养 10~20 天,可收获大量黄绿青霉素(citreoviridin,CIT),每碟约有 2.5mg。以黄绿青霉素染毒大鼠,每天分别按剂量 2~4mg/kg 体重和 15mg/kg 体重饲喂 1 个月后处死。低剂量组光镜下无异常所见,电镜下可见心肌线粒体肿胀、嵴膜破坏、线粒体膜融合、消失,对照组正常。高剂量组光镜下可见心肌实质原发性变性坏死,呈灶状散在分布,涉及面较大,多见于室中隔、左室内膜下及心尖部,有淋巴细胞和单核细胞浸润,心肌细胞呈颗粒变性、肌原纤维凝集、崩解,并有部分心肌纤维呈溶解性改变,对照组无异常所见。据此,提出了克山病病因可能是黄绿青霉素慢性中毒,经病区产谷物传播,食用霉焐粮食是必要条件。进一步研究证据表明:

1. 粮食中 CIT 污染水平的 HPLC 检测　黑龙江省 13 个县的市售粮食中 CIT 检测阳性者 CIT 含量均值 7.1ng/g,而在克山病历史重病区富裕县丰田村和林茂村现今地产的外观正常粮食(玉米面)中 CIT 毒素的阳性检出率仍高达 42.31%,阳性 CIT 含量均值为 12.33ng/kg,均明显高出本省市场同类粮食的含量水平。

2. 黄绿青霉素对大鼠心肌损伤的形态和生化毒理　饲喂 15mg/kg CIT 可使大鼠心肌发生变性和坏死,呈灶状或条索状分布,涉及面较大,有多量淋巴细胞和单核细胞浸润,肌原纤维凝集崩解,部分心肌细胞颗粒或空泡变性。电镜下实验组心肌细胞核固缩,肌丝溶解,结构明显紊乱,Z 线(Z-band)增粗,线粒体数量明显减少。CIT 可使大鼠血清中乳酸脱氢酶(lactate dehydrogenase,LDH)、谷草转氨酶(glutamic oxalo-acetic transaminase,GOT)、肌酸激酶(creatine kinase,CK)、肌酸激酶同工酶(creatine kinase isoenzymes,CK-MB)及肌钙蛋白 T(troponin T,TnT)含量增多,均存在统计学意义。

三、病因研究认识

由于单个病因假说难以完整解释克山病所有特征,后来一些研究者趋同"复合病因"观点。但近年来研究认为克山病发生发展虽然需要多个因素介入,但它们发挥的作用不同、参与时间有前有后,应严格区分为独立致病因素、必要条件因素和病变增效因素,而不是简单解读为若干危险因素的平行概率组合。以上各种假说是以不同认识水平或各自专业角度对克山病病因进行的有效探讨,虽然各持有据,但存在片面性,给人似是而非的感觉,如何取舍或整合呢?通过大量历史文献研究,我们提出以下看法:

1. 病因自身内在的矛盾性问题　克山病病区多分布在适合于生物群落繁殖的山区、丘陵地带,急型、亚急型克山病病例有年度高发和季节多发,这些流行特点易于用生物性病因解释。但在临床上未发现克山病患者有免疫性和传染性,尸检心肌病理改变也以变性、坏死和纤维化为主,炎症反应轻微,这些特点易于用化学性病因解释。因而出现了流行病学规律和临床、病理学特点之间相互矛盾的奇怪现象。

2. 以往病因探索的思路问题　既往大多数克山病病因研究理念:其一,从病区与非病区内外环境的差别中寻找克山病致病因子作为基本出发点,而不是确认致病载体。已检出的营养缺乏因素如低硒、低镁、低钼、低维生素 E、低蛋白、低钙,有害因素如高硅酸、高锰、亚硝酸盐类、腐殖质……由于差别因素实在太多,依此思路寻找下去,无异于大海捞针,即使经过千辛万苦筛选出一些差异性危险因素,也很难将它们与克山病的发生建立起因果联系。其二,在病因的基本认识上,主流学派受硒缺乏学说的思想束缚严重,似乎离开硒就不算克山病病因研究。在"复合病因"概念下围绕硒与其他因素的种种概率组合,只强调条件致病性,而不注重各因素作用的性质、主次之分和参与时间顺序,从而淡化了追查始动致病因子的努力。

3. 可靠的关键病因线索　克山病被发现以来,已在多个方面对其病因进行探索,但目标分散,我们认为最具病因价值的线索是以下两个发现:①流行病学调查确定了主要致病物质仅存在于克山病病区自产自食粮食中,与饮水和空气无关,从而定位致病物质进入人体的载体和途径;②病理学上发现了心肌细胞线粒体损害为早期特征性病变,从而定位致病物质的分子作用靶点。这两个定位在病因研究进程中具有分水岭贡献,大大缩小寻找克山病病因的范围、视野,便于明确方向和集中精力。

(孙树秋)

第四节　病　理

克山病的病变主要累及心肌,表现为严重的变性、坏死、修复等改变。骨骼肌也可受累,但病变程度轻。全身其他器官也有不同程度的病变,多继发于急慢性心功能不全。

一、心脏病理改变

(一)肉眼观察

1. 心脏大小及重量　除极少数病程较短的急型或没有心功能障碍的潜在型外,心脏均有不同程度扩大,大者可达正常心脏的2~3倍以上,尤以慢型为重(图13-1)。儿童慢型克山病心脏扩大更为显著,严重者甚至引起心前区隆起,胸廓变形。心脏增重的程度通常不及扩张显著,坏死严重的急型克山病心脏重量一般在250~350g。长期慢型克山病病例,心肌有广泛纤维瘢痕,心肌肥大,心室明显扩张,心脏重量亦可超过500g以上。儿童慢型克山病病例可达同年龄儿童心重的2~3倍。心室壁一般不增厚,甚至变薄(图13-2)。

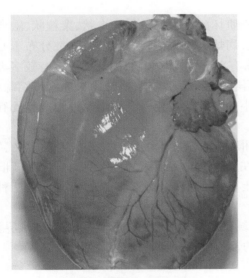

图 13-1　慢型克山病大体观
(心脏扩大,外形呈球形,重535g)

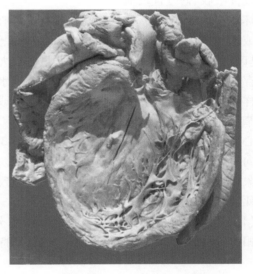

图 13-2　慢型克山病大体观——左室切面
(心脏高度扩大,室壁普遍变薄,乳头肌肉柱变扁,重443g)

2. 病灶类型　心室壁切面可见境界清楚的多数病灶。肉眼观察心肌内病灶有三类:

(1)坏死期:心肌切面呈灰黄色,缺乏光泽,不凹陷,质地较软,松弛,呈片状或斑块状,是以坏死为主的病例。将左心室作多个纵切面,心内膜下病变常呈周壁性分布。有时,坏死区周边部充血、出血分界清楚,类似梗死样坏死。

(2)恢复期:心肌切面呈暗灰色、稍凹陷,有微透明感。这类病灶境界很清晰,呈斑点状或短索状,是幼嫩的纤维瘢痕病灶,属坏死吸收至早期恢复期病变。

(3)瘢痕期:心肌切面呈灰白色、凹陷、质较硬实,呈不整齐的片块状或树枝状,这属于较陈旧的瘢痕。

上述病变可同时存在于同一病例,通常左室及室间隔较右室为重,心肌内层、乳头肌和中层重于外层。心内膜可见斑块状增厚,易见附壁血栓。

3. 各型克山病特点　急型、亚急型克山病心内膜的肉眼观察通常无明显改变。病程较长,心室扩张明显者,左室内膜可见轻度弥漫性增厚,发白。慢型克山病病例左室内膜易见白色斑块状增厚,系附壁血栓机化覆盖内膜表面,各型病例均可见附壁血栓。其好发部位为左室肉柱间及左、右心耳内。各瓣膜通常无异常,在心脏扩张明显的慢型克山病病例中,二尖瓣相对关闭不全,常有血液反流引起二尖瓣游离缘非特异性增厚,表面光滑,如卷边状。心外膜也多无改变,但部分病例有局限性或弥漫性的心包粘连,紧贴外膜有一狭窄的带状坏死区,有少量纤维素渗出及增生的肉芽组织。

(二) 光镜下观察

1. 心肌实质变性

(1) 颗粒变性:心肌纤维肿胀,横纹模糊不清,肌原纤维断续,其间出现多数微细颗粒。病变严重时,肌纤维内出现排列较整齐的肌原纤维收缩带,心肌收缩带宽窄不一,肌原纤维断裂,呈粗糙的颗粒状结构,可发展为心肌凝固性坏死。

(2) 水泡变性:肌纤维略显肿胀,胞质淡染可见许多细小境界模糊的小空泡,肌原纤维隐约可辨。肌原纤维稀疏,空泡互相融合,胞核肿大,核仁明显,染色质周边化,呈空泡状,病变逐渐加重后,可发展为肌溶解坏死。

(3) 脂肪变性:病变轻时,脂滴细小,排列整齐;严重时,脂滴粗大,肌原纤维及横纹不清。脂滴多呈灶状分布,且与局部心肌损伤严重程度相平行。在半超薄切片中,可见锇酸染色的脂滴整齐的出现于肌原纤维间。脂滴大小不等,直径为 $0.5\sim4\mu m$,严重心肌脂肪变性多见于急型克山病病例。

2. 心肌坏死

分为凝固性和液化性肌溶解两种基本类型,共同点是心肌纤维坏死、间质保存,炎症属于继发性吸收、修复性反应。

坏死多呈灶状分布,病灶之间相隔有正常心肌组织。心肌坏死灶的形态可为点状、粟粒状、融合成斑片状或梗死样坏死。以多发性粟状心肌坏死灶为基本形式,病灶大小相仿,数目众多,弥散分布于心肌全层,是区别于其他心肌坏死灶的突出所见。较大的坏死灶常有离心性扩延倾向,病灶周边部有较多炎细胞和残存的心肌质块,稍内侧为不同程度的心肌水泡性变、肌溶解,坏死后空架,病灶中央为纤维结缔组织。梗死样坏死由一致性的大片坏死后空架组成,或由多个较小的斑片状坏死融合而成。近心内膜处有时可见狭窄不完整的心肌保留带。

心肌损害成批发生,可以新旧并存(图 13-3)。在心脏旧、新病变发生顺序通常是先左室、后右室,由内层向外层。在同一部位常见陈旧病变在中心,新鲜坏死在周边。北方地区的成人克山病这种新旧并存的现象相当多见,南方小儿亚急型病变多为一致性。坏死灶与冠状动脉走行密切相关,常见的有两种围血管坏死灶分布。

(1) 与分支型相关:位于分支型冠状动脉分支支配区域粟粒状坏死灶,呈簇状分布,病灶境界清楚,大小相仿,呈团球状,散在分布于肌壁全层,呈特有的成串的葡萄模式,此种病灶最多见(图 13-4)。

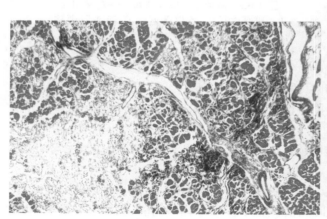

图 13-3　慢型克山病光镜下观察
(心肌坏死、瘢痕病灶、新旧病变并存)

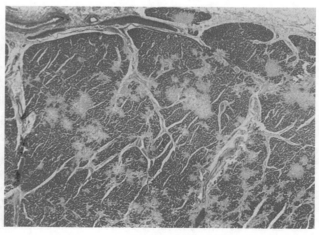

图 13-4　慢型克山病光镜下观察
(围血管病灶呈成串葡萄状模式分布)

(2) 与直进型血管相关:是指主要位于直进型或分支型冠状动脉主干枝的围血管性心肌坏死灶,病灶宽窄不一,或为一、二层心肌纤维(窄的套袖)或涉及多层肌束,还可由多个不完整的粟灶状病灶分列于血管两侧络绎相连而成。此种病灶可发生于心外膜下或心壁中层某一段血管周围的心肌组织,又可伴随直进型主干全程形成宽的套袖状围血管的病灶。

左室乳头肌坏死灶的围血管形态主要有以下两种表现。在树突型乳头肌,病变沿着血管形成心肌坏死灶横贯乳头肌带状病灶与正常心肌交替分布。在指状型乳头肌,形成较小的、不规整的虎斑状坏死灶,病灶中可见横断的小动脉。就发生部位来说,病灶均处在微循环床的动脉末端,血管密度较低的区域。

3. **炎性反应**　与心肌坏死相伴随,可见程度不等的间质炎反应。在早期变性坏死阶段,炎性反应不明显。坏死严重时,局部可查出一定数量的淋巴细胞。急剧坏死时,坏死肌纤维周围可见较多中性粒细胞、淋巴细胞、单核细胞一过性浸润。此时,间质和血管周围炎也较明显,远离坏死区的心肌只有少量炎性细胞浸润。克山病以心肌变性、坏死、修复过程为主,炎症属于吞噬吸收反应。心外膜及内膜的炎症反应轻微,较局限,主要是小灶状淋巴及单核细胞浸润。仅在靠近心外膜及内膜处有心肌坏死时,局部炎症反应较明显。贴近正在机化的附壁血栓处的心内膜通常炎细胞亦较多。

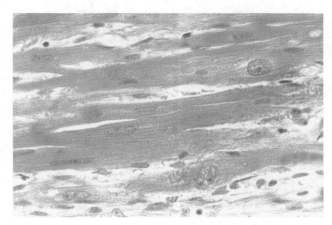

图 13-5　慢型克山病光镜下观察
(心肌灶内再生心肌细胞,呈双核,核仁清楚)

4. **修复及再生**　克山病心肌坏死灶的修复主要为局部网状纤维增生形成的大小不等的瘢痕所替代,通常不形成广泛的间质纤维化。在灶状瘢痕之间,常保留较为正常的心肌,有时可见十分纤细的胶原纤维束交织成细小的网眼,网罗着每个肌纤维。晚期坏死灶及早期结疤附近常有再生心肌细胞(图 13-5)。该细胞嗜碱染色,横纹模糊不清,胞核普遍增大,常见双核和复核细胞,或多核巨细胞。瘢痕灶周围常伴有不同程度的心肌细胞肥大,多见于晚期瘢痕为主的病例。

5. **心肌传导系统改变**　克山病病变常累及室间隔,特别是心内膜下心肌,传导系统亦可受累。病变传导系统的实质细胞以变性、坏死及纤维化为主。两侧束支最重,其中右束支常被中断,希氏束、房室结病变轻微,窦房结一般无改变。

（三）电镜下观察

心肌线粒体的改变相当普遍和严重,早于肌丝的改变。除可见一般线粒体之肿胀、嵴破坏、空泡化或致密颗粒沉着外(图 13-6),值得注意的还有线粒体之增生,成群拥挤在肌原纤维之间,有的可达六列以上(图 13-7)。各型克山病均可见线粒体增生改变。

二、其他组织脏器病理改变

（一）横纹肌

部分克山病病例横纹肌亦可发生类似心肌损伤的病变,但程度极轻,肉眼观无明显改变。镜下可见单个或小肌群肌纤维的变性、坏死,继以炎性细胞浸润、吞噬和吸收,肌膜细胞增生和肌纤维的再生及修复过程。部分病例可见微小瘢痕。常累及膈肌,肋间肌,腓肠肌甚至舌肌。

（二）肺

一般有不同程度的急性或慢性肺淤血。部分病例兼有水肿、漏出性出血,少数病例有新鲜或陈旧性梗死。南方小儿克山病常合并间质性肺炎,尸检检出率可达 50% ~ 90% 不等。

（三）肝

近半数慢型病例有不同程度肝淤血性纤维化,其中少数病例发展为淤血性肝硬化。急型持续性心源性休克,低血压常引起小叶中心性梗死样坏死,其病变程度与休克严重程度和时间呈正相关。

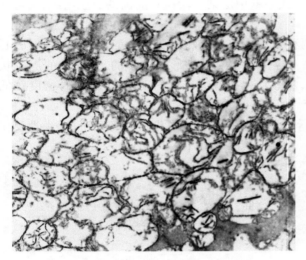

图 13-6　慢型克山病电镜下观察
（亚急型克山病线粒体肿大、嵴膜断裂、分解、空泡变）

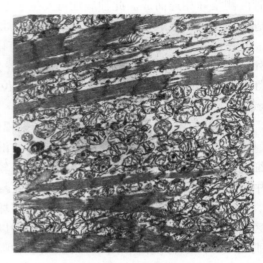

图 13-7　慢型克山病电镜下观察
（心肌原纤维粗细不等，线粒体明显增多，部分线粒体空泡变）

三、临床与病理联系

克山病临床分型主要依据是患者的心脏功能状况，各型并无其特有的病理病变。但各临床类型之间，不同病理改变所占比例和严重程度是有所不同的。现将各临床类型的一般病变特点列举如下：

（一）急型

心肌病变以变性坏死为主，常见心内膜下心肌坏死，肉眼常表现为灰黄色片块状病变。心脏扩张及增重程度一般较轻，大体能保持心脏的原来外形。心肌瘢痕一般较少、较小。各脏器可见急性淤血、水肿及继发于休克的改变。

（二）亚急型

心肌病变一般以坏死后空架及早期疏松瘢痕为多见，病变常较广泛，病变的围血管现象常较典型。肉眼经常能检出心肌内有境界清晰的，半透明的小病灶，左室乳头肌常呈凹凸不平的斑驳状外观。心脏扩张增重较急型明显。各脏器均可见充血性心力衰竭的改变。

（三）慢型

心肌病变以陈旧瘢痕为主。心脏重量明显增加，心肌纤维肥大，瘢痕周围尤为显著。心室扩张显著，乳头肌、肉柱扁平。各脏器均可见慢性淤血。

（四）潜在型

既可以是病变初起，尚未表现症状体征，也可以是病变隐匿发生，心肌损伤已修复。偶有的几例尸检病理检查发现，心脏有不同程度的病变，病变范围较小，没有很明显的心脏扩张和增重。

（冯红旗　曾宪惠）

第五节　临床表现与诊断

克山病不同发病个体临床表现各异，根据起病急缓、心功能状态分为急型、亚急型、慢型和潜在型四种类型，其中慢型又根据纽约心脏协会（new york heart association，NYHA）心功能不同分级，分为慢型心功能Ⅱ级（简称"慢Ⅱ"）、慢型心功能Ⅲ级（简称"慢Ⅲ"）、慢型心功能Ⅳ级（简称"慢Ⅳ"）。急型是我国北方地区的主要发病类型，多见于成人，发病急剧，病情变化迅速，临床上主要为急性循环衰竭的表现。西南及山东地区以小儿亚急型克山病多见，发病较急型稍缓，临床上主要表现为急性心力衰竭，根据 5 382 例病例统计,最小年龄 5 个月,最大年龄 14 岁,2~6 岁占发病总数的 85.1%。慢型克山病全国各病区均有发生,儿童、成人均可发病,已成为目前主要的发病类型,临床上以慢性充血性心力衰竭为主要表现。自 20 世纪 80 年代以来克山病发病谱发生了很大变化,急型少再见报道,亚急型只在局部病区出现,慢型呈散在发生,潜在型一般在查体时发现。

一、临床表现

(一) 急型克山病

1. 症状 在发病前患者多有全身不适,疲倦无力,四肢酸软,头晕,心难受等。儿童常表现精神不振、烦躁哭闹、阵发性腹痛、烦渴喜饮等。发病时主要临床表现为急性循环衰竭(心源性休克),恶心、呕吐、咳嗽、气喘、烦渴多饮,呕吐呈喷射状,频繁剧烈,先吐食物残渣和酸水,继而吐黄水胆汁。有的患者突发呼吸困难,咳粉红色泡沫痰,烦躁不安、有恐惧感。另有一些患者突然发生晕厥、抽搐、发绀、四肢厥冷等。急型克山病 3 个月不能治愈即转为慢型。

2. 体征 可见急性循环衰竭的体征。面色灰暗,唇灰白微绀。皮肤失去光泽,全身湿冷,四肢发凉,体温下降。脉搏细弱不整,甚至不能触知。呼吸浅快,血压显著降低或难以测出,脉压减小。心尖冲动极弱或触及不到。心界向左轻度扩大。心率增快,每分钟 100 次以上,最快可达每分钟 200 次,可闻及舒张期奔马律。在心动过缓和房室传导阻滞时,心率减慢,一般为每分钟 50 次以下,最慢者每分钟仅十数次。心律常不规整,且有易变、多变、突变等特点。由于心肌有严重病变,收缩无力,心音减弱,心前区第一心音减弱最明显,弱而低沉甚至消失。部分患者在心尖部或心前区可听到Ⅲ级以下的吹风样收缩期杂音,杂音粗糙、短促,传导不明显。多数患者在肺部可听到干、湿啰音,肺水肿的患者双肺满布水泡音,也可闻及哮鸣音。部分病例发病虽急,但病情较轻,称为急型轻症,血压下降不明显,无严重心律失常。

(二) 亚急型克山病

1. 症状 早期有咳嗽、气促、精神不振、不愿玩耍、嗜睡或哭闹,食欲减退,烦渴喜饮,阵发性腹痛,恶心、呕吐、腹胀、腹泻较为多见。有的患儿以消化道感染而起病,腹痛、腹胀、腹泻比较明显,继之咳嗽、气喘等。年龄较大患儿常诉有头晕、头痛、心前区不适、全身无力、心悸等。部分患者体温轻度升高。约经 1 周后,发生全心衰竭,症状迅速恶化,咳嗽、心悸、呼吸困难逐渐加重,并出现眼睑、面部或/和下肢水肿等。有的患者以脑栓塞病变就诊或在病情进展期发生脑栓塞,除上述症状外,还具有口眼歪斜、一侧肢体活动受限、皮肤感觉减退等有关表现。

2. 体征 患儿早期表情淡漠、精神萎靡,面色苍白或苍黄,略带灰暗,眼睑水肿,呼吸急促等。病情进一步恶化发展为全心力衰竭时,患儿呈急重病容,面色灰暗,极度烦躁不安,坐卧不宁,严重呼吸困难,发绀,颜面水肿,周身冷汗,四肢厥冷,体温下降,脉搏频弱,呼吸多在每分钟 50 次以上,血压降低,脉压减小。心界中等度或显著向两侧扩大。心音减弱,尤其是第一心音低沉无力。心率增快,每分钟 100~160 次,呈钟摆律或舒张期奔马律。心律失常较少见,两肺湿性啰音。肝脏呈中等度肿大,较柔软,有压痛;颈静脉怒张、肝-颈静脉回流征阳性,下肢或/和全身轻度水肿。

(三) 慢型克山病

1. 症状 起病隐匿,多数患者不能描述确切的发病时间,称自然慢型。在克山病高发年大部分患者是由其他各型演变而成。患者常有头晕、乏力、食欲减退、心前区不适、有时伴有恶心、呕吐等。逐渐出现劳累后心悸、咳嗽、气短、呼吸困难、尿量减少,常有面部、下肢水肿。有的患者夜间阵发性呼吸困难,不能平卧,痰中带血丝,全身水肿,有发生猝死的可能。

2. 体征 患者呈慢性病容,有不同程度的发绀,两颊暗红,口唇发绀;血压稍降低,脉搏细弱或不整;颈静脉怒张,并有不同程度的其他体循环淤血的体征。轻症仅有下肢水肿,时隐时现,晨轻暮重,重症则全身重度水肿,甚至可有胸腔积液、腹水和心包积液。心尖冲动弥散,心界向两侧中度至重度扩大。第一心音可减弱,心尖部及心前区可听到吹风样收缩期杂音,有的可达Ⅲ级以上,可闻及舒张期奔马律。心律多不规整,以期前收缩(亦称"早搏")、房颤多见。肝脏中等度或显著肿大,有压痛。颈静脉充盈,肝-颈静脉回流征阳性。少数患者还有脾大。

慢型克山病病程中,如果出现急性发作的症状体征时,即称为慢型急性发作期。

（四）潜在型克山病

本型因心肌病变较轻,范围较小,心脏的代偿功能尚好,一般不出现明显的自觉症状,多能参加正常体力劳动,患者常在普查或查体时发现心脏增大或心电图异常。部分患者由其他各型经治疗后转化为潜在型。少数患者在劳累后头晕、心悸、恶心不适,休息后即可消失。查体可见心尖冲动减弱,心浊音界向左下轻度扩大。部分患者心前区第一心音减弱,可闻及Ⅲ级以下的吹风样收缩期杂音。心律可不规则,以期前收缩较多见。

二、辅助检查

（一）心电检查

包括心电图、动态心电图检查。其中心电图检查设备简单、携带方便、易于操作、重复性好、费用低廉,是克山病病情调查和临床检诊最常用的临床检查方法。一般描记12个导联,必要时加做右侧胸前导联。克山病可见多种异常心电图,主要表现为心肌损伤、心律失常和房室肥大3个方面,各型分别具有不同特点。动态心电图是在患者日常生活状态下连续24小时或更长时间记录其心电活动的全过程,并借助计算机进行分析处理,以发现在常规体表心电图检查时不易发现的心律失常和心肌缺血等,可为克山病临床诊断、治疗及判断疗效提供重要客观依据。

1. 主要异常心电图改变

（1）心肌损伤:最常见的是ST-T改变,S-T段抬高呈单向曲线,类似急性心肌梗死样改变,或S-T段压低,T波低平、倒置或双向。Q-T间期延长,QRS波群低电压、有的呈QS形或Qr波形。

（2）心律失常:激动起源异常和激动传导异常均可见。在起源异常方面最常见的是室性期前收缩,可表现多种形式,频发多源、成对、短阵室速等,其次为房性期前收缩,房颤、交界性期前收缩、逸搏、非阵发性心动过速等较少见。在传导异常方面最常见的是右束支传导阻滞和房室传导阻滞,左前分支阻滞、左束支阻滞、窦房阻滞亦可见。

（3）房室肥大:左室肥大最多见,其次为左房肥大和双室肥大。

2. 各型克山病心电图特点

（1）急型克山病:急型克山病患者早期多有Q-T间期延长,QRS波群低电压、传导阻滞。重症可出现S-T段抬高呈单向曲线,或出现类似心肌梗死样心电图改变,QRS波形呈QR或Qr波形,可同时伴有心律失常,最常见的是室性期前收缩和房室传导阻滞。

（2）亚急型克山病:常见窦性心动过速,QRS波群低电压、ST-T改变、房室传导阻滞、右束支传导阻滞、室性期前收缩,S-T段抬高呈单向曲线以及坏死性Q波亦见。在发病早期各种异常心电有易变、突变的特点。

（3）慢型克山病:此型患者几乎都有心电图异常,可见各种改变,而且往往几种异常同时并存。最常见的是室性期前收缩、ST-T改变、右束支传导阻滞,房性期前收缩、房室传导阻滞、房颤、左房肥大也较常见。常规心电图室早的检出率为40%~63.2%,ST-T改变的检出率为61%~79%。慢型克山病如果伴有室性期前收缩(频发多源、成对、室速)、ST-T改变、房颤、完全性右束支传导阻滞,预后较差,生存期短,尤其是几种异常同时并存时。动态心电图室性期前收缩的检出率为96.5%,频发室性期前收缩75.4%,成对室性期前收缩77.2%,非阵发性室性心动过速59.6%,房性期前收缩的检出率为84.3%,并发现室性期前收缩具有昼夜周期性变化的生物钟现象。

（4）潜在型克山病:主要心电图改变为室性期前收缩、完全性右束支传导阻滞或/和ST-T改变,但较其他各型检出率低。

（二）胸部X线检查

胸部X线检查对克山病的诊断和临床转归判断具有一定应用价值,其主要表现为心脏增大,波动减弱,肺淤血或肺水肿。

1. 心脏大小　克山病心脏呈肌源性扩张,心脏外缘分别向两侧扩大,心脏横径下移,心膈角增宽,心脏形态以普大型多见,呈烧瓶状或球形,也有的显示为二尖瓣型、主动脉瓣型。各房室腔有不同程度的增大,肺动脉段平直或突出,上腔静脉增宽。心脏多以左室增大多见,心尖向左下移位,其次为左房增大,右房增大则少见。心脏轻度增大时常以左室为主,显著增大时各房室腔都会增大。

2. 心脏搏动　X线胸部透视可见心脏搏动减弱和不规则,少数局部搏动消失和反常搏动。心脏记波摄影显示,波幅降低或消失。

3. 肺部表现　急型、亚急型多为肺充血、肺水肿,肺野模糊,间质和肺泡水肿。慢型克山病病例多为肺淤血,肺纹理增多、增粗、延长、模糊。

4. 各型克山病特点

（1）急型克山病:心脏呈轻度增大多见,早期可稍大,心脏多呈烧瓶状,搏动减弱,双肺以间质和肺泡水肿多见。

（2）亚急型克山病:多数心脏为中度或重度增大,少数轻度,个别早期可不大,心脏外形以普大型多见,根据2 261例统计,普大型占79.9%。双肺有不同程度淤血,间质水肿,少数合并肺水肿或肺动脉高压表现。

（3）慢型克山病:均有心脏增大,以重度增大多见,心脏外形多呈普大型,肺动脉段突出,肺部淤血明显。

（4）潜在型克山病:心脏不大或稍大,其他多无异常。

（三）超声心动图检查

超声心动图检查对克山病的诊断具有重要价值,尤其是与肥厚型心肌病、限制性心肌病、风湿性心脏瓣膜病等慢性心肌疾病的鉴别很有帮助,有的患者只有通过超声检查才能做出正确判断。克山病患者心脏超声显示心脏结构和功能均发生改变,主要表现为房室腔径扩大,室壁运动幅度减弱,左室射血分数(left ventricular ejection fraction,LVEF)减低,附壁血栓等。其中房室腔径扩大程度依次为慢型>亚急型>急型>潜在型。

1. 心腔扩大　早期左心室扩大,后期各心腔均有不同程度扩大。其中慢型克山病左室增大的检出率最高,可呈球形;其次为左房、右室。常合并有二尖瓣和三尖瓣反流,肺动脉或肺静脉增宽。随着心腔扩大,可出现肺动脉高压。

2. 室壁运动减弱　由于心肌收缩无力,绝大多数患者左室壁运动弥漫性或节段性减弱、室壁相对变薄,可合并右室壁运动减弱。

3. 收缩及舒张功能下降　左室收缩功能各项参数指标明显减低,如:每搏输出量(stroke volume,SV)、每分输出量(cardiac output per minute,CO)、左室射血分数(LVEF)及左心室短轴缩短率(left ventricular fractional shortening,LVFS)均降低,其中LVEF值可降低到45%以下,LVFS可降到25%以下。出现右室收缩功能下降时,三尖瓣环位移距离(tricuspid annular plane systolic excursion,TAPSE)<1.7cm、右室面积变化分数(right ventricular fractional area change,RVFAC)<35%。舒张功能减低时,二尖瓣口血流频谱早期常表现A峰增高、E峰减低,E/A<1;随着病情进展,可出现E峰正常或稍高,A峰减低,E/A>1,即假性正常化;组织多普勒二尖瓣瓣环运动速度均减低,Am>Em,Em速度(室间隔Em<7cm/s,侧壁Em<10cm/s),平均E/Em>14。

4. 其他　附壁血栓多发生在左室心尖部,呈弱或强回声团块,条形、半圆形或半球形,随心室壁而动。

（四）实验室检查

1. 血清心肌肌钙蛋白I或T升高　心肌肌钙蛋白仅存在于心肌细胞中,是由肌钙蛋白T(cardiac troponin T,cTnT)、肌钙蛋白I(cardiac troponin I,cTnI)和肌钙蛋白C(cardiac troponin C,cTnC)三种亚单位组成的络合物。cTnT、cTnI是心肌细胞特有的抗原,在心肌细胞损伤时从心肌纤维上降解下来。血清中cTnT或cTnI升高反映了心肌细胞受损,其特异性与敏感性均高于以往常用的心肌酶谱。

2. 血清心肌酶变化　急型、亚急型血清谷草转氨酶(serum glutamic oxalacetic transaminase,SGOT)、血清肌酸磷酸激酶(creatinine phosphkinaes,CPK)及其同工酶、乳酸脱氢酶(lactic dehydrogenase,LDH)及其同工酶的活性可有不同程度的升高。多在发病后数小时升高,1~3天达高峰,1~2周后逐渐恢复正常。慢型急发患者血清心肌酶活性也会有不同程度的升高。潜在型酶活性无明显变化。血清心肌酶谱的活性变化对急型、亚急型克山病诊断和心肌损伤程度的判断有一定价值。如果亚急型克山病恢复期出现心肌酶活性升高,表示心肌有新的损伤。血清心肌酶肌酸激酶同工酶(creatine kinase-MB,CK-MB)含量增高,对克山病的早期诊断有重要意义。

3. 血浆 B 型利钠肽浓度　B 型利钠肽又称脑利钠肽(brain natriuretic peptide,BNP),是由心肌细胞合成的具有生物学活性的天然激素,主要在心室表达,同时也存在于脑组织中。当左心室功能不全时,由于心肌扩张而快速合成释放入血,有助于调节心脏功能。心肌细胞所分泌的脑利钠肽先以 108 个氨基酸组成的前体形式(pro-BNP)存在,当心肌细胞受到刺激时,在活化酶的作用下裂解为由 76 个氨基酸组成的无活性的直线多肽和 32 个氨基酸组成的活性环状多肽,释放入血循环,分别被称为 NT-proBNP 和 BNP。血浆 B 型利钠肽浓度检测临床多用于心衰筛查、诊断和鉴别诊断,病情严重程度及预后的评估。当克山病患者出现心功能不全时,BNP 和 NT-proBNP 会显著升高,其中 NT-proBNP 的生物半衰期相对较长,约为 60~120min,浓度比较稳定,血液中含量相对较高(比 BNP 高 16~20 倍),已成为目前最重要的心脏功能生物标志物。

4. 其他血液检查　红细胞计数和血红蛋白无明显改变,急型、亚急型克山病患者有的白细胞总数和粒细胞数增多,慢型克山病患者常有不同程度的贫血,红细胞沉降率增快。血清蛋白分析,慢型患者有白蛋白偏低,球蛋白增高。

5. 尿常规检查　尿常规检查一般无特殊变化,慢型患者可有蛋白尿。

(五) 其他特殊检查

1. 心脏磁共振(cardiac magnetic resonance,CMR)检查和延迟增强成像(late gadolinium enhancement,LGE)　CMR 平扫与 LGE 技术不仅可以准确检测心肌功能,而且能清晰识别心肌组织学特征(包括心脏结构、心肌纤维化瘢痕、心肌活性等),是诊断和鉴别心肌疾病的重要检测手段。克山病磁共振成像主要表现为左心室容积扩大、射血分数、短轴缩短率降低。心室壁信号强度在造影剂(gadopentetate dimeglumine,Gd-DT-PA)增强后可有心肌局灶异常高信号,显示心肌退化坏死及纤维化,对克山病风险评估及预后判断具有重要价值。

2. 心脏放射性核素扫描(emission computed tomography,ECT)及心肌灌注　ECT 心室造影可显示慢型克山病患者心腔扩大与室壁运动减弱,左心室射血分数减小,运动后更为明显。(201)铊或(99m)锝平面或单光子发射断层扫描(single photon emission computed tomography,SPECT)心肌灌注显像可示左心室腔扩大,室壁变薄,部分病例显示有小斑块状稀疏或灌注缺损,放射性分布不均匀。

3. 冠状动脉造影/CT 血管成像　冠状动脉(冠脉)造影/CT 血管成像(CT angiography,CTA)检查主要用于排除缺血性心肌病,用于克山病的鉴别诊断。

4. 心内膜心肌活检　克山病心肌病变主要是心肌细胞变性、坏死及瘢痕形成,新旧病灶交替分布,在瘢痕周围的心肌细胞肥大明显,而瘢痕灶围绕冠状动脉分支分布。心内膜心肌活检和组织病理学检查有助于克山病的病因诊断与鉴别诊断。

三、诊断

(一) 诊断原则

在克山病病区连续生活 6 个月以上,具有克山病发病的时间、人群特点,具有心肌病或心功能不全的临床表现,或心肌组织具有克山病的病理解剖改变,能排除其他心脏疾病,尤其是心肌疾病者,可诊断为克山病。

(二) 诊断标准

符合克山病诊断原则,具备下列 1~3 中的任何一条,并同时符合 4~8 中任何一条或其中一项表现:

1. 心脏增大。
2. 急性或慢性心功能不全的症状和体征。
3. 快速或缓慢性心律失常。

4. 心电图或动态心电图改变：

（1）房室传导阻滞；

（2）束支传导阻滞（不完全右束支传导阻滞除外）；

（3）T 波和/或 ST 段改变；

（4）Q-T 间期明显延长；

（5）多发或多源性室性期前收缩；

（6）阵发性室性或室上性心动过速；

（7）心房颤动或心房扑动；

（8）P 波异常（左、右房增大或两房负荷增大）。

5. **胸部 X 线改变**　主要表现为不同程度的心脏增大，搏动减弱，肺淤血，间质水肿或合并肺泡水肿。各型克山病的异常参见 WS/T 210《克山病诊断》附录 B（胸部 X 线异常判定基准）。

6. **超声心动图改变**　主要表现为左室、左房、右室等腔径扩大、LVEF 及 FS 降低、室壁运动呈弥漫或节段性运动障碍、二尖瓣血流频谱 A 峰>E 峰等。组织多普勒显像 Em 峰减低，Em 峰<Am 峰。具体参见 WS/T 210《克山病诊断》附录 C（超声心动图异常判定基准）。

7. **实验室检查**

（1）血清心肌肌钙蛋白 I 或 T 升高；

（2）血清心肌酶肌酸激酶同工酶（CK-MB）含量增高；

（3）血浆 BNP 或/和 NT-proBNP 含量增高。

8. **病理解剖改变**　尸检心脏、移植手术置换下的心脏或心内膜活检主要病变为心肌变性、坏死及其后的修复和重构。参见 WS/T 210《克山病诊断》附录 D（病理诊断原则与指标）。

四、鉴别诊断

克山病易与多种疾病混淆，通过认真询问病史，仔细临床查体和必要的辅助检查即可做出鉴别。急型克山病主要与急性病毒性心肌炎、急性冠脉综合征（acute coronary syndrome，ACS）、急性胃炎、应激性心肌病等相鉴别；亚急型与小儿支气管肺炎、小儿急、慢性肾小球肾炎、支气管肺炎、心内膜弹力纤维增生症、心包炎、应激性心肌病等相鉴别；慢型与扩张型心肌病（dilated cardiomyopathy，DCM）、心动过速性心肌病（tachycardiomyopathy，TCM）、酒精性心肌病（alcoholic cardiomyopathy，ACM）、缺血性心肌病（ischemic cardiomyopathy，ICM）、围生期心肌病（peripartum cardiomyopathy，PPCM）等相鉴别；潜在型与局灶性心肌炎、非梗阻性肥厚型心肌病及非特异性心电图改变等相鉴别。

（一）急型克山病的鉴别

1. **急性病毒性心肌炎**　急性病毒性心肌炎表现为心悸、胸痛、呼吸困难、水肿。查体时发现心率快，心律不齐，水肿等。X 线心脏大小正常或轻、中度增大，心电图 ST-T 改变、期前收缩、传导阻滞，与急型克山病相似。但急性病毒性心肌炎由病毒感染引起，发病前 1~2 周常有倦怠、恶心、呕吐等"感冒"病史，白细胞数减少，淋巴细胞百分数增加，双份（配对）血清检查，抗体滴度前后比增高 4 倍以上，在急性期从心内膜、心肌、心包穿刺液中检测出病毒、病毒基因片段或病毒蛋白抗原，心肌酶活性增加不如克山病明显，根据这些特点可做出鉴别。

2. **急性冠脉综合征（ACS）**　ACS 包括急性 ST 段抬高心肌梗死、急性非 ST 段抬高心肌梗死和不稳定型心绞痛，发病急骤，合并有心源性休克、严重心律失常或心力衰竭时与急型克山病很相似，但 ACS 患者发病年龄相对较大，一般有高血压、高脂血症、肥胖症等，男性多见，且常伴有心绞痛或心前区不适感，特别是心肌梗死的患者心电图可出现典型的损伤、坏死、缺血等明显演变过程。

3. **急性胃炎**　急性胃炎患者常常上腹部不适、恶心、呕吐，有时吐胆汁、乏力、四肢发凉等与急型克山病相似。但急性胃炎患者多有暴饮暴食或进食不洁食物史，并伴有腹痛、腹泻，但无心脏方面的体征，胸部 X 线和心电图显示心脏无明显异常。

4. **应激性心肌病**　是一种由于躯体或心理应激引起的心肌病变，以短暂性左室收缩功能障碍为主要表现,绝经期女性多见,经积极治疗预后大多良好,极少数可出现猝死。

(二) 亚急型克山病的鉴别

1. **小儿支气管肺炎**　小儿支气管肺炎伴有心力衰竭时,患者呼吸困难、烦躁、心率快、肝大、水肿,常与亚急型克山病混淆,尤其与小儿亚急型克山病伴有肺部感染的患者不易鉴别。可根据发热、明显的肺部干湿性啰音、白细胞总数增加(特别是中性粒细胞计数增加)、心脏常常不大以及心电图窦性心动过速多见等进行鉴别。

2. **小儿急、慢性肾小球肾炎**　小儿急、慢性肾小球肾炎和肾盂肾炎出现水肿,尤其是颜面水肿合并心力衰竭时与亚急型克山病表现相似,可根据血压偏高、尿蛋白或血尿及管型尿等进行鉴别。

3. **心内膜弹力纤维增生症**　本病多由呼吸道感染诱发发病,主要的病理改变是心内膜下弹力纤维及胶原纤维增生,主要累及左心室,其次为左心房,难治性心力衰竭是主要的临床表现。心脏超声检查可见心内膜肥厚且反光强,据此可与亚急型克山病鉴别。

4. **心包炎**　渗出性或缩窄性心包炎可出现心脏压塞,由于静脉回流受阻而导致的心室扩张不全的体征与亚急型克山病很相似,此时依靠临床表现或胸部 X 线拍片鉴别有一定困难,超声心动图检查发现液性暗区可帮助鉴别。

另外,还应与急性病毒性心肌炎、应激性心肌病相鉴别,参照急型克山病。

(三) 慢型克山病的鉴别

1. **扩张型心肌病(dilated cardiomyopathy,DCM)**　DCM 起病隐匿、心脏增大、心力衰竭、心律失常、颈静脉怒张、肝脏肿大、双下肢或全身水肿与慢型克山病的临床表现极为相似,但慢型克山病来自于克山病病区,发病具有一定季节和人群多发等流行病学特点,心脏扩大程度一般比 DCM 明显,心电图右束支传导阻滞(right bundle-branch block,RBBB)多见,而 DCM 以完全性左束支传导阻滞(left bundle-branch block,LBBB)或左前分支传导阻滞(left anterior hemiblock,LAH)者为多。二者依据流行病学、临床检查和病理变化可进行鉴别,参见附录一 WS/T 210《克山病诊断》(慢型克山病与扩张型心肌病的鉴别)。

2. **心动过速性心肌病(tachycardia-in-duced cardiomyopathy,TCM)**　TCM 是一种因长期持续或反复发作的快速性心律失常导致心脏扩大和心功能不全的心肌疾病,以心房颤动最为常见,心室率多大于160 次/min。大多数心动过速性心肌病患者在心率得到控制后预后良好,心脏结构和功能可恢复正常。

3. **酒精性心肌病(alcoholic cardiomyopathy,ACM)**　是一种因长期大量饮酒(男>80g/d,女>40g/d,饮酒>5 年),导致心肌受损,心功能减低的一种心肌病变,多为心室收缩力降低导致的低心排血量状态,早期发现并戒酒 6 个月后症状可得到缓解。本病与克山病的鉴别主要依靠有无长期大量饮酒的病史。

4. **缺血性心肌病(ischemic cardiomyopathy,ICM)**　ICM 系冠状动脉狭窄,长期供血不足,心肌反复缺血损伤导致心肌纤维化、心脏扩大,可发生心力衰竭、心律失常。有动脉粥样硬化和心绞痛的病史,有诱发冠心病的危险因子(高血压、高脂血症、糖尿病、肥胖症等),有用药(硝酸甘油)和休息后症状缓解的经历,心腔一般不扩大或心脏轻度增重。根据流行病学特点和病因不同有助鉴别,必要时可行冠状动脉 CT 或冠状动脉造影进行鉴别。

5. **其他慢性心脏疾病**

(1) 风湿性心脏瓣膜病:根据既往风湿热病史、心脏杂音向腋下传导及超声心动图所示心脏瓣膜的特异性改变(二尖瓣反光强、瓣叶增厚、前叶"城墙样")等,可鉴别。

(2) 围生期心肌病(peripartum cardiomyopathy,PPCM):PPCM 是指妊娠末期或产后 5 个月内首次发生以累及心肌为主的一种心脏病,可有心脏扩大和心力衰竭,需与围生期慢型克山病患者相鉴别。根据流行病学特点和既往心脏病史可鉴别。

(3) 肥厚型心肌病扩张期:少数肥厚型心肌可逐渐发生心腔扩大,室壁变薄及 LVEF 降低,出现类似慢型克山病的症状,根据患者肥厚型心肌病史和心脏超声检查可鉴别。

(四) 潜在型克山病的鉴别

1. **局灶性心肌炎**　心肌局部炎症、瘢痕或纤维化,心电图易出现室性期前收缩、右束支传导阻滞,常与潜在型克山病相混淆。局灶性心肌炎多由病毒感染引起,常有病毒感染的病史,双份血清反应多阳性,心脏不大,预后良好。

2. **非梗阻性肥厚型心肌病**　潜在型克山病患者有时可见室间隔或左室壁增厚或两者同时出现,但与非梗阻性肥厚型心肌病不同点为其肥厚程度不超过 15mm,心电图少见左室肥厚或异常 Q 波。

3. **心脏神经官能症**　又称功能性心脏不适,是神经官能症的一种特殊类型。以心血管系统功能失常为主要表现,其症状多种多样,常见有心悸、心前区疼痛、胸闷、气短、呼吸困难、头晕、失眠多梦等,但大多不是心脏器质性疾病,只是自觉症状重,心电图无明显异常,亦无心脏扩大等所见。

4. **非特异性心电图改变**　潜在型克山病大多数无明显的自觉症状,往往在查体时发现,心电图常表现为一度房室传导阻滞、频发室性期前收缩、ST-T 改变等,但这些改变并非克山病所特有,应排除引起的其他原因。①一度房室传导阻滞偶可见于成年人,青年人群中检出率为 0.65% ~ 1.1% ,50 岁以上人群大约为 1.3%,主要由于迷走神经张力升高引起,还可见到二度Ⅰ型房室传导阻滞,此种情况服用阿托品或运动后可消失。②频发室性期前收缩与 ST-T 改变可见于各种器质性心脏病、电解质紊乱、药物毒性反应等,器质性心脏病可有原发心脏病的特征,电解质紊乱时实验室检测可区别,药物毒性反应可有服药史或接触史。频发室性期前收缩亦可见于功能性,但较少见,功能性室性期前收缩往往活动后明显减少。

（王秀红）

第六节　治　疗

克山病四种类型,临床表现各异,治疗亦各有侧重,总的治疗原则是稳定血流动力学,缓解症状,改善心肌代谢,提高心脏功能,改善预后。在克山病高发年代,以急型及亚急型多见,自 20 世纪 80 年代以来,以慢型和潜在型为主。随着心血管病诊治技术的发展和治疗理念的更新,有必要将最新心血管病治疗技术融入现代克山病治疗体系,从而进一步提高克山病救治水平,降低病死率,延长生存期,提高生活质量。

一、急型克山病的治疗

"早发现、早诊断、早治疗"是急型克山病救治的基本原则,应尽早采取综合治疗方法,纠正心衰、休克,稳定血液动力学,维护重要脏器功能,并做好就地抢救治疗。大剂量维生素 C 静脉注射救治急型克山病心源性休克疗效确切,应继续沿用;最新急性心衰治疗策略以及现代循环、呼吸、肾脏等生命支持措施,亦应用于危重患者的救治。

（一）一般治疗

1. 卧床休息,保持安静,避免情绪激动,急性肺水肿时可采取半卧位或坐位,双腿下垂,减少回心血量,减轻心脏负荷。

2. 能进食者,饮食宜清淡、易消化而富含营养,少食多餐。

3. 高流量鼻导管或面罩给氧,必要时采用无创呼吸机或气管插管正压给氧,保持血氧饱和度不低于 95% 。

4. 匀速补液,量出为入,切忌快进快出。

5. 使用质子泵抑制剂,预防应激性溃疡和消化道出血。

（二）严密监护

重症患者应尽快收到或转至有呼吸循环监护和支持治疗条件的医院,予以 24 小时监护。监护内容主要包括:

1. 心电、血压和血氧饱和度。

2. 每小时液体出入量,作为观察病情变化和补液治疗的参考。

3. 血常规、心肌酶、肝肾功能、电解质、凝血功能、血乳酸、血气等实验室指标。

4. 床边胸部 X 线片,了解肺部病变以及是否合并胸腔积液,必要时复查。

5. 床旁超声心动图,评估心腔大小、室壁运动状态及左心室射血分数,病情变化快者随时复查。

6. 可行有创血液动力学监测,包括有创动脉血压、中心静脉压、肺毛细血管楔压或 PICCO 等。

(三) 大剂量维生素 C 静脉注射

大剂量维生素 C 静脉注射可改善心肌及全身营养代谢,纠正心肌缺血、缺氧,恢复微循环灌注,提高心脏排血量,是我国首创治疗急型克山病心源性休克的有效方法。用法用量:维生素 C 注射液 5~10g,直接或加入 25%~50% 葡萄糖 20ml 缓慢静脉注射。2~4 小时后,视病情变化可重复相同剂量 1~2 次,第 1 日用量可达 30g 以上。休克缓解后每日静脉注射 5g,3~5 天后停药。儿童用量为每次 3~5g。休克再发生时可重复应用。一般 50%~60% 重症患者在注射大剂量维生素 C 2 次后,低血压和心律失常即可纠正。

(四) 亚冬眠疗法

烦躁不安、躁动会加重心脏负担,亚冬眠疗法具有镇静、降低基础代谢率的作用,有助于心功能恢复,可用于烦躁明显的危重患者。用法:氯丙嗪 25mg、异丙嗪 25mg、哌替啶 50mg(小儿各为 0.5~1.0mg/kg)静脉注射或肌内注射,或地西泮每次 20mg(小儿每次 0.25~0.5mg/kg),静脉注射。必要时可重复使用。

(五) 急性左心衰的治疗

1. **镇静**　首选吗啡,具有镇静、镇咳、减慢呼吸和扩张小血管、缓解焦虑紧张和呼吸困难等多重作用,有助于减轻心脏负荷。用法:吗啡 3~5mg 静脉注射,必要时可每隔 15 分钟重复 1 次,共 2~3 次;或 5~10mg 皮下注射。老年患者可减量或改为肌内注射。低血压、休克或合并慢性阻塞性肺部疾病、支气管哮喘者禁用。

2. **快速利尿**　采用静脉制剂,可选用呋塞米 20~40mg、托拉塞米 10~20mg 或布美他尼 0.5~1mg,2 分钟内静脉注射。4 小时后可重复使用。

3. **扩张血管,缓解肺淤血**　可选用①硝普钠:为动静脉扩张剂,可减轻心脏前后负荷,静脉注射后 2~5 分钟起效,建议从 0.3μg/(kg·min) 开始静脉滴注,根据血压逐步加量,最大剂量 5μg/(kg·min)。该药长期使用有合并硫氰酸盐毒性风险,应注意避免。②硝酸甘油:为小静脉扩张剂,可减轻心脏前负荷。常用硝酸甘油注射液 20~50μg/min 静脉点滴,紧急时硝酸甘油片 0.3~0.6mg 舌下含化。③重组人脑钠肽(rhBNP,奈西立肽):为基因重组制剂,与内源性脑钠肽生物活性相同,具有扩张静脉和动脉(包括冠状动脉),降低心脏前后负荷,排钠利尿,抑制肾素-血管紧张素-醛固酮系统和交感神经系统活性等作用。用法:负荷量 1.5μg/kg 静脉注射,继以 0.007 5μg/(kg·min) 静脉滴注/泵入维持。以上药物应用过程中应密切监测血压,防止血压过度下降,收缩压不应低于 90~100mmHg。

4. **支气管解痉**　可选用糖皮质激素地塞米松 10mg 静脉注射,或氨茶碱 0.25g 加入 5% 葡萄糖液 40ml 中缓慢静脉注射。

5. **洋地黄类制剂**　适用于大剂量维生素 C 静脉注射病情无好转且心率快或房颤合并快心室率时。一般选用速效制剂毛花苷 C(西地兰)0.2~0.4mg 稀释后缓慢静脉注射,2~4 小时后可重复使用。

(六) 非洋地黄类正性肌力药的应用

适用于心源性休克经上述治疗仍不能缓解者。可选用:

1. **β 受体激动剂**　①多巴胺:小剂量[<3μg/(kg·min)]激活多巴胺受体,降低外周阻力,增加冠脉、肾及脑供血;中等剂量[3~5μg/(kg·min)]刺激 β 受体,增加心肌收缩力及心排血量,大剂量[>10μg/(kg·min)]收缩血管,增加外周阻力,维持血压。②多巴酚丁胺:起始剂量 2~3μg/(kg·min),根据症状及对利尿剂反应调整剂量,最大剂量可达 20μg/(kg·min)。以上药物使用期间注意补充血容量及热量,监测血压及中心静脉压,停药时应逐渐减量。也可与硝普钠合用。

2. **磷酸二酯酶抑制剂**　常用米力农,兼有正性肌力及降低外周阻力作用,可短期(3~5 天)使用。用法:首剂负荷量 25μg/kg,稀释后 15~20 分钟缓慢静脉注射,维持量 0.375~0.75μg/(kg·min)静脉滴注或泵入。

3. **左西孟旦**　通过结合心肌肌钙蛋白 C 发挥正性肌力作用;通过介导腺苷三磷酸敏感性钾通道扩张冠脉及外周血管,保护心肌,血压过低者慎用。用法:负荷量 6~12μg/kg,静脉注射(>10 分钟),继以 0.05~0.2μg/(kg·min)静脉点滴维持 24 小时,血压偏低者可不用负荷量。

（七）抗心律失常治疗

应用大剂量维生素 C 后心律失常仍不能控制者，可选用抗心律失常药物，详见慢型克山病治疗。

（八）改善心肌能量代谢

可选用辅酶 Q10、曲美他嗪、辅酶Ⅰ、左卡尼汀、肌苷、磷酸肌酸等，但对远期预后的影响尚需进一步研究。

（九）生命支持治疗

用于药物治疗无效、血液动力学和基本生命体征无法维持者，包括：

1. 循环支持　①主动脉内球囊反搏（intra-aortic balloon pump，IABP）：通过由动脉系统植入带气囊的导管到左锁骨下动脉开口远端和肾动脉开口上方的降主动脉内，经反复节律性的在心脏舒张期球囊充气和收缩期前放气，达到辅助心脏减轻心脏负担的作用。在心脏舒张期球囊充气，球囊占据主动脉内空间，可升高舒张压，增加心脑等重要脏器的循环灌注；在心脏收缩期前球囊放气，主动脉内压力下降，可降低心脏收缩期的后负荷，增加每搏输出量和体循环灌注。IABP 可减少血液动力学不稳定患者血管活性药物的使用，帮助患者度过急性期。②体外膜肺氧合（extracorporeal membrane oxygenation，ECMO）：主要由 3 部分组成，包括将血液由体内引出及回送的管道系统，保持血液快速流动的动力泵（人工心脏），以及提供血液进行气体交换的密闭式膜氧合器（膜肺）。当使用 IABP 仍然不能纠正或不足以改善循环时，应立即启用 ECMO 或直接启用 ECMO 治疗，亦可与 IABP 结合使用，让心脏得到更充分休息，为其功能恢复赢得时间。③心室辅助装置（ventricular assist devices，VAD）：通过辅助心室泵血维持外周灌注，降低心肌氧耗，减轻心脏损伤。

2. 呼吸支持　用于呼吸急促、血氧饱和度在无创辅助通气下仍不能维持者，以减轻患者劳力负荷和心脏做功。可采取两种方式：①无创呼吸机辅助通气：分为持续气道正压通气和双相间歇气道正压通气两种模式，推荐用于呼吸困难或呼吸频率>20 次/min，能配合呼吸机通气的患者。如果效果欠佳和不能适应者应改为气管插管方式。②气道插管和人工机械通气：用于呼吸衰竭，尤其是有明显呼吸性和代谢性酸中毒并影响到意识状态者。

3. 血液净化及连续肾脏替代治疗（continuousrenal replacement therapies，CRRT）　利用血泵驱动血液从静脉端引出，流经滤器后再由静脉回流体内，可控性的连续、缓慢、等渗地平衡体内水和电解质平衡，用于存在高容量负荷且对利尿剂抵抗、少尿、无尿、高血钾、严重代谢性酸中毒、氮质血症等肾功能严重受损且药物不能控制时。CRRT 尚可通过超滤减轻心脏负荷，恢复血管对血管活性药物的反应；清除组织水肿，改善组织氧供和器官功能；提供足够液体量，保证其他必要药物治疗和肠外营养支持。CRRT 治疗过程中容量及胶体渗透压变化程度小，可维持足够的组织灌注，操作得当不影响血液动力学。

二、亚急型、慢型克山病的治疗

亚急型克山病发病初期表现与急型相似，可参照急型克山病进行治疗；后期转为慢性心力衰竭时，治疗与慢型克山病相同。慢型克山病的治疗主要参照目前国内外心力衰竭诊断与治疗指南，其目标是防止和延缓心衰发展，提高生活质量，减少心衰住院，改善预后。临床多采取去除诱因，有效控制心衰和心律失常，阻止或延缓心室重构进展，防治并发症为主的综合治疗。心功能Ⅲ、Ⅳ级者应入院治疗，心功能Ⅱ级及恢复期患者可建立家庭病床，定期随访治疗。

（一）一般治疗

1. 生活方式管理

（1）患者教育：慢型克山病患者及其家属均应得到有关疾病相关知识和管理的指导，内容包括体力活动指导、用药指导、定期随访的重要性以及常见诱因的规避等。

（2）休息与活动：急性期或病情不稳定者应限制体力活动，以卧床休息为主，可降低心脏负荷，有利于心功能恢复。但应避免长期卧床，以减少深静脉血栓形成、肌肉萎缩、运动耐量下降、压疮或坠积性肺炎等并发症发生。待病情稳定后，鼓励患者尽早开始运动，可从床上被动运动开始，逐渐过渡到主动运动，在不诱发症状和加重心衰前提下缓慢增加运动强度。

（3）饮食管理：①限钠：不主张严格限制钠摄入和将限钠扩大到轻度或稳定期心衰患者；对心衰急性发作伴有容量负荷过重的患者，要限制钠摄入<3g/d；对 NYHA 心功能Ⅲ～Ⅳ级者限制钠摄入<2g/d 有助于减轻淤血症状和体征；对使用强效排钠利尿剂的患者限钠不必过严，避免发生低钠血症。②限水：重度心衰合并严重低钠血症（血钠<130mmol/L）的患者每日液体总摄入量应<2L。③合理膳食，改善膳食结构，多食新鲜水果、蔬菜和富含蛋白质的食物，同时纠正偏食，不宜过饱。对严重心衰伴明显消瘦（心脏恶病质）者，应给予营养支持。

（4）体重管理：日常体重监测能简便直观地反映患者体液潴留情况及利尿剂疗效，协助调整治疗方案；体重改变往往出现在体液潴留症状和体征出现之前，应予以重视。心源性恶液质、营养不良或干重减轻，常提示预后不良。

2. 妊娠和分娩　慢型克山病患者一般不宜妊娠，如果已妊娠，早期者应终止妊娠，晚期者需严密观察病情变化，减轻心脏负荷，分娩需在心脏监护下进行，必要时随时终止妊娠。

3. 预防和控制感染　感染，尤其是呼吸道感染是心衰最常见诱因，应注意预防。对已发生感染者，应积极进行适当的抗感染治疗。

（二）药物治疗

1. 利尿剂　利尿剂通过抑制肾小管特定部位钠或氯的重吸收，减少静脉回流，降低心脏前负荷，有效减轻肺淤血、胸腹水和外周水肿，缓解心衰症状，提高运动耐量，是控制心衰液体潴留的唯一药物。恰当使用利尿剂是抗心衰治疗取得成功的关键和基础，是抗心衰药物治疗的基石。利尿剂主要用于心衰急性发作或有液体潴留表现时，症状缓解、水肿消除后可小剂量长期间断应用，并应与其他抗心衰药物联合应用。常用的利尿剂有：

（1）噻嗪类利尿剂：作用于肾远曲小管近端和髓袢升支远端，抑制钠重吸收，并因 Na^+-K^+ 交换影响钾的重吸收，为中效利尿剂。常用的有氢氯噻嗪，轻度心衰可首选，12.5～25mg 每日 1 次起始，逐渐加量，可增至每日 75～100mg，分 2～3 次口服。病情稳定后可逐渐减为 25mg 隔日 1 次或每周 2 次。可与保钾利尿剂合用减少低血钾发生，并加强利尿效果。

（2）袢利尿剂：作用于髓袢升支粗段，排钠排钾，为强效利尿剂。常用的有呋塞米、托拉塞米和布美他尼。用法：小剂量起始，呋塞米 20～40mg，托拉塞米 10～20mg，布美他尼 0.5～1mg，逐渐加量，使每日体重下降 0.5～1.0kg 直至干重。每日最大剂量呋塞米 120～160mg，托拉塞米 100mg，布美他尼 6～8mg。静脉注射效果优于口服，必要时可短期内持续静脉滴注（呋塞米 10～40mg/h）或与其他利尿剂联用，也可联用小剂量多巴胺增加肾脏灌注。

（3）保钾利尿剂：作用于肾远曲小管，通过拮抗醛固酮作用或直接抑制 Na^+-K^+ 交换发挥保钾利尿作用，多与上述两类利尿剂联用增加利尿效果并预防低血钾。均为口服制剂，以螺内酯最常用，20～40mg/d；其他的有氨苯蝶啶 50～100mg/d；阿米洛利 5～10mg/d。

（4）精氨酸加压素（AVP）V_2 受体拮抗剂：作用于集合管 V_2 受体，减少水重吸收，不增加排钠，适用于心衰伴低钠血症者。代表药物：托伐普坦，起始剂量 7.5～15mg/d，口服，最大剂量 30mg/d。

利尿剂不良反应的防治：①电解质紊乱：最常见，包括血钾、钠、镁异常，应注意监测并及时纠正。血钾 3.0～3.5mmol/L 可口服补钾，血钾<3.0mmol/L 应口服和静脉结合补钾，必要时经深静脉补钾。血钠<135mmol/L 为低钠血症，应区别缺钠性（容量减少性）低钠血症和稀释性低钠血症（难治性水肿），后者应严格限制水摄入；而低钠血症合并容量过多时应限制入量，可考虑托伐普坦及超滤治疗。②低血压：可为容量不足或心衰恶化所致，应纠正低钠及低血容量，无淤血症状及体征者，减量或停用利尿剂；若有低血压相关症状，应调整扩血管药物（如硝酸酯）剂量。③肾功能恶化：利尿剂治疗中可出现肾功能损伤（血肌酐、尿素氮升高），常见原因有利尿剂使用不当（如联合使用袢利尿剂和噻嗪类利尿剂）、心衰恶化或容量不足时，应区别对待。④高尿酸血症：噻嗪类及袢利尿剂抑制尿酸排泄，合并痛风或高尿酸血症患者慎用，必要时加用降尿酸或促进尿酸排泄药物。⑤托伐普坦的不良反应：主要是口渴和高钠血症，注意随时饮水补充水分；低钠血症的纠正不宜过快，避免血浆渗透压迅速升高造成脑组织脱水而继发渗透性脱髓鞘综合征；肝损伤偶见，注意监测肝功能。

2. 肾素-血管紧张素系统抑制剂 包括血管紧张素转化酶抑制剂(angiotensin converting enzyme inhibitor,ACEI)、血管紧张素Ⅱ受体拮抗剂(angiotensin Ⅱ receptor blockers,ARB 和血管紧张素受体脑啡肽酶抑制剂(angiotensin receptor neprilysin inhibitor,ARNI)。推荐所有慢型克山病患者尽早使用,并联合应用β受体阻滞剂及醛固酮受体拮抗剂,抑制心脏重构,改善慢型克山病预后。

(1) ACEI ①作用机制:通过抑制血管紧张素转化酶,减少血管紧张素Ⅱ生成,从而降低心衰时神经-体液系统代偿机制的不良影响,改善心室重构;通过抑制缓激肽降解而增强缓解肽活性及缓激肽介导的前列腺素生成,扩张血管,改善血液动力学。②适应证:所有慢型克山病患者均应使用,除非有禁忌证或不能耐受,无症状的左室收缩功能不全者亦可应用。③禁忌证和慎用:禁用于血管神经性水肿、无尿性肾衰竭、妊娠及哺乳期妇女;慎用于双侧肾动脉狭窄、血肌酐>221μmol/L(2.5mg/dl)或 eGFR<30ml/(min·1.73m^2)、血钾>5.0mmol/L、症状性低血压(收缩压<90mmHg)时。④不良反应:低血压、肾功能恶化、高血钾、干咳及血管性水肿等,需注意监测肾功、血钾及血压,血肌酐升高>30%应减量,>50%应停用;血钾>5.5mmol/L 应停用,>6.0mmol/L 应采取降血钾措施;无症状性低血压通常不需改变治疗;症状性低血压可调整或停用其他有降压作用的药物,如无液体潴留者减少利尿剂量,必要时暂时减少 ACEI 剂量;发生血管神经性水肿者终身禁用 ACEI。⑤应用方法:从小剂量开始,逐渐增加至目标剂量或最大耐受量,详见表13-1。ACEI 改善预后的效应多在服药 1~2 个月或更长时间后才能显现,需长期应用。

(2) ARB 通过阻断 ATⅡ与血管紧张素 ATⅡ受体Ⅰ型(AT$_1$)结合,阻断肾素-血管紧张素系统,产生与 ACEI 相当的效应。因其无抑制缓激肽降解作用,故干咳和血管性水肿副作用少见。主要用于不能耐受 ACEI 干咳或血管性水肿的心衰患者,一般不主张与 ACEI 合用。禁忌证及不良反应除血管性水肿外同 ACEI,使用方法亦与 ACEI 相同。常用药物起始及目标剂量详见表13-1。

(3) ARNI ①作用机制:具有 ARB 和脑啡肽酶抑制剂的双重作用,后者可升高利钠肽、缓激肽和肾上腺髓质素及其他内源性血管活性肽水平。沙库巴曲缬沙坦钠为代表药物。研究显示,与依那普利相比,沙库巴曲缬沙坦钠可使心血管死亡、心衰住院及心脏性猝死减少 20%。②适应证:对于 NYHA 心功能Ⅱ~Ⅲ级、有症状的慢型克山病患者,若能耐受 ACEI/ARB,推荐以 ARNI 替代 ACEI/ARB,以进一步改善预后。③禁忌证和慎用:除与 ACEI 相同外,尚有重度肝损害(Child-Pugh 分级 C 级)、胆汁性肝硬化和胆汁淤积,但较少见。④应用方法:小剂量开始,每 2~4 周剂量加倍,逐渐滴定至目标剂量或最大耐受量,详见表13-1。对服用 ACEI 需转为 ARNI 者,需停用 ACEI 36 小时,因脑啡肽酶抑制剂和 ACEI 联用会增加血管神经性水肿的风险;对服用 ARB 需转为 ARNI 者,直接换服,无须停药。合并中度肝损伤(Child-Pugh 分级 B 级)及≥75 岁患者起始剂量应更小。起始治疗和剂量调整后应监测血压、肾功能和血钾。不良反应及相关处理同 ACEI。

3. β受体阻滞剂

(1) 作用机制:抑制心衰时交感神经系统持续及异常激活,减轻心肌细胞损伤和心肌重构,同时降低心肌耗氧量,改善心肌代谢。临床试验证实慢性心衰患者长期应用β受体阻滞剂,能改善症状和生活质量,降低再住院、死亡或猝死风险,与肾素-血管紧张素系统抑制剂联合应用具有叠加效应。

(2) 临床应用:①适应证:所有 NYHA 心功能Ⅱ~Ⅲ级的慢型克山病患者均应使用β受体阻滞剂,除非有禁忌证或不能耐受,NYHA 心功能Ⅳ级患者应在血液动力学稳定后使用。②禁忌证:心源性休克、病态窦房结综合征、二度及以上房室传导阻滞(无心脏起搏器)、心率<50 次/min、低血压(收缩压<90mmHg)、支气管哮喘急性发作期。③应用方法:尽早使用,起始剂量须小,避免因β受体阻滞剂负性肌力作用诱发和加重心衰;每隔 2~4 周剂量加倍,逐渐达到目标剂量(表13-1)或最大耐受剂量,并长期使用。剂量滴定需个体化,要密切观察心率、血压、体重、呼吸困难及淤血的症状及体征,静息心率降至 60 次/min 左右的剂量为目标剂量或最大耐受剂量。有液体潴留或最近曾有液体潴留的患者,必须同时使用利尿剂;慢性心衰急性失代偿期可继续维持使用;心动过缓(50~60 次/min)和血压偏低(收缩压 85~90mmHg)的患者可减少剂量;突然停药有导致病情恶化风险,应注意避免。严重心动过缓(<50 次/min)、或出现二度及以上房室传导阻滞时,应减量甚至停药。严重低血压(收缩压<85mmHg)和休克时应停用。病情稳定后或出院前应再次评估启动β受体阻滞剂治疗。

4. **醛固酮受体拮抗剂**　醛固酮受体拮抗剂除有保钾利尿效应外,尚有抑制心室及循环血醛固酮水平,发挥抗心血管重构的协同效应,可进一步降低慢性心衰全因死亡、心血管死亡和心衰住院风险,改善预后。适用于 LVEF≤35%、使用 ACEI/ARB/ARNI 和 β 受体阻滞剂治疗后仍有症状的慢型患者;肌酐>221μmoL/L(2.5mg/dL)或 eGFR<30ml/min/1.73m² 、血钾>5.0mmol/L 或妊娠妇女禁用。使用时应从小剂量开始,每 2~4 周加量,定期监测血钾和肾功能,一般是服药后 3 天及 1 周时、前 3 个月每月 1 次、以后每 3 个月 1 次。避免同时补钾及食用高钾食物,除非有低钾血症,常用药物用法及目标剂量详见表 13-1。不良反应主要是高钾血症和肾功能恶化,血钾>5.5mmol/L 或 eGFR<30ml/(min·1.73m²)应减量并密切观察;血钾>6.0mmol/L 或 eGFR<20ml/(min·1.73m²)应停用。螺内酯可引起可逆性男性乳房疼痛或乳房增生症,发生率为 10% 左右,停药可消失。

表 13-1　慢型克山病常用抗心脏重构药物及参考剂量

类别	常用药物	起始剂量	目标剂量
血管紧张素转换酶抑制剂	卡托普利	6.25mg,3 次/d	50mg,3 次/d
	依那普利	2.5mg,2 次/d	10mg,2 次/d
	福辛普利	5mg,1 次/d	30mg,1 次/d
	赖诺普利	5mg,1 次/d	30mg,1 次/d
	培哚普利	2mg,1 次/d	4~8mg,1 次/d
	雷米普利	1.25mg,1 次/d	10mg,2 次/d
	贝那普利	2.5mg,1 次/d	10~20mg,1 次/d
	喹那普利	5mg,2 次/d	20mg,2 次/d
血管紧张素Ⅱ受体拮抗剂	氯沙坦	25~50mg,1 次/d	150mg,1 次/d
	缬沙坦	40mg,1 次/d	160mg,2 次/d
	坎地沙坦	4mg,1 次/d	32mg,1 次/d
	厄贝沙坦	75mg,1 次/d	300mg,1 次/d
	替米沙坦	40mg,1 次/d	80mg,1 次/d
	奥美沙坦	10mg,1 次/d	40mg,1 次/d
血管紧张素受体脑啡肽酶抑制剂	沙库巴曲缬沙坦	25~100mg,2 次/d	200mg,2 次/d
β 受体阻滞剂	琥珀酸美托洛尔	11.875~23.75mg,1 次/d	190mg,1 次/d
	比索洛尔	1.25mg,1 次/d	10mg,1 次/d
	卡维地洛	3.125mg,2 次/d	25mg,2 次/d
	酒石酸美托洛尔	6.25mg,2~3 次/d	50mg,2~3 次/d
醛固酮受体拮抗剂	螺内酯	10~20mg,1 次/d	20~40mg,1 次/d
	依普利酮	25mg,1 次/d	50mg,1 次/d

5. **伊伐布雷定**　伊伐布雷定通过特异性抑制心脏窦房结起搏电流(I_f),减慢窦性心律,延长舒张期,改善左心室功能及生活质量,对心脏传导、心肌收缩力或心室复极化无影响,且无 β 受体阻滞剂的不良反应和反跳现象。适用于窦性心律,β 受体阻滞剂已达目标剂量或最大耐受剂量,心率仍≥70 次/min 时;或心率≥70 次/min,但对 β 受体阻滞剂禁忌或不能耐受者。病态窦房结综合征、窦房传导阻滞、二度及以上房室传导阻滞、重度肝功能不全、房颤/心房扑动或治疗前静息心率<60 次/min、血压<90/50mmHg、急性失代偿性心衰、或依赖心房起搏患者慎用。应从小剂量开始使用,2.5mg,2 次/d;2 周后根据静息心率调整剂量,每次增加 2.5mg,使静息心率控制在 60 次/min 左右,最大剂量 7.5mg,2 次/d。老年、伴有室内传导障

碍者起始剂量要小;合用 β 受体阻滞剂、地高辛、胺碘酮者应监测血电解质、心率和 Q-T 间期,因低钾血症和心动过缓并存时更易发生严重心律失常;避免与强效细胞色素 $P_{450}3A4$ 抑制剂(如唑类抗真菌药、大环内酯类抗生素)合用。常见不良反应为光幻症和心动过缓,如发生视觉功能恶化,应考虑停药;心率<50次/min 或出现相关症状时应减量或停用。

6. **正性肌力药物**

(1) 洋地黄类制剂

1) 作用机制:洋地黄通过抑制心肌细胞膜 Na^+/K^+-ATP 酶,促进 Na^+-Ca^{2+} 交换,升高细胞内 Ca^{2+} 水平而发挥正性肌力作用;通过提高迷走神经活性,减慢房室传导,并对抗交感神经兴奋对心衰的不利影响。洋地黄能增加患者运动耐量,缩短住院时间,提高生活质量,是唯一不增加病死率的正性肌力药物。

2) 适应证:应用利尿剂、ACEI/ARB/ARNI、β 受体阻滞剂和醛固酮受体拮抗剂,仍有症状的 NYHA 心功能 Ⅱ～Ⅳ 级患者,尤其适用于心率快、合并快速房颤或室上性心动过速患者;NYHA 心功能 Ⅰ 级患者不推荐应用。

3) 禁忌证:病态窦房结综合征、二度及以上房室传导阻滞、预激综合征伴房颤或心房扑动。

4) 应用方法:地高辛:0.125～0.25mg,1～2 次/d。老年、肾功能受损、低体重患者可 0.125mg,1 次/d 或隔日 1 次;长期使用时应监测地高辛血药浓度,建议维持在 0.5～0.9ng/L。毛花苷 C(西地兰),为静脉制剂,用于心衰急性加重时,每次 0.2～0.4mg,稀释后缓慢静脉注射,24 小时总量为 0.8～1.2mg。

5) 不良反应:主要见于长期或大剂量使用,地高辛血药浓度>2.0ng/L 时,或地高辛血药浓度不高但合并低钾血症、低镁血症、心肌缺血、甲状腺功能减退时,主要表现有心律失常(室性期前收缩,快速性房性心律失常伴传导阻滞)、胃肠道症状、神经精神症状(视觉异常、定向力障碍、昏睡及精神错乱)等。

6) 洋地黄中毒防治:洋地黄有效剂量和中毒剂量十分接近,不同个体间的敏感性也不同,尤其是儿童,因此应强调个体化用药。洋地黄中毒者要立即停用洋地黄,对单发室性期前收缩、心率不低于 40 次/min 或一度房室传导阻滞常无须特殊处理;对频发或/和多源室早,可静脉应用利多卡因或苯妥英钠,同时纠正低钾低镁血症,禁用电复律(易致室颤);对心率过慢或二度以上房室传导阻滞者可应用阿托品 0.5～1.0mg 皮下或静脉注射,影响血液动力学时可安置临时起搏器,但不宜应用异丙肾上腺素(易诱发室性心律失常);胃肠道症状及神经精神症状多可随洋地黄排泄而逐渐消失,严重者可给予对症处理。

(2) 非洋地黄类正性肌力药物:包括 β 受体激动剂(多巴胺、多巴酚丁胺)和磷酸二酯酶抑制剂(米力农),主要用于慢性心衰急性加重或难治性终末期心衰,缓解心衰危重状态时短期内(3～5 天)应用,不宜长期应用(增加死亡率)。用法详见急型克山病治疗部分。

7. **血管扩张剂的应用** 详见急型克山病"急性左心衰治疗"。

8. **心肌能量药物** 详见急型克山病治疗。

9. **补硒治疗** 近年来有研究发现,慢型克山病患者在抗心衰标准治疗基础上,加服小剂量有机硒(100～200μg/d),能进一步改善患者预后,尤其适用于血硒水平较低的患者。

(三) **非药物治疗**

1. **心脏再同步化治疗(cardiac resynchronization therapy,CRT)** 部分心衰患者存在房室、室间和/或室内收缩不同步,使心肌收缩力进一步降低。临床研究证实,对于左右心室激动严重不同步(QRS≥150ms)的心衰患者加用 CRT,能降低住院率及总死亡率,并显著改善生活质量和运动耐量。CRT 的 Ⅰ 类适应证包括:①已接受最佳药物治疗仍持续存在心衰症状的窦性心律、NYHA 分级 Ⅱ～Ⅳ 级、LVEF≤35%、完全性左束支传导阻滞、QRS 时限≥150ms。②有高度房室传导阻滞和心室起搏指征的心衰患者,无论 NYHA 分级如何,均推荐使用 CRT,包括房颤患者。Ⅱa 类适应证包括:已接受最佳药物治疗仍持续存在心衰症状的窦性心律、NYHA 分级 Ⅱ～Ⅳ 级、LVEF≤35%、非左束支传导阻滞、QRS 时限≥150ms 者。慢型克山病患者心室壁薄,安装电极前应先行心脏彩超仔细评价。

2. **埋藏式心律转复除颤器(implantable cardiac defibrillator,ICD)** 恶性心律失常及其导致的猝死是慢型克山病的常见死因,ICD 能降低猝死率,用于经过≥3 个月优化药物治疗后仍有心衰症状,LVEF≤35% 且预计生存期>1 年,状态良好的慢型患者猝死的一级预防;或曾发生过室性心律失常伴血液动力学不稳定、预期生存期>1 年且状态良好的慢型患者猝死的二级预防。

3. **超滤治疗** 床边超滤技术可充分减轻失代偿性心衰患者的容量负荷，缓解心衰的发生发展，特别是对利尿剂抵抗或顽固性充血性心衰患者，疗效更显著，并可减少心衰住院时间、降低再住院率。主要适应证：①利尿剂抵抗；②近期液体负荷明显增加，体液潴留明显，心衰症状进行性加重。禁忌证：①低血压；②合并全身性感染，有发热、全身中毒症状、白细胞升高时；③血肌酐≥3mg/L（265μmol/L）；④需要透析或血液滤过治疗；⑤有肝素抗凝禁忌证。对难治性心衰合并肾功能不全者，尚可使用床边肾脏替代疗法（透析）。

4. **心室辅助装置（ventricular assist devices，VAD）** 是一种将心房或心室的血液引流到辅助装置，通过血泵升压后，再回输到动脉系统，以降低心脏前后负荷为基础的治疗装置，可部分或全部替代心脏做功，维持血液循环。曾用于等待心脏移植的慢性终末期心衰患者，有良好的安全性和有效性。随着 VAD 的小型化、精密化、便携化，以及技术的不断发展，已有研究显示该装置能提高心衰患者生存率，减少不良事件，对终末期心衰心功能的恢复以及生活质量的改善发挥了重要作用。

5. **心脏移植** 为终末期心衰的一种治疗方式，主要用于无其他治疗方法可选择的重度心衰患者。供体短缺及排异反应使其难以广泛开展。近年来有研究显示，联合应用 3 种免疫治疗，可使心脏移植术后 5 年存活率提高至 70% 以上。心脏移植的适应证：①心肺运动试验：未使用 β 受体阻滞剂者，峰值耗氧量<14ml/kg/min 时应考虑心脏移植；正在使用 β 受体阻滞剂者，峰值耗氧量<12ml/kg/min 时应考虑心脏移植。②年龄>70 岁的患者进行审慎评估后，可以考虑心脏移植。③体重指数（body mass index，BMI）>35kg/m² 的肥胖患者，应在 BMI 降至≤35kg/m² 后再行心脏移植，以提高预后。

（四）合并症的防治

1. **心律失常** 慢型克山病可合并各种心律失常，但心衰纠正后多可明显减少，因此改善心功能，尽量将 ACEI/ARB/ARNI、β 受体阻滞剂、螺内酯等药物调整至目标剂量，是治疗慢型克山病心律失常的基础。

（1）快速性心律失常治疗要点：①对于偶发及无症状性期前收缩，除 β 受体阻滞剂外，不建议应用其他抗心律失常药物。②对于频发或有症状性期前收缩，可选用 β 受体阻滞剂，无效时选用胺碘酮。③对心室率较快的房性心律失常（房速、房扑、房颤），可选用 β 受体阻滞剂或洋地黄制剂控制心室率。④对血液动力学不稳定的持续性室速或室颤，首选电复律或电除颤，复律或除颤成功后可静脉应用胺碘酮预防复发，也可加用 β 受体阻滞剂。⑤对尖端扭转型室速，静脉应用硫酸镁是有效的终止方法，并应保证血钾维持在 4.5~5.0mmol/L，血镁≥2.0mmol/L；也可尝试静脉应用异丙肾上腺素或临时起搏治疗，使心室率提高至 70 次/min 以上。⑥心衰患者发生恶性室性心律失常和心脏性猝死（sudden cardiac death，SCD）风险较高，ICD 可显著降低患者死亡率，可用于高危患者的一级和二级预防。⑦对于药物疗效差或无法长期服药物的、有症状的快速性心律失常，可选择经导管射频消融手术治疗。⑧对于房扑或房颤，因发生血栓栓塞风险高，应预防性应用抗凝药物。

（2）缓慢性心律失常处理要点：①停用影响心率或房室传导的药物，以及洋地黄制剂。②M 受体阻滞剂（阿托品、山莨菪碱）或异丙基肾上腺素可短期应用提高心率，但不宜长期应用。③对药物治疗无效、症状发作严重（如晕厥）、或合并快速房性心律失常时者，应选择心脏起搏治疗。

2. **肾功能不全** 慢型克山病心衰常合并肾功能不全，这类患者预后更差，治疗时应兼顾心脏和肾脏。心衰患者住院期间出现的肾功能恶化，严重时称为急性肾损伤，主要与应用利尿剂或其他损害肾功能的药物相关。心衰患者启动 ACEI/ARB/ARNI 治疗或增加剂量时出现肌酐升高时，需仔细评估血容量，了解合并用药情况，其处理见 ACEI 不良反应部分。地高辛等主要经肾脏排泄的药物在肾功能恶化时需调整剂量。

（五）慢型克山病的心脏康复治疗

慢型克山病心衰失代偿期应注意卧床休息，减少心脏做功；但可以在床上进行适当肢体运动，以防止血栓形成。心衰稳定后可在医护人员监护下行适当的有氧运动，增加运动耐量和提高生活质量。当患者运动耐量>5 个代谢当量（METs）时可以进行常规有氧运动；但运动耐量≤5 个 METs 时，只能进行最大耐受量 50% 的运动强度，以后根据医生评估再考虑逐渐增加运动强度。具体可参照"慢性稳定性心力衰竭运动康复中国专家共识"。

三、潜在型克山病的治疗

潜在型克山病病程隐匿,多无明显症状,心脏多无增大或有轻度增大,心电图以室性期前收缩、完全性右束支传导阻滞或非特异性 ST-T 改变多见。此型可为自然发病或为其他类型演变而来,同时亦可能演变为慢型,因此需重视此型患者的治疗。

（一）一般治疗

改善居住环境,推行健康生活方式。均衡饮食,多食用新鲜蔬菜、水果等富含维生素食物。劳逸结合,消除或避免诱发心肌损伤因素。定期复查,加强病情监控,减少病情恶化。

（二）保护心肌

可服用辅酶 Q10、肌苷、维生素 C 等药物。

（三）对已有心脏结构/功能异常,或从其他各型演变而来的患者,应坚持长期服用抑制心脏重构药物,包括肾素-血管紧张素系统抑制剂、β 受体阻滞剂、醛固酮受体拮抗剂等。

（四）补硒治疗

对血硒水平低的潜在型患者,可口服小剂量亚硒酸钠（100~200μg/d）,以改善患者低硒状态,可能有助于降低潜在型向慢型进展的风险。

四、疗效判定

为了评价防治措施或某一临床用药效果,需进行临床转归评价,可按照 WS/T 314《克山病治疗原则与疗效判定标准》,比较防治措施实施前后或治疗前后临床表现,进行疗效判定。

（一）克山病急性心功能不全疗效判定标准

克山病急性心功能不全治疗缓解,必须同时具备以下 5 条:①急性失代偿性心功能不全、肺水肿、休克的临床征象消失;②血压≥90/60mmHg（10.7/8.0kPa）;③少尿、无尿纠正（尿量每分钟大于 0.5~1.0ml）;④肺部湿啰音及哮鸣音消失;⑤心电图上缺血改变（如上向性或下向性单相曲线）好转;并发的严重心律失常（二、三度房室传导阻滞、阵发性房性或交界性心动过速、房颤、室性心动过速）消失。

达到上述标准 3 天以上者为显效;达到 1~3 天者为有效;不足 1 天,或症状、体征加重或死亡者为无效。

（二）克山病慢性心功能不全疗效判定标准

在 WS/T 314 克山病治疗原则与疗效判定标准附录中,将克山病慢性心功能不全疗效标准分为完全缓解标准和部分缓解标准,具体如下:

1. 完全缓解标准　共 7 条:①心功能不全的表现完全消失;②能耐受一般体力活动,心功能恢复到 I 级;③6 分钟步行试验,步行距离>550m;④体重恢复到无心功能不全时的水平;⑤左心室射血分数（LVEF）>50%;⑥血浆脑钠肽恢复到正常水平;⑦有条件时,做血流动力学监测:心排出量指数较治疗前每秒升高 16.67ml/m²（每分钟 1.0L/m²）,肺毛细血管嵌顿压（PCWP）≤1.6kPa（12mmHg）。其中,第①~④条为必备条件。

2. 部分缓解标准　共 7 条:①心功能不全征象仍继续存在;②不能耐受一般体力活动,心功能处于 Ⅱ~Ⅲ级;③6 分钟步行试验,步行距离≤550m;④体重未恢复到无心功能不全时的水平;⑤左心室射血分数（LVEF）≤50;⑥血浆脑钠肽仍高于正常水平;⑦有条件时,做血流动力学监测:心排出量指数较治疗前每秒升高 8.33ml/m²（每分钟 0.5L/m²）,肺毛细血管嵌顿压（PCWP）≤2.4kPa（18mmHg）。其中第①~④条为必备标准。

达到完全缓解标准,或心功能提高二级以上者,为显效;达到部分缓解标准,或心功能提高一级以上者,为有效;未达到部分缓解标准,或心功能改善不足一级,或症状、体征无改善甚至加重者,为无效。

（三）克山病心律失常疗效判定标准

1. 异位心律的疗效判定标准　异位心律消失或减少 90% 以上者为显效;异位心律减少 50%~90% 者

为有效;异位心律减少不足 50% 者为无效。

2. 心脏传导阻滞疗效判定标准　心脏传导阻滞完全消失者为显效;心脏传导阻滞发生程度及频率减轻者为有效;心脏传导阻滞持续存在者为无效。

可选择动态心电图或长时间心电监护对心律失常进行疗效判定。

(魏　瑾)

第七节　预　防

疾病的预防不仅仅是指采取措施预防疾病的发生,还包括疾病发生后阻止或延缓其发展,防止伤残和促进功能恢复,从而最大限度地减少疾病造成的危害。一级预防是病因预防,二级预防和三级预防属于疾病控制的范畴。

一、克山病一级预防

克山病的一级预防主要是针对可疑病因采取的硒预防、膳食预防、综合性预防等措施。

(一)硒预防

实践证明硒预防急型和亚急型克山病发病有一定的效果。补硒的方法有几种,总投入较少时,比较经济可行的是服用亚硒酸钠片。根据最新中国居民膳食营养素参考摄入量,不同年龄及不同需求的人群中硒的推荐/适宜摄入量范围是 $15\sim78\mu g/d$。国外的调查表明,英国人饮食中硒日摄入量为 $31\sim65\mu g$,而美国人饮食中硒日摄入量为 $70\sim100\mu g$。新西兰贫硒土壤导致其较低的饮食硒日摄入量只有 $30\mu g$ 或更低。

1. 硒片　亚硒酸钠片每片含硒 1mg,口服剂量 5 岁以下 0.5mg/次,5~10 岁 1.0mg/次,10 岁以上 2.0mg/次,每周一次。从克山病高发季节前 1~2 个月开始服药,至高发季节过后停止服药。有条件病区人群可常年服用,不限于流行季节。成年人每周口服亚硒酸钠 2.0mg,相当于每人每日摄入硒 $130\mu g$ 左右,加上饮食摄硒量,每人每日摄入硒可达 $150\mu g$。服硒片简便易行,适于大面积应用,但需由专人负责投药。

2. 硒盐　硒盐为每吨食盐加入亚硒酸钠 15g 制成,作为烹调用盐或腌制咸菜、泡菜、发酵食品等使用,供病区居民常年食用。硒盐和硒盐加工的食品,在色、香、味方面与普通食盐及其腌制食品无差别,食用后无不良反应,服用硒盐也可达到预防克山病的目的。在 GB 14880—2012《食品营养强化剂使用标准》修订过程中,增加一项"我国居民膳食指南中提倡减少食用的食品不宜作为强化的载体"这一基本原则,不允许在食盐中强化其他营养成分,因此使用硒盐预防克山病这种手段已经停止。

3. 硒粮　在主要粮食作物的抽穗期,按每亩 0.6~1.0g 亚硒酸钠喷施亚硒酸钠水溶液,通过叶面吸收增加籽实含硒量,食用此种硒粮可提高发硒含量。有发达国家对农作物施含硒化肥,提高农作物的硒含量。这两种方法仅适用于农业基本实现机械化操作的地区。

4. 高硒食品　天然食品中以海产类食物含硒量最高,陆生动物次之,一般蔬菜含硒量甚低。蘑菇类含硒量较高,但其生物利用率很低。家畜的肉、肝含硒量不高,只有肾脏含硒量较高。此外,家禽的蛋和鱼虾等水产品也含有较高的硒。为了满足病区居民体内硒的需要量,一方面可以食用硒强化食品,另一方面可食用含硒量较高的食品,均可达到预防克山病的目的。由于病区多在边远地区,经济发展落后,人均收入较低,病区人群多半没有能力购买富硒食品。因此,此法难以普及应用。

(二)膳食预防

1. 大豆及其制品　将大豆粉按 10% 比例混入玉米粉中,或者每人每日一块 275g 豆腐添加到副食中,均可达到预防克山病效果。也可以采用多种加工方法生产各种大豆食品,如婴儿豆浆等,确保病区居民每日膳食中大豆或其制品有一定比例。大多数病区可自产大豆,便于因地制宜开发大豆资源合理利用。

2. 平衡膳食　应调整病区居民的膳食结构,特别是改善婴儿喂养。经调查发现,在西南病区几乎都是喂养单一大米粉的儿童发病,因此要提倡合理喂养。可借鉴非病区居民食物消费的种类、数量、质量和多样化的方法和经验,力求合理搭配膳食。

在目前条件下,如何使病区居民膳食结构合理化、科学化,以达到防病和提高身体素质的目的,可根据 WS/T 578.3—2017 中国居民膳食营养素参考摄入量第 3 部分:微量元素相应的调整食物结构,逐步改变膳食中不合理部分,如改变高谷物膳食状况,增加大豆制品供应,不断增加动物性食品和蔬菜的比例等。影响食品消费结构的因素是多方面的,其中既有生产供应方面因素,也有人群收入水平以及消费习惯等原因。从防病角度,必须针对诸因素进行营养宣传和积极引导,对病区居民食品生产和消费进行有效的营养指导,形成合理的食物结构。

值得注意的是,大豆及平衡膳食增加了蛋白质等其他营养素的摄入量,而硒是以含硒氨基酸的形式被吸收入体内的。因此,大豆及平衡膳食可以很好地改善病区人群的蛋白和硒营养水平。

(三) 综合性预防

克山病病因尚未完全清楚,本项预防是根据克山病病因的各种学说主张而采用的一种综合性措施,在我国广大病区的长期防病实践中,其有效性得以证明和共识。

综合性预防措施主要包括:保护水源、保证水质、不喝生水;改善居住条件,消除发病诱因,做到防寒、防烟、防潮;改善环境卫生,保持室内、庭院和街道清洁卫生;注意保管粮食以防发霉、污染;改善营养,合理搭配主副食,提高动植物蛋白质和各种营养素的摄取量,使膳食营养合理化;防止过度疲劳;防止精神刺激;防止暴饮暴食。

二、克山病二级预防

克山病的二级预防主要包括早发现、早诊断和早治疗,提高治愈率,降低病死率。具体实施手段为建立健全基层克山病防治网开展监测,在克山病病区以病区村为单位,由村医线索调查疑似心肌病病例,同时收集患者近期门诊或住院的心电图、心脏超声、住院病历等临床检查资料。县疾控中心专业人员和相关临床医生对可疑克山病患者进行临床查体和十二导联心电图描记,心脏超声检查,并按照 WS/T 210《克山病诊断标准》进行诊断,其中疑难病例需由省级专家组现场复诊。对于新发患者及时根据实际情况进行治疗。

三、克山病三级预防

目前的克山病三级预防即为做好现症克山病患者的对症治疗和社区管理,平时以社区治疗为主,必要时纳入住院治疗。治疗工作主要包括,临床医生对每例患者进行用药指导,防治专业人员对患者进行克山病知识、不良生活方式及危险因素的宣传,目的是提高患者的生活质量,延长寿命,降低病死率。三级预防措施主要是克山病患者的自我管理,慢型克山病患者经过治疗,可阻止心功能进一步恶化,有效遏制病情的发展,降低病死率。

现阶段对纳入克山病治疗管理项目的患者,按照“分期分批安排”的原则,制订救治工作计划。优先考虑家庭贫困患者、病情危重患者、未接受过救治的患者和预期治疗效果好、易巩固、能恢复生产生活能力的患者。方式为入院治疗或开展门诊诊疗,并告知出院患者定期在定点医院进行心电图、X 线、超声心动图、心脏功能及相应的血液学指标检查。

无须住院治疗的患者在定点医院根据病情开药,以家庭病床治疗为主,并定期进行复查,乡村医生指导其用药及病情的跟踪。

(李丹丹　康保安　王铜)

第八节　监测与考评

一、克山病监测

(一) 克山病监测概况

克山病监测是每年一次地收集、分析、汇总、评价克山病的病情和动态变化趋势,以及发病相关因素的资料,并上报、反馈给卫生主管部门、相关单位及有关人员。克山病病情监测始于 1990 年,在黑龙江、吉林、内蒙古、山东、陕西、云南和四川 7 个重病省份(国家下拨监测经费)及河北、辽宁、山西 3 个省份(自筹经费)的 21 个监测点实施。为保证克山病监测工作规范化、科学化,我国在 1996 年颁布了 WS/T 78—1996《克山病监测》,从国家的高度规范了克山病防控工作,为全国克山病防治人员提供了科学的技术操作准则。随后工作中,根据克山病病情变化,监测目的和方法也发生了改变,该标准调整为《全国克山病监测方案》技术文件。

回顾 1990 年至今的克山病病情监测,大致可分为 5 个阶段。1990—2003 年哨点监测阶段,选择主要克山病病区省份的历史重病区村作为监测哨点,每年定期通过现场调查的方式,收集克山病患病、发病信息的主动监测。此阶段制定并颁布了克山病相关的 3 项国家标准和 2 项卫生行业标准,确定了评价克山病防治工作的监测指标。2004—2008 年扩大检诊人群阶段,针对克山病病情的新特点,通过整群抽样和强调 80% 应答率等,逐步推进概率抽样,于 2008 年在全国 124 个病区县的 178 个病区乡开展了克山病患病率调查,实现了有差别的多阶段整群抽样。2009—2016 年为重点监测结合病例搜索阶段,在总结经验的基础上,参考成本效益原则,调整方案为依据病例搜索、选择患者较多的乡村作为监测点,既扩大了监测范围又做到及时了解重点病区病情。2017—2018 年在原哨点监测方法的基础上,强调了对克山病现患的随访追踪及发现新病例。2019 年起,在"地方病防治专项三年攻坚行动"的支持下,实现了乡级病区全覆盖的监测方法,具体是由病区村医疗人员线索调查疑似克山病病例、收集患者临床信息为主,必要时可采取在辖区主要医疗机构开展病例搜索作为补充。

克山病监测范围逐步扩大,监测的目的和方法,随着我国克山病病情和防控重点进行了不断地调整和完善。因此,明确监测目的,理解监测内容和方法,是获取科学、可靠的病情结果的基础,也是克山病防治中的关键问题。

（二）目的和意义

克山病监测的主要目的是掌握病情现状,长期、持续地跟踪克山病病情变化,及时发现防控中的问题,进而明确防治工作重点,指导调整防治策略、制定防治措施。有条件的情况下,监测中通过对现症克山病患者和重点观察对象的随访,可实现了解患者病情转归、发现新发病例等目的。病情监测的相关结果,也是考核评估病区病情控制和消除情况的主要科学依据。

目前实施的 2019 版克山病监测方案,监测目的是掌握病区乡克山病病情,全面分析我国克山病病情现况,及时发现新病例和明确防治工作重点,为克山病控制和消除评价提供科学依据。

（三）监测点的选择

选择监测点的原则,与监测目的和具体方案密切相关。克山病监测现阶段主要采取的是病区乡全覆盖的监测方案,河北、山西、内蒙古、辽宁、吉林、黑龙江、山东、河南、湖北、重庆、四川、贵州、云南、西藏、陕西和甘肃 16 个病区省份的全部病区乡均为监测点。

哨点监测时,监测点一般以村为单位,在病情较重的病区县中,选择现症患者较多的乡、村作为监测点。如 2017 年度全国克山病监测,即在我国部分"十二五"考核病情未达标或历史病情较重的病区县开展的哨点监测。病例搜索结合重点调查方法时,则是在医疗机构开展病例搜索后,依据监测县确诊病例的分布,选择病例集中的病区乡、村作为重点调查村。

（四）内容和方法

克山病监测的内容主要有克山病患病、发病情况,现有病例的病情转归,克山病发病相关因素的变化,通过现场流行病学调查和临床体格检查获得这些信息。为获取准确的信息,参与监测现场工作的临床医生应熟悉克山病诊断标准,防控人员需了解克山病监测中的流行病学调查内容和基本方法。

1. 线索调查　在全乡范围内,由病区村村医线索调查可疑心肌病病例,同时收集患者近期门诊或住院的心电图、超声心动图、住院病历等临床检查结果,由诊断专家组确诊。其中对于缺少临床资料的疑似克山病病例,以及需要鉴别诊断的病例,由县级疾病预防控制(地方病防治)机构在县医院和乡卫生院的协助下,组织进行补充检查,会同县级诊断专家组,依据 WS/T 210《克山病诊断标准》进行确诊。同时可选择监测点所在乡级、县级和市级医疗机构开展调查,提高疑似克山病调查效率。如发现疑难病例,则申请省级专家组现场复诊。调查中应注意识别无克山病病史且病程短于 1 年的新发病例。

2. **临床检查** 诊断克山病所需的临床检查包括,体格检查、12 导联心电图、超声心动图、X 线胸片等心血管疾病相关的辅助检查。

（1）对监测对象进行望、触、叩、听体格检查;描记 12 导联（Ⅰ、Ⅱ、Ⅲ、aVR、aVL、aVF,V_{1-6}）心电图,必要时加作 V_{3R}、V_7、V_8 等导联心电图。

（2）对克山病患者和可疑克山病患者须检查超声心动图、摄后前位 2m 距离 X 线胸部正位片。

（3）有条件的地区可开展心肌酶等指标的检查,各项检查以克山病及其他心血管系统疾病为主。

（4）对监测机构已掌握的克山病病例结合问诊、临床体检,判断病情转归情况,并按要求填写各类型克山病患者的转归情况表。

3. **流行病学调查**

（1）监测县（市、区,以下简称县）收集所辖病区情况,包括乡名和村名、是否病区,以及村常住人口等相关信息。常住人口是在某一统计或普查时点,区域内全部人口减去外来暂住人口,再加上暂时外出人口所得到的人口数。在统计中,外来人口在某地居住 6 个月或 6 个月以上的,一般不以暂住人口计。外出人口已离开户籍所在地超过 6 个月的,也不再计入本地常住人口。

（2）通过流行病学问卷,调查每个体检对象可能与克山病相关的基本情况,如年均收入,对自身健康状况的评价等。

4. **样品采集** 除病情外,还可对监测点人群硒营养水平及环境硒水平进行采样、检测。在监测点中按东、西、南、北、中五个方位共抽取 30 户,每户采集一份食用的主食粮样品进行硒水平检测。有条件的地区按东、西、南、北、中五个方位抽取调查村中 3~14 岁农业户男性儿童和育龄期妇女各 15 名,共 30 名,采集后枕根部头发 2g,进行发硒含量的检测。

5. **急型、亚急型克山病病例上报** 监测中发现急型、亚急型克山病病例,需立即申请省级专家组到现场复诊,并将复核结果报送中国疾病预防控制中心地方病控制中心备案。

6. **病例诊断及处置方法** 克山病诊断,依据 WS/T 210《克山病诊断标准》进行检查和判定。急型、亚急型克山病应急处置,参照 WS/T 314《克山病治疗原则与疗效判定标准》进行。

7. **监测指标** 有关克山病监测和防治工作中常用的统计指标,及其防控意义见本书第三章。

（五）质量控制

1. **人员培训** 现场工作前,统一培训工作人员。对临床医生及参加现场的流行病学调查人员应该严格按照统一标准开展培训;其中临床医生的培训需突出克山病与其他心脏病（冠心病、风湿性心脏病、先天性心脏病、高血压等）的鉴别诊断。

省级疾病预防控制（地方病防治）机构负责对市、县级监测人员进行监测相关内容培训,县级疾病预防控制（地方病防治）机构负责对乡、村级监测人员进行监测相关内容培训,确保监测方法统一、技术规范和协调有序。

2. **监测点选取** 严格按照方案要求,选取监测点。抽样实施过程中,各项目省按照监测方案中规定的抽样方法和实施过程进行操作,并统计人口学相关资料。

3. **检诊率** 哨点监测和重点调查时,为保证调查数据的科学性,各监测点临床检诊人数需达到常住人口 80% 以上。

4. **相关专业人员协助** 由专业技术人员负责完成各项检查,临床查体、心电图描记、超声心动图及 X 线胸片拍摄等工作须由有经验的心内科临床医生和具有相关技术资质的专业人员完成。

5. **数据管理** 国家、省、市级疾病预防控制（地方病防治）机构逐级对监测数据进行审核,发现问题及时调查完善,保障监测数据质量。

每天现场工作结束后,应及时复查收集的信息,以便对漏查的信息及时进行补查,做好原始数据的收集、整理。现场工作获取的数据及时、准确地录入计算机,录入原始数据时,建议采取数据双录入,同时做好数据清洗,避免数据录入引起的错误。

二、考核与评价

自 1949 年起的克山病防治实践,总结出了亚冬眠疗法、大剂量维生素 C 疗法、膳食预防和硒预防等一系列丰硕的成果。在防治措施有效落实的基础上,病区多年无急型、亚急型克山病发生,慢型和潜在型克山病新发病例数量也较少,我国克山病病情得到有效控制,实现了基本消除。

(一) 评价内容

1. 自评

(1) 资料准备:整理防治工作相关文件和资料,收集所辖病区分布、受威胁人口数量、病情数据、防控措施落实情况等相关资料。

(2) 现场评价:对病区乡(镇)线索收集的疑似心肌病患者进行临床检查,按照 WS/T 210《克山病诊断标准》确诊病例,注意识别无克山病病史且病程短于 1 年的新发患者,同时收集病区乡(镇)常住人口等信息,计算乡(镇)慢型克山病年发病率。

2. 复查/抽查

(1) 资料审核

1) 自评报告:内容包括基本情况、防治历程、自评方法、自评结果、主要经验、存在问题、自评结论、今后工作计划等,重点审核所辖病区分布、受威胁人口数量、历史病情和最新的病情调查资料。

2) 工作资料:查阅防治规划或计划、经费投入、技术培训、项目实施方案、工作记录、病情调查资料和数据、工作总结和项目技术报告等相关文件和资料的原件,了解核对组织管理情况(包括组织领导、防治机构和人员、仪器设备配置、经费投入、技术培训等)。

(2) 现场评价:在每个病区县随机抽取 2 个病区乡(镇)(不足 2 个时,全部抽取),再从每个乡(镇)随机抽取 2 个病区村(不足 2 个时,全部抽取),对调查病区村的全部确诊病例进行复查确诊。

(二) 评价判定标准

1. 评价标准

1) 控制指标:同时符合以下两项指标时,可判定为病区乡(镇)达到控制标准:①全乡(镇)连续 5 年无急型、亚急型发病;②连续 3 年乡(镇)慢型克山病年发病率小于 20/万。

2) 消除指标:需同时满足下列两项指标,可判定为病区乡(镇)达到了消除水平:①全乡(镇)连续 5 年无急型、亚急型发病;②连续 3 年乡(镇)慢型克山病年发病率小于 5/万。

2. 评价结果判定

被评价县全部病区乡(镇)达到控制或消除标准,可判定为该县实现控制或消除目标。

(侯杰　王铜)

第九节　实验室检测技术

有关克山病的研究中涉及多种实验室检测方法,如:硒测定、肠道病毒和真菌毒素检测等。其中,硒测定是克山病监测工作中重要的实验室检测项目,包括发硒、血硒、土壤硒和粮食硒的检测。目前,常用的硒检测方法主要有氢化物原子荧光光谱法和 2,3-二氨基萘荧光测定方法。两种硒检测方法有各自的优点,但检测样品的前处理方法基本相同。本节主要从样品的前处理及上述两种检测方法加以介绍。

一、样品的前处理

许多样品成分复杂,不具备立刻分析的条件。当采用某种化学方法对待测样品中某种组分的含量进行测定时,由于其他组分的存在,常给测定带来干扰。为了确保分析工作的顺利进行,保证分析结果准确可靠,必须在分析前消除干扰组分。

（一）样品制备原则

1. 消除干扰因素。

2. 完整保留待测组分。

3. 费用最省（仪器、试剂、耗材、时间）。

（二）样品前处理方法

1. **土壤样品** 去除杂质，晒干，研成粉末，充分混合后按四分法对角分样，再进行几次混合、分取，缩减至所需数量，储于塑料瓶内备用。

2. **粮食样品** 样品用蒸馏水洗三次，于60℃烘干或晾干，用不锈钢磨粉碎，储于塑料瓶内备用。

3. **头发样品** 用洗涤剂清洗，再用蒸馏水漂洗三次，晾干，储于塑料瓶内备用。

二、硒检测方法

（一）氢化物原子荧光光谱测定方法

1. **原理** 试样经酸加热消化后，在6mol/L盐酸（HCl）介质中，将试样中的六价硒还原成四价硒，用硼氢化钠（$NaBH_4$）或硼氢化钾（KBH_4）作还原剂，将四价硒在盐酸介质中还原成硒化氢（H_2Se），由载气（氩气）带入原子化器中进行原子化，在硒特制空心阴极灯照射下，基态硒原子被激发至高能态，在去活化回到基态时，发射出特征波长的荧光，其荧光强度与硒含量成正比，与标准系列比较进行定量。本方法检出限为0.5ng/ml，线性范围为0~400ng/ml。

2. **试剂和材料** 除非另有说明，所有试剂均为分析纯。

（1）试剂：硝酸（优级纯）、高氯酸（优级纯）、盐酸（优级纯）、硼氢化钠、硼氢化钾（优级纯）、氢氧化钠、氢氧化钾（优级纯）、过氧化氢、铁氰化钾。

（2）溶液配制

1）盐酸溶液（0.1mol/L）：吸取8.4ml浓盐酸，用水稀释并定容至1 000ml。

2）盐酸溶液（6mol/L）：量取50ml盐酸，缓慢加入40ml水中，冷却后用水定容至100ml，混匀。

3）盐酸溶液（5+95）：量取25ml盐酸，缓慢加入475ml水中，混匀。

4）硝酸-高氯酸混合溶液（1+1）：分别量取等体积的硝酸和高氯酸，混匀。

5）硼氢化钾（7g/L）：称取2g氢氧化钾，溶于200ml水中，加入7g硼氢化钾使之溶解，用水稀释并定容至1 000ml，临用现配。

6）氢氧化钠（5g/L）-硼氢化钠（8g/L）溶液：称取氢氧化钠5g，溶于1 000ml水中，溶解后加入8g硼氢化钠，混匀，现用现配。

7）铁氰化钾（100g/L）：称取10g铁氰化钾，溶于100ml水中，混匀。

（3）标准物质

1）标准品：金属硒标准品，经国家认证并授予标准物质证书的硒标准溶液。

2）质量控制样品：选择与被测试样基质相同或相近的有证书的标准物质作为质量控制样品。

（4）标准溶液配制

1）硒标准储备液（100μg/ml）：称取0.100 0g硒，溶于少量浓硝酸中，加入2ml高氯酸（70%~72%），至沸水浴中3~4小时，冷却后加入8.4ml盐酸（0.1mol/L）。再置沸水浴中煮2分钟。准确稀释至1 000ml，此为储备液（硒含量：100μg/ml）。

2）硒标准中间液（10μg/ml）：准确吸取1ml硒标准储备液（100μg/ml）于10ml容量瓶中，用盐酸溶液（5+95）稀释至刻度。

3）硒标准使用液（1.0μg/ml）：准确吸取1.0ml硒标准中间液（10μg/ml）于10ml容量瓶中，用盐酸溶液（5+95）稀释至刻度。

4）标准系列溶液配制：取5支容量瓶，分别准确加入1.0μg/ml标准使用液0.00ml、0.50ml、1.00ml、

2.00ml、3.00ml于100ml容量瓶中,加入铁氰化钾(100g/L)10ml,用盐酸溶液(5+95)定容至刻度,混匀,得到浓度为0μg/L、5μg/L、10μg/L、20μg/L和30μg/L的标准系列溶液。

3. 仪器和设备　原子荧光光度计;恒温箱;电沙浴锅;电子天平;带盖锥形瓶(50ml);定容管(10ml);塑料试管。

4. 分析步骤

(1) 试样消解

1) 湿法消解:称取土壤样0.5g(粮样0.1g、发样0.1g、血样0.2ml)于带刻度消化管中,加入10ml硝酸和0.5ml高氯酸,在可调式电热炉上消解[参考条件:120℃/(0.5~1小时),升至180℃]。若消化液呈棕褐色,再加少量硝酸,消解至冒白烟,消化液呈无色透明或略带黄色,再继续加热至剩余体积为2ml左右。再加5ml盐酸溶液(6mol/L),继续加热至溶液变为清亮无色并伴有白烟出现,冷却后转移至10ml容量瓶中,加入2.5ml铁氰化钾(100g/L),用水定容,混匀待用,同时做空白实验。空白实验:不加试样,与试样制备过程同步操作。质控实验:称取与试样相当量的质量控制样品,同法操作制成溶液。

2) 微波消解:称取土壤样0.5g(粮样0.1g、发样0.1g、血样0.2ml)于微波消解罐中,加入10ml硝酸、2ml过氧化氢,按照微波消解的步骤消解试样(120℃,升温5分钟,恒温5分钟;160℃,升温5分钟,恒温10分钟;180℃,升温5分钟,恒温10分钟)。冷却后取出消解罐,在赶酸电热板上于140~160℃赶酸至1.0ml左右,再加5ml盐酸溶液(6mol/L),继续加热至溶液变为清亮无色并伴有白烟出现,冷却后转移至10ml容量瓶中,用少量水洗涤消解罐2~3次,合并洗涤液于容量瓶中,加入2.5ml铁氰化钾(100g/L),用水定容,混匀待用,同时做空白实验。空白实验:不加试样,与试样制备过程同步操作。质控实验:称取与试样相当量的质量控制样品,同法操作。

(2) 标准曲线的绘制:分别吸取标准系列溶液于氢化物发生器中,加入硼氰化钾溶液,以硒浓度为横坐标,荧光强度为纵坐标,绘制标准曲线,得到回归方程。

(3) 测定:在标准曲线测定相同条件下,将待测溶液进行测定,根据标准曲线计算试样溶液中硒元素的浓度值。

(4) 参数条件

1) 仪器参数:光电倍增管负高压270V,硒特种空心阴极灯电流80mA,辅阴极40mA,载气流量400ml/min,读数时间9s,原子化器高度8mm,还原剂:硼氢化钠碱溶液(8g/L);载流:盐酸溶液(5+95)。

2) 样品参数:①样品形态:Solid(全血 liquid)。②重量体积比:取发样0.1g(土壤样0.5g、血样0.2ml)定容到10ml,其浓度为0.1g/10ml。取液体量为5ml,溶质有5×0.1/10=0.05g。将液体再定容到10ml。因此,重量体积比为0.05:10(土壤为1:40,全血为0.2:20)。③单位:mg/kg(发样、土壤)μg/L(全血)。

5. 计算

$$X = \frac{(c - c_0) \times V}{m \times 1\,000}$$　　　　　　　　式(13-1)

式中:

X——试样中硒的含量,单位为毫克每千克(mg/kg)或毫克每升(mg/L);

c——试样消化液测定浓度,单位为纳克每毫升(ng/ml);

c_0——试样空白消化液测定浓度,单位为纳克每毫升(ng/ml);

m——试样质量(体积),单位为克(g)或毫升(ml);

V——试样消化液总体积,单位为毫升(ml)。

计算结果表示到小数点后两位。

6. 精密度　在重复性条件下获得的两次独立测定结果的绝对差值不得超过算术平均值的10%。

7. 注意事项

（1）本实验中使用的所有器皿均需要以硝酸溶液（1+4）浸泡 24 小时以上，使用前用纯水反复冲洗干净。

（2）高氯酸具强腐蚀性、强刺激性，操作不当易引起爆炸，操作过程需注意硝酸、高氯酸的比例，实验过程需做好防护措施。

（3）基体复杂的样品在不低于检出限的情况下稀释后进样。

（4）用微波消解仪消解样品时，尽量把样品称在消解罐底部，避免粘在罐壁上的样品在消解过程中过热而烧坏消解罐。

（5）热消化期间为了防止过热碳化，在保证安全的前提下要经常微微晃动锥形瓶。

（6）标准溶液的单位是 $\mu g/L$，勿忘修改。

（7）实验结束后还原剂放入 4℃冰箱保存。

（二）2,3-二氨基萘荧光测定方法

1. 原理 将试样用混合酸消化，使硒化合物氧化为无机硒 Se^{4-}，在酸性条件下 Se^{4-} 与 2,3-二氨基萘（2,3-diaminonaphthalene，DAN）反应生成 4,5-苯并芘硒脑（4,5-benzopiaselenol），然后用环己烷萃取。在激发光波长为 376nm，发射光波长为 520nm 条件下测定荧光强度，从而计算出试样中硒的含量。

2. 试剂和材料 除非另有说明，所有试剂均为分析纯。

（1）试剂：硝酸（优级纯）、高氯酸（优级纯）、盐酸（优级纯）、精密 pH 试纸（pH 0.5-5.0）、氨水、盐酸羟胺（$NH_2OH \cdot HCl$）、乙二胺四乙酸二钠（$C_{10}H_{14}N_2O_8Na_2 \cdot 2H_2O$）、甲酚红、环己烷、2,3-二氨基萘［简称 DAN，$C_{10}H_6(NH_2)_2$］。

（2）溶液配制

1）硝酸-高氯酸混合酸（1+1）：分别量取硝酸 100ml、高氯酸 100ml，将高氯酸缓缓倒入硝酸中，混匀。

2）盐酸溶液（0.1mol/L）：吸取 8.4ml 盐酸，用水稀释至 1 000ml。

3）氨水（1+1）：吸取氨水 100ml 与等体积水混匀。

4）乙二胺四乙酸二钠溶液（50g/L）：称取 5g 乙二胺四乙酸二钠，加入少量水中，加热溶解，冷却至室温后定容至 100ml。

5）盐酸羟胺（100g/L）：称取 10g 盐酸羟胺，溶于水中并定容至 100ml。

6）甲酚红溶液（0.2g/L）：称取 20mg 甲酚红，溶于少量水中，加 1 滴氨水使其完全溶解，加水定容至 100ml。

7）EDTA 混合液：吸取 50ml 乙二胺四乙酸二钠溶液（50g/L）、50ml 盐酸羟胺（100g/L）和 2.5ml 甲酚红溶液（0.2g/L），加水稀释至 500ml，混匀，临用现配。

8）环己烷：不可有荧光杂质，不纯时需重蒸后使用。用过的环己烷可重蒸后再使用。

9）DAN 试剂（1g/L）：称取 100mg 2,3-二氨基萘于 250ml 磨口锥形瓶中，加入 100ml 盐酸溶液（0.1mol/L），振摇至少 15 分钟至完全溶解，再加入 20ml 环己烷，继续振摇 5 分钟后移入底部塞有脱脂棉的分液漏斗中，静置分层后将水相放回圆锥形瓶内，再用环己烷分多次萃取，直至环己烷相荧光值最低为止（萃取次数视 DAN 试剂中荧光杂质多少而定，一般需要 5~6 次），将此纯化的水溶液储于棕色瓶中，加一层约 1cm 厚的环己烷以隔绝空气，至冰箱内保存。用前再用环己烷萃取一次，如经常使用，以每月配制一次为宜，不经常使用此方法配制可使用一年，注意此溶液需要避光配制。

（3）标准溶液配制

1）硒标准储备液（100μg/ml）：称取 0.100 0g 硒，溶于少量浓硝酸中，加入 2ml 高氯酸（70%~72%），至沸水浴中 3~4 小时，冷却后加入 8.4ml 盐酸（盐酸浓度为 0.1mol/L）。再置沸水浴中煮 2 分钟。准确稀释至 1 000ml，此为储备液（硒含量：100μg/ml）。应用时用 0.1mol/L 盐酸将储备液稀释至每毫升含 0.5μg 硒。于冰箱内保存。

2）硒标准中间液（10μg/ml）：准确吸取 1ml 硒标准储备液（100μg/ml）于 10ml 容量瓶中，用盐酸溶液稀释至刻度。

3）硒标准工作液（0.05μg/ml）：准确吸取 0.5ml 硒标准中间液（10μg/ml）于 100ml 容量瓶中，用盐酸溶液稀释至刻度。

3. 仪器和设备 荧光分光光度计或荧光光度计；天平（感量 1mg 或 0.1mg）；分液漏斗；具塞比色管；可调式控温电热板或电沙浴锅；水浴锅；磨口锥形瓶；pH 酸度测试仪。

4. 分析步骤

（1）测定：消化后的试样溶液加入 20ml EDTA 混合液，用氨水（1+1）及盐酸调至淡红橙色（pH 1.5～2.0）。以下步骤在暗室操作：加 DAN 试剂 3ml，混匀后，置沸水浴中加热 5 分钟，取出冷却后，加环己烷 3.0ml，振摇 4 分钟，将全部溶液移入分液漏斗，待分层后弃去水层，小心将环己烷层由分液漏斗上口倾入带盖试管中，勿使环己烷中混入水滴，于荧光分光光度计上用激发波长 376nm，发射光波长 520nm 测定荧光强度。

（2）硒标准曲线绘制：准确量取硒标准工作液（0.05μg/ml）0.0ml、0.2ml、1.0ml、2.0ml 及 4.0ml（相当于 0.00μg、0.01μg、0.05μg、0.10μg 及 0.20μg 硒），加水至 5ml 后，按试样测定步骤同时进行测定。

当硒含量在 0.5μg 以下时荧光强度与硒含量呈线性关系，在常规测定试样时，每次只需做试剂空白与试样硒含量相近的标准管（双份）即可。

5. 结果计算

$$X=\frac{m_1}{F_1-F_0}\times\frac{F_2-F_0}{m}\qquad\text{式（13-2）}$$

式中：

X——试样中硒含量，单位为微克每克（μg/g）；

m_1——标准管中硒的质量，单位为微克（μg）；

F_1——标准硒荧光读数；

F_2——试样荧光读数；

F_0——空白管荧光读数；

m——试样质量，单位为克（g）。

计算结果表示到小数点后两位。

6. 精密度 在重复性条件下获得的两次独立测定结果的绝对差值不得超过算术平均值的 10%。

7. 注意事项

（1）本实验中使用的所有器皿均需要以硝酸溶液（1+4）浸泡 24 小时以上，使用前用纯水反复冲洗干净。

（2）实验过程中，四价硒与 2,3-二氨基萘应在酸性溶液中反应，pH 以 1.5～2.0 为佳，过低时溶液易乳化，过高时测定结果偏高。甲酚红指示剂有 pH 2～3 及 7.2～8.8 两个变色范围，前者是由桃红色变为黄色，后者是由黄色变为桃红色（微带蓝），本方法是采用前一个变色范围，将溶液调节至浅橙色 pH 为 1～2.0 最适宜。

（3）高氯酸具强腐蚀性、强刺激性，操作不当易引起爆炸，操作过程需注意硝酸、高氯酸的比例，实验过程需做好防护措施。

（4）DAN 试剂有一定毒性，使用本试剂的人员应有正规实验室工作经验。使用者有责任采取适当的安全和健康措施，并保证符合国家有关条例的规定。

（张丽薇 付松波 周令望）

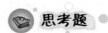 **思考题**

1. 简述克山病的人群分布特征。

2. 克山病的临床表现及病理特征分别是什么?

3. 克山病的三级预防主要包括哪些措施? 慢型克山病患者三级预防的目的是什么?

4. 克山病病因研究的难点及未来努力的方向是什么?

5. 简述克山病监测的定义及目的。

6. 氢化物原子荧光光谱法检测硒含量的原理是什么? 样品在热消化期间如何防止过热炭化?

第十四章 血吸虫病

第一节 概　　述

　　血吸虫病是严重危害人类健康和影响社会经济发展的一种寄生虫病,由裂体吸虫属血吸虫感染而引起。目前,全球有 78 个国家流行血吸虫病,流行区人口约 31 亿,受威胁人口达 8 亿,患者约 2 亿。仅在撒哈拉以南非洲地区,每年就有 20 多万人死于血吸虫病。但即便如此,血吸虫病造成的疾病负担仍然被低估。2012 年世界卫生大会通过决议,提出"到 2025 年血吸虫病不再是全球重要的公共卫生问题"的奋斗目标。2015 年联合国大会通过了可持续发展议程,提出到 2030 年全球要消除血吸虫病。

　　寄生于人体的血吸虫主要有 5 种:日本血吸虫(*Schistosoma japonicum*)、埃及血吸虫(*S. haematobium*)、曼氏血吸虫(*S. mansoni*)、间插血吸虫(*S. intercalatum*)和湄公血吸虫(*S. mekongi*)。其中以日本血吸虫、埃及血吸虫和曼氏血吸虫引起的血吸虫病流行范围最广,造成的危害最大。按病种来分,日本血吸虫病分布在亚洲的中国、菲律宾、印度尼西亚和日本,埃及血吸虫病分布在非洲和中东地区,曼氏血吸虫病分布在非洲、南美洲和加勒比海地区,间插血吸虫流行于非洲中部的雨林地区,湄公血吸虫病分布于湄公河流域的柬埔寨和老挝。

　　我国只有日本血吸虫病分布,国内首例日本血吸虫病患者是由美籍医生 Logan 于 1905 年在湖南常德发现。血吸虫病在我国流行历史悠久,危害严重,1972 年出土的湖南长沙马王堆西汉女尸和 1975 年出土的湖北江陵西汉男尸体内均发现典型的日本血吸虫虫卵,证实远在 2 100 多年前我国已有血吸虫病流行。本章主要叙述日本血吸虫病的有关内容。

(操治国　汪天平)

第二节 病 原 学

一、形态

(一) 成虫

雌雄异体,口、腹吸盘位于虫体前端,相距甚近。虫体外观呈圆柱形,雄虫略粗短,呈乳白色,长 10～20mm,宽 0.5～0.55mm,背腹扁平,自腹吸盘以下虫体两侧向腹面卷曲,形成一纵形沟槽状构造,称抱雌沟。睾丸常为 7 个,椭圆形,呈串珠样排列,每个睾丸发出一输出管,汇入睾丸腹侧的输精管,向前通入储精囊,开口于腹吸盘后缘的生殖孔。雌虫细长,虫体长 12～28mm,宽 0.1～0.3mm,腹吸盘不及雄虫明显,因肠管内含较多的红细胞消化后残留的物质,故虫体呈灰褐色。雌虫常居留于抱雌沟内,与雄虫呈合抱状态。雌虫有 1 个卵巢,呈长椭圆形,位于虫体中部,由卵巢后端发出一输卵管,绕过卵巢向前,与来自虫体后部的卵黄管在卵巢前汇合通入卵模。子宫呈管状,与卵模相接,子宫内含虫卵 50～200 个,向前开口于腹吸盘下方的生殖孔。

(二) 虫卵

成熟虫卵(见图 14-1)平均大小为 $89\mu m \times 67\mu m$,淡黄色,椭圆形,卵壳厚薄均匀,无小盖,在卵壳一侧有一逗点状小棘,表面常附有许多宿主组织残留物。卵壳内侧有一薄层的胚膜,内含一成熟的毛蚴,毛蚴和胚膜间常可见到大小不等的圆形或椭圆形的油滴状毛蚴分泌物。超微电镜下可见卵壳有微孔与外界相通。

（三）毛蚴

毛蚴平均大小为 $99\mu m \times 35\mu m$,在游动时呈椭圆形,静止时或固定后呈梨形,全身被有纤毛,为其运动器官。前端有一锥形顶突,体内前部中央有一袋状顶腺,开口于顶突。顶腺两侧稍后各有一长梨形的侧腺,开口于顶腺开口的两旁。毛蚴的腺体分泌物中含有中性黏多糖、蛋白质和酶等物质,属可溶性虫卵抗原。在毛蚴未孵出前,这些物质可经卵壳的微管道释出。

（四）尾蚴

尾蚴属叉尾型,长约 $280\sim360\mu m$,分体部和尾部,尾部又分尾干和尾叉。体壁为 3 层结构,外被一层多糖膜,称糖萼。体部前端为头器,内有一单细胞头腺。口孔位于虫体前端正腹面,腹吸盘位于体部后 1/3 处,由发达的肌肉组成,具有较强的吸附能力。腹吸盘周围有 5 对左右对称排列的单细胞腺体,称钻腺。位于腹吸盘前的 2 对称前钻腺,内含钙、碱性蛋白和多种酶类,具有粗大的嗜酸性分泌颗粒;腹吸盘后的 3 对称后钻腺,内含丰富的糖蛋白、酶以及较细的嗜碱性分泌颗粒。前、后钻腺分别由 5 对腺管向体前端分左右 2 束开口于头器顶端。

（五）童虫

尾蚴钻入宿主皮肤时脱去尾部,进入血流,在体内移行到达寄生部位,在发育为成虫之前均被称为童虫。它与尾蚴的区别是:①无尾部;②钻腺内容物已排空;③不能再适应于淡水中生活,而适应于生理盐水及血清中生活;④体表的糖萼已消失,在抗血清中不能形成尾蚴膜反应;⑤体壁由 3 层变为 7 层结构;⑥头器分化成口吸盘。

二、生活史

日本血吸虫的生活史包括虫卵、毛蚴、母胞蚴、子胞蚴、尾蚴、童虫和成虫等 7 个阶段,终宿主为人和多种哺乳动物,中间宿主为钉螺(见图 14-2)。成虫寄生于人和哺乳动物的门脉-肠系膜静脉系统,雌虫在肠黏膜下层静脉末梢内产卵。产出的虫卵一部分沉积于肠壁小静脉内,一部分则随血流进入肝组织内。约经 11 天虫卵发育成熟,成熟卵内毛蚴的分泌物可透过卵壳,引起虫卵周围组织发生炎症反应,导致肠壁组织坏死,形成脓肿,在血流的压力、肠蠕动和腹内压增加的情况下,脓肿可破溃至肠腔,虫卵落入肠腔随粪便排出体外。含虫卵的粪便污染水体,在适宜的条件下孵出毛蚴。毛蚴主动侵入中间宿主钉螺体内,在螺体内经母胞蚴、子胞蚴阶段,发育成尾蚴。一条毛蚴钻入钉螺体内后,通过无性繁殖可产生成千上万条尾蚴。成熟的尾蚴从螺体逸出,悬浮或游动于近岸浅水表面,当人或哺乳动物接触水体后,尾蚴即侵入皮肤,发育为童虫。尾蚴钻入皮肤的过程非常迅速,实验发现,在 $20\sim25℃$ 时,尾蚴 10 秒即可侵入小鼠和家兔皮肤。童虫进入小静脉或淋巴管,随血流经右心到肺,再由左心入体循环,到达肠系膜上下动脉,最终移行到门脉-肠系膜静脉系统寄居,逐渐发育成熟交配产生虫卵。自尾蚴钻入皮肤到虫体发育成熟并产卵约需 24 天。成虫平均寿命约 4.5 年,长者可达 $20\sim30$ 年。

湖北钉螺(Oncomelania hupensis)是日本血吸虫唯一的中间宿主。它是雌、雄异体,水陆两栖的螺蛳。螺壳呈小圆锥形,长度一般不超过 10mm,宽度不超过 4mm。湖沼和水网型地区的钉螺螺壳表面有纵肋,称肋壳钉螺;山丘地区钉螺螺壳表面光滑,称光壳钉螺。螺旋一般为 $6\sim9$ 个。

钉螺的生长受多种环境因素的影响,如水分、温度、植被、土壤、食物、光线和氧气等。钉螺寿命一般为 1 年,有的可存活 $2\sim3$ 年。肋壳钉螺孳生于平原水网型地区和湖沼型地区的潮湿、有草、腐殖质多的泥岸,以及河道水线上下约 33cm 内的岸上和水中。光壳钉螺孳生于山丘型地区的小溪、山涧、水田、河道及草滩处。在流行区,钉螺分布呈负二项分布规律。钉螺主要在春季产卵,螺卵分布在近水线的潮湿泥面上,并在水中或潮湿泥面上孵化。在自然界,幼螺出现的高峰期在 $4\sim6$ 月份,9 月份也可发现幼螺,但 10 月份以后逐渐减少。

（操治国　汪天平）

第三节 流 行 病 学

一、地理分布和流行概况

日本血吸虫病曾流行于亚洲的中国、菲律宾、印度尼西亚和日本。目前日本已控制血吸虫病,印度尼西亚流行范围较局限,中国和菲律宾仍处于流行状态。中华人民共和国成立初期,通过大规模的调查,证实长江流域及其以南的湖南、湖北、江西、安徽、江苏、云南、四川、浙江、广东、广西、上海、福建等12个省份有血吸虫病流行,累计感染约1 200万人,病牛约120万头,钉螺面积达148亿 m^2。钉螺的分布范围最东为上海的南汇,最南为广西的玉林市,最西为云南的云龙县,最北为江苏的宝应县。毛泽东主席在《七律二首·送瘟神》诗词中所描述的"千村薜荔人遗矢,万户萧疏鬼唱歌",正是旧中国血吸虫病猖獗流行的真实写照。

经过70余年的积极防控,我国血吸虫病防治取得了举世瞩目的伟大成就,分别于2008年和2015年达到疫情控制标准和传播控制标准。到2020年底,全国血吸虫病疫情进一步下降,12个血吸虫病流行省(直辖市、自治区)中,上海、浙江、福建、广东、广西等5个省(直辖市、自治区)继续巩固血吸虫病消除成果,四川、江苏省维持传播阻断标准,云南、湖北、安徽、江西、湖南等5个省达到传播控制标准;全国450个流行县(市、区)中,337个(74.89%)达到消除标准,98个(21.78%)达到传播阻断标准,15个(3.33%)达到传播控制标准。在2020年,全国开展血清学检查526.31万人,阳性8.32万人,开展病原学检查27.37万人,阳性仅3人;血吸虫病流行区现有存栏耕牛544 424头,血清学检查147 887头,阳性326头,开展病原学检查130 673头,未发现粪检阳性耕牛;全国钉螺面积降至36.5亿 m^2。

目前,我国正朝着《"健康中国2030"规划纲要》提出的到2030年实现消除血吸虫病的宏伟目标迈进。虽然我国血吸虫病防治工作取得了巨大成就,但由于血吸虫病流行区分布广泛,动物传染源种类繁多,钉螺面积仍然较大且孳生环境复杂,我国血吸虫病防治成果还比较脆弱,需要进一步加强巩固。此外,受全球经济一体化、气候变暖、自然灾害频发、人口流动频繁、湿地生态恢复建设等自然和社会因素影响,我国血吸虫病传播风险仍将持续存在,血吸虫病消除任务十分艰巨。

二、流行环节

(一)传染源

日本血吸虫病是人畜共患寄生虫病,终宿主包括人和40余种哺乳动物,常见的动物传染源有牛、羊、猪、狗、野鼠、野兔等。随着防治工作的深入,人作为传染源的意义越来越小,家畜和野生动物在部分流行区已成为主要传染源。我国台湾省的日本血吸虫系一动物株,主要感染犬类,尾蚴侵入人体后,只能引起皮炎而不能发育为成虫。

(二)传播途径

日本血吸虫病的传播包括虫卵入水、毛蚴孵出、毛蚴侵入钉螺、尾蚴从螺体逸出和侵入终宿主这一全过程。在以上过程中,有三个环节至关重要,即含有血吸虫虫卵的粪便污染水体、水中存在钉螺和人畜接触疫水。血吸虫病是经水传播的疾病,人和哺乳动物接触了含有血吸虫尾蚴的水体而感染。人和动物也可通过饮用含有血吸虫尾蚴的水体经口腔黏膜感染;此外,动物还可通过胎盘垂直传播。常见的感染方式有:种植养殖、捕鱼摸虾、涉水、洗衣、洗用具、洗手脚、游泳、戏水等,经生产生活接触疫水是感染血吸虫的主要方式。

(三)易感者

不分种族、性别和年龄,只要接触了含尾蚴的水,人人都可以感染、患病,且可以反复感染。总之,接触疫水的机会越多、时间越长、面积越大,得病的机会也越大。

在家畜中,黄牛比水牛更易感,发病率更高,病情更严重。猪在感染后有自愈倾向,马体内日本血吸虫难以发育至成虫,东方田鼠能感染日本血吸虫,但日本血吸虫不能在其体内发育至成虫。

三、流行因素

影响日本血吸虫病流行的因素包括自然因素、社会因素和生物因素。

（一）自然因素

钉螺是日本血吸虫的唯一中间宿主,而钉螺的生长繁殖受气温、雨量、水质、土壤、植被等自然因素的影响。另外,毛蚴的孵化和尾蚴自螺体内逸出也与水分、温度和光照等自然因素密切相关。由此可见,自然因素在日本血吸虫病流行过程中起着重要作用。

（二）社会因素

血吸虫病是一个社会性很强的疾病,许多社会因素影响血吸虫病的传播和流行。这些社会因素涉及社会制度、经济发展水平、文化素质、生产方式、生活习惯、农田水利建设以及人口流动或迁移等。在控制血吸虫病流行过程中,社会因素起主导作用。

（三）生物因素

影响血吸虫病流行的生物因素包括终宿主和中间宿主两类生物。日本血吸虫的终宿主包括人和多种哺乳动物,其中在湖沼地区牛、羊是重要的传染源,在流行病学上具有重要意义。钉螺是造成血吸虫病流行的最重要的生物因素之一。有钉螺的地区固然未必一定有血吸虫病流行,但有血吸虫病流行的地区必然有钉螺分布。

四、流行病学特征

（一）地方性

血吸虫病流行于我国长江流域及其以南的 12 个省(直辖市、自治区),其分布与钉螺的地理分布相一致,具有严格的地方性。血吸虫病在相关省(直辖市、自治区)并非普遍流行,各省有一定的市,各市有一定的县(市、区),各县(市、区)有一定的乡镇,各乡镇有一定的行政村流行,且各行政村的流行程度也不尽相同。各省(直辖市、自治区)的流行地区分布取决于钉螺的分布特征,而不同地区的流行程度则主要取决于感染性钉螺的分布特征。

（二）流行区分型

我国血吸虫病流行区按地形地貌和流行特点,分为湖沼型、山丘型和水网型 3 种类型。①湖沼型:又称江湖洲滩型,主要指位于长江中下游的湖南、湖北、江西、安徽和江苏 5 省的沿江洲滩及与长江相通的大小湖泊。该类地区水位有明显的季节性涨落,洲滩有"冬陆夏水"的特点,钉螺主要分布在洪水线以下枯水线以上的一定范围的滩地上,呈面状分布,范围较大。这类地区有螺面积约占我国现有钉螺总面积的 94.66%,为当前我国血吸虫病流行的主要类型。②山丘型:该型的地理环境复杂,根据地貌可分为高原峡谷、高原平坝和丘陵 3 种亚型。在山丘型流行区,钉螺有沿水系自上而下分布的特点,并呈孤立散在分布。水系上游钉螺呈点状分布,随水系越向下分布范围越宽,至盆地发展成扇形或树枝状分布。这类地区有螺面积约占我国现有钉螺总面积的 5.30%,面积虽然不大,但由于受地形复杂、交通不便和当地经济水平的限制,血吸虫病防治难度较大。③水网型:又称平原水网型,主要指长江和钱塘江之间的长江三角洲的广大平原地区。这类地区气候温暖,雨量充沛,水系纵横如网,钉螺沿河道和灌溉系统呈线状分布。这类地区有螺面积约占我国现有钉螺总面积的 0.04%。

（三）季节性分布

一年四季都能感染血吸虫,但以春夏季节感染的机会最多,冬季感染的机会较少。春季雨水多,气温适宜,春汛涨水淹没易感地带,感染性钉螺逸出大量尾蚴,而此时生产繁忙,下水的机会增多,故感染的机会较多。夏季下水的人数远多于其他季节,在水中游泳、戏水、洗澡和参加抗洪抢险的机会增多,因而感染的概率也较高,急性感染常发生在夏季。秋季温度适宜钉螺孳生,但雨量较春夏季少,稻田中水已放干,发生感染的机会相对较少。但是,因下水捕鱼人数的增加也易发生急性感染。

（四）年龄、性别分布

各年龄组人群都能感染血吸虫,但各年龄组感染率不同。5 岁以下儿童与自然界疫水接触机会较少,感染率较低。5 岁以上儿童喜在河边游泳、戏水,导致感染率迅速增加。10 岁以后逐渐参加生产劳动,同时游泳、戏水者亦多,故感染率上升更快,感染曲线高峰常常在青壮年期。壮年至 50 岁感染率维持较高水平,以后有逐步下降的趋势。不同性别对血吸虫易感性没有区别。各地男女感染率的差别是两性生产劳动方式及生活习惯不同造成的。

（五）职业分布

不同职业人群对血吸虫都易感,但感染率有所差异,这主要与不同职业人群接触疫水的机会不同有关。血吸虫病患者中,农民占的比例最大,渔、船民感染率最高,从事打草、护堤、捕鱼捞虾等生产劳动者亦有较高感染率,中小学生因游泳、戏水导致接触疫水的机会增多,因而感染率也较高。

（操治国　汪天平）

第四节　发病机制和病理变化

在日本血吸虫生活史中,尾蚴、童虫、成虫和虫卵均可对宿主造成损害,损害的主要原因是虫体不同发育期释放的抗原均能诱发宿主的免疫应答。一般来说,尾蚴、成虫和童虫所致的损伤多为一过性或较轻微,而虫卵沉积于肝组织内诱发的虫卵肉芽肿及随之发生的纤维化是血吸虫病的主要病理基础。

一、尾蚴所致的损害

尾蚴借其头器伸缩的探查作用,口、腹吸盘的附着作用,全身肌肉运动的机械作用以及穿刺腺分泌物的酶促作用而钻入宿主皮肤,引起尾蚴性皮炎,表现为尾蚴入侵部位出现瘙痒的小丘疹。初次接触尾蚴者该皮疹不明显,重复接触尾蚴后反应逐渐加重,严重者可伴全身水肿及多形红斑。病理变化为局部毛细血管扩张充血,伴出血、水肿和中性粒细胞及单核细胞浸润。尾蚴性皮炎发生机制中既有速发型（Ⅰ型）超敏反应,也有迟发型（Ⅳ型）超敏反应。

二、童虫所致的损害

童虫在宿主体内移行时,所经过的器官可因机械损伤而出现一过性的血管炎,毛细血管栓塞、破裂、局部细胞浸润和点状出血。在童虫发育为成虫前,患者可有潮热、背痛、咳嗽、食欲减退甚至腹泻、白细胞特别是嗜酸性粒细胞增多等症状,这与童虫机械性损害和其代谢产物引起的超敏反应有关。

三、成虫所致的损害

成虫主要寄生在门脉-肠系膜静脉系统,摄取营养和吞食红细胞,一般无明显致病作用,少数可引起机械性损害,如静脉壁受到成虫口、腹吸盘的损伤而发生炎性反应,导致静脉内膜炎。成虫的代谢物、分泌物、排泄物和更新脱落的表膜,在宿主体内可形成免疫复合物,引起免疫复合物型（Ⅲ型）超敏反应。

四、虫卵所致的损害

肝组织中沉积大量虫卵,其卵内毛蚴释放的可溶性虫卵抗原经卵壳上的微孔渗到宿主组织中,该抗原通过巨噬细胞呈递给辅助性 T 细胞（Th）,当致敏的 Th 细胞再次受到同种抗原刺激后则产生各种淋巴因子,引起淋巴细胞、巨噬细胞、嗜酸性粒细胞、中性粒细胞及浆细胞的趋化,并集聚于虫卵周围,形成虫卵肉芽肿（Ⅳ型超敏反应）。血吸虫虫卵肉芽肿及纤维化是血吸虫病的主要病变,也是血吸虫病发生肝、肠病变的根本原因。因此,虫卵是血吸虫病的主要致病因素。

（张光明　汪天平）

第五节　临 床 表 现

血吸虫病的临床表现与感染程度、病程、患者的免疫状态、虫卵沉积的部位等因素有关。临床上常将血吸虫病分为急性血吸虫病、慢性血吸虫病和晚期血吸虫病（见图 14-3）三种。另外，还有异位血吸虫病。

一、急性血吸虫病

急性血吸虫病患者均有明确的疫水接触史，一般发生于春夏、夏秋之交，以 6~10 月份为高峰。感染方式以游泳、戏水、捕鱼虾、打湖草、抢收夏熟作物和防汛等为主，多见于初次感染者，慢性血吸虫病患者再次大量感染尾蚴后亦可发生。潜伏期长短与感染严重程度有关，有报道称最短者为 14 天，最长者可达 87 天，平均 41.5 天。大多病例发生在感染 35 天以后，此时血吸虫已交配产卵，卵内毛蚴成熟，血液内出现大量虫卵抗原物质。

（一）发热

发热为急性血吸虫病的主要临床症状，也是判断病情的一个重要依据。发热的高低、热型、持续时间与感染度及患者的免疫状态有关。发热大致可分为以下 3 种类型：①低热型：亦称为轻型，约占 1/4。体温不超过 38℃，全身症状轻微，常可自行退热。慢性血吸虫病重复感染时常常为此热型。②间歇型与弛张型：亦称为中型，占大多数，尤以间歇型多见。典型者午后体温上升，临晚高热可达 40℃，午夜后体温降至正常或 38℃ 以内。常伴畏寒、多汗、头晕、头痛，很少见有寒战，热退后自我感觉良好。③稽留热型：亦称为重型，约占 5%。体温持续在 40℃ 上下，波动幅度较小，伴有精神萎靡、意识淡漠、昏睡、谵妄、相对缓脉等毒血症状。

（二）胃肠道症状

多数患者食欲可有不同程度减退，少数有恶心、呕吐。腹泻较为常见，大便每日 3~5 次，严重者可达 20~30 次，常带黏液和血液。重症患者粪便呈果酱状，多伴有腹痛，偶有腹部压痛，部分患者可有便秘，少数患者可出现腹水，可能是由于肝、肠急性虫卵肉芽肿导致肝内窦前门脉高压和肠淋巴液增多而渗漏至腹腔所致。

（三）肝脾肿大

90% 以上患者有肝脏肿大，伴有不同程度压痛，左叶较右叶显著，可有肝区疼痛。检查见肝脏质地较软，表面平滑，有明显压痛，肝大一般在剑突下 5cm 内。约半数患者有轻度脾大，质软，无压痛。

（四）呼吸系统症状

50% 左右患者可出现咳嗽，多表现为干咳、痰少，偶见痰中带血，听诊肺部偶可闻及少许干性啰音或湿性啰音。

（五）其他征象

常有面色苍白、消瘦、乏力、头晕、肌肉关节酸痛、荨麻疹等。

二、慢性血吸虫病

急性血吸虫病经治疗未愈，或未治自行退热，演变为慢性血吸虫病。血吸虫病流行区居民，常与疫水接触，经少量多次感染后获得一定免疫力，也可表现为慢性血吸虫病。在血吸虫病流行区，慢性血吸虫病占感染者的绝大多数。临床上慢性血吸虫病可分为无症状型（隐匿型）和有症状型两类。

（一）无症状型

又称隐匿型。一般无明显症状，患者劳动力未受影响，少数有轻度的肝大或脾大，肝功能正常。在流行区颇为多见，尤其在轻度流行区。因虫卵量少，粪便检查时不易查出。

（二）有症状型

多因反复感染后未予及时、有效的杀虫治疗所致。最常见的症状为腹泻和腹痛，慢性腹泻每日 2~3 次，偶带少量血和黏液，重者有脓血便，伴里急后重，常于劳累和受凉后发作，休息时减轻或消失。症状间歇出现,患者一般情况尚好,能从事一般体力劳动。肝大较为常见,表面平滑,质地较硬,无压痛。随着病情进展,脾逐渐肿大,一般在肋下 2~3cm,无脾功能亢进。

三、晚期血吸虫病

由于反复感染或重度感染,又未经及时治疗,经 5~15 年或更长时间,病理变化不断进展,出现肝纤维化和门脉高压征,严重者有生长发育障碍或结肠肉芽肿性增殖。按其主要临床表现,晚期血吸虫病可分为巨脾型、腹水型、侏儒型和结肠增殖型 4 种。

（一）巨脾型

患者常主诉左上腹有逐渐增大的块物,伴重坠感,95% 以上患者肝脾均肿大,脾肿大尤为显著,可达脐或脐下,并越过中线,甚至可达盆腔。脾质坚硬,表面光滑,内缘有明显切迹。本型患者肝功能可处在代偿期,一般情况尚佳,食欲良好,多数患者尚保存部分劳动力。

（二）腹水型

因门静脉高压、肝功能失代偿和水钠代谢紊乱所致。腹水型患者因腹腔内有大量的漏出液,可出现腹胀、腹痛、食后饱胀、呼吸困难等症状,腹部膨隆似蛙腹,四肢细小。腹水可反复消长或逐渐加剧,病程长者可达 10~20 年,某些患者伴下肢水肿。

（三）侏儒型

儿童期反复感染血吸虫后,影响内分泌功能,其中以脑垂体和性腺功能不全最为明显。患者表现为身材呈比例性矮小,面容苍老,发育障碍,性器官不发育,第二性征缺如,但智力正常。

（四）结肠增殖型

患者肠道症状较突出,如原因不明的腹痛、腹泻、便秘、大便变细或不成形及不全性肠梗阻与左下腹肿块等。

四、异位血吸虫病

凡虫卵沉积于门脉系统以外的器官或组织所造成的损害称异位损害或异位血吸虫病。当肝纤维化引起的门-腔静脉吻合支扩大时,肠系膜静脉内的虫卵也可能被血流带到肺、脑或其他组织,造成异位损害。人体常见的异位损害部位在肺和脑,其次为皮肤、甲状腺、心包、肾、肾上腺皮质、腰肌、疝囊、两性生殖器及脊髓等组织或器官。

（一）肺型血吸虫病

主要表现为咳嗽,以干咳为主,痰少,呈白色泡沫状,偶可带血。由虫卵引起,虫卵除可通过肝窦、下腔静脉、右心或经门-腔静脉吻合支进入肺脏外,也可由异位寄生在肺血管内的血吸虫直接产卵于肺脏。

（二）脑型血吸虫病

急性期表现为脑膜脑炎症状,主要为头痛、嗜睡、意识障碍、昏迷、痉挛、偏瘫和视力模糊等,晚期主要表现为癫痫、头痛、呕吐、暂时性意识散失、语言障碍、偏瘫等。脑部的虫卵除可来源于门静脉外,也可来源于肺部。

（三）其他异位血吸虫病

除肺和脑外,虫卵也可沉积于皮肤、甲状腺、心包、肾、肾上腺皮质、腰肌、疝囊、两性生殖器及脊髓等组织或器官引起异位血吸虫病。

（张光明　汪天平）

第六节　实验诊断

血吸虫病的诊断,一般依据病史、临床症状以及实验诊断确定。实验诊断包括病原学诊断、免疫学诊断和分子生物学诊断等。

一、病原学诊断

病原学诊断是确诊血吸虫病的依据,但对轻度感染者、晚期患者及疫情较轻流行区的感染人群,病原学检查常易漏检。目前我国常用的粪便检查方法主要是改良加藤厚涂片法和尼龙绢袋集卵孵化法等。直肠活组织检查法在我国血吸虫病的防治早期有一定的应用,目前已很少采用该方法进行血吸虫病的病原学诊断。

(一) 改良加藤厚涂片法

本法为世界卫生组织推荐的肠道蠕虫检查法,常用于血吸虫病检查,此法操作方便,而且可作虫卵计数,因此可用于测定人群的感染度和考核防治效果,但漏检率较高。感染度常用每克粪量的虫卵数(eggs per gram,EPG)表示。

操作方法:将尼龙绢片置于受检粪样上,然后用刮片在尼龙绢上轻刮。收集绢片表面的粪便细渣,填入定量板的细孔中,填满刮平后小心移去定量板,将粪样留在载玻片上。用浸透甘油-孔雀绿透明液的亲水玻璃纸覆盖在粪样上,用另一载玻片置玻璃纸轻压,使粪样均匀展开至玻璃纸边缘。置 25℃ 过夜后,镜检并计算 EPG,EPG 的计算方法依定量板的容量而定。

(二) 尼龙绢袋集卵孵化法

该法取粪便样本量大,因此较易发现虫卵,适用于大规模普查,但应防止因尼龙绢袋处理不当而造成的交叉污染。

操作方法:用 260 孔/25.4cm 的尼龙绢制成上口直径 8cm、下口直径 1.5cm、袋深约 20cm 的锥形袋。取受检者粪便约 30g,先置于 40~60 孔/25.4mm 铜丝筛中,铜丝筛置于下口夹有铁夹的尼龙绢袋口上,淋水调浆,使粪液直接流入尼龙绢袋中。然后移去铜丝筛,继续淋水冲洗袋内粪渣,并用竹棒在袋外轻轻刮动助滤或把袋轻轻振荡,使加速过滤,直到滤出液变清。取下夹于袋底下口的铁夹,将袋内沉渣倒入三角烧瓶中,加清水(去氯自来水或河水、井水)至离瓶口 1cm 处,放入孵化室(箱)或在室温下孵化。一定时间后,取出烧瓶观察毛蚴,一般需观察 2~3 次,观察时间随温度高低而不同。观察毛蚴时,应将烧瓶向着光源,并衬以黑色背景,注意毛蚴和水中其他原生动物的区别。若需检查虫卵,可取沉渣直接涂片镜检。

(三) 直肠活组织检查法

对慢性特别是晚期血吸虫病患者,从粪便中查找虫卵相当困难,直肠镜活组织检查有助于发现沉积于肠黏膜内的虫卵。这种方法检获的虫卵绝大部分是远期变性虫卵,能找到近期变性虫卵者,一般不超过有卵数的 10%,而新鲜活虫卵则更难检获。直肠活组织检查发现虫卵只能证明感染过血吸虫,至于体内是否有活虫,必须根据虫卵的死活进行判断。有出血倾向,或有严重痔疮、肛裂以及极度虚弱的患者不宜做直肠镜活组织检查。

二、免疫学诊断

免疫学诊断的主要原理是抗原和抗体的特异性结合反应,并通过各种显示技术将这一特异性结合反应展示出来,并作出诊断。20 世纪 50 年代,免疫学方法开始用于血吸虫病诊断。国内最早使用的免疫诊断是皮内试验,然后是尾蚴膜反应(cercarien-hiillen reaction,CHR)和环卵沉淀试验(circumoval precipitin test,COPT)。20 世纪 60 年代后期,出现了间接红细胞凝集试验(indirect hemagglutination test,IHA);70 年代后期开始出现酶联免疫吸附试验(enzyme linked immunosorbent assay,ELISA);80 年代以后,利用纯化抗原、单克隆抗体和重组抗原诊断血吸虫病逐渐成为一段时期免疫诊断研究的重点。总体来看,免疫学诊断主要包括抗血吸虫抗体检测、循环抗原检测以及免疫复合物检测。免疫复合物是基于循环抗原和机体内抗体结合后形成的复合物,其诊断意义和循环抗原检测类似。

(一) 抗血吸虫抗体检测

检测血清中特异性抗体是血吸虫病免疫诊断开展最早和最多的一项研究。目前我国常用的免疫学诊断方法主要包括 IHA、ELISA、胶体染料试纸条免疫检测法、斑点免疫金渗滤法等。由于血清抗体在患者治愈后仍能存在较长时间,因此检测特异性抗体的方法不能区分是现症感染还是既往感染。

（二）循环抗原检测

宿主体液中的循环抗原是由活虫产生的,感染一旦终止,宿主体液中的循环抗原也会很快消失,因此,对此类抗原的检测可以反映现症感染。在感染血吸虫的宿主体液中可检出 3 种血吸虫循环抗原,即肠相关抗原(gut-associated antigens,GAA)、膜相关抗原(membrane-associated antigens,MAA)和可溶性虫卵抗原(soluble egg antigen,SEA)。尽管检测循环抗原在实验诊断和疗效考核等方面具有较高价值,但由于国内研发的循环抗原检测技术在敏感性等方面尚存在不足,因此在一定程度上制约了该技术在实际防治工作中的应用。

三、分子生物学诊断

随着我国血吸虫疫情的快速下降,近年来许多学者应用聚合酶链反应(polymerase chain reaction,PCR)、环介导等温扩增检测(the loop-mediated isothermal amplification,LAMP)技术开展日本血吸虫病的诊断研究,其主要是检测日本血吸虫的特异性 DNA 片段。有研究显示,采用此类技术检测日本血吸虫病患者的血清 DNA,其结果与粪便检查阳性结果的符合率具有很高的一致性,且与其他吸虫及健康人血清无阳性交叉反应。此类诊断技术在今后的血吸虫病防治工作中具有较好的应用前景。

（张光明　汪天平）

第七节　病　原　治　疗

采用化学药物治疗是当前全球防治血吸虫病的主要手段。作为 20 世纪 70 年代研制的广谱抗蠕虫药物——吡喹酮,因其具有高效、低毒、疗程短等优点,仍是当前治疗血吸虫病的首选药物,其对幼虫、童虫及成虫均有杀灭作用。临床上,根据不同类型的血吸虫病患者,给予不同的治疗方案。

对急性血吸虫病患者,一旦确诊后,应立即住院治疗。对于轻型血吸虫病患者以及体温在 39℃ 以下、一般情况较好的中型血吸虫病患者,应尽早进行病原治疗。重型血吸虫病患者应予支持治疗,治疗合并疾病,改善机体状况,再择机作病原治疗。吡喹酮治疗方案:成人总剂量一般为 120mg/kg 体重(儿童 140mg/kg 体重),体重以 60kg 为上限,超过者仍以 60kg 计。采用 6 日疗法,每日 3 次,其中二分之一总剂量在第 1 天及第 2 天平均服完,其余二分之一总剂量在第 3~6 天平均服完。轻型患者在服药一个疗程后 2~4 天内,体温可恢复正常;中型或者重型患者需要治疗后一周或更长时间体温才能恢复正常。对于服药前体温已恢复正常的急性血吸虫病患者,吡喹酮的用量可以按照慢性血吸虫病进行治疗。

对慢性血吸虫病患者,其吡喹酮治疗方案为:成人总剂量一般为 60mg/kg 体重(儿童体重小于 30kg 者,总剂量可加至 70mg/kg 体重),2 日疗法,每日量分 2~3 次在餐间服,体重以 60kg 为上限;对于年老体弱,或有明显并发症的患者可用总剂量 60mg/kg 体重,3 日疗法。慢性血吸虫病患者在服药期间和服药后 3~5 天内,应注意休息,减少体力劳动,避免高空和水上作业。

对于晚期血吸虫病患者的治疗,应结合患者体质、肝肾功能等情况采用不同的治疗方案。晚期血吸虫病患者如果存在腹水、肝脏代偿功能极差、肾功能严重障碍等情况,一般不宜进行杀虫治疗。

总体来说,吡喹酮治疗各期血吸虫病均具有确切的疗效。经吡喹酮治疗的患者,其粪检虫卵或毛蚴孵化转阴,症状体征明显改善或消失,血液中特异性抗体和抗原滴度逐渐降低甚至消失。使用吡喹酮对人群进行群体化疗后,人群的感染率和感染度均有明显下降。

（张光明　汪天平）

第八节　预　　防

在我国血吸虫病的整个防控进程中,防治策略的选择与实施均与当时血吸虫病流行区的社会经济水平相适应,与人民群众对健康的需求和疫情变化规律相吻合。中华人民共和国成立后,在党和政府的坚强领导下,我国血吸虫病防治历程大体上可分为三个阶段,并采取实施了三大策略,分别是以灭螺为主的综合防治策略(1950年至20世纪80年代初期)、以化疗为主的综合防治策略(20世纪80年代中期至2003年)和以传染源控制为主的综合防治策略(2004年至今)。但不论是何种综合性防治策略,作为血吸虫病防控的三级预防措施,始终贯穿血吸虫病防治工作的全过程。

一、感染预防控制措施

(一)钉螺控制

钉螺是日本血吸虫的唯一中间宿主,消灭钉螺是控制和阻断血吸虫病传播的重要措施之一,主要方法包括药物灭螺、生态灭螺、物理灭螺和生物灭螺等。其中药物灭螺是应用最广泛的灭螺方法。

药物灭螺即通过化学药物或者植物源药物来杀灭钉螺其具有见效快、可反复使用等优点。在实际工作中,根据钉螺孳生环境特征,一般选择在3~5月和9~11月开展药物灭螺工作。多年来,国内外筛选研究了近万种化合物,先后有石灰氮、硫酸铜、三苯甲基吗啉、五氯酚钠、氯硝柳胺、烟酰苯胺、溴乙酰胺、四聚乙醛、巴丹等具有杀螺活性的化合物被报道和应用,但多数药物因其对人畜、农作物有害以及造成环境污染而被淘汰。如我国20世纪50年代末引进的五氯酚钠,国内生产后大规模用于现场灭螺,因其对人畜毒性和环境污染大而于1992年停止使用。目前我国常用的灭螺药物主要包括氯硝柳胺、40%四聚乙醛、氰氨化钙、螺威等。氯硝柳胺是WHO唯一推荐可以大面积使用的化学灭螺药,也是我国目前使用最普遍的灭螺药物,其对哺乳动物低毒,但对水生动物毒性较大,可使鱼虾在数小时内死亡。氯硝柳胺因难溶于水,一般制成悬浮剂、粉剂、颗粒剂等多种剂型。药物灭螺常见的施药方法包括喷洒法、浸杀法、喷粉法等,其中喷洒法应用最为普遍,适用于江洲湖滩滩地以及无积水的沟渠、池塘等有螺环境。在实际工作中应视自然环境和水体情况灵活选择灭螺方法。需要指出的是,随着近年来政府和社会对生态环境保护力度的不断增强,如何处理好灭螺与生态环境保护、灭螺与水产养殖等之间的关系,是需要引起关注和思考的问题。

生态灭螺主要是通过改变钉螺的孳生环境,从而达到永久性控制和消灭钉螺的目的,是我国灭螺工作的主要措施之一。生态灭螺方法多样,包括围垦灭螺、水淹灭螺、渠道硬化、土埋灭螺、兴林抑螺以及抬洲降滩等。生态灭螺方法的选择应因地制宜,尤其是要重视与农业、水利、林业、国土等综合治理项目相结合,发挥灭螺与社会经济的综合效益。物理灭螺是直接利用物理能源进行灭螺的方法,包括热水(蒸汽)灭螺、火烧灭螺、地膜覆盖灭螺、堆肥灭螺等高温灭螺方法以及微波灭螺方法,物理灭螺方法在防治初期应用相对较多,目前已很少应用。生物灭螺主要是利用自然界中部分生物种群(如天敌等)或其他生物学方法,造成对钉螺生存或繁殖不利的环境,打破原有的种群平衡,达到控制或消灭钉螺的方法。比如植物他感作用灭螺、捕食灭螺、微生物灭螺以及竞争灭螺等,但此种灭螺方法多停留在研究阶段。

(二)健康教育

健康教育是以传播、教育、干预为手段,以帮助个体和群体改变不健康行为和建立健康行为为目标,以促进健康为目的所进行的系列活动及其过程。健康教育是预防血吸虫病或降低感染风险的主要措施之一,是一项低投入、高产出、高社会效益的重要防治措施。在我国血吸虫病的不同防治阶段,健康教育的目标人群、内容和形式均有所侧重和不同。比如,在以化疗为主的综合性防治阶段,该阶段的健康教育主要为配合化疗策略,以疫水接触重点人群如学生和农民为健康教育的目标人群,以提高知晓率、化疗依从性,改变疫水接触行为为工作目标;自21世纪初全面实施以传染源控制为主的综合防治策略后,在继续强调对目标人群的健康教育和传播时,更强调政策的支持和引导、多部门的合作与参与、社区发展以及人文环境的改善、自然环境的改造等。

血吸虫病健康教育工作要做好计划、实施和评价工作。在计划阶段,要明确需要干预的目标人群(如中小学生、成年居民、流动人口等),对不同人群确定不同的健康教育干预方式,撰写项目计划书。在实施阶段,要做好建立执行机构、制定实施方案、确定实施人员、物资准备、质量控制等工作。评价是健康教育活动必不可少的环节,可贯穿于健康教育活动的全过程,包括过程评价(项目活动执行率、覆盖率等)、效果评价(血防知识知晓率、行为改变率)等。健康教育信息传播的方法包括语言教育(如专题讲座、健康咨询)、文字教育(如宣传标语、宣传单、宣传册等)、形象化教育(照片、图片、标本模型等)、电化教育(广播、电视、网络等)等。健康教育材料要针对性强、传播信息准确、形式丰富多样、具有感染力和吸引力,要容易理解、便于记忆,并且目标人群乐于接受。

(三) 安全用水和粪便管理

实行安全用水是预防血吸虫感染的重要措施。一是因地制宜建立安全水源点。如在河边或者溪边开挖浅水井或引入河心深部水,在房屋附近打渗水井,在洲滩作业区开挖无螺水塘或建立砂缸滤水装置,在人口密集的居民区安装自来水等。近年来,随着我国经济社会的发展,政府加大了新农村建设力度,越来越多的乡村实现了自来水"户户通",进一步改变了居民生产生活用水行为,避免了感染风险。二是用物理或化学方法处理饮用水。比如加热杀蚴,或者用漂白粉(50kg 水加 1g)、碘酒(50kg 水加 3% 碘酊 15ml)、生石灰(50kg 水加 12.5g)和氯硝柳胺药布(50cm^2 缸口中放 10cm^2 药布)等杀死尾蚴。

阻止粪便中血吸虫虫卵进入有钉螺分布区域的水体也是切断传播途径的重要环节。在流行区实施"以机代牛",努力做到圈养家畜,集中处理畜粪,尽量减少家畜粪便对有螺滩地的污染。建立三格式无害化厕所,迁移和改建易于污染水源的粪缸、厕所和粪池。加强水上作业人员粪便管理,提倡船上渔民使用便桶和岸边厕所。要求流行区居民不在河、沟、渠中洗马桶和粪具,不使用新鲜粪便施肥。

在洪涝灾害期间,要尽可能选择无尾蚴分布的水源作为饮用水源,同时采用上述物理或化学方法处理饮用水。还要做好粪便卫生管理,洪涝灾害期间建立的临时厕所应位置适宜、布局合理。可使用化学药物杀灭粪便中的虫卵;也可用高温堆肥法,将粪便堆好后用塑料薄膜覆盖,粪便通过发酵,堆内温度可达到 50~60℃,维持 5~7 天以上,能达到无害化的要求。

(四) 个人防护

人体感染血吸虫多因生产生活等行为接触疫水而引起,因此,做好个人防护是避免血吸虫感染的重要环节。可以用防护药具防止尾蚴侵入人体或杀灭童虫,主要的防护药物为苯二甲酸二丁酯类。对于因抗洪救灾等不可避免接触疫水的武警官兵等人群可采取涂擦防护乳剂、油膏以及其他复合剂。日常工作中尽量避免接触疫水,如必需用水,可穿长筒胶靴、橡胶手套等。

二、发病预防控制措施

(一) 定期随访

在血吸虫病易感季节易感地段设立检查站,开展巡查,了解人畜接触疫水情况,登记造册,定期随访,并进行必要的检查,发现阳性者及时给予治疗;注意首发病例,对同期接触疫水者采取预防性服药,可预防发病。

对抗洪抢险人员应及时登记,了解去向,定期随访,在脱离疫水后一个月采用免疫学方法进行血清抗体检查,阳性者可再进行病原学检查,并用吡喹酮进行抗虫治疗。

(二) 查治人、畜传染源

查治传染源首先要明确当地的主要传染源,一般来说人和大家畜如牛、羊、猪等是重要的传染源,但随着近年来"以机代牛""封洲禁牧"等以传染源控制为主的综合防治策略的实施,我国血吸虫病疫情迅速下降,不少血吸虫病流行区野生动物(如野鼠等)已成为当地血吸虫病传播的主要传染源。对于人和牛的查治工作,一般认为在感染季节后一个月查治最为适宜,这时感染者体内虫体已发育成熟,查治效率高。传染源查治应提倡"三早",即早检查、早诊断、早治疗。专业防治机构应积极主动上门查治传染源,这样才能实现"三早"的目的。同时,生活在流行区或是到过流行区,有疫水接触史,出现发热、畏寒、咳嗽、腹胀、腹痛、腹泻、肝脏肿大和肝区疼痛等症状的人,首先应尽快到血防机构或当地医院检查,以便及时发现、诊断和治疗。

(三) 预防服药

20 世纪 80 年代初,我国学者发现青蒿素及其衍生物具有抗血吸虫童虫作用。实验和临床研究证明,青蒿素的衍生物青蒿琥酯和蒿甲醚是口服预防血吸虫病的有效药物。青蒿琥酯对不同发育期的血吸虫均有杀灭作用,以虫龄为 6~10 天的童虫最为敏感。蒿甲醚对不同发育期的血吸虫,特别是虫龄为 5~21 天的童虫有较好的杀灭作用。

三、康复预防控制措施

长期多次感染者,得不到及时治疗,或是大量感染血吸虫尾蚴,治疗不彻底,易转变成晚期血吸虫病。

为了防止晚期血吸虫病的发生,第一要务是要积极治疗感染患者,做到及时治疗、彻底治疗、追踪随访。对晚期病例的治疗主要采取对症和支持疗法,防止并发症、后遗症发生。

(张光明　汪天平)

附:

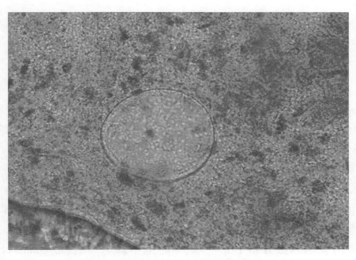

图 14-1　血吸虫虫卵(改良加藤厚涂片法)

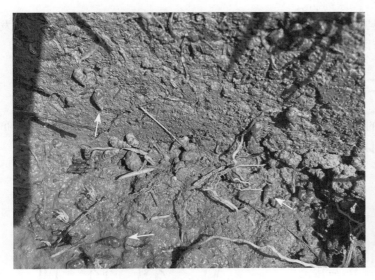

图 14-2　湖北钉螺

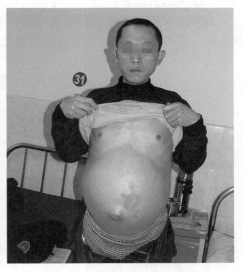

图 14-3　晚期血吸虫病患者

思考题

1. 日本血吸虫病对人体的危害有哪些?
2. 目前常用的血吸虫病实验诊断方法有哪些?
3. 什么是血吸虫病的三级预防措施?
4. 如何预防控制血吸虫病急性感染?
5. 我国目前正朝着消除血吸虫病目标迈进,实现消除目标有哪些困难和挑战?

第十五章 棘球蚴病

第一节 概　述

棘球蚴病（Echinococcosis），俗称包虫病（Hydatidosis 或 Hydatid disease），是由棘球属绦虫（Echinococcus）的幼虫（棘球蚴）寄生于人体和动物的组织器官引起的人兽共患寄生虫病，广泛分布于与牧业生产相关的区域，根据传染病报告系统信息，全国所有的省份都有零星报告病例。

全球对人致病的棘球绦虫有 4 种，分别是细粒棘球绦虫（Echinococcus granulosus）、多房棘球绦虫（Echinococcus multilocularis）、少节棘球绦虫（Echinococcus oligarthrus）、福氏棘球绦虫（Echinococcus vogeli）。细粒棘球绦虫呈全球分布，引起囊型棘球蚴病（cystic echinococcosis，CE）又称囊型包虫病（cystic hydatid disease，CHE）；多房棘球绦虫分布于北半球，引起泡型棘球蚴病（alveolar echinococcosis，AE）又称泡型包虫病；少节棘球绦虫和福氏棘球绦虫分布在中美洲及南美洲，引起多囊型棘球蚴病（polycystic echinococcosis，PE），我国仅有囊型棘球蚴病和泡型棘球蚴病。

近年来在四川省位于青藏高原的石渠县及邻近青海省的区域发现石渠棘球绦虫，对现有病人检查发现并无人群感染的报告，石渠棘球绦虫分布区域和范围有待进一步明确。

第二节 病 原 学

棘球蚴病是由带科棘球属的棘球绦虫的幼虫所致的人兽共患疾病。棘球属绦虫包括多个种，其分布范围广、寄生的中间宿主种类多。本节针对棘球绦虫的形态学（见图 15-1）、生活史进行重点阐述。

一、形态

（一）细粒棘球绦虫

1. **成虫**　乳白色，体长 2~7mm，平均 3.6mm。虫体由 4~6 个节片组成，最前端为头节，其后为颈节，后接链体，根据生殖器官发育程度链体又分为幼节、成节和孕节。头节略呈梨形，宽 0.3mm，具有顶突和 4 个吸盘（平均直径 14μm）。顶突上有两圈大小相同的小钩共 28~50 个，呈放射状排列，其中大钩长 31~49μm，小钩长 22~39μm。成节的结构与其他带绦虫相似，雌雄同体，生殖孔位于节片一侧的中部偏后，睾丸 45~65 个，分布于生殖孔水平线的前后方。孕节长度占虫体全长的 1/2，生殖孔通常开口于节片中部偏后，发育完全的妊娠子宫具有侧囊是细粒棘球绦虫的特征，子宫内含虫卵 200~800 个（见图 15-1B 和图 15-2）。

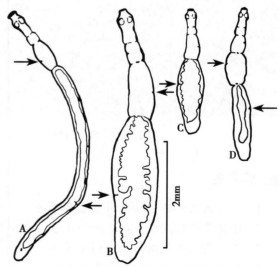

A. 福氏棘球绦虫；B. 细粒棘球绦虫；C. 少节棘球绦虫；
D. 多房棘球绦虫。→表示生殖孔的位置。

图 15-1　棘球绦虫不同虫种成虫的形态学比较

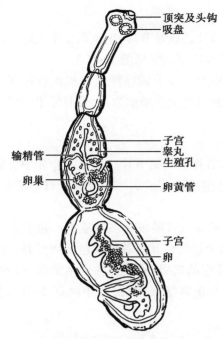

顶突及头钩
吸盘

子宫
睾丸
生殖孔

输精管

卵巢

卵黄管

子宫
卵

图 15-2 细粒棘球绦虫成虫示意图

2. 幼虫 即棘球蚴。棘球蚴是一个充满液体的圆形或不规则形状的囊状体,大小因寄生时间、部位和宿主的不同而异,直径由不足 1 厘米到数十厘米不等,具体结构见图 15-3。棘球蚴通常为单房囊,但也可有分隔室。由囊壁和生发囊、原头蚴(图 15-4)、囊液等组成,有的还有子囊和孙囊,囊壁外有宿主的纤维组织包绕。囊壁分两层,外为角质层,厚约 1mm,乳白色、半透明,似粉皮状,易破裂。内为生发层,亦称胚层,厚约 20μm,具有细胞核。生发囊是具有一层生发层的小囊,直径约 1cm,由生发层的有核细胞发育而来。生发层向囊内出芽生成群细胞,这些细胞空腔化后,形成小囊并长出小蒂与胚层连接,小囊壁上生成数量不等的原头蚴。原头蚴可向生发囊内生长,也可向囊外生长为外生性原头蚴。子囊可由棘状蚴囊的生发层直接长出,也可由原头蚴或生发囊进一步发育而成。子囊结构与棘球蚴囊相似,囊壁具有角质层和生发层,囊内也可生长原头蚴、生发囊以及与子囊结构相似的小囊,称为孙囊。有的棘球蚴囊内无原头蚴、生发囊等,称为不育囊。

(二) 多房棘球绦虫

1. 成虫 多房棘球绦虫和细粒棘球绦虫相似,但虫体更小,长仅为 1.2~3.7mm,平均 2.13mm,是带科绦虫中最小的一种。虫体通常包含 4~5 个节片,最前端为头节,其后依次为颈节、幼节、成节和孕节。头颈部呈梨形,有顶突和 4 个吸盘,顶突上有两圈小钩约 23~36 个。生殖孔不规则的交替排列,成节和孕节的生殖孔均位于中部偏前方,此为与细粒棘球绦虫区分的要点。睾丸 16~36 个,妊娠子宫为囊状,内含虫卵 200 个左右(见图 15-1D)。

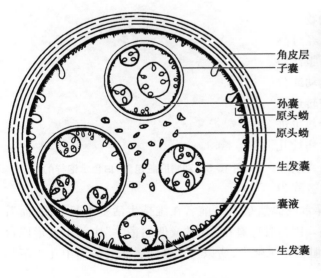

角皮层
子囊

孙囊
原头蚴
原头蚴

生发囊

囊液

生发囊

图 15-3 细粒棘球蚴示意图

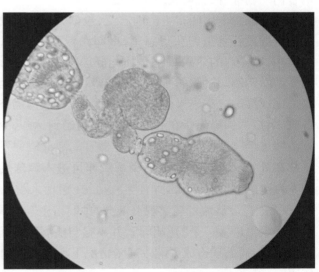

图 15-4 原头蚴

2. 幼虫 称为泡球蚴,泡球蚴为淡黄色或白色的囊泡状团块,常见多个大小囊泡相互连接、聚集。囊泡呈圆形或椭圆形,直径 0.1~0.7cm,内含透明囊液和许多原头蚴,有的含胶状物而无原头蚴。囊泡外壁角质层很薄且常不完整,整个泡球蚴与宿主组织间纤维组织被膜分隔。泡球蚴多以外生性出芽生殖不断产生新囊泡,长入组织,少数也可向内芽生形成隔膜而分离出新囊泡。葡萄状的囊泡一般 1~2 年即可全部占据所寄生的器官。还可向器官表面蔓延至体腔内,犹如恶性肿瘤。

（三）少节棘球绦虫

1. 成虫 成虫的长度为 2.2~2.9mm，通常包含 3 个节片，次末节片是成熟节片，生殖孔位于成熟节片中央的前方和孕节的中央处，睾丸数 50~67 个（平均 56 个）。妊娠子宫为囊状（见图 15-1C）。

2. 幼虫 为多囊性包囊，充满液体，倾向于变成有隔膜和多房室型。少节棘球绦虫与福氏棘球绦虫相比，其次级房室较少，角质层更薄，单个囊的直径达 5cm 左右。包囊以内生性增殖为主，也有外生性增殖的报道。

（四）福氏棘球绦虫

1. 成虫 成虫的长度 3.9~5.6mm 不等，通常有 3 个节片，次末节片是成熟节片。成熟节片和孕节的生殖孔位于节片中央的后方，睾丸 50~67 个，呈卵圆形，分布于雌性生殖器官的周围。妊娠子宫呈囊状，无侧支，相对较长，呈管状（见图 15-1A）。

2. 幼虫 福氏棘球绦虫幼虫为多囊性包囊，并充满液体，倾向于变成有隔膜和多房室型。包囊直径 2~80mm 不等，差异很大，可单个存在、小群存在或偶尔稠密聚集，每个包囊由其单独外膜包被而分开。在福氏棘球绦虫中，生发层和角质层的内生性增殖和卷绕，形成原始囊泡的次级小囊泡，在通常情况下相通的多个房室内生成生发囊和原头蚴。也可出现外生性增殖，但为非正常情况，在自然中间宿主中不会发生。

二、生活史

棘球属绦虫需要终末宿主和中间宿主两个哺乳动物来完成其生活史，包括成虫和幼虫两个阶段，成虫中的孕节或游离虫卵，从食肉动物终末宿主的粪便中排出，被中间宿主吞入，进入棘球蚴或续绦期生长阶段。如果中间宿主被适当的食肉动物捕食，就可完成生活史。

棘球绦虫的中间宿主范围广泛，包括大量哺乳动物。中间宿主通过吞食虫卵获得感染，虫卵在胃和小肠内，经过酶的作用，卵壳内的六钩蚴从角质化胚膜中释放出来，胆汁协助激活六钩蚴，并促其穿透小肠壁。六钩蚴通过钩运动或分泌来完成穿透。在进入微静脉或乳糜管后，六钩蚴被转运至肝脏，多数六钩蚴保留在肝内，部分六钩蚴到达肺，少数可进一步转运至肾、脾、肌肉、脑或其他器官。泡球蚴原发病灶几乎都在肝脏（见图 15-5）。感染后虫卵可进入棘球蚴或续绦期发育阶段，期间寄生的所有哺乳动物（包括人类），被称为

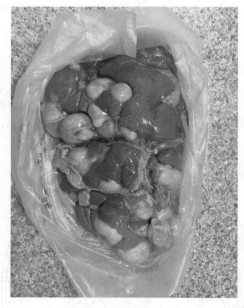

图 15-5 动物肝脏包囊（白色水泡样的）

"中间宿主"。从流行病学观点区分"中间宿主"与"异常或偶然宿主"，前者在维持生活史中起作用，而后者使寄生虫进入一个"死胡同"，并不参与疾病的传播。因为棘球蚴在"异常或偶然宿主"中并不会形成育囊，不对传播循环造成影响。通常情况下不会将人的脏器用来喂犬，所以人在棘球蚴病的传播中几乎不起作用。

第三节 流 行 病 学

细粒棘球绦虫呈全球性分布，几乎在所有大洲都有病例报道。已发现的高度流行区域主要是欧亚大陆（如地中海地区、俄罗斯联邦和中国）、非洲（北部和东部地区）、大洋洲和南美洲的部分地区。在一些欧洲国家或地区，人囊型棘球蚴病年住院病例发病率为 1/10 万~8/10 万。细粒棘球绦虫在我国的多个省份呈地方性流行，西藏、四川、青海、宁夏、甘肃、新疆（含新疆生产建设兵团）、内蒙古、云南和陕西是包虫病

流行区,其中青藏高原地区的西藏、四川、青海,棘球蚴病流行最为严重,东北的黑龙江和辽宁,以及河北省也有相对较多病例报道,但未进行过棘球蚴病的调查,其流行程度不清楚。20世纪末期,新疆棘球蚴病的平均年发病率是0.0087%,其中发病率最高的县达到0.042%。根据世界卫生组织的报道,我国棘球蚴病的流行程度,目前在全球范围内,位居第一。一些岛屿现在是"暂时性非流行区"或已消除地区,如新西兰、澳大利亚塔斯马尼亚岛、冰岛和格陵兰等。散发或未见报道的区域还包括北欧和中欧的一些国家、太平洋地区及加勒比地区。

多房棘球绦虫分布在北半球,主要包括中欧地区、中亚北部的大部分地区、北美洲部分地区以及非洲北部的部分地区(如突尼斯等)。在中欧最近的研究表明多房棘球蚴病分布于至少12个国家,包括奥地利、比利时、捷克、丹麦、法国、德国、列支敦士登、卢森堡、荷兰、波兰、斯洛伐克和瑞士。有研究发现新的危险因素在不断增加,如在欧洲多房棘球绦虫在狐狸中的感染率不断增加,狐狸种群的数量也在不断增加且活动范围逐渐向城市蔓延。在中国,多房棘球蚴主要分布在中西部地区,包括西藏、四川、青海、宁夏、甘肃和新疆。在内蒙古,目前在啮齿动物体内发现有泡球蚴,人群中尚未见病例报道,但不排除人群中存在多房棘球蚴病的可能,需要加强对病例的鉴别诊断,近期在辽宁省也有泡型包虫病的病例报道。

我国棘球蚴病存在家养循环、野生循环和混合循环。家养循环,即病原循环于家养有蹄动物和家犬、牧犬之间。囊型棘球蚴病的主要中间宿主包括绵羊和青藏高原地区的牦牛,其他中间宿主包括有蹄家畜,山羊、马、驴、骡、黄牛、牛、犏牛、水牛、骆驼和猪等,终末宿主主要为犬。野生循环,即病原循环于野生有蹄动物、啮齿目和兔形目与野生犬科动物之间。中间宿主为盘羊、黄羊、藏原羚、藏羚羊、田鼠、鼠兔等啮齿目和兔形目动物,终末宿主多为狼、狐狸等犬科动物。据文献报道,我国有14种啮齿目和兔形目动物为多房棘球绦虫中间宿主,包括阿拉善黄鼠、赤颊黄鼠、中华鼢鼠、黑唇鼠兔、达乌尔鼠兔、灰尾兔、灰仓鼠、布鲁氏田鼠、伊犁田鼠、青海田鼠、松田鼠、长爪沙鼠、水䶄、小家鼠。终末宿主有红狐(宁夏、新疆)、藏狐(青藏高原)、沙狐(内蒙古)、家犬和野犬(甘肃、青海、四川西部)、狼(青藏高原、内蒙古、新疆)和狐狸等。混合循环,即上述两者兼有的传播循环。如狼、狐狸可以进村,排泄虫卵,污染环境。家犬、牲畜随着放牧可以进入野外环境,而导致感染。随着国内防治工作的推进,野生循环和混合循环将会逐渐成为防治工作的重点。

一、地理分布特征

为摸清我国棘球蚴病流行现状、科学制定防控策略,有效控制包虫病流行,我国于2012年开展了棘球蚴病流行病学调查,结果表明,全国棘球蚴病流行县共计368个,后因行政区划调整增加到370个县(市、区),分布在内蒙古、四川、西藏、甘肃、青海、宁夏、云南、陕西和新疆(包括新疆生产建设兵团)等9省份。其中115个县有细粒棘球蚴病和多房棘球蚴病混合流行,无单纯多房棘球蚴病的流行县(市、区、师)。此外,根据传染病报告系统的信息,2004年以来全国所有省市陆续有棘球蚴病病例报道。我国棘球蚴病流行区大致可分为三级阶梯。第一阶梯是西南地区的青藏高原,平均海拔3 000m以上及3 000米左右的区域,是棘球蚴病的高流行区;第二阶梯是黄土高原、内蒙古高原及邻近区域,包括新疆、宁夏和内蒙古,平均海拔2 000~1 000m以下,是棘球蚴病的流行区;第三阶梯是黑龙江、辽宁、河南等省份,有较多散在病例报道,因未开展过棘球蚴病调查是棘球蚴病的待确认区。

1. **青藏高原** 包括祁连山以南青海大部,西藏全区、四川甘孜、阿坝州及雅安地区和凉山州的部分区域、甘肃东南部、云南西北部和新疆的帕米尔高原区域。

西藏全区均有棘球蚴病流行。根据2016年西藏地区棘球蚴病流行调查结果,人群棘球蚴病检出率为1.60%,其中囊型棘球蚴病占总病例数的87.64%,泡型棘球蚴病占11.06%,未分型病例占1.30%。全区7个地(市)均有病例检出,其中那曲地区人群棘球蚴病检出率最高为3.21%,其次为阿里地区(2.34%)、昌都地区(1.44%)、拉萨市(1.38%)、日喀则市(1.34%)、山南市(1.0%),检出率最低的是林芝市,为

0.93%,但仍高于全国平均水平。犬棘球绦虫粪抗原阳性率为 6.31%。其中那曲地区阳性率最高,为 10.08%,林芝市最低,为 3.59%。70 个流行县中,犬棘球绦虫粪抗原阳性率≥10% 的县有 12 个,在 5%~10% 的县有 27 个,<5% 的县有 31 个。

青海境内地理景观复杂,地形地貌独特,大部分地区属高原草甸的地理景观。青南牧区的玉树、果洛、黄南和环青海湖是棘球蚴病的高发流行区。2012 年棘球蚴病调查表明棘球蚴病流行于青海省 39 个县,推算患病率为 0.63%,估计现有患者数约为 26 370 人(依据 2010 年青海省常住人口数据推算)。8 个地市州推算患病率从高到低依次为:果洛 4.54%、玉树 3.74%、黄南 0.61%、海南 0.20%、海北 0.13%、海西 0.11%、海东 0.04%、西宁 0.03%。推算患病率超过 1% 的流行县有 11 个。不同地区犬棘球绦虫粪抗原阳性率存在显著性差异,全省以海北州最高,犬棘球绦虫粪抗原阳性率为 17.84%;海东最低,棘球绦虫粪抗原阳性率为 6.30%。37 个流行县中,以海北刚察的棘球绦虫粪抗原阳性率最高,为 30.03%。犬棘球绦虫粪抗原阳性率<5% 的县有 6 个,介于 5%~10% 的县有 6 个,≥10% 的县有 24 个。

四川省西部青藏高原及周边的甘孜、阿坝、凉山、雅安 4 个市(州)35 个县推算患病率为 1.08%,估计患者数约为 2.79 万(依据 2010 年四川省流行区常住人口数据推算)。4 个市(州)推算患病率从高到低依次为:甘孜州 1.86%、阿坝州 0.79%、雅安市两县 0.09% 和凉山州两县 0.08%。推算患病率超过 1% 的流行县共有 12 个,包括石渠(12.09%)、色达(6.30%)、若尔盖(2.51%)、德格(2.28%)、甘孜(2.26%)、壤塘(2.20%)、马尔康(1.96%)、白玉(1.63%)、红原(1.34%)、金川(1.34%)、阿坝(1.03%)、理塘(1.00%)。14 个流行县同时存在有两型包虫病。犬棘球绦虫粪抗原阳性率为 2.96%,其中阿坝州最高为 6.61%,凉山州、甘孜州和雅安市分别为 0.94%、0.87%、0;35 个流行县中,阳性率最高的前九位均来自阿坝州。犬棘球绦虫粪抗原阳性率<5% 的县有 28 个,5%~10% 的县有 5 个,≥10% 的县有 2 个。

2. 黄土高原　包括宁夏、甘肃西北、新疆和内蒙古高原。

宁夏北部地势平坦,又有黄河灌溉,形成农业较发达的银川平原,而南部山区则较为干旱少雨,有一定数量的畜牧业。2012 年棘球蚴病调查结果确定棘球蚴病流行于宁夏回族自治区 5 市 19 个县(市、区),流行区推算患病率 0.22%,估计现有患者约 11 331 人(依据 2010 年宁夏回族自治区流行区常住人口数据推算)。囊型棘球蚴病流行于原州区等 19 个县(市、区),泡型棘球蚴病流行于西吉县、原州区和海原县。人群棘球蚴病检出率>0.1% 的县(市、区)有 12 个,检出率较高的 5 个地区依次为原州区(0.62%)、盐池县(0.51%)、同心县(0.43%)、彭阳县(0.36%)和红寺堡区(0.32%)。犬粪抗原阳性率较高的 10 个地区依次为原州区(12.19%)、中宁县(8.44%)、西吉县(5.63%)、利通区(5.00%)、同心县(3.75%)、青铜峡市(3.75%)、西夏区(3.33%)、海原县(2.99%)、彭阳县(2.81%)和红寺堡区(2.19%)。在 19 个流行县中,犬棘球绦虫粪抗原阳性率≥10% 的县(市、区)有 1 个,为原州区,5%~10% 有 3 个县(市、区),<5% 的有 15 个县(市、区)。

2012 年棘球蚴病调查结果显示,甘肃省流行区人群棘球蚴病患病率为 0.19%,推算患病人数 26 972 人,流行区受威胁人口 1 419 万余人(依据 2010 年甘肃省流行区常住人口数据推算)。12 个市(州)人群棘球蚴病推算患病率从高到低依次为:甘南 0.46%、白银 0.29%、武威 0.28%、庆阳 0.26%、张掖 0.24%、酒泉 0.15%、金昌 0.11%、临夏 0.08%、定西 0.08%、兰州 0.08%、天水 0.07%、平凉 0.03%。推算患病率超过 1% 的县共 3 个,分别是夏河(1.91%)、玛曲(1.37%)和肃南(1.19%);患病率为 0.10%~1% 的县 30 个,患病率<0.10% 的县 22 个;10 个流行县同时存在两型包虫病病例。犬粪抗原阳性率为 4.91%,其中酒泉最高,为 10.40%,其次为兰州(9.15%)、庆阳(7.99%)。阳性率<5% 的县有 35 个,5%~10% 的县有 9 个,≥10% 的县有 12 个,肃南的粪抗原监测未发现阳性。

新疆维吾尔自治区以天山为界,划分为北疆和南疆。2012 年棘球蚴病调查,表明棘球蚴病在新疆的 14 个地(州、市)81 个县(市、区)均有不同程度的流行。根据流行病学调查数据推算,新疆棘球蚴病患病率为 0.09%,估算全区有棘球蚴病患者 14 079 人(依据 2010 年新疆流行区常住人口数据推算)。14 个地

（州、市）推算患病率从高到低依次为：乌鲁木齐 0.20%、克州 0.20%、伊犁 0.18%、塔城 0.15%、昌吉 0.13%、巴州 0.12%、克拉玛依市 0.10%、博州 0.10%、哈密 0.08%、吐鲁番 0.08%、阿勒泰 0.08%、和田 0.04%、阿克苏 0.02% 和喀什 0.01%。犬棘球绦虫粪抗原阳性率为 2.30%，其中克拉玛依市最高为 5.77%，其次为塔城 3.57%、克州 3.33%、巴州 3.28%。犬棘球绦虫粪抗原阳性率≥10% 的县有 3 个，5%~10% 的县有 14 个，<5% 的县有 75 个。

内蒙古高原沙漠草原广布，仅阴山南侧的河套平原为农业区，植被由东部的森林草原逐渐过渡到中部的干草原和西部的荒漠草原。根据 2012 年棘球蚴病专项调查结果，内蒙古棘球蚴病标化患病率为 0.087%，调查的 5 个盟市除了乌兰察布市未发现患者外，其余 4 个盟市均发现棘球蚴病患者，推算患病率分别为：呼伦贝尔市 0.14%、通辽市 0.10%、锡林郭勒盟 0.10% 和鄂尔多斯市 0.06%。16 个棘球蚴病流行县棘球蚴病患病率均高于 1%，病例均为囊性棘球蚴病病例。犬棘球绦虫粪抗原阳性率为 2.38%，其中，呼伦贝尔的犬阳性率最高，为 4.30%、其次是鄂尔多斯 2.27%、通辽 2.03%、锡林郭勒 1.77% 和乌兰察布 0.94%，16 个流行县中，犬棘球绦虫粪抗原阳性率≥10% 的旗县有 1 个，为新巴尔虎右旗 11.75%，其余旗县犬棘球绦虫粪抗原阳性率均<5%。

二、人群分布特征

1. **性别、年龄分布**　从 2012 年棘球蚴病调查结果来看，男性和女性棘球蚴病检出率分别为 0.43% 和 0.59%，女性高于男性。这与妇女承担更多家务（如高原牧区手工处理牛粪燃料），与犬接触更为频繁和密切有关，增加了接触虫卵的机会。以 10 岁为一个年龄段进行分组，各年龄组均检出患者，其中≥90 岁年龄组检出率最高，为 1.35%。由于流行区人群随着年龄增长暴露的机会更多，棘球蚴病检出率随着年龄的增长而升高。

2. **职业分布**　2012 年棘球蚴病专项调查结果显示，13 种职业人群中，宗教教职人员的棘球蚴病检出率（4.42%）最高，其次为牧民（1.89%）和半农半牧民（0.78%）。宗教教职人员检出率高，与他们定时给犬投喂食物密切相关。寺院周围存在大量无主犬，使得寺院周围环境受虫卵污染严重，从而增加宗教教职人员患棘球蚴病的机会。牧民和半农半牧民因与家畜和犬的接触频繁，感染概率较高。

3. **文化程度分布**　2012 年棘球蚴病调查结果表明，从文化程度来看，文盲人群的棘球蚴病检出率最高，达 1.11%，其次为小学（0.38%）、大专及以上（0.29%）、初中（0.13%）和高中（0.15%）。2018 年在青海省玛沁县开展了人群棘球蚴病调查，发现不同文化程度中以文盲棘球蚴病检出率最高，为 3.15%，其次为小学，为 1.30%，大学最低，为 0.03%。2017 年在内蒙古自治区开展的棘球蚴病调查显示，小学及以下人群棘球蚴病检出率高于高中及以上的人群。检出率随文化程度的增高而降低，较高文化程度有助于人们正确认知疾病并建立健康的生活意识和卫生习惯。

三、我国棘球蚴病传播循环方式

我国地域广阔，地形复杂，棘球蚴病流行广泛，各省份之间流行程度有较大差异，各省份内不同流行区患病率也不同，这些差异来源于自然、社会、法规、经济、生物等因素。棘球蚴病被认为是一种原始的野生循环，但作为最重要的人兽共患寄生虫病，棘球绦虫在公共卫生和经济方面的重要性直接与人类因素有关。后者造成野生循环和家养循环之间的交互影响，导致出现了混合循环的传播。

1. **野生循环**　野外存在的这一循环主要是通过捕食者—被捕食者关系得以长久保持，终末宿主是野生犬科动物如狼、狐狸等，中间宿主为野生有蹄动物如盘羊、黄羊、藏原羚、藏羚羊等以及啮齿目和兔形目动物。草原是多房棘球绦虫中间宿主的良好生活环境，为棘球蚴病的传播提供良好的条件。近年随着野生动物保护工作的加强，作为终末宿主和中间宿主的野生动物种群数量和密度的都增加，有导致棘球蚴病的流行情况也越发严重的态势。

2. **家养循环**　即病原循环于牛羊等家养有蹄动物和家犬、牧犬之间。在我国犬是棘球蚴病的重要的传染源野生动物,流行地区犬只数量庞大,尤其无主犬数量极多,形成众多的传染源。高度流行区家犬、牧犬及无主犬的大量存在,为形成棘球绦虫的生存和传播提供了良好条件。

3. 混合循环 人类因素导致家养和野生循环交互影响,不良个人行为及卫生习惯增加人群患病概率。玩犬、病变脏器喂犬、进食前或准备食物时不洗手等不良卫生习惯,缺乏安全饮用水源,显著增加了传播感染机会。

当前在防治中关注了家养循环的控制,对家犬进行了驱虫,对棘球蚴病的传播控制起到了一定的防治作用,但由于野生和混合循环的存在,棘球蚴病的传播仍未得到控制。

第四节 临 床 表 现

囊型棘球蚴病在临床上常出现在肝或肺部,少见在肾、骨、心脏、脾、胰腺和头颈等部位(包括大脑)。从发病机制来看,组织损坏及器官功能障碍主要是源于宿主重要组织、血管及部分器官逐渐被占位、压迫或位移的过程。细粒棘球绦虫虫卵侵入宿主发育成为棘球蚴,并逐渐增大压迫周围的组织和细胞,影响其功能,或压迫邻近器官而产生症状。棘球蚴周围出现炎症反应和细胞浸润,逐渐形成一个纤维性外囊。棘球蚴的发展非常缓慢,常在 10~20 年后才出现症状。

泡型棘球蚴病通常比囊型棘球蚴病更严重,病死率更高。由于泡球蚴生长缓慢,感染后一般潜伏期较长。从寄生部位看,多房棘球绦虫的幼虫主要寄生在肝部,感染后期可能会转移到其他部位如腹膜后腔、肺部、脑部和骨骼等。泡球蚴在肝实质内呈弥漫性浸润生长,典型的增生病灶表现为一个带有分散小囊泡聚合体的分散纤维组织,每个囊泡大小从几毫米到几厘米不等。在晚期情况下,会形成带有黏液的中部坏死腔,有时会被细菌继发感染,时间较长的病灶钙化灶区遍布整个或部分肝病变区。

一、肝棘球蚴病

大约 70% 的棘球蚴寄生在肝部,特别是在肝右叶。主要症状是右上腹或上腹部出现肿块,可有肝区疼痛和不适,上腹饱胀感、消化不良、消瘦、贫血和门静脉高压等表现。囊肿多为单个,也可为多个,位于膈面,向腹腔突出,表面光滑。肝囊型棘球蚴病一般无症状,通常多在胸腹 X 线检查或肝超声检查时发现。肝门附件的棘球蚴囊肿可并发门静脉高压症,出现腹壁静脉曲张、脾大和腹水等症状。肝棘球蚴囊肿并发感染或破裂,使病情变为复杂,感染促使破裂,破裂加重感染。并发细菌感染后,临床症状酷似肝脓肿或膈下脓肿,除全身中毒症状高热、寒战等外,肋间隙深部指压痛有助于定位诊断。肝棘球蚴囊内压力甚高,诊断性穿刺、外伤或挤压可导致包囊破裂,不仅会引起囊液外溢、过敏性休克,还可使囊液中原头蚴播散移植至腹腔或胸腔内产生多发性继发棘球蚴囊肿。肝泡型棘球蚴病主要症状为上腹部隐痛,有时伴有腹绞痛和寒战高热等感染症状,肝肿大或肝区有明显肿块。有与囊型棘球蚴病相似的肝区疼痛、压迫、坠胀感等,但触诊时肿块较坚硬并有结节感。有腹痛和黄疸以及门脉高压的表现,几乎所有患者都表现有肝功能损害,如食欲缺乏、消化不良等,晚期患者甚至有恶液质现象。主要并发症是因胆道阻塞、感染而致的败血症或中毒性休克、肝功能损害,直至肝衰竭或多器官衰竭而死亡。

二、肺棘球蚴病

囊型棘球蚴病第二常见的寄生部位是肺部,主要寄生在右肺和下叶,通常为单个,多发者少见。早期肺棘球蚴囊较小,患者无明显症状,常在胸部 X 线透视时发现。肺棘球蚴囊逐渐长大就会出现胸痛、咳嗽、痰血等一系列症状,胸痛为持续性隐痛,可压迫周围肺组织,引起肺萎缩和纤维化或发生瘀血、炎症。浅表的肺棘球蚴囊肿可引起反应性胸膜炎,巨大的囊肿还可能破入胸腔,导致大量头节外溢,形成继发性棘球蚴囊肿。

肺泡型棘球蚴病约占泡型棘球蚴病患者总数的 20%，大多数是由肝部泡球蚴通过血路转移引起，也可由肝右叶病变侵蚀膈肌至肺部所致。临床表现以少量咯血为主，重者伴有咳嗽、气促，胸部 X 线检查可见双肺有大小不等的结节性病灶，少数患者可有少量胸腔积液。

三、脑棘球蚴病

脑囊型棘球蚴病多见于儿童，常见于顶叶，通常会伴有肝与肺棘球蚴病。临床症状为头痛、视神经盘水肿等颅内高压症，常有癫痫发作。包囊多为单个，多数位于皮质下，病变广泛者可累及侧脑室，并可压迫、侵蚀颅骨，出现颅骨隆凸。脑电图可以看到局限性慢波。颅脑 CT 扫描和磁共振影像可见大的囊肿阴影，便于定位与定性诊断。

脑泡型棘球蚴病也是肝部泡球蚴通过血路转移引起，约占多房棘球蚴病总数的 5%，通常均伴有明显肝与肺泡型棘球蚴病。主要临床表现为局限性癫痫或偏瘫，但视病变部位而异，颅脑 CT 扫描可见颞叶和/或枕叶蜂窝状低密度病灶。

四、其他棘球蚴病

囊型棘球蚴病科发生在腹腔和盆腔、脾、肾、脑、骨、纵隔、心脏、肌肉和皮肤、膀胱、卵巢、睾丸、眼等部位；泡型棘球蚴病可发生肺、脑等部位的转移，并出现相应部位的占位性局部压迫、刺激或过敏反应等临床症状和体征。少数患者可同时存在两种棘球蚴混合感染。

第五节　诊　断

X 线、B 超、CT 及磁共振（MRI）等对棘球蚴病的诊断和定位有帮助。确诊以病原学检查结果为依据，即手术取出物中的棘球蚴，或从痰、胸腔积液、腹水或尿等检获棘球蚴碎片或原头蚴等。

一、影像学方法

在棘球蚴病各种检查方法中，影像学是重要的检查方法。超声则以其方便快捷，费用低廉而成为腹部和盆腔棘球蚴病的首选检查方法，其优点在于断面图像能消除重叠结构的影响，并具有很高的密度分辨力，可识别组织之间微小的密度差别；CT、MRI 对棘球蚴病的诊断准确性很高，提供的信息量大，特别是磁共振的水成像技术在棘球蚴病的诊断中起着重要作用，对于复杂类型的棘球蚴病，MRI 诊断是其他影像方法的重要补充，X 线摄片是肺棘球蚴病和骨棘球蚴病经济有效的检查方法。

二、病原学方法

几种传统的寄生虫学检查方法一直沿用至今，在病原学诊断中发挥着重要作用。

（一）囊型棘球蚴病

1. 排出物的检查　肺棘球蚴病常见棘球蚴囊破裂，内囊壁和囊液会随咳出物一起排出，镜检可根据角质层的板层状结构而确诊。痰液中也可能存在原头蚴被消化崩解而遗留的头钩（顶突钩），在镜检时可根据头钩特有的形态予以诊断。骨棘球蚴病往往形成瘘道破出皮肤，常可见到小的棘球蚴囊从瘘管排出（状如珍珠，大小不等），可通过镜检发现头钩而诊断。

2. 穿刺物的检查　适当部位的棘球蚴囊可采用穿刺技术抽取囊内容，进行病原学检查。

3. 手术切除物的检查　对手术中取得的诊断不明的囊性肿物，可通过切片，根据形态学特征予以诊断。

（二）泡型棘球蚴病

通常对手术切取物进行检查，肝脏病灶的超声引导细针穿刺被用于泡型棘球蚴病的诊断，但获得足量材料的机会很少,这种技术的敏感性不高。穿刺有导致泡球蚴破裂散播,继而形成转移病灶的风险,故慎用穿刺方式进行检查。对手术切除的材料可通过切片标本的形态学特征予以诊断。

三、免疫学方法

人体棘球蚴病常用的免疫学诊断方法有酶联免疫吸附实验(ELISA)、对流免疫电泳、间接荧光抗体实验(IFA)。现有方法在敏感性和特异性上差异很大,结果受抗原性质和质量,检测方法,棘球蚴的大小、数量、部位和活力,个体免疫应答反应的差异等诸多因素的影响;约10%～40%手术确诊患者无法检测到特异性抗体。免疫学诊断方法可辅助影像学检查。

第六节 治 疗

棘球蚴病的治疗,包括药物治疗和手术治疗,目前国内药物治疗中以使用阿苯达唑为主。

一、药物治疗

棘球蚴病的药物治疗是重要的治疗方法,阿苯达唑是目前使用最广泛的治疗药物。

(一)治疗适应证

1. 棘球蚴囊平均直径<5cm 的单囊型、多子囊型、内囊塌陷型肝囊型棘球蚴病患者;
2. 全身状况差无法耐受手术的肝囊型包虫病患者;
3. 拒绝手术治疗的肝囊型包虫病患者;
4. 手术及介入治疗后辅助治疗。

(二)服药方法

1. 阿苯达唑片剂(规格:200mg/片),每人每天按照 15mg/kg 体重测算药量,早晚 2 次餐后服用,连续服用 6～12 个月或以上。
2. 阿苯达唑乳剂(规格:12.5mg/ml),每人每天按照 0.8ml/kg 体重,14 岁以下儿童按照每人每天 1.0ml/kg 体重测算药量,早晚 2 次餐后服用,连续服用 6～12 个月。

(三)禁忌证及注意事项

1. 妊娠期间和哺乳期的妇女、2 岁以下儿童、有蛋白尿、化脓性皮炎及各种急性疾病患者禁用。
2. 有肝、肾、心或造血系统疾病、胃溃疡病史者和 HIV 感染者,应到县级或县级以上医院检查后确定治疗方案。
3. 有结核病的棘球蚴病患者,应参照结核病治疗方案进行治疗,治愈后再进行棘球蚴病治疗。
4. 服药期间应避免妊娠。

(四)疗效判定

以 B 超影像为主,对腹部各脏器及腹腔棘球蚴病进行疗效判定。

1. **治愈** 临床症状和体征消失,且 B 超检查具有以下特征之一:

(1) 囊型棘球蚴病:包囊消失;囊壁完全钙化;囊内容物实变。

(2) 泡型棘球蚴病:病灶消失;病灶完全钙化。

2. **有效**

(1) 囊型棘球蚴病:临床症状和体征改善,且 B 超检查具有以下特征之一者:①囊直径缩小 2cm 以上;②内囊分离征象;③囊内容物中回声增强,光点增强增多。

(2) 泡型棘球蚴病:临床症状和体征改善或 B 超检查具有以下特征之一者:①病灶缩小;②病灶未增大,回声增强。

3. **无效** 临床症状和体征无缓解,且 B 超检查显示病灶无任何变化或进行性增大。

（五）药物不良反应的处理

1. 分级

（1）轻度：服药初期有轻度头痛、头晕、胃部不适、食欲缺乏、恶心、腹泻、皮肤瘙痒、肝区针刺样疼痛。

（2）中度：除上述反应程度加重外，出现呕吐、进食量明显减少。

（3）重度：除前述症状外，出现明显脱发、贫血、浮肿、黄疸等；实验室检查出现胆红素明显升高，白蛋白降低，白细胞明显减少，有时出现蛋白尿和肌酐升高。

2. 处理

（1）轻度反应者一般不需处理，可继续服药观察。

（2）中度反应者应暂停服药，并建议到县级以上医院诊疗，做血、尿常规、肝和肾功能检查后，确定治疗方案。

（3）重度反应者应立即停药，必要时送县级以上医院处理。

（六）新药的研究

阿苯达唑是目前国际和国内认可的包虫病口服治疗药物，但服药周期长，副反应相对较重，疗效有限，因此亟待研发新的治疗药物，国内有学者开展了包虫病治疗药物的研究。

咯萘啶是一种治疗疟疾的药物，其化学结构见图 15-6。实验研究表明咯萘啶可杀灭细粒棘球蚴。其对细粒棘球绦虫的原头蚴 LD_{50} 值为 $150.52\mu mol/L$，效果与一线治疗药物阿苯哒唑相当（$LD_{50} = 79.15\mu mol/L$）；小鼠体内实验中，咯萘啶腹腔注射 $100mg/(kg \cdot d)$ 组和口服 $100mg/(kg \cdot d)$ 组的包囊死亡率达 100% 和 91.28%，显著优于对照组（$P<0.05$），两组的包囊重量较对照组均有显著降低，分别降低了 36.82% 和 46.57%（$P<0.05$）。在整个治疗过程中，小鼠对咯萘啶的各剂量方案均耐受良好，小鼠的外观、行为、精神状态及生化指标（血常规、电解质、肝肾功能等）均与正常组无明显区别，肝、肾、脾等脏器的检查结果均与正常小鼠无异，未见肉眼可见损伤。综上，老药咯萘啶具有较好的体外、体内抗细粒棘球蚴活性，且毒副作用较小，可作为一个高效、安全、可靠的抗细粒棘球蚴候选化合物开展对大型哺乳动物绵羊细粒棘球蚴病的药效学评价。

该学者对咔唑氨基醇类化合物也进行了杀灭棘球蚴的观察，其中化合物 H1424 活性较佳（见图 15-7）。对小鼠体内抗棘球蚴活性进行了评价，以包囊重量和包囊死亡率作为药效学评价指标，在低剂量下［$25mg/(kg \cdot d)$］即可致小鼠棘球蚴包囊的平均重量降低 68.35%，相较于对照组有显著减轻（$P<0.001$）；治疗后包囊死亡率为 31.48%，显著优于阿苯达唑［$50mg/(kg \cdot d)$］的 22.22%（$P<0.01$）。在整个治疗过程中，小鼠对 H1424 的各剂量方案均耐受良好，同时，该化合物体内抗泡型棘球蚴的效果也比较显著。化合物 H1424 具有较好的体外、体内抗棘球蚴活性，且毒副作用较小，为结构新颖、安全、可靠的抗棘球蚴先导化合物。

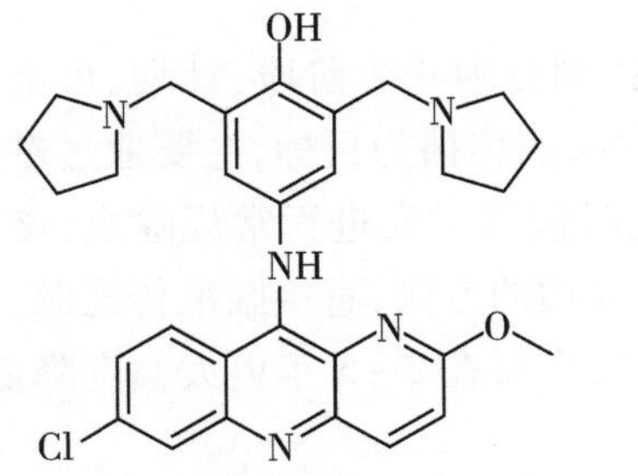

图 15-6　抗细粒棘球蚴化合物——咯萘啶

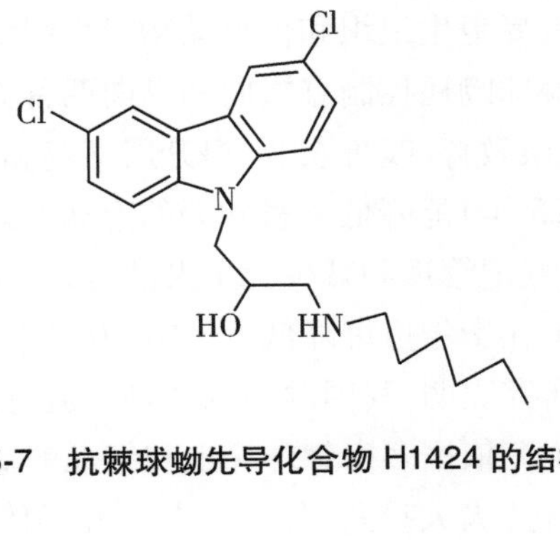

图 15-7　抗棘球蚴先导化合物 H1424 的结构式

二、手术治疗

目前,外科手术治疗仍然是清除棘球蚴囊的根治性治疗方法。如果棘球蚴囊不是位于危险部位或疾病未进入晚期,手术成功率可达到 90%。对于囊型棘球蚴病,手术治疗应尽可能剥除或切除肝棘球蚴外囊,减少并发症,降低复发率;对于泡型棘球蚴病,手术治疗应早发现早根治,减少并发症,提高生存率和生活质量。

(一) 囊型棘球蚴病手术治疗

1. **肝棘球蚴囊肿外囊完整剥除术**　将肝棘球蚴连同外囊全部或绝大部分切除,从而避免产生胆瘘或复发。其主要适应证:原发性棘球蚴囊肿部分突出肝表面者。禁忌证:原位复发性棘球蚴与周围粘连紧密,难以剥离者;棘球蚴囊肿紧贴肝门和主要血管胆管,而且分离困难者;棘球蚴并发破裂、感染或胆瘘;"壳状钙化"棘球蚴囊肿。

2. **肝囊型棘球蚴病内囊摘除术**　主要适应证:不适宜行外囊摘除术的囊型棘球蚴病;肝脏各种类型的囊型棘球蚴病;手术后复发的囊型棘球蚴病;已破裂或感染的囊型棘球蚴病。禁忌证:全身情况不能耐受麻醉和手术的棘球蚴病患者。

3. **肝部分切除术主要适应证**　棘球蚴囊肿局限在肝脏边缘或局限在肝左叶或右叶单侧;囊肿壁厚(>0.3cm)而且囊肿内呈混浊影像;手术复发的厚壁棘球蚴囊肿合并囊内感染或血性肉芽肿;外囊残腔内胆瘘长期带管或反复清创不愈者。其禁忌证:全身情况不能耐受肝切除手术患者。

(二) 泡型棘球蚴病的手术治疗

1. **根治性肝叶切除术**　根治性肝叶切除术是目前治疗肝泡型棘球蚴病的首选方法,切除范围要求超过病灶边缘 1cm 以上的正常肝组织,以去除病灶活跃增生区域。其主要适应证有:①病灶局限于肝段、半肝或同侧三叶范围内,对侧肝有足够的代偿增大,肝脏储备功能一般均良好者。②有远处转移者,有肺转移的肝泡型棘球蚴病患者在切除肺部棘球蚴后,仍可考虑行扩大性手术,其效果良好。而有脑转移的肝泡型棘球蚴病患者,则由于脑部病变预后不佳而失去肝内病灶完整切除的机会。

2. **内镜 ERCP、介入或其他治疗方式(感染、黄疸等应急处置)**　内镜 ERCP、介入外引流术代替姑息性切除术,是目前对晚期无法根治性切除的肝泡型棘球蚴病患者减轻或预防黄疸、坏死液化感染等严重并发症对机体和肝脏的损害,并延长生存时间或为肝移植争取时间的手术方法。

3. **肝移植术**　晚期肝泡型棘球蚴病合并梗阻性黄疸或呈终末期肝衰竭,而且不能实施泡型棘球蚴病病灶肝切除者,肝移植则成为唯一可挽救生命的方式,但存在潜在难控制感染因素,可能影响免疫抑制剂的应用,而使肝移植疗效受限。

第七节　预　　防

根据世界卫生组织和世界动物卫生组织的介绍,棘球蚴病控制分为 4 个阶段:计划、攻击、巩固、维持和消除。棘球蚴病控制有横向和纵向两种方法,横向方法以减少疾病传播为目标,主要通过健康干预来实现,包括健康教育、改善农业、提升屠宰场和肉类检查的工作,同时依靠对犬进行常规除虫,该方法在较长时间内(>25 年)能降低家畜和犬的患病率。纵向方法是目前最成功的方法,直接瞄准传染源,包括犬的大规模驱虫、登记管理和减少无主犬的数量,通过该方法绵羊的感染率可在 3~5 年里大幅度降低,人的棘球蚴病患病率在十年里可降低到 1/10 万以下。

目前研究表明,我国两型棘球蚴病流行区的主要传染源都是犬,因此各类流行区传染源控制策略均以犬驱虫为主。依据多房棘球绦虫和细粒棘球绦虫在犬体内发育成熟的周期,2005 年确定了包虫病防治策略,要求实行"犬犬投药,月月驱虫",开展传染源控制工作,健康教育,同时开展棘球蚴病免费检查和患者的治疗。尽管经过多年的防治,各地仍然有新病例的出现,新版的《包虫病防治技术方案》中提出了在流行程度较高的流行区开展野外驱虫的工作。

此外在流行区应采取综合性预防措施,例如:加强健康教育宣传,普及棘球蚴病知识,提高全民的防病意识;在生产和生活中加强个人防护,讲究个人卫生。根除以病畜内脏喂犬和乱抛的陋习;加强对屠宰场和个体屠宰户屠宰牲畜的检疫,妥善处理病畜内脏;定期为家犬、牧犬驱虫,以减少传染源;在流行区对人群进行普查,对发现的患者给予治疗。

（施丹丹 伍卫平）

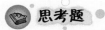 **思考题**

1. 简述为什么在控制传染源中仅对家犬进行驱虫是不够的。
2. 简述为什么在非流行区也会出现包虫病病例。

第十六章 鼠疫

第一节 概 述

鼠疫(plague)是由鼠疫菌引起的、严重危害人类健康的烈性传染病。它是通过媒介跳蚤传播,流行在啮齿动物间的自然疫源性疾病之一,并在一定条件下通过染疫的鼠、蚤或其他途径,将鼠疫传播给人,造成人间鼠疫的发生和流行。由于鼠疫传染性强、病死率高,在我国传染病防治法中规定为甲类传染病。

历史上鼠疫曾给人类带来了深重的灾难。20 世纪上半叶,世界鼠疫流行十分猖獗,1901—1910 年 60 多个国家和地区发生鼠疫病例 5 459 784 人。20 世纪中叶,人间鼠疫病例明显下降,60~80 年代,仅在二十多个国家有鼠疫病例报告。然而,正当人们乐观地认为鼠疫已被控制的时候,鼠疫又开始在非洲、美洲及亚洲死灰复燃,进入 20 世纪 90 年代,人间病例又呈明显上升趋势,从 1981—2001 年报告病例数达 4 839 例,较 1960—1980 年的 2 181 例增加了 2.22 倍。2000 年,世界卫生组织已经将鼠疫列为重新抬头的传染病。

我国是鼠疫流行较为严重的国家之一,新中国成立以前,我国共发生过七次大规模的鼠疫流行,截至 1949 年,全国在 20 个省区、549 个县流行鼠疫 179 年次,共发病 260 万人,死亡 240 万人。新中国建立后,我国建立了完善的鼠疫防治体系,人间鼠疫得到了有效控制,但仍有散在病例的发生,20 世纪 80 年代以来全国共有 9 个省区、155 个县次,发生 922 例患者。其中,20 世纪 80 年代(1980—1989 年)对我国人间鼠疫分布状况产生影响的主要是青藏高原喜马拉雅旱獭疫源地,期间全国共发生人间鼠疫 35 县次 101 例,而旱獭疫源地就发生 30 县次 91 例,分别占该时期县次数和鼠疫患者的 85.71% 和 90.10%。20 世纪 90 年代以来(1990—2007 年),由于家鼠疫源地局部地区人间鼠疫暴发,改变了我国多年来病例主要集中在旱獭疫源地的状况,18 年间,全国发生人间鼠疫共 128 县次,鼠疫患者共 830 例,而仅南方家鼠疫源地则发生 81 县次、鼠疫病例 699 例,分别占 63.28% 和 84.22%。期间,2000 年是近年来我国人间鼠疫发生最多的一年,全国共 254 例。2009 年以后疫情趋于平稳,至 2020 年的 12 年间仅流行 9 个年次,报告 35 例,死亡 14 例,疫情主要分布于青藏高原喜马拉雅旱獭疫源地的西藏、青海、甘肃和四川,共发现 24 例病例,死亡 10 例,而南方家鼠鼠疫疫源地仅于 2016 年和 2020 年在云南发现 2 例。

鼠疫是一种周期性明显的传染病,随着鼠疫疫源地的复苏及蔓延,给人类带来了潜在的威胁。当今社会,鼠疫的流行具备了不同以往的特点:特别是鼠疫菌的变异,生态环境的变化,全球气候变暖以及自然疫源地的开发,促进了疫情范围不断扩大,呈上升趋势,间歇多年又突然暴发,向城市和旅游区人口密集区逼近,动物鼠疫远距离传播和人为传播,生物恐怖等。他给人类警示是"瘟疫"依然存在,对此,世界卫生组织极为关注,并将鼠疫列为重新流行的急性传染病(emergency infectious diseases)。

鼠疫是自然疫源性疾病。控制鼠疫的根本性措施就是改变宿主动物的生存环境,限制其生存或控制其数量,切断鼠疫传播途径。然而,在世界范围内,鼠疫自然疫源地的生态环境不可能发生根本性的改变;反而,由于盲目砍伐森林、草原荒漠化等,鼠疫宿主动物适宜生存环境扩大。经济发展,交通发达,人员流动频繁,鼠疫可以借助飞机、轮船等在很短时间内从发病地向世界传播。

当前,切断鼠疫流行三个环节,即传染源、传播途径、易感人群的任一环节都不是一件容易的事情。鼠疫菌在自然界的保存机制尚不清楚,现行灭鼠灭蚤方法措施都不足以根除鼠和蚤,正在使用的疫苗对人群基本起不到保护作用。目前,对鼠疫的研究还有很多空白,鼠疫的防治工作任重道远。

（董兴齐　王鹏　张洪英）

第二节　流 行 病 学

据考证鼠疫早在公元前 1320 年已经被发现,并且证明了鼠类鼠疫和腺肿的关系。Rufus(约在公元 100 年)的著作中曾记述,公元前 3 世纪末在利比亚、埃及、叙利亚等地曾有腺鼠疫流行。然而,自从 E.H 巴甫洛夫斯基提出自然疫源性学说,并且明确鼠疫是自然疫源性疾病以后,人们才真正认识人类鼠疫起源的问题。

一、世界鼠疫流行史及现状

（一）世界三次鼠疫大流行

追溯世界鼠疫流行史,可以考查的是从公元六世纪以来的三次鼠疫大流行。

第一次鼠疫大流行发生在公元 6 世纪(527—565 年)。起源于中东地中海附近,自埃及新尼亚半岛,经巴勒斯坦、地中海国家侵入西欧,远至不列颠诸岛。公元 542 年从埃及南部塞得港沿陆海商路将鼠疫传到北非和欧洲。流行持续半个世纪,死亡约 1 亿人。本次流行因始于埃塞俄比亚的汝斯丁王朝时期,因此以汝斯丁(Justinian)瘟疫的名称载入医学史册。

第二次鼠疫大流行始于公元 14 世纪中叶(1346—1665 年)。1346 年始于克里米亚半岛卡法港,2 年后传到君士坦丁堡,继而传至希腊和意大利。在整个 15、16 和 17 世纪前 70 年,鼠疫流行遍及欧洲、亚洲和非洲北海岸,尤以欧洲为甚,死亡人数占当时人口的四分之一,意大利和英国死者达人口的半数。本次大流行在医学史上称为"黑死病"。本次鼠疫流行特点是,借助经济往来、宗教活动和战争,使人间鼠疫从人烟稀少的疫源地传入城镇及人口稠密的城市。动物鼠疫、人间流行此起彼伏,持续近 300 年。

第三次大流行始于 18 世纪末(1772—1956 年)。许多文献、志书记载,起源于我国云南与缅甸边境一带。动物鼠疫、人间鼠疫经过长时间反复流行,经思茅、蒙自,沿广西的百色、尤州,传入北海、钦州、廉州等雷州半岛沿海城镇,相继传到广州和香港。1894 年香港鼠疫暴发流行后,由于香港海运事业的发展,大型、快速的远洋货轮使香港的鼠疫传播到世界各地。此次大流行一直持续到 20 世纪中叶,共波及亚洲、欧洲、美洲和非洲的 60 多个国家。这次流行的特点是传播速度快,地区分布广,疫区几乎遍及当时全世界沿海各港埠城市及其附近内陆居民区,当地家栖和半家栖啮齿动物也有猛烈流行,传播媒介是印鼠客蚤和人蚤。在本次大流行初期,日本人北里和法国人耶尔森(1894 年)相继在我国台湾、香港从鼠疫患者及家鼠尸体中发现鼠疫菌,随后(1897 年)绪方又从跳蚤体内分离出鼠疫菌,从而初步弄清了鼠疫的传染源和传播途径,使人类和鼠疫的斗争进入了科学阶段。

（二）全球鼠疫分布及鼠疫自然疫源地

鼠疫自然疫源地广泛分布于寒温带、温带、亚热带和热带地区,主要分布于北纬 50° 和南纬 40° 之间,鼠疫自然疫源地主要局限于沙漠、半沙漠、干旱平原、草原和高山草甸的干旱地区。历史上,全球共有 68 个国家和地区曾经发生过人间鼠疫。其中亚洲有 24 个,非洲 24 个,美洲有 10 个,欧洲有 9 个,大洋洲 1 个。通过调查研究,目前证实在亚洲、美洲和非洲的 53 个国家存在有鼠疫自然疫源地。其中亚洲 23 个国家,非洲 22 个国家,美洲 8 个国家。

（三）当前世界鼠疫流行现状

第三次世界鼠疫大流行后,全球鼠疫呈持续性散在流行状态,全球至今累计发病 10 万余人。全球发病年度波动明显,形成 1967 年和 1997 年 2 个高峰,第一个高峰主要是亚洲疫情,第二个高峰则以非洲病例多发形成,相较而言,美洲病例最为平稳。1981 年是个较为"特殊"的年份,即处于鼠疫流行的"波谷",也恰是全球鼠疫病例地区分布的分水岭,1981 年后,亚洲病例趋于平稳,而非洲鼠疫流行却变得非常活跃。1994 年 7 月初,印度马哈拉施特拉邦的比德地区发生动物鼠疫流行,8 月 5 日报告首例腺鼠疫患者。

9 月 19 日，在距数百公里的苏拉特市（Surat）出现首例肺鼠疫患者，很快疫情波及安德拉、德里等 9 个邦，至 10 月 6 日判定疑似鼠疫患者 5 722 例，死亡 56 例。此次流行给印度在政治和经济上造成了重大损失，也震惊世界，称为印度"苏拉特风暴"。从 1981—2008 年，全球共 28 个国家报告鼠疫患者 56 645 例。其中非洲 15 个国家包括安哥拉、博茨瓦纳、肯尼亚、利比亚、马达加斯加、马拉维、莫桑比克、南非、乌干达、坦桑尼亚、扎伊尔、津巴布韦、民主刚果、赞比亚、阿尔及利亚，共报告鼠疫患者 47 174 例，占全球总病例数的 83.28%；亚洲 8 个国家包括中国、印度、哈萨克斯坦、蒙古、缅甸、越南、老挝、印度尼西亚，共报告鼠疫患者 6 362 例，占总数的 11.23%；美洲 5 个国家，包括玻利维亚、巴西、厄瓜多尔、秘鲁、美国，共报告鼠疫患者 3 109 例，占总数的 5.49%。流行呈逐步上升趋势（图 16-1）。

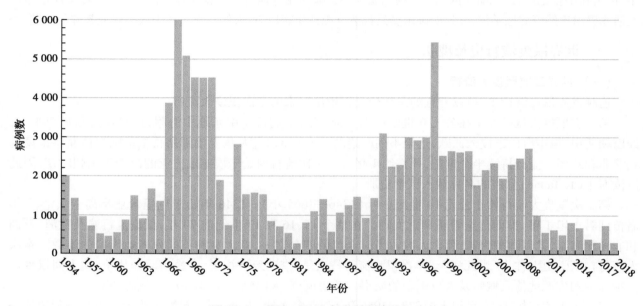

图 16-1　1954—2018 年世界鼠疫流行动态

　　2009 年后全球人间鼠疫报告病例已进入历史新低，除少数国家有人间鼠疫流行外，大多数国家只有零星的散发病例报告。2009—2018 年，共报告鼠疫病例 5 405 例，死亡 826 例，其中 2009 年报告病例数最多（982 例），占 10 年总报告例数的 18.17%，2018 年报告最少（243 例），占 10 年总报告例数的 4.50%。这些病例分布于非洲、亚洲和美洲的 12 个国家，而非洲南部、北部、东部和中部地区是鼠疫流行的重灾区，先后共报告病例 5 213 例，占全球人间鼠疫病例的 96.4%，死亡 794 例，占全球总死亡例数的 96.1%。非洲疫情尤以马达加斯加、刚果民主共和国、坦桑尼亚、乌干达最为严重，其中马达加斯加 2017 年暴发的鼠疫疫情，共确诊病例 597 例，死亡 209 例，是继 1994 年"苏拉特风暴"后全球最严重的一次肺鼠疫疫情。

二、中国鼠疫流行史及现状

（一）中国鼠疫流行简史

　　我国是鼠疫流行历史久远的国家之一。文献记载早在 1644 年山西省长治县就有鼠疫流行，有"患者之颈或臂上，出硬块如凝血"和有"突然吐血而死"的记载。1900—1949 年，我国鼠疫流行于 20 个省份、501 个县（市、旗），发患者数达 1 155 584 人，死亡 1 027 048 人。20 世纪，我国有过 9 次较大的鼠疫流行：

　　1901—1903 年，南方家鼠鼠疫地区每年死于鼠疫者 5 万~8 万余人。

　　1910—1911 年，东北三省及内蒙古东部第一次肺鼠疫大流行：本次流行，首先在内蒙古呼伦贝尔的满洲里地区发生腺鼠疫，继发肺鼠疫之后，沿铁路蔓延到黑龙江省齐齐哈尔，并以哈尔滨为中心，继续向东至横道河子，向南蔓延侵袭双城堡、长春、吉林、沈阳、山海关、大连等铁路沿线县（市），同时自大连港借船舶运输传到天津、北京、济南、烟台等地，延续 7 个月之久，共波及 6 个省份、83 个县（市、旗），死亡 60 468 人，是我国 20 世纪以来最大的一次肺鼠疫大流行。著名公共卫生学家、我国检疫、防疫事业的先驱伍连德博士，作为清政府全权总医官,率领东三省防疫人员,在不到4个月的时间彻底消灭了这场百年不遇的烈性传染病的流行,拯救了千万人的生命。

1917—1918年,华北地区发生肺鼠疫大流行:本次流行始于1917年8月,起源于内蒙古巴彦淖尔的乌拉特前旗兴安镇,至1918年3月终息,先后波及内蒙古、山西、河北、山东、安徽、江苏6个省份、64个县(市、旗),死亡14 685人。

1920—1921年,东北发生第二次肺鼠疫大流行:这次流行始于内蒙古呼伦贝尔的海拉尔地区,最先是猎獭工人发生鼠疫,不久海拉尔皮毛厂发生腺鼠疫,10月下旬转为肺鼠疫,并在一个小旅馆发现肺鼠疫患者,隔离9人,由于防疫工作受到当地军阀干扰,军人释放了2名接触者,逃至扎赉诺尔煤矿,而后2人均发生肺鼠疫,并在4 000名工人中造成传播,约1 000余人感染死亡,剩余工人投亲靠友逃避鼠疫,鼠疫逐步波及满洲里、齐齐哈尔、哈尔滨、长春等铁路沿途的城市。从1920年10月至1921年5月流行8个月之久,共波及6个省份30个县(市、旗),死亡8 208人。

1928年,内蒙古鼠疫大流行:本次鼠疫始发于达拉特旗,当年3月当地发生大量的死鼠(主要是长爪沙鼠)和死兔,不久伊盟就有人因食死鼠、死兔发病,相继4~7月达拉特旗、固阳县、伊金霍洛旗、杭锦旗、乌审旗、萨拉齐等地先后发生了腺鼠疫。8月中旬萨拉齐续发肺鼠疫,于10~11月波及托克托县和包头,至1929年1月终息,共波及283个村屯,患者2 100余例。

1930—1931年,华北地区鼠疫大流行:本次流行起源于陕西神木,伍连德认为主要是由内蒙古而来。从多数地区发生腺鼠疫情况看当年有鼠疫的大流行,人类鼠疫的发生主要是当地感染的。由于当时政府未采取有效措施,由腺鼠疫续发肺鼠疫,造成后期肺鼠疫流行。此次流行共波及4个省份、24个县(市、旗),患者8 895人,死亡8 554人。

1940—1945年,日本帝国主义在我国制造并使用了鼠疫细菌武器。在我国的浙江、江西、湖南、黑龙江等4省12个县(市)撒布染疫鼠疫菌的鼠类及跳蚤,造成当地人及动物间鼠疫流行连续12年次,共发病1 814人,死亡1 666人。

1947—1948年,东北及内蒙古东部鼠疫大流行:在这次鼠疫大流行前,不少地区有啮齿动物间鼠疫的流行和个别病例的发生,1947年以白城、扶余、乾安、通辽、开鲁、赤峰、敖汉、翁牛特等县(市,旗)为中心的流行,开始为腺鼠疫,尔后肺、腺鼠疫混合流行。3年内有30个县(市,旗)发生鼠疫,患者52 205人,死亡43 514人。在严重流行期(10月中旬)通辽市每天抬出死尸约160人。

1950—1964年间,在11个省份115个县(市、旗)内,发病7 829例,死亡2 922例。流行地区和发病、死亡人数均较以往有显著下降。其中多省份是在1950—1955年流行,1956年后南方各省鼠疫已停止流行,1959—1964年间仅在西北四省份偶有鼠疫散发。

(二)中国鼠疫自然疫源地

我国存在着世界上最复杂的鼠疫疫源地。疫源地分布范围广,类型多,主要分布在东经80°~126°、北纬21°~47°之间,南至热带边缘,北达寒温带边缘,包括黑龙江、吉林、辽宁、河北、内蒙古、宁夏、甘肃、新疆、青海、西藏、陕西、云南、广西、广东、福建、浙江、江西、四川、贵州19个省份,321个县(市、旗),疫源地面积超过158万km²。由于各疫源地疫情发生发展差异不同,按照自然环境、宿主、媒介、病原体四大要素可分为12类鼠疫自然疫源地(表16-1)。

表16-1 中国鼠疫自然疫源地主要宿主、主要传播媒介和分布

鼠疫自然疫源地	面积/km²	主要宿主	主要媒介	分布[a]
Ⅰ松辽平原达乌尔黄鼠鼠疫自然疫源地	161 918	达乌尔黄鼠	方形黄鼠蚤松江亚种	黑龙江7县、吉林16县、辽宁2县、内蒙古27县
Ⅱ内蒙古高原长爪沙鼠鼠疫自然疫源地	140 179	长爪沙鼠	秃病蚤蒙冀亚种 近代新蚤东方亚种 同形客蚤指名亚种	内蒙古25县、河北1县、宁夏4县、陕西1县

鼠疫自然疫源地	面积/km²	主要宿主	主要媒介	分布ᵃ
Ⅲ青藏高原喜马拉雅旱獭鼠疫自然疫源地	780 297.31	喜马拉雅旱獭	斧形盖蚤、谢氏山蚤	青海29县、甘肃8县、西藏47县、新疆3县、四川5县
Ⅳ帕米尔高原长尾旱獭鼠疫自然疫源地	18 400	长尾旱獭	谢氏山蚤	新疆2县
Ⅴ天山山地灰旱獭、长尾黄鼠鼠疫自然疫源地	45 600	灰旱獭 长尾黄鼠	方形黄鼠蚤七河亚种	新疆13县
Ⅵ甘宁黄土高原阿拉善黄鼠鼠疫自然疫源地	8 997	阿拉善黄鼠	方形黄鼠蚤蒙古亚种	宁夏3县、甘肃2县
Ⅶ锡林郭勒高原布氏田鼠鼠疫自然疫源地	66 414	布氏田鼠	原双蚤田野亚种 光亮额蚤指名亚种	内蒙古5县
Ⅷ呼伦贝尔高原蒙古旱獭鼠疫自然疫源地	35 198	蒙古旱獭	谢氏山蚤	内蒙古5县
Ⅸ滇西山地齐氏姬鼠大绒鼠鼠疫自然疫源地ᵇ	2 112.56	齐氏姬鼠 大绒鼠	特新蚤指名亚种	云南4县
Ⅹ滇西山地闽广沿海居民区黄胸鼠鼠疫自然疫源地	140 730	黄胸鼠	印鼠客蚤	云南49县、福建39县、广东4县、广西3县、贵州2县、江西4县、浙江6县
Ⅺ青藏高原青海田鼠鼠疫自然疫源地	21 000	青海田鼠	细钩黄鼠蚤 直缘双蚤指名亚种	四川1县、青海1县
Ⅻ新疆准噶尔盆地大沙鼠鼠疫自然疫源地	162 514.8	大沙鼠	臀突客蚤	新疆9县
12类	1 583 360.67	15种	17种	19省份321县

注:ᵃ统计县数量为328个,由于7个县旗有两类疫源地,实际县数为321个。2018年底经国务院批准,青海省撤销冷湖行政区和茫崖行政区两个县级行政区,冷湖行政区和茫崖行政区合并成立茫崖市(县级),截止到2018年底,青海省疫源县由30个变更为29个,疫源地面积不变。2018年新疆增加克拉玛依市的乌尔禾区。ᵇ大绒鼠鼠疫自然疫源地由于鼠疫菌株基因型差异又可分为剑川野鼠疫源地、丽江野鼠疫源及鹤庆野鼠疫源地。

(三) 中国鼠疫流行现状

1. **近年动物鼠疫流行情况** 从1991年以来,我国在12类鼠疫自然疫源地中有11类疫源地发现动物鼠疫流行,或有动物鼠疫流行指征。沙鼠、家鼠、喜马拉雅旱獭、灰旱獭4类疫源地每年均有动物鼠疫流行,是我国动物鼠疫频发疫源地区。除蒙古旱獭、布氏田鼠、阿拉善黄鼠疫源地外,其他9类疫源地都处于活跃状态。新判定贵州、四川两个疫源省,69个鼠疫疫源县,新发现青藏高原青海田鼠鼠疫自然疫源地和新疆准噶尔荒漠大沙鼠鼠疫自然疫源地。

2. **人间鼠疫动态** 新中国成立初期,我国鼠疫流行较为严重,1950—1954年发生人间鼠疫6 868例,平均每年1 373.6例。1955年后,我国基本控制了人间鼠疫,至2008年我国共发生人间鼠疫1 521例,根据病例的时间分布,大体分为四个阶段:第一阶段,1955—1963年人间鼠疫基本控制阶段,9年间发病374例,年均病例41.6例;第二阶段,1964—1989年人间鼠疫控制稳定阶段,26年间发病305例,年均11.7例;第三阶段,1990—2002年人间鼠疫高发阶段,13年间发病786例,年均60.5例;第四阶段,2003—2008年人间鼠疫得到有效控制阶段,6年间发病56例,年均发病9.33例。

1980—2008年,我国在内蒙古、云南、西藏、甘肃、青海和四川等7省份发生人间鼠疫938例,死亡120例,病死率13.33%(图16-2)。1980—1989年发生人间鼠疫102例,占29年间病例总数的12.8%,

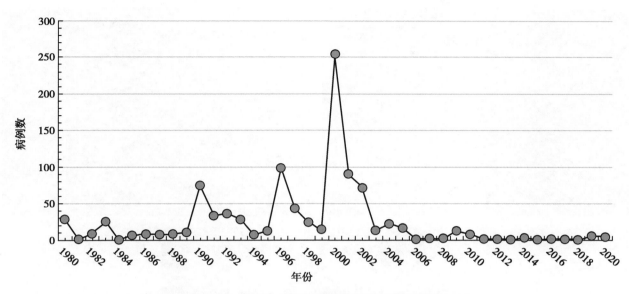

图 16-2　1980—2020 年我国人间鼠疫流行情况

死亡 57 例,病死率 55.88%,病例多发生在西北旱獭疫源地。1990—2005 年发生人间鼠疫 831 例,占 29 年间病例总数的 88.6%,死亡 75 例,病死率 9.03%,病例多发生在云南、贵州和广西家鼠疫源地,占全国总病例数的 82.67%(687/831)。2006—2008 年发生 5 例,均死亡,主要发生在西藏和青海省。2009 年以后鼠疫疫情相对平稳,疫情呈散发状态,至 2020 年的 12 年间仅报告 35 例,死亡 14 例,其中 2009 年最多,共报告 12 例鼠疫病例,其余年度均较少,而 2013 年、2015 年、2018 年均未有人间疫情发生,疫情主要发生于内蒙古、西藏、青海、四川和云南省疫源地。其中 2016 年云南省的景洪市和 2020 年勐海县各发生 1 例,是静息十多年后的再发疫情。

三、鼠疫病原体、宿主、媒介

(一) 鼠疫病原体

1. **发现与分类**　鼠疫病原体即鼠疫耶尔森菌(*Yersinia pestis*),简称鼠疫菌,于 1894 年,由法国学者耶尔森和日本学者北里首次分离自香港鼠疫大流行。根据分类,鼠疫菌属于肠杆菌科(*Enterbacteriaeae*)耶尔森氏菌属(*Yersinia*),目前,该菌属列入致病菌的还有假结核耶尔森菌(*Yersinia pseudotubercolosis*)和小肠结肠炎耶尔森菌(*Yersinia entercolita*)。

2. **生物学与分子生物学特性**　典型的鼠疫菌为两头钝圆、两极浓染的短小杆菌。菌体长 1~2μm,宽 0.5~0.7μm,有荚膜,无鞭毛,无芽孢,革兰氏染色阴性(见图 16-3)。兼性厌氧菌,通常在赫氏培养基上能很好的发育。鼠疫菌最适生长温度为 28~30℃,在 0~45℃ 之间也能生长。人工培养最适 pH 6.9~7.2,pH 5.8~8.0 也能生长。

鼠疫菌经过 24~48 小时培养后,可形成直径 0.1~0.2mm 圆形、中心突起、透明、淡灰色的菌落。其中央呈黄褐色,有粗糙颗粒,呈小丘状突起,边缘有薄而透明的锯齿状花边。鼠疫菌在肉汤中发育良好,形成絮状沉淀物及薄膜,呈白色环状下垂似钟乳石样,但肉汤仍透明。鼠疫菌生长在不同成分的培养基上能形成酸或氨,能分解多种糖、醇、甙,产酸不产气。鼠疫菌有多种抗原成分,其中 F1 抗原、Pla 蛋白、鼠毒素、V 抗原、鼠疫杆菌素是特异性抗原。

鼠疫菌对紫外线、高温和化学消毒剂敏感,通常 5% 来苏儿 3~5 分钟即死亡;100℃ 1 分钟、液体中煮沸数秒钟即可死亡;但是,在 160℃ 干热条件下能耐受 1 分钟。鼠疫菌对寒冷的抵抗力较强,−30℃ 仍可以存活;它在有变形菌、大肠杆菌和其他腐败菌繁殖的材料中很快死亡。

鼠疫菌是一种进化时间短、基因序列保守、遗传距离近的克隆菌株,在约 5700 多年前由祖先假结核耶

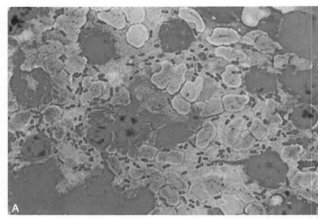
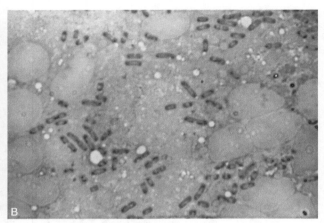
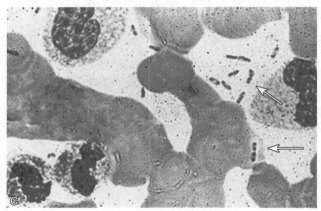

图 16-3　鼠疫菌形态

A、B. 鼠疫菌通过革兰氏染色为阴性,在 100 倍显微镜下,呈两极浓染,两端钝圆的短小球杆菌;C. 鼠疫菌通过魏申氏染色,在 100 倍显微镜下可看到荚膜

尔森氏菌通过获得 Island09、Island14、Island15 基因组岛,pPCP、pMT 质粒和 KatY 基因,以及其基因组上的 yadA、inv 基因和 O 抗原基因簇、鞭毛基因簇的失活进化而来。

鼠疫菌一般情况下由 1 个环状染色体及 3 个质粒组成,其内包含所有的 DNA 信息。染色体长度约为 4.6Mbp,G+C 含量为 47.6%,由编码区及基因间区组成,编码区占总基因长度的 80% 以上。基因测序发现编码 300bp 以上的核苷酸的开放阅读框(open reading frame,ORF)约有 3 600 个,基因平均长度约为 1 000bp。通常鼠疫菌具有 110kb(pPCP1)、70kb(pCD1)、9.5kb(pMT1)三个质粒(见图 16-4),并具有相应的毒力功能,但不同的地理野生株也具有特殊的质粒类型。此外,鼠疫菌具有 IS100、IS285、IS1541、IS1661 四种插入序列,约占染色体的 3.7%,它们广泛分布于鼠疫菌质粒和染色体基因组中,导致基因容易发生突变。

3. 毒力因子　目前,鼠疫菌有 5 种毒力因子被普遍认同,即 F1 抗原、V 抗原、Pst1、Pgm 毒力岛、pla。

(1) F1 抗原是一种荚膜蛋白,是鼠疫菌主要的特异性和保护性抗原。F1 抗原的编码基因(*caf1*)位于鼠疫菌 65MD 质粒上。37℃时,鼠疫菌能够产生大量的 F1 抗原形成封套,阻止宿主机体的补体嵌入类脂双层,使感染早期时补体被大量消耗。同时,F1 抗原还可以阻止巨噬细胞对鼠疫菌的吞噬作用,使它能够在细胞外迅速繁殖。

(2) V 抗原也是鼠疫菌一种重要组分,其可以与宿主动物中性粒等免疫细胞上的 FPR1 受体进行特异性结合,从而特异性杀死这些免疫细胞。同时 V 抗原还具有抗吞噬作用,主要是支持鼠疫菌在巨噬细胞中的存活与重新释放。它还参与温度与低 Ca^{2+} 反应调节,其结构基因位于鼠疫菌 45MD 质粒上。如果丢失了这个质粒,鼠疫菌将失去对低 Ca^{2+} 反应的能力和相应的毒力。

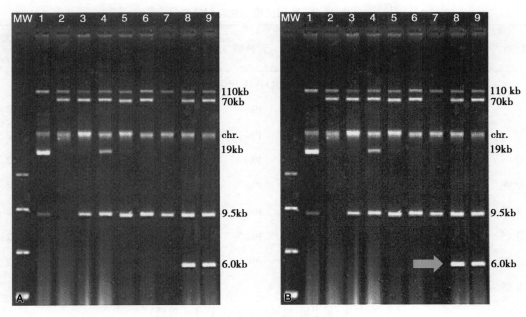

图 16-4　鼠疫菌质粒图谱

（3）Pst1 为鼠疫杆菌素，是一种单体多肽，Pst1 的编码基因位于鼠疫菌特有的 6MD 质粒上，是鼠疫菌的特异性抗原成分之一。它的主要作用是可以抑制一些在分类学上关系密切的细菌的生长，例如：血清 I 型假结核菌。

（4）鼠疫菌 pgm 毒力因子具有聚集血红素的能力，其结构基因位于鼠疫菌染色体基因组 102kb 基因座上，包括 35kb 的强毒力岛（high-pathogenicity island，HPI）和 68kb 的色素沉着区（pigmentation，pgm^+），在 28℃时能够获得最佳的表达。该毒力因子常不稳定，在经过多年移植、动物传代后易丢失和恢复。鼠疫菌在跳蚤的消化道内通过表面多肽，可以聚集大量含铁血红素，当它进入哺乳动物体内之后，由于自身携带了大量为生长所必需的铁元素，使它们在感染早期就可以大量迅速地繁殖。

（5）鼠疫菌胞质素原活化因子（Pla），是鼠疫菌 6MD 质粒（pPCP1）编码的一种鼠疫特异性蛋白，也是鼠疫菌一种十分重要的毒力因子，它可以促进鼠疫菌在动物体内的快速扩散，是形成肺鼠疫的重要因子。其编码基因 pla 的转录、翻译不受温度限制，在 37℃ 且 Ca^{2+} 缺乏时，大多数蛋白表达受限，而 Pla 蛋白仍能合成，且 Pla 能有效刺激机体产生抗体，所以有研究者采用 Pla 抗体作为鼠疫辅助诊断。

4. 鼠疫菌的分型

（1）生物型：1951 年 Devignat 根据鼠疫耶尔森氏菌酵解甘油和生成亚硝酸盐的能力不同将其分成古典型、中世纪型和东方型三个生物型。进一步通过比较基因组学分析证明，鼠疫菌 91001 株及其他田鼠来源的菌株在阿拉伯糖代谢基因（araC）中存在 122bp 的移码缺失突变，导致这些菌株阿拉伯糖酵解阴性，而其他三个生物型的菌株该糖酵解阳性，因此，将原属于中世纪型菌株的田鼠菌株划分成一个新的生物型-田鼠型（Microtus）。至此，根据对甘油、硝酸盐和阿拉伯糖的代谢能力，鼠疫耶尔森菌被分成四个生物型，即古典型、中世纪型、东方型、田鼠型。

（2）生态型：我国著名学者纪树立等对 11 个省份分离的 418 株鼠疫菌进行糖醇（鼠李糖、甘油、蜜二糖等）酵解、脱氮、营养型、聚丙烯酰胺凝胶电泳蛋白分析，Pgm^+ 细胞突变为 Pgm^- 速率、内毒素含量、F1 抗原含量、Pst I 产生及对 Pst I 敏感性的差异以及在离体人血清中生长速率等项指标的实验研究后，将我国鼠疫菌分成 5 个群，即：A、B、C、D、E 群；17 个生态型（ecotype）（表 16-2）。

（3）基因型：目前用于鼠疫菌基因分型的技术很多，有脉冲场凝胶电泳分析（pulsed field gel electrophoresis，PFGE）、质粒分析、单核苷酸多态性（single nucleotide polymorphisms，SNP）分析、差异区段（different region，DFR）分析、插入序列介导基因组重排的分析、可变数目串联重复（variable number tandem repeats，

表 16-2　我国鼠疫菌生态型特点

生态型	糖酵解			营养型	Pgm⁺突变 Pgm⁻%	蛋白 电泳型	内毒素 含量/ng
	阿胶糖	蜜二糖	麦芽糖				
(A 群:甘油+鼠李糖-脱氮+Pst1 产生 Pst1 不敏感)							
祁连山型	+	−	62.5%−	Phe⁻	>85	Ⅱ	>7.2
青藏高原型	+	−	+	Phe⁻	>85	Ⅱ	>7.2
冈底斯山型	−	−	+	Phe⁻	>85	Ⅱ	>7.2
帕米尔高原型	+	不稳定	+	Phe⁻	>85	Ⅱ	<7.2
松辽平原 A 型	+	○	+	Phe⁻	>30	Ⅲ	<7.2
松辽平原 B 型	+	○	+	Phe⁻	>20	ⅧⅡ	<7.2
滇西纵谷 A 型	+	−	+	Phe⁻	>75	Ⅵ	<7.2
滇西纵谷 B 型	+	−	+				
(B 群:甘油+鼠李糖-脱氮-Pst1 产生 Pst1 不敏感)							
昆仑山 A 型	+	−	+	Ile⁻ Glu⁻	100	Ⅱ	<7.2
黄土高原 A 型	56.64%−	−	+	Leu⁻ Phe⁻	<50	Ⅳ	<7.2
黄土高原 B 型	+	−	+	Phe⁺	>80	Ⅲ	<7.2
鄂尔多斯高原型	+	○	−	Trp⁻	>75	Ⅱ	<7.2
(C 群:甘油+鼠李糖+脱氮+Pst1 产生 Pst1 不敏感)							
北天山东段型	+	+	+	Trp⁻ Thr⁻	<30	Ⅴ	<7.2
北天山西段 A 型	+	+	+	Phe⁺	0	Ⅳ	<7.2
北天山西段 B 型	+	+	+	Trp⁻	0	Ⅳ	<7.2
(D 群:甘油+鼠李糖+脱氮-Pst1 产生 Pst1 不敏感或敏感)							
锡林郭勒高原型	−	+	+	Arg⁻Leu⁻	0	Ⅰ	<7.2(Pst⁺)
昆仑山 B 型	+	+	+	Ile⁻ Glu⁻	0	Ⅱ	<7.2(Pst⁻)
(E 群:甘油-鼠李糖-脱氮+Pst1 产生 Pst1 不敏感)							
滇闽居民区型	+	−	−	Glu⁻ Phe⁻	100	Ⅵ	<7.2

注:"+":酵解或敏感;角码"+"表示不依赖。"−":不酵解或不敏感;角码"−"表示依赖。"○"表示迟缓酵解(72 小时以上)。空白处表示该指标未检测。

VNTR)和间区规律成簇短回文重复(clustered regularly interspaced short palindromic repeats,CRISPRs)序列的分析等技术。各种方法分辨率、重复性、分型性和操作的简便性方面各有千秋。我国目前基本上是以 SNP 分析作为鼠疫菌微进化的基本框架,也是研究种间及种下分型的"金标准"。中国鼠疫菌经 SNP 鉴定可分为 4 个分支 18 个亚型,具体见图 16-5。

(二) 鼠疫宿主

鼠疫病原体的宿主,是鼠疫疫源地的稳定因素和基本条件,它既是鼠疫病原体的宿主,又是传播媒介的寄主,对鼠疫菌来说又是它的生活环境。

我国在鼠疫自然疫源地内已判断自然染疫动物 87 种,其中啮齿目 53 种,兔形目 5 种,食虫目 5 种,食肉目 1 两种,偶蹄目 9 种,鸟类 3 种。根据在疫源地内所起的作用,分为主要宿主、次要宿主和偶然宿主。

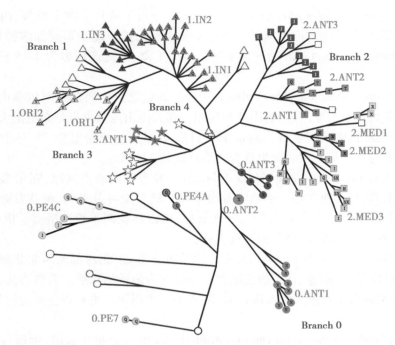

图 16-5　基于 SNPs 的鼠疫菌的系统发育树

注：图中彩色图标为国内鼠疫菌，白色图标为国外鼠疫菌。其中圈内字母为各省简写，I：内蒙古，Q：青海，S：四川，SX：陕西，G：甘肃，Y：云南，F：福建，GX：广西，X：新疆，T：西藏，J：吉林，H：河北，N：宁夏

引自：Historical variations in mutation rate in an epidemic pathogen, *Yersinia pestis*. Proc Natl Acad Sci U S A, 2013, 110 (2) : 577-582.

1. 主要宿主　在生态系中能够保证鼠疫菌长期保存和延续的动物（主要指啮齿动物），称为鼠疫主要宿主，现证实我国有 14 种啮齿动物分别为不同鼠疫自然疫源地的主要宿主。

（1）灰旱獭（*Marmota baibacina* Brandt）：在我国仅分布于新疆的天山山地、准噶尔及阿尔泰山地。栖息地严格限于高山草甸、亚高山草甸、森林草甸草原与低山干草原等 4 个垂直植被带。营家族式群居生活。年产 1 窝，妊娠时间 35~40 天，每胎平均产仔 6 只。种群数量年度变幅不大，数量水平比较稳定。主要寄生蚤为谢氏山蚤，次为斧形盖蚤、腹窦纤蚤和人蚤。

（2）喜马拉雅旱獭（*Marmota himalayana* Hodgson）：分布于青藏高原、川西及滇西北、甘南山地、祁连山地、阿尔金山及昆仑-喀喇昆仑山地。为典型高原动物，主要栖息于各类高寒草甸草原。在青藏高原海拔 2 700~5 500m 范围内均可见其活动。通常于 3 月末~4 月初开始出蛰，9 月中下旬开始冬眠，活动期与冬眠期在 1 年中几乎各占一半。每年繁殖 1 次，每胎多为 4~8 只。主要寄生蚤有斧形盖蚤、谢氏山蚤。

（3）长尾旱獭（*Marmota caudate* Geoffroy）：长尾旱獭为帕米尔高原特有种。在我国只分布于帕米尔高原、喀喇昆仑山西段及阿莱山、外阿莱山北部山地的塔什库尔干、阿克陶及乌恰三县境内。通常于 4 月中旬开始出蛰，9 月初开始入蛰。年产 1 窝，每胎仔獭 4~5 只者居多。长尾旱獭同其他旱獭一样，需经 2 次或 3 次冬眠方达性成熟。其数量动态与灰旱獭相似。主要寄生蚤为矩凹黄鼠蚤（占 64.6%）。

（4）蒙古旱獭（*Marmota sibirica* Radde）：分布于大兴安岭以西的呼伦贝尔高原及锡林郭勒高原北部。栖息于低山和山前丘陵干草原地带，亦栖息于山地草甸草原。通常于 9 月下旬开始入蛰，翌年 3 月中旬或 4 月初开始醒眠。寄生蚤主要为谢氏山蚤，约占 90%。

（5）达乌尔黄鼠（*Spermophilus dauricus* Brandt）：分布于东北东部、华北北部及内蒙古中部的草原地带。多栖息于以禾本科、菊科、豆科植物为主的低山丘陵草原与平原。为典型冬眠动物，1 年中约有一半时间处于冬眠状态。通常于 3~4 月出蛰，9~10 月入蛰。每年产 1 窝，每窝产仔 4~12 只，平均 7~8 只。主要寄生蚤为方形黄鼠蚤，占总蚤数的 80%。

（6）阿拉善黄鼠（*Spermophilus alaschanicus* Buchner）：分布于陕甘宁黄土高原、内蒙古鄂尔多斯高原西部、阿拉善荒漠东部，以及青海的湟水河谷。栖息于低山和山地丘陵干草原和多种旱生灌木荒漠草原。通常于 3 月上中旬开始出蛰，10 月初开始进入冬眠。年产 1 窝，每窝产仔多为 4~5 只。主要寄生蚤为方形黄鼠蚤，约占 80%。

（7）长尾黄鼠（*Spermophilus undulates* Pallas）：分布于新疆北天山西部与阿尔泰山及黑龙江沿岸。栖息于山地草原、森林草甸草原及亚高山、高山草甸草原。在天山山地其垂直分布范围大体处于海拔 1 500~2 800m 之间，且与灰旱獭栖息地相重合。通常于 3 月底至 4 月初开始出蛰。9 月中旬开始入蛰。年产 1 窝，仔数 3~11 只，平均 6.4 只。主要寄生蚤为方形黄鼠蚤，占 75%。

（8）长爪沙鼠（*Meriones unguiculatus* Milne-Edwards）：分布于内蒙古高原、鄂尔多斯高原、华北北部，以及陕西北部、宁夏东部、甘肃西北部。栖息于荒漠草原。栖息型可分岛状、带状及弥散三种类型。每年繁殖 2~4 窝。在条件适宜年份，全年各月均可发现幼鼠，但以春秋两季繁殖最盛。出生后 2.5~3 个月即达性成熟。主要寄生蚤为秃病蚤、同型客蚤和近代新蚤。

（9）布氏田鼠（*Microtus brandti* Radde）：分布于内蒙古东部、东北西部及河北北部。喜栖息于草原中植物丰盛地带，以生有冷蒿、多根葱、针茅的丘陵及河谷阶地为最适栖息地。繁殖力甚强，3~9 月份均可见到妊娠鼠。布氏田鼠种群数量年际变动幅度甚大，3~4 年一个周期。主要寄生蚤为近代新蚤、光亮额蚤与原双蚤。

（10）齐氏姬鼠（*Apodemus apodemus chevrieri* Milne-Edwards）：分布于云南、贵州、四川、甘肃和湖北等省。栖息环境广泛，自海拔千余米的平原农田至 4 000m 以上的灌丛草甸，以及荒地、林区甚至室内均有发现。全年均可繁殖，其中 3~4 月和 9 月为高峰。主要寄生蚤为特新蚤指名亚种。

（11）大绒鼠（*Eothenomys miletus* Thomas）：主要分布于四川南部、云南西北部和湖北、安徽部分地区。在云南栖息于海拔 1 050~3 100m 之间的山地、山麓灌丛、稻田、豆麦地及菜园等处。每年繁殖 2~3 次，4~6 月与 10~12 月为繁殖高峰期。种群密度以 3 月、7 月和 12 月最高。主要寄生蚤为方叶栉眼蚤，占总蚤数 90% 以上。

（12）黄胸鼠（*Rattus. flavipectus*）：分布于云南、贵州、四川、西藏、广东、广西、福建、湖南、湖北、江西、浙江、安徽、河南、陕西等省区。属家栖鼠类，但亚热带和热带也有野栖种群。以植物为食，间或取食昆虫等动物性食物。主要寄生蚤为印鼠客蚤、缓慢细蚤、不等单蚤。

（13）青海田鼠（*Microtus fuscus* Büchner）：分布在四川省的石渠、色达、甘孜、白玉等西北部地区，青海省的玉树、称多、玛多、玛沁、达日、唐古拉等地区。栖息在海拔 3 700~4 400m 的嵩草、苔草、杂类草沼泽草甸。繁殖期为 4~8 月，4 月中旬怀孕，5 月上、中旬开始分娩，并一直持续至 8 下月旬，6 月中、下旬可见幼鼠在地面活动，胎鼠数分布在 3~15 只之间。主要寄生蚤为细钩黄鼠蚤和直缘双蚤指名亚种。

（14）大沙鼠（*Rhombomys opimus* Lichtenstein）：主要分布于新疆、甘肃和内蒙古，主要生活在荒漠地区，其分布与梭梭、琵琶柴、白刺和盐爪爪等灌木的分布相一致。为准噶尔盆地大沙鼠鼠疫自然疫源地主要宿主。主要寄生蚤为臀突客蚤，次为簇鬃客蚤。

2. 次要宿主　在鼠疫疫源地中，经常参与鼠疫的流行，但在长期保存和延续鼠疫菌不起主要作用的动物，称为次要宿主。我国已知有 40 种啮齿动物为鼠疫的次要宿主。

3. 偶然宿主　在鼠疫疫源地中，一些数量较少的啮齿类或食肉类，偶尔被鼠疫菌感染而死亡，称为鼠疫偶然宿主。已知 34 种动物为偶然宿主。

（三）传播媒介

1. 主要媒介　主要媒介是指主要宿主的主要寄生蚤，具有较高的传播能力，对维持主要宿主的鼠疫流行和保持自然疫源性起方向性作用。其特点是数量多，分布广，且蚤指数、染蚤率及疫蚤检出数量与动物鼠疫流行情况一致，在动物流行期起主要的传播作用。

迄今世界已发现蚤类 2 500 余种，约 200 种能自然或经实验感染鼠疫菌。此外，蜱、螨、虱子和臭虫亦有记载。在我国 12 类鼠疫自然疫源地发现蚤类 583 种，有 51 种（亚种）可自然感染鼠疫菌，其中主要媒介蚤 16 种：

(1) 谢氏山蚤(*Oropsylla silantiewi*)：主要宿主是旱獭(喜马拉雅旱獭、灰旱獭、长尾旱獭、蒙古旱獭)，分布于我国的甘肃、青海、西藏、四川、新疆、内蒙古、黑龙江等地。

(2) 斧形盖蚤(*Callopsylla dolabris* Jordan et Rothschild)：主要宿主是喜马拉雅旱獭、灰旱獭。主要分布在甘肃、青海、新疆、四川和西藏。

(3) 方形黄鼠蚤松江亚种(*Citellophilus tesquorum sungaris* Jordan)：主要宿主为达乌尔黄鼠。主要分布于黑龙江、吉林、辽宁、河北、山西及内蒙内等省区。

(4) 秃病蚤蒙冀亚种(*Nosopsyllus laeviceps kuzenkovi* Jagubiants)：主要宿主为长爪沙鼠。主要分布于我国的河北北部、内蒙古的中部和西部、陕西北部以及宁夏、青海、辽宁、吉林和新疆的荒漠草原地区。

(5) 同形客蚤指名亚种(*Xenopsylla conformis conformis*)：主要宿主为长爪沙鼠、子午沙鼠。常见于柽柳沙鼠，主要分布于内蒙古、陕西、宁夏、甘肃、新疆等省份的荒漠和荒漠草原地区。

(6) 近代新蚤东方亚种(*Neopsylla pleskei orientalis*)：属多宿主型蚤类，主要分布于内蒙古、新疆和黑龙江等省份的草原和荒漠草原。

(7) 方形黄鼠蚤七河亚种(*Citellophilus tesquorum altaicus* Ioff)：主要宿主为长尾黄鼠，常见于同一栖息地的灰旱獭。主要分布于新疆的天山和阿尔泰山地草原。

(8) 方形黄鼠蚤蒙古亚种(*Citellophilus tesquorum mongolicus* Jordan et Rothschild)：主要宿主为阿拉善黄鼠、赤颊黄鼠和达乌尔黄鼠。主要分布于内蒙古、河北、山西、陕西、宁夏、甘肃、青海等省份。

(9) 特新蚤指名亚种(*Neopsylla specialis specialis*)：主要宿主为齐氏姬鼠、大绒鼠。常见于黑线姬鼠、社鼠、白腹鼠、针毛鼠，主要分布于云南、贵州(贵阳)。

(10) 印鼠客蚤(*Xenopsylla cheopis*)：主要宿主为黄胸鼠、褐家鼠。印鼠客蚤呈世界性分布，主要分布于南北纬35°之间，北纬35°以北部分地区亦可发现。除新疆外各省份均有。是鼠疫最重要的传播媒介(见图16-6)。

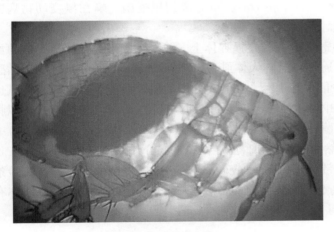

图16-6 印鼠客蚤
注：印鼠客蚤吸血后胃内存在大量血液。

(11) 原双蚤田野亚种(*Amphipsylla primaris mitis*)：属多宿主型蚤类，分布于内蒙古、河北、辽宁、吉林、黑龙江及甘肃等省份。

(12) 光亮额蚤指名亚种(*Frontopsylla luculenta* Jordan et Rothschild)：属多宿主型蚤类，分布于黑龙江、吉林、辽宁、内蒙古、河北、山西、陕西、宁夏、甘肃、青海等省份。

(13) 细钩盖蚤(*Callopslla sparsilis*)：主要宿主为青海田鼠，常见于藏仓鼠、根田鼠、松田鼠、西南绒鼠、藏鼠兔、喜马拉雅旱獭等。分布于青藏区的青海藏南亚区和羌塘高原亚区。

(14) 直缘双蚤指名亚种(*Amphipsylla tuta tuta*)：主要宿主为青海田鼠、白尾松田鼠；常见于根田鼠、达乌尔鼠兔、藏仓鼠、喜马拉雅旱獭。分布于西藏(亚东)、青海(玛多、达日、玉树、唐古拉、称多)、四川(石渠)。

(15) 臀突客蚤(*Xenopsylla minax*)：主要寄主为大沙鼠，其次为红尾沙鼠、子午沙鼠、柽柳沙鼠、长爪沙鼠、鼬、野兔、五趾跳鼠等，偶尔在小家鼠、灰仓鼠和狐体上亦可检出、分布于内蒙古、新疆(准噶尔荒漠)。

(16) 簇鬃客蚤(*Xenopsylla skrjabini*)：主要寄主是大沙鼠，其次是子午沙鼠、柽柳沙鼠、红尾沙鼠、长爪沙鼠、五趾跳鼠、灰仓鼠、小家鼠。分布于内蒙古、甘肃和新疆。

2. **次要媒介及偶然媒介** 这些蚤有时可感染鼠疫，甚至能增强动物鼠疫的流行。虽能寄生于主要或次要贮存宿主，或主要贮存宿主的主要寄生蚤，特别是疫蚤，偶尔寄生于其他动物或叮咬人，可造成传染。我国自然界感染鼠疫的次要媒介及偶然媒介有43种。

3. 媒介作用

（1）蚤:现已知疫蚤不到总蚤数的十分之一,而媒介蚤则更少。确定不同蚤种的媒介效能,主要视其感染能力、增菌保存能力和传播能力。

1）感染能力:指健康蚤吸血后的感染能力。感染力与寄主菌血症强度、蚤的吸血频率及温湿度有关。

2）增菌与保存能力:鼠疫菌随吸血侵入蚤的前胃和中肠,经过 24~36 小时的适应阶段后便开始增殖,并最终于前胃聚集形成菌栓。不同蚤种形成菌栓的能力各异。

3）传播能力:指疫蚤叮咬后的传播能力,常用下列指标表示:

感染潜能＝感染蚤数/实验蚤数
栓塞潜能＝栓塞蚤数/感染蚤数
传播潜能＝传播蚤数/栓塞蚤数
栓塞存活潜能＝栓塞蚤平均存活天数/感染后形成栓塞的平均天数
媒介效能＝感染潜能×栓塞潜能×传播潜能
媒介指数＝感染潜能×栓塞潜能×传播潜能×栓塞存活潜能

（2）蜱:世界蜱类已逾 800 种,我国现有蜱近百种。已知与鼠疫有关的,主要是硬蜱。蜱的幼虫、若虫和成虫都吸血,且有较广泛的吸血对象,包括哺乳动物、鸟类、爬行类,有的亦可侵袭人。已知有血蜱属、硬蜱属和革蜱属中的一些种类可感染鼠疫菌。如草原血蜱（*Haemaphysalis verticalis*）、草原硬蜱（*Ixodes crenulatus*）、草原革蜱（*Dermacentor nuttalli*）和血红扇头蜱（*Rhipicephalus sanguineus*）等。另外,实验证明,鼠疫菌可在蜱体内长期保存。其中草原硬蜱的雌性体内可保存 509 天,若虫体内可保存 208 天,幼虫体内可保存 171 天,在卵内可保存 187 天。

（3）革螨:我国已知近 200 种。革螨的某些种类能自然带鼠疫菌,除国外报道者外,在我国云南（1982年）从毒刺厉螨（*Laelaps echidninus*）和仓鼠真厉螨（*Eulaelaps cricetuli*）分离到鼠疫菌。螨在鼠疫动物病中的作用研究还很不够,应在今后工作中加以重视。

（4）虱目:已知有 7 科。其中虱科和阴虱科寄生于人、猴、猩猩体上,通称为"人虱"。其余 5 科的虱类均寄生于啮齿类、食虫类、食肉类和鸟类体上,通称兽虱。人体虱（*Pediculus humanus corporis*）能自然感染带鼠疫菌。实验证明鼠疫菌在人体虱体内至少能保存 12 天,在其粪便中的鼠疫菌能保存 9 天。兽虱也有自然染疫的报道。我国从青海的喜马拉雅旱獭体虱（种名不详）分离到鼠疫菌;新疆从灰旱獭古北拟腭虱（*Linognathoides palaearctus*）中多次分离到鼠疫菌;从长尾黄鼠光滑拟腭虱（*Linognathoides laeviusculus*）中亦多次分离到鼠疫菌,有时其感染率超过跳蚤。然而对人虱和兽虱在鼠疫的媒介作用研究较少。

（5）臭虫:自然情况下曾不止一次地发现温带臭虫（*Cimex lectularius*）感染鼠疫菌的例子。在实验条件下染疫臭虫最长保存鼠疫菌 147 天。虽然臭虫不能形成菌栓而传播鼠疫,如被压碎直接接触皮肤亦有可能感染鼠疫。

四、鼠疫流行过程的三个环节

传染病的流行都离不开三个环节,即传染源、传播途径和易感人群。了解一种传染病必须了解它的每个环节。

（一）传染源

1. **鼠疫染疫动物**　据统计,全世界有 300 多种脊椎动物能自然感染鼠疫,在我国已发现自然感染鼠疫的脊椎动物有 83 种,但主要的传染源是啮齿动物,特别是有经济价值（如旱獭等）及家栖啮齿动物。

2. **鼠疫患者**　主要是肺鼠疫患者,在疾病早期即具有传染性。腺鼠疫患者在未形成败血症时,除非腺肿发生破溃,否则病原体不能排出体外,故不能起到传染源作用。如果一旦形成菌血症或败血症,从理论上讲,通过跳蚤仍可作为传染源进行传播。

（二）传播途径

1. **跳蚤叮咬**　人类鼠疫的首发病例多由跳蚤叮咬所致,人被叮后多引起淋巴结感染肿大及全身病症,称为腺鼠疫。

2. **直接接触** 人类通过猎捕、剥皮、宰杀及食肉等方式直接接触染疫动物时,细菌可以通过手部伤口进入人体内,经淋巴管或血液引起腺鼠疫或败血型鼠疫。旱獭疫源地人间鼠疫多由直接接触染疫动物而感染,特别是猎捕、剥食旱獭、剥食病死绵羊等感染。

3. **飞沫传播** 腺鼠疫及其他型鼠疫由于未治疗或治疗不当发展为继发性肺鼠疫时,呼吸道分泌物中会含有大量鼠疫菌,患者在呼吸、咳嗽时便将鼠疫菌排入周围空气中,形成细菌微粒及气溶胶,这种细菌悬浮物极易感染他人,造成人间肺鼠疫暴发。如果接触肺部感染鼠疫的动物,如感染鼠疫的狗、猫等,也可直接经呼吸道感染,引起原发性肺鼠疫。

4. **经消化道传播** 虽然有实验证明进入胃内的鼠疫菌可以被胃酸杀死,但几次鼠疫流行过程中均从患者粪便中分离出鼠疫菌,这些患者表现出不能用败血症等进行解释的消化道症状,如腹痛、腹泻、脓血便等。因此,经消化道传播的可能性也应引起重视。

5. **菌液溅入眼内** 鼠疫实验室工作人员或医疗救治人员,在防护不当或操作不规范的情况下,除了可以通过其他途径感染鼠疫外,也可因菌液溅入眼内感染鼠疫。另外,用带有鼠疫菌的双手揉搓眼睛时,也可感染鼠疫。

图 16-7~16-9 为我国鼠疫自然疫源地特征类型的传播途径示意图。

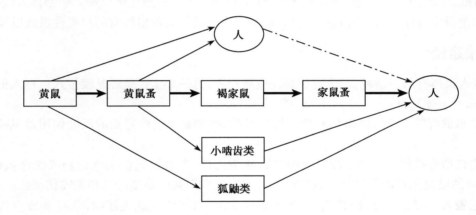

图 16-7　黄鼠疫源地鼠疫传播途径

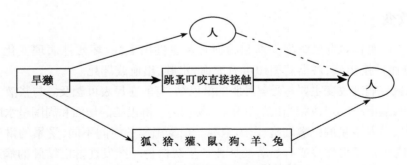

图 16-8　旱獭疫源地鼠疫传播途径

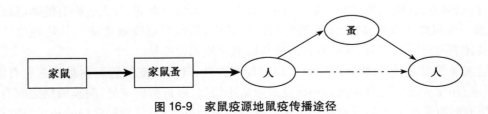

图 16-9　家鼠疫源地鼠疫传播途径

（三）人群易感性

人对鼠疫菌普遍易感,没有天然免疫力。人不分种族、性别、年龄、职业对鼠疫菌都具有高度感受性,流行病学上表现出的差异与接触传染源的机会和频次有关。

1. 性别　在南方家鼠鼠疫疫区男性发病人数占 54.2%,女性占 45.8%;东北黄鼠鼠疫疫区男性发病人数占 52.28%,女性占 47.72%。但是,在西北旱獭疫区,人类感染鼠疫主要途径是直接接触疫獭,如捕打和剥皮,因此,在这些地区男性发病占 78.28%,女性占 21.71%,男性显著地高于女性。

2. 年龄　从全国情况看,青壮年的发病率较高,这与接触机会有关。在南方家鼠疫源地,感染途径主要是跳蚤叮咬,因此儿童发病较多。

3. 职业　鼠疫的发生与人类从事的某些生产活动有关,如从事猎捕旱獭的农民,其感染鼠疫的机会就比较多。

（董兴齐　王鹏　张洪英）

第三节　发病机制

鼠疫是由鼠疫菌引起的发病急、病程短、传染性强和病死率高的烈性传染病。病原体入侵机体后,主要表现为严重的全身中毒症状,在心血管、淋巴系统和实质脏器都表现出特有的出血性炎症以及脂肪变性。

一、感染途径

鼠疫菌侵入机体有两条途径:一个途径是经皮肤侵入,另一个途径是经黏膜侵入。侵入的方式是多方面的,归纳起来有下述几种:

1. 媒介昆虫的叮咬　染疫昆虫(蚤、蜱、虱)的叮咬,特别是染疫栓塞蚤的反吐作用是鼠疫菌侵入机体的主要途径。

2. 皮肤伤口的直接侵入　由于皮肤上经常有些微伤口,当人们剥食染疫动物或洗涤鼠疫尸体、处理排泄物时,大量的鼠疫菌可由伤口侵入,造成感染,有的病例则是由染疫的猫和狗咬伤所致。

3. 呼吸道侵入　肺鼠疫患者的咳嗽中含大量鼠疫菌,当咳痰形成飞沫时,就有造成空气传播经呼吸道侵入的危险。

4. 胃肠道侵入　吃下未经煮熟的带有鼠疫菌的野生动物肉,也可引起肠鼠疫。

二、病理学改变

鼠疫的基本病变是血管和淋巴管内皮细胞的损害及急性出血性、坏死性病理变化。全身皮肤黏膜有出血点,浆膜腔常有血性渗出液,各器官组织可有充血、水肿、出血或坏死。

1. 腺鼠疫　腺鼠疫病理改变主要是受累肿胀的淋巴结,有的在尸表可触及。与浆液、血液所浸润着的周围组织及附近的淋巴结相粘连,形成相当大的肿块,不易剥离。淋巴结的切面和周围呈水肿,水肿液中含大量鼠疫菌、血液的有形成分及少量的巨噬细胞、白细胞等。根据患病的时间不同,受累的淋巴结的切面呈暗红色或灰黄色和暗红色部分互相交替或有显著的坏死灶呈灰白色。续发性淋巴结肿的病理改变没有原发性淋巴结肿那样显著,原发性淋巴结肿常发现坏死及化脓过程。续发性淋巴结肿,仅能看到急性细胞增生。

镜检病理所见淋巴结的切片有充血、水肿、出血及细菌团块,腺体组织细胞有退行性变、坏死,到处为淋巴细胞、中性粒细胞、巨噬细胞浸润和增生,间杂有大小不等的出血灶,常失去固有的淋巴结组织构造。

2. 肺鼠疫　肺鼠疫病程进展快,无数鼠疫菌群集肺内,易续发鼠疫败血症。其病理改变除呼吸系统器官有改变及体表淋巴无肿胀外,其他器官改变与腺型鼠疫无大差异。

上呼吸道无显著改变,但扁桃体有时可见到溃疡及脓肿;气管及支气管腔内黏液常见有混血现象,黏膜下充血、出血,黏膜表面常见有坏死的小斑点或形成小溃疡;靠近肺病变处,胸膜两层之间有纤维素性粘连。胸膜腔里有时有浆液或浆液性血性渗出液。肺胸膜表面有出血点;根据病程的长短,所反映的肺脏病变程度也不尽相同。病程短,病理变化仅限于充血,病程较长时有比较显著的炎症浸润,可发现小块或大块实变区,即小叶、大叶性肺炎,手触有较硬的感觉,呈红色肝样变。晚期呈灰红色肝样变,灰色肝样变极少,这是因为不待发展到灰色肝样变时期即已死亡。肺泡渗出物缺乏纤维素,发病部位切面上,不出现颗粒状物,这是与大叶性肺炎的重要鉴别点。

镜检病理所见肺切片有轻重不同的充血、淤血、水肿及小块或大块实变。实变处组织有出血、坏死。有巨噬细胞、中性粒细胞、淋巴球、红细胞并混杂有浆液、细菌等。支气管淋巴结亦多受累,呈续发性淋巴结肿的组织像,毛细血管充血、网状内皮系统细胞和淋巴球增生。

3. **败血型鼠疫** 一般病程较短,病理变化不明显,但具有特殊的菌血症症状,重症患者易发生弥散性血管内凝血,在肾小球、肾上腺、皮肤、肺等组织器官内可查见毛细血管内纤维蛋白血栓。

4. **皮肤鼠疫** 多于皮肤上先起水疱,继续发展成脓疱或溃疡,皮下组织有出血性细胞浸润,皮肤表面呈黑灰色,一般大小面积不超过手掌大,其他型鼠疫与腺型相似。

三、发病机制

鼠疫菌感染最显著的特征之一就是:无论是通过跳蚤叮咬,还是通过呼吸道飞沫传播,都是由缺乏免疫反应和无显著临床症状的阶段,突然地过渡到体内充满细菌的炎症暴发和致命的脓毒症阶段。这一滞后时期被称为"炎症前阶段",这有益于鼠疫杆菌悄无声息地繁殖,向淋巴结(腺鼠疫)或肺部(肺鼠疫)转移。这种免疫逃避是由几个机制发挥作用的,包括三型分泌系统介导的免疫细胞中和作用,缺乏可检测的病原体相关分子模式,和调节宿主先天免疫的细胞之间的相互作用。

中性粒细胞是先天免疫最早出现的防御细胞,也是感染部位炎症反应时期出现最早的。鼠疫杆菌被中性粒细胞吞噬后可被有效清除,但被巨噬细胞吞噬后可存活并繁殖。在巨噬细胞内,鼠疫杆菌可以在自噬体中存活,最近的研究表明,鼠疫杆菌还能够通过干扰宿主内体循环途径,抑制吞噬体成熟,允许细菌在细胞内复制,而巨噬细胞内在体内的循环,间接造成鼠疫菌在全身的扩散。

肺鼠疫与腺鼠疫在感染方式、靶组织以及最终的病理生理学和致死率方面有所不同。肺鼠疫的炎症前阶段产生了一个允许鼠疫杆菌生长的环境。感染早期以常驻肺泡巨噬细胞为靶点,后期以中性粒细胞为优先靶点。在细菌进入肺部后,炎症反应依赖的IL-1转导因子/IL-18转导因子的释放早于细菌进入肺部,但同时释放的抗炎IL-RA会阻断IL-1受体,因此不能引起炎症。有趣的是,IL-1RA似乎在淋巴结鼠疫和肺鼠疫的炎症前阶段中均发挥了关键作用。在肺鼠疫中,在与临床症状相关的促炎阶段,吸引到肺部的中性粒细胞是导致肺炎和肺部细胞坏死的原因。在这种情况下,三型分泌系统效应因子*YopK*是巨噬细胞凋亡的关键调节因子,并促进肺鼠疫向炎症阶段发展。淋巴结鼠疫和肺鼠疫一个重要的区别在于鼠疫传播之前细菌生长的环境温度。鼠疫耶尔森氏菌通过气溶胶感染肺部时最初生长在患者的肺部,此时温度为37℃,能激活T3SS,因此比生长在30℃条件下的鼠疫菌杀死宿主细胞的能力更强。研究表明*YopM*可以抑制肺损伤中心的中性粒细胞的死亡,阻止其杀菌和炎症物质的释放。因此,就像在肿大淋巴结中一样,细胞死亡的延迟导致了前炎症期的延迟。

(董兴齐 王鹏 张洪英)

第四节 临床表现与诊断

一、临床表现

(一) 鼠疫的潜伏期

鼠疫潜伏期较短,一般在1~6天之间,多为2~3天,个别病例可达8~9天。潜伏期长短与感染细菌数量多少、感染的菌株毒力的强弱、感染途径、病型、以及被感染者是否经过免疫接种及个体抵抗力等因素有关。

（二）一般临床表现

各型鼠疫患者的一般症状表现为危重的全身中毒症状。发病急剧,恶寒战栗,体温突然上升至39~40℃,呈稽留热。头痛剧烈,有时出现中枢神经性呕吐、头晕,呼吸促迫,很快陷入极度虚弱状态。心动过速,心律不齐,心音弱,脉搏每分钟120次以上。血压下降,多在10.7~12.0/6.13~6.67kPa(80~90/45~50mmHg)。重症患者早期出现神经系统症状,意识不清,昏睡,狂躁不安,谵语,步履蹒跚,颜面潮红或苍白,有时甚至发青,有重病感或恐怖不安,眼睑结膜及球结膜充血,出现所谓的鼠疫颜貌。

（三）鼠疫的临床分型

根据鼠疫菌毒力的强弱,侵入机体的部位及感染途径,以及患者机体抵抗力强弱的不同,病原体在机体内的定位也有所不同,临床上一般将鼠疫分为腺鼠疫、肺鼠疫、败血型鼠疫、皮肤型鼠疫、肠鼠疫、眼鼠疫、脑膜炎型鼠疫、扁桃体鼠疫和轻型鼠疫9种类型。腺鼠疫在临床上最常见,其次是肺鼠疫和败血型鼠疫。

（四）各型鼠疫的特殊临床表现

1. 腺鼠疫　腺鼠疫是鼠疫临床上最多见的病型,除具有鼠疫的一般症状以外,受侵局部淋巴结肿大为其主要症状。一般在发病同时或1~2天内出现淋巴结肿大,很少超过1周以上。淋巴结肿可发生在任何被侵部位的所属淋巴结,但不发生所属淋巴管炎。以鼠蹊淋巴结、腹股沟淋巴结、腋下淋巴结、颈部淋巴结为多见。淋巴结肿大速度远非其他疾病所致淋巴肿可比拟,每日甚至每时都有所不同。小者为1cm×1cm,大者可达5cm×7cm。腺肿表面皮肤变红、发热,与皮下组织粘连,失去移动性。淋巴结呈弥漫性肿胀,外形平坦,边缘不清,比较坚硬(见图16-10)。因疼痛剧烈,患者呈被迫体位。如诊治不当易继发为肺鼠疫、败血型鼠疫或脑膜炎型鼠疫。腺肿表面皮肤随着淋巴结的肿胀而变红、发热。数个淋巴结互相粘连并与皮下组织粘连,失去移动性。淋巴结呈弥漫性肿胀,边缘不清,比较坚硬,疼痛剧烈,患侧呈被迫体位。

2. 肺鼠疫　由于感染途径不同,可分为原发性肺鼠疫和继发性肺鼠疫。原发性肺鼠疫是直接吸入含鼠疫菌的空气飞沫被感染的,是鼠疫临床上最重的病型,不仅病死率高,而且在流行病学方面的危害也最

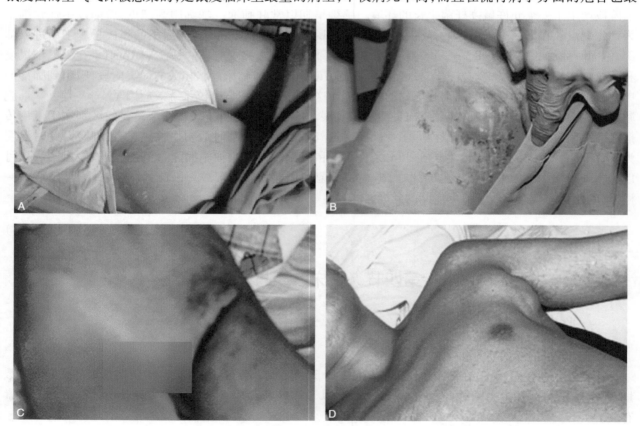

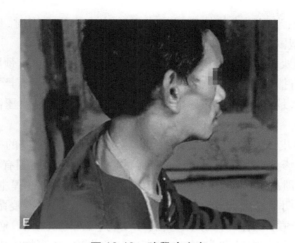

图 16-10　腺鼠疫患者
A. 腺鼠疫患者；B. 肿大的鼠蹊淋巴结；C. 肿大的腹股沟淋巴结；D. 肿大的腋下淋巴结；E. 肿大的颈部淋巴结

大。除具有严重的鼠疫一般症状之外，还有呼吸道感染的特有症状。潜伏期短、发病急剧，恶寒，高热达40~41℃。由于呼吸困难、缺氧，导致口唇、颜面及四肢皮肤发绀，甚至全身发绀，故有"黑死病"之称。病初起干咳，继之咳出稀薄的鲜红色泡沫样血痰，有时为黏液血痰或纯血痰。肺部 X 线影像呈现大片状突变阴影（见图 16-11）胸部检查所见与危重的临床症状不相称，有时肺部尚无明显病理改变而患者已死亡。心脏可闻及收缩期杂音，心音弱、心律不齐、心界扩大。脉细速，每分钟 120~130 次。呼吸促迫，每分钟24~32 次或更多。若不及时给予有效治疗，患者多于 2~3 日甚至几小时内死亡。

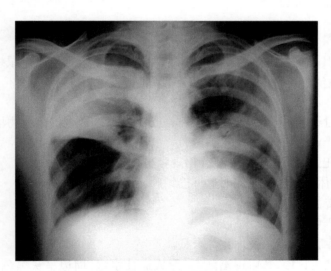

图 16-11　肺鼠疫患者肺部 X 线影像
注：呈现大片状实变阴影，常从肺门向外扩散。

继发性肺鼠疫是由腺鼠疫或败血型鼠疫经血行播散而引起的。继发性肺鼠疫在发病之前，有原发腺鼠疫或败血型鼠疫症状。当继发肺鼠疫时，常表现为病情突然剧增，出现咳嗽、胸闷、呼吸困难，随之咳出鲜红色血痰，痰中含大量鼠疫菌，可成为引起原发性肺鼠疫流行的传染源。

3. **败血型鼠疫**　败血型鼠疫也是临床上最严重的病型之一，分为原发性和继发性两种。

（1）原发性败血症鼠疫：当机体抵抗力低，所感染的鼠疫菌毒力强、菌量大时，病原体直接进入血循环，在血中大量繁殖并释放毒素，患者很快陷入重症中毒状态，具有极严重的鼠疫一般症状，但是见不到其他型鼠疫所特有临床症状。患者出现恶寒、高热、剧烈头痛、狂躁、谵妄、神志不清、脉细速不整、心律不齐、心音微弱、血压下降、呼吸促迫，皮下及黏膜出血，时有血尿、血便或血性呕吐物，颜面呈恐怖、痛苦、狰狞表情，肝脾肿大，不及时抢救，1~3 天内死亡，甚者数小时即死。

（2）继发性败血型鼠疫：当腺型或其他型鼠疫未经治疗或治疗不当时,病情恶化发展为继发性鼠疫败血症,表现出原发性败血型鼠疫的症状。

4. 脑膜炎型鼠疫　脑膜炎型鼠疫多为继发性,由腺鼠疫特别是上肢或颈腺鼠疫经蛛网膜下腔与淋巴结之间的淋巴通道,不经血行播散而继发脑膜炎。除有腺鼠疫症状外,尚有严重的中枢神经系统症状和颅内高压症状,剧烈头痛、昏睡、颈强直、谵语,妄动,狂躁不安,呕吐频繁。脑压高,脑脊液稍混浊,有时可检出鼠疫菌。

5. 皮肤型鼠疫　单纯性皮肤型鼠疫的一般症状略轻于其他各型鼠疫的一般症状。在鼠疫菌侵入的皮肤局部出现剧痛的红色丘疹,其后逐渐隆起形成有血性内容的水疱,周围有炎性浸润,呈现一环状隆起,基底坚硬,呈灰黑色,水疱破溃后形成溃疡,创面呈灰黑色,痂皮脱落的过程中有少量的浆液血性渗出物,疼痛剧烈,溃疡大小不一,短期不易愈合,有时能从水疱渗出液中分离到鼠疫菌。

6. 肠鼠疫　多因食用未煮熟或被污染的鼠疫病死动物(如旱獭、藏羊、狍子等)而感染。除具有鼠疫的一般症状外,特别症状是频繁的呕吐和腹泻,一昼夜可达数十次,吐泻物中常混有血液和黏液混合物,排便时腹痛,常伴有大网膜淋巴结肿,从肿胀的淋巴结和吐泻物中有时可检出鼠疫菌。

7. 眼鼠疫　鼠疫菌直接侵入眼中,患者流泪,结膜充血,肿胀疼痛剧烈,在数小时内成为化脓性结膜炎,分泌大量脓状液,与脓漏眼相似,从眼分泌物中可分离到鼠疫菌。

8. 扁桃体鼠疫　扁桃体鼠疫一般无全身症状,仅扁桃体局部发炎、疼痛、充血、水肿,有时颈部淋巴结肿大,可从咽部检出鼠疫菌。

9. 轻型鼠疫　轻型鼠疫一般包括未经鼠疫专业机构或临床确诊而正规治疗的无典型鼠疫病程的病例及能走动的腺鼠疫病例,这类患者在流行过程中往往不易被发现,有时流行过后从其血液中查出鼠疫菌的抗体,但无既往鼠疫菌苗接种史。

二、鼠疫的诊断

鼠疫的早期发现,尤其是首发病例的发现和诊断,具有极其重要的意义。鼠疫的诊断必须根据流行病学、临床表现、细菌学和血清学等方面的情况加以综合判断。

（一）临床表现

1. 突然发病,高热,白细胞剧增,在未用抗菌药物或仅用青霉素族抗菌药物情况下,病情迅速恶化,在48小时内进入休克或更严重的状态。

2. 急性淋巴结炎,淋巴结肿胀,剧烈疼痛并出现强迫体位。

3. 出现重度毒血症、休克综合征而无明显淋巴结肿胀。

4. 咳嗽、胸痛、咳痰带血或咯血。

5. 重症结膜炎并有严重上下眼睑水肿。

6. 血性腹泻并有重症腹痛、高热及休克综合征。

7. 皮肤出现剧痛性红色丘疹,其后逐渐隆起,形成血性水疱,周边呈灰黑色,基底坚硬。水疱破溃后创面也呈灰黑色。

8. 剧烈头痛、昏睡、颈部强直、谵语妄动、脑压高、脑脊液浑浊。

（二）接触史

患者发病前10天内到过动物鼠疫流行区,或在10天内接触过来自鼠疫疫区的疫源动物、动物制品、鼠疫实验用品,或患者发病前10天内接触过具有临床表现1以及4特征的患者并发生具有类似表现的疾病。

（三）实验室检验结果

1. 患者的淋巴结穿刺液、血液、痰液,咽部或眼分泌物,或尸体脏器、管状骨骨髓标本中分离到鼠疫菌。

2. 上述标本对鼠疫菌 caf^1 及 $ypo0392$ 基因的 PCR 扩增阳性。

3. 上述标本免疫学检测,检出鼠疫 F1 抗原。

4. 患者的急性期与恢复期血清针对鼠疫 F1 抗原的抗体滴度呈4倍以上增长。

三、鼠疫的鉴别诊断

（一）腺型鼠疫的鉴别诊断

1. **急性淋巴结炎**　此病有明显的外伤史或原发感染灶,如脓疮、湿疹等。全身症状较轻,可见淋巴管炎从原发皮肤损害部位走向局部肿大的淋巴结。所以,常伴有淋巴管炎,腺肿疼痛轻微,有活动性,与周围组织粘连较轻或不粘连。局部穿刺材料可检出化脓菌。腺鼠疫全身症状严重,高热,无淋巴管炎,腺肿速度快,有严重的腺周围炎,与周围组织粘连固着,疼痛剧烈,出现被迫体位,这是鉴别的要点,腺肿穿刺液可检出鼠疫菌。

2. **腺型土拉弗氏菌病**:由土拉弗氏菌感染而引起,患者主要是与患此病的啮齿动物直接接触或食用了被污染的水和食物或吸入了被污染的灰尘而感染。发病突然,临床上主要特点为高热,头痛剧烈,淋巴结肿大,但全身症状轻,意识清楚,腺肿轮廓明显,大部分无腺周围炎,局部皮肤发生丘疹,此后变成溃疡。腺肿疼痛轻微,常累及腋窝、前臂、锁骨上淋巴结。淋巴穿刺可查到土拉弗氏菌。

3. **梅毒**　梅毒性淋巴结炎主要见于梅毒的初期与二期,腹股沟发生无痛性淋巴结肿大,具有一定的硬度,一般淋巴结与周围组织无粘连,表面皮肤不破溃。

4. **性病性淋巴肉芽肿**　最常侵犯腹股沟及盆腔淋巴结。外生殖器常见有溃疡性下疳,女性易侵犯外生殖器及直肠周围淋巴结,佛莱氏实验(Freis test)对本病有诊断价值。

5. **钩端螺旋体病**　本病多发生在夏秋,淋巴结肿部位主要为腹股沟淋巴结,其次腋窝淋巴结,亦见有全身淋巴结,腺肿多伴有轻微压痛。

6. **传染性单核细胞增多症**　主要是在颈后、腋下和腹股沟等部位淋巴结和全身淋巴结呈现中度肿大、多不粘连、无压痛、不化脓。颌下淋巴结的肿大,大部易于并发扁桃体炎。本病由病毒感染所致,嗜异性凝集反应(PBD)多为阳性。

（二）肺型鼠疫的鉴别诊断

1. **严重急性呼吸综合征**

（1）流行病学史:严重急性呼吸综合征(severe acute respiratory syndrome,SARS),它是由一种新的冠状病毒引起的具有较强传染性、可累及多个脏器和系统的特殊肺炎。发病前2周曾密切接触过同类患者或者有明确的传染给他人的证据。生活在流行区或发病前2周到过SARS正在流行的地区。

（2）症状与体征:发热(>38℃)和咳嗽、呼吸加速、气促,或呼吸窘迫综合征,肺部啰音或有肺实变体征之一以上。

（3）实验室检查:早期血WBC计数不升高,或降低。

（4）肺部影像学检查:肺部不同程度的片状、斑片状浸润性阴影或呈网状样改变。

（5）抗菌药物治疗:无明显效果。

2. **人感染高致病性禽流感（简称"人禽流感"）**

（1）临床表现:人禽流感是由鸡、鸭等家禽,特别是鸡的流感传染给人的一种急性起病,早期表现类似普通流感的疾病。主要为发热,体温大多持续在39℃以上,热程1~7天,一般为2~3天,伴有流涕、鼻塞、咳嗽、咽痛和全身不适。

（2）体征:重症患者有肺部实变体征。

（3）实验室检查:白细胞计数大多正常或升高,淋巴细胞相对增高,血小板正常,重症患者多有白细胞总数及淋巴细胞下降;骨髓穿刺显示细胞增生活跃,反应性组织细胞增生伴有出血性吞噬现象,部分患者ALT升高。重症患者肺部X线显示单侧或双侧肺炎。血清特异性抗体检测,即双份血清(发病头三天和发病后2~3周)抗体滴度呈4倍增长可确诊;分离病毒或应用RT-PCR法检测病毒核酸。

3. **大叶性肺炎**　多以寒战开始,突然起病,继而高热,呈稽留热型,发绀、胸痛、频咳,初为干咳或有白色泡沫痰,2~3天后出现铁锈色痰,以后变脓痰,有口唇疱疹。血象白细胞增多,核左移,有中毒性颗粒。3~4天后病变波及整个肺叶,出现肺突变,肺浊音界与受累肺叶相一致。检痰可查到肺炎双球菌,X线检查可见实变区出现阴影,常从肺门向外扩散,侵及全肺叶。肺鼠疫全身症状严重,胸痛轻微,无口唇及鼻周围疱疹,咳痰为鲜红色血痰,检痰可查到鼠疫菌。

4. **肺炭疽**　患者多与从事畜牧、皮毛、毛纺等职业有关。病因由于吸入混有炭疽杆菌芽孢的飞沫或尘埃而感染,发病急剧、寒战、高热、咳嗽、胸痛、气促发绀,咯铁锈色血样痰,患者一般神志清醒。重症者发绀、血压下降、脉细速,出现休克。血象白细胞增多,检痰可发现革兰氏阳性有荚膜炭疽杆菌。

5. **粟粒性肺结核**　多见于幼儿,成人往往是某部有结核灶,患者有高热、寒战、血沉快、盗汗、虚弱,家庭或个人有结核病史。X线可见双肺典型散在点片状阴影。检痰可查出结核分枝杆菌。

6. **马鼻疽肺病变:**起病急,寒战、高热、头痛、胸痛、咳嗽、血痰,有直接或间接与病马接触史。可用间接血凝确诊。

7. **肺出血型钩端螺旋体病**　患者起病急,恶寒、高热、头痛、全身肌痛,2~3天后开始咳嗽,痰中带血,轻度发绀。有的患者发生大咯血,严重呼吸困难,症状虽重但胸部体征较少。患者常并发心肌炎。X线检查双侧肺野有斑状模糊阴影,是出血性炎症的实变。用病原学、血清学检查确诊。

8. **肺型土拉弗氏菌病**　病呈迁延性,有时痰中带血,肺部体征不明显。无口唇疱疹,白细胞不增多。用间接血凝实验进行诊断。

9. **高原肺水肿**　此病发生在初次进入高原或由平原重返高原后24~48小时内,海拔3 000~3 500m的高度以上发病,一般有头痛、头昏、呼吸困难、心跳加快、食欲减退、恶心、呕吐,突然发生剧烈头痛、气喘、胸闷、胸痛、咳嗽、咳泡沫样血痰等。X线检查显示双肺野有密度较淡、边缘不清的云絮状阴影。急性高原肺水肿,一般认为系两个基本条件即海拔高度和高原适应不全,三个诱因即寒冷、劳累和呼吸道感染。

10. **中毒性肺炎**　患者早期出现意识不清、谵妄、抽搐、昏迷等脑膜刺激症状。有的病例早期出现消化道症状。在肺炎体征出现前易误诊,通过胸透、检痰可及时诊断。

（三）败血型鼠疫的鉴别诊断

1. **化脓性败血症**　化脓性败血症有感染化脓性病灶或有生殖泌尿系感染及分娩史。本病起病亦急剧,常早期出现中毒症状,高热、多汗、弛张热,皮肤黏膜常有出血疹,呕血、便血、血尿。化验检查可检出金黄色葡萄球菌、溶血性链球菌等化脓球菌。

2. **斑疹伤寒**　是立克次体引起的疾病,由虱子为媒介造成流行。突然发病,临床症状为恶寒发热,头痛剧烈,体温很快升到40℃左右,并出现神经系统症状,但多有肌肉酸痛,腓肠肌痛和冬春季多发的特点。从外观斑疹伤寒患者面色呈现迟钝样,有皮疹。败血型鼠疫患者烦躁不安,面带痛苦忧虑表情,皮肤有出血点,化验检查斑疹伤寒患者初期血中可分离出立克次氏体。外斐试验OX19、OX2均呈阳性反应,而败血型鼠疫可从血培养出鼠疫菌或间接血凝实验阳性。

3. **伤寒**　是由伤寒杆菌引起的消化道传染病。一般发病缓慢,体温呈梯形升高到39℃以上,但脉搏相对缓慢。白细胞数一般不增高,有时反而减少。发病3~7天时,皮肤有玫瑰样疹,有草莓舌。败血型鼠疫发病急,体温很高,脉搏细速无力,每分钟120次以上,皮肤有出血点。伤寒血液可培养出伤寒杆菌,血清学检查肥达氏反应阳性。

4. **布鲁氏菌病**　人类主要通过食用染菌饮食、牛奶或接触病畜及其分泌物而感染。一般发病较缓,急性期有发热,呈波状热。但神志清楚,具有四肢关节痛、坐骨神经痛以及多汗、乏力等特有症状。而鼠疫患者发病急剧,神经系统症状严重,发热多呈稽留热型。布鲁氏菌凝集反应及变态反应阳性。

5. **疟疾**　此病多有较规律的发冷、发热,有出汗降温的特点,并有反复发作的过程,在发热期,血中可查到疟原虫。

（四）皮肤型鼠疫的鉴别诊断

1. **皮肤炭疽**　此病有与病畜或被炭疽杆菌污染的皮毛接触史。病灶多出现在皮肤裸露部位,为浆液血性水泡,中心呈黑紫色,病灶周围严重浮肿,伴有淋巴管炎,有痒感,但疼痛不显著。全身症状轻微,病灶发展到极期,中心部坏死,形成炭黑色痂皮。病灶检菌可查出炭疽杆菌,而皮肤鼠疫可查出鼠疫菌。

2. **恙虫病**　恙虫病的病原体为恙虫病东方体,人类由被感染的恙虫幼虫叮咬后得病。有发热,恙虫叮咬部位出现红斑、丘疹或水泡,继而皮肤损害部位形成溃疡结痂,溃疡疼痛非常剧烈。恙虫病患者4~6

天皮肤出现皮疹,而皮肤鼠疫不出现皮疹。恙虫病患者可检出 OxK 特类型杆菌的凝集素,而鼠疫患者的病变部位可检出鼠疫菌,间接血凝实验阳性。

（董兴齐　王鹏　张洪英）

第五节　治　疗

一、治疗

鼠疫治疗原则包括:及时治疗,减少死亡;正确用药,提高疗效;精心护理,促进康复;消毒隔离,防止传播。

（一）治疗方案

1. 对鼠疫中毒性休克的处理　临床上确诊为鼠疫并出现面色苍白、四肢湿冷、脉搏细速、血压下降、神志不清、昏迷等症状时,必须立即采取抗休克治疗。

（1）输液:静脉点滴 5%～10% 葡萄糖生理盐水,量为 2 000～3 000ml/24h。输液 20 小时后,若患者出现心慌、恶心、嗜睡症状,可补钾。一般口服 2.0g 枸橼酸钾,不能口服者,在输入的液体中加入 10% 氯化钾 20ml,6～8 小时后再加 1 次。

（2）保护心脏功能:将毒毛花苷 K 0.125～0.25mg 溶于 5% 葡萄糖生理盐水 40～50ml 静脉滴注,5 分钟注完(不能快),每隔 3～4 小时重复一次,坚持 24 小时,总量不超过 1g。

（3）在上述输液瓶内第一次加 0.5～1.0g 维生素 C(瓶内液体量应在 400ml 以上),以后每 6 小时加 0.5g,坚持 24 小时。必要时可给维生素 B₁、维生素 B₆ 100～200mg。

（4）补充能量制剂:每 24 小时注射 20～40mg 三磷酸腺苷(ATP),注射 2 次。

（5）注射氢化可的松:肌内注射或静脉滴注。第 1 天 50mg/24h,48 小时后,再注射 25mg。

（6）在抢救休克的同时进行特效药物治疗。

2. 鼠疫特效治疗　对各型鼠疫的特效治疗一般仍以链霉素为首选,其次是广谱抗生素,磺胺类药物作为辅助治疗或预防性投药。

（1）首选链霉素

1）腺鼠疫的治疗:成人第 1 日用量为 2～3g(肌内注射),首次注射 1g,以后每 4～6 小时注射 0.5g,直到体温下降。一般退热后继续给药 3 天,每日 1～2g,分 2～4 次注射。腺肿局部对症治疗。

2）肺鼠疫和鼠疫败血症的治疗:一般要求成人第 1 日用量 5～7g,首次用 2g,以后每 4～6 小时 1g,直到体温下降。在体温接近正常,全身症状显著好转后,应持续用药 3～5 天,每天用量 2g。应特别注意,在治疗本型鼠疫患者时,由于大量注射链霉素而容易导致中毒性休克,建议在治疗过程中根据患者状态,"特效治疗"与"中毒性休克处理"相结合,制定最佳治疗方案。

其他型鼠疫的治疗,可参考腺鼠疫治疗方法。皮肤鼠疫按一般外科疗法处置皮肤溃疡,必要时局部滴注链霉素或敷磺胺软膏。眼鼠疫可用金霉素、四环素、氯霉素眼药水点眼,1 日数次,点后用生理盐水冲洗。有脑膜炎症状的危重患者,可向脑脊髓腔内注射链霉素,一次用 0.1～0.2g。但必须注意用药不能过久,症状减轻后立即停止。鞘内注射一定要慎重,用药时严密注视肾功能衰退的出现,防止后遗症。

（2）广谱抗生素的应用:用链霉素同时也可以用土霉素、卡那霉素、庆大霉素及头孢类等广谱抗生素。用法按用药说明,一般在病危时多采用静脉滴注,病情缓解后改用口服法。治疗过程中如遇到抗链霉素菌株,单独或并用其他抗生素时,一日用药次数及一次用药量都需要较常规方案适当增加,并密切注意病情变化以防副作用产生。

（3）磺胺类药物的应用:单纯磺胺嘧啶,成人第 1 日总量为 7～14g,首次 2～4g,然后每 4 小时 1～2g。第 2～3 日,每 4 小时 1～2g,第 4 日以后,如病情好转,可改用每隔 4～6 小时 1g,服药同时加服等量碳酸氢钠,直到体温恢复正常。嗣后每日 4 次,各 0.75g,连服 5～7 日。

（二）预防性服药

对接触鼠疫患者的人应进行预防性服药,诊查患者及解剖尸体的参加者必须事前服用磺胺制剂。成人首次 2g,其后 4~6 小时服 1g,一般连服 5 日。对隔离观察者亦需预防性服药。

（三）替代抗生素的研究

动物实验筛选表明,环丙沙星、氧氟沙星、头孢曲松钠可作为鼠疫的特效治疗药物。上述药物与链霉素联合应用于青藏高原重症肺鼠疫及其他临床型鼠疫患者,疗效显著,有效地缩短了病程,治愈率为 100% ;此外,诺氟沙星、环丙沙星作为鼠疫的预防药物。

对 17 种生态型鼠疫菌进行药敏试验,结果使用的 21 种抗生素中 19 种药物对鼠疫菌的药敏结果均较链霉素为佳。具体药敏程度顺序是哌拉西林>羟苄青霉素>头孢噻肟>头孢噻吩>头孢曲松>洛美沙星>依诺沙星>环丙沙星>诺氟沙星>加替沙星>头孢哌酮>头孢克肟>氟罗沙星>氧氟沙星>头孢匹胺>头孢美唑>培氟杀星>头孢拉啶>小诺米星>链霉素>氨苄西林。

二、隔离

鼠疫患者应遵循立即就地隔离的原则。如患者较少(1~2 人),可利用患者家屋或帐房就地隔离、治疗;如患者较多,疫情发展严重,扩散面大,必须设立临时隔离病院将患者集中起来进行治疗,或将患者转到就近的传染病隔离病房隔离治疗。

（一）隔离要求

1. 隔离病院需建立在城镇或村屯的一角,距人口密居区较远的地方,以孤立的处所为宜,防止同其他居民接触。

2. 所用房屋必须进行彻底消毒、灭虫、灭鼠,达到无鼠无虫,同时搬出不必要的物品。

3. 病院应设有卫生处置室,腺(肺)鼠疫、重症患者和疑似患者的病室以及工作人员值班室等。

4. 应规定定期的消毒日,进行灭菌、灭蚤、灭鼠。

5. 患者的食具应及时消毒,患者的排泄物、分泌物,应用漂白粉消毒(200~400g/kg)或用 5% 来苏儿溶液浸泡 2 小时后掩埋。

6. 肺鼠疫和重症鼠疫患者必须单人单间隔离,当密切接触者中出现鼠疫症状者应立即按疑似鼠疫患者进行隔离。

（二）患者入、出院处置

鼠疫患者入院首先将患者送入卫生处置室,脱下衣服,挂牌登记,消毒,清洗,保管,全身用 0.1% 新洁尔灭擦澡(重症者可做临床处理),皮肤破溃处粘好胶布再擦澡,然后换上患者专用服装和鞋,送入病室。

各型患者应分别隔离。肺鼠疫、肠鼠疫患者必须单独处理,单一病房。用过的病房及其一切物品必须严密消毒后再用。

（三）病愈出院标准

除体温恢复正常,一般症状消失外,还要达到以下条件:

1. 腺鼠疫患者,淋巴结肿完全吸收,或仅残留小块能够移动的硬结,全身症状消失后,经过 3~5 天的观察,病情无复发。

2. 皮肤鼠疫患者及淋巴结肿破溃者,创面清净并已基本愈合,经 3 次局部检菌阴性(每隔 3~5 天检查 1 次)。

3. 肺鼠疫患者,体温恢复正常后一般症状消失,咳痰及咽部分泌物连续 3 次以上(每 3 日 1 次)检菌阴性。

三、个人防护

进行鼠疫流行病学调查、疫情处理和救治鼠疫患者(疑似鼠疫患者)的医疗卫生人员,必须根据危险程度进行相应的防护着装。

（一）防护用品

1. **防护服**　白大衣、内隔离衣、外隔离服（倒背服）、连体服（猴服）、一次性连体防护服（杜邦服）、连体式五紧服。

2. **头部防护用品**　普通医用口罩、医用外科口罩、N95 口罩、N99 口罩、医用工作帽、三角头巾（直角边长不小于 80cm，面料为全棉布），护目镜或面罩。

3. **手部防护用品**　医用乳胶手套。

4. **脚部防护用品**　脚套，长筒或中腰胶靴，全棉防蚤袜。

（二）防护用品的穿脱顺序（以二级加防护为例）

1. **穿戴防护用品顺序**　穿内隔离衣→戴 N95 口罩及一次性手术帽→穿连体服或一次性连体防护服→戴第一层手套→外隔离服→穿胶靴→戴第二层手套→戴防护眼镜或面罩。

2. **脱防护用品顺序**　全身喷雾消毒、泡手后按穿戴相反顺序进行，并使用 75% 酒精或皮肤消毒剂对手部、面部及暴露部位擦拭消毒。

（三）分级防护

1. **一级防护**　对公共场所、学校、托儿所以及其他场所实施预防性灭鼠灭蚤和消毒的工作人员和从事实验室抗体血清学检验、镜检及实验室一般工作人员。防护要求穿普通工作服或内防护服，戴工作帽、医用口罩或外科口罩，穿胶鞋。

2. **二级防护**　对进入鼠疫细菌实验室的工作人员；进入鼠疫隔离观察室和隔离病房的医务人员；采集和接触患者标本、处理患者分泌物和排泄物以及死亡患者尸体的工作人员；转运患者的医务人员和司机；对疑似病例或确诊病例进行流行病学调查人员；在疫区进行预防性灭鼠灭蚤和消毒的工作人员。穿三层防护服，戴 N95 口罩，双层手套，穿鞋套等。

3. **三级防护**　对采集肺鼠疫患者标本或尸体解剖的医务人员；在鼠疫实验室内进行菌种开封的工作人员。防护要求在二级防护的基础上，加戴正压头套，必要时戴线手套。

（董兴齐　王鹏　张洪英）

第六节　预　　防

鼠疫尽管是一种烈性传染病，但无论是动物鼠疫还是人间鼠疫，均有有效的防控措施和特效的治疗药物，只要做到"三早"即早发现、早报告，早处置，可以说鼠疫可防可治不可怕。

一、疫情报告

当发现或证实鼠疫疫情或高度疑似鼠疫疫情时，应按照传染病防治法和国家鼠疫应急预案要求报告疫情。

（一）报告内容

包括病死鼠（獭）、不明原因高热患者与猝死患者，简称"疫情三报"。

（二）报告程序

1. **人间鼠疫报告程序**

（1）接诊医师发现人间鼠疫患者时，负责填写"中华人民共和国传染病报告卡"，并报所在医疗机构，由医疗机构按规定上报。

（2）乡（镇）责任报告单位负责收集和报告本辖区内人间鼠疫疫情信息至县级疾病预防控制机构，由县疾病预防控制机构进行网上直报。

（3）县级及以上医疗机构对人间鼠疫实行网络直报至县级疾病预防控制机构，由县疾病预防控制机构进行网上直报。

（4）辖区内铁路、交通、民航、厂（场）矿、部队、武警所属医疗卫生机构以及出入境卫生检验检疫部门,应主动与县(区)级疾病预防控制机构建立人间鼠疫信息报告机制,发现疫情及时报告,实施网络直报。

2. 动物鼠疫疫情和鼠疫监测报告:均由县级疾控机构统一进行网络直报。

(三)　疫情报告时限

人间鼠疫或疑似疫情诊断后,按规定的时限在 2 小时内进行网络直报。对动物疫情,如责任报告人在城镇须在 6 小时,乡村需在 12 小时将动物疫情进行网络直报。

二、鼠疫疫情分级

根据鼠疫发生地点、病型、例数、流行范围和趋势及对社会危害程度,我国目前将人间鼠疫疫情划分为特别重大(Ⅰ级)、重大(Ⅱ级)、较大(Ⅲ级)和一般(Ⅳ级)四级。

1. **特别重大鼠疫疫情(Ⅰ级)**　有下列情形之一的为特别重大鼠疫疫情(Ⅰ级)。

(1) 肺鼠疫在大、中城市发生,并有扩散趋势;

(2) 相关联的肺鼠疫疫情波及 2 个以上的省份,并有进一步扩散趋势;

(3) 发生鼠疫菌强毒株丢失事件。

2. **重大鼠疫疫情(Ⅱ级)**　有下列情形之一的为重大鼠疫疫情(Ⅱ级)。

(1) 在 1 个县(市)内,1 个平均潜伏期内(6 天,下同)发生 5 例以上肺鼠疫或败血症鼠疫病例;

(2) 相关联的肺鼠疫疫情波及 2 个以上县(市),并有进一步扩散趋势;

(3) 在 1 个县(市)内发生腺鼠疫流行,1 个平均潜伏期内多点连续发生 20 例以上,或流行范围波及 2 个以上市(地)。

3. **较大鼠疫疫情(Ⅲ级)**　有下列情形之一的为较大鼠疫疫情(Ⅲ级)。

(1) 在 1 个县(市)内,1 个平均潜伏期内发生肺鼠疫或败血症鼠疫病例数 1~例;

(2) 在 1 个县(市)内发生腺鼠疫流行,1 个平均潜伏期内连续发病 10~19 例,或流行范围波及 2 个以上县(市)。

4. **一般鼠疫疫情(Ⅳ级)**　腺鼠疫在 1 个县(市)内发生,1 个平均潜伏期内病例数 1~9 例。

三、鼠疫疫情的分级反应

1. **特别重大鼠疫疫情(Ⅰ级)的应急反应**　特别重大鼠疫疫情应急处理工作由国务院统一领导。卫生部负责协调和指导疫区防控工作,分析疫情发展趋势,提出应急处理工作的建议报告国务院,并及时向国务院有关部门、军队相应机关通报。疫区省、自治区、直辖市人民政府按照国务院或国务院有关部门的统一部署,结合本地区实际情况,负责组织协调市(地)、县(市)人民政府开展鼠疫疫情的应急处理工作。

2. **重大鼠疫疫情(Ⅱ级)的应急反应**　重大鼠疫疫情应急处理工作由疫情发生地省级人民政府组织领导和实施处理,并及时将疫情变化和工作进展情况报告国务院并抄送国务院有关部门,同时通报当地驻军领导机关和国境卫生检疫机关。卫生部承担协调和指导疫情防控工作,及时派遣专家,组织分析疫情趋势,提出应急处理工作的建议报告国务院,并及时抄送国务院有关部门。

3. **较大鼠疫疫情(Ⅲ级)的应急反应**　较大鼠疫疫情应急处理工作由疫情发生州(市地)级人民政府组织领导和实施处理,并及时将疫情变化和工作进展情况报告省级人民政府。市(地)级卫生行政部门应迅速了解疫情发生的时间、地点、传染源、发病情况,确定疫情严重程度,分析疫情发展趋势和提出应急工作建议,及时向当地人民政府报告,同时报省级卫生行政部门。省级卫生行政部门负责协调和技术指导疫情控制工作。

4. **一般鼠疫疫情(Ⅳ级)的应急反应**　一般鼠疫疫情应急处理工作由县级人民政府组织领导。根据县级卫生行政部门的建议和疫情处理的需要,县级人民政府成立鼠疫应急指挥部,组织有关部门密切配合,采取紧急处理措施,救治鼠疫患者,控制传染源,切断传播途径,做好疫区内生产、生活安排,保证疫情控制工作顺利进行。县级卫生行政部门和医疗卫生机构,要及时了解疫情态势,确定疫情严重程度,提出控制措施建议,及时向当地人民政府报告并通报当地驻军领导机关,同时上报市(地)级卫生行政部门。遇有紧急情况,可同时报告省级卫生行政部门,直至国务院卫生行政部门。

5. **IV级预警（动物间鼠疫疫情）反应**　发现动物鼠疫时，县级卫生行政部门要迅速了解情况，掌握疫情态势，确定疫情严重程度，提出控制措施建议，立即向当地人民政府报告并通报当地驻军领导机关。同时迅速逐级上报上级卫生行政部门，直至国务院卫生行政部门。并在县、乡政府的组织协调下立即采取动物疫情控制措施。

6. **毗邻地区的应急反应**　发生鼠疫疫情周边地区的卫生行政部门要及时了解疫情情况，主动分析本地区受波及的可能性和程度，密切保持与鼠疫发生地区的联系，及时获取相关信息，组织做好本行政区域应急处理所需的人员与物资准备，加强鼠疫监测和报告工作，开展鼠疫防治知识宣传和健康教育，提高公众自我保护意识和能力，必要时开展预防性灭鼠灭蚤。

四、人间鼠疫疫情处理

（一）疫情的调查与核实

乡（镇）村、社区医疗卫生人员接到人间鼠疫疫情报告后，必须在1小时内出发，迅速赶赴现场了解情况。县（市）、市（地）、省级疾病预防控制机构或鼠疫防治专业机构接到疫情报告后，必须在2小时内派出专业人员，对患者进行检查、核实。同时对患者住所进行消毒灭蚤处理，采集患者标本，现场救治、隔离、留观、预防性服药以及系统流行病学调查。

（二）成立鼠疫应急指挥部

疫情确认后应根据疫情初步分级，相应级别人民政府成立鼠疫应急指挥部，统一领导疫情处理工作。

（三）划定控制区域，实施疫区隔离

1. **小隔离圈**　以鼠疫患者、疑似患者或鼠疫尸体所在住所为中心，将其周围可能被污染的区域划定为小隔离圈，如一个庭院，一栋房子等。牧区可将一顶帐篷或相连的几顶帐篷划为小隔离圈。患者（或尸体）发生在城镇社区时，可将其中一栋楼房或患者（或尸体）所在的一个独立单元划定为小隔离圈。

2. **大隔离圈**　以发生鼠疫患者、疑似患者、鼠疫尸体的住所为中心，将其所在的村（屯）、街道的一部分或全部划定为大隔离圈。牧区则以病家住所为中心，将其附近常有人来往的地域，一般1~2km以内的区域划为大隔离圈。

3. **警戒圈**　根据鼠疫病型、传染来源以及污染范围等具体情况，可以大隔离圈为中心，将其周围5~10km范围内的所有居民点划为警戒圈；如发生在城镇，可视病家位置和城镇大小，将城镇的一部分或全部划为警戒圈；如发生在牧区，居民分散时，只需在警戒范围内的各路口设立岗哨即可，可不必划分警戒圈。

4. **疫区封锁**　疫区封锁是指完全禁止车辆、人员、可能污染货物出入疫区，但必须保证疫区内群众生活和疫情应急处理物资供应。医疗卫生人员应负责疫区检诊，搜索鼠疫患者、疑似患者。

（四）鼠疫患者、疑似患者的隔离救治

根据《中华人民共和国传染病防治法》规定，医疗机构实行传染病"首诊医生责任制"，发现鼠疫患者、疑似患者时，应当及时采取隔离治疗（治疗措施参按本章第五节）。

（五）密切接触者的隔离留验

密切接触者是指与鼠疫患者、疑似患者、鼠疫尸体或被鼠疫菌污染的物品近9日内有过密切接触的人员。密切接触者隔离期限为9天，在隔离期间均应进行预防性治疗6天。隔离期间如发现高热者或疑似鼠疫患者，应立即单独隔离。

（六）现场流行病学调查

鼠疫流行病学调查包括人间和动物间鼠疫流行病学调查，发生疫情时的现场流行病学调查，首先应以人间鼠疫流行病学调查为重点。要迅速查明疫情发生的时间、传染源和感染过程，传播关系，患者数量，病死情况，密切接触者的人数、去向和波及的范围，影响流行的因素等，对疫情进行全面评估，为疫情控制提供依据。

（七）巡诊检诊

除对小隔离圈内人员、居家和集中隔离的密切接触者由医疗卫生人员专人检诊检查外，当地基层医疗和预防保健人员负责对疫区内、外群众进行巡诊，搜索鼠疫患者、疑似患者，如发现体温在37℃以上的可

疑患者,尤其是有密切接触史者,需要严密观察。

（八）预防接种

对疫区及其以外的居民,在发生疫情后,视情况可使用 EV 减毒活疫苗进行上臂肱二头肌皮上划痕预防接种。大、小隔离圈内居民经疫区处理第 7 天后,方可进行预防接种。

目前所采用的疫苗其免疫效果和人群保护力均不够理想,新型疫苗尚待研制。通常只对活跃疫区内的居民,进入活跃疫区从事捕猎、勘探等活动人员,从事鼠疫强毒工作人员,根据具体情况接种疫苗。

（九）交通卫生检疫

发生鼠疫疫情时,根据当地疫情形势,可设置临时交通卫生检疫站,对进出疫区和运行中的交通工具及其乘运人员和物资等进行检疫查验。

（十）人群聚集活动控制与流动人口管理

根据疫情情况,地方人民政府或鼠疫应急指挥部可决定在疫区内采取限制或者停工、停业、停课,停止集市、集会以及其他人群聚集的活动。对流动人口采取预防管理措施,注意搜索流动人口中的鼠疫患者、疑似患者,及时采取隔离治疗等措施,对密切接触者视情况采取集中或居家隔离观察。

（十一）疫区消毒、灭蚤、灭鼠

1. **消毒**　消毒是切断传播途径、防止鼠疫疫情扩散的重要措施,其目的是将污染范围内的病原微生物杀灭或消除,使之无害化。

（1）对鼠疫患者所在的房间可用 8% 过氧化氢或 0.5% 过氧乙酸喷雾消毒（300ml/m³）,每天 1 次,肺鼠疫患者房间每天消毒 2 次。也可采用紫外线或其他消毒方法。

（2）棉衣、被褥等用蒸汽消毒或 121℃ 20 分钟高压消毒,单衣、夹衣可用 0.1%～0.2% 含氯消毒剂浸泡 24 小时,洗净后晾干。

（3）不能用浸泡或蒸汽消毒的衣物、皮毛类、书籍等,可用甲醛熏蒸,药量为 50ml/m³,密闭 24 小时;或用环氧乙烷熏蒸,所需药量为 1.5～2.0ml/L,方法是将待消毒的物品装入塑料袋内,倒入环氧乙烷,用铝夹封好袋口,在大于 15℃ 的室温下作用 16～24 小时自然气化消毒。

（4）贵重仪器、钟表、电视机等可用 75% 酒精擦拭,或用环氧乙烷熏蒸,作用 16～24 小时消毒。

（5）餐具用煮沸法消毒,粮食用炒、煮和曝晒方法消毒。

（6）患者的排泄物、分泌物等,可用 0.5% 含氯消毒剂浸泡 24h 后掩埋,垃圾焚烧后掩埋。

（7）运送患者的车辆用 8% 过氧化氢或 0.5% 过氧乙酸喷雾消毒,或以紫外线照射及酒精擦拭消毒。

2. **灭蚤**

（1）患者的衣服、被褥全部更换下来进行消毒、灭蚤处理。对患者及密切接触者住处的所有房屋、地面、墙壁、炕面、室内物品等普遍喷洒灭蚤药物,进行初步灭蚤。此时暂不搬动室内物品,以免蚤类四散逃逸而增加感染机会。初步灭蚤后,接着进行第二次彻底普遍的药物灭蚤。

（2）对大、小隔离圈首先进行环境灭蚤,同时进行鼠洞灭蚤处理。根据疫情流行动态和当地游离蚤的严重程度,灭蚤工作可扩大到警戒区或更大范围。

（3）对猫、犬等动物严加管理,要求拴养并用药物灭蚤。当疫情严重,有发展趋势时,可将猫、犬等家养可染疫动物全部处死。

（4）隔离圈外围如果是动物鼠疫疫区时,要使用鼠、蚤并灭的熏蒸剂或烟雾炮处理鼠洞。使用毒饵法灭鼠时,必须及时堵洞,防止蚤类游离洞外。

（5）灭蚤可使用敌敌畏、溴氰菊酯、奋斗呐、灭害灵等,所使用的灭蚤药物可交替或重复使用。

（6）用化学灭蚤药物对大、小隔离圈进行室内外环境灭蚤后,要求达到粘蚤纸法（每房间 5 张）和积土法（每房间 5m²）检不到跳蚤的标准。

（7）如患者发生在城市,已知环境中无媒介蚤类时,可不灭蚤。

（8）常用灭蚤药物:菊酯类包括顺式氯氰菊酯（alpha-cyermethrin）、高效氯氰菊酯（beta-cyermethrin）、高效氟氯氰菊酯（beta-cyfluthrin）、溴氰菊酯（Deltamethrin）、奋斗呐（Alphamethrin）、氯氰菊酯（Cypermethrin）、菊乐合剂（Pyrethroin-Dimethoate）。有机磷类包括辛硫磷（Phoxim）、害虫敌（Actellic）、二嗪农

（Diazinon）、皮蝇磷（Ronnel）、碘硫磷（Iodofenphos）、西维因（Sevin）、苯恶威（Bendiocarb）。具体参按使用说明。

3. **灭鼠**　要求人间鼠疫疫区的灭鼠，必须在灭蚤的基础上或与灭蚤同时进行。

（1）除为了检验目的，专业人员可使用器械捕鼠外，严禁群众使用器械灭鼠，以防止疫蚤游离和感染鼠疫。

（2）大、小隔离圈的室内外灭鼠，应选用高效急性灭鼠剂，采用熏蒸法或毒饵法进行。

（3）已证实鼠疫患者的感染来源于当地动物鼠疫疫区时，灭鼠范围要扩大到隔离圈以外属于动物鼠疫疫区范围内的居民区及邻近地区。对野外疫区施行鼠、蚤并灭的熏蒸剂或烟雾炮灭鼠。

（4）大、小隔离圈内经灭鼠处理后，无论家鼠、野鼠都要达到无鼠无洞的标准。疫区灭鼠标准为家屋鼠密度降至 0.5% 以下，生产生活区及其附近的鼠疫主要宿主密度要分别降至：家鼠 1% 以下，黄鼠 1 只/10hm² 以下，沙鼠 3 只/10hm² 以下，旱獭 0.5 只/10hm² 以下。

（5）灭鼠可使用敌鼠钠盐、溴敌隆、磷化锌、磷化铝、氯化苦、烟雾炮等。

（6）在地广人稀而灭鼠范围大的偏远地区，不具备施用熏蒸剂条件而代之以毒饵灭鼠时，必须在灭鼠的同时，进行洞内喷洒灭蚤药或堵洞等灭蚤措施。投药者应注意个人防护。

（7）如患者在外地感染后回家发病，已知当地不是鼠疫疫源地时，可不进行灭鼠。

（8）常用灭鼠药物：见表 16-3，具体参按使用说明。

表 16-3　常用灭鼠药物

名称	中毒机制	毒性	使用方法	解毒剂
磷化锌 Zine phosphide	中枢神经系统	强毒	外粘	1% 硫酸铜
磷化铝 Aluminium phosphide	中枢神经系统	强毒	入洞	0.1% 高锰酸钾
毒鼠磷 Gophacide	神经麻痹	强毒	外粘	阿托品
灭鼠优 Vacor	呼吸系统衰竭	强毒	外粘	烟酰胺
敌鼠钠盐 Diphacine-Na	内脏器官出血	强毒	浸泡	维生素 K₁
氯敌鼠 Chlorophacinone	内脏器官出血	剧毒	外粘	维生素 K₁
溴敌隆 Bromadiolone	内脏器官出血	强毒	外粘、浸泡	维生素 K₁
杀鼠迷 Racumin	内脏器官出血	强毒	外粘	维生素 K₁
杀它丈 Stratagen, flocoumafen	内脏器官出血	剧毒	外粘	维生素 K₁
氯化苦 Chloropicrin	呼吸、循环衰竭	剧毒	入洞熏蒸	肥皂水清洗皮肤
溴甲烷 Methyl bromide	脑实质变肺水肿	剧毒	入洞熏蒸	肌内注射二疏丙醇

（9）我国禁用的灭鼠药：氟乙酰胺类、氟乙酸钠、毒鼠强等，由于对人畜毒性强，作用太快，且污染环境，国家已明令禁用。有些鼠药如：亚砷酸、士的宁、普罗米特、安妥、灭鼠特、灭鼠安、灭鼠宁、毒鼠硅、除鼠磷、α-氯醛糖、敌溴灵、溴代毒鼠磷、氰化钙、氰化钾、氰熔体、二氧化硫、鼠立死等，虽然曾使用过，但未获国家登记，不应再用。

器械灭鼠：弓形夹、鼠笼、挑竿、圈套、猎枪、小口径枪

生态和生物灭鼠：生态灭鼠：改良建筑、改善环境、断绝鼠粮；生物灭鼠：利用对鼠有致病力的微生物，造成鼠体感染，在鼠种群内传染流行而大批死亡。或利用微生物产生毒素，制成毒饵灭鼠。还可利用鼠类天敌捕食，降低鼠类群体数量。

（十二）环境卫生整治

在疫区消毒、灭蚤、灭鼠的基础上，应充分发动群众开展环境卫生整治，粮食保存有防鼠设施，室外无散在垃圾粪便，家畜圈养，街道整洁。总之，在经过疫区处理之后，要使居室内外形成一个清洁卫生的环境，清除鼠、蚤孳生的场所和病原体存在的隐患。

（十三）尸体处理

《中华人民共和国传染病防治法》第四十六条规定,患甲类传染病、炭疽死亡的,应当将尸体立即进行卫生处理,就近火化。火化前,必须用5%来苏儿或0.5%过氧乙酸、0.1%~0.5%含氯消毒剂对尸体严格消毒,用消毒液浸泡棉球填塞口、鼻、耳、肛门、阴道等,然后用消毒液浸泡过的被单或白布将尸体包裹、捆扎严实,专车运送,专炉焚烧。如在野外焚烧,应在离居民区和水源较远的地方挖好墓坑,深2.5m,在墓坑上架上铁架,将废旧轮胎、木柴等堆在上面,再放上尸体,必要时用铁丝捆扎,以免焚烧时滚动,浇上柴油,点燃焚烧。待尸体烧成灰烬后,推入坑内,撒生石灰,进行掩埋。

（十四）健康教育与群防群控

对疫区群众开展“疫情三报”为主的鼠防知识宣传教育,提高公众预防保健意识。

（十五）疫情信息发布

鼠疫疫情发生后,地方人民政府有关部门要按照规定做好信息发布工作。信息发布要及时、准确、客观、全面。

（十六）应急反应的终止

1. 鼠疫应急反应的终止程序　鼠疫疫情控制工作按 GB 15978—1995《人间鼠疫疫区处理标准及原则》的要求和程序全部完成相应应急处置工作,疫区卫生行政部门组织专家评估验收达到解除疫区隔离和封锁标准,可提交疫情应急反应终止、解除疫区隔离和封锁申请。特别重大鼠疫疫情(Ⅰ级)、重大鼠疫疫情(Ⅱ级)、较大鼠疫疫情(Ⅲ级)、一般鼠疫疫情(Ⅳ级)分别由部、省、市(地)、县级卫生行政部门组织有关专家进行分析论证,提出终止应急反应的建议,报本级人民政府或本级鼠疫应急指挥部批准后执行。

2. 解除疫区隔离和封锁的标准

（1）鼠疫患者解除隔离标准:鼠疫患者经过治疗,体温恢复正常,一般症状消失,不同病型患者还要达到以下条件,方符合治愈和解除隔离标准。腺鼠疫患者:肿大淋巴结完全吸收,或仅残留小块能够移动的硬结,全身症状消失后,经过3~5天的观察,病情无复发。皮肤鼠疫患者及淋巴结肿破溃者:创面清净并已基本愈合,局部病灶经3次检菌阴性(每隔3日1次)。肺鼠疫患者:体温恢复正常,一般症状消失,咳痰及咽部分泌物连续3次以上(每隔3日1次)检菌阴性。

（2）密切接触者解除隔离标准:密切接触者隔离观察9天期间,无新发鼠疫患者及疑似患者时,可解除隔离;隔离观察期间有新发鼠疫患者时,其密切接触者须重新隔离观察9天,期间无新发鼠疫患者时,可解除隔离。

人间鼠疫疫区隔离和封锁的解除标准:大小隔离圈达到无鼠、无洞、无蚤,疫区达到灭鼠灭蚤和卫生整治标准;最后1例鼠疫患者治愈后,无新发鼠疫患者及疑似患者;隔离病室、污染场所完成终末消毒,污染物进行了无害化处理,可解除封锁隔离。

排除人间鼠疫疫情时,应立即解除疫区隔离和封锁。

（十七）疫情处理工作评估

疫情处理结束后,分别由卫生部和省、市(地)、县级卫生行政部门组织相关人员组成评估小组,开展评估总结工作。评估主要内容包括疫区自然地理概况,发生疫情的原因,传染源、传播途径和流行因素,疫情发生、发展和控制过程,患者构成,治疗效果,染疫动物种类、密度及分布,媒介种类、分布及指数,所采取措施的效果评价,应急处理过程中存在的问题和取得的经验及改进建议等。

五、动物鼠疫疫区处理

（一）处理原则

1. 动物鼠疫流行达到Ⅳ级预警强度时,鼠疫监测单位应及时向当地县级卫生行政部门提出预警建议,采取相应的控制措施。

2. 无论在城镇或农村,凡人口较密集地区,在居民点内发现疫鼠、疫蚤(包括细菌学或血清学达到现疫流行标准的阳性地区),均应等同于发生人间鼠疫疫情,给予足够的重视,必须进行严格的疫区处理。

（二）处理对象、范围和方法

1. 处理对象　动物鼠疫疫区处理对象多为主要宿主动物及其寄生蚤。

2. 处理范围　原则上根据发生动物疫情的疫源地类型，流行强度，与城镇、居民点、交通要道、重要地区、旅游景点等的距离，以及宿主动物的生态特点等，因地制宜地确定处理范围。

3. 处理方法

（1）在居民点内发现疫鼠、疫蚤时，应与发生人间鼠疫一样划定大、小隔离圈，所不同的是没有鼠疫患者，可不进行消毒，主要进行彻底灭蚤、灭鼠。

首先进行环境与鼠洞灭蚤，然后灭鼠。野外灭鼠最好采用鼠、蚤并灭的方法，即使用熏蒸剂或烟雾炮等灭鼠，也可用急性灭鼠剂，灭鼠后堵洞；整治环境卫生，消除鼠、蚤孳生场所；限制人员流动，大、小隔离圈内人员在 10 天内不得外出；疫区处理后，大、小隔离圈内达到无鼠无洞无蚤标准，周围处理地区达到疫区灭鼠灭蚤标准，方可解除封锁，但还要加强动物鼠疫的监测工作。

（2）当在人口密集区、交通要道等附近的田野、草原、山地等处发现疫鼠、疫蚤，对人群生活、生产构成威胁时，可根据实际情况，适当地划定疫区处理范围，在疫区未处理前适当限制人员进入疫区，对疫区进行彻底灭蚤灭鼠。

（3）在牧区发现疫鼠、疫蚤时，处理范围应以疫点为中心，半径 1km 之内进行彻底灭蚤灭鼠。

（4）在处理范围内，禁止群众用器械捕鼠，以防止疫蚤游离感染人。在旱獭鼠疫流行地区，应严禁捕猎旱獭。并且在疫区设立醒目的警示标志，提醒人们不要捕捉野生动物，不要在獭洞附近坐卧，防止跳蚤叮咬。

（5）沙鼠、田鼠及其他鼠类疫区处理可参照上述原则进行。

六、生物恐怖事件处置

生物恐怖是人为故意使用微生物导致敏感人群患病或使用微生物毒素导致敏感人群中毒，威胁人类健康，引起社会广泛恐慌甚至社会安全与安定以达到政治、军事、经济、或信仰目的的行为。鼠疫菌是一种能够引起烈性传染病的病原微生物，历史最早使用的生物战就使用鼠疫菌，第二次世界大战中侵华日军曾使用鼠疫菌在我国不同地区开展了大规模的生物战。因此，鼠疫菌在生物恐怖预防中应当占据首要位置，该菌被美国疾控中心分类为 A 类生物恐怖剂。

生物恐怖袭击引发疫情处理的原则和内容与自然疫情暴发流行的处置相同。当接到传染病发生、流行或暴发、大批原因不明疾病患者发生的疫情报告时，应尽快到达现场，进行调查，同时采取措施，迅速控制疫情。在个案调查和暴发、流行调查时，更加注重查明传染源、传播途径和暴发或流行的原因与条件。根据传染病流行环节和病原特点，采取针对性措施。特别注意的是评估危害的范围、程度、危险人群和发展趋势，以及应对措施的效果。对一时未能查明的疫情先采取综合性措施，监测疫情动态和措施效果，以修正或补充措施，直至疫情被控制。

七、卫生检疫

（一）卫生检疫的任务

检查来自疫区旅客的健康状况，对疑似鼠疫患者留验观察；对从疫区猎取的野生动物（旱獭、狐狸、山羊、野兔等）进行细菌学检验，并查扣上述动物；对从疫区运出的有可能污染的货物（如动物皮毛、棉絮等）进行检查，必要时对货物及车辆进行灭鼠、灭蚤和卫生消毒；运输途中的检疫由机、车、船的卫生机构负责。

（二）国境卫生检疫

为严防鼠疫从国外传入，依据《中华人民共和国国境卫生检疫法》和《中华人民共和国国境卫生检疫法实施细则》，对国外尤其是来自疫情发生国家和地区的飞机、船舶、列车和汽车等交通工具进行检疫，发现有感染鼠疫或染疫嫌疑的交通工具及所载货物应实施灭鼠、灭蚤和消毒等卫生处理；对交通工具上的所有人员进行医学检诊，对鼠疫患者实行就近隔离治疗，对疑似鼠疫患者实行留验，但留验期不得超过 6 天。

对来自国内鼠疫疫区的飞机、船舶、列车和汽车,国境卫生检疫机关认为有必要时亦可实施上述全部或某项措施。

对毗邻国家有肺鼠疫流行并有传入我国的征象时,国境卫生检疫机关和当地边防机关或县、市人民政府会商后,可以立即共同采取紧急边境交通封锁措施,同时应以最快的方式报告省份至国务院卫生行政部门和边防主管部门,转报中华人民共和国国务院。

(三) 疫区卫生检疫

依据《中华人民共和国传染病防治法》第四十三条和第四十四条的规定,《国内交通卫生检疫条例》和《国内卫生交通检疫条例实施方案》。国内的疫区卫生检疫必须在各级人民政府的领导下,各有关部门具体负责实施责任范围内卫生检疫工作。

(董兴齐　王鹏　张洪英)

第七节　监　测

一、鼠疫监测的目的与任务

(一) 鼠疫监测的目的

目的是系统收集、分析人间鼠疫和动物鼠疫的有关信息,尽早发现和预测疫情,掌握疫情动态,及时采取防控措施,控制疫情的发生和流行,科学评价防治工作的效果,为鼠疫的预测预警和制定防治对策提供科学依据。

(二) 鼠疫监测的任务

调查了解宿主动物的种类组成、分布范围、生态习性、数量、季节消长及其密度;媒介蚤的种类、分布范围、生活习性、季节消长、蚤指数及其染蚤率;各种动物及其寄生蚤的鼠疫病原学和血清学指征;地理景观、气温、降水量等资料。

二、监测范围

(一) 监测范围

已知鼠疫疫源地及其毗邻地区;历史上有人间鼠疫发生和流行的地区;鼠疫主要宿主动物分布区;与邻国鼠疫疫源地毗邻地区;其他可能有鼠疫自然疫源性存在的地区;大中城市等人口密集地区及其他可能传入鼠疫的重要城市、交通枢纽和港埠;大型开发建设项目需要进行卫生学评价的地区。

(二) 监测点设置

1. **固定监测点**　一般一个县设一个固定点,监测范围为 $100\sim400km^2$。

2. **流动监测点**　流动点应根据监测计划,以流动方式在整个监测区内进行,每个监测点的监测范围为 $25\sim200km^2$,南方家鼠疫源地以自然村为监测单位。

三、监测内容及方法

(一) 人间鼠疫监测

1. **建立健全鼠疫监测网络**　建立国家、省、市、县、乡、村六级人间鼠疫监测网络,保证24小时值班、畅通,并指定专人负责疫情报告。

2. **实行"首诊医生责任制"**　各级各类医疗机构、诊所及社区门诊的首诊医生,要根据患者的流行病学和临床表现特征做出初步诊断,如为疑似鼠疫患者,在做好个人防护的前提下,就地隔离,按照程序及时报告,并根据不同病型采取标本送检。

3. **严格执行疫情报告制度**　各级应严格按照《中华人民共和国传染病防治法》和《突发公共卫生事件与传染病疫情监测信息报告管理办法》规定的时限,通过疾病监测信息报告管理系统进行报告。疾病预防控制机构(鼠防专业机构)在接到报告后应按规定采取隔离患者、核实诊断、疫区处理等措施。

4. 开展鼠疫防治知识宣传教育 在鼠疫流行季节,鼠疫疫源地区及其毗邻地区的各级卫生行政部门,应在辖区内定期组织开展以"三报三不"为主要内容的鼠疫防治知识的宣传教育,以提高疫区及其毗邻地区群众防病保健意识。

5. 定期进行人员培训 各级卫生行政部门要定期对辖区内各级各类医疗卫生单位的人员进行培训,尤其对接诊医生进行培训,以鼠疫诊断、治疗、疫情报告、医院现场及感染控制等鼠疫防治知识为主要培训内容。

6. 强化对疫源动物的管理 各级卫生行政部门应宣传国家关于鼠疫疫源动物管理的法律法规,协同铁路、交通运输、公安、工商管理、动物检疫等部门,严禁非法猎捕、运输、销售疫源动物和未经动物检疫处理的动物产品。

(二)动物鼠疫监测

1. 宿主动物监测

(1)主要宿主密度:样方以 $1km^2$ 或 $4hm^2$ 为一个单元。选不同生境抽样,抽样面积占监测范围总面积5%以上。黄鼠按样方一日钢闸法,旱獭按样方二日观察法,沙鼠、布鲁氏田鼠按样方夹日法,黄胸鼠、大绒鼠野外按玉米夜笼法,室内按每家一笼法。在每月或同一块疫源地固定的2个月份进行调查。

(2)其他鼠密度:野外,按5m夹线法,每月选2~3种主要生境各布放100夹次以上。室内,按每室一夹法,每月200夹次以上。

2. 媒介监测 体蚤,每月检活体鼠50只以上,旱獭30只以上。捕的活体单只装袋检蚤。巢蚤,每月剖洞1~5个,将一窝巢垫物及表土单独装袋检蚤。洞干蚤,限于旱獭、黄鼠、沙鼠洞干,每月各探洞200个,以法兰绒探蚤棒探洞3次。室内地面游离蚤,每月放粘蚤纸150张,每室5张,晚放晨取检蚤。

对上述所获蚤做分类计数,逐月计算蚤指数和染蚤率。

病原学及血清学监测

(1)检验数量:一般要求在固定监测点内,旱獭每月检实有獭的30%以上;黄鼠、大绒鼠、黄胸鼠各年检验500~1 000只以上;沙鼠、布氏田鼠各年检验500只以上。旱獭疫源地监测点内牧犬血清数调查一般不少于牧犬总数的20%。

(2)检验方法:对捕获的每一种主要宿主动物标本应同时做细菌学和血清学检验。要特别注意病死鼠、兽(包括骨骼)等标本的检测。常规检验方法包括细菌和血清学。

3. 其他项目 有条件时,搜集气象、生境、生态学方面资料,并绘制地形图供疫情分析。

(董兴齐 王鹏 张洪英)

第八节 实验室检测技术

一、鼠疫实验室

鼠疫菌为二类高致病性病原微生物。对鼠疫菌进行冻干菌种、离心操作、感染动物实验等需要在生物安全三级实验室内进行;对病原菌的分离纯化、生化鉴定、核酸提取、涂片等可在生物安全二级实验室内进行;非感染性材料的实验,即不含病原菌的分子生物学、免疫学实验可在生物安全一级实验室内进行。

二、鼠疫检测标本的取材、保存和运输

(一)疑似鼠疫患者取材

要求对疑似鼠疫患者应在服用抗菌药物前,依其症状和体征,按以下规定部位取材。所有急热待查或疑似鼠疫患者,除取相应部位材料外,均应采静脉血3~5ml,供检菌和血清学诊断用。发病后7日内采取

的为急性期标本,由于就诊等原因最迟不应超过发病后14日。发病后第15~30日期间还应采第二份恢复期静脉血标本,专供血清学诊断用。两份血液标本采的间隔不应少于7日。

1. **疑似腺鼠疫患者取材** 选取肿大之淋巴结,用碘酒、酒精局部消毒,以左手拇指、食指固定,用灭菌注射器(12~16号针头)刺入淋巴结,抽取组织液适量,保存于灭菌试管内或直接接种于血琼脂平板。淋巴结肿大不明显者,可先向淋巴结内注射0.3~0.5ml灭菌生理盐水,稍停后再行抽取。感染后期,可在肿大的淋巴结周围穿刺抽取组织液。

2. **疑似肺鼠疫患者取材** 让患者对溶血(0.1%)赫氏琼脂平板咳嗽,或将带血痰液标本收集于灭菌管内备检。用灭菌棉拭子涂擦咽部分泌物,将拭子保存于灭菌容器内备检。

3. 疑似败血症鼠疫可只采静脉血液2ml以上。

4. 疑似眼鼠疫应用棉拭子或无菌毛细吸管,采眼分泌物。

5. 疑似肠鼠疫应取患者粪便备检,应特别注意大便中带血的部分。

6. **疑似皮肤型鼠疫取材** 将脓疱表面用酒精消毒,以灭菌注射器由疱的侧面刺入疱内,抽取内容物备检。溃疡、结痂期以灭菌镊子持灭菌棉球涂擦溃疡面和痂皮下的创面,将棉球保存于灭菌容器内备检。

7. 疑似脑膜炎型鼠疫的患者用腰椎穿刺法抽取脑脊液备检。

(二) 密切接触者的取材

对与鼠疫患者的密切接触者、鼠疫污染材料的接触者、以及早期未出现典型症状的疑似鼠疫患者,均应采集全血备检。

(三) 疑似鼠疫尸体的取材

以无菌手续采取肝、脾、肺、心血及有可疑病理改变的淋巴结等,分别置于灭菌容器内保存。尸体有腐败迹象时,必须取管状骨骺端骨髓。

(四) 动物标本的取材

1. **自毙、染病萎靡动物** 按常规方法解剖后,分别观察腺、肝、脾、肺、心有无病变,并取相应材料作细菌学检查。

2. **捕获动物** 原则上只取肝、脾或有病变的组织进行检查。对腐败材料,取骨髓或脑组织作检查。

(五) 昆虫材料的采集

昆虫材料包括:蚤类、蜱类、螨类、虱类等,以蚤类为重点。

将采集的动物体蚤、洞干蚤、巢蚤及游离蚤,单只装入装有1/20万龙胆紫2%盐水的小瓶内保存进行细菌学检验。

(六) 其他材料的采集

凡皮毛、衣服之类,将可疑污染处浸于灭菌生理盐水中,然后取此浸液备检。

(七) 检验标本的保存

1. 凡所取材料均应保存于灭菌容器内,容器用石蜡密封。组织块可保存于灭菌生理盐水中,或用5~10ml Broke液(液体石蜡3份,凡士林或石蜡1份,羊毛脂1.5份加热混匀,置小广口瓶中。用时在水浴中加热至40℃,将组织块埋入,盖上瓶塞,加纱布扎紧瓶口)保存。

2. **所取血液标本应分离血清** 血块及所取其他材料均应保存于灭菌器皿内。

(八) 检验标本的包装与运输

所有采集的标本应按照原卫生部《人间传染的病原微生物名录》的规定进行包装。检材应包装严密,保存场所适宜,保存温度不高于4℃。运输按照原卫生部《可感染人类的高致病性病原微生物菌(毒)种或样本运输管理规定》执行。

三、鼠疫细菌学检验

(一) 鼠疫菌的检验和鉴定程序

1. **鼠疫菌检验** 鼠疫细菌学检验包括显微镜检查、分离培养、鼠疫噬菌体裂解实验和动物实验四步,通称"四步检验"。

（1）显微镜检查：将可疑鼠疫材料涂抹在载玻片上或制成压印涂片，晾干，浸在固定液中，固定 5~10 分钟，取出晾干，分别用革兰氏染液、亚甲蓝染液进行染色。

（2）分离培养：可以根据待检标本的种类和新鲜程度选用不同的培养基进行分离培养。一般情况下新鲜的标本用敏感培养基，对可能有污染和轻度腐败的材料用选择敏感培养基。

培养方法：新鲜材料可直接涂布溶血（0.1%）赫氏琼脂平板，按三段法划线。腐败材料可划线于龙胆紫（1:10 万~1:20 万）溶血平板。液体材料及骨髓，用灭菌接种环取标本划线。脏器材料先在平板表面压印，再划线，棉拭子可直接涂布于培养基表面。同一患者或尸体的不同材料可以分格涂于同一平板表面。每份标本接种一式两个平板，一个作分离培养，另一个做鼠疫噬菌体裂解实验。

培养温度和时间：置 28℃ 温箱培养，于 14~96 小时内每日观察以发现具有鼠疫菌典型形态的菌落。没有严重污染的平板，必须持续培养 7 天，无疑似鼠疫菌落出现时，方可弃去。

（3）鼠疫噬菌体裂解实验

方法：在培养检查时，把鼠疫检材接种在琼脂培养基上，接种划线要密，然后用毛细管或接种环于划线一侧滴加噬菌体一滴，倾斜平板使其垂直流过划线。分离培养中发现可疑鼠疫菌落时，用接种环取可疑菌落重新划线于溶血（0.1%）赫氏琼脂平板，再滴加鼠疫噬菌体。

培养温度和结果判定：置 28℃ 温箱，24 小时观察有无噬菌现象，噬菌带宽于噬菌体流过的痕迹，且噬菌带逐渐扩展，扩展后两边菌苔有形象模糊的边缘时，方可判定为鼠疫噬菌体实验阳性。

（4）动物实验

组织悬液制备：患者、尸体标本，特别是腐败标本应在进行细菌培养的同时接种小白鼠（18~20g）或豚鼠（250~300g）。脏器组织等被检材料置于消毒乳钵内，加入适量生理盐水，制成悬液，采用腹腔或皮下接种，腐败标本可采用经皮接种。接种剂量，豚鼠接种 0.5~1.0ml，小白鼠接种 0.2~0.4ml。

接种实验动物的处理：接种实验动物后，做好标记，放入饲养笼内，挂牌记载编号、接种日期、途径等。每日饲喂 1~2 次，直至动物死亡或经 7 天后杀死剖检，然后进行病原学特异性诊断。

2. 鼠疫菌鉴定程序

鼠疫菌判定
↓

不明死因镜检	疑似鼠疫患者及尸体镜检	一般鼠类	昆虫	实验动物死亡
分离培养	分离培养	分离培养	分离培养	分离培养
噬菌体实验	噬菌体实验	噬菌体实验	噬菌体实验	噬菌体实验
生物学实验	生物学实验	生物学实验	生物学实验	生物学实验

↓
纯培养物鉴定
↓

形态及培养特性	生化检查	毒力因子检查及毒力测定	营养依赖型检查	鼠疫噬菌体实验（18~20℃）	质粒组成

↓
最终判定鼠疫菌及菌型
↓
真空冷冻干燥或 10% 甘油的 BHI 肉汤贮存于 −85℃

（二）鼠疫菌的判定依据

鼠疫菌的判定依据镜检形态学特征、培养特性、鼠疫噬菌体裂解情况和动物实验结果做出最终判定，具体见表 16-4。

表 16-4 鼠疫菌判定标准

镜检	培养	噬菌体实验	动物实验	分析与判断
+	−	−	−	阴性
+	+	−	−	阴性
+	+	+	−	弱毒鼠疫菌
+	+	+	+	强毒鼠疫菌
−	+	+	+	强毒鼠疫菌
−	+	+	−	鼠疫菌
−	−	+	+	可疑,可能含鼠疫噬菌体

（三）鼠疫菌种的保存

在我国,只有省级专业机构有权保存与所辖区域有关的鼠疫菌种。各地分离的鼠疫菌株应及时送交具备条件的本省份专业机构(本省不具备条件的可送交邻近有关省)做进一步鉴定、研究。长期保存鼠疫菌种通常采用冻干保存法。一般供实验研究用菌株可于密闭的拧口管或瓶内,用含 10% 甘油的赫氏肉汤培养基,贮存于−20℃以下保存。

（四）常用培养基及其质控

1. 肉汤培养

（1）成分:绞碎瘦牛肉或猪肉　　　　　　　　　　　　　500g
　　　　蛋白胨　　　　　　　　　　　　　　　　　　　10g
　　　　氯化钠　　　　　　　　　　　　　　　　　　　5g
　　　　磷酸氢二钠（也可不加）　　　　　　　　　　　　1g
　　　　水　　　　　　　　　　　　　　　　　　　　　1 000ml

（2）制法:称取无脂肪、筋膜等的瘦牛肉 500g 绞碎加水 1 000ml,置 3~5℃冰箱过夜。除去液面残油,沸水煮 30 分钟。如无冰箱,肉渣加水后,加 1mol/L NaOH 5ml 煮沸 2h。加水补足蒸发量,先后以 3~5 层纱布脱脂棉滤过除渣(肉渣以布包裹稍挤压肉浸液)。按量加入蛋白胨、氯化钠和磷酸氢二钠混匀使溶。以 1mol/L NaOH 校 pH 为 7.2。煮沸片刻,以使形成的凝固物析出凝固,用滤纸滤过取澄清滤液。再校正一次 pH。按所需,分装试管或烧瓶中。

2. 赫金格尔琼脂　按每 100ml 培养基中含氨基氮 70~100mg 的比例,加赫氏消化液于蒸馏水中,再加入氯化钠、磷酸氢二钠和琼脂,使其最终浓度分别为 0.3%、0.1%、2%。加热溶解、修正 pH,按需分注茄形瓶中灭菌后备用。

3. 溶血琼脂　将基础培养基熔化后冷却至 50℃ (以不烫手为度),100ml 培养基中以无菌手续加入 10% 的溶解血 1ml,分注平皿。灭菌蒸馏水 90ml 加无菌采取的新鲜血液(绵羊血、家兔血皆可)10ml 混合后即为 10% 的溶解血。

4. 龙胆紫血液琼脂　在灭菌 0.1% 龙胆紫溶液中无菌加入新鲜血液 10ml,混匀备用。每 100ml 已熔化的基础培养基(冷至 45℃)加上述溶液 1ml,混匀后分注平皿备用。

四、鼠疫免疫学检验

鼠疫血清学检验,主要用于疫源地的流行病学调查、疫源地监测、鼠疫患者的诊断和追溯诊断,在未分离到鼠疫菌的情况下,具有重要诊断意义。

（一）鼠疫抗体检查

鼠疫抗体的检测主要是用已知的鼠疫特异性抗原检测患者或动物血清中的特异性 F1 抗体。通常用间接血凝技术、ELISA、免疫层板技术(包括胶体金法和上转发光法等)。

1. **间接凝血试验(indirect hemagglutination assay,IHA)**　鼠疫间接凝血试验,是将鼠疫特异性抗原载附于经单宁酸处理的绵羊红细胞上,检测鼠疫特异性抗体的血清学方法。

（1）诊断制剂:包括鼠疫 F1 抗原致敏血细胞(简称 F1 血细胞)、单宁酸血细胞(即阴性血细胞)、醛化血细胞、鼠疫 F1 抗原(抑制剂)和稀释液(即 1% 正常兔血清盐水),一般由省级专业机构或国家指定机构生产供应。按说明配制应用。

（2）实验器材:标准小试管、1~10ml 刻度吸管,有机玻璃微量反应板或一次性微量反应板,微量加样器(单头、多头)、吸头。玻璃器皿如系新购,应用 2% 盐酸处理 2 小时以上,再清洗、晾干、干燥或高压灭菌后使用。每次实验后应放入 3% 来苏儿或石炭酸中浸泡 12 小时以上,用常水冲洗后置于清洁液中 12 小时以上,再用常水冲洗、晾干、灭菌后使用。

（3）血清处理:所有待检血清,须经 56℃ 灭活 30 分钟,加入 10% 叠氮钠(终浓度 1‰)或 1% 硫柳汞(终浓度 1/5 000~1/10 000)4℃ 备用。

（4）初筛实验

1）试管法:取小试管排列在试管架上,标明管号,向第 1 管加入稀释液 0.9ml,其余各管分别加入 0.5ml,取被检血清 0.1ml 加入第 1 管,混匀后,从第 1 管吸取 0.5ml 到第 2 管,依次倍比稀释至最后 1 管,弃 0.5ml。每管内加入 2.5% F1 抗原致敏血细胞 1 滴(0.05ml),充分混匀,置 37℃ 温箱 2 小时或室温 4 小时后观察结果。初筛实验通常选 1:10、1:20、1:40 三个滴度进行。

对照管:A、稀释液 0.5ml+2.5% F1 抗原致敏血细胞 0.05ml,B、稀释液 0.5ml+2.5% 单宁酸血细胞 0.05ml,C、1:20 被检血清 0.5ml+2.5% 单宁酸血细胞 0.05ml。

结果判定:以呈现"++"的最高稀释度作为血清的效价终点,当效价≥1:20,各对照管不呈现凝集现象,即判定为阳性。其中"#"凝集血细胞铺满管底,有明显折边,抗体过量时,凝集呈疏松花圈状。"+++"凝集血细胞铺满管底,无折边。"++"血细胞不完全凝集,管底呈整齐的圆圈,但圈内外有明显的血细胞凝集。"+"管底形成较小的圆圈,在圈内外只有很少的血细胞凝集。"-"血细胞不凝集,在管底呈点状或整齐的圆圈。

2）微量法:在 U 形微量板各孔中,分别加入 0.025ml 稀释液,在第 1 孔中加入被检血清 0.025ml,用微量移液器充分稀释后,取 0.025ml 移至第 2 孔,依次稀释至最后,弃 0.025ml。分别在各孔内加入 1% F1 抗原致敏血细胞 0.025ml,充分混匀,置 37℃ 温箱 2 小时或室温 4 小时后看结果。第 1 孔被检血清的最终稀释度为 1:4,初筛实验通常选 1:4、1:8、1:16 三个滴度进行。

对照管:A、稀释液 0.025ml+2.5% F1 抗原致敏血细胞 0.025ml,B、稀释液 0.025ml+2.5% 单宁酸血细胞 0.025ml,C、1:20 被检血清 0.025ml+2.5% 单宁酸血细胞 0.025ml。

结果判定:当凝集血细胞布满孔底,呈翻伞状即为阳性,反之血细胞不凝集,沉积孔底呈圆圈或圆点为阴性。当效价≥1:16 为阳性判定标准。

（5）确证实验(间接血凝抑制实验)

被检血清灭活、吸收:首先将被检血清经 56℃ 30 分钟灭活,然后取 1 份被检血清加入 4 份 2.5% 的正常醛化血细胞,混匀置室温作用 15~30 分钟,离心后取上清液供实验用(此时被检血清为 5 倍稀释)。

1）试管法:取小试管两列,第 1 列为抑制列,于各管加入稀释液 0.5ml;第 2 列为血凝列,于各管加入稀释液 0.25ml。取被检血清(经灭活吸收)0.5ml 加入第 1 列的第 1 管中,充分混匀后吸取 0.75ml,分别加入第 1 列第 2 管 0.5ml 和第 2 列第 1 管 0.25ml,依次稀释至最后一管,弃 0.5ml。于第 1 列每管内加入 0.25ml F1 抗原液(50~100μg/ml),充分混匀,置 37℃ 温箱 15min。于两列试管中每管加入 2.5% F1 抗原致敏血细胞 1 滴(0.05ml),充分混匀,置 37℃ 温箱 2 小时或室温 4 小时后观察结果。其稀释度为 1:20、1:40……

对照与结果判定同初筛实验,当血凝抑制列抑制两管以上,对照阴性,证明血细胞凝集为特异性凝集,当凝集效价≥1:20 时,判定为阳性。

2）微量确证法:被检血清灭活,取 1 份血清加 1 份 7% 的正常醛化血细胞吸收,离心后取上清供试(此时被检血清为 1:2.5 倍稀释)。

在 U 形微量板上设两列,第一列为抑制实验列,第二列为血凝实验列。于第一列各孔中分别加入0.025ml F1 抗原液(50~100μg/ml),第二列各孔中分别加入 0.025ml 稀释液;在两列的第 1 孔中各加入被检血清 0.025ml,用微量移液器充分稀释后,相应各取 0.025ml 移至第 2 孔,依次稀释至最后,弃 0.025ml;分别在各孔内加入 1% F1 抗原致敏血细胞 0.02ml,充分混匀,置 37℃ 温箱 2 小时或室温 4 小时后观察结果。第 1 孔被检血清的最终稀释度为 1∶8。

对照与结果判定同初筛实验,当血凝抑制列抑制两孔以上,对照阴性,证明血细胞凝集为特异性凝集,当凝集效价≥1∶16 时,判定为阳性。

2. 酶联免疫吸附实验　酶联免疫吸附实验(ELISA),其原理是用酶标记抗体,标记后的酶和抗体的活性均保持,抗体与抗原免疫学反应决定其特异性。由于用酶作为接触剂,一个酶结合抗体可以使许多个底物发生反应,这种放大作用决定了其敏感性,并由底物的变化显示出实验结果。因此,可根据颜色的变化通过目测或酶标仪测定,做出结果快速判断,并可进行半定量测定。

(1) 包被:酶联免疫吸附实验使用酶标通用微量滴定板(平孔底)作为吸附介质,测定抗体时,使用经33% 饱和硫酸铵 2 次盐析提纯的 F1 抗原包被,F1 抗原以包被缓冲液配制成 10μg/ml 溶液,每孔加 100μl,4℃过夜,倾去,加封闭液 300μl(满孔),封闭 24 小时。

(2) 标本处理:以患者和动物的血清作为标本,标本应经 56℃ 30 分钟灭活,保存在 4℃。

(3) 标本稀释:标本稀释应在试管中进行,每份标本的首孔加 180μl 稀释缓冲液,而后各孔加 100μl。先在首孔加入血清 20μl,混匀后吸出 100μl 加入下一孔中,依次倍比稀释,最后的 100μl 弃去。稀释后移入包被的微量板各稀释度的对应孔中,每孔 100μl。

注意稀释时应增加稀释缓冲液和待检标本的量,为计算方便可增加 2 倍的量,否则在移入包被的微量板时不能保证足量的 100μl。

(4) 加样:加样前,新包被的酶标板应倾去孔中的液体,置洗板机上以洗涤缓冲液洗 3 次,如使用手工洗板,应每孔加洗涤缓冲液 300μl,放置 3 分钟,倾去,在吸水材料上轻拍除去残留的液体,如此重复 3 次。将稀释的标本加入至清洗过的酶标板相应孔中,每孔 100μl。每次实验还需设以下对照:以缓冲液代替血清的空白对照、1∶10 稀释的已知阴性血清对照以及适当稀释的阳性血清对照。37℃静置 60 分钟,温育时可将酶标板叠放,最上方的酶标板加盖。

(5) 加入酶标第二抗体:倾去孔中的液体,置洗板机上以洗涤缓冲液洗 3 次,然后加入 1∶1 000(或按说明书)稀释的酶标记第二抗体(通常使用辣根过氧化物酶标记羊抗人 IgG 或羊抗动物 IgG)100μl,37℃静置 60 分钟。

(6) 显色:倾去孔中的液体,置洗板机上以洗涤缓冲液洗 3 次,加入 TMB 反应液 100μl,室温中反应30 分钟,然后加入终止液(0.5mol/L H_2SO_4)50μl,置酶标仪 450nm 下判读结果,酶标仪以空白对照孔调零,阳性及阴性血清对照孔的读数应符合事先的标定,被检孔 OD 值达阴性对照的 2.1 倍时判为阳性,达到该阳性标准的最高稀释度为抗体的滴度。

(7) 确证实验:在包被的微量板上进行两列实验,第一列为实验列,每孔加稀释缓冲液 50μl,第二列为抑制列,首孔加稀释缓冲液 180μl,而后各孔加 100μl。先在第二列首孔中加入待检血清 20μl。混匀后吸出 50μl 加入第一列首孔,另取 100μl 加入本列下一孔中,依次倍比稀释,最后的 100μl 弃去。第二列每孔加入以缓冲液稀释的 30μg/ml F1 抗原 50μl。置 37℃ 温箱 60 分钟。

第二列抑制列应在试管中进行,稀释后第一列可直接加入微量板各稀释度对应的孔中,第二列稀释并加入 30μg/ml F1 抗原后,移入包被的微量板第二列的各孔中。

注意稀释时应增加稀释缓冲液和待检标本的量,为计算方便可增加 2 倍的量,否则在移入包被的微量板时不能保证足量的 100μl。

重复(5)(6)步骤。当抑制列抑制两孔以上,对照阴性,证明为特异性反应,判定为抑制实验阳性,以被检孔 OD 值达阴性对照孔的 2.1 倍时的最高稀释度作为血清的效价终点。

3. 上转发光法(检测鼠疫抗原及抗体)

(1) 原理:上转发光是上转换发光技术(up-converting phosphor technology,UPT)的简称。稀土元素所

具有的独特的核外电子排布,赋予其绝无仅有的光学特性并成为了稀土资源高端利用的突破口。上转发光材料(up-converting phosphor,UCP)正是充分发挥了稀土元素的光学特性。UCP 颗粒是由稀土元素所构成的晶体合成材料,独特的化学组成与晶体结构,使其具有绝无仅有的上转发光现象,即与一般荧光颗粒"高能光激发、低能光发射"的下转发光有所不同,UCP 颗粒可进行"低能光激发、高能光发射"的上转发光。由此,使得 UCP 颗粒作为标记物应用于生物领域,具有无背景、无焠灭、可定量等有别于传统标记物的显著优势,并可最终实现高灵敏、特异、稳定的现场定量检测。

(2) 所需设备及试剂:UPT 鼠疫快速检测箱,箱中包括一张简易操作说明卡、核心设备-检测仪,小打印机,抗原检测卡、抗体检测卡以及抗原、抗体样本采集处理相关物品(包括一次性巴式吸管、采样棉签及稀释液)。

(3) 样品处理:如果是咽拭子或痰液,直接将采样棉签浸入稀释液,搅匀后,吸取 100μl 加入检测卡进行检测;如果是脏器等组织样品,如有匀浆设备,可行进行匀浆,然后用棉签挑取黄豆大小置入稀释液,搅匀后静置取上悬液 100μl 加入检测卡进行检测;如无匀浆设备,可用剪刀取黄豆大小一块置入稀释液,用棉签作签一头,伸入稀释液中捣碎组织,搅匀后静置取上悬液 100μl 加入检测卡进行检测;如果是白色粉末,先将棉签用稀释液浸湿后,蘸取粉末后,将采样棉签浸入稀释液,搅匀后,吸取 100μl 加入检测卡进行检测;如果是液体样本,直接吸取 100μl 加入稀释液,搅匀后,吸取 100μl 加入检测卡进行检测。

(4) 仪器连接:将检测仪取出,在检测仪后面,一个是打印机连接口,一个是电源插口,另外两个是数据导出的 USB 口,这个检测仪自身带电池,可以工作 4 个小时。现在开机,拿出打印机,打开电源并与检测仪连接。

(5) 仪器校准:机器自检完成后,将校准卡插入检测孔,按"设置",进行下一菜单,按"校准",进行机器校准,等"校准完成"字样由虚变实后,校准完成。

(6) 检测:现以液体样本为例进行检测演示,取出一个鼠疫菌检测卡,撕开包装,平放桌面上;取移液器,调节到 100μl 量程,拿起液体样本,用移液器混匀样本,并吸取 100μl 加入抗原稀释液中,充分混匀,然后吸取 100μl 逐滴加入检测卡中,设定计时器 15 分钟。

(7) 结果判读:时间到,将检测卡插入检测孔,按"手动检测",开始检测,20~30 秒后会在打印机上打印出一个结果,结果大于 0,即是阳性,值越大,阳性越强。还可以点击查看曲线,第一个峰为对照,第二个峰为检测值,峰越高,阳性越强。

(8) 机器消毒:检测结束后,应进行机器消毒杀菌,点击设置进行下一菜单,点击杀菌,机器开始消毒,时间约为 30 秒。

(9) 桌面清理消毒:将使用过的检测卡及其他废物收入高压灭菌袋,将纸巾用 75% 酒精浸湿,擦拭检测仪,然后将其收入箱中,随后将打印机及剩余检测条及相应试剂一一收回检测箱,合上检测箱,并用酒精擦拭检测箱表面及桌面。检测完成。

4. 胶体金实验

(1) 胶体金及其特性:胶体金是氯金酸(HAuCl$_4$)在还原剂作用下,可聚合成一定大小的金颗粒,形成带负电荷的疏水胶溶液,由于静电作用而成为稳定的胶体状态,故称胶体金。

(2) 免疫层析法及其原理:免疫层析法(immunochromatography)是一种快速诊断技术,其原理是将特异的抗原先固定于硝酸纤维素膜的某一区带,当该干燥的硝酸纤维素一端浸入样品后,由于毛细作用,样品将沿着该膜向前移动,当移动至固定有抗原的区域时,样品中相应的抗体即与该抗原发生特异性结合,若用免疫胶体金或免疫酶染色可使该区域显示一定的颜色,从而实现特异性的免疫诊断。

(3) 实验方法:拆开鼠疫 F1 抗体胶体金检测试剂的包装,将以生理盐水 1:10 稀释的血清 200μl 滴入加样孔内,从滴加样品开始计时,15 分钟后观察结果。

(4) 判读结果:出现两条紫红色带,即质控线和检测线皆显色为阳性结果;仅质控线出现为阴性结果;无条带出现或仅有检测线出现,说明试剂失效,应重新检测。

(二) 鼠疫抗原检查

1. 反向间接血凝试验(redirect hemagglutination assay,RIHA):是用已知的鼠疫 F1 抗体,检查材料中的 F1 抗原。主要用于特殊和腐败材料的检查。

（1）材料的准备

1）动物材料：常规解剖动物，取其脏器（以肝、脾为主），称取一定量，放于灭菌乳钵中剪碎、研磨、加入10倍量的稀释剂（含5%甲醛），制成1∶10的脏器悬液，离心或自然沉淀，取上清液备检。骨髓不便称重，一般中型啮齿动物一只股骨，用0.5~1.0ml稀释液冲洗，此冲洗液视为1∶10悬液，离心或自然沉淀，取上清液备检。干枯的动物皮张，可刮取血管丰富的组织，一般可在腋窝或鼠鼷部，分多点刮取，加入适量的稀释液浸泡一夜，离心或自然沉淀，取上清液备检。组织液、穿刺液等，沉淀后，取上清液直接备检。

2）昆虫材料：取胃内容物经研磨，加稀释液制成1∶10悬液，离心或自然沉淀，取上清液备检。

3）动物巢穴、排泄物、猛禽吐物及土壤等材料：选取可疑性大或按多点取样，称其重量，于乳钵内研细后用稀释液制成1∶10悬液，离心或自然沉淀，取上清液备检。

（2）诊断制剂：包括鼠疫抗体致敏血细胞（简称抗体血细胞）、醛化血细胞、鼠疫免疫血清（抑制剂一般作1∶100~1∶500稀释）和稀释液（即1%正常兔血清盐水），一般由省级专业机构或国家指定机构生产供应，按说明配制应用。

（3）初筛实验

1）试管法：取小试管排列在架上，标明管号，向第1管加入稀释液（1%正常兔血清盐水）0.9ml，其余各管分别加入0.5ml，取被检液0.1ml加入第1管，混匀后，依次倍比稀释至最后1管，弃0.5ml。每管内加入2.5%抗体血细胞1滴（0.05ml），充分混匀，置37℃温箱2小时或室温4小时后观察结果。其稀释滴度视为1∶100，1∶200，……

阴性对照：稀释液0.5ml+2.5%抗体血细胞0.05ml。

结果判定：同间接血凝。

2）微量法：在U形微量板的一排孔中，分别加入0.025ml稀释液，在第1孔中加入被检液0.025ml，用微量移液器充分稀释后，取0.025ml移至第2孔，依次稀释至最后，弃0.025ml。分别在各孔内加入1%抗体血细胞0.025ml，充分混匀，置37℃温箱2小时或室温4小时后观察结果。其稀释滴度为1∶40，1∶80，……

阴性对照：稀释液0.025ml+2.5%抗体血细胞0.025ml。

结果判定：同间接血凝。

（4）反向血凝的确证实验（抑制实验）：初筛中出现阳性材料，将被检液与等量2.5%正常醛化血细胞混匀后室温作用15~30分钟，离心后取上清供实验用（此时被检液已被2倍稀释）。

1）试管法：取小试管两列，第1列为抑制列，于第1管加入稀释液0.8ml，其余各管分别加入0.5ml；第2列为反向血凝列，于各管加入稀释液0.25ml。取被检液（稀释度为1∶20）0.2ml加入第1列的第1管，充分混匀后吸取0.75ml，分别加入第1列第2管0.5ml和第2列第1管0.25ml，依次稀释至最后1管，弃0.5ml。于第1列每管内加入0.25ml抑制剂，充分混匀，置37℃温箱15分钟。于两列试管中每管加入2.5% F1抗体致敏血细胞1滴（0.05ml），充分混匀，置37℃温箱2小时或室温4小时后观察结果。其稀释度为1∶200，1∶400，……

阴性对照：稀释液0.5ml+2.5%抗体血细胞0.05ml。

结果判定：同间接血凝。

2）微量法：在U形微量板上设两列，第一列为抑制实验列，第二列为反向血凝列。于第1列每孔加入0.025ml抑制剂，第2列每孔加0.025ml稀释液；向每列第1孔中加入被检液0.025ml，用微量移液器充分混匀行倍比稀释，每列最后1孔弃0.025ml，室温作用15分钟。于第1、2列各孔内加入1%抗体血细胞0.025ml，充分混匀，置37℃温箱2小时或室温4小时后观察结果。其稀释度为1∶80，1∶160，……

阴性对照：稀释液0.025ml+2.5%抗体血细胞0.025ml。

结果判定：同间接血凝。

当血凝抑制列发生（++）凝集的管（孔）比血凝实验列少2管（孔）以上，判定为血凝抑制实验阳性，证明血细胞凝集为特异性凝集。

目前，反向血凝阳性滴度尚无统一规定，一般认为，滴度在1∶100及以上可判为阳性结果。

2. **酶联免疫吸附实验**

（1）包被：将鼠疫菌免疫血清（血凝滴度在 1:40 000 以上），用包被缓冲液配制成 1:2 000，于每孔加 50μl，4℃ 过夜，倾去，加封闭液 300μl（满孔），封闭 24 小时。

（2）标本处理：将血清、淋巴穿刺液咽试纸浸出液、脑脊液、血块等组织标本，在灭菌容器中制成悬液，加 9 倍体积的稀释液（含 5% 甲醛或 1‰ 氯化汞）混悬，静置，取上清（1:10），待检。

（3）标本稀释：标本稀释应在试管中进行，血清、脑脊液等液体标本以稀释缓冲液稀释 10 倍，而淋巴穿刺液咽拭纸浸出液和各种组织上清液直接进行稀释，每份标本的首孔加 180μl 稀释缓冲液，而后各孔加 100μl。先在首孔加入血清 20μl，混匀后吸出 100μl 加入下一孔中，依次倍比稀释，最后的 100μl 弃去。稀释后移入包被的微量板各稀释度的对应孔中，每孔 100μl。注意稀释时应增加稀释缓冲液和待检标本的量，为计算方便可增加 2 倍的量，否则在移入包被的微量板时不能保证足量的 100μl。

（4）加样：将包被的酶标板倾去孔中的液体，置洗板机上以洗涤缓冲液洗 3 次，将稀释并处理的标本加入至清洗过的酶标板相应孔中，每孔 100μl。每次实验还需设以下对照：以缓冲液代替血清的空白对照、1:100 稀释的已知阴性对照和 1:100 稀释的同一阴性血清加 F1 抗原至 1mg/ml 为阳性对照。37℃ 静置 60 分钟。

（5）结合单克隆抗体：倾去孔中的液体，置洗板机上以洗涤缓冲液洗 3 次，IgG 单克隆抗体（小鼠抗鼠疫菌 F1 抗原 IgG 单克隆抗体杂交瘤腹水，首先加硫酸铵至 25% 饱和度，弃去沉淀，再加硫酸铵至 33% 饱和度，收集沉淀，以缓冲液溶解配制成 1.8mg/ml 溶液，4℃ 保存。使用前 1:4 000 稀释），每孔加 50μl，室温或 37℃ 静置 60 分钟。

（6）加入酶标记第二抗体：倾去孔中的液体，置洗板机上以洗涤缓冲液洗 3 次，然后加入 1:1 000（或按说明书）稀释的酶标记第二抗体（通常使用辣根过氧化物酶标记）羊抗人或羊抗鼠 IgG 200μl，37℃ 静置 60 分钟。

（7）显色：倾去孔中的液体，置洗板机上以洗涤缓冲液洗 3 次，加入 TMB 反应液 100μl，室温中反应 30 分钟，然后加入终止液（0.5mol/L H_2SO_4）50μl，置酶标仪判读结果，阳性及阴性血清对照孔的读数应符合事先的标定，被检孔 OD 值达阴性对照的 2.1 倍时判为阳性。

（8）确证实验：在包被的微量板上进行两列实验，第一列为实验列，每孔加稀释缓冲液 50μl，第二列为抑制列，首孔加稀释缓冲液 180μl，而后各孔加 100μl。先在第二列首孔中加入待检标本 20μl。混匀后吸出 50μl 加入第一列首孔，另取 100μl 加入本列下一孔中，依次倍比稀释，最后的 100μl 弃去。第二列每孔加入以缓冲液稀释 1:20 稀释的鼠疫免疫血清 50μl。置 37℃ 温箱 60 分钟。

第二列抑制列应在试管中进行，稀释并加入 1:20 稀释的鼠疫免疫血清后，移入包被的微量板各稀释度的对应孔中，每孔 100μl。注意稀释时应增加稀释缓冲液和待检标本的量，为计算方便可增加 2 倍的量，否则在移入包被的微量板时不能保证足量的 100μl。

重复（5）、（6）、（7）的步骤。

当抑制列抑制两孔以上，对照阴性，证明为特异性反应，判定为抑制实验阳性，以被检孔 OD 值达阴性对照孔的 2.1 倍时的最高稀释度作为效价终点。

3. **免疫荧光实验**　用带有荧光色素标记的 F1 抗体与相应的抗原反应，在荧光显微镜下观察抗原抗体反应。

（1）试剂及仪器：荧光色素，鼠疫免疫血清，碳酸盐缓冲液，荧光显微镜等。

（2）方法：用 50% 饱和硫酸氨沉淀鼠疫 F1 免疫血清，经 3 次抽提的免疫球蛋白与异硫氰荧光素结合为荧光球蛋白抗体，用同样的方法标记正常兔血清球蛋白作对照。将组织标本等制片、固定，用荧光血清染色 30min，用 pH 7.0 PBS 冲洗，吸干，加 1 滴甘油盐水溶液（甘油 9 份，pH 7.0 PBS 1 份），加盖玻片观察。此法可从组织压印标本和干燥尸体标本中发现鼠疫菌抗原，与假结核菌无交叉反应。

结果判定：用荧光素标记正常兔血清球蛋白染色涂片作阴性对照。当阴性对照成立，荧光显微镜下观察到苹果绿色荧光，有明显的亮圈，可视为阳性。

4. **胶体金实验**

（1）方法：拆开鼠疫 F1 抗原胶体金检测试剂的包装，将待检标本 200μl 滴入加样孔内，从滴加样品开始计时,15 分钟后观察结果。

（2）判读结果:出现两条紫红色带,即质控线和检测线皆显色为阳性结果;仅质控线出现为阴性结果;无条带出现或仅有检测线出现,说明试剂失效。

5. **上转发光法**　采用鼠疫抗原测试卡,用法见前。

五、鼠疫基因检测

（一）聚合酶链反应

聚合酶链反应(polymerase chain reaction,PCR),是根据核酸碱基互补原理,由聚合酶(现多用耐热 taq 酶)引发,由引物(特定寡核苷酸)介导的特异基因或核酸序列在体外合成、扩增技术。聚合酶链反应(PCR)的类型有:常规 PCR、巢式 PCR、多重 PCR、竞争性定量 PCR 和实时荧光定量 PCR。

1. 常规 PCR 操作

（1）目标基因:最近的研究成果,检测疑似鼠疫标本中的鼠疫 *caf1* 及 *ypo*0392 二基因的片段作为 PCR 扩增的目标基因。目标基因引物序列见表 16-5。

表 16-5　鼠疫普通 PCR 扩增使用引物序列

引物名称	序列(5′-3′)	产物大小
*Ypo*0392	上游:*ATG ACG CAT TCT CTC CAG ATG* 下游:*CAG AAA AAA CAC TAC ATA TAC C*	272bp
caf1	上游:*GGA ACC ACT AGC ACA TCT GTT* 下游:*ACA GCA TCA GTG TAT TTA CCT GCT G*	266bp

引物合成后如为冻干状态,短暂离心后打开,加入适量灭菌三蒸水混合均匀配制成浓度为 100μmol/L 的储存液,-20℃保存。使用前配制成 10μmol/L 浓度的工作液。

（2）标本处理

粗提:将组织标本置适当容器中,加等体积蒸馏水,捣碎制成匀浆。体液标本与组织标本匀浆置微型离心管中,封闭管口,置沸水浴中加热 10 分钟,取上清液作为 PCR 反应中的待检标本。

细提:可用细菌或组织 DNA 提取试剂盒进行提取,也可用自动核酸提取仪及相关试剂进行提取。

（3）PCR 反应体系(总量 25μl)采用其他总量时,下列配方按比例改变。

无菌去离子水	8.5μl
2×反应缓冲液	12.5μl
引物(上下游)	各 1μl
待测标本	2μl

（4）扩增:预变性 95℃ 5 分钟;然后 95℃ 40 秒,55℃ 30 秒,72℃ 20 秒,30 个循环;最后保持 72℃ 5 分钟。

（5）电泳液及电泳胶体的制备

0.5mol/L EDTApH(pH 8.0):在 800ml 蒸馏水中加入 186.1g EDTA,在磁力搅拌器上搅拌,用 NaOH(约 20g)调至 pH 8.0。然后定容至 1L,分装后高压灭菌备用。

2.5×TBE 储存液:Tris54g+0.5mol/L EDTA pH(pH 8.0)20ml+硼酸 27.5g+蒸馏水补足至 1 000ml。

琼脂糖凝胶:1% 琼脂糖,冷却至 50~60℃每 100ml 加入 5μl Goldview 染料,倾注胶体。

（6）电泳:反应完毕后,向反应管中加入溴酚蓝指示剂 5μl,混合均匀,短暂离心。向电泳胶体的每一孔中加入上述处理的反应产物 8μl,每一板胶体至少在边缘的 2 孔中加分子量标准。使用 20cm 胶体时,80~100V(不超过 5V/cm)电压下在 TBE 缓冲液中电泳约 1 小时。用凝胶成像仪读取结果并照相。无凝胶成像仪时可在紫外透射灯下观察结果并用相机照相。

（7）结果判定:电泳后显示符合产物长度的带型者为阳性;显示一条目标条带者需进行重复;无扩增

条带或显示分子量不符的多数、不规则条带者为阴性。

2. 实时荧光定量 PCR 技术

（1）引物及探针：选择鼠疫菌质粒上的 *caf1* 特异性靶基因及染色体上的 *Ypo*0392 特异性靶基因进行引物和探针的设计，使用 *Taq*Man 探针，并分别标记 FAM 及 VIC 荧光，合成一体系双引物 *caf1*/*Ypo*0392，见表 16-6。

表 16-6　鼠疫实时荧光定量 PCR 实验所用引物和探针序列表

引物及探针	序列(5'-3')
caf1 Forward Primer	*CGC TTA CTC TTG GCG GCT ATA*
caf1 Reverse Primer	*CCG CGG CAT CTG TAA AGT TAA*
caf1 Probe	FAM-*ACA GGA ACC ACT AGC AC*-TAMRA
*Ypo*0392 Forward Primer	*ACC TTC ATC ACT CTT TGC TTT GAA*
*Ypo*0392 Reverse Primer	*AAC ATC TGG AGA GAA TGC GTC AT*
*Ypo*0392 Probe	VIC-*TGG TGA AGA ATT CG*-TAMRA

（2）实时荧光定量 PCR：总反应体系为 25.0μl：HR QPCR Master Mix 12.5μl，引物反应液 7.5μl，待测模板 DNA 5μl。反应参数：预变性 95℃ 5 分钟；变性 95℃ 10 秒，退火 58℃ 45 秒，40 个循环。CT 值<35，判为阳性结果；CT 值≥38 或没有峰值，判为阴性结果；35≤CT 值<38，重复判定两次。

（二）核酸探针技术

即选择具有代表性（特异）的核酸片段，使其带上标记，通过分子杂交的方法来检测样本中是否含有目的基因或核酸序列。

核酸探针技术在鼠疫防治中的应用，最直接的应属检查标本中是否存在鼠疫菌。国内外已有用鼠疫菌 *pla* 基因的片段作探针，直接检测蚤类及脏器的报道。由于探针方法需要一定数量的细菌（$10^4 \sim 10^5$ 菌体/ml），而且技术操作复杂，在主要以检出为目的工作中，已很少应用。但在更深入层次的工作中，如非典型鼠疫菌的判定、基因指纹图的研究及作为基因工程的工具等方面都是不可取代的。

（三）DNA 芯片检测

DNA 芯片的共同特点是，将多达成千上万种 DNA 探针分子按照一定顺序排列在固相基片（多数采用玻片）上组成密集的微点阵，利用核酸杂交原理对靶核酸进行检测分析。DNA 芯片技术至少包括 6 个步骤：固相基片表面活化、制备探针微点阵（阵列）、靶核酸制备、靶核酸与探针杂交、杂交结果扫读和数据处理。

（董兴齐　王鹏　张洪英）

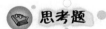 **思考题**

1. 鼠疫流行病学特征主要内容有哪些？
2. 简要描述三次世界鼠疫大流行情况。
3. 鼠疫的临床表现、诊断与治疗主要内容是什么？
4. 鼠疫防控策略与措施主要有哪些？
5. 什么是鼠疫疫情处置原则和疫区处理标准？
6. 如何防范鼠疫实验室生物安全？

第十七章　布鲁氏菌病

第一节　概　　述

　　布鲁氏菌病（Brucellosis）（也称"布病"）是由布鲁氏菌属（Brucella）（也称"布氏菌"）的细菌侵入机体，引起的人兽共患的传染-变态反应性疾病，也是一种自然疫源性疾病，是《中华人民共和国传染病防治法》规定报告的乙类传染病。

　　布鲁氏菌病在世界上有广泛的流行，是全球特别是发展中国家面临的公共卫生问题。但是，人们真正认识此病，并不断深入研究不过一百多年的历史。

　　1860 年，Morston 对本病做了系统的描述，并根据临床特点和尸体解剖所见，将本病作为临床上一个独立的传染病提出来，称为"地中海弛张热"。1887 年，英国军医 Bruce 从马耳他岛死于"马耳他热"的英国驻军士兵的脾脏中分离到羊种布鲁氏菌（Br. melitensis）。1897 年，郎吉氏根据本病临床热型的特点建议将此病定名为"波浪热"或"波状热"。同年，Wright 与其同事发现，该病患者血清与马耳他细菌产生凝集现象，称此为 Wright 氏凝集反应。

　　1897 年丹麦学者 Bang 和 1914 年美国学者 Traum 又分别从流产母牛的羊水和猪流产胎儿分离到牛种布鲁氏菌（Br. abortus）和猪种布鲁氏菌（Br. suis）。1918 年，Evans 在研究羊种布鲁氏菌和牛种布鲁氏菌的培养物过程中发现，两者在形态、培养特性方面相类似，并在血清反应上有交叉。后来，经过 Meyer 等人的相继研究，到 1920 年他们根据两者的共同属性，归于同一菌属，称为布鲁氏菌属。由本菌属的细菌所致的人及各种动物的疾患统称为"布鲁氏菌病"。不久，把猪种布鲁氏菌也归于本菌属中。

　　1921 年南非的 Bevan 和 1924 年 Keefer，以及 Viviani 在意大利，Evans 在北美从患者身上分离到牛种和猪种布鲁氏菌，从而在流行病学上首次证实了病牛和病猪是人布鲁氏菌病的另两种传染源。

　　1921—1929 年，Huddleson（赫德逊）在鉴别上述三种布鲁氏菌的实验方法上做了大量的实验研究。1933 年，结合流行病学调查分析，证实了这种鉴定方法的可靠性。

　　最近半个世纪以来，在布鲁氏菌病诊断、免疫、预防和治疗等方面都有较深的发展。1953 年、1956 年和 1966 年，Buddle、Stoenner、Carmichael 又分别发现了绵羊附睾种布鲁氏菌（Br. ovis）、沙林鼠种布鲁氏菌（Br. neotcmae）和犬种布鲁氏菌（Br. canis）。

　　在我国，1905 年 Boone 于重庆报告 2 名布鲁氏菌病患者。1916 年在福建也发现 1 名布鲁氏菌病患者。1925 年在河南发现 4 名印度侨民感染布鲁氏菌病，并从患者血液中分离出羊种布鲁氏菌。1932 年、1936 年和 1949 年，谢少文先后在北京地区报告了 29 例布鲁氏菌病患者。1936 年在内蒙古王爷庙发现 109 头牛中有 21 头流产，从流产牛胎儿中分离出 2 株牛种布鲁氏菌。同年，日本人北野正次等在吉林白城子对羊进行调查，发现羊感染率达 33%。1938 年，日本人广木彦吉在白城子也发现布鲁氏菌病患者。这些资料表明，我国在 1949 年前就有布鲁氏菌病流行。

　　在世界上曾有 170 个国家和地区报告有人、畜布鲁氏菌病疫情。人间发病率波动范围较大，曾超过1/10 万的国家有希腊、意大利、美国、阿根廷、阿拉伯、老挝、黎巴嫩、匈牙利、伊朗、爱尔兰、北爱尔兰、西班牙、叙利亚、马耳他、墨西哥、新西兰、原苏联和葡萄牙。目前，我国人间发病率也已超过 1/10 万。

世界上畜间布鲁氏菌病以牛种布鲁氏菌感染牛的布鲁氏菌病为主,占家畜布鲁氏菌病分布的二分之一以上。约有 50 个国家和地区的绵山羊有布鲁氏菌病流行,主要集中在非洲和南美洲;有 101 个国家和地区的牛有布鲁氏菌病流行,主要集中在非洲、中美洲和南美洲、东南亚及欧洲南部等;有 33 个国家和地区的猪有布鲁氏菌病流行,主要集中在美洲、非洲北部和欧洲。

经过数十年的努力,至今世界上已有 14 个国家和地区宣布消除布鲁氏菌病,另外有冰岛和维尔京群岛一直没有发现布鲁氏菌病。

布鲁氏菌病在我国各省(自治区、直辖市)(不包我国含港、澳、台地区)都有不同程度的发生和流行,我国人间疫情以 20 世纪 50、60 年代最严重,70 年代显著下降,80 年代后连续保持下降态势,90 年代中期后疫情呈回升趋势,21 世纪后疫情回升趋势愈加严重。人间于 1957—1963 年、1969—1971 年出现 2 次流行高峰,发病率分别波动在 1.17/10 万 ~ 1.77/10 万和 1.20/10 万 ~ 1.23/10 万。自 1972 年以后发病率开始下降,直到 90 年代初,由于疫情得到控制,发病人数显著减少,1992 年全国仅报告发病 219 例,发病率为 0.02/10 万。但从 1995 年开始疫情呈上升趋势,1996—2000 年发病率波动在 0.09/10 万 ~ 0.25/10 万之间,2001 年这种回升趋势更加明显,2005 年后急速上升,2014 年达到历史最高峰,报告病例 57 222 例,发病率为 4.22/10 万,2001—2020 年 20 年时间全国共报告病例 631 112 例,发病率波动在 0.23/10 万 ~ 4.22/10 万之间。疫情主要发生在内蒙古、新疆、黑龙江、河北、山西、辽宁、河南、吉林、山东、宁夏等省份;31 个省份及新疆生产建设兵团均有病例报告。

全国各省份都曾有不同程度的动物疫情分布。20 多种家畜和野生动物有布鲁氏菌病流行。80 年代前平均阳性率为 4.97%,80 年代平均阳性率为 0.49%,90 年代平均阳性率为 0.05%,21 世纪每年有 20 多个省(自治区、直辖市)有动物疫情发生,阳性率波动在 0.16~0.63%。总的来看,畜间疫情 20 世纪 50、60 年代较重,70 年代开始下降,80 年代明显下降,到 90 年代疫情已初步得到控制,之后疫情又有散在发生,并见回升趋势。

我国的布鲁氏菌病防治工作始于 1949 年后,相继在一些省(自治区、直辖市)广泛开展了布鲁氏菌病流行病学、病原学的系统调查工作,基本查清了我国布鲁氏菌病疫区分布、流行菌种和某些流行规律,采取了一整套综合性防治措施,包括预防接种、检疫、淘汰(隔离)病畜、职业人群的个体防护、病畜产品(产物)的无害化处理和乳肉食品的卫生监督及现症患者的治疗,并取得了可喜的成绩。至 1990 年已有 8 个省(自治区、直辖市)达到了我国规定的布鲁氏菌病控制标准,当时的 1 387 个疫区县,有 1 007 个达到控制标准,占总疫区县的 72.6%。但 20 世纪 90 年代中后期,由于畜牧业生产经营体制的变化和牲畜及其产品交易频繁,我国人畜间布鲁氏菌病疫情呈现大幅度回升,地域呈不断扩散趋势。各级畜牧兽医、卫生计生等有关部门在当地党委政府领导下,进一步加大工作力度,密切合作,认真落实监测、检疫、消毒、扑杀和无害化处理等综合防治措施,大力推广布鲁氏菌病防治试点经验,防治工作取得积极成效,对迅速遏制疫情上升态势起到了积极作用。但是受我国布鲁氏菌病疫源广泛存在、防治经费投入不足以及基层防疫体系薄弱等因素的影响,人畜间布鲁氏菌病疫情仍较严重,防治任务依然艰巨,防治工作面临严峻挑战。根据防治工作的需要,目前在全国 31 个省份和新疆生产建设兵团 96 个县(市、区)开展人间布鲁氏菌病监测工作,目的是掌握我国布鲁氏菌病流行病学特征及变化趋势,及时发现和处理疫情,掌握其感染来源和危险因素,了解病原学特征。2016 年农业部和国家卫生计生委联合下发《国家布鲁氏菌病防治计划(2016—2020 年)》,采取因地制宜、分区防控、人畜同步、区域联防的防治原则,联合开展布鲁氏菌病防治工作。

虽然,我国农业和卫生采取了一系列的防治措施,但是短期内传染源、养殖方式、群众意识等危险因素难以消除,布鲁氏菌病疫情仍然十分严峻。总之,布鲁氏菌病的防治工作任重而道远,需要在政府的领导下多部门协作,全社会共同参与共同努力,才能有效地控制布鲁氏菌病发生和流行。

(江森林　王大力　王赢)

第二节　流 行 病 学

一、动物布鲁氏菌病的传染源

传染源是指体内有病原体生长发育、繁殖并能排出病原体的人或动物,包括患者、病原携带者和受感染的动物。而布鲁氏菌的宿主很多,已知有六十多种动物(家畜、家禽、野生动物、驯化动物)可以作为布鲁氏菌贮存宿主。布鲁氏菌病往往在家畜或野生动物中传播,随后波及人类。羊(山羊和绵羊)、牛、猪在布鲁氏菌病流行病学上最为重要,既是动物布鲁氏菌病的主要传染源,也是人类布鲁氏菌病的主要传染源。鹿、犬和其他家畜居次要地位。啮齿动物如豚鼠、小白鼠、家兔是敏感实验动物,也可以作为传染源。

在不同的国家和地区,以至于一个国家的不同区域,各种动物作为传染源的意义可以不同。例如地中海沿岸、欧洲南部地区、中近东、中亚细亚、非洲、南美等国家,多由绵羊、山羊引起布鲁氏菌病流行;新西兰、澳大利亚、美国西部多由绵羊引起;欧洲北部和中部地区的国家由牛引起;北美的某些州及东南亚,猪是主要的传染源。我国北方大部分地区羊是主要传染源,有些地方牛是主要传染源,南方广西和广东,猪是主要传染源。

二、人间布鲁氏菌病的传染源

人间布鲁氏菌病主要来自于感染的动物,其主要的是可食用的动物,如绵羊、山羊、牛、猪等,其他动物包括野牛、牦牛、水牛、骆驼、犬等感染人的情况较少,但在某些地区也是主要传染源。近年来也有报道由于人猎取海洋哺乳动物,如海豚、海豹等感染布鲁氏菌病。

(一) 各种动物作为人布鲁氏菌病传染源的流行病学意义

羊是人类布鲁氏菌病的最主要传染源,临床经过多重笃证,能够基本治愈。实验布鲁氏菌病绵羊流产后 1~3 个月内经常在乳汁、尿、阴道分泌物中检出布鲁氏菌。有的病羊产羔一年后,乳汁中仍带菌。羊流产多伴有胎盘滞留,胎盘和流产羔羊中含有大量布鲁氏菌,有人形象地称之为"装满细菌的口袋"。这是造成人间感染的重要因素。在羊布鲁氏菌病疫区,人群感染率可高达 42%,患病率高于 7%。我国统计从人体检出 634 株布鲁氏菌,羊种菌占 84.54%,未定种占 13.09%,猪种菌占 1.89%,牛种菌占 0.47%。

黄牛、水牛、奶牛、牦牛均易感染布鲁氏菌病。世界上各国,特别是奶牛业发达国家都曾有过布鲁氏菌病。目前,除北欧和少数西欧国家已控制和消灭布鲁氏菌病外,许多国家牛仍有布鲁氏菌病。在牛布鲁氏菌病疫区,人的感染率高达 30%~40%,但出现明显临床症状的人仅占 0.3%~0.5%,且症状轻微。从总体看,病牛主要在牛群中传播,可引起暴发性布鲁氏菌病流产,但对人的致病意义小于羊。

猪对布鲁氏菌病敏感,通常由猪种布鲁氏菌侵犯,国外有羊种菌转移到猪的报道。猪种布鲁氏菌感染人要少于羊种和牛种布鲁氏菌,但感染后的临床症状与羊种菌一样,能够基本治愈。

除了病羊、牛、猪外,其他患病动物也可作为人类布鲁氏菌病的传染源,但一般只引起个别病例。

(二) 人作为传染源的流行病学意义

布鲁氏菌病患者可以从乳汁、脓汁、尿液、阴道分泌物排出布鲁氏菌已得到细菌学证实,但人传人感染病例极少,偶见报道通过密切接触和性途径感染布鲁氏菌病,通过血液和组织捐献者感染的也见报道,尚无人传染动物的报道。然而,在我国经过对大量布鲁氏菌病病例的调查分析,未发现有确切的证据证明通过患者传染他人引起的病例,以及患者家庭和医院内交叉感染的病例。因此,人作为传染源的意义不大。

三、传播途径及传播因子

（一）传播途径

指病原体从传染源排出后,侵入新的易感宿主前,在外界环境中所经历的全过程,即为传播途径。布鲁氏菌可以通过体表皮肤黏膜、消化道、呼吸道侵入机体。人的感染途径与职业、饮食、生活习惯密切相关。

1. 经皮肤黏膜直接接触感染 经皮肤黏膜直接接触感染是最主要的传播方式。这种感染常见于与病畜接触的畜牧兽医、饲养放牧人员、布鲁氏菌病专业工作者和畜产品加工人员等职业人群中。因此,我国和有些国家或地区把布鲁氏菌病定为职业病。

经皮肤黏膜(包括眼结膜)接触感染常发生于下列场合:①处理病畜难产、流产、正常产;②检查牲畜;③饲养放牧病畜;④接触病畜的尿、粪等排泄物,如清扫畜圈舍;⑤屠宰病畜、剥皮、切肉、分离内脏;⑥剪羊毛或从事毛皮加工;⑦挤奶或加工病畜奶制品;⑧采集病畜、患者的血清和病理材料;⑨直接或间接接触被病畜分泌物、排泄物污染的水、土、草料、棚圈、工具用品等;⑩从事布鲁氏菌实验操作及制备布鲁氏菌苗、抗原、抗血清等生物制剂。

2. 经消化道感染 主要是通过食物或饮水,布鲁氏菌经口腔、食管黏膜进入机体。有的人喜喝生奶,吃生奶制品,吃生拌肉或生肝,吃未熟的肉或者手不洁拿吃食物,特别是近年来食涮火锅和烤羊肉串比较普遍,食源性布鲁氏菌病比例在上升。病畜流产物、分泌物、排泄物污染草场和水源,这是牲畜经消化道感染的重要原因。

3. 经呼吸道感染 常见于吸入被布鲁氏菌污染的飞沫、尘埃。皮毛加工企业职工易经呼吸道感染。生产布鲁氏菌苗、冻干菌种过程中,也容易发生呼吸道感染。畜圈内牲畜的活动,尘埃飞扬,易使畜群经呼吸道感染。

（二）传播因子

病原体由传染源排出,进入易感者体内之前,在外环境中必须依附于一定的媒介物(如尘粒、水、食物、蝇、日常生活用品等),这些参与病原体传播的媒介物称为传播因子。含有布鲁氏菌的各种污染物及食品均可成为传播因子。

1. 病畜流产物 布鲁氏菌病流产胎儿含有大量布鲁氏菌。另外,胎盘、胎膜、羊水也都含有很多布鲁氏菌。

2. 病畜的乳、肉、内脏 牛患布鲁氏菌病后3~7年仍可在乳中检出布鲁氏菌;布鲁氏菌病母羊正常分娩后,约有10%的羊乳检出布鲁氏菌;布鲁氏菌病流产的母羊乳的布鲁氏菌检出率可达80%。病畜肉及内脏也含菌,尤其在菌血症期,传染性更强。猪、牛、羊感染发病后,4~26个月,有的内脏仍可检出布鲁氏菌。

3. 皮毛 实验证明,布鲁氏菌在羊毛中可生存4个月,传染期比较长。布鲁氏菌病疫区出产的羊毛和皮张具有一定的危险性。

4. 水 布鲁氏菌病动物的分泌物、排泄物可以直接污染水源;也可由污染的地区经雨水灌流或尘埃落入水中。我国已从池塘水中检出羊种和牛种布鲁氏菌。

5. 土壤、尘埃 病畜的排泄物(粪、尿)污染土壤,随着牲畜的活动,扬起尘埃,传播布鲁氏菌病。羊毛夹带的尘土中也含有布鲁氏菌,毛纺厂造毛车间工人感染率高于其他工人。

四、流行特点

（一）人群对布鲁氏菌的易感性

人类对布鲁氏菌普遍易感。布鲁氏菌病在世界上广泛流行,在实验室中屡有实验室感染者发生。据资料统计表明,布鲁氏菌病多发生于青壮年,学龄前儿童及老年感染率低。这主要是因为青壮年与牲畜接触机会较多所致。布鲁氏菌病从性别上看不出易感性的差别。因此,不同人群布鲁氏菌病感染率的高低,取决于接触牲畜等传染源机会的多少,不同人群不存在易感性的差异。

（二）患病后或菌苗接种后对布鲁氏菌的易感性

布鲁氏菌侵入人体后，在一定条件下可以发病，经过一定病程也可以产生一定的免疫。对再感染有一定抵抗力。患病后所获得的免疫是不牢固的，免疫力是有限的，持续时间1~2年。由此可见，布鲁氏菌感染后所获得的免疫是很相对的，在疫区经常见到反复感染的患者。这表明，病后的机体对布鲁氏菌仍然是可再次感染的。在疫区，接受过布鲁氏菌苗接种的人群中，仍然有5%~10%的接种者受布鲁氏菌感染发病；在实验动物中亦证明，在接受过布鲁氏菌苗免疫动物中受攻击后有10%~30%发生感染。免疫一年后，绝大部分机体可再感染布鲁氏菌。这些资料说明，在经过感染或菌苗免疫的机体对布鲁氏菌仍然易感。

（三）分布

1. **职业**　有明显的职业性，凡与病畜、染菌畜产品接触多者发病率高。牧民、兽医、皮毛工人感染率比一般人高。

2. **性别**　人对布鲁氏菌易感，无性别差异，主要取决于接触机会多少。男性从事牧业生产活动较多，接触传染源的机会多，故感染机会也多。因此，男性感染率高于女性。

3. **年龄**　各年龄组均有感染发病报道。由于青壮年是主要劳动力，接触病畜频繁，因而感染率比其他年龄组高。

4. **季节**　一年四季各月均可发病。羊种布鲁氏菌流行区有明显的季节性高峰。我国北方牧区羊群布鲁氏菌病流产高峰在2~4月，人间发病高峰在4~6月，夏季剪毛和奶食多，也可出现一个小的发病高峰。牛种菌布鲁氏菌病则夏季稍多些。猪种菌布鲁氏菌病季节性不明显。

5. **地区**　布鲁氏菌病的发生和流行虽然不受地理条件限制，但由于感染机会不同可出现地区差别。一般情况下，牧区和农区人与家畜接触频繁，感染机会多，城市患者则多集中在一些皮毛乳肉加工企业。

（四）不同疫区流行特点

由于传染源的种类、病原菌的种型、毒力和人群免疫水平不同，表现不同的流行病学特点。

1. **羊种布鲁氏菌疫区**　羊种布鲁氏菌疫区的主要传染源是病羊。羊种菌1、2、3生物型对人、畜均有较强的侵袭力和致病力，易引起人、畜间布鲁氏菌病暴发和流行，疫情重。大多出现典型的临床症状和体征。

2. **牛种布鲁氏菌疫区**　牛种布鲁氏菌疫区的主要传染源是病牛。牛种菌生物型较多，毒力不一。有的菌株毒力接近羊种菌强毒株。就总体而言，牛种菌毒力较弱，但有较强的侵袭力，即使是弱毒株，也可使牛发生暴发性流产或不孕，严重影响畜牧业发展。但对人致病较轻，感染率高而发病率低，呈散发性。临床症状和体征多不典型，病程短，后遗症较少。

3. **猪种布鲁氏菌疫区**　猪种布鲁氏菌疫区主要传染源是病猪。通常由猪1型和猪3型菌致病，毒力介于羊种菌和牛种菌之间。同一生物型菌株，既有强毒株，也有弱毒株。猪种菌对猪致病力强，对羊、牛致病力较低。对人致病力比牛种菌强，但也是感染率高，发病少，除少数病例病情较重外，大多数无急性期临床表现。

4. **犬种布鲁氏菌疫区**　犬种布鲁氏菌疫区主要传染源是病犬。犬种菌除了侵犯犬，引起犬流产外，也可使猫、牛、猪、兔、梅花鹿、鼠等动物感染，产生抗犬种布鲁氏菌抗体。人也可被感染，症状较轻。

5. **混合型布鲁氏菌疫区**　两种或三种以上布鲁氏菌同时在一个疫区存在，这与羊、牛同在一个牧场放牧或圈舍邻近有关。由于彼此接触密切，菌种可以发生转移，从羊种菌转移到牛多见，也有羊种菌转移到猪；猪种菌、牛种菌也可转移到羊。混合型疫区流行特点取决于当地存在的主要菌种。

（五）影响流行的因素

自然因素和社会因素都影响布鲁氏菌病流行，有时两种因素交织起作用。

1. **自然因素**　布鲁氏菌病的发生和流行，与气候关系非常密切，旱涝灾害，暴风大雪，寒流侵袭，既作用于传染源，也影响人群易感性。气候恶劣，水草不足，病畜抵抗力下降，容易发生流产，增加感染机会，又使健康畜体质减弱，对布鲁氏菌病易感。寒流、酷暑，也影响人的抵抗力，容易发病。我国北方牧区，每逢暴风大雪之年，牧草为白雪覆盖或为冰层包被，牲畜吃不上草，患病增多，有的畜群被暴风雪驱使，顺风越野跑至远处牧场,扩大疫源地,造成新的流行。

2. 社会因素 社会因素在布鲁氏菌病流行中起决定性作用。重视社会因素的作用,才能有效控制和消灭布鲁氏菌病。以下几种因素与布鲁氏菌病的发生和流行有关。

（1）卫生状况不良。有的地方人、畜混居,人畜同用一处水源(包括水塘、沟渠、水井);有的人剥食病死羔、犊肉、喝生奶;有的人缺乏布鲁氏菌病防治知识,不注意防护,不讲究卫生,容易染病。

（2）由于经济体制的改变或饲养管理的需要,对牲畜要作分群、合群、组合新畜群的变动,在有传染源存在和检疫或免疫措施未落实的情况下,易使新的畜群发生布鲁氏菌病流行。当前生产管理体制改变,农民普遍饲养家畜,白天集群放牧,夜间羊回各户,如有病羊,也易扩大传染。

（3）从外地(病区)购买或调运牲畜时混有病畜,不经检疫或检疫不彻底,使驱赶沿途和到达地发生布鲁氏菌病。

（4）集市贸易活跃,皮、毛、乳、肉大量上市,布鲁氏菌病检疫工作跟不上,染菌物品、食品未能查出,易引起感染和发病。

（5）战争和灾荒,迫使居民和畜群流动,容易发生流行。

（6）各级政府对布鲁氏菌病防治工作重视程度,卫生、畜牧、工商、检验检疫等部门能否协同配合,专业防治力量的强弱,群众卫生知识普及水平,这些均与布鲁氏菌病的发生和流行关系非常密切。

五、布鲁氏菌病的自然疫源性

病原体不需要人类参加也可以在动物间流行并延续世代,人被感染主要是与患该疾病的动物直接或间接接触所致,人的感染和流行对病原体长期在自然界保存来说不是必要的,这种现象成为自然疫源性。

布鲁氏菌病的自然疫源性是指布鲁氏菌在自然界的野生动物中传播,它独立于人、家畜之外的一个完整的传播疾病的循环。

（一）布鲁氏菌病是自然疫源性疾病的依据

1. 从布鲁氏菌病疫区中捕获的 54 000 份蜱、螨等材料中分离到 30 株布鲁氏菌。实验证明,布鲁氏菌感染的豚鼠可以感染叮咬豚鼠的螨,布鲁氏菌在螨体内可经卵传代,生活达数月之久。布鲁氏菌在螨体内可存活 2 年以上,这为吸血昆虫在自然界中作为布鲁氏菌的自然传播媒介提供了条件。

2. 从 13 244 份野生动物材料中分离到 39 株布鲁氏菌。迄今已知有 60 余种野生动物的布鲁氏菌病血清学检查呈阳性反应,有 30 余种动物分离到布鲁氏菌。

3. 原苏联曾在野鼠中检出的 60 余株细菌,经鉴定认为是布鲁氏菌猪 5 型。它在野鼠中循环,也从未出现过人、家畜感染的病例。

4. 布鲁氏菌的寄生转移现象说明,布鲁氏菌原来可能寄生在最适宜的野生动物中,某些条件改变促成布鲁氏菌也可以在非最适宿主中存在。

从生物进化观点分析,某些传染病在人类出现之前就在野生动物中默默地存在、循环,只是在人类出现后,为了生存的需要狩猎动物,干扰了疾病自然循环,而进入人群。

（二）布鲁氏菌病自然疫源类型分类

1. 从家畜布鲁氏菌病诱导的自然疫源区:从家畜布鲁氏菌病角度看,野生动物布鲁氏菌病是家畜布鲁氏菌病正常循环中的某种偏离。野生动物布鲁氏菌病存在与否取决于家畜布鲁氏菌病,此类型随家畜布鲁氏菌病消灭而消灭。

2. 源于家畜布鲁氏菌病,以后在野生动物中长期存在,不依附家畜的自然疫源性:羚羊感染羊种布鲁氏菌,美洲野牛感染牛种布鲁氏菌,非洲野牛感染牛 3 型布鲁氏菌就属于此类型。布鲁氏菌在这些野生动物中长期存在,一旦家畜与这些动物接触又可感染家畜。

3. 原本就在野生动物中存在的自然疫源性布鲁氏菌病,目前在家畜中还没有发现,沙林鼠种布鲁氏菌在森林鼠中传播就属此类。

4. 原来就在野生动物中存在,但也可以作为家畜布鲁氏菌病的传染源。猪 2 型菌在野兔中传播属于此类。

以上四种自然疫源类型,只有 2、4 类对人、家畜布鲁氏菌病流行有较大的实际意义。

（三）布鲁氏菌病的自然疫源性与根除的关系

由于布鲁氏菌病存在自然疫源性问题,无疑为根除此病带来困难。尤其是 2 和 4 类自然疫源性直接威胁人、畜的安全,并关系到布鲁氏菌病持久性问题。

从现有的资料分析及经验表明,虽然布鲁氏菌病是属于自然疫源性疾病,但对人、家畜布鲁氏菌病的根除影响不大。其原因不清,可能是布鲁氏菌病的自然疫源地不同于鼠疫自然疫源地那样广泛,只在某些有限地区,在特殊的生物群落情况下存在;此外,不是有布鲁氏菌病流行的地区就有自然疫源地存在。尽管如此,在制定布鲁氏菌病防治计划时应考虑自然疫源性问题。同时亦应对此作深入探索,以求对布鲁氏菌病做到更有效的监测和防治。

（江森林　王大力　王赢）

第三节　病　原　学

一、布鲁氏菌的形态、染色及培养特性

（一）布鲁氏菌的形态

布鲁氏菌是一组微小的球状、球杆状、短杆状细菌。6 种布鲁氏菌在一般光学显微镜下观察时形态上难以区分。一般说来,羊种菌最小,牛种菌次之,猪种菌个体最大。电镜下羊种菌为明显的球形,大小为 $0.3\sim0.6\mu m$,牛种菌和猪种菌多呈短杆状或球杆状,大小为 $0.6\sim2.5\mu m$。布鲁氏菌没有鞭毛,不形成芽孢和夹膜,见图 17-1、图 17-2。

（二）布鲁氏菌染色特点

布鲁氏菌可被所有的碱性染料所着色,革兰氏染色阴性,吉姆萨染色呈紫红色。柯兹罗夫斯基提出用 0.5% 沙黄水溶液染色,加热至出现气泡,水洗后用 0.5% 孔雀绿或 1% 煌绿或 1% 亚甲蓝水溶液复染 1 分钟,布鲁氏菌染成红色,其他细菌染成绿色或蓝色。

（三）布鲁氏菌培养特性

布鲁氏菌要求营养条件高,需要各种氨基酸、生物素、镁、铁、钙等离子。有的菌种（如绵羊附睾种菌）需要有血清才能生长,有的菌种可用吐温 40 代替血清。

布鲁氏菌培养的最大特点是生长缓慢,主要是迟滞期长和每分裂一次所需时间长。布鲁氏菌每分裂一次需 $132\sim227$ 分钟,尤其是刚从机体或外环境中新分离出来的最初几代培养物生长更缓慢,通常要经 $4\sim6$ 天,有的甚至 $20\sim30$ 天（双相培基）才能长出菌落。在实验室保存传代较久的菌株,在培养 $24\sim72$ 小时后才见生长茂盛。

布鲁氏菌可在弱酸或弱碱性的培养基上生长繁殖,适宜的 pH 为 $6.6\sim7.4$,适宜温度 $34\sim37℃$,最适温度 $37℃$,超过 $42℃$ 不生长。绵羊附睾种和牛种菌的某些生物型菌需严格的 $CO_2(5\%\sim10\%)$。其余菌种均在普通大气环境生长。最适渗透压为 $2\sim6$ 个大气压。

在固体培养基上,光滑型布鲁氏菌菌落为无色半透明、圆形、表面光滑湿润、稍隆起,均质样。菌落大小不同,与菌种个体差异、变异、营养、时间等因素有关。粗糙型布鲁氏菌菌落粗糙,灰白色或褐色,黏稠,干燥不透明。在液体培养基中,光滑型布鲁氏菌均匀混浊生长,不形成菌膜。粗糙型布鲁氏菌在液体培养基上有絮状沉淀物。

典型的布鲁氏菌菌落形状和长出菌落时间,对确定布鲁氏菌属细菌很有意义。

二、布鲁氏菌属分类

1985 年,FAO/WHO 布鲁氏菌病专家委员会第六次公报公布了新的布鲁氏菌分类表,见表 17-1。

表 17-1　布鲁氏菌属分类表（1985 年）

种	生物型	CO$_2$需要	H$_2$S产生	染料抑菌		血清凝集			噬菌体裂解（RTD）				贮存宿主
				硫堇	碱性复红	A	M	R	Tb	Wb	BK$_2$	Fi	
牛	1	±	+	−	+	+	−	−	+	+	+	+	牛
	2	±	+	−	−	+	−	−	+	+	+	+	
	3a	±	+	+	+	+	−	−	+	+	+	+	
	4	±	+	−	±	−	+	−	+	+	+	+	
	5	−	−	+	+	−	+	−	+	+	+	+	
	6a	−	±	+	+	+	−	−	+	+	+	+	
	7	−	±	+	+	+	−	−	+	+	+	+	
	9	−	+	+	+	−	+	−	+	+	+	+	
羊	1	−	−	+	+	−	+	−	−	−	+	+	绵羊和山羊
	2	−	−	+	+	+	−	−	−	−	+	−	
	3	−	−	+	+	+	+	−	−	−	+	−	
猪	1	−	++	+	(−)△	+	−	−	−	+	+	±▲	猪
	2	−	−	+	+	−	−	−	−	+	+	±	野兔
	3	−	−	+	+	+	−	−	−	+	+	+	猪
	4	−	−	+	(−)	+	+	−	−	+	+	+	驯鹿
	5b	−	−	+	−	−	+	−	−	+	+	±	鼠类
沙林鼠种		−	+	+	−	−	−	−	±	+	+	+	沙漠森林鼠
绵羊附睾种		+	−	+	(−)	−	−	+	−	−	+	−	绵羊
犬种		−	−	−	−	−	−	+	−	−	−	−	犬

注：▲：±表示部分裂解；△（−）：多数菌株不生长；※：硫堇、复红为 20μg/ml（1：5万）；a：硫堇培基 40 微克/毫升（1：10 万），牛$_3$型生长，牛$_6$型不长、FAO/WHO 布鲁氏菌病专家委员会最近建议将 3 和 6 生物型归为一个生物 3/6 型；b：这个猪 5 型是从苏联啮齿动物中分类出菌株，不是第五报中猪 5 型菌株。

三、布鲁氏菌的抵抗力

布鲁氏菌在合适的条件下能生存很长时间，有较高的抗灭活能力。对湿热、紫外线、常用的消毒剂、抗生素等比较敏感；对干燥、低温有较强的抵抗力。

布鲁氏菌对各种因子的抵抗力与菌的浓度和其存在的外界条件有很大关系，这一点在研究布鲁氏菌属的抵抗力上，尤其是在进行消毒处理时都应引起注意。

（一）对各种物理因子的抵抗力

直射日光数分钟，最长 4 小时，而散射日光 7~8 天能把布鲁氏菌杀死；直射紫外线 5~10 分钟，斜射紫外线 10~30 分钟也能把布鲁氏菌杀死。布鲁氏菌对热非常敏感，尤其对湿热更敏感。不同温度下湿热和干热对布鲁氏菌的作用情况，详见表 17-2。

表 17-2　不同温度对布鲁氏菌的影响

温度	生存时间	温度	生存时间
湿热 55℃	60 分钟	湿热 80℃	7~19 分钟
湿热 60℃	15~30 分钟	湿热 90℃	5~14 分钟
湿热 70℃	10~24 分钟	湿热 100℃	1~4 分钟

温度	生存时间	温度	生存时间
干热 60~70℃	60~75 分钟	干热 90℃	30~39 分钟
干热 80℃	40~59 分钟	干热 100℃	7~9 分钟

（二）对各种化学因子的抵抗力

布鲁氏菌对常用的各种普通浓度的消毒剂及一些化学药物抵抗力均很弱,其作用情况详见表 17-3。

表 17-3　化学因子对布鲁氏菌的影响

药物名称	浓度/%	生存时间	药物名称	浓度/%	生存时间
新洁尔灭	0.1	30 秒	漂白粉	0.2~2.5	2 分钟以内
石炭酸	1~2	1~5 分钟	红汞	2	7 分钟
来苏儿	2	1~3 分钟	过锰酸钾	0.1~0.2	7~15 分钟
来苏儿	3	1 分钟以内	福尔马林	0.2	20 分钟以上
氯亚明	0.2	5~7 分钟	乳酸	0.5	1 分钟以内
氯亚明	0.5	3~5 分钟	肥皂水	2	20 分钟以上
氯化汞	0.05	1 分钟以内			

（三）在不同环境介质中的抵抗力

布鲁氏菌在不同环境中生存的时间各不相同,但无论在哪种环境下布鲁氏菌的存活时间都比较长,在有的环境下布鲁氏菌可生存长达 18 个月。布鲁氏菌在不同环境中生存时间,详见表 17-4。

表 17-4　布鲁氏菌在不同介质中生存时间

介质名称	生存时间	介质名称	生存时间
水	5 天~4 个月	土壤	4 天~4 个月
尘埃	21~72 天	粪	8 天~4 个月
尿	4 天~5 个月以上	畜舍及周围	4 天~5 个月以上
衣服	30~80 天	皮毛	45 天~4 个月
鲜牛乳	2 天~18 个月	酸乳	2 天~1 个月
奶油	25~67 天	奶酪	21 天~3 个月
冻肉	14~47 天	腌肉	20~45 天
培养基	60 天~10 个月	干燥胎膜	4 个月

四、布鲁氏菌的毒力测定

（一）毒力的一般概念

毒力是病原体致病能力的总称,包括侵袭力和毒素两方面。布鲁氏菌与其他致病菌不同,该菌没有典型的毒力因子(如外毒素菌毛、质粒抗原变异等),但是可以在巨噬细胞内存活并复制,通过抵抗吞噬过程中中性粒细胞的杀伤作用而致病。

1. 影响布鲁氏菌毒力的因素　影响布鲁氏菌毒力的因素为:①能够帮助其侵入宿主细胞;②抵抗细胞内的杀伤作用;③在专性和非专性的吞噬细胞内存活并繁殖的分子决定簇。判断布鲁氏菌毒力强弱的标准是其在细胞或体内繁殖能力的强弱以及存活时间的长短,强毒株能够在细胞或体内繁殖并长期存活。布鲁氏菌属多数种型的菌株具有很强的毒力,可以通过各种途径感染,破坏机体屏障,几十个菌体,乃至几个菌体就能使某些动物感染。

2. 布鲁氏菌不同种型菌株毒力差异性　布鲁氏菌不同种型的菌株具有不同的毒力,甚至同种型的不同菌株,其毒力大小也有很大差异。在各种因素影响下,同一菌株培养物内的不同菌体,其毒力强弱也不完全相同,一般说来,羊、牛、猪种布鲁氏菌各生物型的菌株多为强毒株;犬种布鲁氏菌具有一定的毒力;野外和实验室实验结果均表明犬种布鲁氏菌可侵入机体致病;绵羊附睾种和沙林鼠种布鲁氏菌毒力较低。

3. 布鲁氏菌主要毒力因子 目前已知的布鲁氏菌毒力因子主要有脂多糖(lipopolysaccharide,LPS)、Ⅳ型分泌系统、二元调控系统、外膜蛋白、超氧化物歧化酶(SOD)等。LPS 是布鲁氏菌的重要毒力因子,研究表明,对光滑型脂多糖(S-LPS)合成过程中所需的基因进行突变、改变表达量以及调控基因突变可以导致产生结构不完整的粗糙型脂多糖(R-LPS),使菌株毒力降低,可作为弱毒活疫苗候选株。LPS 合成过程及调控机制尚未完全清楚,因此,全面筛选 LPS 合成相关基因,完整描述布鲁氏菌 LPS 合成涉及的信号通路,对于有效的候选疫苗筛选,设计低毒力、高安全性和保护性的疫苗株,以及疫苗与野毒株有效的鉴别诊断试剂具有重要意义。

对布鲁氏菌毒力及毒力相关基因的研究有助于推进布鲁氏菌致病机制的深入研究,也有助于推进安全性高、免疫保护力强、临床反应小的布鲁氏菌疫苗的研制和开发。

(二) 布鲁氏菌常用的测毒方法

1. 全身最小感染量的测定

(1) 选择若干只体重为 350~400g 的健康豚鼠,每 3 只为一组(小鼠为 5 只一组)。

(2) 将待测布鲁氏菌 48 小时培养物,经变异实验检查后,用灭菌生理盐水洗下,用标准比浊或分光光度计测定,稀释后使每毫升含 2、5、10……不同菌数的菌悬液,每个稀释度在腹股沟皮下接种一组动物。豚鼠每只接种 1ml,小鼠每只接种 0.5ml。

(3) 接种后,小鼠经 20 天,豚鼠经 30 天解剖,取各脏器分离培养布鲁氏菌。如果只从淋巴结中分离培养到布鲁氏菌为局部感染;凡从血液、尿、骨髓及肝、脾等实质器官中分离培养到布鲁氏菌定为全身感染。

(4) 全身最小感染量是指实验动物发生全身感染的最小菌量,而且这个最小菌量能使某一实验动物组的每只动物都发生全身感染。如果这个最小菌量不能使某一组动物都发生全身感染,而有部分动物为局部感染,则这个最小感染量需要反复几次才能确定。

(5) 一般认为,接种 100 个菌以下引起一组豚鼠全身感染为强毒菌株,100~500 个菌引起豚鼠全身感染为毒力不完整,不适宜作攻毒菌株用,500~1 000 个菌以上引起一组豚鼠全身感染为弱毒菌株。羊种布鲁氏菌 16M 对豚鼠的全身最小感染量为 10~20 个菌,牛种布鲁氏菌 544A 为 40~50 个菌,牛种布鲁氏菌活菌苗 104M 为 500~1 000 个菌。

2. 脾脏活菌数测定

(1) 将待检布鲁氏菌株 48 小时培养物,经变异实验检查后,用灭菌生理盐水洗下,制成标准比浊 10 亿菌体/ml 菌液,经腹股沟皮下注射 1ml(体重 350~400g 健康豚鼠),每组 3 只。

(2) 接种后 15 天杀死豚鼠,解剖取每只豚鼠的完整脾脏,以克为单位,在无菌条件下,用精细天平称其重量,记录下来。

(3) 把称好的 3 个脾脏放在一个无菌研磨器或乳钵中研磨,研碎后加 5ml 灭菌生理盐水,仔细混匀。

(4) 取出 0.5ml 混匀的悬液加到 4.5ml 灭菌生理盐水管中充分混匀,作 10 倍连续稀释,一般稀释 5 个管。

(5) 从稀释后的最后 3 个管中(第 3、4、5 管)分别取 0.3ml,各接种 3 块准备好(标有稀释度)的琼脂平皿上,每平皿 0.1ml。

(6) 接种后的平皿置 37℃温箱中培养,生长出菌落后,计数菌落数。取每个稀释度 3 块平皿长出菌落数的平均数,计算脾菌数,即每克脾重含的布鲁氏菌数,从而可以确定待测菌株的毒力。

计算方法:

例如第 3 稀释管的三块平皿共生长 18 个菌落,则每块平皿平均为 6 个菌落,第 4 管和第 5 管没有生长。这样 0.1ml 稀释 1 000 倍有 6 个布鲁氏菌,则 1ml 就应有 6×10×1 000=60 000。原液为 5ml,则原液中就应有 60 000×5=300 000 个菌体。假如三个脾重 12g,则每克脾含菌 300 000÷12=25 000 个,即脾菌数为 2.5 万个菌/g。一般认为,每克脾脏含布鲁氏菌数在 100 万以下为弱毒,100 万以上为强毒。弱毒牛种布鲁氏菌活菌苗 104M,S19,BA-19 分别为 50 万~100 万个菌/g,2 万~5 万个菌/g 和 1 万~2 万个菌/g。

(三) 细菌素

细菌素是细菌在新陈代谢过程中产生的一种具有抑菌或杀菌作用的物质。细菌素抑制或杀死指示菌作用的程度除了与种系发育有密切的亲缘关系外,还与培养基种类、培养时间和条件等因素的影响有很大的关系。细菌素具有一定的毒性和抗原活性,给家兔腹腔或皮下注射均可以产生特异性的抗体。

布鲁氏菌素可用于皮肤变态反应实验,对布鲁氏菌属细菌素的研究尚不多见。但已证明,不同种型的光滑型和粗糙型布鲁氏菌某些菌株均可产生细菌素抑制不同种型布鲁氏菌生长繁殖。

(江森林　王大力　赵欣)

第四节　发 病 机 制

本病发病机制较为复杂,细菌和毒素作用,以及变态反应均不同程度地在发病中起作用。

侵入人体的布鲁氏菌经淋巴管进入局部淋巴结,在此大量繁殖成为原发病灶。当大量病原菌冲破淋巴屏障进入血液,则发生菌血症。在血流中生长繁殖的布鲁氏菌,受机体多种免疫因素作用,如 T 淋巴细胞及其所产生的细胞因子 α 干扰素、细胞溶解素等,使菌体破坏释放出内毒素和其他物质,导致毒血症的出现。部分病原菌被单核巨噬细胞吞噬后可在其中繁殖,并随血流播散至全身各部位(主要是肝、脾、骨髓和肾等处)进一步繁殖,引起组织细胞的变性、坏死。病原菌可以多次进入血流引起临床症状反复加重。当病灶部位的 T 淋巴细胞被细菌致敏并再次接触抗原后,能释放细胞因子,趋化和激活巨噬细胞聚集于布鲁氏菌周围,不断吞噬和杀灭布鲁氏菌,形成包裹感染灶的肉芽肿。未被巨噬细胞清除的布鲁氏菌,可以寄生于单核巨噬细胞内,在一定情况下大量繁殖,并再次冲破所寄生细胞,引起复发。

第五节　临床表现与诊断

布鲁氏菌病是由布鲁氏菌引起的人兽共患的传染——变态反应性疾病。急性期主要是病原菌和内毒素的作用,慢性期是病原菌和变态反应多种因素所引起的综合表现,免疫复合物和自身免疫也参与了疾病的过程。其特点是能引起全身性网状内皮细胞增生,常伴随慢性脓毒血症和神经、循环、生殖,尤其是骨关节系统的损害,容易转成慢性,甚至不同程度地丧失劳动能力。主要特征是长期发热、出汗、乏力和关节疼痛等。

布鲁氏菌病病理形态学的主要特点,一是所有组织和器官都可发生病理改变,病变复杂,损害广泛。其中最易受累的是肝、脾、淋巴结、骨关节、血管和神经系统;二是不仅间质细胞发生改变,而且实质器官的细胞也发生变化。

一、临床表现

(一) 临床症状

布鲁氏菌病是一种全身性的疾病,但当临床症状与某些特定器官有关时,被称为"局限性"。人患布鲁氏菌病后可以出现多种多样的临床症状和体征,但往往又缺乏特异性。因为这些症状和体征也可以在患有其他疾病的患者身上存在。病情的差别也很大,除重症病例外,有的轻症只能用细菌学或免疫生物学方法才能确诊。

1. 潜伏期　潜伏期长短的确定往往是比较困难的。因为一般不能指出病原体在何时或如何进入机体而引起发病的。潜伏期长短的波动范围比较大。潜伏期长短与侵入机体布鲁氏菌的菌型、菌量、毒力及机体抵抗力等有关。一般情况下,为 1~3 周,平均 2 周,少数病例可达数月或一年之久。

2. 发病和前驱期症状　布鲁氏菌病的发病有急有缓。少数患者出现前驱期症状,表现颇似重感冒,主要有全身不适、乏力倦怠、食欲减退、肌肉与大关节酸痛、头痛、失眠、出汗等。大部分患者起病急,没有前驱期症状,发病一开始就表现为恶寒、发热、多汗等急性期症状。

3. 主要症状

(1) 发热:是布鲁氏菌病最常见的临床表现之一,可见于各期患者,据我国对 1 333 例急性期患者的统计,发热者占 76.82%。对 1 739 例慢性期患者的观察,发热者占 22.37%。

发热常伴有寒战、关节肌肉酸痛、头痛、食欲减退以及大量出汗等症状。热型不一,变化多样,常见有以下五型:波状热型、不规则热型、间歇热型、弛张热型、长期低热型。

发热持续时间长短不等,有的持续很长,长达 1~1.5 个月,平均为 2~3 周。也有些布鲁氏菌病患者,虽具有较典型的症状和体征,甚至实验室检查结果也为阳性,但没有发热。

布鲁氏菌病患者在高热时神志清醒,痛苦也较少,但体温下降时自觉症状恶化,这种高热与病况相矛盾的现象为布鲁氏菌病所特有。

(2)多汗:也是布鲁氏菌病患者的主要症状之一,尤其急性期患者为甚,出汗相当严重,多与发热相伴,体温下降时更为明显,常可湿透衣裤,使患者感到紧张、烦躁,甚至影响睡眠。大量出汗可导致虚脱。

(3)乏力:大多数布鲁氏菌病患者均有乏力这一症状,乏力的程度轻重不一。轻者虽可以从事一般性工作,但容易疲劳,而且不易消除;严重者萎靡不振,疲劳不堪,不能胜任本职工作。据统计,我国急性期患者有乏力症状者可占 63.92%,慢性期患者可占 48.94%~86.7%。

(4)骨关节和肌肉疼痛:骨关节和肌肉疼痛也是布鲁氏菌病最常见的症状,常是患者前来就医的主要原因。

急性期:疼痛多呈游走性,与风湿热颇相似,主要在大关节。有的疼痛十分剧烈,常使患者辗转呻吟,甚至一般镇痛剂都不能缓解,疼痛性质可如锥刺样或为顽固性钝痛,出现的时间多与发热有关,往往在开始发热时疼痛加重,翌晨体温下降时疼痛也随之缓解。在疼痛的关节或骨骼附近,常可发现一处或数处明显压痛点。

慢性期:关节疼痛一般局限于某一部位,也以大关节为多见,为持续性钝痛或酸痛,有的仅为沉重感,影响关节活动。关节痛常因外界因素的刺激而加重,如过劳或气候突然变化等。由于肘窝、腘窝的肌腱变硬和挛缩,常使四肢关节强直、变形,甚至造成终身残疾,无法恢复。

(二) 体征和各系统的改变

一般状况:一般神志清醒,很少有昏迷、谵妄等情况。急性期患者多无消瘦,当发热及肌肉关节疼痛时可见两颊潮红,面露痛苦表情。慢性期患者面色苍白,潮湿多汗,颜面浮肿。如关节受损常呈强迫姿势。

1. **皮肤** 急性期患者多因大量出汗而皮肤湿润,有的出现各种各样的充血性皮疹,但持续时间短暂,也可见到出血疹、水泡疹、类似天花的脓疱疹等。少数患者可出现皮下出血性紫斑。

2. **淋巴结** 由于限局性或多发性淋巴结炎,淋巴结多发生肿大,有时化脓后形成瘘管,从脓汁中可分离到布鲁氏菌。

3. **肝脾肿大** 肿大的肝脾质软或呈中等硬度,半数有压痛。

由于肝脏损坏,患者可出现黄疸。经过治疗肿大的肝脾常恢复正常,这可作为考核疗效的指标之一。慢性布鲁氏菌病患者的肝脾肿大,往往较难恢复。

4. **泌尿生殖系统** 由于炎症,睾丸、附睾肿胀、疼痛,阴囊充血水肿,多为一侧性,急、慢性期均多见。女性患者可发生乳腺炎、输卵管炎、卵巢炎、子宫内膜炎等,发生闭经、痛经,白带过多,但出现流产、早产、不孕等症状少见。肾脏损害不多见,肾功能障碍多为一过性,高热时可见蛋白尿、少量管型和红白细胞。

5. **骨关节系统** 骨关节系统损害是慢性布鲁氏菌病最主要的临床表现。

(1)关节病变:主要侵犯大关节,约 90% 以上的患者有关节病变,表现为滑膜炎、滑囊炎、关节周围炎、关节炎和骨关节炎等,滑膜炎多发生于四肢关节,病变多位于关节囊的滑膜,骨关节端不受侵害,病久者可引起轻度的关节腔积液,滑膜病变还可侵犯关节周围的组织,引起关节周围炎的症状,并使关节活动明显受限。关节炎的病变较为顽固,由于关节腔内积液及周围软组织的炎症性变化,引起肿胀疼痛,活动受限,关节呈屈曲畸形或强直以及肌肉萎缩等。

(2)脊椎病变:脊椎经常受累,多发生于胸椎和腰椎,棘突有明显的压痛,疼痛剧烈时,患者被迫处于固定体位。

(3)骨骼病变:可发生骨膜炎、骨炎和骨髓炎,多见于长骨、腕和踝骨等,小骨较为少见。病变主要是干骺端骨膜增生和皮质增厚,布鲁氏菌病性骨髓炎较骨膜炎少见,不形成大块死骨,病变部位有骨质坏死形成的小片碎块,有时可形成瘘管,与结核不同之处是病变有自愈的趋势。

（4）软组织：主要临床所见是纤维组织炎和脓肿。纤维组织炎可以发生在具有结缔组织的任何部位，其发生范围的大小各不相同，如发生在皮下组织关节旁和关节周围的疏松结缔组织内，则临床表现为局部肿胀和增厚，关节变形，纤维组织炎常自行吸收。布鲁氏菌病性脓肿一般位于组织浅层，经过缓慢，局部组织反应不明显，多见臀部、腰部和大腿前侧。

（三）并发症的表现

1. **骨关节并发症**　是布鲁氏菌病最常见的并发症。包括骶髂关节炎、脊椎炎、外周关节炎、膝关节炎、滑囊炎和腱鞘炎等。

2. **胃肠道并发症**　常见有恶心、呕吐和腹部不适。回肠炎、结肠炎罕有报道。

3. **呼吸道并发症**　间质性肺炎、支气管肺炎、肺囊肿均有报道。

4. **泌尿生殖系统并发症**　男性最常见的泌尿生殖系统并发症为睾丸炎和附睾炎。女性常见的泌尿生殖系统并发症为卵巢炎和附件炎。

5. **心血管系统并发症**　最常见的为感染性心内膜炎。

6. **神经系统并发症**　脑膜炎和脑膜脑炎是最常见的临床表现。

7. **其他并发症**　布鲁氏菌病常累及肝脏，可出现肝脓肿。也有布鲁氏菌病引发的胆囊炎的报道。布鲁氏菌病还可造成多种皮肤损害，如皮疹、丘疹、结节性红斑等。布鲁氏菌病引发的眼部并发症少见。其中葡萄膜炎是最易发生的并发症。

（四）临床常规实验室检查

1. **血液**

（1）血红蛋白和红细胞：急性期患者一般变化不大，慢性期常见轻度至中度低血红蛋白性贫血。

（2）白细胞：多数患者白细胞总数较正常值略低，据统计，急性期患者占74%，慢性期占56%。

（3）血沉：血沉增快，尤以急性期发热患者更为显著。

（4）血内纤维蛋白原含量：急性期患者纤维蛋白原含量增高者约占25%。

（5）血浆蛋白：血浆蛋白减少，白蛋白与球蛋白的比值异常，即使经过治疗仍有部分患者不能恢复到正常值。

（6）肝功能：肝功能可出现各种异常改变，但无特异性。由于肝脏多以间质性炎症为主，多数患者肝功能变化不明显。另外，部分布鲁氏菌病患者葡萄糖耐量曲线出现异常改变，病程愈长，异常的发生率愈高，经过治疗后曲线可恢复正常。

2. **细菌培养**

（1）血培养：血培养阳性率与病期、体温、临床表现以及血清滴度等有密切关系，急性期体温反应明显和血清滴度高的患者，血培养阳性率高。

（2）骨髓培养：慢性期患者骨髓培养的阳性率比血液高。

（3）其他：从胸腔积液、脓肿和关节液、痰、乳、阴道分泌物、流产胎盘中可分离到布鲁氏菌。

3. **心电图**　心电图改变无特异性。常见的是低电压和心肌损害，还可见到完全右束支传导阻滞、阵发性室上性心动过速、室性期前收缩等改变。

二、临床分类

（一）临床分期

1. **急性期**　发病3个月以内，凡有高热者有明显其他症状、体征（包括慢性期患者急性发作），并出现较高的血清学反应者。

2. **亚急性期**　发病在3~6个月，凡有低热和有其他症状、体征（即有慢性炎症），并出现血清学阳性反应或皮肤变态反应阳性者。

3. **慢性期**　发病6个月以上，体温正常，有布鲁氏菌病症状、体征，并出现血清学阳性反应或皮肤变态反应阳性者。

（二）临床分型

1. **内脏型**　心脏血管型、肺型、肝脾型。

2. **骨关节型**　关节损害、骨损害、软骨损害、综合损害。

3. **神经型**　周围神经系统损害、中枢神经系统损害。

4. **精神型**　出现精神病症状者。

5. **泌尿生殖型**　睾丸、附睾损害，子宫、卵巢、输卵管损害，乳房损害，肾脏损害。

6. **外科型**　即有固定的隐性病灶，需要外科手术者。

（三）临床代偿状态

1. **代偿**　精神状态良好，主要脏器功能正常，能正常参加劳动。

2. **亚代偿**　精神状态及主要脏器功能有轻度失调，参加劳动易出现疲劳或有衰弱感。

3. **失代偿**　精神状态不佳，器官功能失调，被迫卧床休息或需他人护理。

总之，对一个布鲁氏菌病患者的诊断应该包括临床分期、临床分型和临床代偿状态三个方面。即诊断时应写明布鲁氏菌病急性期（或亚急性期、慢性期），内脏型（或骨关节型、神经型、泌尿生殖型、外科型、临床综合型），失代偿（或亚代偿、代偿）。

三、诊断与鉴别诊断

（一）诊断原则

布鲁氏菌病的发生、发展和转归比较复杂，其临床表现多种多样，很难以一种症状来确定诊断。对人布鲁氏菌病的诊断，应是综合性的。即结合患者流行病学接触史、临床表现和实验室检查。

（二）诊断依据

1. **流行病学史**　发病前患者与疑似布鲁氏菌感染的家畜或畜产品有密切接触史，或生食过牛、羊乳制品，或生活在布鲁氏菌病疫区内；或从事布鲁氏菌培养、检测或布鲁氏菌疫苗生产、使用等工作。

2. **临床症状和体征**

（1）出现持续数日乃至数周发热（包括低热）、多汗、乏力、肌肉和关节疼痛等。

（2）多数患者淋巴结、肝、脾和睾丸肿大，少数患者可出现各种各样的充血性皮疹和黄疸。慢性期患者多表现为骨关节系统损害。

3. **实验室检查**

（1）实验室初筛：虎红平板凝集试验（RBT）、胶体金免疫层析试验（GICA）、酶联免疫吸附试验（ELISA）结果为阳性；布鲁氏菌培养物涂片革兰染色检出疑似布鲁氏菌。

（2）确证血清学检查：试管凝集试验（SAT）滴度为 $1:100(++)$ 及以上，或者患者病程持续一年以上且仍有临床症状者滴度为 $1:50(++)$ 及以上。

补体结合试验（CFT）滴度 $1:10(++)$ 及以上。

抗球蛋白试验（Coombs test）滴度 $1:400(++)$ 及以上。

（3）分离细菌：从患者血液、骨髓、关节液、脑脊液、尿液、淋巴组织等标本分离培养到布鲁氏菌。

4. **病例分类**

（1）疑似病例：同时具备流行病学史和临床表现者。

（2）临床诊断病例：符合疑似病例，同时符合任一初筛检查结果阳性者。

（3）确诊病例：符合疑似病例或临床诊断病例，并同时具备任一项确证实验证据者。

（4）隐性感染：具备流行病学史，同时具备任一项确证实验证据，但无临床表现者。

（三）鉴别诊断

1. **风湿热**　布鲁氏菌病与风湿热相同处是发热及游走性关节痛，但风湿热可见特殊的心脏改变、风湿性结节、红斑及舞蹈症，少见肝脾肿大，睾丸炎、乳腺炎及神经系统损害。实验室所见白细胞中性粒细胞增多，血沉加速更为明显，抗链球菌溶血素"O"试验为阳性，布鲁氏菌病特异性检查呈阴性。此外，水杨酸制剂对风湿热有明显疗效，而用于布鲁氏菌病时只能暂时缓解疼痛。

2. **伤寒、副伤寒**　伤寒患者的持续发热、肝脾肿大，以及血象白细胞减少、淋巴细胞增多等表现，酷似布鲁氏菌病。该病与布鲁氏菌病的主要区别：多为高热，常有典型的体温曲线；严重者出现神经系统症状，如表情淡漠、重听、嗜睡、谵语等；相对脉缓；皮肤可见蔷薇疹；多有消化系统症状，血清肥达反应阳性，滴度逐渐增高；伤寒菌培养阳性。布鲁氏菌病特异性实验室检查为阴性。由于副伤寒临床表现与伤寒极为相似，所以与布鲁氏菌病的鉴别要点基本同伤寒。

3. **肺、淋巴结核**　因为布鲁氏菌病患者可见长期低热、多汗，容易急躁，实验室检查白细胞减少，淋巴细胞增多，血沉稍快，中度贫血等，所以易误诊为肺结核。但肺结核患者全身中毒表现比较严重，明显消瘦，颜面苍白，两颊潮红，血沉加快更为明显，咳嗽、痰中带血，痰内可查到结核分枝杆菌。胸部 X 线检查有特异性改变。

淋巴结结核和布鲁氏菌病患者虽然都可以发生淋巴结肿大，但淋巴结结核患者除具有全身中毒症状外，其淋巴结多粘连成块，破溃流脓形成瘘管及瘢痕。

4. **风湿性关节炎**　慢性布鲁氏菌病和风湿性关节炎均是关节疼痛严重，反复发作，阴天加剧，而且布鲁氏菌病患者又可合并有风湿性关节炎。二者的鉴别要点：风湿性关节炎患者多有风湿热的病史，关节腔少见积液，一般不发生关节畸形，小关节病变多见，心脏有特殊改变，血沉快，中性粒细胞增多，血清中抗链球菌溶血素"O"滴定度可增高，布鲁氏菌病特异性实验室检查阴性，服用抗风湿药有效。

5. **其他**　布鲁氏菌病急性期还应与脊柱炎、睾丸炎等鉴别，慢性期还应与其他关节损害疾病及神经官能症等鉴别。

第六节　治　疗

布鲁氏菌病是一种传染-变态反应性疾病，因此尽快消灭病原体，才能收到良好的疗效。所以，应该早期诊断，在急性期按照规定全程治疗。并且要不断地消除患者疑虑，增强信心，坚持治疗，适当增加蛋白质、维生素等营养物，提高患者的抵抗力。治疗方法要适当，急性期主要是应用特效的抗生素疗法，慢性期要采用中、西医结合方法治疗。

一、治疗原则

布鲁氏菌病治疗是阻止疾病过程的进展，防止由急性转为慢性，减少复发，消灭后遗症。为此，治疗时应遵循以下几条原则：

1. **早期用药，彻底治疗**　对确诊的布鲁氏菌病患者，尤其是急性期患者，应立即采取治疗措施，及时用药并保证足够的剂量和疗程，这也是防止转为慢性，减少并发症的重要手段。

2. **合理选用药物及用药途径**　布鲁氏菌主要在细胞内寄生，并容易形成肉芽肿，所用的药物只有进入细胞内才能发挥作用。所以用于治疗布鲁氏菌病的抗菌药物，既要在胞外有杀菌作用，又要能渗入到细胞内，而且要达到足够的浓度。我们常用的抗生素中能渗入到细胞内的有链霉素、四环素、美他环素、利福平等。合理的给药途径能取得满意的治疗效果，例如治疗布鲁氏菌性脑膜炎时，需要抗生素在脑脊液中达到杀菌浓度，而链霉素等药物不能大量穿过血脑屏障，采用鞘内注射的途径较为适宜。

3. **综合疗法**　由于布鲁氏菌病发病机制的特殊和临床表现的多型性，在治疗时必须采用综合疗法，单一治法是难以奏效的，应采用联合用药方法，也应对症治疗，减轻患者痛苦，以利患者早日康复。

4. **中西医结合**　采用中西医结合的方法，不仅可以提高疗效，减轻治疗反应，而且有治疗方法简便、药源广等优点。特别是对于慢性期患者的治疗，可以获得西医所起不到的治疗效果，深受患者的欢迎。

二、支持和对症治疗

头疼或失眠者，可口服止痛剂或镇静剂，如复方阿司匹林、苯巴比妥等。高热持续不退者，可采用物理方法降温或服退热剂。关节疼痛严重者，可用 5% ~ 10% 硫酸镁局部湿热敷，每日 2 ~ 3 次，局部关节腔积液时，可行关节腔穿刺，抽出其内积液，注入链霉素 0.1 ~ 0.2g，1 ~ 2 周注射一次。

三、药物抗菌治疗

（一）急性、亚急性期布鲁氏菌病治疗

1. 抗生素疗法：

（1）四环素类抗生素，并用链霉素治疗：四环素抗生素类药物有四环素、土霉素、金霉素。最常用的是四环素。三种抗生素用法大致相同，每日 2g，分四次口服，21 日为 1 个疗程，可再重复 1~2 个疗程，一般疗程间隔 5~7 天。

第一疗程并用链霉素。成人每日 1g，分两次肌内注射。应用此疗法，一般治疗后 48~72 小时，体温开始下降，平均退热期为 5~7 天。

（2）利福平，并用多西环素治疗：利福平成人每天 600~900mg，分两次口服；并且每天早晨口服多西环素 200mg，连续给药最短 6 周。

随着医药学的不断发展，一些新型抗生素被应用于布鲁氏菌病的治疗，如：喹诺酮类、头孢菌素类和大环内酯类等抗生素。

2. 孕妇的抗菌治疗：妇女在怀孕期，患有急性或亚急性布鲁氏菌病时都可以引起胎儿死亡，因此更要给予及时的妥善治疗。

治疗方法：首选药物是利福平，如果利福平无效，只给四环素。禁忌用链霉素。

（二）慢性期布鲁氏菌病的治疗

慢性布鲁氏菌病病情复杂，对于慢性布鲁氏菌病治疗抗生素的应用，应当掌握适应证。下列情况可考虑应用。

1. 慢性布鲁氏菌病急性发作或活动型布鲁氏菌病，患者有发热、多汗、关节疼痛等急性期症状，血清抗体滴度较高。

2. 慢性期布鲁氏菌病往往具有明显的局部病灶，布鲁氏菌局限在骨关节、肝、脾或生殖器官内，有时发生组织坏死，这时应当使用抗生素。除全身性用药外，还应当根据病损部位的不同采用不同的用药途径，如发生关节炎时，可将链霉素等药物注入关节腔内，脑膜炎患者可注入脑脊液中。

3. 细菌培养阳性的患者，无论病程长短，只要血液、组织中检出布鲁氏菌，都应采取抗生素治疗。即使检不出布鲁氏菌，但血清滴度较高时，尤其是呈逐渐上升趋势时，也应当考虑用抗生素。

四、中医中药治疗

慢性布鲁氏菌病型大致可分虚症型、血瘀型、痹症型和湿热型。治则是扶正固本，活血化瘀，蠲痹活络及清热利湿等。

1. **肝肾虚亏型**

阴虚症：乏力盗汗，自觉发热，手足发热，口燥咽干，虚烦不眠，腰、髋、骶、膝关节或肌肉酸痛。

阳虚症：乏力自汗，四肢发凉，畏寒喜暖，阳痿不举，遗精崩带，小便溺频，大便溏泻，筋脉拘紧，肌肉酸麻，腰、髋、脊、骶、膝关节酸痛。

处方：可参考全归饮方剂。

用法：水煎服，煎三次，分两次，饭后口服，一日一剂，10 天为 1 个疗程，间隔 3~5 天，连服 6~8 个疗程。

2. **经络阻滞型（痹痛型）**

关节肌肉游走性、固定性疼痛，肿胀，活动受限，气温变化时疼痛加剧。

处方：可参考蠲痛汤方剂。

用法：同全归饮。

五、特殊人群的治疗

1. **儿童**　>8 岁儿童治疗同成人。新生儿和<8 岁儿童的最佳治疗方案尚未确定。可使用利福平联合复方新诺明治疗或头孢类抗生素联合大环内酯类抗生素。

2. **妊娠期和孕妇布鲁氏菌病的治疗**　对于妊娠期布鲁氏菌病的治疗最佳方案仍未确定。可选用复方磺胺甲噁唑联合利福平。妊娠 12 周内可选用三代头孢类联合复方磺胺甲噁唑治疗。

六、伴有并发症病例的治疗

1. **布鲁氏菌性脊柱炎**　布鲁氏菌病骨关节并发症常见,发生率达 40% 以上。较轻无特殊表现不需特殊治疗,但布鲁氏菌病相关脊柱炎和骨髓炎需治疗时间较长(如脊柱增生和硬膜外脓肿)。常规治疗布鲁氏菌病药物即可,疗程较长(8 周甚至更长时间)。一般不需要手术引流,必要时手术治疗。

2. **神经性布鲁氏菌病**　最佳治疗方案和疗程尚未确定。建议将利福平或复方磺胺甲噁唑添加到多西环素和链霉素的标准治疗方案中,也可加用三代头孢类药物,并给予脱水等对症治疗。建议疗程为 6~8 周或更长,取决于临床反应。

3. **布鲁氏菌心内膜炎**　通常需联合使用两种抗菌药物和心脏瓣膜置换手术。抗菌药物推荐延长疗程,至少 8 周,并在手术置换瓣膜后持续治疗数周。

七、疗效的判定

治疗布鲁氏菌病的根本目的在于消除患者临床症状,使体力和劳动能力得到恢复,防止复发。因此,在评价治疗效果时不仅要看到近期疗效,还应特别注意远期效果,疗效判定标准如下:

(一)近期疗效的判定

1. **治愈**

(1) 体温恢复正常,其他临床症状,体征消失。

(2) 体力和劳动能力恢复。

(3) 原有布鲁氏菌培养阳性者,应两次(间隔半个月至 1 个月)细菌培养转阴。临床检查各脏器功能均正常(布鲁氏菌病血清学反应不一定转为阴性)。

2. **基本治愈**

(1) 体温恢复正常,其他主要临床症状和体征消失。

(2) 体力和劳动能力基本恢复。

(3) 原布鲁氏菌培养阳性者,两次细菌培养转阴。

3. **好转**

上述三项指标达到两项者,或一、二项指标比治疗前有好转。

4. **无效**

(1) 治疗前后无显著变化或无变化。

(2) 治疗后有短期症状改善,但停药两周又复发者。

(二)远期疗效的判定

1. 治愈:近期治愈的三个指标维持一年以上而无复发。

2. 基本治愈:近期治愈的三个指标能维持一年以上仅有轻度反复,但不经治疗自行缓解。

3. 好转:仍有轻微症状(如关节疼痛),劳动能力受到一定的影响,但较治疗前有增强。

4. 无效:同近期疗效的无效指标。

八、病程和预后

布鲁氏菌病病程长短不一,以 3~12 个月者居多,多数患者只要治疗及时,措施得力,一般预后良好。个别患者未经治疗也可以自愈。但也有部分患者治疗不及时,由急性转成慢性,反复发作,迁延数年,严重影响劳动能力,基于病灶纤维化后形成瘢痕,引起内脏器官的器质性改变或骨关节的变形强直,终身不愈。布鲁氏菌病本身不易引起死亡,但个别急性病例,由于极度的菌毒血症、脑膜炎、血小板减少、心内膜炎或其他严重的并发症也可以死亡。

布鲁氏菌病的复发率较高。引起复发的主要原因是在细胞内寄生的布鲁氏菌没有被杀灭,在一定条件下再次进入血液的结果。

（江森林　王大力　张萌）

第七节　预　防

预防和控制布鲁氏菌病是一项长期而艰巨的任务,必须贯彻"预防为主,防治结合"的基本方针,依据《中华人民共和国传染病防治法》和《中华人民共和国动物防疫法》等法律法规,突出政府行为,坚持部门协作,依靠科学,动员全社会参与,达到预防、控制和消除布鲁氏菌病的目的。

一、基本原则和主要措施

（一）基本原则

1. 坚持政府领导和部门协作　布鲁氏菌病是一种人兽共患疾病,涉及面广,要控制消除布鲁氏菌病,必须在各级政府领导下,农牧、卫生、工商、检验检疫、铁路、交通等部门密切协作,把布鲁氏菌病防治工作纳入各部门工作计划中去,作为共同任务,统一规划,分工协作,认真负责。

2. 从实际出发,制定布鲁氏菌病防治规划　各地要根据当地布鲁氏菌病流行情况、畜牧业发展计划和疾病预防控制规划的要求,本着积极、稳妥、量力而行的原则,因地制宜地制定本地区、本部门布鲁氏菌病防治规划。

（二）组织措施

1. 落实部门和机构的责任　农牧、卫生是布鲁氏菌病防治最重要的两个部门。各级农牧、卫生行政部门必须当好政府的参谋,适时向政府提出布鲁氏菌病防治工作的建议和防治规划,并组织实施疫情控制措施,协调各有关专业防治机构共同做好布鲁氏菌病的预防控制工作。各级动物疫病预防控制和疾病预防控制机构具体落实布鲁氏菌病预防控制的实施方案,加强监测,分析预测其发生和流行趋势,建立和完善实验室网络,提高实验室诊断水平。兽医、卫生监督机构要定期对家畜交易市场、屠宰场及其他畜产品加工单位等进行监督检查,积极开展法律法规的宣传教育。

2. 加强部门协作,开展地区间联防联控　控制和消灭布鲁氏菌病需要各有关部门紧密配合。充分发挥各部门的积极性,协同作战,才能达到防治布鲁氏菌病的预期效果。农牧部门要掌握畜间布鲁氏菌病疫情,控制畜间布鲁氏菌病,消灭布鲁氏菌病传染源;卫生健康部门要掌握人间布鲁氏菌病疫情,做好接触人群的预防工作,防止人间布鲁氏菌病发生和流行;工商部门要做好家畜和畜产品交易、销售的管理;铁路、交通、检验检疫部门应做好运输过程中和进出口家畜检疫证件的检查工作,没有检疫证,不得运输。为了最终控制消除布鲁氏菌病,地区之间还应组织联防协作。随着畜牧业的发展和生产经营方式的变化,家畜流动更加频繁,已经控制或消除布鲁氏菌病的地区,由于未经检疫输入病畜,可以再度造成布鲁氏菌病暴发和流行。所以,组织邻近乡与乡、县与县、地区与地区和省份与省份之间多种形式的联防协作,互通情报、互相支持、协同作战是控制和消除布鲁氏菌病的重要措施。

3. 依靠群众,广泛宣传和发动群众,开展群防群治　布鲁氏菌病防治工作只靠少数专业队伍是不够的,尤其是我国布鲁氏菌病病区分布较广,要使布鲁氏菌病防治工作取得明显成效,必须广泛宣传和发动群众,让群众认识布鲁氏菌病对身体健康和畜牧业的严重危害,自觉配合专业人员,贯彻执行各项防治措施。

（三）技术措施

防治布鲁氏菌病是世界各国极为关注的公共卫生问题,基本的防治技术措施是控制和清除传染源,切断传播途径和保护易感人群及畜群。

1. 落实综合防治措施　布鲁氏菌病防治工作要因地制宜地贯彻以畜间免疫、检疫、淘汰病畜为主导的综合性防治措施。因为,只有控制和消灭畜间布鲁氏菌病,才能防止人间布鲁氏菌病的发生,最终达到控制和消除布鲁氏菌病。布鲁氏菌病综合性预防措施要适应农牧业生产体制改革的要求,充分考虑农牧业生产经营方式。落实布鲁氏菌病各项预防措施,应做到因畜、因时、因地制宜,实行分类指导。对外地和国外的防治经验要结合当地实际情况,不能生搬硬套,应先经过试点观察,消化吸收,然后全面实施。

2. 开展人、畜间布鲁氏菌病监测　各地根据疫情情况,开展常规监测和设立固定监测点监测。见第六节。

3. 开展科学研究,实施科学防治　各级疾病预防控制中心(地方病防治所)和动物疫病预防控制中心(畜牧兽医站)应加强布鲁氏菌病流行规律的研究,特别是结合当前畜牧业生产经营方式,探索布鲁氏菌病防治措施,努力提高防治能力。

二、健康教育

健康教育与健康促进是疾病预防控制工作的重要手段。在布鲁氏菌病的防治过程中,有针对性地开展防治知识宣传和科学饲养方式的培训,提高群众的健康知识知晓率,促进健康概念、卫生习惯、防病意识的形成,能够有效地控制传播和传染源的流动,保护易感人群。

(一) 落实责任,制订计划

各级政府及相关部门应高度重视健康教育工作,将其列入布鲁氏菌病防治的总体计划中,确定目标责任制,并给予相应的投入与支持,以保证工作的开展。卫生行政部门和疾病预防控制机构要对乡村卫生人员和传播者进行培训,建立起信息传播体系和网络。

(二) 布鲁氏菌病健康教育工作应遵循的原则

1. 结合法制教育的原则　开展《中华人民共和国传染病防治法》和《中华人民共和国动物防疫法》及与布鲁氏菌病防治相关法律法规的宣传教育。对有意造成布鲁氏菌病传播、触犯有关法规的案例,要根据有关部门的意见适时予以报道。

2. 把握科学性、准确性和政策性的原则　以科学普及的理念介绍布鲁氏菌病的传染源、传播途径和预防手段,为布鲁氏菌病防治宣传教育工作提供技术支撑。科学地宣传布鲁氏菌病的主要传播方式及主要高危行为,如饲养家畜(野生动物)、加工皮毛和乳肉、喝生奶、吃生肉和兽医及从事布鲁氏菌实验室工作易感布鲁氏菌病,同时强调布鲁氏菌病是完全可以预防的。

3. 联合传播信息的原则　改变单一的"宣传型"模式,采取多渠道、广覆盖的模式对目标人群进行有针对性的信息传播,对行为危险因素进行干预。

4. 全社会共同参与的原则　对广大群众的宣传,要以大众传媒为主,开展有计划、经常性的布鲁氏菌病知识宣传教育,采取群众易于接受、通俗易懂的宣传形式,如公益性广告、健康与生活讲座等。对各级中小学、宣传教育部门要在现行健康教育课程或群众性健康教育活动中增加预防布鲁氏菌病的内容。对布鲁氏菌病疫区的各级卫生临床医院(诊所)要备有宣传资料,开展适宜的宣传教育活动。对职业人群要采取一些更有针对性的宣传方式,如宣传片、宣传画、医生咨询、社区教育等,促进全社会对布鲁氏菌病预防工作的关心和参与。

(三) 确定目标人群,有针对性地开展健康教育

一类人群:从事牛羊等家畜养殖,乳、肉、皮等畜产品贩运、屠宰、加工,牲畜交易和兽医等职业人群。

二类人群:在疫区生活的一般人群。

(四) 健康教育的内容与形式

应针对不同人群的特点,因地制宜地采用多种形式的健康教育,如电视、广播、报纸、宣传单、宣传画、宣传标语、健康教育课等。

1. 一类人群　最重要的是大力宣传布鲁氏菌病防治知识,宣传科学饲养和个人防护的必要性,让其充分了解所从事工作可能存在的危险性,掌握如何防治布鲁氏菌病。根据以上特点,应当采取以下宣传方式:

(1) 充分利用大众传媒:通过电视台播放有关布鲁氏菌病防治知识的节目,最好以公益广告的形式反复播出。节目内容包括布鲁氏菌病传播的方式和预防措施;节目应简明、好看、易懂,且符合当地语言习惯、表述亲切易接受。

（2）制作防治相关宣传册：编写有一定的理论性，知识全面、信息丰富的布鲁氏菌病防治相关的宣传册，如《牛羊养殖技术与布鲁氏菌病防治》等，免费为养殖户发放。

（3）制作多种形式的布鲁氏菌病防治知识宣传材料。可制作宣传展板、宣传栏、招贴画、标语、口号、小册子、扑克、水杯、摇扇等，在农牧区张贴、分发。宣传栏一般设置在机构的户外、健康教育室、候诊室、输液室或收费大厅的显眼处。

（4）开展公众健康咨询活动。在各种卫生宣传日、健康主题日、节假日，利用会议、集会、电影放映等社会活动，开展布鲁氏菌病防治知识的健康教育宣传活动和公众健康咨询活动，发放布鲁氏菌病防治知识宣传资料。

（5）举办健康教育讲座。定期举办讲座，普及布鲁氏菌病防治知识、引导群众学习和掌握布鲁氏菌病防治知识、健康行为规范。

2. 二类人群　布鲁氏菌病的职业人群多为农、牧民，文化水平较低，缺乏布鲁氏菌病防治知识。而中小学生容易接受新生事物，对中小学生广泛宣传布鲁氏菌病防治知识，使其掌握布鲁氏菌病防治知识，可以起到小宣传员的作用，影响家人和周围的人群，即"小手拉大手"活动。具体方式可采取：增加布鲁氏菌病防治知识健康教育课、制作带有布鲁氏菌病防治知识的课程表等。

三、家畜检疫

对家畜进行检疫，一方面是为了及时检出患病家畜，查清疫情的程度和分布范围，掌握其流行规律和特点，并为制定防治对策提供依据。另一方面是为了杜绝传染源的输出和输入，保护非疫区不受感染，达到有计划地全面防治布鲁氏菌病。此外，检疫既是针对传染源的措施之一，又是评价防治效果的重要方法。家畜检疫包括疫区检疫、运输检疫、市场检疫和港口检疫。

疫区检疫的对象是疫区内各种家畜，目的在于尽可能检出感染和潜伏感染的全部病畜，鉴于现在的检疫手段还不是很完善，为了避免漏检，应尽量采用多种方法检查，不论用何种方法检查，凡达到阳性标准者，一律作为病畜对待。检出的病畜一律不许外出，原则上应全部屠宰作无害化处理。

运输检疫主要是家畜购置和调运过程中的检疫。应从非疫区（以县为单位）购买和调运牲畜，有组织的在兽医部门的指导下进行严格的检疫，不得私自交易和调运，调运牲畜必须具备检疫证或免疫证。

市场检疫主要是牲畜交易市场及其产品交易场所的检疫。工商管理部门要严格家畜交易市场的管理，作到凭证交易，进入牲畜交易市场的牲畜，应当具有当地农牧部门发给的检疫或免疫证明，凭证交易，没有检疫的畜产品不得在市场上进行交易。兽医监督部门要加强监督，在规模较大的牲畜交易市场，应该设立家畜检疫机构，对进交易市场的各种牲畜进行兽医监督。在农村、城镇的不定期交易场所，应指派专人负责。

港口检疫主要是控制病畜及其产品的输入和输出，布鲁氏菌病检疫是进出口牲畜的常规检疫项目之一。口岸动植物检验检疫机构应对进出口的牲畜进行布鲁氏菌病检疫。海关凭动植物检验检疫机构所签发的检疫证书或放行通知单放行。

常用的检疫方法有全乳环状实验、各种常规血清学实验和皮内变态反应实验等。

四、控制传染源

控制传染源是预防控制布鲁氏菌病综合措施中的重要方面。发现疑似布鲁氏菌病病畜后，畜主应立即将其隔离，并限制其流动。当地动物防疫监督机构要及时派员到现场进行调查核实，包括流行病学调查、临床症状检查、病理解剖、采集病料、进行实验室诊断等，根据诊断结果采取相应措施。

确诊畜间布鲁氏菌病后，必须按下列要求处理。

（一）划定疫点、疫区

疫点：造成本次疫情的畜群活动范围或可能的污染范围，视具体疫情情况确定疫点范围。一般是指患病动物的同群畜所在的畜场（户）或其他有关屠宰、经营单位。

疫区：疫区是指以疫点为中心，半径 3~5km 范围内的区域。疫区划分时注意考虑当地的饲养环境和天然屏障（如河流、山脉等）。

（二）隔离

对受威胁畜群（病畜的同群畜）实施隔离。可采取圈养和固定草场放牧两种方式隔离。隔离饲养用草场，不要靠近交通要道、居民点或人畜密集的地区。场地周围最好有自然屏障或人工栅栏。

（三）扑杀

各地畜牧兽医部门按照《布鲁氏菌病防治技术规范》规定对感染布鲁氏菌病的牛羊进行扑杀。必要时可扑杀同群畜。

病畜和血清学（未注苗或注苗 18 个月以上动物或注射粗糙型疫苗的动物）或病原学阳性畜全部扑杀。

（四）无害化处理

按照相关规定对病畜尸体及其流产胎儿、胎衣和排泄物、乳、乳制品等进行焚烧或深埋等无害化处理。

（五）控制和净化标准

控制：是指连续 2 年以上，牛布鲁氏菌病个体阳性率在 1% 以下，羊布鲁氏菌病个体阳性率在 0.5% 以下，所有染疫牛羊均已扑杀。

稳定控制：是指连续 3 年以上，牛布鲁氏菌病个体阳性率在 0.2% 以下，羊布鲁氏菌病个体阳性率在 0.1% 以下，所有染疫牛羊均已扑杀。

净化：是指达到稳定控制标准后，用试管凝集试验、补体结合试验、iELISA 或者 cELISA 检测血清均为阴性，辖区内或牛羊场群连续 2 年无布鲁氏菌病疫情。

五、切断传播途径

传播途径是疾病流行过程的一个重要环节，切断传播途径就可使流行过程不能继续进行。布鲁氏菌可通过各种传播因子，如流产胎儿、乳、肉、皮毛、粪、尿、水、空气、土壤等，侵入人和家畜体内，引起感染和发病。因此，认真做好对上述各种传播因子的消毒，加强个人防护，是预防布鲁氏菌病的重要措施之一。

（一）防止经皮肤和黏膜感染

1. 防止由家畜流产物引起感染　要建立单独的产羔（犊）室，在寒冷的地区增设取暖设施，特别要与人居住的环境相隔离。接羔助产人员，在接羔助产和处理流产胎儿、死羔时，应做好个人防护，除备有工作服、橡皮围裙、帽子、口罩和胶鞋外，还应戴乳胶手套和线手套，备有接羔袋和消毒液，严禁赤手抓、拿流产物。家畜的流产胎儿、胎盘、胎衣或死胎等，不要随意丢弃，要深埋或焚烧等无害化处理。要纠正人食用流产胎羔等不卫生习惯，以及用死羔（犊）喂各种食肉动物或加工它用。

流产胎儿落下和被羊水污染的场地，用 10%～20% 石灰乳或 10%～20% 漂白粉乳浸透垫草和地面，6 小时后从该地面去掉一层深 10～20cm 的泥土，然后浇上 10% 石灰乳或 10% 漂白粉乳再盖上干净的土。如无消毒条件，可将杂草烧毁，被污染的地面泥土集中在一起埋入地下。

如流产发生在室内，或牧民的毡房内，由于居住条件拥挤，流产物很容易污染衣物或室内其他物品，除地面要用 1%～3% 漂白粉上清液、10%～20% 石灰乳消毒外，被污染的其他物品也应当用 1%～3% 来苏儿溶液、1%～3% 漂白粉上清液或 0.3% 新洁尔灭溶液等消毒。如流产发生在公共场所（会议室、库房等），可用福尔马林熏蒸，以每立方米容积 20ml 福尔马林计算，加等量水，小火加热，关闭门窗，维持 10 小时。

2. 防止经黏膜感染　这里所指的黏膜主要是指性器官黏膜。实践证明，布鲁氏菌很容易经性器官黏膜感染发病。

（1）人工授精：防止家畜经性器官黏膜感染的一个重要方法是采用人工授精的方法，选择无布鲁氏菌病的健康种公畜的精液。为了防止母畜之间交叉感染，授精器具和授精员的手，每授精 1 只动物后都要经过严格的消毒处理，然后再给另外的动物授精。

（2）禁止在急性、亚急性期发生性活动：为了避免人经性器官黏膜感染发病，夫妻之间不论男女在布鲁氏菌病急性期或亚急性期，都禁止发生性生活，防止经黏膜交叉感染患布鲁氏菌病。

3. 皮毛消毒　剪毛、收购、保管、搬运和加工皮毛的人员，工作时应做好个人防护，不要赤手接触皮毛，工作后应洗手、洗脸和洗澡，工作场地应及时清扫、消毒，及时处理手上的伤口。

要做好皮毛的消毒。来自布鲁氏菌病疫区的皮毛应在收购地点进行消毒、包装，并经表面消毒后外

运,加工前应再次进行消毒。用于消毒皮毛的方法主要有以下几种:

（1）化学药品消毒法:用于消毒皮毛的化学药品,必须具备两个条件,一是效果可靠,二是对皮毛没有损害。

环氧乙烷消毒法:本品杀菌力强,穿透力大,腐蚀性小,效果确切,对皮毛没有损害。常作熏蒸消毒用,每立方米密封空间300~400g环氧乙烷,经8小时即可杀死布鲁氏菌。消毒皮毛可在消毒室、柜、锅和塑料袋内进行。此品低温条件下为液体,常温下易挥发,遇明火爆炸,工作时温度要恒定在15℃左右。如加入1:9的二氧化碳或其他惰性气体,可避免爆炸。

福尔马林消毒法:皮毛经碱水处理后,用4%福尔马林浸渍,加温60℃,即可达到杀菌目的。也可用密闭消毒室或消毒柜,利用蒸气消毒皮毛。

此外,还可采用3%~5%来苏浸泡皮毛或表面喷洒。

（2）物理消毒法

日晒:日光中的紫外线具有较强杀菌作用。日晒是一种简便易行的消毒方法。消毒时应将皮张摊开,不要堆放在一起,注意经常翻动。

钴-60照射:实验结果表明,对布鲁氏菌的半数致死量为5万~9万伦琴,当0.3g/cm³羊毛污染10万布鲁氏菌,经10万伦琴辐射后,布鲁氏菌即失去了致病能力。

流产羔皮、死羔皮(包括生后3~5天死羔皮)很容易带有布鲁氏菌,应特别做好对它的消毒。如将剥下的皮张浸泡在消毒液中,或浸泡后再剥皮,则较为安全。

（二）防止经消化道感染

应按预防肠道传染病的一般卫生要求搞好饮食、饮水卫生,禁吃被布鲁氏菌污染的食物,饭前洗手,不喝生水。

1. 奶和奶制品的消毒 各种奶类均可带有布鲁氏菌。因此,各种奶及其制品必须经消毒处理后,才能食用。消毒方法主要是采用加热法,有巴氏消毒(70℃,30分钟)和煮沸消毒等。

要用煮沸或经巴氏消毒过的奶制作各种奶制品。农牧民喜欢吃的奶制品,如奶皮子、奶豆腐、奶渣子、奶油、黄油等,在制取过程中均应经过70~80℃以上高温,2h以上,这样食用是安全的。

2. 屠宰厂和食品加工企业的管理 患布鲁氏菌病的动物应采取焚烧或深埋等无害化处理,屠宰厂严禁宰杀病畜销售,畜产品加工企业应凭家畜健康卡片收购牛奶或羊奶,严禁用病畜的肉、乳等进行加工和销售。

3. 防止由于饮水传播布鲁氏菌病 要加强对水源的管理,饮用水井的地方,应垫高井台,加井盖,建井房,设公共水斗,定期消毒。饮用河沟水、池塘水甚至是不流动涝坝水的地方,水源被污染的机会多,周围要设木栅栏,不让牲畜进入,定期消毒,用水桶提水供家畜饮用。应创造条件打井,使居民饮用井水。河渠多的南方,管好水源更为重要,不要把厕所粪池设在河、湖、沟边,应离开水源,不要在湖里冲洗马桶或粪便。布鲁氏菌病家畜用过的不流动贮水池,须经过3个月才能让健康畜饮用。

（三）防止经呼吸道感染

布鲁氏菌可悬浮于空气中,随空气尘埃经呼吸道进入体内。因此,防止呼吸道感染对预防布鲁氏菌病是非常必要的。从事布鲁氏菌菌苗研制、生产和使用人员以及实验室检验人员等,在工作时应按规定着装,特别是应戴好口罩,防止经呼吸道感染发病。做好对工作现场的消毒,如剪毛、加工皮毛的场地以及家畜的圈舍等。

管好粪便,家畜的圈舍经常起晒,牲畜停留过的地方,经常进行消毒和清扫。家畜的粪便要及时运到粪坑或偏僻、离开水源的地方集中堆放或泥封,经过生物发酵作用杀死布鲁氏菌后,便可用于农田。牛、羊的干粪,尤其是在牧区草原上拾到的粪便,如做燃料须切成块待干后再用。

（四）职业人群防护

饲养、管理、屠宰家畜的人员,畜产品收购、保管、运输及加工人员,畜牧兽医人员,从事布鲁氏菌病防治科研和生物制品的研究人员,以及其他临时或长期接触家畜、畜产品的人员是受布鲁氏菌病威胁的重点人群,或称职业人群。这些人在工作中要按规定使用各种防护装备,工作结束后进行消毒,包括使用的防护装备。

六、家畜接种

用布鲁氏菌菌苗给家畜预防接种可以提高机体的免疫水平,增强抗感染能力,是控制或消灭畜间布鲁氏菌病的主要措施。

(一) 免疫接种对象

主要是牛、羊、猪、鹿等。各地根据当地疫情流行情况,确定重点免疫对象。

(二) 免疫接种的范围和疫苗

疫区内易感畜全部用猪 2 号布鲁氏菌苗(以下简称 S_2 菌苗)、羊 5 号布鲁氏菌苗(以下简称 M_5 菌苗)、牛 19 号布鲁氏菌苗(以下简称 S_{19} 菌苗)或粗糙型 M_{111} 菌苗免疫;控制区、稳定控制区内易感畜可用粗糙型 M_{111} 菌苗免疫。免疫接种后由动物防疫监督机构发放免疫证明和免疫标志。

(三) 免疫接种时间

牛、羊首免 S_2、M_5 或 S_{19} 菌苗后,间隔 1~2 年再免 1 次。免疫接种后用血清学方法进行效果监测,无抗体的要重新免疫。

七、疫情报告

疫情报告是管理和控制传染病的重要手段,也是正确制定传染病防治措施的科学依据。目前,疫情报告按照疫情属地化管理原则。布鲁氏菌病是《中华人民共和国传染病防治法》规定报告的乙类传染病。

(一) 责任报告单位及责任报告人和时限

各级各类医疗机构、疾病预防控制机构为责任报告单位,其执行职务的人员和乡村医生、个体开业医生为责任报告人,必须按照《中华人民共和国传染病防治法》的规定进行病例报告,履行法律规定的义务。

发现病例后,具备网络直报条件的责任报告单位应当于 24 小时内,填写传染病报告卡并通过中国疾病预防控制信息系统中的传染病报告信息管理系统进行网络报告;不具备网络直报条件的责任报告单位及时向属地乡镇卫生院、城市社区卫生服务中心或县级疾病预防控制机构报告,并于 24 小时内寄送出传染病报告卡至代报单位。

(二) 报告要求

责任报告人在首次诊断布鲁氏菌病患者后,应立即填写急性传染病报告卡。急性传染病报告卡由录卡单位保留 3 年。

各级各类医疗机构指定的部门和人员,负责本单位的疫情报告卡的收发和核对,设立报告登记簿,统一填报有关报表。

县级疾病预防控制机构负责本辖区内布鲁氏菌病疫情报告卡、报表的收发、核对和疫情的报告与管理工作。

八、疫区处理

发生布鲁氏菌病疫情时,必须立即采取有效措施,处理疫区。首先查清布鲁氏菌病发生的原因、范围、传染源种类和人、畜间流行强度,彻底控制人、畜间流行,组织治疗患者。

(一) 组织措施

为了协调、统一步调,应在当地政府的统一领导下,组建布鲁氏菌病疫区处理指挥机构。指挥机构中应包括农牧、卫生、工商管理等部门。

(二) 处理程序

1. **核实疫情** 通过病例确认及听取疫情介绍、座谈等,疾控人员能初步掌握疫情范围、程度、性质等,并初步提出对疫区处理意见。

2. **开展现场流行病学调查** 组织当地疾控人员,并与他们一起进行现场流行病学调查,以便分析、判断,找出此次流行原因,确认疫情性质、范围、程度,总结共同特征及规律,为最终控制布鲁氏菌病提供依据。

（1）对首发病例及某些早期病例调查:查明发病时间、地点、性别、年龄、职业、临床表现、发病原因、与牲畜及其产品接触关系,进行必要的实验室检查。

（2）对疫区人群调查:查明年龄、性别、职业组成、民族特点、饲养家畜的情况(畜种、数量、饲养方式、配种方式等)等。对部分人、畜进行血清学检查。

（3）对疫区的有关单位调查:查明屠宰场、乳品加工厂、肉类加工厂、鲜奶供应单位、皮毛收购加工等单位的生产、管理情况、卫生情况及职工的健康情况。对部分人进行血清学检查。

（4）查阅当地有关布鲁氏菌病流行资料及历次处理情况。

综合各方面调查情况,提出本次布鲁氏菌病发生的原因、传染源种类、疫情范围等。

3. 现场处理措施

（1）传染源处理:疫畜和血清学(未注苗或注苗18个月以上动物或注射粗糙型菌苗的动物)或病原学阳性畜全部扑杀。对病死畜和扑杀的病畜采取焚烧或深埋等无害化处理。对疫区内的其他家畜进行免疫接种。

（2）切断传播途径、清除传播因子:实施检疫,包括疫区牲畜应定期检疫、输出和输入牲畜检疫、市场检疫、运输检疫、屠宰加工检疫等,阳性畜予以淘汰。对牲畜流产物、被污染的奶、肉、皮毛等,一律予以消毒处理。对传染源栖息之地或厩舍予以严格消毒。

（3）保护易感人群:加强对职业人群的宣传教育,防止受布鲁氏菌感染;如发现人、畜感染布鲁氏菌病应做到早报告、早处理、早治疗。

（4）加强疫区布鲁氏菌病监测,做到有疫情能够及时发现。

（三）总结、报告

通过对布鲁氏菌病疫情现场处理、调查、确认病例、核实疫情、控制措施实施等一系列活动,疫情得以控制后,必须进行总结与报告。

1. 总结　总结中应包括以下内容:

（1）现场处理程序和措施。

（2）各部门参与及协作情况。

（3）引发流行的原因、形式、传染源种类及流行病学特征和规律等。

（4）在处理布鲁氏菌病流行中有无创意性的办法和措施。

（5）疫区处理的经验、教训和存在问题。

2. 信息反馈与报告

（1）信息反馈:在本次处理布鲁氏菌病疫情并得以控制后,疾控人员应向当地领导及疾控单位反馈处理情况及资料,并提出咨询性意见和建议,为今后控制和预防布鲁氏菌病提供参考。

（2）汇报及报告:在结束本次布鲁氏菌病疫情现场处理后,疾控人员有责任向本单位及领导部门汇报并上交工作总结,说明此次处理工作日程、程序、疫情性质与程度、采取控制措施及效果等。

（江森林　王大力　王赢　张萌　张晓晨）

第八节　监　测

布鲁氏菌病监测是布鲁氏菌病控制计划中的一个主要组成部分,未见有系统完善的监测方法。我国1980年开始在个别省份进行了布鲁氏菌病监测,1989年卫生部、农业部在全国14个省份设立了15个监测点,我国的人畜间布鲁氏菌病监测工作开始了有系统、有步骤的监测工作。2018年国家卫生计生委办公厅下发了《全国布鲁氏菌病监测工作方案》,以便适应基层的实际情况,即便于操作又能达到监测目的。目前中国疾控中心在全国31个省份和新疆生产建设兵团设立了96个布鲁氏菌病监测点。

一、概述

（一）监测概念

布鲁氏菌病监测，也称布鲁氏菌病流行病学监测，是指长期、连续和系统地收集布鲁氏菌病的发生、发展、动态分布及其影响因素的资料，经过分析将信息及时上报和反馈，以便及时采取干预措施并评价其效果的流行病学方法。

布鲁氏菌病的动态分析不仅指布鲁氏菌病的时间动态分布，也包括从健康到发病的动态分布和地域分布。其影响因素包括影响布鲁氏菌病发生的自然因素和社会因素。布鲁氏菌病监测只是手段，其最终目的是预防和控制布鲁氏菌病流行。

（二）监测目的

1. 了解布鲁氏菌病疫情，为相关部门卫生决策提供重要依据。

2. 发现异常情况，查明原因，及时采取干预措施。在布鲁氏菌病监测过程中，若布鲁氏菌病的分布出现异常变化，预示着布鲁氏菌病暴发和流行，应尽快查明原因，及时采取措施。

3. 预测布鲁氏菌病流行，分析卫生服务需求。布鲁氏菌病监测动态观察疾病的发展趋势，预测布鲁氏菌病流行规律，分析未来的卫生服务需求。

4. 确定布鲁氏菌病的危险因素和高危人群。当布鲁氏菌病监测的内容包括与布鲁氏菌病有关的暴露因素时，有助于确定危险因素；而监测对象的人口学等方面的特征，则有助于确定高危人群。以此为依据制定干预措施，控制布鲁氏菌病流行。

5. 通过布鲁氏菌病监测可以掌握布鲁氏菌病发生发展的动态变化趋势，以此来客观地评价防治策略及措施的效果。

（三）监测方法

1. **主动监测** 根据特殊需要，上级单位亲自调查收集或者要求下级单位严格按照规定收集资料，称为主动监测。

2. **被动监测** 下级单位常规上报监测数据和资料，而上级单位被动接受，称为被动监测，也称常规监测。常规法定管理传染病报告属于被动监测范畴。

（四）监测组织

我国人畜布鲁氏菌病监测工作，由各级卫生和农业行政部门、各级疾病预防控制机构（畜牧兽医）和医疗机构组成。布鲁氏菌病监测是各级布鲁氏菌病防治专业人员的重要任务之一。各省份也应根据当地的布鲁氏菌病疫情，选择若干个有代表性（不同疫情、不同地理条件、不同生产经营特点）的县区作为监测点，组织有疾病预防控制机构、医疗和畜牧兽医人员参加的布鲁氏菌病监测组织，进行布鲁氏菌病监测。

（五）监测点的选择和布局

1. 根据全国（或当地）布鲁氏菌病疫情形势，在近年来有疫情暴发和流行的地区设立监测点。

2. 根据布鲁氏菌病疫区类型和流行优势菌型的地理分布情况，在羊种菌疫区、羊牛种菌混合疫区及猪种菌疫区等分别设监测点。

3. 在历史上布鲁氏菌病疫情不清的省份（市、县）设立监测点。

二、监测内容和方法

布鲁氏菌病监测分为三个步骤，即资料收集、资料分析和信息反馈与利用，并根据监测结果，进一步制定和修订防治规划和工作计划。

（一）常规监测

1. **人间布鲁氏菌病疫情发现和报告** 按照《中华人民共和国传染病防治法》和《传染病疫情报告管理规范》，各级各类医疗机构、疾病预防控制机构为责任报告单位，其执行职务的人员和乡村医生、个体开业医生为责任报告人，发现确诊病例或临床诊断病例应在诊断后24小时内填写报告卡进行网络直报。不具备网络直报条件的责任报告单位及时向属地乡镇卫生院、城市社区卫生服务中心或县级疾病预防控制机构报告,并于 24 小时内寄送出传染病报告卡至代报单位,代报单位收到传染病报告卡后立即进行网络直报。

2. 可能构成突发公共卫生事件的相关信息报告

(1) 报告范围:可能构成突发公共卫生事件相关信息的报告范围,包含如下三类情况:

①暴发:在布鲁氏菌病持续流行的县(区),3 周内,同一自然村屯、社区、饲养场、牲畜集散地、屠宰加工厂等场所发生 3 例及以上急性期布鲁氏菌病病例。

②新发:既往 5 年内无本地布鲁氏菌病病例报告的县(区),出现 1 例及以上本地急性期布鲁氏菌病病例。

③当地卫生行政部门认为其他可能造成公共卫生威胁,或按照《国家突发公共卫生事件应急预案》的判定标准、达到一般及以上级别的布鲁氏菌病疫情相关事件。

(2) 发现与报告:收到突发公共卫生事件相关信息报告的责任报告单位和责任报告人,应当在收到报告后 2 小时以内以电话或传真的方式向属地卫生行政部门指定的专业机构报告,具备网络直报条件的责任报告单位应当同时通过中国疾病预防控制信息系统中的突发公共卫生事件管理信息系统进行网络直报;不具备网络直报条件的责任报告单位,应当采用最快的通信方式将《突发公共卫生事件相关信息报告卡》报送属地卫生行政部门指定的专业机构,接到《突发公共卫生事件相关信息报告卡》的专业机构,应当对信息进行审核,确定真实性,2 小时内进行网络直报,同时以电话或传真等方式报告同级卫生行政部门。

接到突发公共卫生事件相关信息报告的卫生行政部门应当尽快组织有关专家进行现场调查,如确认实际发生突发公共卫生事件,应当根据不同级别,及时组织采取相应措施,并在 2 小时内向本级人民政府报告,同时向上级卫生行政部门报告。如尚未达到突发公共卫生事件标准的,由专业防治机构密切跟踪事态发展,随时报告事态变化情况。

突发公共卫生事件处理结束后,要及时收集、整理、统计、分析调查资料,写出详细的报告,逐级上报上级疾病预防控制机构,在疫情控制工作结束后 7 天内报至中国疾病预防控制中心,报告主要内容包括:疫情概况、流行基本特征、暴发原因、实验室检测结果和病原种型、控制措施和效果评估等。

(3) 调查处理　处理突发公共卫生事件的各项工作,应在当地政府的统一领导下进行。根据工作需要,可成立临时指挥机构,如指挥部或领导小组等,制订出具体计划,并组织有关部门和人员实施。

1) 原因调查:①回顾性调查:防治人员进入现场后,通过走访、座谈等方式,对布鲁氏菌病突发公共卫生事件进行全面调查了解,收集有关事件时间、地区、人群和畜群分布、变动等方面资料,特别是首例患者(病畜)出现的时间、地点及可能的原因等方面的资料。②实验室检查:采用皮内变态反应、血清学和细菌学方法检查人和牲畜,了解感染和发病情况,如怀疑食品(奶、肉等)、水源或毛皮引起的亦应采样检查。③综合分析:对上述所获得的资料和检查结果进行综合分析,找出引起突发公共卫生事件的来源和主要的传播因素,确定本次突发公共卫生事件波及的范围,提出具体的预防措施,并总结经验教训,防止再次发生。

2) 控制措施采取:针对引起突发公共卫生事件的原因,及时采取相应的控制措施。如突发公共卫生事件是由病畜引起,要依据《中华人民共和国动物防疫法》处理。如果是由奶制品所致,应对未食用的奶制品消毒处理,并追查来源,通知有关地区和部门进一步调查处理。对患者进行及时治疗,病房、患者的衣物、用过的物品等,按规定进行消毒。在布鲁氏菌病暴发时不要在疫点内召开大型会议和举行各种群众活动。

3) 总结报告:处理疫点的工作结束后,应分别写出行政和业务工作总结报告,除本地的行政和业务部门存档外,还应报上级业务部门和主管部门。布鲁氏菌病流行时的疫区处理,也可参照上述办法进行。

(二) 监测点监测

国家和各省份可根据布鲁氏菌病疫情需要,设立一定数量的、有较好代表性的监测点开展疫情监测。在当地卫生行政部门领导下,由当地疾病预防控制机构负责组织实施。

1. 监测点的选定原则　根据全国布鲁氏菌病疫情形势,在近年来有疫情暴发和流行的地区设立监测点。一类地区(包括北京、天津、河北、山西、内蒙古、辽宁、吉林、黑龙江、山东、河南、陕西、甘肃、青海、宁夏、新疆等 15 个省份和新疆生产建设兵团)的每个省份选定 4 个县(区)为监测点。二类地区(上海、江苏、浙江、安徽、福建、江西、湖北、湖南、广东、广西、重庆、四川、贵州、云南及西藏等 15 个省份)及三类地区(海南省)的每个省份选定 2 个县(区)为监测点。

2. **监测内容和方法**　各监测点除按上述工作要求开展疫情监测工作外,应当每年开展针对重点职业人群的血清学监测和布鲁氏菌病筛查,同时收集畜间疫情资料,开展病原学监测。

(1) 重点职业人群监测:

1) 监测对象:重点监测对象为与牲畜及畜产品有接触的职业人群。

2) 监测场所:监测点根据当地实际情况,选择职业人群集中的乡(镇)及屠宰场、牲畜交易市场和畜产品加工厂等工作场所,作为固定监测乡(镇)和固定监测场所,开展连续监测。选择固定监测乡(镇)养殖户集中的若干个村和若干个固定监测场所,对所有符合条件的兽医、饲养员、放牧员、接羔员和育羔员和牲畜交易、屠宰、皮毛、乳肉加工人员等职业人群开展监测。固定监测乡(镇)或者固定监测场所的数量根据调查样本量确定。

3) 监测时间:全年开展监测工作,重点在流行季节(3~8 月份)。

4) 监测内容:对所有监测对象开展布鲁氏菌血清学检查。血检样品做虎红平板凝集试验和试管凝集试验。血清学检查结果阳性者应当由临床医生进一步明确诊断,及时治疗。

(2) 畜间疫情收集:监测点疾病预防控制机构要主动与畜牧部门联系,了解畜间布鲁氏菌病疫情动态和防治情况,如牛、羊存栏数和出栏数,牛、羊布鲁氏菌病血检个体阳性率和群阳性率,以及畜间检疫和免疫情况等。

3. **病原学监测**

(1) 监测点病原学监测:疾病预防控制机构对急性期患者采全血做细菌分离培养;医疗机构对急性期患者采全血或其他体液标本做细菌分离培养。标本采集、保存及运送按照中国疾控中心制定的布鲁氏菌病实验室检测工作方案执行。

对有代表性的菌株送省疾病预防控制中心保存,对不能确定种、型的菌株送中国疾控中心鼠疫布鲁氏菌病预防控制基地或传染病预防控制所鉴定,其余按规定销毁。

(2) 突发公共卫生事件病原学监测:对暴发疫情、新发疫情及其他突发公共卫生事件涉及的病例及对可疑的传播因子均开展病原学检测。当地疾病预防控制机构在现场调查时,采集急性期病例全血开展细菌分离培养。

(3) 标本(菌株)运送:收集单位向上级单位运送标本(菌株),应当按照《中华人民共和国传染病防治法》《病原微生物实验室生物安全管理条例》《可感染人类的高致病性病原微生物菌(毒)种或样本运输管理规定》和《人间传染的病原微生物菌(毒)种保藏机构管理办法》相关要求进行。

三、监测数据收集、分析和反馈

(一) 数据收集

1. 布鲁氏菌病疫情法定报告信息是指各级各类医疗机构、疾病预防控制机构、卫生检疫机构执行职务的医务人员按照《中华人民共和国传染病防治法》和《传染病疫情报告管理规范》的相关规定,对布鲁氏菌病病例进行报告。

2. 布鲁氏菌病病例个案信息由填报布鲁氏菌病病例个案调查表获得。

3. 一般情况调查资料。

4. 本底调查资料。

5. 布鲁氏菌病实验室监测信息包括血清学和病原学监测结果。

6. 暴发调查总结报告。

(二) 资料分析

1. **发病情况**　根据发病数、死亡数、发病率、死亡率和病死率分析各地的发病、死亡趋势。

2. **病例分布情况**　从时间、地区、人群分布分析布鲁氏菌病的发病、死亡特点。

3. 重点人群感染状况。

4. 菌株分离数和分离率。

5. **流行因素分析** 综合监测结果及当地收集到的相关信息对布鲁氏菌病的流行因素进行综合分析。

（三）信息交流和反馈

各级疾控中心应由专人负责布鲁氏菌病监测工作,定期将有关监测报告、统计分析和年度总结以 E-Mail、传真或信函的形式报上级疾控部门和同级卫生行政部门。"布鲁氏菌病监测报告"要包括当前人间和畜间布鲁氏菌病疫情动态和发展趋势,以及引起疫情变动的原因分析,评价当前采取的布鲁氏菌病防治措施效果和疫情预测。上级疾控部门接到报告后,应及时对分析结果进行反馈。

各监测点应定期将监测结果向邻近的地区及相关部门(如畜牧兽医部门)进行通报。

（江森林 王大力 王赢 张晓晨）

第九节 实验室检测技术

一、特异性血清学检测技术

（一）虎红平板的凝集试验（RBT）

该试验又称为班氏孟加拉红平板凝集试验。由于所用的抗原是酸性(pH3.6-3.9)带色的抗原,该抗原与被检血清作用时能抑制血清中的 IgM 类抗体的凝集活性,检查出的抗体是 IgG 类,因此提高了该项反应的特异性。

1. **器材与试剂** 虎红平板凝集抗原、已知的阴阳性血清、待检血清、清洁脱脂玻片、微量加样器、木签、计时器。

2. **操作方法** 在玻片上加 0.03ml 被检血清,然后加入虎红平板凝集抗原 0.03ml,摇匀或用木签充分混匀,在 5 分钟内观察结果。每批次实验同时用阴性、阳性血清各做一份对照。

3. **结果判定** 有两种方法,第一种是,出现可见的凝集反应就判为阳性;另一种,用"+"表示凝集程度,即"++++、+++、++、+"。液体均匀浑浊、未见到凝集反应判为阴性。

4. **评价**

（1）简便、快速、容易操作,适于基层大面积检疫。

（2）有一定敏感性,检查牛的阳性率稍高于绵羊、山羊。

（3）因为在酸性环境下 IgM 活性受抑,此法主要是检查 IgG 类凝集抗体,所以特异性较好,与补体结合实验、二巯基乙醇(2-ME)实验和抗球蛋白试验有较高的吻合率。

（4）该法受制备抗原时条件影响较大,所以每批制备抗原应予以检查、标化方可应用。

（二）胶体金免疫层析试验（GICA）

1. **器材及试剂**

（1）器材:0.1ml 吸管或微量加样器。

（2）试剂:测试卡(包被布鲁氏菌菌体抗原)缓冲液、待检血清。

2. **操作方法**

（1）在加样孔滴入待检血清、血浆或全血。

（2）将缓冲液加入缓冲液孔。

（3）在 3~20 分钟内判读结果。

注:根据试剂金说明书来进行检测。

3. **结果判断** 测试卡对照区域(C)内显示红色线条,为此实验结果可信;测试区域(T)显示红色线条,实验为阳性,显示白色为阴性。如对照区域(C)内未出现红色线条,则为无效实验(根据试剂盒说明书来进行判读结果)。

4. **意义**

（1）此方法具有简便、快速、容易操作等优点，不需要特殊设备和仪器，适于基层大规模的筛查。

（2）此方法既可以检测 IgM 类抗体，又可以检测 IgG 类抗体。

（三）酶联免疫吸附试验（ELISA）

1. **试剂盒及器材**

（1）试剂盒组成，详见表 17-5。

表 17-5　常用试剂盒组成

名称	数量/单包装容量	标码	说明
标准 A-D	4×2ml	CAL A-D	标准 A-D（1U/ml，10U/ml，40U/ml，150U/ml）；即用标准 A=阴性对照；标准 B=临界对照；标准 C=弱阳性对照；标准 D=阳性对照
酶交联物 IgG	1×14ml	ENZCNJ IgG	用含有抗人的 IgG，结合过氧化物酶，蛋白缓冲液，稳定剂
TMB 底物液	1×14ml	TMB SUBS	即用：内含 TMB
TMB 终止液	1×14ml	TMB STOP	即用：0.5 M H_2SO_4
稀释液	1×60ml	DILBUF	即用：含有 PBS BSA<0.1% NaN_3
洗涤液	1×60ml	WASHBUF conc	10 倍浓缩，含有：PBS，Tween20
酶标板	1×12 孔×8 孔	MTP	包被好特异性抗原
黏性覆膜	2 张	FOIL	在孵育时盖住酶标板
塑料袋	1 个	BAG	保存没有使用的黏性覆膜

（2）器材：酶标仪（吸收波长 450nm，参考波长 600～650nm）、洗板机、移液器、8 道移液器、1ml 移液管、计时器、吸水纸巾、吸头、稀释板、加样槽、记号笔、双蒸馏水或去离子水。

（3）检测前准备：按照说明书配制洗涤液、稀释液；按照说明书稀释待检血清。

2. **操作方法**　步骤如下：

（1）吸取 100μl 的各阴阳性对照液和稀释的样品，分别加入到相应酶标板孔中。

（2）用黏性覆膜盖住酶标板，在 18～25℃孵育 60 分钟。

（3）移去覆膜，弃去酶标板液体。每孔加入稀释好的稀释液 300μl，洗板 3 次，将板倒置在纸巾上除去剩余液体。

（4）使用移液器加入 100μl 酶交联物；取新的覆膜盖住酶标板，在 18～25℃孵育 30 分钟；

（5）移去覆膜，弃去酶标板液体。每孔加入稀释好的稀释液 300μl，洗板 3 次，将板倒置在纸巾上除去剩余液体。

（6）使用移液器加底物液和终止液，加底物液和终止液的间隔时间应一样，加样时应避免产生气泡。

（7）每孔加 100μl 的 TMB 底物液，取新的黏性覆膜盖住酶标板，在 18～25℃孵育 20 分钟后，每孔加入 100μl TMB 终止液终止酶促反应，轻荡酶标板使其混匀，颜色由蓝变黄为止。

（8）在加入终止液的 60 分钟内，在 450nm 处检测吸光度。

3. **质量控制**

（1）阴性、阳性标准品的 OD 值在质控要求的范围内。

（2）实验用仪器、加样器必须经过严格的校验或标定。

（3）试剂应在规定的储存条件下存储，在有效期内使用。

4. **结果判定**　参照说明书使用酶标仪读取样品的 OD 值。以标准的 OD 值为 y 轴，标准品的浓度为 x 轴，在对数坐标纸上做一条标准曲线。然后在曲线上读取相应样品的浓度值。结果判定情况如下：

（1）>12U/ml 为实验阳性；

（2）8～12U/ml 为实验可疑；

（3）＜8U/ml 为实验阴性。

酶联免疫吸附试验可以检测 IgM（IgM-ELISA）、IgG（IgG-ELISA）等免疫球蛋白，试验原理有差别，具体试验参照试剂盒说明书检测和作出试验诊断。

（四）平板凝集试验（PAT）

1. 器材及试剂

（1）清洁无油脂的玻璃板，大小不限；0.2ml、1ml 吸管。

（2）玻璃笔、酒精灯、打火机、木签、计时器。

（3）平板凝集抗原、生理盐水、待检血清、已知阴阳性血清。

2. 操作方法

（1）在备好的玻璃板上用玻璃笔画上数排方格，共 6 列，每格为 2.0cm×2.0cm 左右；

（2）在左起第一列方格上标明被检血清号码，然后从第二列开始用 0.2ml 吸管依次加入受检血清 0.08ml、0.04ml、0.02ml、0.01ml，最后一列加 1 滴被检血清作为血清对照；

（3）再用 1ml 吸管于 2~5 列格内各加入平板抗原 1 滴（0.03ml），最后一列加生理盐水 1 滴。用木签混匀（按从 0.01~0.08 顺序，即从血清量少的一格开始，以使结果不互相影响），血清对照应更换混合棒，每份血清都要更换混合棒，以免产生交叉结果。

（4）同时每批血清须做抗原对照，即取 0.03ml 的抗原与等量的生理盐水混合；阴、阳性血清对照，方法同正式试验。

（5）操作完后，将玻璃板置酒精灯上加热，边加热边旋转摆动，使温度均匀，一般加热至 30~37℃ 5 分钟内判定结果。

3. 结果判定

（1）首先检查血清和抗原对照，血清对照应该是完全透明无絮状物，而抗原对照必须是均匀混浊，无任何颗粒。

（2）"#"液体完全透明，其中有大块或粒状凝集物，呈 100% 凝集。

（3）"+++"液体几乎透明，有明显的凝集粒状物，呈 75% 凝集。

（4）"++"液体稍微透明，有可见的凝集颗粒，呈 50% 凝集。

（5）"+"液体混浊，有微量的细小的凝集颗粒，呈 25% 凝集。

（6）"-"液体均匀混浊，没有任何凝集颗粒。

4. 诊断标准

（1）人、牛、马、骆驼等大家畜在 0.02ml 格内出现（++）凝集为阳性，在 0.04ml 格内出现（++）凝集为可疑；

（2）山羊、绵羊、猪、犬等小家畜，在 0.04ml 格内出现（++）凝集为阳性，在 0.08ml 格内出现（++）凝集为可疑；

（3）可疑反应的牲畜经 3~4 周需重新采血检查，牛和羊如果重检时仍为可疑，该畜判定为阳性畜。猪和马重检时，如果仍为可疑时，而牧场中的牲畜没有临床症状，该牲畜的血清判为阴性。

5. 评价

（1）简便、快速、易掌握，适于基层检疫采用。

（2）较敏感，具有一定的特异性，适于作筛选性的检查。

（3）由于此法具有一定的假阳性结果存在，故不适于作确诊的可靠依据。

（五）试管凝集试验（SAT）

1. 器材及试剂

（1）试管凝集抗原、已知的阴阳性血清、待检血清、生理盐水或 0.5% 的石炭酸生理盐水。

（2）1ml、10ml 吸管、血清凝集管、试管架、稀释抗原用的玻璃瓶（杯）、37℃温箱。

2. 操作方法

（1）每份血清取 9 支小试管，放于试管架上。

（2）血清稀释：第一只管加盐水 2.3ml，第二只不加，第三只到第九只管各加 0.5ml 盐水。然后取被检血清 0.2ml 加入第一管中，混匀后吸 1ml 加入第二、三管各 0.5ml，第三管混匀后再吸 0.5ml 加入第四管，以此类推到第八管吸 0.5ml 弃掉。此时血清的稀释倍数从第二管开始到第八管分别为 1∶12.5、1∶25、1∶50、1∶100、1∶200……1∶800。

（3）加入抗原：将试管凝集抗原充分混匀后，做 10 倍稀释，然后从第二管开始每管加入 0.5ml，加入抗原之后，血清的最终稀释倍数为从第二管开始 1∶25、1∶50、1∶100、1∶200……1∶1 600，第一管为血清对照，最后一管为抗原对照。然后充分混匀，放于 37℃ 温箱中 20~22 小时后取出，在室温下放置 1~2 个小时后观察结果。

3. 结果判定

（1）为了判定准确，必要时应制备凝集试验标准比浊管，作为判定透明程度的依据，其配制方法如下：取凝集试验稀释后的抗原液再作对倍稀释，即 5ml 稀释抗原再加 5ml 盐水，混合后按表 17-6 配制。

表 17-6　试管凝集试验标准比浊管配制

管号	抗原稀释液/ml	生理盐水/ml	透明度	标记
1	0.00	1.00	100%	（++++）
2	0.25	0.75	75%	（+++）
3	0.50	0.50	50%	（++）
4	0.75	0.25	25%	（+）
5	1.00	0.00	0%	（-）

（2）血清对照为清亮透明无沉淀，抗原对照为均匀混浊。在两种对照管都成立的情况下，才可判定试验管，否则应重做。

（3）"++++"液体完全透明，菌体呈伞状沉淀或块状颗粒状沉淀，呈 100% 凝集。

（4）"+++"液体近于完全透明，菌体呈伞状沉淀，呈 75% 凝集。

（5）"++"液体略微透明，菌体呈较薄伞状沉淀，呈 50% 凝集。

（6）"+"液体不透明，管底有不很明显的伞状沉淀，呈 25% 凝集。

（7）"-"液体不透明，无伞状沉淀。

（8）效价以产生 50% 凝集的（++凝集程度）血清最高稀释倍数为受检血清的效价。

注：为了获得待检标本的最终阳性滴度效价，可以参考其他试验结果，增加更多的稀释度。

4. 诊断标准　没有进行过菌苗接种的人、畜血清试验的标准是：

（1）人、牛、马、鹿、骆驼等大家畜血清为 1∶100（++）及以上者为阳性，1∶50（++）为可疑。

（2）猪、羊（绵羊、山羊）、犬等小家畜血清在 1∶50（++）及以上者为阳性，1∶25（++）为可疑。

（3）对可疑反应的人和动物应在 10~25 天内重复检查，以便进一步确定诊断。

（4）在牛和羊重检时仍为可疑反应，可判定为阳性畜，在猪和马重检时仍为可疑，周围畜群里的畜没有临床症状的，该畜可判为阴性。

（5）鉴于猪血清中常有个别的出现非特异性反应，在试验时需结合流行病学判定结果。如果受检血清中有个别出现弱阳性反应（如凝集滴度为 1∶100~1∶200），但猪群中所有的猪均无布鲁氏菌病临床症状（流产、关节炎、睾丸炎等），可考虑此反应为非特异性，经 3~4 周可采血重检。

5. 诊断抗原的标化　由于不同生物制品部门制备的诊断抗原菌液敏感度不一致，往往对同份标本不能得到一致的结果。这不仅在国际范围内，而且在一个国家必须进行布鲁氏菌诊断菌液的标化工作，以便统一不同生物制品单位生产的诊断菌液敏感度，保证诊断的准确性。具体步骤如下：

（1）将标准血清稀释至 1∶300、1∶400、1∶500、1∶600、1∶700，共五个稀释度。

（2）将待标化的抗原稀释至不同稀释度，如 1∶14、1∶16、1∶18、1∶20、1∶22。

（3）按表 17-7 所示，取不同稀释度的待标化抗原，分别与不同稀释度标准血清作用，每管总量为 1ml，混匀后放 37℃ 温箱中 24 小时观察结果。

表 17-7　标化抗原

抗原稀释度	血清最后稀释度				
	1：600	1：800	1：1 000	1：1 200	1：1 400
1：14	（+++）	（++）	（+）	（-）	（-）
1：16	（++++）	（+++）	（+）	（-）	（-）
1：18	（++++）	（+++）	（++）	（+）	（-）
1：20	（++++）	（+++）	（++）	（+）	（-）
1：22	（++++）	（+++）	（++）	（++）	（-）
已知标化抗原	（++++）	（+++）	（++）	（-）	（-）

从表中可见,达到标准血清凝集价为 1：1 000（++）的待标化抗原为 1：18 及 1：20 两个稀释度。为了测定标准可靠,应重复一次上述凝集反应,但所选的稀释度可更靠近一些,例如,1：17、1：18、1：19、1：20,并且每个稀释度可作三份重复。然后选取两次均能达到 1：1 000（++）的稀释度。

6. 影响试验结果的因素及注意事项

（1）受检血清应新鲜、无溶血、无污染,存放血清处温度不能超过 10℃,采血后应于 3~4 日内进行检查,因放置时间过长可能会导致血清效价降低。

（2）遵守操作规程,所用的器材要清洁、干燥,试剂的加量一定要正确,放入温箱的温度和时间都要按要求,否则都影响结果。每份血清和抗原均要有对照。

（3）作凝集反应时,有个别血清会出现前带现象,即稀释度低的血清管内（或血清量多的格）不发生凝集,而稀释度高的管内（或血清量少的格）出现凝集。如果某血清在平板凝集反应中出现了前带现象,那么做试管反应时应多做几个管,多采用几个稀释度。

（4）氯化钠的含量增高对血清反应有明显的影响,盐的浓度越高,反应的敏感性提高,因此在兽医界为了克服凝集试验中的阻抑抗体的干扰,对羊血清采用高渗盐水作凝集试验,一般浓度在 10%,一般人血清不能用高渗盐水。

（5）前带现象产生的原因

1）胶体粒子学说:血清稀释度低所含的胶体粒子多,它影响抗原抗体的结合,而稀释度高的则含胶体粒子少,所以出现凝集。

2）不完全抗体学说:血清中因存在不完全抗体竞争抗原,所以在低稀释度的管中不凝集。

3）抗原抗体比例失调学说:也就是抗体过剩或血清内含有过多防腐剂,严重污染可造成前带现象的产生。

7. 评价

（1）该方法特异性较好,敏感性也高,因此适用于检疫和临床诊断。

（2）由于该试验有时出现前带现象和封闭现象,所以有时也出现假阴性结果,必要时和其他方法联合应用。

（六）补体结合试验（CFT）

1. 器材及试剂

（1）试剂:生理盐水、补体（豚鼠血清或冻干补体）、2% 或 2.5% 绵羊红细胞悬液、溶血素、布鲁氏菌补体结合抗原、被检血清、阴性和阳性血清;

（2）器材:37℃ 水浴箱、普通离心机、普通冰箱、0.1ml、1ml 和 10ml 吸管、小凝集管和试管架。

2. 成分的处理和滴定

（1）补体:通常选取健康豚鼠数只,取血,分离血清,混合后即为所需补体。可在 -20℃ 保存,可保存 5 个月以上,真空干燥补体可保持活性达 2 年以上。在本试验前按表 17-8 方法进行补体滴定,确定试验用

表 17-8　补体滴定程序和结果

单位:ml

管号	1	2	3	4	5	6	7	8	9	10	对照		
											抗原	补体	溶血素
1:20 补体	0.2	0.18	0.16	0.14	0.12	0.1	0.08	0.06	0.04	0.02		0.2	
2 个单位抗原	0.2	0.2	0.2	0.2	0.2	0.2	0.2	0.2	0.2	0.2	0.2		
生理盐水	0.2	0.22	0.24	0.26	0.28	0.3	0.32	0.34	0.36	0.38	0.4	0.6	0.6
37℃水浴 30 分钟													
2 个单位溶血素	0.2	0.2	0.2	0.2	0.2	0.2	0.2	0.2	0.2	0.2			0.2
2% SRBC	0.2	0.2	0.2	0.2	0.2	0.2	0.2	0.2	0.2	0.2	0.2	0.2	0.2
37℃水浴 30 分钟													
结果举例	(++++)	(++++)	(++++)	(++++)	(++++)	(++++)	(++++)	(++++)	(++)	(−)	(−)	(−)	(−)

注:(++++)全溶(++)部分溶(−)不溶。

的补体稀释度。滴定步骤如下:

1)将补体稀释为 1:20,通常在 10 支凝集管中分别依次加入不同量的 1:20 补体稀释液 0.02~0.2ml;

2)各管加 2 个单位的抗原液 0.2ml;

3)用生理盐水把各管补至 0.6ml;

4)混匀后放 37℃水浴 30 分钟;

5)加 0.2ml 溶血素(2 个单位);

6)2% 的绵羊红细胞 0.2ml;

7)混匀后放 37℃水浴 30 分钟,判定结果。

结果中产生完全溶血且含补体量最少管为第 8 管,定为 1 个恰定单位,它前 1 管即第 7 管为 1 个完全单位,在正式试验时采用 2 个完全单位的补体量,按下列公式计算出补体的稀释倍数 X。

20:2y(y=1 个完全单位的补体量)= X:0.2　X=20×0.2/2y=2/y

因为 y=0.08　所以即补体作 1:25 稀释。

(2)溶血素:溶血素滴定(见表 17-9)。

表 17-9　溶血素滴定及结果

单位:ml

管号	1	2	3	4	5	6	7	8	9	10	溶血素	2% SRBC	2 个单位补体
溶血素稀释倍数 1:	1 000	2 000	3 000	4 000	5 000	6 000	8 000	10 000	12 000	16 000	1 000		
溶血素量	0.2	0.2	0.2	0.2	0.2	0.2	0.2	0.2	0.2	0.2	0.2		
2 个单位补体	0.2	0.2	0.2	0.2	0.2	0.2	0.2	0.2	0.2	0.2			0.2
2% SRBC	0.2	0.2	0.2	0.2	0.2	0.2	0.2	0.2	0.2	0.2		0.2	0.2
生理盐水	0.4	0.4	0.4	0.4	0.4	0.4	0.4	0.4	0.4	0.4	0.6	0.8	0.6
37℃水浴 30 分钟													
结果	(++++)	(++++)	(++++)	(++++)	(++++)	(++++)	(++)	(−)	(−)	(−)	(−)	(−)	(−)

1)首先制备依次递增的溶血素稀释度:

1:10-0.1ml 溶血素+0.9ml 盐水;　　　　　1:100-0.1ml(1:10)+0.9ml 盐水

1：1 000-0.5ml（1：100）+4.5ml 盐水；　　　　1：2 000-0.5ml（1：1 000）+0.5ml 盐水

1：3 000-0.5ml（1：1 000）+1.0ml 盐水；　　　1：4 000-0.5ml（1：1 000）+1.5ml 盐水

1：5 000-0.5ml（1：1 000）+2.0ml 盐水；　　　1：6 000-0.5ml（1：3 000）+0.5ml 盐水

1：8 000-0.5ml（1：4 000）+0.5ml 盐水；　　　1：10 000-0.5ml（1：5 000）+0.5ml 盐水

1：12 000-0.5ml（1：6 000）+0.5ml 盐水；　　1：16 000-0.5ml（1：8 000）+0.5ml 盐水

2）稀释完毕后，取 10 支凝集管，顺序加入以下各稀释度溶血素 0.2ml，2 个单位补体 0.2ml，2% 绵羊红细胞悬液 0.2ml，并用盐水补充至总量为 1ml。

3）另外取 3 支凝集管作对照管

①溶血素对照-1：1 000 溶血素 0.2ml+2% 绵羊红细胞 0.2ml+盐水 0.6ml；

②血细胞对照-2% 绵羊红细胞 0.2ml+0.8ml 盐水；

③补体对照-2 个单位补体 0.2ml+2% 绵羊红细胞 0.2ml+盐水 0.6ml。

4）放 37℃ 水浴 30 分钟，取出判定结果。以完全溶血的溶血素最高稀释度为 1 个溶血素单位，试验时用 2 个单位。

5）产生完全溶血的最高稀释度的溶血素量是第 6 管（1：6 000），为 1 个溶血素单位，试验时用两个单位，即 1：3 000。对照管应完全不溶血，其结果才能成立。

（3）绵羊红细胞：一般用成年的健康公绵羊红细胞，因母羊红细胞抵抗力不稳定。将采集的血液按 1：1 放于阿氏液中保存于普通冰箱中，用时以生理盐水离心洗涤 3 次，再将末压实红细胞配制成 2% 的红细胞悬液。

（4）布鲁氏菌抗原：布鲁氏菌补体结合抗原采用可溶性抗原。采用棋盘式滴定法滴定抗原，步骤如下（见表 17-10）：

表 17-10　抗原滴定及结果

血清稀释度	抗原稀释度								
	1：5	1：10	1：20	1：40	1：80	1：160	1：320	1：640	1：1 280
1：5	#	#	#	#	#	#	（+++）	（++）	（-）
1：10	#	#	#	#	#	#	（+++）	（++）	（-）
1：20	#	#	#	#	#	#	（++）	（-）	（-）
1：40	#	#	#	#	#	（++）	（++）	（+）	（-）
1：80	#	#	#	#	#	（++）	（++）	（+）	（-）
1：160	#	#	#	#	#	（++）	（++）	（-）	（-）
1：320	#	#	#	#	#	（++）	（-）	（-）	（-）
1：640	#	#	#	#	#	（++）	（-）	（-）	（-）
1：1 280	（+）	（-）	（-）	（-）	（-）	（-）	（-）	（-）	（-）
血清对照	不加抗原	（-）							
抗原对照	不加血清	（-）							
阴性血清对照	（1：5）	（-）							

1）将抗布鲁氏菌阳性或标准血清灭活，并用生理盐水稀释成 1：5、1：10、…、1：1 280；

2）在每一行各管加同一稀释度血清 0.2ml，每一列各管加同一稀释度抗原 0.2ml；

3）所有各管加 0.2ml 2 个单位的补体；

4）混匀后放 37℃ 水浴 30 分钟；

5）取出后向各管加 0.4ml 的溶血系（2 个单位的溶血素与 2% 绵羊红细胞悬液等量混匀）；

6）对照：血清对照（不加抗原）；抗原对照（不加血清）；补体对照（不加抗原或不加血清）；溶血素对照（不加抗原和血清）；

7）放 37℃ 水浴 30 分钟，判定结果。

8）当所有对照管均发生溶血,滴定结果才能成立。在阳性血清最高稀释度中能产生完全不溶血的最高抗原稀释度为 1 个抗原单位,试验时采用 2 个抗原单位。在本例中,1 个抗原单位为 1∶80,两个抗原单位为 1∶40。

（5）待检血清:在试验中待查的人血清或动物血清,必须予以灭活。不同动物血清灭活温度如下:

1）人、牛、骆驼和猪血清在 56~58℃ 30 分钟灭活;

2）马、羊血清为 58~59℃ 30 分钟灭活;

3）兔血清为 56℃ 30 分钟灭活;

4）骡和驴血清为 63~64℃ 40 分钟灭活;

5）豚鼠血清为 57~58℃ 30 分钟灭活。

3. 补体结合本试验

（1）操作方法:步骤如下（见表 17-11）:

表 17-11　CFT 本试验程序

单位:ml

成分	血清稀释度						血清对照	补体及抗原对照		
	1∶5	1∶10	1∶20	1∶40	1∶80	1∶160	1∶5	0.5 单位	1.0 单位	2 单位
被检血清	0.2	0.2	0.2	0.2	0.2	0.2	0.2			
2 个单位抗原	0.2	0.2	0.2	0.2	0.2	0.2		0.2	0.2	0.2
2 个单位补体	0.2	0.2	0.2	0.2	0.2	0.2	0.2	0.05	0.1	0.2
生理盐水							0.2	0.35	0.3	0.2
					37℃ 水浴 30 分钟					
溶血系(溶血素+2%SRBC)	0.4	0.4	0.4	0.4	0.4	0.4	0.4	0.4	0.4	0.4
					37℃ 水浴 30 分钟					
结果举例	(++++)	(++++)	(+++)	(++)	(+)	(-)	(-)	(≥++)	(++)	(-)

1）先取 6 支凝集管放于试管架上,将灭活的待检血清从 1∶5 开始作对倍稀释至 1∶160 倍;

2）另取 10 支凝集管放于试管架上,其中 6 支作为反应管,4 支作为对照管。取已稀释好的各稀释倍数血清 0.2ml 分别加于反应管中;

3）每个反应管加 2 个单位抗原 0.2ml,2 个单位补体 0.2ml;

4）血清对照:血清(1∶5)0.2ml+2 个单位补体 0.2ml+盐水 0.2ml;

5）补体及抗原对照:

①2 个单位抗原 0.2ml+2 个单位补体 0.05ml+盐水 0.35ml;

②2 个单位抗原 0.2ml+2 个单位补体 0.1ml+盐水 0.30ml;

③2 个单位抗原 0.2ml+2 个单位补体 0.2ml+盐水 0.2ml;

6）混匀,置 37℃ 水浴 30 分钟;

7）取出各管加入 0.4ml 溶血系,再放 37℃ 水浴 30 分钟,判定结果。

8）判定结果

①(++++)无溶血,红细胞沉于管底或为悬液;

②(+++)25% 溶血,有红细胞沉于管底或为悬液,上清有溶血颜色;

③(++)50% 溶血,少有红细胞沉于管底或为悬液,上清呈明显溶血颜色;

④(+)75% 溶血,基本没有红细胞沉于管底或为悬液,上清呈明显溶血颜色,尚不透明;

⑤(-)100% 溶血,无红细胞,上清透明,呈深红色;

⑥本试验中对照反应合于要求,被检血清在1:40滴度处出现50%溶血,其滴度为1:40。为防止判定的错误,可配制溶血标准管。方法如下(见表17-12):

表 17-12　溶血标准管配制

单位:ml

管号	2% SRBC	溶血素	抗原	补体	生理盐水	标准
1	0.2	0	0.2	0.2	0.4	(++++)
2	0.13	0.07	0.2	0.2	0.4	(+++)
3	0.1	0.1	0.2	0.2	0.4	(++)
4	0.07	0.13	0.2	0.2	0.4	(+)
5	0	0.2	0.2	0.2	0.4	(-)

(2)诊断标准

1)人及所有动物血清温热补体结合试验以1:10出现抑制溶血为(++++)、(+++)、(++)者为阳性;冷补体结合试验以1:20出现抑制溶血为(++++)、(+++)、(++)者为阳性。

2)影响因素:补体结合试验涉及多个试剂的标定,容易对试验造成影响如下:

①进行同一试验时应采用同一方法制备的抗原。抗原存放时间长或受污染等易出现抗补体现象。

②被检血清必须进行灭活,如果灭活不彻底也会影响结果。血清的污染及变性都可能出现抗补体现象。在试验时尽量用新鲜血清。

③补体与溶血素之间有定量关系。溶血素的含量一定时,补体量增加,而溶血增强,但到一定程度不变;补体量一定时,溶血素量增加,溶血增强,到一定程度不变。因此在进行补体结合试验时必须进行补体滴定。

④盐类影响血清反应,如果在补体结合反应中NaCl、巴比妥缓冲液的克分子浓度增加,补体活性下降。Mg^{2+}缺乏易出现抗补体现象。

3)评价

①该方法是人兽医广泛应用的诊断布鲁氏菌病的手段,它的明显特点是特异性较强。该反应的结果不仅与布鲁氏菌病临床表现及病期有较好的一致性,而且与牲畜的排菌、带菌均有较高的一致性。

②补体结合试验所查的抗体类别主要是IgG_1类。

③补体结合试验常用作鉴别自然感染和人工免疫的手段。人工免疫的人或牲畜常表现为补体结合试验阴性。

④补体结合反应虽然特异性较好,但敏感性较差,故不适于大面积检疫采用。同时也因为操作复杂,所需试剂较多影响了更广泛的应用。

(七)抗球蛋白试验

1.器材试剂

(1)试剂:试管凝集抗原、被检血清、抗被检对象的血清球蛋白抗体、生理盐水;

(2)器材:普通离心机、温箱、1ml及10ml吸管。

2.操作方法

(1)试管凝集试验阶段:按常规试管凝集试验进行,在37℃温箱中放20~22小时,取出放室温2小时后判定结果。

(2)抗球蛋白反应阶段:选取上述试验的可疑管和全部阴性管,4 000r/min,离心15分钟,反复洗涤3次。向各管中加入生理盐水0.5ml,混匀,然后再向各管中加0.5ml一定稀释度的(一般是1:20~1:50稀释)抗球蛋白血清。将反应管置37℃温箱中20~22小时,取出放室温2小时后判定结果。判定标准同试管凝集试验。此反应包括以下对照:

1)被检血清对照(被检血清+盐水);

2）试管凝集抗原对照（试管抗原+盐水）；

3）抗球蛋白血清加生理盐水对照（抗球蛋白血清+盐水）；

4）抗球蛋白血清加试管凝集抗原对照（抗球蛋白血清+试管抗原）；

5）抗球蛋白血清加被检血清对照（抗球蛋白血清+被检血清）。

3. 判定标准　上述对照全部为阴性时，试验才有意义。尚无统一公认的诊断标准。我国试行的用于诊断人布鲁氏菌病标准 1∶400（++）及以上滴度。

4. 注意事项及影响因素

（1）在进行 Coomb's 试验时，洗涤抗原一步是很重要的，如果不认真洗涤，在抗原表面上吸附血清中的某些其他蛋白物质，会干扰下一步加入抗球蛋白血清的反应，掩盖真正结果。

（2）关于加抗球蛋白血清的量，一般采用加入抗球蛋白血清 1∶20~1∶50 之间的稀释度 0.5ml。但是抗球蛋白血清的原始效价是不一致的，一般要求原始效价在 1∶2 000 以上。

5. 评价

（1）布鲁氏菌感染后，约在 15 天出现不完全抗体，3 个月左右达高峰，可持续 1 年左右。故该试验可作为早期和追溯诊断。

（2）该试验的敏感性高于试管凝集试验，但亦应看到此反应是在凝集反应阴性管中进行的，只要一出现阳性就高于凝集反应。因此不能从滴度上判定敏感性，而应从群体阳性率上判定。

（3）该试验特异性较强，尤其适用诊断亚急性和慢性患者。有人认为该反应与病情有关，它所查抗体主要是 IgG、IgA 类。

鉴于该试验操作复杂，耗时较长，故影响其实用价值。所以此试验一般不作为常规检查项目，在试管凝集试验结果为可疑，患者又处于慢性期时，可考虑作抗球蛋白试验予以诊断。

（八）半胱氨酸凝集试验

本试验原理除同一般的试管凝集反应外，因巯基化合物的分子中含有巯氢基（HS）。

1. 器材及试剂

（1）器材：1ml、10ml 吸管（或加样器）玻璃试管、试管架、稀释抗原用的洁净容器、37℃ 培养箱。

（2）试剂：用 0.4mol/L NaOH 配制的 0.2mol/L 半胱氨酸盐酸盐溶液、试管凝集抗原、被检血清、阳性血清、阴性血清、生理盐水或 0.5% 的石炭酸生理盐水。

2. 操作方法　取 1∶5 生理盐水稀释的血清与等量的 0.2mol/L 半胱氨酸盐酸盐溶液混匀，置 37℃ 培养箱 30 分钟，取出后用生理盐水做倍比稀释，然后加入 0.5ml 试管凝集抗原（方法参照试管凝集试验），混匀同时做抗原和 0.2mol/L 半胱氨酸盐酸盐处理后的被检血清；阳性、阴性对照，置 37℃ 培养箱 18~20 小时，取出后在室温置 1~2 小时判定结果。

3. 结果判定　判定方法同于试管凝集反应。尚无统一的诊断标准，一般以 1∶40（++）以上为人及大型牲畜阳性标准。

4. 意义

（1）此试验主要反映的是 IgG 抗体的凝集活性，故对感染和免疫有一定的鉴别诊断意义。

（2）因为与布鲁氏菌出现的血清交叉反应或其他菌属与布鲁氏菌的血清出现的低滴度反应大多都是由于 IgM 类抗体所致，故用此反应可以在一定程度上排除非特异的反应。

（3）该试验与补体结合试验、抗球蛋白试验有较好的吻合性。

（4）该试验对判定群体感染和免疫状态较好。

（九）皮内变态反应试验（SHT）

1. 器材及试剂　布鲁氏菌素、水解素、酒精棉球、1ml 注射器、测量尺。

2. 检查方法　于被检者的前臂内侧前 1/3 处，用酒精消毒，干后，用 1ml 注射器皮内注射 0.1ml 布鲁氏菌素。如果检查羊，将尾部翻开用水洗净折叠处，皮内注射 0.2ml 布鲁氏菌水解素，检查猪则在耳后。

3. 观察时间　于注射后 24 小时、48 小时各观察一次；羊在 24 小时、48 小时观察，阴性者再注射一次，24 小后再观察。

4. 结果判定　人以红肿范围为 2.0cm×2.0cm（总面积为 4.0cm²）以上为阳性。羊用手触摸，凡有浸润及红肿者为阳性。

5. 注意事项

（1）观察结果的时间是 24 小时、48 小时两次为宜。因为有的患者在 24 小时反应达高峰，48 小时开始减弱，有的 30~36 小时达高峰。注射后 6 小时出现红肿，而 24 小时又消失，并非为第Ⅳ型迟发变态反应，可以判定为阴性。

（2）切勿注入皮下，以免影响结果或出现假阴性。

（3）记录结果时注意浸润的范围，不能只记录红肿的面积，必要时要用手触摸，尤其是动物的皮试。

（4）对疑似或已诊断为慢性布鲁氏菌病患者注射后因易引起局部反应，甚至在接种部位中央发生水泡或坏死，有的引起类似布鲁氏菌病的全身反应，而激发的临床症状迟迟不退，应慎用该方法。

6. 临床意义及评价　该方法敏感性较好，呈阳性反应的人和牲畜只表示受过布鲁氏菌感染，不能作患者和疫畜的最后判定。人从发病 20~25 天开始即可出现阳性，临床症状消失后尚能维持数年甚至长达 20 年，因此常用于慢性期患者的诊断和追溯诊断两方面。一般来说，出现下列情况对诊断有帮助。

（1）在慢性布鲁氏菌病中，当其他试验均为阴性，皮内变态反应可能是感染的唯一客观指标，尤其是羊种强毒菌感染的患者，皮试可持续几年、十几年、二十几年仍然阳性。

（2）当几次皮试均为阴性时，就可排除布鲁氏菌病。

（3）在布鲁氏菌病发病率低的地方，阳性反应可能有诊断意义。

（4）在多数情况下，没有临床表现的，如牛种菌引起的无症状患者或隐性感染者可以出现阳性反应，因此该方法可以用于流行病学调查，以了解感染率。但要注意，接种过布鲁氏菌苗的人，皮试可阳性。

二、病原学检测

从骨髓、脑脊液、伤口脓液等标本中可以分离培养出布鲁氏菌，目前采用最多的还是通过血液分离培养。从患者体内分离到布鲁氏菌是确定布鲁氏菌感染的明确证据。

（一）布鲁氏菌的分离培养

采集被检患者的血液、脑脊液等疑似感染者的体液、组织样本及时进行布鲁氏菌的分离培养。培养可以采用全自动血培养仪、手工血培养瓶及其他的符合布鲁氏菌生长条件及生物安全条件的布鲁氏菌培养方法进行。

1. 血培养仪培养布鲁氏菌

（1）器材及试剂：用血培养仪培养布鲁氏菌的培养瓶种类：标准成人需氧培养瓶（SA），成人需氧中和抗生素培养瓶（FA），成人厌氧中和抗生素培养瓶（FN），小儿需氧瓶（PF）。

（2）操作步骤如下：

1）按照培养瓶需要量无菌采集血液或其他体液，注入培养瓶中。

2）开机启动系统进入初始监视屏幕，待温度达到要求即可开始使用。

3）培养瓶的装载，按主屏幕上装瓶键，出现装瓶界面。可见每个抽屉底部显示出当前有效单元数量，同时含有效单元的孵育箱指示灯会发出绿光。依次输入培养瓶 ID、登录号、检验号、医院 ID、患者姓名等信息。

4）打开孵育箱，空载单元会亮绿灯。将培养瓶瓶底插入亮灯单元。单元指示灯闪烁确认培养瓶已被加载。

5）重复步骤 3）、4）加载培养瓶，关闭孵育抽屉，终止装载过程，启动培养系统。布鲁氏菌一般培养 2~7 天。

（3）阳性标本处理：血培养仪提示培养瓶有疑似菌生长，应取出培养瓶至符合相应生物安全条件的实验室进行后续操作：

1）取出显示有细菌生长的培养瓶，用 75% 的酒精消毒瓶口，颠倒混匀培养瓶数次。

2）将无菌注射器针头插入瓶口，抽取培养液 0.5ml 接种于血平板、巧克力或布鲁氏琼脂平板上，37℃

培养 24~48 小时,取培养物进行布鲁氏菌鉴定实验。

3）作为快速诊断参考,抽取少量培养液涂布于玻片上作革兰染色镜检,发现革兰阴性沙粒状微小细菌,结合相关实验,可以报告检出疑似布鲁氏菌结果。

注:血培养仪有型号的不同,应按照操作说明进行操作。

2. 双向血培养瓶培养布鲁氏菌

（1）器材及试剂:37℃培养箱,37℃ CO_2 培养箱(疑似牛种菌等其他需要 CO_2 的种)双相培养瓶。

（2）操作方法

1）按照相应培养瓶的要求采集 5~10ml 的全血注入培养瓶中,放入培养箱中 37℃培养。

2）隔日观察培养瓶的生长情况,同时轻缓摇动培养瓶数次,使液相充分均匀铺满固相表面。一般培养 1~2 周,最长要观察 4 周,如果 4 周仍未发现有菌生长时,可判定为阴性。

3）如发现有菌生长,取出培养瓶,在生物安全柜中打开培养瓶盖。用接种环挑取单个菌落接种于血平板或布鲁氏琼脂斜面上,37℃培养 24~48 小时,取培养物进行布鲁氏菌鉴定。

3. 病理材料培养　布鲁氏菌取自患者的骨髓和其他材料病理材料可直接接种或研磨后接种于布鲁氏琼脂斜面上,放入 37℃培养箱培养 1~4 周,当观察有菌生长后,可取培养物进行布鲁氏菌鉴定实验。

（二）布鲁氏菌的鉴定

1. 布鲁氏菌的血清凝集

（1）玻片凝集试验:在清洁玻片上各滴一滴 A、M 血清,在另一端再滴一滴生理盐水,然后用接种环勾取少许待检布鲁氏菌 48 小时培养物,在生理盐水中研磨制成菌悬液,用接种环勾取菌悬液分别加入 A 和 M 血清中混匀,在 2 分钟内出现凝集颗粒为阳性;否则为阴性。

（2）血清凝集意义:待检菌株可能出现与 A 凝集而与 M 不凝集,与 M 凝集而与 A 不凝集,与 M 和 A 均凝集或均不凝集四种情况各情况意义如下:

1）待检菌在 A 血清中凝集,而在 M 血清中不凝集或 A 血清凝集滴度高于 M,可能是羊种 2 型布鲁氏菌、牛种 1~3 型或牛种 6 型布鲁氏菌、猪种 1~3 型布鲁氏菌及沙林鼠种布鲁氏菌。

2）待检菌在 M 血清中凝集,而在 A 血清中不凝集或 M 血清凝集滴度高于 A,可能是羊种 1 型或牛种 4、5、9 型布鲁氏菌。

3）待检菌在 A 和 M 血清中均凝集或滴度相近似,可能是种羊 3 型、牛种 7 型或猪种 4 型布鲁氏菌。

4）待检菌在 A 和 M 血清中均不凝集或滴度很低,可能是绵羊附睾种、犬种或其他粗糙型布鲁氏菌及无凝集原性布鲁氏菌。

5）疑似粗糙型(R)菌,或者菌株疑似发生粗糙型变异,需要进行 R 血清凝集试验。

2. 布鲁氏菌噬菌体裂解试验

（1）操作方法:将增殖菌比浊成 10 亿菌体/ml 或 OD 值为 1.5 的菌液浓度,取 0.1ml 此菌液加到溶化并在 52℃水浴保温的布鲁氏半固体培养基中,缓缓混匀,然后倾注到底层为布鲁氏琼脂培养基上。菌液半固体凝固后,用加样器分别吸取被测 1RTD 浓度或特定浓度噬菌体 8μl,分别滴加在菌液半固体琼脂表面的不同位置上,待噬菌体液干后,置 37℃温箱中培养,24~48 小时观察试验结果。

（2）布鲁氏菌噬菌体裂解试验结果判定

在滴加噬菌体处出现透明的噬菌斑即为裂解,否则为不裂解。结果判定如下:

1）Bk 噬菌体在 RTD 下只裂解所有光滑型布鲁氏菌,不裂解粗糙型布鲁氏菌及其他种细菌。

2）Tb 噬菌体在 RTD 下只裂解光滑型牛种布鲁氏菌,不裂解其他种布鲁氏菌。在当浓度增大到 $10^4 \times$ RTD 时,还会裂解光滑型猪种布鲁氏菌,不裂解其他种布鲁氏菌及其他种细菌。

3）Wb 噬菌体在 RTD 下只裂解光滑型牛种、猪种和沙林鼠种布鲁氏菌,不裂解其他种布鲁氏菌及其他种细菌。

3. 布鲁氏菌硫化氢产生量测定

（1）器材及试剂:无菌、沾有 10% 醋酸铅 8cm×0.8cm 普通滤纸条、pH6.8 的琼脂斜面试管培养基和 48 小时培养的待检布鲁氏菌菌株。

（2）操作方法:将待检菌 48 小时培养物用灭菌生理盐水制成 $1×10^9$ 菌体/ml 或 OD 值为 1.5 的菌悬液,用加样器吸取 $100\mu l$ 菌液接种在 pH6.8 的琼脂斜面上,将醋酸铅滤纸条夹于斜面与管壁之间,使滤纸条和斜面保持平行,以不接触斜面为宜。滤纸条留在管外约 1cm,置 37℃ 温箱培养,经 2 天、4 天、6 天各观察一次结果,以厘米计算滤纸条变黑长度。每观察一次更换一个滤纸条,3 次变黑长度总和为最后结果,不变黑为阴性。

（3）意义:猪种 1 型布鲁氏菌产生硫化氢量最多,持续时间可达 10 天,滤纸条变黑部分可达 19mm。牛种布鲁氏菌 1~4 型和 9 型布鲁氏菌,沙林鼠种布鲁氏菌均能产生中等量的硫化氢,滤纸条变黑部分 5~8mn。牛种布鲁氏菌 6 和 7 型的部分菌株也能产生少量的硫化氢。其余种型布鲁氏菌不产生硫化氢。有时猪种 3 型、羊种 1 布鲁氏菌亦可产生微量硫化氢,使滤纸条下端呈现黑褐色一个小边。该实验需要有参考菌株进行对照。

4. 生化鉴定仪鉴定布鲁氏菌属和布鲁氏菌种

（1）培养 18~24 小时分离纯化布鲁氏菌,配制布鲁氏菌 0.85% NaCl 溶液菌悬液,并用比浊仪测定菌液浓度为 0.5~0.63McF。

（2）将革兰阴性细菌鉴定卡片在室温复温,菌液加入鉴定卡中,按顺序放在载卡架上,输样管插入到菌液管中。

（3）鉴定卡片装载入仪器孵育仓,输入相应编号。仪器每隔一定时间自动阅读孵育仓内所有卡片,电脑分析所有数据并给予结果,发放检测报告。

（4）布鲁氏菌的鉴定时间一般为 6~10 小时。

（5）主要布鲁氏菌种生化反应鉴定结果如下:

1）布鲁氏菌属为 L-脯氨酸芳胺酶（ProA）、酪氨酸芳胺酶（TyrA）、尿素酶（URE）、氨基乙酸芳胺酶（GlyA）阳性;

2）牛种布鲁氏菌为 L-脯氨酸芳胺酶（ProA）、酪氨酸芳胺酶（TyrA）、尿素酶（URE）、氨基乙酸芳胺酶（GlyA）、乳酸盐产碱（1LATK）阳性;

3）羊种布鲁氏菌为 L-脯氨酸芳胺酶（ProA）、酪氨酸芳胺酶（TyrA）、尿素酶（URE）、氨基乙酸芳胺酶（GlyA）、ELLMAN（ELLM）阳性;

4）猪种布鲁氏菌为 L-脯氨酸芳胺酶（ProA）、酪氨酸芳胺酶（TyrA）、尿素酶（URE）、氨基乙酸芳胺酶（GlyA）、丙氨酸-苯丙氨酸-脯氨酸芳胺酶（APPA）阳性;

5）布鲁氏菌的生化鉴定有时与人苍白杆菌等细菌交叉,应结合其他试验结果进行判定。

注:生化鉴定仪有型号的不同,应按照操作说明进行操作。

三、布鲁氏菌核酸检测

核酸检测具有高灵敏度高特异性的特点,针对布鲁氏菌特异基因设计特异引物进行扩增检测。从扩增检测形式上,又可分为常规 PCR 以及荧光实时 PCR。目前 PCR 方法主要用于增菌培养物、疑似布鲁氏菌进行属、种（型）鉴定。研究发现布鲁氏菌属下所有种的 BCSP31 和 16SrRNA 基因序列都相同,因此 BCSP31 和 16SrRNA 基因序列分析可用于将布鲁氏菌鉴定到属水平,但不能鉴定至种水平。

（一）BCSP31 聚合酶链式反应（BCSP31-PCR）

1. 器材及试剂

器材:无菌 0.2ml PCR 管、$10\mu l$、$20\mu l$、$200\mu l$ 的移液器及移液器吸头。

试剂:Tag DNA 聚合酶、$10×Buffer$（不含 $MgCl_2$）、25mmol $MgCl_2$、dNTPS、三蒸水、引物、琼脂糖凝胶、待检菌株核酸。

2. 引物

Primer B4 5'-TGG CTC GGT TGC CAA TAT CAA-3'（789-809）

Primer B5 5'-CGC GCT TGC CTT TCA GGT CTG-3'（1012 992）

3. 操作方法　按照表 17-13 反应体系加入 PCR 管。

表 17-13　BCSP31-PCR 反应体系

成分	体积/μl	浓度	成分	体积/μl	浓度
三蒸水	16.5		Primer B5	1	10pmol
10×Buffer(含 Mg^{24})	2.5	1×Buffer	DNA Template	1	
dNTPs	2	0.2mmol	Tag DNA 聚合酶	1	1μmol
Primer B4	1	10pmol	总体积	25	

注:混匀,短暂离心,将 PCR 反应管放入 PCR 扩增仪。

4. 设置参数　参照表 17-14 设定扩增参数。

表 17-14　BCSP31-PGR 扩增参数

步骤	温度/℃	时间/min	备注
预变性	94	4	
扩增(30 个循环)	94	1	变形
扩增	58	1	退火
扩增	72	1	延伸
末循环	72	5	延伸

注:在不同型号的 PCR 扩增仪上,退火温度可能略有不同。

5. 结果判定　PCR 产物在 1.5% 琼脂糖上电泳,紫外透射仪或凝胶成像系统中观察到扩增目的片段长度为 224bp 判为试验阳性。

(二) AMOS 聚合酶链式反应(AMOS-PCR)

1. 器材及试剂

器材:无菌 0.2ml PCR 管、10μl、20μl、200μl 的移液器及移液器吸头。

试剂:Tag DNA 聚合酶、10×Buffer(含 Mg^{2+})、dNTPS、三蒸水、引物、琼脂糖凝胶、待检菌株核酸 DNA。

2. 引物

IS7l 1:TGC CAG TCA CTT AAG GGC CTT CAT

A:GAC GAA CGG AAT TTT TCC AAT CCC

M:AAA TCG CGT CCT TGC TGG TCT GA

O:CGG GTT CTG GCA CEA TCG TCG

S:GCG CGG TTT TCT GAA GGT TCA GG

3. 操作方法　AMOS-PCR 反应体系:

25μl 体系:10×Buffer(含 Mg^{2+})2.5μl;dNTP(2.5mmol/L)2μl;TaqDNA 聚合酶(1U/μl)1μl;primer1S711(10pmol)1μl;primerA、M、0、S(10pmol)各 0.4μl;待检菌株核酸 DNA 1μl,补足三蒸水至 15.9μl。

4. 扩增　扩增参数:94℃ 4 分钟;95℃ 1 分钟、60℃ 1 分钟、72℃ 1 分钟;30 个循环;末循环 72℃ 5 分钟。

5. 结果判定　扩增 PCR 产物经 1.5% 琼脂糖凝胶电泳检测,以 DL2000 DNA Ladder 为分子量标准,均在相应的位置出现预期大小的 DNA 条带。AMOS-PCR 根据条带情况可鉴别布鲁氏菌牛种 1、2、4 型(498bp)、羊种布鲁氏菌(731bp)、猪种 1 型(285bp)、绵羊附睾种(961bp)。AMOS-PCR 检测 4 个种的一些生物型布鲁氏菌是国内主要引起人感染的流行菌种(型)。

四、布鲁氏菌实验室生物安全要求

布鲁氏菌患者的全血、疑似菌株运输布鲁氏菌病患者的全血及疑似菌株的运输务必根据《可感染人类的高致病性病原微生物菌(毒)种或样本运输管理规定(卫生部令第 45 号)》(以下简称《规定》)要求进行运输。一般情况下,患者的全血应在当地,如县(市、区)进行分离后单独运输,防止运输时间过长造成溶血,此运输可以按照一般生物标本运输进行。但疑似布鲁氏菌菌株的运输须严格按照《规定》执行,填写《可感染人类的高致病性病原微生物菌(毒)种或样本运输申请表》、复印送检单位的法人资格证明材料、《接收高致病性病原微生物菌(毒)种或样本的单位(以下简称接收单位)同意接收的证明文件》以及容器或包装材料的批准文号、合格证书(复印件)或者高致病性病原微生物菌(毒)种或样本运输容器或包装材料承诺书,以及接收单位的"法人资格证"(复印件)、从事高致病性病原微生物实验活动资格的实验室取得有关政府主管部门核发的从事高致病性病原微生物实验活动、菌(毒)种或样本保藏、生物制品生产等的批准文件。

布鲁氏菌实验室生物安全所有实验活动依据《中华人民共和国传染病防治法》,WS 269—2019《布鲁氏菌病诊断》,《病原微生物实验室生物安全管理条例》和《布鲁氏菌病防治手册》进行。根据 2006 年卫生部发布的《人间传染的病原微生物名录》,布鲁氏菌是高致病性病原微生物,收集来自多省市菌株等大量布鲁氏菌菌株操作(如病原菌离心、冻干等),需要在生物安全三级实验室完成;布鲁氏菌的样本检测实验(包括样本的病原菌分离纯化、药物敏感性实验、生化鉴定、免疫学实验、PCR 核酸提取、涂片、显微观察等初步检测活动)要在生物安全二级实验室操作,弱毒株或疫苗株也可以在生物安全二级实验室操作;非感染性材料检测(如不含致病性活菌材料的分子生物学、免疫学等实验)可以在生物安全一级实验室操作。开展布鲁氏菌分离培养的实验室要严格做好标本采集、接种和菌株保存、交接和销毁的记录。实验过程中用过的培养基、实验耗材及可能污染的垃圾要按照《医疗废物集中处置技术规范》进行处理。

(赵欣　江森林　王大力)

附:

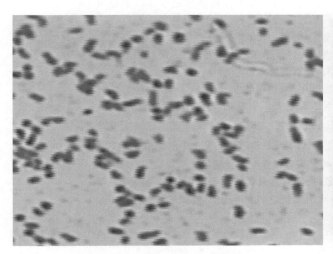 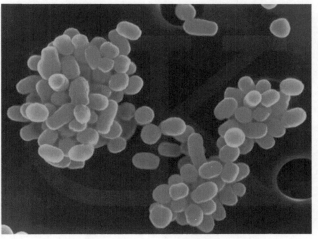

图 17-1　布鲁氏菌病(显微镜)　　　　　　　　图 17-2　布鲁氏菌(电镜)

思考题

1. 人畜间布鲁氏菌病流行病学特征是什么?
2. 人畜间影响布鲁氏菌病流行的影响因素有哪些?
3. 当前人畜间防控的目的和方法?
4. 人感染布鲁氏菌病治疗原则是什么?
5. 布鲁氏菌病治疗后的疗效如何判定?
6. 当前我国人畜间布鲁氏菌病防控的困难是什么?

附录一　常用标准值

病种	标准号	标准名称	标准值	备注
碘缺乏病	WS/T 104—2014	地方性克汀病和地方性亚临床克汀病诊断	一、地克病 （一）必备条件 患者应出生和居住在碘缺乏地区;同时,具有不同程度的精神发育迟滞,IQ 小于或等于 54。 （二）辅助条件 1. 神经系统障碍　具有以下任何条件之一或以上者判断为神经系统障碍: （1）运动神经障碍锥体系和锥体外系,包括不同程度的痉挛性瘫痪,步态和姿态异常,斜视; （2）不同程度的听力障碍; （3）不同程度的言语障碍(哑或说话障碍)。 2. 甲状腺功能障碍　具有以下任何条件之一或以上者判断为甲状腺功能障碍: （1）不同程度的体格发育障碍; （2）不同程度的克汀病形象:傻相、傻笑、眼距宽、鼻梁塌,并常伴有耳软、腹膨隆和脐疝等; （3）不同程度的甲减:黏液性水肿、皮肤干燥、毛发干粗; （4）实验室和 X 线检查。甲减时,血清 TSH 高于正常、TT_4（FT_4）低于正常、TT_3（FT_3）正常或降低。亚临床甲减时,血清 TSH 高于正常、TT_4（FT_4）在正常范围内。X 线骨龄发育落后和骨骺愈合延迟。 凡具备必备条件,同时再具备辅助条件中任何一项或一项以上者,在排除由碘缺乏以外原因所造成的疾病后,可诊断为地克病。 二、亚克汀 （一）必备条件 患者应出生和居住在碘缺乏地区;同时具有轻度精神发育迟滞,IQ 为 55~69 之间。 （二）辅助条件 1. 神经系统障碍　具有以下任何条件之一或以上者判断为神经系统障碍: （1）极轻度的听力障碍。电测听时,听力阈值升高、高频或低频有异常; （2）轻度或极轻度神经系统损伤。表现为精神运动障碍和(或)运动技能障碍; （3）极轻度言语障碍或正常。 2. 甲状腺功能障碍　具有以下任何条件之一或以上者判断为甲状腺功能障碍:	

病种	标准号	标准名称	标准值	备注
碘缺乏病	WS/T 104—2014	地方性克汀病和地方性亚临床克汀病诊断	（1）轻度体格发育障碍； （2）不同程度的骨龄发育落后以及骨骺愈合不良； （3）实验室检查。没有甲减；可发现亚临床甲减，或者单纯性低甲状腺素血症（血 TSH 正常、TT_4 或 FT_4 低于正常）。 凡具备必备条件，同时再具备辅助条件中任何一项或一项以上者，在排除由碘缺乏以外原因所造成的疾病后，可诊断为亚克汀。	
	WS 276—2007	地方性甲状腺肿诊断标准	一、触诊法诊断地甲肿的标准 生活于缺碘地区或高碘病区的居民，甲状腺肿大超过本人拇指末节且可以观察到，并除外甲状腺功能亢进症、甲状腺炎、甲状腺肿瘤等疾病后，即诊断为地甲肿病例。 二、B 超法诊断地甲肿的标准 在上述地区内，若居民的甲状腺容积超过相应年龄段的正常值，即诊断为地甲肿病例。甲状腺容积正常值：6 岁，≤3.5mL；7 岁，≤4.0mL；8 岁，≤4.5mL；9 岁，≤5.0mL；10 岁，≤6.0mL；11 岁，≤7.0mL；12 岁，≤8.0mL。	修订中
	GB/T 19380—2016	水源性高碘地区和高碘病区的划定	一、水源性高碘地区划定 以行政村为单位，进行水碘含量检测，居民饮用水碘中位数>100μg/L 的地区。 二、水源性高碘病区划定 水源性高碘地区中，具备以下两项指标的地区： 1. 8~10 周岁儿童甲状腺肿大率>5%； 2. 8~10 周岁儿童尿碘中位数>300μg/L。 注：两项指标不一致时以 8 周岁~10 周岁儿童状腺肿大率为主。	
	GB 26878—2011	食用盐碘含量	食用盐中加入碘强化剂后，碘含量的平均水平（以碘元素计）为 20~30mg/kg，碘含量允许波动范围为规定的食用盐碘含量平均水平±30%。	修订中
	GB/T 16006	碘缺乏病消除标准	按照下列指标评估，评估指标的调查方法参照当年的监测或评估方案： 1. 无新发生的地方性克汀病病例； 2. 8~10 周岁儿童超声诊断甲状腺肿大率<5%； 3. 合格碘盐覆盖率（8~10 周岁儿童和孕妇家中盐样合计）>90%； 4. 8~10 周岁儿童尿碘中位数≥100μg/L 且<300μg/L； 5. 孕妇尿碘中位数≥150μg/L；或孕妇尿碘中位数≥100μg/L 且<150μg/L，孕妇补碘率>90%。 注：同时满足 1、2 的基础上，至少还需满足 3、4、5 中的任意两条。	待公布
地方性氟中毒	WS/T 208—2011	氟斑牙诊断	一、诊断 有明确的牙发育期间摄氟过量病史，结合临床检查，具有以下 1 项，可诊断为氟斑牙： 1. 白垩样变　牙表面部分或全部失去光泽，出现不透明的云雾状或粗糙似粉笔样的条纹、斑点、斑块，或整个牙面呈白色粉笔样改变。 2. 釉质着色　牙表面出现点、片状浅黄褐色、黄褐色、深褐色病变，重者呈黑黑褐色，着色不能被刮除。	修订中

病种	标准号	标准名称	标准值	备注
地方性氟中毒	WS/T 208—2011	氟斑牙诊断	3. 釉质缺损　牙釉质破坏、脱落,牙面出现点状甚至地图样凹坑,缺损呈浅蜂窝状,深度仅限于釉质层,严重者釉质大片缺失。 二、分度 1. 正常　釉质呈半透明乳白色,表面光滑,有光泽。 2. 可疑　釉质的透明度与正常釉质比有轻度改变,可从少数白纹到偶有白色斑点,既不能确诊为极轻氟牙症又不能确诊为正常牙。 3. 极轻　细小的白色条纹或似纸样的白色不透明区不规则地分布在牙面上,且不超过牙面的1/4。常见于前磨牙和第二磨牙的牙尖顶部,呈 1mm～2mm 的白色不透明区。 4. 轻度　白垩色不透明区超过患牙牙面的1/4,甚至累及整个牙面,牙无光泽。牙面的某些部位显露磨耗现象,上颌前牙有时可见模糊着色。 5. 中度　白垩色不透明区遍及整个牙面,并且在唇颊面有微小的独立的窝状缺损。牙可有明显的磨损,但牙形态无明显改变,常见棕色着色。 6. 重度　牙釉质表面严重受累,明显发育不全,釉质缺损出现融合,呈带状或片状,甚至影响牙的正常形态。牙面有广泛着色,其颜色可自棕色至接近黑色不等,牙常呈侵蚀样外观。	修订中
	WS/T 192—2021	地方性氟骨症诊断标准	一、诊断依据 (一) 临床表现 1. 骨和关节持续性休息痛症状　四肢大关节、颈和腰等 3 个及以上部位具有不受季节、气候变化影响的持续性休息痛症状。 2. 关节活动受限或继发性神经损伤　关节活动受限表现为:肘关节屈曲畸形,屈肘时中指不能触及同侧肩峰,经枕后中指不能触及对侧耳廓,经后背中指不能触及对侧肩胛下角,臂上举不到180°;下肢伸膝受限,下蹲困难,膝内翻或膝外翻畸形;颈部前屈、后伸、左右旋转受限;腰部前屈、后伸、左右旋转受限,脊柱变形。继发性神经损伤表现为:因椎管、神经根管以及椎间孔狭窄造成的疼痛、麻木、肢体无力、跛行、大小便障碍、瘫痪等一系列神经功能障碍。 (二) 骨和关节典型 X 线征象 氟骨症患者可出现骨质硬化、骨质疏松、骨质软化、肌腱韧带附着处骨化、关节退行性改变等一般性 X 线征象,各征象可单独存在也可同时存在。典型 X 线征象特指:桡骨嵴增大、边缘硬化、表面粗糙;尺桡骨间膜骨化;胫腓骨间膜骨化;闭孔膜骨化;旋前圆肌附着处骨皮质松化;比目鱼肌肌腱骨化;骶棘韧带骨化;骶结节韧带骨化。 二、诊断原则 患者应具有明确的地方性氟中毒病区生活史,具有明确临床症状、体征和典型 X 线征象改变。X 线征象作为诊断氟骨症的必备条件,但对于病情程度的判定仍以临床症状和体征为依据。注意与其他骨关节疾病相鉴别。	

病种	标准号	标准名称	标准值	备注
地方性氟中毒	WS/T 192—2021	地方性氟骨症诊断标准	三、诊断分度 1. 轻度氟骨症　具有骨和关节持续性休息痛症状,无运动障碍。其 X 线征象可表现为: (1) 桡骨嵴增大、边缘硬化、表面粗糙; (2) 尺桡骨间膜、胫腓骨间膜轻微骨化。 2. 中度氟骨症　具有骨和关节持续性休息痛症状,伴轻微运动障碍,进食、大小便、洗漱、翻身和穿衣等虽有一些困难,但基本可以自理。其 X 线征象可表现为: (1) 尺桡骨间膜、胫腓骨间膜或闭孔膜明显骨化; (2) 旋前圆肌附着处骨皮质松化。 3. 重度氟骨症　具有骨和关节持续性休息痛症状,伴严重运动障碍,需在他人帮助下完成进食、大小便、洗漱、翻身和穿衣等动作,或继发性神经损伤表现。其 X 线征象可表现为: (1) 尺桡骨间膜、胫腓骨间膜、闭孔膜、骶棘韧带、骶结节韧带等多处明显骨化; (2) 比目鱼肌肌腱明显骨化。	
	GB/T 17018—2011	地方性氟中毒病区划分	一、病区判定 1. 饮水型地方性氟中毒病区　生活饮用水含氟量 > 1.2mg/L,且当地出生居住的 8~12 周岁儿童氟斑牙患病率 >30%。 2. 燃煤污染型地方性氟中毒病区　居民有敞炉敞灶燃煤习惯,且当地出生居住的 8~12 周岁童氟斑牙患病率 >30%。 3. 饮茶型地方性氟中毒病区　16 周岁以上人口日均茶氟摄入量 >3.5mg,且经 X 线检查证实有氟骨症患者。 二、病区程度划分 (一) 饮水型和燃煤污染型地方性氟中毒病区 1. 轻度病区　当地出生居住的 8~12 周岁儿童中度及以上氟斑牙患病率≤20%,或经 X 线检查证实有轻度氟骨症患者但没有中度以上氟骨症患者。 2. 中度病区　当地出生居住的 8~12 周岁儿童中度及以上氟斑牙患病率 >20% 且≤40%,或经 X 线检查证实有中度以上氟骨症患者,但重度氟骨症患病率≤2%。 3. 重度病区　当地出生居住的 8~12 周岁儿童中度及以上氟斑牙患病率 >40%,或经 X 线检查证实重度氟骨症患病率 >2%。 (二) 饮茶型地方性氟中毒病区 1. 轻度病区　经 X 线检查,36~45 周岁人群没有中度及以上氟骨症发生。 2. 中度病区　经 X 线检查,36~45 周岁人群中度及以上氟骨症患病率≤10%。 3. 重度病区　经 X 线检查,36~45 周岁人群中度及以上氟骨症患病率 >10%。	修订中
	GB 19965—2005	砖茶含氟量	砖茶含氟量是指每 1kg 砖茶含水溶性无机氟的总量。每 1kg 砖茶允许含氟量≤300mg。	

病种	标准号	标准名称	标准值	备注
地方性氟中毒	WS/T 87—2016	人群总摄氟量	总摄氟量是指每人每天经饮水、食物和空气摄入氟离子（F⁻）的总量。总摄氟量限值要求： 8～16 周岁（包括 16 周岁）人群，每人每日总氟摄入量≤2.4mg； 16 周岁（不包括 16 周岁）以上的人群，每人每日总氟摄入量≤3.5mg。	
	WS/T 256—2005	人群尿氟正常值	尿氟是指人体排出尿中的无机氟含量，以每升（L）尿含氟离子总量毫克（mg）数表示。 人群是指处于基本相同氟暴露条件下的同一社区的居民群体。 儿童群体尿氟几何均值不大于每升 1.4mg。 成人群体尿氟几何均值不大于每升 1.6mg。	修订中
	GB/T 17017—2010	地方性氟中毒病区控制标准	一、饮水型病区 1. 饮水含氟量　农村大型集中式供水≤1.0mg/L；农村小型集中式供水≤1.2mg/L。 2. 当地出生居住的 8～12 周岁儿童氟斑牙患病率≤30%。 二、燃煤污染型病区 1. 合格改良炉灶率（包括使用清洁能源，如电能、液化气、沼气等）和炉灶正确使用率均在 90% 以上。 2. 当地出生居住的 8～12 周岁儿童氟斑牙患病率≤30%。 三、饮茶型病区 1. 砖茶含氟量≤300mg/kg。 2. 连续 3 年，30～60 周岁当地居民临床氟骨症患病率降低，经 X 线检查证实无新发中度及以上氟骨症病人。 3. 当地出生居住的 8～12 周岁儿童氟斑牙患病率≤30%。	修订中
地方性砷中毒	WS/T 211—2015	地方性砷中毒诊断	一、诊断原则 1. 基本指标　生活在地方性砷中毒病区的居民，有过量砷暴露史，并符合以下临床特征之一者可诊断为地方性砷中毒： （1）掌跖部位皮肤有其他原因难以解释的丘疹样、结节状或疣状过度角化； （2）躯干非暴露部位皮肤有其他原因难以解释的弥散或散在的斑点状色素沉着和/或边缘模糊的小米粒至黄豆粒大小不等的圆形色素脱失斑点。 2. 参考指标　尿砷或发砷含量明显高于当地非病区正常参考值。 二、诊断 （一）皮肤病变分级 1. 掌跖部皮肤角化 Ⅰ级：掌跖部有肉眼仔细检查可见和/或可触及的 3 个及以上散在的米粒大小的皮肤丘疹样或结节状角化物。 Ⅱ级：掌跖部有较多或较大的明显丘疹样角化物。 Ⅲ级：掌跖部有广泛的斑块状或条索状等不同形态角化物，或同时在掌跖部和手足背部有多个较大的疣状物，甚至表面有致裂、溃疡或出血。 2. 皮肤色素沉着 Ⅰ级：以躯干非暴露部位为主的皮肤颜色变深或有对称性散在的较浅的棕褐色斑点状色素沉着。	

病种	标准号	标准名称	标准值	备注
地方性砷中毒	WS/T 211—2015	地方性砷中毒诊断	Ⅱ级：以躯干非暴露部位为主的皮肤呈灰色或有较多的深浅不同的棕褐色斑点状色素沉着。 Ⅲ级：以躯干非暴露部位为主的皮肤呈灰黑色或有广泛密集的棕褐色斑点状色素沉着，或有较多的深棕黑色或黑色直径 1cm 左右的色素沉着斑块。 3. 皮肤色素脱失 Ⅰ级：以躯干非暴露部位为主的皮肤有对称性散在的针尖大小的色素脱失斑点。 Ⅱ级：以躯干非暴露部位为主的皮肤有较多的边缘模糊的点状色素脱失斑点。 Ⅲ级：以躯干非暴露部位为主的皮肤有广泛密集的边缘模糊的点状色素脱失斑点。 4. 鲍恩病和皮肤癌　掌跖角化物出现糜烂、溃疡、疼痛；躯体角化物或色素斑黑变，表面毛糙、糜烂、溃疡、疼痛，及周围皮肤红晕，并经活体组织病理检查确诊。 （二）临床分度 1. 可疑　出现以下情况之一者： （1）皮肤仅有Ⅰ级色素沉着或Ⅰ级色素脱失斑点，或仅在掌跖部皮肤有 1~2 个米粒大小的丘疹样或结节状角化物； （2）在燃煤污染型病区有明显视物不清、味觉减退和食欲差等表现。 2. 轻度　在可疑基础上出现以下情况之一者： （1）掌跖部皮肤有Ⅰ级角化，或躯干Ⅰ级皮肤色素沉着和Ⅰ级皮肤色素脱失同时存在； （2）在可疑对象中，尿砷或发砷含量明显高于当地非病区正常值者亦可列为轻度。 3. 中度　在轻度基础上，掌跖部皮肤角化、躯干皮肤色素沉着和色素脱失中有一项为Ⅱ级者为中度。 4. 重度　在中度基础上，掌跖部皮肤角化、躯干皮肤色素沉着和色素脱失中有一项为Ⅲ级者为重度。 5. 鲍恩病和皮肤癌　经活体组织病理检查确诊者。	
	WS 277	地方性砷中毒病区判定和划分标准	一、病区判定 以行政村为单位，同时满足 1、3、5 判定为饮水型地方性砷中毒潜在病区，同时满足 2、3、5 判定为燃煤污染型地方性砷中毒潜在病区，同时满足 1、4、5 判定为饮水型地方性砷中毒病区，同时满足 2、4、5 判定为燃煤污染型地方性砷中毒病区： 1. 在居民生活的自然环境中，生活饮用水砷含量>0.01mg/L； 2. 在以煤为生活燃料的地区，居民在室内使用无排烟设施的炉灶燃烧砷含量>40mg/kg 的煤； 3. 根据 WS/T 211 对暴露人群进行诊断，只有可疑患者； 4. 根据 WS/T 211 对暴露人群进行诊断，有轻度及以上患者； 5. 排除其他砷污染所致的砷中毒。 二、病区划分 1. 轻病区　地方性砷中毒患病率≤10%，且无重度和/或经活体组织病理检查确诊的鲍恩病、皮肤癌患者即为轻病区。 2. 中病区　满足以下其中一条即为中病区： （1）地方性砷中毒患病率≤10%，但有重度和/或经活体组织病理检查确诊的鲍恩病、皮肤癌患者；	待公布

病种	标准号	标准名称	标准值	备注
地方性砷中毒	WS 277	地方性砷中毒病区判定和划分标准	（2）地方性砷中毒患病率>10%且≤30%； （3）地方性砷中毒患病率>30%，但无重度和/或经活体组织病理检查确诊的鲍恩病、皮肤癌患者。 3. 重病区 地方性砷中毒患病率>30%，且有重度患者和/或经活体组织病理检查确诊的鲍恩病、皮肤癌患者即为重病区。	待公布
	GB/T 28595—2012	地方性砷中毒病区消除	同时具备以下两项者，可判定为病区达到消除水平： 1. 环境指标 饮水型地方性砷中毒病区村饮水砷含量符合 GB 5749 的规定。燃煤污染型地方性砷中毒病区村家庭不再燃用砷含量>40mg/kg 的煤，或烘烤食物（如辣椒、玉米等）含砷量符合 GB 2762 的规定，或全部有效落实了改良炉灶措施。 2. 病情指标 除与砷相关的癌症患者外，无地方性砷中毒新发病例。	
地方性氟中毒和地方性砷中毒	GB 5749—2022	生活饮用水卫生标准	大型集中式供水： 砷/（mg·L⁻¹）　　　　　限值 0.01 氟化物/（mg·L⁻¹）　　　限值 1.0 小型集中式供水和分散式供水： 砷/（mg·L⁻¹）　　　　　限值 0.01 氟化物/（mg·L⁻¹）　　　限值 1.2	
大骨节病	WS/T 207—2010	大骨节病诊断	一、诊断原则 根据病区接触史、症状和体征以及手部 X 线拍片所见掌指骨、腕关节骨性关节面、干骺端先期钙化带的多发对称性凹陷、硬化、破坏及变形等改变并排除其他相关疾病诊断本病。指骨远端多发对称性 X 线改变为本病特征性指征。 二、临床诊断及分度 （一）诊断 根据 6 个月以上病区接触史，有多发性、对称性手指关节增粗或短指（趾）畸形等体征并排除其他相关疾病（见鉴别诊断）诊断为大骨节病临床病例。 （二）分度 Ⅰ度：出现多发性、对称性手指关节增粗，有其他四肢关节增粗、屈伸活动受限、疼痛、肌肉轻度萎缩。 Ⅱ度：在Ⅰ度基础上，症状、体征加重，出现短指（趾）畸形。 Ⅲ度：在Ⅱ度基础上，症状、体征加重，出现短肢和矮小畸形。 三、X 线诊断及分型分度 （一）诊断 手部 X 线片具有骨端 X 线征或干骺端多发对称性 X 线征者，诊断为大骨节病 X 线病例。手部 X 线检查难以诊断时，加拍踝关节侧位片。 （二）分型 1. 活动型 骨骺等径期前，具有以下条件之一者判断为活动型： （1）干骺端先期钙化带呈轻度凹陷，并有骺核歪斜或骺线变窄，可伴有骨小梁结构紊乱；	修订中

病种	标准号	标准名称	标准值	备注
大骨节病	WS/T 207—2010	大骨节病诊断	（2）干骺端先期钙化带有明显的凹陷,呈无结构"空明"状; （3）干骺端先期钙化带呈各种形态的凹陷、硬化,同时伴有骨端或伴有骨骺及腕骨的改变、骨小梁结构紊乱。 2. 非活动型　骨骺等径期前,具有以下条件之一者判断为非活动型: （1）干骺端先期钙化带凹陷,呈修复期双层影像或不均匀中等密度的硬化; （2）不伴有干骺端改变的骨端各种 X 线征。 3. 陈旧型　干骺闭合后具有大骨节病 X 线征者判断为陈旧型。 （三）分度 1. 轻度　具有以下条件之一者判断为轻度: （1）仅有干骺端病变且为"+"; （2）仅有骨端病变且为"+"; （3）足部距、跟骨病变为"+"。 2. 中度　具有以下条件之一者判断为中度: （1）仅有干骺端改变且为"++"; （2）仅有骨端改变,且为"++"; （3）干骺端、骨端均有病变; （4）骨骺、干骺端均有病变; （5）腕骨、骨端均有病变; （6）足部距骨病变为"++"。 3. 重度　具有以下条件之一者判断为重度: （1）干骺端改变为"+++"; （2）骨端改变为"+++"; （3）干骺端、骨端、骨骺、腕骨 4 个部位中,有 3 个或全部 4 个部位出现病变; （4）干骺早闭; （5）足部距、跟骨病变为"+++"。 四、鉴别诊断 本病应与骨关节炎、类风湿关节炎、痛风、佝偻病、克汀病以及家族性矮小体形、原发性侏儒、干骺端骨发育障碍、软骨发育不全、假性骨骺发育不全、多发性骨骺发育不良等无智力或性发育障碍的矮小体形疾病进行鉴别。	修订中
	GB/T 16395—2011	大骨节病病区判定和划分标准	一、病区判定 病区判定要以有当地发病的典型病例（WS/T 207）为依据,以自然村(屯)为单位。具备下列两条者,判定为病区。 1. 构成流行,当地居民临床Ⅰ度及其以上患病率>5%。 2. 7～12 岁儿童手部 X 线片有多发性、对称性骨端改变的病例。 二、病区类型划分 （一）按病区病情严重程度划分 1. 轻病区　当地居民临床Ⅰ度及其以上患病率或 7～12 岁儿童 X 线检出率≤10%。 2. 中病区　当地居民临床Ⅰ度及其以上患病率或 7～12 岁儿童 X 线检出率>10%且≤20%。	修订中

病种	标准号	标准名称	标准值	备注
大骨节病	GB/T 16395—2011	大骨节病病区判定和划分标准	3. 重病区　当地居民临床Ⅰ度及其以上患病率或7~12岁儿童X线检出率>20%。 注:当临床检查与儿童X线检查结果一致性差时,以儿童X线检查结果为准。 (二) 按典型病例的年龄分布划分 1. 新病区　当地人群历史上无典型病例发生。现患Ⅰ度及其以上病例全部在20岁以下人群中,经流行病学调查、临床普查和7~12岁儿童X线检查,符合本病流行病学特征,具备本标准中病区判定条件者,可以判定为新病区。 2. 历史病区　当地曾发生过典型病例并被确定为病区。经临床普查,20岁以下人群中无Ⅰ度及其以上病例;7~12岁儿童X线检出率<5%,其中骨端检出率<3%,且无干骺端(++)改变的病例,也无骺线早闭及三联征的病例。	修订中
	GB/T 16007—2011	大骨节病病区控制	一、病区村(自然村或行政村)控制指标 病区村的病情具备下列两项指标之一,可判定病区村得到控制: 1. 临床检查7~12周岁儿童,检查率>95%,按照WS/T 207诊断,无Ⅰ度及其以上病例; 2. X线检查7~12周岁儿童,检查率>95%,按照WS/T 207诊断,X线阳性率≤5%,其中,骨端阳性率≤3%,且无指骨干骺端"++"病变及"三联征"病例。 二、病区乡(镇)控制指标 乡(镇)所辖95%以上的病区村(自然村或行政村)达到病区村控制指标,可判定病区乡得到控制。 三、病区县(市、旗)控制指标 县(市、旗)所辖全部病区乡(镇)达到病区乡控制指标,可判定病区县得到控制。 四、病区省(自治区、直辖市)控制指标 省(自治区、直辖市)所辖全部病区县(市、旗)达到病区县控制指标,可判定病区省得到控制。 五、全国控制指标 全国各病区省(区、市)均达到病区控制指标,可判定全国病区得到控制。	
克山病	WS/T 210—2011	克山病诊断	一、诊断原则 在克山病病区连续生活6个月以上,具有克山病发病的时间、人群特点,具有心肌病或心功能不全的临床表现,或心肌组织具有克山病的病理解剖改变,能排除其他心脏疾病,尤其是心肌疾病者。 二、诊断标准 符合克山病诊断原则,具备下列1~3中的任何一条,并同时符合4~8中任何一条或其中一项表现: 1. 心脏增大。 2. 急性或慢性心功能不全的症状和体征。 3. 快速或缓慢性心律失常。 4. 心电图改变: (1) 房室传导阻滞; (2) 束支传导阻滞(不完全右束支传导阻滞除外);	修订中

病种	标准号	标准名称	标准值	备注
克山病	WS/T 210—2011	克山病诊断	（3）T波和/或 ST 段改变； （4）Q-T 间期明显延长； （5）多发或多源性室性期前收缩； （6）阵发性室性或室上性心动过速； （7）心房颤动或心房扑动； （8）P 波异常（左、右房增大或两房负荷增大）。 5. 胸部 X 线改变　各型克山病的异常判定符合 WS/T 210—2011 附录 B 中 1 项即为异常。 6. 超声心动图改变　符合 WS/T 210—2011 附录 C 中 1 项即为异常。 7. 心肌损伤标志物检查： （1）血清心肌肌钙蛋白 I 或 T 升高； （2）血清心肌酶肌酸激酶同工酶（CK-MB）含量增高。 8. 病理解剖改变：尸检心脏、移植手术置换下的心脏主要病变为心肌变性、坏死及其后的修复和重构。	修订中
	WS/T 314—2009	克山病治疗原则与疗效判定标准	一、克山病的治疗原则 1. 克山病急性心功能不全　严格执行早发现、早诊断、早治疗制度，做好就地抢救。 2. 克山病慢性心功能不全　基本治疗原则是去除心衰诱发因素，调整生活方式，控制体力活动，及时合理药物治疗。根据心功能状态进行分类管理，心功能Ⅱ级以家庭病床治疗为主，心功能Ⅲ、Ⅳ级的入院治疗，恢复期的患者合理安排饮食起居，定期复查。 其余内容详见 WS/T 314—2009 标准正文。 二、疗效判定 （一）克山病急性心功能不全 1. 显效　达到克山病急性心功能不全缓解标准后至少稳定 3 天以上。 2. 有效　达到克山病急性心功能不全缓解标准后稳定 1~3 天。 3. 无效　达到克山病急性心功能不全缓解标准后稳定不足 1 天，或症状、体征加重或死亡。 （二）克山病慢性心功能不全 1. 显效　达到克山病慢性心功能不全完全缓解标准，或心功能提高二级以上。 2. 有效　达到克山病慢性心功能不全部分缓解标准，心功能提高一级以上。 3. 无效　未达到有效标准，心功能改善不足一级或症状、体征无改善，甚至加重。 4. 有条件时，治疗前、后进行血液动力学监测，对疗效判定更为准确可靠。如治疗后能使血流动力学指标恢复正常并能巩固，为心功能不全完全缓解的可靠依据。	修订中

病种	标准号	标准名称	标准值	备注
克山病	WS/T 314—2009	克山病治疗原则与疗效判定标准	（三）克山病心律失常 1. 异位心律 （1）显效：异位心律消失或减少90%以上。 （2）有效：异位心律减少50%~90%。 （3）无效：异位心律减少不足50%。 2. 心脏传导阻滞 （1）显效：心脏传导阻滞消失。 （2）有效：心脏传导阻滞发生的程度及频率减轻。 （3）无效：心脏传导阻滞持续存在。 有条件时，对心律失常的疗效判定选用动态心电图或心电监护进行长时间观察。	修订中
	GB/T 17020—2010	克山病病区判定和类型划分	一、病区判定 病区判定以乡为单位。根据克山病地区分布特点，对病区进行判定。既往或现在有急型或亚急型克山病发生或有慢型克山病病例存在的乡，即可判定为病区乡，克山病病例是指在病区村居住不少于6个月新发克山病患者，不是外来病例。 二、病区类型划分 克山病病区分为以下几种类型，各病例诊断见 GB 17021 1. 重病区　近5年内有急型或亚急型克山病发生或慢型克山病患病率高于0.9%。 2. 中病区　近5年内无急型或亚急型克山病发生，慢型克山病患病率介于0.3%~0.9%。 3. 轻病区　近5年内无急型或亚急型克山病发生，慢型克山病患病率低于0.3%。 4. 历史病区　既往有急型或亚急型或慢型克山病发生，但近5年内已无克山病病例存在的地区。	修订中
	WS/T 10002—2023	克山病病区控制和消除	一、控制标准 依据 WS/T 210 对 GB 17020 判定的克山病病区进行病情调查，同时满足下述两项者，判定为病区达到控制水平： 1. 全乡（镇）连续5年无急型、亚急型克山病发病； 2. 连续3年乡（镇）慢型克山病年发病率小于20/万。 二、消除标准 依据 WS/T 210 对 GB 17020 判定的克山病病区进行病情调查，同时满足下述两项者，判定为病区达到消除水平： 1. 全乡（镇）连续5年无急型、亚急型克山病发病； 2. 连续3年乡（镇）慢型克山病年发病率小于5/万。	
血吸虫病	WS 261—2006	血吸虫病诊断标准	一、诊断依据 1. 流行病学史 （1）发病前2周至3个月有疫水接触史。 （2）居住在流行区或曾到过流行区有多次疫水接触史。 2. 临床表现 （1）发热、肝脏肿大及周围血液嗜酸性粒细胞增多为主要特征，伴有肝区压痛、脾大、咳嗽、腹胀及腹泻等。 （2）无症状，或间有腹痛、腹泻或脓血便。多数伴有以左叶为主的肝脏肿大，少数伴脾大。	

病种	标准号	标准名称	标准值	备注
血吸虫病	WS 261—2006	血吸虫病诊断标准	（3）临床有门脉高压症状、体征，或有结肠肉芽肿或侏儒表现。 3. 实验室检测 （1）下列实验至少一种反应阳性。 1）间接红细胞凝集试验。 2）酶联免疫吸附试验。 3）胶体染料试纸条法试验。 4）环卵沉淀试验。 5）斑点金免疫渗滤试验。 （2）粪检找到血吸虫虫卵或毛蚴。 （3）直肠活检发现血吸虫虫卵。 4. 吡喹酮试验性治疗有效 二、诊断原则 根据流行病学史、临床表现及实验室检测结果等予以诊断。 三、鉴别诊断 1. 急性血吸虫病的鉴别诊断　疟疾、伤寒、副伤寒、肝脓肿、败血症、粟粒型肺结核、钩端螺旋体病等疾病的一些临床表现与急性血吸虫病相似，应注意鉴别。 2. 慢性血吸虫病的鉴别诊断　慢性痢疾、慢性结肠炎、肠结核以及慢性病毒性肝炎等疾病的症状有时与慢性血吸虫病相似，应注意鉴别。 3. 晚期血吸虫病的鉴别诊断　应注意结节性肝硬化、原发性肝癌、疟疾、结核性腹膜炎、慢性粒细胞性白血病等与晚期血吸虫病有相似临床症状疾病的鉴别。	
	GB 15976—2015	血吸虫病控制和消除标准	一、疫情控制 应同时符合下列各项： 1. 居民血吸虫感染率低于5%； 2. 家畜血吸虫感染率低于5%； 3. 不出现急性血吸虫病暴发。 二、传播控制 应同时符合下列各项： 1. 居民血吸虫感染率低于1%； 2. 家畜血吸虫感染率低于1%； 3. 不出现当地感染的急性血吸虫病患者； 4. 连续2年以上查不到感染性钉螺。 三、传播阻断 应同时符合下列各项： 1. 连续5年未发现当地感染的血吸虫病患者； 2. 连续5年未发现当地感染的血吸虫病病畜； 3. 连续5年以上查不到感染性钉螺； 4. 以县为单位，建立和健全敏感、有效的血吸虫病监测体系。 四、消除 达到传播阻断要求后，连续5年未发现当地感染的血吸虫病患者、病畜和感染性钉螺。	

病种	标准号	标准名称	标准值	备注
棘球蚴病	WS 257—2006	包虫病诊断标准	一、诊断依据 （一）流行病学史 有在流行区的居住、工作、旅游或狩猎史,或与犬、牛、羊等家养动物或狐、狼等野生动物及其皮毛的接触史;在非流行区有从事对来自流行区的家畜运输、宰杀、畜产品和皮毛产品加工等接触史。 （二）临床表现 包虫病患者早期可无任何临床症状,多在体检中发现。主要的临床表现为棘球蚴囊占位所致压迫、刺激、或破裂引起的一系列症状。囊型包虫病可发生在全身多个脏器,以肝、肺多见。泡型包虫病原发病灶几乎都位于肝脏,就诊患者多属晚期。 （三）影像学检查 1. 发现占位性病变 2. 下列任一检查发现包虫病的特征性影像。 （1）B 超扫描。 （2）X 线检查。 （3）计算机断层扫描（CT）或磁共振成像（MRI）检查。 （四）实验室检查 1. 下列任何免疫学检查查出包虫病相关的特异性抗体或循环抗原或免疫复合物。 （1）酶联免疫吸附试验（ELISA）。 （2）间接红细胞凝集试验（IHA）。 （3）PVC 薄膜快速 ELISA。 （4）免疫印迹技术（Western blot,WB） 2. 病原学检查,在手术活检材料、切除的病灶或排出物中发现棘球蚴囊壁、子囊、原头节或头钩。 二、诊断原则 根据流行病学史、临床表现、影像学特征和实验室检查结果综合诊断。 三、诊断标准 1. 疑似病例　应同时符合上述流行病学史和临床表现,或上述流行病学史和发现占位性病变。 2. 临床诊断病例　疑似病例符合上述包虫病的特征性影像,或实验室免疫学检查。 3. 确诊病例　临床诊断病例符合上述实验室病原学检查。 四、鉴别诊断 （一）肝囊型包虫病的鉴别诊断 1. 肝囊肿　影像学检查显示囊壁较薄,无"双层壁"囊的特征,并可借助包虫病免疫学检查加以区别。 2. 细菌性肝脓肿　无棘球蚴囊的特征性影像,CT 检查可见其脓肿壁外周有低密度水肿带;全身中毒症状较重,白细胞数明显升高;包虫病免疫学检查阴性。 3. 右侧肾盂积水和胆囊积液　除无棘球蚴囊的影像学特征外,包虫病免疫学检查阴性。 （二）肝泡型包虫病的鉴别诊断 1. 肝癌　病变发展速度快,病程相对短。典型的影像学检查显示病灶周边多为"富血供区";肝泡型包虫病病灶	

病种	标准号	标准名称	标准值	备注
棘球蚴病	WS 257—2006	包虫病诊断标准	周边则为"贫血供区",病变的实变区和液化区并存,而且病灶生长相对缓慢,病程较长。借助甲胎蛋白(AFP)和肿瘤相关生化检测,以及包虫病免疫学检查可有效地鉴别。 2. 肝囊性病变 包括先天性肝囊肿和肝囊型包虫病,若肝泡型包虫病伴巨大液化坏死腔,亦可误诊为肝囊肿,甚至肝囊型包虫病。肝泡型包虫病在影像学除了显示液化腔隙外,B超显示其周边形态为不规则室腔壁高回声或"地图征",先天性肝囊肿的囊壁较薄,周边呈正常肝组织影像。应用泡型包虫病特异性抗原可鉴别肝囊型包虫病和肝泡型包虫病。 3. 细菌性肝脓肿:同细菌性肝脓肿。	
	WS/T 664—2019	包虫病控制	1. 疫情控制 以乡(镇、街道)为单位,同时符合下列各项: (1)居民包虫病患病率<1%。 (2)犬棘球绦虫感染率<5%。 (3)牲畜包虫病患病率<8%。 (4)啮齿动物包虫病患病率<3%。 (5)包虫病防治的档案资料保存完整。 2. 传播控制 在达到疫情控制的地区,以乡(镇、街道)为单位,同时符合下列各项: (1)儿童包虫病患病率<1‰。 (2)犬棘球绦虫感染率<1%。 (3)牲畜包虫病患病率<1%。 (4)啮齿动物包虫病患病率<1‰。 (5)包虫病防治的档案资料保存完整。	
鼠疫	WS 279—2008	鼠疫诊断标准	一、诊断依据 (一)临床表现 1. 突然发病,高热,白细胞剧增,在未用抗菌药物或仅使用青霉素族抗菌药物情况下,病情迅速恶化,在48小时内进入休克或更严重的状态。 2. 急性淋巴结炎,淋巴结肿胀,剧烈疼痛并出现强迫体位。 3. 出现重度毒血症、休克综合征而无明显淋巴结肿胀。 4. 咳嗽、胸痛、咳痰带血或咯血。 5. 重症结膜炎并有严重的上下眼睑水肿。 6. 血性腹泻并有重症腹痛、高热及休克综合征。 7. 皮肤出现剧痛性红色丘疹,其后逐渐隆起,形成血性水疱,周边呈灰黑色,基底坚硬。水疱破溃后创面也呈灰黑色。 8. 剧烈头痛、昏睡、颈部强直、谵语妄动、脑压高、脑脊液浑浊。 (二)接触史 1. 患者发病前10天内到过动物鼠疫流行区。 2. 在10天内接触过来自鼠疫疫区的疫源动物、动物制品、进入过鼠疫实验室或接触过鼠疫实验用品。 3. 患者发病前10天内接触过具有临床表现中1和4特征的患者并发生具有类似表现的疾病。	

病种	标准号	标准名称	标准值	备注
鼠疫	WS 279—2008	鼠疫诊断标准	（三）实验室检验结果 1. 患者的淋巴结穿刺液、血液、痰液，咽部或眼分泌物，或尸体脏器、管状骨骺端骨髓标本中分离到鼠疫菌。 2. 上述标本中针对鼠疫菌 *caf* 及 *pla* 基因的 PCR 扩增阳性，同时各项对照成立。 3. 上述标本中使用胶体金抗原检测、酶联免疫吸附试验或反相血凝试验中任何一种方法，检出鼠疫菌 F1 抗原。 4. 患者的急性期与恢复期血清使用酶联免疫吸附试验或被动血凝试验检测，针对鼠疫 F1 抗原的抗体滴度呈 4 倍以上增长。 二、诊断原则 1. 具有临床表现 1；或具有接触史 1，临床表现同时出现 2 至 8 中任何一项临床表现者为急热待查。 2. 发现急热待查患者具有接触史 2 或 3，或获得实验室检验结果 3，应作出疑似鼠疫诊断。 3. 急热待查或疑似鼠疫患者，获得实验室检验结果 1、或实验室检查结果 2+3 项、或者 4 项检验结果，应出诊鼠疫诊断。 三、诊断分型 1. 按临床表现 2 诊断的鼠疫病例，为腺型鼠疫。 2. 按临床表现 3 诊断的鼠疫病例，为败血型鼠疫。 3. 按临床表现 4 诊断的鼠疫病例，为肺型鼠疫。 4. 按临床表现 5 诊断的鼠疫病例，为眼型鼠疫。 5. 按临床表现 6 诊断的鼠疫病例，为肠型鼠疫。 6. 按临床表现 7 诊断的鼠疫病例，为皮肤型鼠疫。 7. 按临床表现 8 诊断的鼠疫病例，为脑膜炎型鼠疫。 四、排除鼠疫诊断 1. 在疾病过程中，确诊为其他疾病，可以解释所有的临床表现，且针对鼠疫进行的所有实验室检测结果均为阴性。 2. 在疾病过程中未确诊鼠疫，发病 30 天后，针对鼠疫 F1 抗原的抗体检验结果仍为阴性，或达不到滴度升高 4 倍的标准。	
布鲁氏菌病	WS 269—2019	布鲁氏菌病诊断	一、诊断依据 （一）流行病学史 发病前患者与疑似布鲁氏菌感染的家畜、畜产品有密切接触史，或生食过牛、羊乳及肉制品，或生活在布鲁氏菌病疫区；或从事布鲁氏菌培养、检测或布鲁氏菌疫苗生产、使用等工作。 （二）临床表现 1. 出现持续数日乃至数周发热（包括低热），多汗，乏力，肌肉和关节疼痛等。 2. 部分患者淋巴结、肝、脾和睾丸肿大，少数患者可出现各种各样的皮疹和黄疸；急慢性期患者可以表现为骨关节系统损害。 （三）实验室检查 1. 实验室初筛 （1）虎红平板凝集试验（RBT）结果为阳性。 （2）胶体金免疫层析试验（GICA）结果为阳性。	

病种	标准号	标准名称	标准值	备注
布鲁氏菌病	WS 269—2019	布鲁氏菌病诊断	（3）酶联免疫吸附试验（ELISA）结果为阳性。 （4）布鲁氏菌培养物涂片革兰染色检出疑似布鲁氏菌。 2. 实验室确诊 （1）从患者血液、骨髓、其他体液及排泄物等任一种病理材料培养物中分离到布鲁氏菌。 （2）试管凝集试验（SAT）滴度为 1：100++ 及以上，或者患者病程持续一年以上且仍有临床症状者滴度为 1：50++ 及以上。 （3）补体结合试验（CFT）滴度为 1：10++ 及以上。 （4）抗球蛋白试验（Coomb's）滴度为 1：400++ 及以上。 二、诊断原则 布鲁氏菌病的发生、发展和转归比较复杂，其临床表现多种多样，很难以某一种症状来确定诊断。对布鲁氏菌病的诊断，应结合患者流行病学接触史、临床表现和实验室检查等情况综合判断。 三、诊断 1. 疑似病例　符合流行病学史，并同时符合临床表现。 2. 临床诊断病例　符合疑似病例并同时符合实验室初筛中任一项。 3. 确诊病例　符合疑似或临床诊断病例并同时符合实验室确诊中任一项。 4. 隐性感染　符合流行病学史，并同时符合实验室确诊中任一项，且不符合临床表现。 四、鉴别诊断 主要应与风湿热、伤寒、副伤寒、结核病、风湿性关节炎、脊柱炎、脑膜炎、睾丸炎等疾病鉴别诊断。	

附录二 中英文名词对照

I 型胶原 α2　　　　　　　Collagen type 1 alpha 2,COL1A2

I 型脱碘酶　　　　　　　type 1 deiodinase,D1

II 型脱碘酶　　　　　　　type 2 deiodinase,D2

III 型脱碘酶　　　　　　　type 3 deiodinase,D3

A

阿拉善黄鼠　　　　　　　*Spermophilus alaschanicus* Buchner

埃及血吸虫　　　　　　　*S. haematobium*

B

白垩样改变　　　　　　　chalky white

斑釉症　　　　　　　　　enamel fluorosis

包虫病　　　　　　　　　hydatidosis/hydatid disease

病例对照研究　　　　　　case control study

病因链　　　　　　　　　etiological chain

布鲁氏菌病　　　　　　　brucellosis

布鲁氏菌属　　　　　　　Brucella

布氏田鼠　　　　　　　　*Microtus brandti* Radde

C

仓鼠真厉螨　　　　　　　E. criceruli

草原革蜱　　　　　　　　Dermacentor nuttalli

草原血蜱　　　　　　　　Haemaphysalis verticalis

草原硬蜱　　　　　　　　Ixodes crenulatus

长尾旱獭　　　　　　　　*Marmota caudate* Geoffroy

长尾黄鼠　　　　　　　　*Spermophilus undulates* Pallas

长爪沙鼠　　　　　　　　*Meriones unguiculatus* Milne-Edwards

肠杆菌科　　　　　　　　Enterbacteriaeae

肠相关抗原　　　　　　　gut-associated antigens,GAA

成骨细胞　　　　　　　　osteoblast,OB

成釉蛋白基因　　　　　　ameloblastin,AMBN

串珠镰刀菌　　　　　　　Fusarlum moniliforme

簇鬃客蚤　　　　　　　　Xenopsylla skrjabini

D

达乌尔黄鼠	Spermophilus dauricus Brandt
大骨节病	Kashin-Beck disease, KBD
大绒鼠	*Eothenomys miletus* Thomas
大沙鼠	*Rhombomys opimus* Lichtenstein
低硒学说	selenium deficiency theory/hypothesis
地方病	endemic disease
地方病学	endemiology
地方性变形性骨关节病	endemic deformed osteoarthrosis
地方性氟骨症	endemic skeletal fluorosis
地方性氟中毒	endemic fluorosis
地方性畸形性骨关节病	endemic deformans osteoarthritis
地方性甲状腺肿	endemic goiter
地方性克汀病	endemic cretinism
地方性慢性骨关节病	endemic chronic osteoarthrosis
地方性软骨内骨发育不全	endemic enchondral dysostosis
地方性砷中毒	endemic arsenicosis
地方性心肌病	endemic cardiomyopathy
地理信息系统	geographical information system, GIS
地域分布	geographical distribution
碘缺乏病	iodine deficiency disorder, IDD
碘致甲状腺功能亢进症	iodine-induced hyperthyroidism, IIH
电感耦合等离子体发射光谱	inductively coupled plasma optical emission spectrometer
电感耦合等离子体光谱法	inductively coupled plasma spectrometry, ICP
电感耦合等离子体质谱法	inductively coupled plasma mass spectrometry, ICP-MS
动态队列	dynamic cohort
毒刺厉螨	L. Echidninus
队列研究	cohort study
多房棘球绦虫	Echinococcus multilocularis
多囊型棘球蚴病	polycystic echinococcosis, PE

E

二碘酪氨酸	diiodotyrosine, DIT
二甲基胂酸	dimethyl arsenic acid, DMA

F

方形黄鼠蚤蒙古亚种	*Citellophilus tesquorum mongolicus* Jordan et Rothschild
方形黄鼠蚤七河亚种	*Citellophilus tesquorum altaicus* Ioff
方形黄鼠蚤松江亚种	*Citellophilus tesquorum sungaris* Jordan
氟斑牙	dental fluorosis
氟骨症	skeletal fluorosis
福氏棘球绦虫	Echinococcus vogeli

斧形盖蚤	*Callopsylla dolabris* Jordan et Rothschild

G

概率比例抽样法	probability proportional to size sampling,PPS
高碘危害	iodine excess impairment
古北拟腭虱	Linognathoides palaearctus
骨软骨病	osteochondrosis,OC
固定队列	fixed cohort
光滑拟腭虱	Linognathoides laeviusculus
光亮额蚤	*Frontopsylla luculenta* Jordan et Rothschild
国际碘缺乏病控制理事会(现为全球碘营养联盟)	International Council for Control of Iodine Deficiency Disorders, ICCIDD(Iodine Global Network,IGN)

H

禾谷镰刀菌	F. Graminearum
横断面研究	cross-sectional study
湖北钉螺	Oncomelania hupensis
互隔交链孢霉	Alternaria alternate
环氧合酶	cyclooxygenase,COX
黄胸鼠	*Rattus flavipectus* Milne-Edwards
灰旱獭	*Marmota baibacina* Brandt
活跃病区	active endemic area
获得性软骨坏死	acquired chondronecrosis

J

棘球属绦虫	*Echinococcus* spp
棘球蚴病	echinococcosis
家庭多发	clustering of disease in family
甲状腺过氧化物酶	thyroid peroxidase,TPO
甲状腺结合球蛋白	thyroid binding globulin,TBG
甲状腺球蛋白	thyroglobulin,Tg
甲状腺生长抑制免疫球蛋白	thyroid growth inhibiting immungloblin,TGII
假结核耶尔森菌	Yersinia pseudotubercolosis
尖孢镰刀菌	Fusarium oxysporum
间插血吸虫	*S. intercalatum*
间接红细胞凝集试验	indirect hemagglutination test,IHA
降钙素受体	calcitonin receptors,CTR
交链孢霉甲基醚	alternariol methyl ether,AME
近代新蚤东方亚种	N. p. orientalis
静止病区	silent endemic area

K

柯萨奇 B 组病毒	Coxsackievirus B,CVB

可溶性虫卵抗原	soluble egg antigen，SEA
克山病	Keshan disease，KD

L

类风湿关节炎	rheumatoid arthritis，RA
梨孢镰刀菌	Fusarlum Sporotrichiella. Var. Poae
粮食真菌毒素污染及其毒素中毒假说	hypothesis of cereal contamination by mycotoxin-producing fungi

M

曼氏血吸虫	*Schistosoma mansoni*
湄公血吸虫	*Schistosoma mekongi*
蒙古旱獭	Marmota sibirica *Radde*
绵羊附睾种布鲁氏菌	*Br. ovis*
膜相关抗原	*membrane-associated antigens*，*MAA*

N

钠碘转运体	sodium-iodide symporter，NIS
囊型棘球蚴病	cystic echinococcosis，CE
牛种布鲁氏菌	Br. abortus

P

泡型棘球蚴病	alveolar echinococcosis，AE
破骨细胞	osteoclast，OC

Q

齐氏姬鼠	*Apodemus apodemus chevrieri* Milne-Edwards
强毒力岛	High-pathogenicity island，HPI
桥本甲状腺炎	Hashimoto thyroiditis
青海田鼠	*Microtus fuscus* Büchner
犬种布鲁氏菌	Br. canis

R

人类地方性骨软骨病	humans endemic osteochondrosis
人类疾病动物模型	animal model of human diseases
人群分布	population distribution
人群自然实验	population natural experiment
人体虱	Pediculus humanus corporis
日本血吸虫	*Schistosoma japonicum*

S

三碘甲状腺原氨酸	triiodothyronine，T_3
色素沉着	pigmentation，pgm^+
沙林鼠种布鲁氏菌	Br. neotcmae

少节棘球绦虫	Echinococcus oligarthrus
砷	arsenic,As
生态学研究	ecological study
生物地球化学学说	biogeochemical hypothesis
时间分布	time-frequency distribution/distribution by time
实验性研究	experimental study
实验性自身免疫性甲状腺炎	experimental autoimmune thyroiditis,EAT
鼠疫	plague
鼠疫耶尔森菌	*Yersinia pestis* Lehmann% Neumann
四碘甲状腺原氨酸	tetraiodothyronine,T_4

T

特新蚤指名亚种	N. s. specialis
田鼠型	Microtus
同形客蚤指名亚种	X. c. conformis
秃病蚤蒙冀亚种	*Nosopsyllus laeviceps kuzenkovi* Jagubiants
臀突客蚤	Xenopsylla minax
脱氧雪腐镰刀菌烯醇	deoxynivalenol,DON

W

温带臭虫	Cimex lectularius
无机砷	inorganic arsenic,iAs

X

喜马拉雅旱獭	*Marmota himalayana* Hodgson
细钩盖蚤	C. sparsilis
细粒棘球绦虫	Echinococcus granulosus
现况调查	prevalence survey
相对静止病区	relatively silent endemic area
小肠结肠炎耶尔森菌	Yersinia entercolita
谢氏山蚤	O. silantiewi
雪腐镰刀菌烯醇	nivalenol,NIV
血红扇头蜱	R. sanguineus
血吸虫病	schistosomiasis

Y

亚临床病例	subclinical case
羊种布鲁氏菌	Br. melitensis
耶尔森氏菌属	Yersinia
一碘酪氨酸	monoiodotyrosine,MIT
一甲基胂酸	monomethyl arsenic acid,MMA
饮水中有机物中毒学说	hypothesis of high humic acid levels in the drinking water
印鼠客蚤	X. cheopis

釉质矿化不全	enamel hypocalcification
釉质缺损	enamel defect
釉质着色	enamel coloration
原发性骨关节炎	primary osteoarthritis, POA
原双蚤田野亚种	Amphipsylla primaris mitis
原子吸收光谱法	atomic absorption spectrometry, AAS
原子荧光光谱法	atomic fluorescence spectrometry, AFS

Z

直缘双蚤指名亚种	A. t. tuta
脂多糖	lipopolysaccharide, LPS
猪种布鲁氏菌	Br. suis
自发性动物模型	spontaneous animal models
自然疫源地	natural focus
自然疫源性疾病	natural focus disease

参考文献

[1] 孙殿军.地方病学[M].北京:人民卫生出版社,2011.

[2] 中国地方病防治研究中心.地方病学[M].哈尔滨:黑龙江人民出版社,1999.

[3] 孙殿军.Endemic Disease in China[M].北京:人民卫生出版社,2017.

[4] 孙殿军,于光前,王铜,等.流行病学(第二卷)[M].3版.北京:人民卫生出版社,2015.

[5] 全国科学技术名词审定委员会.地方病学名词[M].北京:科学出版社,2016.

[6] 孙殿军,申红梅.全国重点地方病监测(1990-2006)[M].北京:人民卫生出版社,2009.

[7] 中国疾病预防控制中心,国家卫生健康标准委员会地方病标准专业委员会.公共卫生领域标准化范例荟萃-地方病学分册[M].北京:中国标准出版社,2020.

[8] 郭雄.地方病分子生物学基础与应用[M].西安:西安交通大学出版社,2018.

[9] 杨建伯.流行病学方法[M].哈尔滨:黑龙江科学技术出版社,2002.

[10] 沈洪兵,齐秀英.流行病学[M].9版.北京:人民卫生出版社,2018.

[11] 詹思延.流行病学[M].8版.北京:人民卫生出版社,2017.

[12] 李立明.流行病学研究实例[第四卷][M].北京:人民卫生出版社,2006.

[13] 王陇德.现场流行病学理论与实践[M].北京:人民卫生出版社,2004.

[14] 孙殿军.流行病学研究设计与方法[M].北京:人民卫生出版社,2019.

[15] 郭雄,张峰.环境与基因相互作用的流行病学方法(英文)[M].西安:西安交通大学出版社,2020.

[16] 李晓松.卫生统计学[M].8版.北京:人民卫生出版社,2017.

[17] 李康,贺佳.医学统计学[M].7版.北京:人民卫生出版社,2018.

[18] 颜艳,王彤.医学统计学[M].5版.北京:人民卫生出版社,2020.

[19] 翟中和,王喜忠,丁明孝.细胞生物学[M].4版.北京:高等教育出版社,2011.

[20] 章静波,黄东阳,方瑾.细胞生物学实验技术[M].2版.北京:化学工业出版社,2011.

[21] 查锡良,药立波.生物化学与分子生物学[M].8版.北京:人民卫生出版社,2013.

[22] 郑振辉,周淑佩,彭双清.实用医学实验动物学[M].北京:北京大学医学出版社,2008.

[23] 张克中,郭巍.生物化学与分子生物学实验指导[M].北京:中国林业出版社,2015.

[24] 武汉大学.分析化学下册[M].6版.北京:高等教育出版社,2018.

[25] 郭雄.地方病分子生物学基础与应用(精)[M].西安:西安交通大学出版社,2018.

[26] 中国健康教育中心.健康教育处方[M].北京:人民卫生出版社,2020.

[27] 李浴峰,马海燕.健康教育与健康促进[M].北京:人民卫生出版社,2020.

[28] World Health Organization. World health statistics 2019:monitoring health for the SDGs,sustainable development goals[M]. World Health Organization. 2019.

[29] 中华人民共和国地方病与环境图集编纂委员会.中华人民共和国地方病与环境图集[M].北京:科学出版社,1989.

[30] 谭见安.中国的医学地理研究[M].北京:中国医药科技出版社,1994.

[31] 汤国安、杨昕.ArcGIS地理信息系统空间分析实验教程[M].北京:科学出版社,2006.

[32] 陈述彭,鲁学军,周成虎.地理信息系统导论[M].北京:科学出版社,2005.

[33] OLLE SELINUS,BRIAN ALLOWAY,JOSE A. CENTENO,等.医学地质学-自然环境对公共健康的影响[M].郑宝山,肖唐付,李社红,等,译.北京:科学出版社,2009.

[34] 孙殿军.中国地方病地图集[M].北京:中国地图出版社,2021.

[35] 中国疾病预防控制中心地方病控制中心.碘缺乏病防治手册[M].北京:人民卫生出版社,2007.

[36] 中华医学会地方病学分会,中国营养学会,中华医学会内分泌学分会.中国居民补碘指南[M].北京:人民卫生出版社,2018.

[37] 孙殿军,雷正龙,刘守军.2014年中国碘缺乏病监测[M].北京:人民卫生出版社,2017.

[38] 孙殿军,肖东楼,刘守军.2011年中国碘缺乏病监测[M].北京:人民卫生出版社,2014.

[39] 肖东楼,孙殿军,白呼群,等.2005年全国碘缺乏病监测[M].北京:人民卫生出版社,2007.

[40] 陈贤义,孙殿军,刘守军.2002年中国碘缺乏病监测[M].北京:人民卫生出版社,2003.

[41] 陈贤义,李忠之,郝阳,等.1999年中国碘缺乏病监测[M].北京:人民卫生出版社,2002.

[42] 陈吉祥,李忠之,许宏凯,等.1997年中国碘缺乏病监测[M].北京:人民卫生出版社,2000.

[43] 陈吉祥,李忠之,许宏凯.1995年中国碘缺乏病监测[M].北京:人民卫生出版社,1999.

[44] 李健群,孙玺,于志恒.地方性甲状腺肿与地方性克汀病防治实用技术大全[M].北京:中国环境科学出版社,1987.

[45] 马泰,卢倜章,于志恒.碘缺乏病-地方性甲状腺肿与地方性克汀病[M].北京:人民卫生出版社,1993.

[46] 申红梅.中国水源性高碘危害防治与实践[M].北京:人民卫生出版社,2020.

[47] 孙殿军,高彦辉.地方性氟中毒防治手册[M].北京:人民卫生出版社,2012.

[48] 孙殿军,赵新华,陈贤义.全国地方性氟中毒重点病区调查[M].北京:人民卫生出版社,2005.

[49] 李广生.地方性氟中毒发病机制[M].北京:科学出版社,2004.

[50] 刘昌汉.地方性氟中毒防治指南[M].北京:人民卫生出版社,1988.

[51] 戴国钧.地方性氟中毒[M].呼和浩特:内蒙古人民卫生出版社,1985.

[52] 樊明文.牙体牙髓病学[M].4版.北京:人民卫生出版社,2012.

[53] 王云钊.氟骨症X线诊断学图析[M].北京:中国环境科学出版社,1990.

[54] 成金山,刘忠林译.氟化物与人类健康[M].沈阳:辽宁科学技术出版社,1986.

[55] 孙殿军,安冬.中国燃煤污染型地方性氟中毒防治与实践[M].北京:人民卫生出版社,2018.

[56] 贵州省疾病预防控制中心.贵州省防氟节能炉灶选编[M].贵阳:贵州科技出版社,2009.

[57] 官志忠.燃煤污染型地方性氟中毒[M].北京:人民卫生出版社,2015.

[58] 安冬.燃煤污染型地方性氟中毒防制图谱[M].贵阳:贵州科技出版社,2012.

[59] 孙殿军,孙贵范.地方性砷中毒防治手册[M].北京:人民卫生出版社,2006.

[60] 孙殿军,于光前,孙贵范.地方性砷中毒诊断图谱[M].北京:人民卫生出版社,2015.

[61] 王连方.地方性砷中毒与乌脚病[M].乌鲁木齐:新疆科技卫生出版社,1997.

[62] 张爱华.砷与健康[M].北京:科学出版社,2008.

[63] 张爱华,冯新斌.环境汞砷污染与健康[M].武汉:湖北科学技术出版社,2019.

[64] J. CHRISTOPHER STATES. Arsenic: Exposure Sources, Health Risks, and Mechanisms of Toxicity[M]. American: Willey Press, 2015.

[65] 杨建伯.大骨节病病因研究[M].哈尔滨:黑龙江科学技术出版社,1998.

[66] 中共中央地方病防治领导小组办公室.永寿大骨节病科学考察文集1979-1982[M].北京:人民卫生出版社,1984.

[67] 孙殿军,郭雄.大骨节病防治手册[M].北京:人民卫生出版社,2016.

[68] 孙殿军,刘运起.大骨节病诊断学[M].北京:人民卫生出版社,2017.

[69] 郭雄.软骨分子生物学基础与临床应用[M].西安:西安交通大学出版社,2012.

[70] 孙殿军.大骨节病[M].北京:人民卫生出版社,2019.

[71] 殷培璞.大骨节病诊治研究[M].西安:陕西科学技术出版社,1987.

[72] 于维汉.中国克山病[M].哈尔滨:黑龙江科学技术出版社,2003.

[73] 卫生部地方病防治局.楚雄克山病综合性科学考察文集 1984-1986[M].北京:人民卫生出版社,1988.

[74] 中共中央地方病防治领导小组办公室,实用地方病学杂志编辑部.中国克山病及其防治研究[M].北京:中国环境科学出版社,1987.

[75] 李广生.低硒及相关因素与克山病[M].长春:吉林科学技术出版社,1997.

[76] 程云鹫.克山病的防治与研究(四川省)[M].成都:四川科学技术出版社,2000.

[77] 杨建伯.克山病的病因与流行机制研究[M].哈尔滨:黑龙江省科学技术出版社,2015.

[78] 中华人民共和国卫生部疾病控制司.血吸虫病防治手册[M].3 版.上海:上海科技出版社,2000.

[79] 毛守白.血吸虫生物学与血吸虫病防治[M].北京:人民卫生出版社,1990.

[80] 王陇德.中国血吸虫病防治历程与展望——纪念血吸虫病在中国发现 100 周年文选[M].北京:人民卫生出版社,2006.

[81] 詹希美.人体寄生虫学[M].北京:人民卫生出版社,2005.

[82] 吴观陵.人体寄生虫学[M].3 版.北京:人民卫生出版社,2005.

[83] 陈兴保,吴观陵,孙新,等.现代寄生虫病学[M].北京:人民军医出版社,2002.

[84] 袁鸿昌,长绍基,姜庆五.血吸虫病防治理论与实践[M].上海:复旦大学出版社,2003.

[85] 汤林华,许隆祺,陈颖丹.中国寄生虫病防治与研究[M].北京:北京科学技术出版社,2012.

[86] 周晓农.实用钉螺学[M].北京:科学出版社,2005.

[87] 李雍龙.人体寄生虫学[M].6 版.北京:人民卫生出版社,2006.

[88] 厄科特.人与动物棘球蚴病手册[M].伍卫平,江莉,韩秀敏,等,译.上海:文汇出版社,2014.

[89] 蒋次鹏.棘球绦虫和包虫病[M].济南:山东科学技术出版社,1994.

[90] 卫生部卫生应急办公室,中国疾病预防控制中心.鼠疫防控应急手册[M].北京:北京大学医学出版社,2009.

[91] 刘云鹏,谭见安,沈尔礼.中华人民共和国鼠疫与环境图集[M].北京:科学出版社,2000.

[92] 伍连德,陈永汉,伯力士,等.鼠疫概论[M].上海:卫生署海港检疫处上海港检疫所,1937.

[93] 纪树立.鼠疫[M].北京:人民卫生出版社,1988.

[94] 俞东征.鼠疫动物流行病学[M].北京:科学出版社,2009.

[95] 方喜业.中国鼠疫自然疫源地[M].北京:人民卫生出版社,1990.

[96] DENNIS,DT,GAGE KL,GRATZ N,et al. Plague Manual[M]. World Health Organization. Geneva,Switzerland,1999.

[97] CHU MC. Laboratory manual of plague diagnostic tests[M]. World Health Organization. Geneva,Switzerland. And CDC,Ft Collins,Colorado,USA,2000.

[98] 吴厚永.中国动物志.昆虫纲.蚤目[M].2 版,北京:科学出版社,2007.

[99] 卫生部疾病预防控制局.布鲁氏菌病防治手册[M].北京:人民卫生出版社,2008.

[100] 祁国明.病原微生物实验室生物安全[M].北京:人民卫生出版社,2005.